中华医学会医师培训工程（高级系列）

国家级继续医学教育项目教材

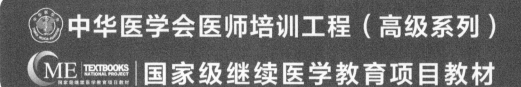

护理学
高级教程

主 编 / 黄人健　李秀华

中华医学会组织编著

中华医学电子音像出版社

CHINESE MEDICAL MULTIMEDIA PRESS

北 京

图书在版编目（CIP）数据

护理学高级教程 / 黄人健，李秀华主编. —北京：中华医学电子音像出版社，2021.5
ISBN 978-7-83005-230-0

Ⅰ．①护… Ⅱ．①黄… ②李… Ⅲ．①护理学－资格考试－教材 Ⅳ．① R47

中国版本图书馆 CIP 数据核字（2019）第 273525 号

护理学高级教程

HULIXUE GAOJI JIAOCHENG

主　　编：黄人健　李秀华

策划编辑：裴　燕　史仲静

责任编辑：赵文羽

文字编辑：周寇扣

校　　对：朱士军

责任印刷：李振坤

出版发行：中华医学电子音像出版社

通信地址：北京市西城区东河沿街 69 号中华医学会 610 室

邮　　编：100052

E － mail：cma-cmc@cma.org.cn

购书热线：010-51322677

经　　销：新华书店

印　　刷：北京虎彩文化传播有限公司

开　　本：889 mm×1194 mm　1/16

印　　张：35.25

字　　数：1068 千字

版　　次：2021 年 5 月第 1 版　2024 年 2 月第 3 次印刷

定价（含习题卡）：280.00 元

内 容 提 要

　　本书根据对高级卫生专业技术资格人员的要求，结合目前的学科发展状况，系统地介绍了护理学总论和内科、外科、妇科、儿科等专业领域的新理论。全书分为总论护理篇和专科护理篇，共 91 章。总论 9 章分别介绍了护理伦理、护理心得、护理教育、护理管理和医院感染等内容，专科护理部分根据内、外、妇、儿等疾病特点，分别介绍了各系统疾病的护理特点、要求、注意事项及专科护理技术等。本书具有权威性、实用性和指导性，可作为护理人员专业知识的培训教程，且能提高主管护师以上职称医务人员的临床科研、带教和临床教学水平，是高年资护理人员必备案头工具书。

《护理学高级教程》

编委会

主　　编　黄人健　李秀华

副 主 编（以姓氏笔画为序）

吴欣娟　张黎明　倪国华　刘纯艳　刘绍金　徐润华

编　　委（以姓氏笔画为序）

丁炎明　北京大学第一医院
于丽莎　中国人民解放军第 302 医院
马玉芬　中国医学科学院北京协和医院
马秀芝　首都儿科研究所
王立新　北京妇产医院
王丽霞　首都医科大学附属北京儿童医院
叶文琴　第二军医大学附属长海医院
成守珍　中山大学附属第一医院
刘纯艳　天津医科大学护理学院
刘绍金　中国医学科学院北京协和医院
刘春华　北京大学妇产儿童医院
李庆印　中国医学科学院阜外心血管病医院
李秀华　中日友好医院
李春燕　首都医科大学附属北京朝阳医院
汪四花　浙江大学医学院附属第二医院
吴欣娟　中国医学科学院北京协和医院
宋书梅　中国医学科学院北京协和医院
张晓静　中国医学科学院北京协和医院
张培生　浙江绿城职业培训学校
张海燕　北京大学人民医院
张黎明　中国人民解放军总医院
陈　东　首都医科大学附属北京佑安医院
陈京立　中国协和医科大学护理学院
陈伟菊　暨南大学附属第一医院
陈建军　北京大学第一医院
陈湘玉　南京大学医学院附属鼓楼医院
郑一宁　首都医科大学附属北京友谊医院
赵继军　第二军医大学附属长海医院
顾则娟　南京医科大学第一附属医院
倪国华　杭州师范学院护理学院

徐　波　中国医学科学院肿瘤医院
徐润华　首都医科大学附属北京儿童医院
徐筱萍　复旦大学附属中山医院
高凤莉　中国医学科学院北京协和医院
黄人健　中国医学科学院北京协和医院
黄惟清　北京护士学校
曹文媚　天津市第一中心医院
屠丽君　南京医科大学附属脑科医院

序

我国现有的医师培养过程分为医学院校教育、毕业后医学教育和继续医学教育三个阶段。专科医师规范化培训是毕业后医学教育的重要组成部分，是在住院医师规范化培训的基础上，继续培养能够独立、规范地从事疾病专科诊疗工作临床医师的必经途径。2017 年 7 月，国务院办公厅印发《关于深化医教协同进一步推进医学教育改革与发展的意见》（国办发〔2017〕63 号），文件中提出把医学教育和人才培养摆在卫生与健康事业优先发展的战略地位，为建设健康中国提供坚实的人才保障……支持行业学（协）会参与学科专业设置、人才培养规划、标准制（修）订和考核评估等工作，相关公共服务逐步交由社会组织承担。2015 年发布的《关于开展专科医师规范化培训制度试点的指导意见》（国卫科教发〔2015〕97 号）中明确提出：探索建立有关行业协（学）会协助政府部门做好专科医师规范化培训制度试点的业务指导、组织实施与日常管理监督的工作机制。根据需要，可组建由有关专家和医疗卫生机构、高等医学院校、相关事业单位、行业组织和政府相关部门等多方面代表组成的专科医师规范化培训专家委员会，协助开展有关工作。

中华医学会成立于 1915 年，经过百年的励精图治，已经成为党和政府联系医学科技工作者的桥梁和纽带、中国科协学会的翘楚、全国医学科技工作者的家园，其宗旨是团结医务工作者，传播医学科学知识，弘扬医学道德，崇尚社会正义。由中华医学会第二十五届理事会第四次会议审议通过的《中华医学会章程》中明确将"参与开展毕业后医学教育及专科医师培训、考核等工作"作为学会的业务范围之一。鉴于我国适用于专科医师规范化培训的教材存在系统性较差、内容质量参差不齐、学科覆盖不全面等诸多不足，中华医学会所属中华医学电子音像出版社依托学会 91 个专科分会的千余名专家力量，配合出版社三十余年传统出版和数字出版相结合的出版经验，策划了《中华医学会医师培训工程（高级系列）丛书》，旨在通过本丛书引导医学教育健康

　　发展和卫生行业人才的规范化培养。本套丛书的内容不仅包括专科医师应该掌握的知识，更力求与时俱进，反映目前本学科发展的国际规范指南和前沿动态，巩固和提高专科医师的临床诊治、临床会诊、综合分析疑难病例及开展医疗先进技术的能力，同时还增加了测试题，作为考查专科医师对专业知识掌握情况的依据。除此之外，本丛书还充分利用新兴媒体技术，就部分内容配备了相应的多媒体视频，以加强医务人员对理论知识和实际操作技术的理解。

　　在 2016 年举办的"全国卫生与健康大会"上，习近平总书记发表重要讲话，强调"没有全民健康，就没有全面小康"；在第十八届中共中央政治局常委会同中外记者首次见面会上，习近平总书记表达出对人民健康福祉的密切关注：我们的人民热爱生活，期盼有更可靠的社会保障、更高水平的医疗卫生服务、更优美的环境……实现全民健康离不开高水平医疗卫生服务的保障，开展高水平的医疗卫生服务离不开一支高素质、高水平的医疗队伍，这也是中华医学会组织国内各学科学术带头人、知名专家编写本丛书的目的所在。

　　本丛书在编写过程中多次召开组稿会和定稿会，各位参编的专家、教授群策群力，在繁忙的临床和教学工作之余高效率、高质量地完成了编写工作，在此，我表示衷心的感谢和敬佩！

中华医学会副会长兼秘书长

出 版 说 明

为引导我国医学教育的健康发展，加强卫生人才培养工作，助力健康中国战略的实施，在中华医学会及所属91个专科分会的支持下，我们精心策划出版了《中华医学会医师培训工程（高级系列）丛书》暨《国家级继续医学教育项目教材》。

本套丛书的内容不仅包括医学各专业高年资从业者应该掌握的基本知识，更力求与时俱进，反映本学科发展的前沿动态，侧重医务人员临床诊治技能、疑难病例处理以及开展医疗先进技术能力的培养，具有专业性、权威性和实用性，因此既可作为正在试点推动的专科医师规范化培训的工具用书，又可作为医务人员或医疗行政管理部门开展继续医学教育的必备教材。同时，本套丛书在系统梳理专业知识的基础上均配备练习题库和模拟考试情境，有助于检验专业知识的掌握情况，亦可作为拟晋升高级职称应试者的考前复习参考用书。

限于编写时间紧迫、经验不足，本套教材会有很多不足之处，真诚希望广大读者谅解并提出宝贵意见，我们将于再版时加以改正。

目　录

第一篇　护理学总论

第二篇　专科护理学

第1章

护 理 伦 理

第一节　基 本 概 念

一、道德与伦理

医学伦理学是以医学领域中的道德现象和道德关系为自己的研究对象。中国古代的"道德"一词,主要指人与人之间的行为原则和规范的总和,也兼指个人的道德行为、思想品质和修养境界。西方的"道德(morals)"一词最早起源于拉丁文的"molalis",其单数"mos"指个人的性格和品性,复数"moles"指风俗和习惯。在近代汉语中,"伦理"引申为习俗、品性、思想等。西方的"伦理(ethics)"一词源自希腊语"ethos",是一种有关"辨别对与错的行为素养"。尽管伦理和道德的词源、涵义不尽相同,但它们是相通的。

二、护理道德与护理伦理

护理道德是社会一般道德在护理实践领域中的特殊体现,是护理人员在护理领域内处理各种道德关系的职业意识和行为规范。

护理伦理(nursing ethics)是制约护理行为的一系列道德原则,包括护理人员与病人、病人家属、医护同仁,以及整个社会的关系,它也用来制约医疗行业的道德义务。护理伦理是护理专业人员的专业伦理(professional ethics),是社会舆论要求护理专业人员必须遵守的职业道德。

每个行业都有自己的职业道德和伦理,护理是以治病救人为目的的社会活动,其服务对象是人,因此,研究护理道德和护理伦理就有着更重要的意义。

护理道德与护理伦理既有区别又有联系。护理道德是护理伦理的基础。护理伦理是护理道德的系统化与理论化,并且它反过来又促进良好的护理道德的形成与发展。因此,护理伦理学又是研究护理道德关系的一门学科。护理伦理学的研究对象包括:护理人员与患者及其家属之间的关系,护理人员之间、护理人员与其他医务人员之间的关系,护理人员与护理学科发展之间的关系。

第二节　相 关 理 论

生命论、义务论、功利论、美德论都是护理伦理理论的重要组成部分。所不同的是,生命论从人的生命价值定位,而义务论、功利论和美德论则从精神层面彰显人生命的主观诉求。义务论和功利论着眼于行为的善恶,而美德论强调的不止是行为,还着眼于行为的动机,即遵循道德准则行动者的

人。生命论、功利论与义务论解决我们应该做什么的问题,美德论则是解决我们应该成为什么样性质的人的问题。

护理美德论是指护理人员在工作中应具备的职业道德品格,主要内容包括护理人员的护理道德认知与观念、护理道德意识和信念等。护理美德论

的具体内容有护理同情、善良、仁爱,护理关怀和帮助,护理勤奋与公正、诚实、谦和、果断、信用等护理道德素质。美德论适用于对护理学生专业精神的培养,更适合作为护理学生教学中道德教育的理论基础。当其他利益与严肃的道德规范发生碰撞时,只有潜移默化的道德教育,才能使天平倾向于道德规范。道德教育最适当的时机就在于护理人员学历教育阶段,一旦将这种德性内化为一个人的品性,那么无论护理人员的专业技能和理论水平上升到什么层次,公众的利益都会得到保护。

第三节 护理道德的基本原则、规范和范畴

护理道德的基本原则、规范和范畴是护理伦理学研究的重点对象与核心内容。其基本原则与规范是指导护理行为的准则。

一、护理道德的基本原则

护理道德的基本原则指护理人员在护理工作中处理人与人之间、个人与社会之间关系时所应遵循的根本指导原则。它统帅护理道德规范和范畴,是衡量护理人员道德水平的最高道德标准。

1981 年全国第一届医学伦理学学术会议上确立了社会主义医学道德的基本原则:"救死扶伤,防病治病,实行社会主义人道主义,全心全意为人民的健康服务。"护理是医学的一部分,医学道德的基本原则自然也适用于护理。

1989 年,由 Beauchamp 和 Childress 在 Principles of Biomedical Ethics 一书中提出的"四原则":自主原则(The principle of respect for autonomy)、公平原则(The principle of justice)、有益原则(The principle of beneficence)、不伤害原则(The principle of non-maleficence)已被国际上广泛认可,并应用于医学及护理伦理领域。

二、护理道德的基本规范

护理道德规范是护理人员在实践过程中应遵循的行为准则,是协调护理人员与病人、其他医务人员及社会之间关系的行为标准,也是评价护理人员职业道德的具体标准。国际护士协会在 1953 年 7 月国际护士大会上通过的《护士伦理学国际法》就是国际性的护理人员道德规范。我国卫生部 1981 年 10 月 8 日颁发的《医院工作人员守则》及 1988 年 12 月 15 日颁发的《医务人员医德规范及实施办法》也提出了护理人员的道德规范。护理道德规范主要表现在以下几个方面。

1. 爱岗敬业、自尊自强 护理职业是一项平凡而又崇高的事业。护理人员只有热爱护理职业,不断深化对护理工作内涵的认识,才能更好地为社会人群服务。

护理工作在社会中承担着重要的角色,它关系到社会的发展、民族的繁衍和广大人民群众的身心健康,护理人员应该充分认识到自己的职业价值,并敬重自己的职业。

随着传统的以"疾病"为中心的生物医学模式转变为以"人"为中心的现代医学模式,护理学的内涵得到了进一步的提升,作用也越来越凸显出来,护理人员不仅是护理活动的执行者,还是健康教育者、健康协调者、健康咨询者以及病人利益的维护者。护理人员应视病人为整体,从身体和心理上关心爱护病人。这就要求护理工作者不仅具备扎实的护理基本知识、理论和技能,而且需要学习护理伦理学、护理心理学、美学以及社会学等相关学科的知识,同时,还应具备良好的沟通和表达能力,从而为患者提供优质护理服务。

2. 尊重病人、关心病人 尊重病人,爱护关心病人是护理人员最基本的道德要求,护理人员应把救死扶伤,防病治病,全心全意为病人服务作为自己的最高职责。

首先,要尊重病人,即尊重病人的生命价值,尊重病人的人格和权利。人的生命价值是由其生命质量决定的,护理人员在工作过程中必须努力提高病人的生命质量,无论从生理还是心理上,都应该采取最佳的措施,减轻患者的痛苦,使他们更有勇气面临困难、战胜疾病,从而更好地回归社会。病人的权力,包括平等的医护权利、知情同意的权利、要求保守秘密的权利等,护理人员应对患者一视同仁,不论贫富地位、远近亲疏,都应以诚相待;在医疗护理中,对于病人的隐私,护理人员应负有保守秘密的义务,绝不能随意泄露或当众议论。护理人员应充分尊重患者的以上权利,成为病人权力的忠实维护者,这也是建立良好护患关系的前提。

其次,要关心体贴病人。护理人员应适当的移情,设身处地地体谅病人患病的痛苦,看病的艰难和治疗带来的一系列身体和心理的伤害和打击,以

最优的服务态度和技术为病人提供治疗和护理。南丁格尔曾说过："护士必须有一颗同情的心。"护理人员只有真正地走进病人的心里，与患者产生共鸣，才能更好地为病人服务。

3. 认真负责、技术求精　以病人为中心，一切为了病人的利益是护理工作的出发点与归宿，护理工作直接关系到病人的安危，来不得半点疏忽。在道德要求上：护理人员必须以高度的责任心对待工作，谨慎细心，严格执行"三查七对"，严防各种差错事故；严格遵守护理的各项规章制度和操作流程；严密实施各项护理操作，做到及时准确。同时，还应培养敏锐的观察能力，及时发现病情变化并报告医生解决问题。护理人员还应有批判性的思维，辩证地执行医嘱，这也是对病人认真负责的一种表现。

精湛的护理技术也是对护理人员职业道德的基本要求，护理人员应在保证不增加病人痛苦的基础上，努力熟练掌握各项护理技术操作，不断积累经验，从而更快捷高效地完成护理工作。随着现代医疗和护理的不断发展，许多医学诊断治疗新技术的应用，康复医学、社区护理和家庭病房的兴起，护理工作的内容和范围也在不断地扩大，护理人员在这种医疗大环境下更应该不断地学习，完善相关的知识结构，自我提高，从而适应社会的发展，满足患者的需要。

4. 热忱服务、乐于奉献　护理的本质就是照顾，在护理实践过程中满足病人的各种需要，热忱服务正是这一本质的具体体现。护理人员应全心全意为病人服务，在生活上悉心照料，在治疗上以精湛的技术为病人提供服务，在心理上给予病人最大的安慰。特别是对待老年病人、危重症病人、婴幼儿病人、精神病人，应给予更多的关心和照顾，要耐心解释，细心观察患者的病情变化和心理反应，及时发现问题，解决问题。

在提倡文明服务的今天，护理人员还应发扬乐于奉献的精神，把解决病人的痛苦放在首位，不怕脏不怕累，不辞辛苦，不厌其烦，全心全意为人民的健康服务。

5. 举止端庄、言语文明　护士是白衣天使，是美的化身，这是社会给予护理人员的高度肯定。护理人员的言行举止是体现护理道德的主要途径，端庄的举止，文明的用语是拉近护患关系的重要桥梁。

端庄的举止要求护理人员在上班时衣帽整齐，

精神饱满，态度和蔼，不勾肩搭背，不打闹，遇同事或熟悉的病人要主动礼节性示意或问候。护士站、坐、行要稳重、端庄、大方、优美。仪容上应自然大方，切忌浓妆艳抹，不宜涂染指甲，也不宜佩戴耳环、戒指或手镯等。

文明的用语有利于护患之间的交流沟通，并且可以对大脑皮质起保护作用，使病人机体减少潜能的消耗并增强防御能力，因此，护理人员应针对不同的病人、根据不同的场合和不同的情景，采用不同的语言，使病人感到亲切愉快。

6. 互尊互学、团结协作　随着现代医学的发展，护理工作与其他部门的联系也越来越紧密，如行政管理和后勤保障部门等，这就要求护理人员除了和病人及病人家属建立良好的护患关系外，还应与医务人员、管理人员、实验技术人员等建立良好的合作关系，在工作中应相互尊重，相互理解和支持，密切配合，协调一致。在护理人员之间，大家既是同事又是姐妹，更应该相互尊重，相互关心，营造一个和谐的、温馨的工作氛围，从而为护理质量的提高和护理人才的健康发展创造有利条件。

三、护理道德的范畴

范畴(category)是构成一门学科的基本概念。在哲学中，范畴是指在实践基础上，人们对客观事物和客观现象的本质属性及其关系的概括和反映。护理道德范畴就是对护理道德的本质属性及关系的概括和反映。护理道德原则及规范是护理道德范畴的基础，决定了范畴；同时范畴又反映和体现了原则及规范。范畴是原则和规范的细化和个体化，原则和规范通过范畴发挥作用。如果说原则和规范是对护理人员道德的外在约束，那么范畴就是护理人员的内在自我约束与道德愿望。护理道德范畴的内容有以下几方面。

1. 权利　病人的权利是指作为一个病人"角色"，应该得以行使的权利和应享受的利益。尊重病人的权利，是护理道德的重要基础之一。病人的权利主要有：

(1)平等享有医疗护理的权利。《中华人民共和国民法通则》中规定："公民享有生命健康权。"求生存健康的愿望是每个人的基本权益。一旦人的生命和健康受到了疾病的威胁，病人有权继续生存，有权获得医疗和护理救助，任何医务人员不得拒绝病人的求医要求。

另外，任何人享受医疗护理的权利是平等的。

唐代孙思邈曾说过："若有疾厄来求救者,不得问其贵贱贫富,长幼妍媸,怨亲善友,华夷愚智,普同一等,皆如至亲之想。"因此,医务人员对待病人应一视同仁,保证医疗权利人人平等。

(2)知情同意的权利。在医疗护理过程中,病人有获得关于自己疾病的病因、严重程度、治疗护理措施等情况的权利。对病人进行侵入性的或存在风险的操作前必须征得患者和患者家属的同意,并签字。病人也有提出医疗护理意见并得到答复,以及要求解释医疗费用等监督医疗护理过程的权利。

此外,病人还有要求医护人员为自己隐私和病情保密的权利,以及因病免除一定社会责任和义务的权利。

2. 义务　义务是指个人对社会、对他人应尽的责任。在伦理学上,义务与责任、职责、使命是同等意义的。

护理道德的义务范畴,指的是护理人员在其职业活动中,对患者、对同行、对社会应尽的责任,它是依靠人们内心信念、习惯、意志自觉地履行的,没有明显的强制作用。同时,护理道德中的义务总是以或多或少的自我牺牲为前提的。

护理道德的义务要求主要有:第一,热爱护理工作,忠于护理事业;第二,防病治病,认真为患者进行医疗护理;第三,为患者进行医疗护理服务应以不讲有无代价、有无报偿为前提;第四,把对患者个人尽义务同对社会尽义务统一起来。

3. 良心　良心是指人们对是非、善恶、荣辱、美丑的内心深刻认识和感受,是对所负道德责任的内心感知和行为的自我评价和自我意识,它具有稳定性和自觉性的特点,并且良心是人们道德的"自我法庭",人们在选择和评价自己的行为时受着良心的指导。

护理人员的良心,是护理人员在履行对病人和对社会的义务过程中形成的道德责任的自觉认识和自我评价能力,它要求护理人员在任何情况下,都忠实于病人,在工作中一丝不苟,具有慎独的精神;良心还要求护理人员忠于护理事业,具有为事业献身的精神;同时,道德良心还要求护理人员忠实于社会,不收取病人的任何礼品,不受贿,自觉维护白衣天使的美好形象。

4. 情感　情感,是人们内心世界的自然流露,是对客观事物和周围环境的一种感受反应和态度体验,它是心理学和伦理学的重要范畴。道德情感,是指在一定的社会条件下,人们根据社会道德原则和规范,去感知、评价个人和他人行为时的态度。

护理道德情感的基本内容:第一是同情心。护理人员应有扶危济困的同情心,对患者的不幸和痛苦产生共鸣,真正理解患者,从而对他们的愿望和要求给予大力支持和热情帮助。第二是责任感,这是高层次的情感内容。护理人员应把护理工作看做是自己应该履行的崇高职责,并升华成一种道德情感,从而全身心地投入到护理工作中去。第三是理智感,指的是护理人员对患者的情感是建立在理智和科学的基础上。对患者的关心、照顾必须是在医学科学允许的范围内进行,对患者不合理的要求不迁就,不徇私情。

5. 审慎　审慎即周密而谨慎。护理道德中的审慎是指护理人员在医疗护理行为前的周密思考与行为过程中的谨慎、认真、细心的一种道德作风。审慎是护理人员对病人和对社会的义务感、责任感、同情心的总体表现。

护理审慎的要求:第一,护理诊断要审慎。护理人员在接触病人的过程中,应详细了解患者的病情,仔细全面地收集资料,通过周密的分析和思考对病人作出正确的诊断。第二,护理语言要审慎。护理人员的语言要求是小心、严密、准确,护理人员通过语言可以向患者传递健康知识,安慰鼓励患者,从而使患者树立战胜疾病的信心。护理人员不应对患者言语粗鲁,这是不负责任的表现。第三,护理技术操作要审慎。护理人员是通过一系列的护理技术操作向病人提供护理服务的,护理人员在操作上应该不断地积累经验,提高操作技术水平。随着医学的进步和发展,越来越多的高精端仪器应用于临床,护理人员应该不断地学习,刻苦钻研,秉着严谨、认真负责的态度,为患者提供高效的、高质量的护理服务。

6. 荣誉　荣誉是同义务密切联系的道德范畴,指人们履行了社会义务之后,受到道德上的表扬、奖励和赞许。

护理人员的荣誉指为病人身心健康贡献自己的智慧和力量并得到社会的公认和赞扬,个人也得到了良心上的满足和自我内心的欣慰。

护理道德荣誉观的基本要求是:第一,以病人为中心,为患者、为社会服务,是护理人员衡量荣誉的标准。护理人员应该把患者的利益和社会的利益放在第一位,对他人服务越多,贡献越大,从而获得的荣誉也就越大。第二,正确处理个人荣誉与集体荣誉的关系。护理人员应把个人荣誉归功于集体,看做是集体对自己的鼓励和鞭策。第三,在荣誉面前应该谦逊。

第四节 护理人际关系伦理

一、护患关系中的道德

1. 护患关系的基本内容 护患关系是在特定的条件下,护理人员通过医疗、护理等活动与病人建立起一定联系的人际关系。狭义的护患关系是指护理人员与病人的关系;广义的护患关系是指护理人员与病人及家属、陪护人、监护人的关系。护患关系中的道德是指协调护患关系所遵循的行为准则和要求,它是护理关系中最主要的内容。护患关系的内容可归纳为技术与非技术两方面的内容。

护患关系中的技术交往是指在实际的护理措施的决定和实施当中,护理人员和病人的相互关系。如护士给病人打针、发药、换药等。在这种技术关系中,护理人员通常是专业的,有一定医学知识和技能的,占有主动地位的内行,而病人多半是缺乏医学知识和技能的外行,处于相对被动的地位。技术关系极为重要,它是非技术关系的基础。

非技术关系是指护患双方由于社会的、心理的、教育的、经济的等多种因素的影响,在实施医学技术过程中所形成的道德、利益、法律、价值等多种内容的关系。

(1)道德关系:是非技术关系中最重要的内容。在护理实践当中,虽然护理人员和病人双方所处的地位、环境、利益以及文化教育、道德修养不同,可能在治疗上存在一定的矛盾,但双方都应该尊重对方的人格、权力和利益,以一定的道德原则规范约束自身的行为。

(2)利益关系:指护患双方在相互关心的基础上发生的物质和精神利益方面的关系。护理人员的利益主要表现在两个方面:一是护理人员在为患者服务中消耗的脑力劳动和体力劳动而得到的补偿如工资等经济利益;二是护理人员通过对患者的服务而逐渐积累的经验和技能。患者的利益主要表现在支付了医药费的同时,满足了其解除病痛,恢复健康的需求。

(3)法律关系:护理人员从事护理活动和患者就医都受到法律的保护。对于患者而言,其得到合理诊治等权利若受到侵犯,且造成一定不良后果的,病人或家属有权诉诸法律以维护自身权益。同样,对于护理人员而言,在护理活动中,若受到患者或家属的辱骂、殴打等,法律会对其当事人进行制裁。

(4)价值关系:价值关系是容易被人们忽视的一种关系。护患双方在治疗护理过程中相互影响、相互作用,都体现了为实现人的价值而作出的努力。护理人员运用自身的知识和技能为患者提供医疗服务,减轻患者的痛苦,从而体现了护理人员的个人社会价值。而患者在恢复了健康重返社会的同时,也实现了个人的社会价值。

2. 护患关系的3种模式 护患关系的模式是在护理人员与病人的接触中产生出来的,是根据病人的需要提出来的。1976年,美国学者Szasy和Hollander提出了医患关系的3种模式,这种医患关系模式也同样适用于护理关系。护患关系一般来说有以下3种模式。

(1)主动-被动型:这是护患关系中最古老的方式。护理人员对病人的护理处于主动的主导地位,而病人则处于完全被动的、接受的从属地位。这种模式对处于危重休克、昏迷、失去知觉和意识障碍的患者,以及婴幼儿等某些难于表达自己主观意志的病人,无疑是适当的。但对于大多数有清醒的自主意识的患者来说,就不应忽视患者的主观能动作用,反而应鼓励患者参与进来,鼓励病人表达自己的意志和想法。在现代医疗护理中,一般不采用此种模式。

(2)指导-合作型:这种模式在护患关系中普遍存在。这种模式认为护患双方在护理活动中都具有主动性。病人的主动是以执行护士的意志为基础,护士的权威在护患关系中仍然是决定性的作用,但病人可以充分表达自己的意志和需要,同时对治疗效果提供多种信息。在这种模式下,护患关系比较融洽,有利于提高诊治效果。比起主动-被动型的护患关系模式,指导-合作型关系前进了一大步,值得提倡和推广。

(3)共同参与型:这种模式指出护患关系是双向的,在医疗、护理的过程中,护理人员与患者具有大致同等的主动性和权利,共同参与护理措施的决策与实施。此时,患者可向医护人员表达自己的治疗效果,从而进一步帮助医护人员作出正确的诊治,提高诊断的准确性、预见性和治疗的有效性,对提高改善护患关系也会起到积极的作用。因此,我们应该大力提倡这种平等合作的护患关系。此种模式多适用于长期慢性病病人和受过良好教育的病人,对于有意识障碍或难以表达自己主观意志的病人显然是不适用的。

3. 护患关系中的道德要求 护患关系的道德作用在于协调护理人员与病人的关系,建立指导-合作型、共同参与型模式,从而提高护理质量。良好的护患关系道德不仅能调动病人的积极性和争取病人的合作,而且能直接影响病人的心情和应激状态,使病人从不良的心理状态转化为良好的心理状态,从而提高治疗效果。因此,在护患关系中对护士提出应有的道德要求,提高护士的道德责任是十分必要的。

(1)尊重和爱护患者:这是护患关系道德最基本的道德要求。护理人员与患者接触最多,交往机会也最多,护士的举止行为和态度都会对患者无论在身体上还是心理上产生深刻的影响。而尊重爱护患者无疑是对患者精神和心理上最大的鼓舞。

①尊重患者的人格:在任何情况下,护理人员都应尊重患者的人格,不应侮辱诋毁患者,不能乘人之危追求个人不道德的目的。

②要尊重人的生命价值:生命对每个人来说只有一次,护理人员应该充分地尊重患者的生命价值。无论患者的疾病轻重,有无传染性,还是预后好坏,护理人员都应认真负责,不能有半点懈怠。

③尊重患者的权利:护理人员应该尊重患者的各项权利:平等的医疗护理权利、知情同意的权利、获得有关医疗信息的权利、保守个人秘密的权利和因病免除一定社会责任和义务的权利,时刻牢记自己是患者权利的忠实维护者。

(2)同情与关心患者:护理工作创始人南丁格尔曾提出一条原则:"护理要从人道主义出发,着眼于病人。"患病给患者带来了极大的痛苦,身体和心理受到双重打击,护理人员应同情关心患者,用温暖的语言和行动给患者一点慰藉,鼓励患者,增加患者战胜疾病的信心,对患者以无微不至的照顾,全心全意地服务于患者。

(3)精心与热忱服务:护理人员应该同时具备良好的思想道德素质和精湛的技术以及相关的学科知识,才能为患者提供优质的护理服务。护理人员要始终饱含热情,以认真负责的工作态度,一丝不苟,不怕脏不怕累,热情主动地服务于人民。

(4)积极为患者做好健康指导:随着社会的发展和人类的不断进步,人们对健康的需求越来越多,从而赋予了护理人员更多的责任,使护理工作的内容在不断地扩大,其中,健康指导越来越受到人们的重视。护理人员对患者的健康指导主要有以下3种。

①常规指导:即患者初入院时,护理人员应该热情地接待病人,并做好入院环境介绍、作息制度等各项指导,使患者有宾至如归的感觉。

②疾病指导:即护理人员针对患者的疾病对患者进行一系列的健康教育,包括疾病知识,如疾病的发生发展、自我病情监测以及用药知识等。

③心理指导:即护理人员对患者在住院期间存在的心理问题,运用心理学的相关知识,对患者进行疏导,从而排除患者各种消极情绪,以利病情向积极的方向发展。

4. 护理人员与家属关系的道德要求 护理人员除了与患者有着紧密的联系外,与患者家属也有着一定的间接联系。护理人员与患者家属是团结协作的关系,在患者住院期间共同协助患者,为患者服务。患者家属通常对患者的疾病情况和心理状态比较了解,护理人员可以通过患者家属间接了解患者病情。处理与患者家属关系的道德要求如下。

(1)尊重:护理人员在尊重患者的同时也应该尊重患者家属。护理人员面对患者家属的担心、焦虑以及对治疗的疑问,应耐心地指导和解释。对患者提出的合理要求,应该尽量满足。如果因条件受限而不能满足患者家属的需求,护理人员也应做好解释工作,而不是一味的否定或置之不理,态度冷漠。

(2)知情:患者家属有权知道患者的病情,护理人员应对患者家属适当的介绍患者所患疾病的情况,如病人的病情、治疗、护理、预后等,以求得到患者家属的配合,共同提高治疗和护理效果。

(3)宽慰:患者家属是患者至亲的人,面对患者的疾病,看着自己的亲人遭受痛苦,患者家属难免情绪低落,焦虑不安。护理人员在密切观察患者病情变化的同时,也应留意患者家属的心理状态,及时进行干预,这对患者的心理也会产生间接的积极影响。若遇到不幸失去亲人的家属,护理人员更应表示同情,并尽量宽慰家属。

(4)虚心:在患者住院期间,护士与患者、患者家属接触最多,对于患者家属提出的一些意见,护理人员应虚心听取,有的意见对患者的治疗极有价值,有的意见可能会避免一些医疗事故的出现。同时护理人员应主动向患者家属征求意见,不断改进护理质量。

二、护士与其他医务人员之间的道德关系

在整个医疗护理过程中,护理人员除了要搞好护患关系外,还必须围绕护患关系这个中心搞好医际关系,医务人员之间必须加强合作,同心同德、相互支持才能有利于提高诊治水平和护理质量。

1. 护士与医生之间的道德关系　医生和护士是与疾病作斗争的同盟军,他们之间的配合是最多也是最紧密的。两者在医疗中是完全平等的,只是社会分工不同而已。医生主管诊断和制订治疗方案,护士负责执行医嘱,观察患者病情,为患者提供护理服务,但他们又有着不可分割的联系,医生与护士必须紧密配合,相互协作才能使患者达到最佳的诊疗效果。医护关系的道德原则如下。

(1)要相互尊重和信任:医护之间的平等性,是指双方要充分认识对方的工作职责和作用,承认对方工作的独立性和重要性。医生不应轻视护士在诊疗中的作用,不应认为护士就是简单地执行医嘱。护士在治疗过程中,接触患者的机会最多,对患者的病情比较了解。通过细致的观察,护理人员还能及时发现问题,特别是患者的病情变化以及治疗用药效果。医生应该充分信任护士,重视护士提出的疑问和合理意见,及时地修改治疗方案。同时,护士也要尊重医生,主动协助医生工作,认真执行医嘱。

(2)要相互协作和谅解:医护之间的相互协作有利于高质量地完成诊疗工作。医护人员在制订各自的诊疗护理方案时,都应考虑对方的情况,多替对方排忧解难。对彼此出现的一些差错,要善意地指出,而不能袖手旁观,相互责备。对于疑难病例的讨论,医生护士都应参加,这是一个相互学习的过程,同时也有利于更加全面地掌握患者的病情。

(3)要相互制约和监督:维护病人的利益是医护关系最重要的道德原则,医生护士要共同努力保护病人的生命安全,严防差错事故。在诊疗活动中,医生护士应相互制约和监督,坚持批评与自我批评,纠正不良的医疗行为和作风。

2. 护士与护士之间的道德关系　护理人员之间建立良好的护际关系,是圆满完成护理任务,提高护理质量的基础。护士之间是同事、同志和姐妹,在工作中应该相互尊重、相互帮助、密切配合、团结一致,发挥团队协作精神;在学习上应相互鼓励、交流经验共同提高,低年资的护士应主动虚心向高年资的护士学习,学习她们宝贵的护理临床经验和熟练的护理技术,高年资的护士应给低年资的护士树立良好的榜样,对工作认真负责,并应关心爱护体贴年轻护士,多鼓励肯定她们;在生活中要相互关心、真诚相处。只有这样,才能形成一种良好的工作氛围,同时也利于稳定护理团队,让护士在辛苦工作的同时能感到一丝温暖。

3. 护士与医技科室人员之间的道德关系　护士与医技科室人员之间的关系也是平等团结协作的关系。护理人员应该熟悉各医技科室的工作特点和规律,相互配合、相互支持,为临床提供及时、准确的诊疗依据。遇有疑问时,护理人员应主动沟通联系,把问题澄清,而不应让患者跑来跑去。

4. 护士与行政、后勤人员之间的道德关系　现代医院管理已由经验化走向了科学化、系统化、信息化。医疗技术设备要不断更新,客观形势要求行政管理人员、后勤工作人员要把医疗任务放在首要位置,协调好各类医务人员之间的关系。

护理人员要客观反映临床一线的需要,要求行政人员解决实际问题,同时要充分理解行政人员的压力和难处,大力支持他们的工作。遇到矛盾的地方应友好协商,相互尊重,相互理解,以最佳的方式解决问题。

对待后勤人员,护理人员要尊重他们的劳动。后勤工作是医院工作顺利有序开展的重要支持,它负责物资仪器设备、生活设施的提供和维修,也是护理工作有效运转的重要保证。护理人员应充分认识他们工作的重要性,尊重后勤人员,尊重后勤人员的劳动成果,遇到问题及时与他们取得联系,并支持他们工作的顺利完成。同时,后勤人员也应当树立为患者和工作人员、为医院全心全意服务的思想,保证后勤工作有效完成。

第五节　护理实践伦理

一、基础护理伦理

1. 基础护理　基础护理包括护理基本理论、基本知识和基本技能,是各专科护理的共同基础,是各护理人员必须掌握的基本技能和知识。目标是为病人提供一个接受治疗的最佳身心环境。

2. 基础护理伦理原则　基础护理伦理是护理人员在实施基础护理的过程中应该遵循的准则和规范。

(1)虚心踏实,安心本职工作:基础护理平凡、琐碎、繁重,却有很强的科学性,基础护理是否到位对病人的康复有很大影响。不愿意做基础护理,认为基础护理"没有什么技术含量",看不到基础护理重要性的护士就不是一个称职的护士。在南丁格尔的《护理札记》中详细阐述了通风、清洁、床褥等基础护理对于病人的重要性,"……他们得到的不仅仅是舒服和放松。实际上他们的感觉正好反映了把一直粘在皮肤上的有害物质清除掉后,皮肤和身体都能够重新获得相当大的生命力。因此,护士必须要十分注意病人的个人卫生,而不应该借口说所有的个人卫生的清洁工作不过只是让病人舒服一点而已,从而不做这样的工作或者是延误为病人清洁个人卫生。"

(2)细心观察,认真谨慎:下面一个案例说明细节的重要性。

患者张某因颅脑外伤由外院转入进一步治疗。入院时,张某处于浅昏迷状态,留置胃管,气管切开。林护士在给张某入院评估时发现痰液为暗红色,性质稀薄,痰液量中等。经过向患者家属询问,得知患者在入院前两天几乎未鼻饲,这引起林护士的注意。于是马上检查张某胃管的位置、回抽胃液。经过林护士判断,胃管位置合适,但是回抽的胃液是暗红色。林护士立即向主管医生汇报了张某的病情,张某得到了及时的诊断和处理。

基础护理虽然不像有些工作那么容易体现业绩,但就是在细微之处更考验护士是否称职。除了上述的案例,还有无数的实例已经告诉我们,很多时候,正是护士的细心观察及时发现病人病情变化,才挽救了病人生命。南丁格尔在《护理札记》中这样定位细心观察的重要性:"仔细准确观察的习惯本身不能带给我们能干的护士,但是没有仔细准确的观察我们将会在所有的职责领域中都不称职。"基础护理,虽然不像有些技术那么深奥,但是我们护理工作的对象是人,基础护理的好坏直接影响着病人的健康、生命安危。这就要求护士执行每一个技术操作时都要严格遵守操作规程和医院的规章制度,坚守"慎独"精神,每一步都必须准确无误,保证每一个护理技术的安全性,做到认真负责、一丝不苟。

(3)热情服务,文明有礼:基础护理工作繁杂、辛劳,不论有多累,护理人员都应保持精神饱满、热情和蔼、文明礼貌,细心、耐心为病人服务。

二、整体护理伦理

1. 整体护理　整体护理是以病人为中心,以现代护理观为指导,以护理程序为基础框架,对病人实施身心整体护理。整体护理的目标是根据病人的生理、心理、社会、文化、精神等多方面的需要,提供适合病人的最佳护理。

2. 整体护理的伦理原则

(1)以人为本,促进健康:整体护理改变了过去针对疾病的护理,强调身心整体的护理,促使护理伦理学也改变了过去的只针对病人自然属性、病人生命的护理道德。它要求护理人员在处理与病人关系时,必须树立"以病人为中心"的指导思想,把服务对象视为"整体的人",从病人的生物的、心理的、社会文化的需要出发,根据病人实际需要,主动安排护理措施,全面考虑护理措施。不仅如此,整体护理要求护理行为不仅要有利于病人的利益,而且要有利于人类的利益和社会的进步,这是我国"救死扶伤,防病治病,实行社会主义人道主义,全心全意为人民服务"的护理道德基本原则的要求与体现。

(2)爱岗敬业、积极主动:整体护理以护理程序为基础,强调自觉地运用护理程序对病人进行动态的、系统的评价,"评估、诊断、计划、实施、评价"如此循环,积极发现病人的健康问题,及时解决。整体护理要求护理人员不再是被动地、单纯地执行医嘱,完成护理操作,而是发挥主观能动性,有计划、有目标、系统地进行护理工作。护理人员要积极承担起运用护理程序的科学方法为病人解决问题的责任,根据病人的身心问题制订出确实可行的护理计划,并实施计划,评价并及时更新护理措施,保证护理质量。

(3)独立思考、个体化服务:整体护理认为,人是一个系统,是一个与外界环境不断发生联系和作用的开放系统,疾病的发生既有生理的因素,也有心理、社会因素的参与。这就要求护理人员具有独立思考及评判性思维的能力,针对病人的不同特点、文化背景、生活习惯等影响病人健康的诸多因素进行认真、具体地分析,结合病人的身心状况进行综合思考,具体问题具体分析,提出护理问题,并制订个体化的护理措施,实现恢复和保持病人健康的目的。

(4)刻苦钻研、精益求精:整体护理要求的"全人护理"对护理人员的素质提出了更高的要求,护理人员除了在职业道德、身心健康等方面要达到标准外,在业务水平上要不断完善自我,除了具有过硬的理论知识、娴熟的操作技能,敏锐的病情观察能力,良好的人际沟通能力和协作能力,又要掌握管理学、心理学、社会学等人文社会科学知识。勤奋学习、不断进取是整体护理模式对护理人员提出的要求,也是每位护理人员追求个人价值和自我完善的必备道德品质。

三、护理管理伦理

1. 护理管理 世界卫生组织将护理管理的定义为:"护理管理是为了提高人们健康水平,系统的应用护士潜能和有关其他人员或设备、环境和社会活动的过程。"护理管理的任务是研究护理工作特点,找出规律,运用科学的理论和方法对护理工作进行管理;目的在于提高护理质量、护理工作效率、效果,对病人实施安全、有效、及时、完善的护理。

2. 护理管理的伦理原则

(1)以病人为中心:随着医学模式的转变和社会对护理保健需求的增加,护理的工作重点从以疾病为中心转变为以病人为中心。同时为适应新的经济体制,医疗服务的模式也逐渐由以医院、医务人员为中心转变为以病人为中心的模式。把病人利益放在首位,病人至上,为病人提供优质护理服务是当前医院护理工作的道德原则。医院的规章、规范的制定和执行也要树立一切为病人服务的信念。

(2)把护理服务质量放在首位:如果说水是生命之源,那么质量就是医院的生命。卫生部2009年医院管理年活动的主题就是"以病人为中心,以

提高医疗服务质量"。护理质量管理是为了保证和促进护理服务质量能够达到安全护理、促进病人健康的质量要求所必需的管理,当与其他利益发生矛盾时,护理服务质量至上。

(3)经济效益与社会效益兼顾:"医乃仁术",社会主义医学道德的基本原则是:"救死扶伤,防病治病,实行社会主义人道主义,全心全意为人民的健康服务。"治病救人是医学的天然本性、伦理本性,因此,护理管理应坚持兼顾经济效益与社会效益的统一,获得经济效益必须以取得社会效益为前提。在当前的医疗体制下,医院的社会效益与经济效益是统一、相互依存的,社会效益是医院的最终价值目标,而经济效益是医院实现社会效益的动力与手段。离开社会效益谈经济效益,医院就失去了原本的价值目标,而离开经济效益谈社会效益,医院就失去了发展的动力和手段。必须坚持社会效益第一,病人利益第一的原则。

(4)以人为本:护理管理的对象包括人、财、物等许多内容,最核心的是人。以人为本是现代医院管理的根本原则,所谓"以人为本"的护理管理,指在管理过程中以护理人员为出发点和中心,围绕着激发和调动其主动性、积极性、创造性展开的,以实现护理人员与医院共同发展的一系列管理活动。护理人员是医院管理的客体,同时也是医院实施护理服务的主体。促进护理人员的发展才能从根本上促进护理服务质量的提高。在护理管理中注重"以人为本",就应重视护理人员的价值,维护其尊严、权利,实施人性化管理,为其创造良好的工作和发展环境。

四、临终护理伦理

1. 临终关怀 临终,在医学界中,是指临近死亡的生命过程。临终病人在接受治疗性或姑息性治疗后,病情仍然继续恶化,尽管意识还清醒,然而各种征象已显示生命即将完结。临终关怀(hospice care)指由医生、护士、心理学家、社会工作者、宗教人员和志愿者等多学科、多方面人员组成的团队提供的对晚期病人及其家属的全面照护,其宗旨是使晚期病人的生命质量得到提高,能够无痛苦、舒适、安详和有尊严地走完人生的最后旅程;同时,使晚期病人家属的身心健康得到保护和增强。临终阶段,以治愈为主的治疗转为以对症疗法为主的照料,病人的生活几乎全靠护士昼夜的护理。护士是临终护理的重要角色。

2. 临终护理伦理原则

(1)尊重临终病人的权利：临终病人虽已进入临终期，但只要他没有进入昏迷状态，他仍然有思维、情感，仍有自主权和维护个人利益的权利。所以，护理人员要尊重和维护临终病人的权利和利益。尊重临终病人的自主权，例如尊重病人参与自我决策的权利，尊重晚期病人和家属的宗教信仰，尊重其合理选择，满足其合理要求。维护病人的各项权利，工作人员应懂得临终病人和其他病人一样，也具有平等医疗权、知情同意权、获得医疗信息权、要求隐私保密权等；当临终病人意识清醒、能够自己行使权利时，医护人员要尊重病人的选择。

(2)提高临终病人的生活质量：尽管即将死亡是临终病人不可改变的事实，但是临终病人也有生活，只不过是一种特殊类型的生活。正确认识、识别临终病人正在经历的心理时期，帮助和疏导临终病人正确面对死亡，提高临终病人的生活质量是临终护理的目标之一。及时为病人做好生活护理、心理护理、控制疼痛，给病人提供一个安静、安全、整洁的环境。尊重病人的生活习惯，当病人尚能够自理时，应尽量帮助他们实现自我护理，以增加其自主生活的乐趣，提高生活质量。

(3)尊重临终病人的人格，维护其尊严：病人的个人尊严不应该因为生命的即将结束或已经结束而被剥夺，无论病人是否还有意识，都要像对待其他病人一样维护其尊严。临终关怀的先驱桑德斯博士曾经有过这样一段讲话："你是重要的。因为你是你，直到你活到最后一刻仍是那样重要。我们会尽一切努力帮助你安详逝去，但也尽一切努力令你活到最后一刻。"尊重临终病人的生命，只要病人存活一天，其生命就有价值，就要竭力做好照护工作。

(4)重视临终病人家属，耐心服务：病人家属面对亲人处于濒死状态、经历着丧亲之痛，处于心理的应激时期。护理人员要理解家属此时的心情，只要是合理的要求、能办到的，应尽可能给予满足。尽心尽责照顾好病人，让家属放心。对于未成年或成年之无意识病人的医疗，应重视病人家属的意愿。

五、精神科病人的护理伦理

1. 精神科病人的特点　精神科病人是一个特殊的群体，病人的精神活动失调、紊乱，丧失自知力和自制力。在护理精神科病人时，护理人员除了要具备精神科病人的护理知识和技能外，更需要具有高尚的道德品质。

2. 精神科病人的护理伦理原则

(1)尊重病人：1977年第六届世界精神病学大会一致通过的《夏威夷宣言》中指出："把精神错乱的人作为一个人来尊重，是我们最高的道德责任和医疗义务。"尊重病人的人格和权利，不能因精神病人由病态思维导致的异常举止、粗暴行为而忽视对病人人格的尊重。对病人的合理、正当要求应尽量给予满足；对需要病人配合治疗的措施应尽量给予解释，讲道理；不轻易约束患者，除非治疗需要。

(2)隐私保密：世界医学会《日内瓦宣言》(修订版)中规定："我会尊重病人告诉我的一切秘密，即使病人已经死去。"保护病人隐私是任何病人都享有的权利，精神科病人也不例外。精神科患者病情复杂，由于治疗护理的需要，护理人员需要详细了解病人的个人经历、家庭情况、婚姻状况等诸多涉及个人隐私的资料。对病人的隐私保密是护理人员应当遵循的基本职业道德，是护患之间相互信任的基础，是对病人的尊重，也是对个人人格的尊重。违背了这一原则，会破坏护患之间的信任关系，更严重的是会影响患者的治疗护理和康复。

(3)宽容正直：精神科的病人由于思维情感的紊乱、行为失常，有的患者由于幻觉、妄想的驱使，可能发生言语不敬、毁物伤人的行为，此时护理人员应该保持头脑冷静，提醒自己，他们是病人，其言行都是疾病所致，不可冲动回击，要做到打不还手，骂不还口。这才是宽容正直的道德境界。

六、传染科病人的护理伦理

1. 传染科病人的特点　传染科病人心理负担重，除了担心疾病恢复及预后，还担心亲人、朋友、社会对自己的看法。陌生的住院环境以及隔离治疗可能会带给病人孤独感、自卑感。传染科病人大多需要不同种类的隔离治疗，消毒隔离的规章制度除了需要监督护理人员严格遵守外，还需要病人及家属的配合，这给病房的管理带来了较高的要求。传染科护理人员时刻接触传染病人，尽管有消毒隔离措施，但是受感染的机会仍高于其他科室，这就要求护理人员具备无私奉献的高尚道德情操。

2. 传染科病人的护理伦理原则

(1)认真负责：这里的每一个病人都是传染源，护理人员必须严格执行消毒隔离措施，以科学的、严谨的态度实施预防、消毒隔离和护理。不能有一丝马虎，既是对自己负责，更是对其他病人及社会负责。

（2）无私奉献：唐代孙思邈之《大医精诚》，被誉为是"东方的希波克拉底誓言"。它指出作为一名优秀的医务人员，不光要有精湛的医疗技术，还要拥有良好的医德。"凡大医治病，必当安神定志，无欲无求，先发大慈恻隐之心，誓愿普救含灵之苦……不得瞻前顾后，自虑吉凶，护惜身命。"在2003年抗击非典型肺炎、2008年汶川地震、1998抗击洪水时，那些无私无畏，冲锋在前的医务人员用自己的实际行动、用生命诠释了何谓"大医精诚"，何谓"无私奉献"。

（3）尊重病人：尊重病人，例如，护理人员不能歧视、疏远患AIDS的病人，不管病人患的什么疾病，为何患该病，都应该一视同仁，给予无私的照护，这是作为一名护士应该具备的道德情操。

第六节　护理科研伦理

一、护理科研

护理科研是用科学的方法反复地探索、回答和解决护理领域的问题，直接或间接地指导护理实践的过程，是提高人的生命质量和价值的一种护理实践活动。护理科研除了同其他科学研究一样，具有探索性和创新性等一般特点外，还具有实用性、复杂性、多学科性的特点。

1. 实用性　护理行业的服务性特点及以病人为中心护理模式的发展，决定着护理研究的最终目的是能够提高护理服务质量，促进病人健康；研究起点始于病人，最终成果又用于病人，而人不仅具有生物学属性，更具有众多的社会属性，因此护理研究不能用单纯的生物医学规律、模式去推理分析，还必须用心理学、社会学的规律去说明，一切要从病人的实际出发，而又实际运用于病人。

2. 复杂性　护理科研的研究对象是人，而人是生物学属性和社会属性的统一体。护理科研除了需要有护理学的知识以外，还必须运用心理学、社会学等许多人文领域的学科知识进行综合分析研究。同时，人体在躯体、心理上的差异较大，所处的环境、条件也不同，致使我们在一个病人或一种疾病上总结的经验不能应用于每一个病人或每一种疾病上。这就要求研究工作必须对这些差异进行严谨的分析，采用科学的方法总结概括。再者，护理科研很少能在实验室进行，研究直接涉及病人，必须遵守伦理原则，所以很多科研干预都无法实施，而以调查分析、总结经验为主。

3. 多学科性　随着医学模式及整体护理模式的发展，社会对医疗护理要求的不断提升，学科发展的相互渗透，无论是在理论上还是在实践上，护理的概念、内容、要求都发生着很大变化。护理科研日益丰富与深入，与医学、人文相关学科的交叉研究日益增多。

二、护理科研伦理

护理科研伦理是科研工作者的行动指南，是保证护理科研沿着健康方向发展的重要条件。护理科研应遵循的伦理原则如下。

1. 科研动机端正　1996年国际护士节主题为："通过护理科研促进健康"，护理科研是为了提高护理服务水平，改善护理服务质量，归根结底，其目的就是维护和促进人民群众的身心健康。如果护理科研不是为了上述目的，而是为了个人或小集体的名和利，就违背了护理科研的伦理原则，是决不允许的。

2. 实事求是　尊重科学、实事求是是护理科研最基本的准则。任何护理科研项目，它的每一个步骤、每一个数据都应该尊重事实，只有这样才能保证科研的意义，才能达到探索护理科学真谛的目的。"失之毫厘，谬以千里"，科研来不得半点虚假，历史的教训告诉我们，对科研数据、材料的任何有意无意地歪曲、篡改、捏造都是弄虚作假的行为，严重违背了护理科研伦理，最终导致的就是使人民的生命健康受到威胁。坚持实事求是，还应该诚实守信，尊重同行的科研成果，坚决杜绝剽窃行为，对参考别人成果或文献时，应该表明出处。

3. 团结协作　科学包括护理科学都是人类共同的事业和财富，任何一个重大的科研工程、项目及其突破都是集体努力的结果。护理科研的复杂性、艰巨性、多学科性决定了光靠个人努力，科研工作很难顺利开展。科研工作者只有坚持团队合作、相互支持、相互帮助，才能不断提高护理科研水平。

三、人体研究护理伦理的相关原则

人体研究,通常是指直接以人的活体作为受试对象,用科学的实验方法,有控制地对受试对象进行观察和研究,以判断假说真理性的实践活动。其中受试者既可能是病人,也可能是健康人。医学的进步与人体研究密不可分,为了促进人类健康,必须进行人体研究。但是,人体研究要符合科学的规律与伦理要求,才能避免给人类带来风险与损害。近几十年来,人体研究中保护受试者的权益越来越受到重视,当人成为研究对象时,其研究方案必须经过伦理委员会的仔细审查,以确保研究对象的权益能够得到最大的保护、避免伤害。目前,严重违反护理伦理的研究已不多见,但是如果研究者缺乏护理研究的伦理知识,就容易出现研究设计违背护理伦理的情形。《纽伦堡法典》(the Nuremberg Code)是第二次世界大战后提出的第一个人体试验的国际性伦理法则。1964年世界医学会提出的《赫尔辛基宣言》是关于人体试验的第二个国际文件,比《纽伦堡法典》更加全面、具体和完善。1993年,国际医学科学组织委员会(CIOMS)制定了《人体生物医学研究国际道德指南》(International Ethical Guidelines for Biomedical Research Involving Subjects),2002年8月曾给予修订,该准则遵守《赫尔辛基宣言》,同时,对涉及人类为受试者生物医学研究做了更为明确的规定。

四、人体研究护理伦理的考虑重点

1. 知情同意原则 案例:护士/病人在病房的对话。

护士:我们正在研究这种护理方法对您这种手术后康复的影响,您愿意参加吗?

病人:好啊,收费吗?

护士:不收费,您同意了就请在《知情同意书》上签字。

从护理伦理的角度看,这个案例存在的伦理问题主要是:护士没有向病人详细说明可能发生的各种不良反应及病人参加研究的利益与风险,没有向病人说明其享有的权利:拒绝和随时退出该研究,没有向病人承诺科研资料的保密性。

护理研究的知情同意是指研究对象有权知道关于研究的信息,并且充分理解这些信息,而且可以自由选择是否参与或退出研究。从完整意义上来说知情同意权包括:了解权、被告知权、拒绝权和同意权,是病人充分行使自主权的前提和基础。《赫尔辛基宣言》指出:参加研究的对象必须是自愿的,了解研究项目的情况。《人体生物医学研究国际道德指南》也指出:对于所有的人体生物医学研究,研究者必须获得受试者自愿做出的知情同意……免除知情同意被认为是不寻常的和例外的,在任何情况下都必须经伦理审查委员会批准。为了让研究对象在充分了解的情况下作出选择,研究者应该给予详细说明,包括研究的目的、方法、经费来源、任何可能的利益冲突、研究者所属机构、研究的预期收益以及潜在的风险和可能伴随的不便。在确信研究对象已了解研究情况后,研究者才能获取研究对象的知情同意书。

2. 隐私保密原则 隐私保密,具体来说就是研究对象享有隐私权、匿名权、保密权。研究者必须采取有效措施保护受试者研究数据的机密。《人体生物医学研究国际道德指南》指出:研究对象应被告知研究者须保守机密以及机密泄露的可能后果,其权力受到法律和其他规定的限制。

3. 避免伤害原则 在人体研究中,应该优先考虑研究对象的健康,其次才考虑科学和社会收益。研究对象有免于受伤害权。保护研究对象免于受到伤害是研究者的主要责任。每个涉及人体对象的研究项目的潜在风险都必须经过评估,凡是可能会对研究对象造成伤害的措施,都应避免。

第七节 现代医学护理学的伦理难题

随着现代生物医学科技的高度发展,医学界涌现出很多新诊疗手段和技术,一方面,这些新技术使得医学服务人类的能力大大提高,人们可以更有效地诊断、治疗和预防疾病,甚至能够操纵遗传基因;另一方面,这些高新技术的使用在造福人类的同时,也带来了许多生与死的伦理学难题,使人们面临前所未有的困难的选择和矛盾的心态。人们不禁思考:生命是神圣不可侵犯的吗?生命的尊严在哪里?生命的价值是什么?生命的质量如何衡量?新技术的使用是否有个限度?在生与死的重要关头,高新技术该如何取舍?

现代生物技术干预人的生命活动的适度性问题引起各国政府和学者越来越多的关注和广泛的讨论,并逐渐成为全球性的伦理问题。这些伦理问题难以单纯地用传统的社会伦理或医学专业伦理去解释和回答。如:辅助生殖技术带来的婚姻和家庭伦理问题,安乐死的伦理争论,器官移植涉及的伦理道德问题等。伦理问题是应该做什么(实质伦理学)和该怎么做(程序伦理学)的问题,科学技术是解决能干什么,而伦理学则是解决该干什么。所以,科学技术要以伦理学为前提和指导,否则违反伦理学,就有侵犯人权的倾向。

一、生命伦理学

生命伦理学(bioethics),也称为生物医学伦理学(biomedical ethics),是研究、探讨生命科学技术和医疗卫生保健中的伦理问题的学问。它最早被称为生物伦理学,兴起于 20 世纪 70 年代,由美国人波特在其《生物伦理学:通往未来的桥梁》一书中首先使用"生物伦理学"来探讨有关人口和环境的伦理问题,并把生物伦理学定义为用生物科学来改善生命的质量,从而更好地生存的科学,尽管他把应用科学和伦理学混为一谈。

生命伦理学是建立在现代生命科学发展的基础上的,它解决的是围绕如何对待生命、完善生命、发展生命,以及如何控制生命的质量和提高生命的质量而展开的一系列的伦理问题。生命伦理学不仅研究疾病的预防、治疗与恢复健康的问题,而且还研究发展生命、完善生命和提高生存质量的问题;不仅研究在疾病诊疗过程中,人与人、人与社会、人与自然的关系问题,还研究生命过程中产生的各种关系的道德原则问题;不仅研究权利义务和个人伦理问题,还研究功利、价值、公益与社会伦理问题。

生命伦理学的兴起,与传统医学道德观念发生了巨大的冲突。这种冲突首先表现在对生死观念的问题上,传统的医学道德观(生命神圣论)认为人的生命是神圣不可侵犯的,只有无条件地保护生命才是道德的,而生命伦理学则认为当代生物医学技术对生命的保护是有条件的,我们可以有条件地保护生命,亦可以有条件地接受死亡。其次,表现在道德观的变化上。传统的观念认为,医学伦理学的价值目标体现在生命的生物学价值;而生命伦理学追求的则是以人的自我价值和社会价值为前提的

生物学价值和医学价值,要求把生命的尊严和神圣性与生命的价值和质量结合起来。最后,传统医学道德认为,医生与病人之间只有义务的关系,医务人员的高尚道德仅仅表现在对病人的尽职尽责上,只是对病人负责;生命伦理学不仅要求对病人本身负责,还同时要求对社会和人类负责。生命伦理学为医学伦理难题的解决提供了一个新的参照体系。

二、生殖技术中的伦理难题

辅助生殖技术(assisted reproductive techniques,ART)是指运用现代科学和医学技术及手段对配子(卵子和精子)、受精卵或胚胎进行人工操作,以达到受孕目的的技术,可以代替自然人类生殖过程中的某一步骤或全部步骤的生殖技术手段。包括人工授精、体外受精、无性生殖等。ART 的应用给无数不孕不育的家庭带来希望和幸福,但是同时也带来了许多复杂和惹人争议的社会伦理问题。

1. 人工授精的伦理问题　人工授精是指用人工手段将精子注入母体子宫使其受孕的技术。主要解决丈夫不育而妻子可以受孕而引起的生理、心理、家庭和社会等一系列问题。目前这一技术已广泛运用于临床,世界上人工授精出生的孩子已达几十万人。所带来的伦理问题首先是人工授精制造出新的家庭婚姻关系矛盾,将以生育为结局的婚姻切断,将神圣的生育过程变成了生物学实验过程,从而破坏了婚姻关系。其次,人工授精冲淡了传统的血缘关系的纽带,采用社会供体者的精液发育而来的孩子存在提供一半遗传物质的生物学父亲和有抚养关系的社会父亲,在客观上造成了家庭血缘关系的复杂化。传统的亲子观念受到严峻的挑战。再次由于孩子是人工授精所生,作为一个社会个体,有权力得知自己的身世,由此而产生了如下问题,父母是否该告诉孩子? 在何时以何种方式告诉孩子人工授精的实情? 父母在告诉孩子前后应如何做好孩子的心理辅导?

2. 试管婴儿的伦理问题　首先,这与自然法则相悖。从人类进化的角度看,人类群体内存在部分不能生育的个体是其生育能力经受自然选择的必然结果。既然如此,用人工技术手段使其生育后代,是否与自然法则不相吻合? 通过人工的方式干预自然生殖是否与传统生殖相悖?

其次,它打乱了传统血缘关系、家庭伦理观念。第一代试管婴儿实验是从有生殖器官功能障碍的母体内取卵,与其丈夫的精子在体外受精,然后移

植回原母体子宫内发育成熟,这其中没有夫妻之外的人参与,因此,应当说是没有什么伦理道德问题的。但在其后来的发展过程中却产生了很多伦理道德问题。如夫妻中在男方无法获取精子的情况下,运用其他男子精子与母体卵子实现体外受精,使其受孕,使得试管婴儿同时存在遗传学和法律上的两位父亲。如果一名提供者向若干受体母亲提供精子的现象发生时,由这些母亲生育的子女之间均为"同父异母"关系。他们之间完全有可能因互不知情而发生相互婚配,而由此产生的遗传上和伦理关系上的混乱是令我们难以想象的。同理,如若"借用子宫"也使得婴儿存在两位母亲,一位是遗传学上的母亲,一位是具有生养关系的母亲。这些都打乱了传统的血缘关系和家庭伦理关系。

三、器官移植中的伦理问题

器官移植是摘除一个身体的器官并把它置于同一个体(自体移植)或同种另一个体(同种异体移植)或不同种个体(异种移植)的相同部位(常位)或不同部位(异位)。器官移植是生物医学工程领域中具有划时代意义的技术,对于挽救终末期器官功能衰竭病人的生命具有重要意义。然而,器官移植产生的伦理道德争论和问题,直接影响了器官移植技术的应用和发展,特别是在我国器官移植工作中,来自伦理道德观念障碍造成供体缺乏显得尤为突出。第一个探讨器官移植伦理学问题的人是美国的肯宁汉(B. T. CunningHan),他在1944年所著《器官移植的道德》一书中,针对当时对器官移植的种种怀疑甚至责难,对器官移植的道德合理性作了肯定的论述。①活体器官移植的伦理问题:对活体器官移植,特别是以未成年人或利用再生育孩子作为供体的利弊评价有争论。②尸体器官移植的伦理问题:尸体器官移植面临着传统观念的束缚;当死者生前没有捐献遗体器官的意愿而又无反对表示时,能否将其作为供体;当涉及不同死亡标准时,如何确定和选择摘取器官的时机。③可供移植器官分配的伦理问题:在器官供不应求的情况下,器官如何分配?器官能否商业化?能否进行异种器官移植?④卫生资源配置的伦理问题:如何处理昂贵的器官移植与防治常见病两者之间的矛盾,才能体现卫生资源宏观分配的公正合理性。

(成守珍)

■ 参考文献

[1] 尹梅,等.护理伦理学.北京:人民卫生出版社,2009

[2] 况成云,兰明银,张昌军,等.医学伦理学.北京:人民卫生出版社,2008

[3] 史宝欣,等.生命的尊严与临终护理.重庆:重庆出版社,2007

[4] 兰礼吉.应用护理伦理学.成都:四川大学出版社,2004

[5] 弗罗伦斯·南丁格尔.护理札记.庞洵译.北京:中国人民大学出版社,2004

[6] 郭照江,等.医学伦理学.人民军医出版社,2003

[7] 卢美秀.护理伦理学.北京:科学技术文献出版社,2000

[8] 李向东,等.护理与临终关怀.北京:北京医科大学、中国协和医科大学联合出版社,1998

[9] 杜慧群,等.护理伦理学.北京:北京医科大学、中国协和医科大学联合出版社,1997

[10] 尹裕君,等.护理伦理概论.台北:华杏出版股份有限公司,1997

[11] 李晓云,陈向军,蒋英梦,等.护理伦理学.广州:广东高等教育出版社,1994

[12] 李本富,丁蕙孙,等.护理伦理学.北京:科学出版社,1989

第2章

心 理 护 理

第一节　心理护理的基本概念和内容

一、心理护理概念

1. 心理护理的概述　心理护理是指护理全过程中,护理人员应用心理学的理论和技术,通过护患间的人际交往,积极地影响患者的心理活动,帮助患者在其自身条件下获得最适宜的身心状态。心理护理是护理心理学的一个重要组成部分,是护理心理学理论及方法在临床护理工作中的体现。

"患者的身心状态"并非仅与其疾病严重程度成正比,更主要取决于其自身的主观体验。"帮助患者获得最适宜身心状态"不同于"促进患者身心康复",它可涵盖所有患者,而"促进患者身心康复"却无法涵盖临终患者。

患者的适宜身心状态,并非恒定的绝对值,而是动态的相对值,它随时可因患者的病程及一切可能影响患者主观体验的因素而上下波动。虽然患者能够获得身心康复或其进程顺利与否,并不仅仅取决于护理方式,但护士却可以竭尽护理之手段,帮助各类患者获得最适宜身心状态。

心理护理概念有广义和狭义之分。广义的心理护理是指护士以良好的医德和服务态度,赢得患者的信赖与合作,使患者树立与疾病作斗争的信心和决心,促进疾病的早日康复。狭义的心理护理是指护士在护理过程中应用心理学方法,通过人际交往,以行为来影响、改变患者的认知,帮助患者达成最适宜身心状态的过程。

心理护理的广义、狭义概念,可将其简要地概括为3个"不":不同于心理治疗;不同于思想工作;不限于护患交谈。

2. 心理护理与心理治疗的异同　"心理护理"

与"心理治疗"是两个有联系亦有区别的不同概念。心理治疗侧重神经症、人格障碍等精神异常患者的诊治研究,主张运用心理学的理论和技术协同精神医学专业治疗精神障碍的患者。心理护理则更侧重精神健康人群的心理健康,强调对身心疾病、躯体疾病而无明显精神疾病的患者及健康人群提供心理健康的指导或干预。

3. 心理护理与其他护理方法的异同　心理护理与其他护理方法有相同的实施对象——患者和(或)健康人群。它们共存于整体护理的新型模式。心理护理只有与其他护理方法紧密联系,才能充分体现其独特功能;只有更深入地依存、渗透、融会贯通于护理全过程,才能突显其影响患者心态的良好效用。但这两者也存在一定的区别,测量患者的心理状态及情绪特征,必须遵循心理学原理,使用依存心理学原理研制的测评工具;其他护理的方法学,需要依据物理学原理,采用以物理学原理设计的测量工具。

4. 心理护理在整体护理中的作用　在全方位的关怀与照顾的整体护理中,心理护理是其核心内容,主要体现在以下几方面。

(1)心理护理是整体护理的核心成分:个体心理状态的优劣对其自身的健康水平具有直接的、决定性的影响。通过心理护理,给护理对象以良好的心理支持,鼓励他们以积极的心态战胜疾病或超越死亡,预防或减少其身心健康方面的损害,从而确保整体护理的目标得以顺利实现。

(2)整体护理促进了心理护理的深入发展:心理护理要适应、支持或改革人的生命过程,促进个人适应内外环境,使人的生命潜能得到发挥。整体护理等新型护理模式为心理护理的开展提供了条件和机遇。随着整体护理的不断完善和成熟,心理护理的理论体系将进一步完善,心理护理的实践模式也将更为优化。

二、心理护理原则

1. 服务性原则 心理护理是护理工作的一部分,同其他护理工作一样具有服务性。

2. 交往性原则 心理护理是在护士与患者交往过程中完成的,交往有利于医疗护理工作的顺利进行,可以帮助患者保持良好的心理状态。

3. 针对性原则 患者在疾病的不同阶段可能会出现不同的心理状态,应根据患者的具体情况采取有针对性的对策。

4. 个体化原则 由于每个人先天素质、后天教育和训练、生活方式、社会经历等方面的差异,形成了自己独特的个性心理,护士应根据每个患者对疾病的认知、情绪以及行为等方面的心理反应,采取针对性的护理措施,对患者实施个体化的心理护理。

5. 启迪原则 应用心理学的知识及原理,启发患者表达自己的心理愿望,发泄自己的心理压力,并与患者一起讨论所面临的问题,使患者在护士的启发下自由选择自己所采取的措施。

6. 自我护理原则 护士应帮助、启发和指导患者尽可能地进行自我护理。心理护理中的自理原则体现在两个方面,第一,通过心理护理消除患者的心理依赖感,使患者达到最大限度的自理;第二,自理是心理健康的标志之一,鼓励患者在生活各个方面的自理,会促进患者的心理健康。

7. 心身整体原则 人是一个整体,躯体上的痛苦和不适,会影响到患者的心理状态,不良的心境也会加重躯体的不适感。

8. 支持原则 人在患病时,需要护士在心理护理过程中给患者以支持,并要求护士对患者的家属及相关人员进行教育和指导,使他们也能及时为患者提供适当的心理支持。

9. 动态与应变的原则 心理护理应遵循疾病发生、发展和转归的规律,把握好疾病在动态发展的各阶段患者出现的心理反应,及时调整心理护理的措施,灵活有效地运用心理学的知识与技能。

三、心理护理要素

1. 心理护理要素的内容 心理护理的基本要素,是指对心理护理的科学性、有效性具有决定性影响的关键因素,主要包括 4 个成分,即护士、患者、心理学理论和技术、患者的心理问题。心理护理的基本要素,是启动心理护理运转系统的前提条件。这 4 个要素相互依存,彼此相扣,其中任何环节的空缺,都会导致整个系统的运转失灵。

其他因素,如患者家属、医务工作者等,但这些因素一般只对心理护理的运转起到推动或干扰作用,并不直接对运转系统的启动具有决定作用。

2. 心理护理基本要素的作用

(1)心理学理论和技术是科学实施心理护理的指南:临床心理护理的实施是否具有科学性,很大程度上取决于实施心理护理的护士能否较好地掌握借以指导临床实践的心理学理论和技能,这种心理学理论和技能是建立在清晰概念上的临床心理护理的新理论、新技术。

(2)患者心理问题的准确评估是选择心理护理对策的前提:"患者心理问题"指患者的心理状况不佳,轻者有心理偏差,重者有心理失衡或危机。护士清晰、准确地描述患者的心理问题,有助于其对患者的不良情绪状态实施调控。

评估患者的心理问题,应主要把握下列 3 个环节:确定患者主要心理反应的性质;确定患者主要心理反应的强度;确定导致患者负性心理反应的主要原因,如疾病认知、社会支持、人格特征或环境影响等。

(3)患者的密切合作是有效实施心理护理的基础:心理护理的实施能否获得明显疗效,很大程度上取决于患者能否给予积极主动地配合,其主动权掌握在实施心理护理的护士一边。要使心理护理作用得到有效的发挥,首先护士必须维护患者的个人尊严及隐私权;其次,护士宜采用询问口吻和关切态度;再次,护士应尊重患者的主观意愿和个人习惯,包括考虑患者原有的社会角色,选择较适当场合,采取较为适宜的方式为患者实施心理干预。

(4)护士积极的职业心态是优化心理护理氛围的关键:护士积极的职业心态为要素之本、要素之源。护士的职业心态越积极,其潜力就越容易得到充分调动,工作就越有主动性和创造力。

四、心理护理作用

1. 帮助患者接受患者的角色,以良好的心态对待疾病 患病是人身心受损的痛苦经历,一般患者在由健康人的各种社会角色转换为患者角色时会出现一系列的角色转换问题。因此,护士应通过应用相关的心理学理论及知识,转变患者的不良心理,使患者正确认识自己的疾病,以良好的心态接受疾病及患者角色。

2. 密切护患交往,使护士取得患者的信任 患者对护士的高度信任感是心理护理成功的关键。要想取得患者的信任,就要同患者密切交往,缩短护患间的心理距离。

3. 能使患者熟悉医院环境,安心住院,积极配合诊治 心理护理主要目的之一就是要与患者住院求治的目的相和谐、相统一,所以心理护理应做到使患者尽快熟悉医院环境,消除患者陌生感及紧张、焦虑情绪,安心住院,积极配合诊治。

4. 帮助患者减轻或消除负性情绪 护士应帮助患者减轻或消除负性情绪,减轻患者的心理压力,调动患者的积极性,以利于患者的康复。

5. 可使患者学会自我护理,以求早日身心康复 在心理护理过程中,护士是患者的指导者,在疾病转归至治愈的任何一个环节,都离不开护士的精心照顾和指导。患者在与护士良好交往过程中,会逐步正确地领会诊疗和护理的意图,会积极配合医疗和护理、主动地做好自我护理,使自己的身心处于最佳状态。

第二节 临床心理评估内容与常用方法

一、心理评估的概念

1. 定义 心理评估是应用心理学的理论和方法对个体某一个心理现象进行全面、深入的客观描述。当为临床医学目的所用时,称为临床心理评估。

2. 意义 护士对患者进行心理护理评估是心理护理程序的第一步,其意义如下所述。

(1)为医生提供患者的基础信息:患者治疗前的基础资料,包括个人基本信息(姓名、性别、年龄、文化)、个人史、既往史、治疗史、家族史及生活事件等,如果在医生临床干预前就充分获取,将提高医生诊断的效率和准确性。

(2)对临床干预过程中的各种心理表现实施监测和提供信息反馈:患者的心理行为只有在其生活情景中才能最真实、充分地表现出来,因此,护士对患者进行充分、仔细地观察和监测将更好地提高治疗效率,如患者的情绪变化、日常应对方式、对疾病的态度、对治疗的信心、对生活的态度、对医生的信任等,或手术、药物干预后患者的心理行为变化等,信息反馈不仅能提高工作质量,而且可以为医生实施其治疗方案提供有价值的参考。

(3)对疾病进行评估:当患者的一个治疗阶段结束时,对其情绪、认知、行为等的临床心理评估将有助于客观的反馈治疗效果。

(4)为康复者提供健康指导:许多患者治疗结束后会产生一种脱离医生指导后的不安心理,因而带来一些情绪上的波动,如担忧、焦虑等,其不良的生活习惯和有危害的应对方式也可能影响患者的进一步康复。此时,护士需要根据康复前期疾病的心理评估资料,为其制订针对性的康复方案,如对其生活、应对方式、环境影响、个人性格、情绪调控等进行健康指导。

二、心理评估的常用方法

1. 调查法 调查法是借助于各种问卷、调查表和晤谈等方式,了解被评估者心理特征的一种研究方法。调查方式可以采用一般询问、调查表或问卷形式,以及电话和信函方式进行。调查法的优点是使用方便,基本不受时间、空间限制,可以结合历史调查和现状调查两个方面,内容广泛而全面,且可以在短时间内获得大量资料。不足之处在于调查材料的真实性容易受到被调查者主观因素的影响。调查者不能确定被调查者是否真实地回答问题,因此可能导致调查结果的不真实。被调查者记忆错误也可能影响到调查结果的准确性。

2. 观察法 观察法是心理学研究中最基本的方法,也是心理评估的基本方法之一。评估者通过对被评估者的可观察行为表现,进行有目的、有计划地观察和记录而进行的评估。观察的途径可以是直接观察或间接观察。观察法的优点是使用方便,得到的材料比较真实而客观,对儿童和一些精神障碍者进行心理评估显得尤为重要,且观察结果可以为以后的研究指明方向。观察法的不足之处是观察法得到的资料只能说明"是什么",而不能解释"为什么",因此由观察法所发现的问题还需要用其他的方法作进一步的研究。

3. 访谈法 访谈法的基本形式是评估者与被

评估者面对面的谈话方式而进行的评估。分结构式访谈、半结构式访谈和非结构式访谈。

(1)结构式访谈:按照事先设计好的、有固定结构的问卷进行,有标准化的提问方法、顺序及记录方式。在结构式访谈中,访谈者对访谈的走向和步骤起主导作用。优点是谈话的内容有所限制,谈话的效率高。评估者主观因素的影响较小,得到的资料比较客观。根据统一的方法处理被评估者的回答,资料便于统计分析和交流。不足之处是缺乏灵活性,气氛死板,形成简单回答的局面,被评估者也可能感到不自在。

(2)半结构式访谈:访谈者对于需要提出的问题或主题事先有一定的安排,对访谈结构有一定的控制,比如有一个粗略的访谈提纲。但后续问题的提出,可依据应答者的反应稍做调整,鼓励患者积极参与,提出他自己的问题。

(3)非结构式访谈:无固定的访谈问题,或者所提问题无预先设计的程序,鼓励受访者发表自己的看法,主要依据访谈对象的回答及访谈者本人的临时插入进行访谈。非结构式访谈通常用来描述问题,如对价值观、信念等个人思想、经历、行为所隐含的意义等的描述,其目的是最大限度地了解受访者的个人信息。非结构式访谈中访谈双方以自然的方式进行交流。谈话是开放的,没有固定的问题和程序。优点是气氛比较轻松,且可以获得较为真实的资料。不足之处是在于访谈结果的信度和效度的确定性较差,聚焦困难,费时。

4. 心理测验法　心理测验是依据心理学的原理和技术,对人的心理现象或行为进行数量化测量,从而确定心理现象在性质和程度上的差异。在心理评估领域,心理测验占据着重要的地位。通过各种心理测验可以客观地对个体的心理状态、认知过程、情绪、意志、个性特征等方面进行评估。心理测验可以为心理评估提供巨大的帮助,但应用不当也会造成不良后果。因此,对心理测验的应用和测验结果的解释应当慎重,不可夸大和滥用,应当结合其他资料进行综合分析,以充分发挥心理测验的效力。

三、应用心理测验的一般原则

1. 标准化原则　所谓标准化原则是指测验的编制、实施、记分和测验分数解释程序的一致性。保证对所有被试者来说题目、施测条件、记分方法都相同,这样不同被试的测验结果才具有可比性,才能减少无关因素对测验结果的影响,保证测验结果的准确性和客观性。标准化也是提高信度和效度的有效保证。为了达到这项要求,使用者应用心理测验的过程中,要做到以下几点。

(1)标准化工具:选择公认的标准化心理测验。

(2)标准化指导语:所谓指导语一般是指对测验的说明和解释,有时包括对特殊情况发生时应如何处理的指示。它包括两部分,一种是对主试的,即指导测验的现场主持者如何实施测验;另一种是对被试的,即指导被测验者如何解答题目或对题目做出反应。在测验实施的过程中,要使用统一的指导语。

(3)标准施测方法:要严格根据测验指导手册规定实施测验。某些心理测验是不限时的,例如人格测验。但智力测验、特殊能力测验对时间多有明确要求。在多个分测验中,对测验顺序往往有固定的要求,不可随意更换测验的顺序。

(4)固定施测条件:标准心理测验的指导手册中,对测验环境都有严格要求。应用心理测验时,必须完全遵守手册中的要求。如果测验中出现任何意外的影响因素,主试者都应当详细记录,在解释测验结果时也必须考虑这些意外因素的影响。

(5)标准记分方法:记分时要完全按照测验使用手册的要求和标准答案,记分方法尽量客观化,有时可以使用机器记分以减少主观因素的影响。

(6)代表性常模:常模是解释测验分数的标准。常模是否可靠决定了是否可以从测验中得到正确的结论,而得到可靠常模的关键在于选择有代表性的被试样本。

2. 保密原则　保密涉及两个方面,一是测验工具的保密,即关于测验的内容、答案及记分方法只有做此项工作的有关人员才能掌握,决不允许随意扩散,更不允许在出版物上公开发表。否则必然会影响测验结果的真实性。二是对测验结果的保密,这涉及个人的隐私权。有关工作人员应尊重受试者的权益。另外,保密原则也是对编制者辛勤工作的尊重。

3. 客观性原则　对实验结果的解释应当要遵循客观性原则。对结果的解释要符合受试者的实际情况。如何测试都不可能准确无误的测量个体的真实面貌,测量结果和真实情况之间总会存在一定的误差。不要依据一次心理测验的结果来下定论,尤其是对于年龄小的儿童作智力发育障碍的诊断,更要注意这一点。总之,在下结论时,评价者应结合受试者的生活经历、家庭、社会环境以及通过会谈、观察获得的其他资料全面考虑，以便作出准确的、全面的判断。

四、常用的心理测验与评定量表

(一)智力测验

智力是一种潜在的、非单一的能力，它是一种知觉、分析和理解信息的复杂的混合体。

智商(IQ)：智商是智力的量化单位，它有两种，即比率智商和离差智商。

1. 比率智商　也称年龄智商，它是以一个人的年龄为参照尺度对智力进行测量。其计算公式是：智商 IQ＝智力年龄(MA)/实际年龄(CA)×100。比率智商有一定的局限性，因为人的年龄增长与智力发展并非平行，而且人和人之间有很大的个体差异，所以比率智商只限于 16 岁以下的未成年人。

2. 离差智商　它是用统计学中的均数和标准差计算出来的，表示被试者的成绩偏离同年龄组成绩的差距(以标准差为单位)。每个年龄组 IQ 的均值为 100，标准差为 15。这是根据测验分数的常态分配来决定的。计算公式是：智商(IQ)＝(X－M)/SD＋100。式中：X 为某人实得分数，M 为某人所在年龄组的平均数，SD 为该年龄组分数的标准差。离差智商克服了比率智商计算受年龄限制的缺点，已成为通用的智商计算方法。

国际上通用的智力量表有比奈量表、韦氏量表(表 2-1)和 Kaufman 儿童能力成套测验等。

表 2-1　韦氏智力等级分类及比例

智力等级	智商范围	理论分布
非常优秀	130 以上	2.2%
优秀	120～129	6.7%
中上(聪明)	110～119	16.1%
中等	90～109	50.0%
中小(愚笨)	80～89	16.1%
临界	70～79	6.7%
智力缺陷	69 以下	2.2%

韦氏智力测验是在临床医学中最常用的是韦氏量表。韦氏量表包括成年人、儿童及学龄前 3 个年龄本。韦氏成人量表(WAIS)，全部量表含有 11 个分测验。根据测验结果，按常模可换算出 3 个智商，即全量表智商、语言智商和操作智商。语言量表的分测验包括：知识、领悟、计算、相似性、背数、词汇。操作量表的分测验包括：数字-符号、填图、积木图案、图片排列、拼物。

(二)人格测验

人格测验是人格描述的一种方法。临床人格评估主要研究人格特征和类型与健康和疾病的关系。人格测验主要是对人格进行特征或划分类型的描述，没有量化单位。人格测验在临床中主要应用于诊断、咨询和心理治疗。

临床中常用的人格量表有明尼苏达多相人格调查表(MMPI)；艾森克人格(个性)问卷(EPQ)；十六项人格因素问卷(16PF)；洛夏测验和主题统觉测验等。

1. 明尼苏达多相人格调查表(MMPI)　是由美国明尼苏达大学的哈撒韦(Hathaway)、麦金利(Mckiney)于 20 世纪 40 年代共同编制的。MMPI 包括 566 个自我陈述式题目，与临床有关的题目多集中在 399 题之前，其中 16 个为重复题目。测验有 14 个量表，其中有 10 个临床量表和 4 个效度量表。临床量表包括：疑病、抑郁、癔症、病理性偏离、男性/女性化、偏执狂、精神衰弱、精神分裂症、躁狂、社会-内外向。效度量表包括：掩饰量表、稀少回答、校正装好和装坏的量表、不能回答。此量表的实施有一定的教育程度的要求，至少要有小学毕业或初中 1～2 年级的文化程度。量表的结果需将原始分转换成"T"分才有解释的意义。MMPI 不仅是人格描述量表，也用于协助精神病的诊断工作。

2. 艾森克人格(个性)问卷(EPQ)　是英国心理学家艾森克(Eysenck)编制的，是目前国内外广泛采用的人格量表之一，有成年人和儿童两种。其中包括 P、E、N 3 个分量表和 L 效度量表。P 量表表示心理状态是否正常，E 量表表示性格的内外倾向，N 量表表示情绪是否稳定。L 量表用来测定被测者的掩饰程度。在测验时被试者对每题回答"是"或"否"，按照测定手册规定的标准进行记分，依据年龄及性别常模进行解释。

3. 十六项人格因素问卷(16PF)　是由美国心理学家卡特尔(Cattell)教授 1946 年编制。他通过因素分析获得了 16 种人格的根源特质，他认为每一个人的人格都可以用这 16 种相互独立的人格特质加以描述，16PF 就是测定这 16 种人格特制的量表。量表共有 187 个题目，适用于 16 岁以上的成人，该测验对了解个体的人格倾向、选拔人才和职业咨询等有一定的参考价值。该量表需通过粗分转换成标准分,然后参照不同常模剖图分布型来解释受试者的测验剖图意义。

4. 洛夏墨迹测验(RIT) 是瑞士精神科医生洛夏(H-Rorschach)1921 年设计编制的。多数学者认为洛夏墨迹测验是适用于成年人和儿童的良好的人格投射测验,主要用作异常人格的诊断。但是这种测验的技术复杂,训练要求高,掌握比较困难,费时甚多。RIT 测验是由 10 张墨迹组成,其中 5 张是水墨图,另 5 张是全部或部分彩色墨迹图片。测验时将 10 张墨迹图片按规定的顺序逐一呈现给被试者,要求他看着图片说出他在图片上看到的事物,被试者尽可能地说出一种或几种事物,主试者根据他所说的东西进行记录,然后根据其反应,作出结果分析和评估。

(三)评定量表

临床常用的评定量表多为症状量表,大都是由具有丰富临床经验的心理学家和精神病学家根据大量的临床资料整理、设计编制而成的,是心理评估的重要工具。在选择评定量表时,首先要根据研究的目的选择信度、效率都比较高的量表。根据评定者的性质,可分为自评量表和他评量表。此外,每种评定量表都有一定的针对对象,选择时也要注意病种、年龄等条件。评定时间范围也需要注意。症状量表多为评定检查当时或过去一周或两周的情况,评定者应当明确所用量表的评定范围以免造成误差。

常用的临床评定量表有:简易精神状况检查(MMSE)、症状自评量表(SCL-90)、Hamilton 抑郁量表(HAMD)、Hamilton 焦虑量表(HAMA)和 Achenbach 儿童行为校核表(CBCL)等。

1. **症状自评量表**(symptom checklist90,SCL-90) SCL-90 是由 90 个常见心理症状的项目组成。该量表内容多,反映症状丰富,能比较准确评估患者自觉症状,故可以广泛应用于精神科和心理咨询门诊,作为了解来访者心理卫生问题的一种手段。也可以用于综合性医院,以了解躯体疾病患者的精神症状。

SCL-90 包括 9 个因子,分别为躯体化、强迫症状、人际关系敏感、抑郁、焦虑、敌对、恐怖、偏执和精神病性。此外,有 7 个项目不能归入以上因子,一般将它们归入因子 10"其他"中,主要反映睡眠和饮食情况。

(1)评定方法:每个项目均采用 5 级评分,没有反向评分项目。

没有:自觉无该项症状(问题)。

轻度:自觉有该项症状,但发生得并不频繁、严重。

中度:自觉有该项症状,对被试者有一定的影响。

偏重:自觉有该项症状,对被试者有相当程度的影响。

严重:自觉有该项症状,频度和强度都十分严重。

(2)统计指标

总分:将所有项目评分相加,即得到的总分。

阳性项目数:单项分≥2 的项目数,表示患者在多少项目中呈现"有症状"。

因子数:将各因子的项目评分相加得因子粗分,再将因子粗分除以因子项目数,即得到因子分。

根据总分、阳性项目数、因子分等评分结果情况,判断是否有阳性症状及其严重程度,或是否需进一步检查。因子分越高,反映症状越多,障碍越严重。

2. **抑郁自评量表**(self-rating depression scale,SDS) 由 Zung1965 年编制,用于衡量抑郁状态的轻重程度及其在治疗中的变化。特别适用于综合医院,以发现抑郁症患者。

SDS 分别由 20 个陈述句和相应问题条目组成。每一个条目相当于一个有关症状,按 1~4 级评分。评定时间为过去 1 周。

SDS 主要统计指标是总分。20 个项目的分数相加即得到原始粗分。以原始粗分乘以 1.25,取整数部分即得到标准总分。记分时要注意量表中的反向评分题目。中国常模 SDS 总粗分分界值为 41分,标准分分界值为 53 分。

3. **焦虑自评量表**(self-rating anxiety scale,SAS) 由 Zung1971 年编制,用于评定焦虑患者的主观感受。焦虑是心理门诊中较常见的一种情绪障碍,SAS 已作为了解患者焦虑症状的一种自评工具。

SAS 与 SDS 非常相似,它也含有 20 个项目,采用 4 级评分。评定时间为过去 1 周。

SAS 主要统计指标是总分。20 个项目的分数相加即得到原始粗分。以原始粗分乘以 1.25,取整数部分即得到标准总分。记分时要注意量表中的反向评分题目。中国常模 SAS 总粗分正常上限为 40 分,标准总分的正常上限为 50 分。

第三节 一般患者的心理护理

一、患者角色与心理需求

1. 患者角色

(1)定义:在社会人群中与医疗卫生系统发生关系,经医生检查证实确实患有某种疾病、伴有疾病行为、寻求医疗帮助的社会人群称为患者角色。

(2)患者角色的特征:美国社会学家帕森斯(Parsons T.)1951 年在《社会制度》一书中提到,患者角色的概念包括 4 个方面。

①患者可以从常态的社会角色中解脱出来,免除其原有的社会责任和义务。

②患者对陷入疾病状态是没有责任的。疾病是超出个体的自控能力的一种状态,也不符合患者的意愿,患者本身就是疾病的受害者,他无需对此负责。

③患者应该努力使自己痊愈,有接受治疗,努力康复的义务。

④患者应求得有效的帮助,并在治疗中积极配合,主要是寻求医生的诊治与医生合作。

(3)患者角色的转化:人们期望患者的言行完全符合患者角色的要求,但在现实中,实际角色与期望角色常有一定差距。就是说,从患病以前的常态向患者角色转化,或者病后向常态转变,都有一个角色适应的过程,如果适应不良,往往导致心理障碍,而且可能进一步影响健康和生活。患者角色适应不良大致有 5 种类型。

①角色行为缺如:否认自己有病,未能进入角色。虽然医生诊断为有病,但本人否认自己有病,根本没有或不愿意识到自己是患者。

②角色行为冲突:患者角色与其他角色发生心理冲突。同一个体常常承担着多种社会角色。当患病并需要从其他角色转化为患者角色时,患者一时难以实现角色适应。

③角色行为减退:因其他角色冲击患者角色,从事了不应承担的活动。已进入角色的患者,由于更强烈的情感需要,不顾病情而从事力所不及的活动,表现出对病、伤的考虑不充分或不够重视,而影响到疾病的治疗。

④角色行为强化:安于患者角色的现状,期望继续享有患者角色所获得的利益。由于依赖性加强和自信心减弱,患者对自己的能力表示怀疑,对承担原来的社会角色恐慌不安,安心于已适应的患者角色现状,或者自觉病情严重程度超过实际情况,小病大养。

⑤角色行为异常:患者受病痛折磨感到悲观、失望等不良心境的影响导致行为异常,如对医务人员的攻击性言行,病态固执、抑郁、厌世,以至自杀等。

2. 心理需求 疾病不仅打破了人们正常的生活模式和生活状态,而且还改变着患者的心理和行为,它使患者对需要的关注焦点转移到自身。因此,患者和正常人相比,需要的重点存在着明显的不同。患者既有正常人的一般需要,又产生了与疾病有关的各种心理需要的层次和变化。主要包括以下几个方面。

(1)需要尊重:一旦成为患者,原有的社会角色随之丧失或减弱。在新的环境中被认识、被尊重的需要变得更加迫切,自尊的需求更强烈、更敏感。在新的环境中他们需要得到别人的关心、体贴与尊重。若得不到满足,患者就会产生自卑感和无助感,甚至变为不满和愤怒。因此,医护人员要充分尊重患者的人格,使患者获得被尊重的感受,这对患者的康复有积极的意义。

(2)需要接纳和关心:由于疾病的缘故,改变了患者原来的生活习惯和生活规律,当进入到一个陌生的医疗环境之中,会感到孤独、寂寞,并会产生强烈的归属感,比任何时候都渴望得到家庭、朋友、单位以及医护人员的支持、关爱和呵护。患者需要了解别人,也需要让别人熟悉自己,得到新环境人际群体的接纳。同时患者又放心不下家庭、单位的事情,很想了解这些情况。因此,医护人员应帮助患者尽快融入新的群体之中,主动和患者沟通,消除病友之间的陌生感,让患者在温馨和谐的人际氛围中感到温暖、有希望、有信心,情绪稳定,减少孤独和自卑心理,在宽松的环境下安心养病,接受治疗。

(3)需要信息:住院后,患者脱离了原有的社会角色,其活动受到约束,原有的社会交往在不同程度上受到限制,出现了人际隔离的现象。由此患者便产生了强烈的与社会联系和交往的需要。一方面患者需要获得医院这一特定环境的大量信息。如医院的规章制度、治疗设备和医疗水平情况,还急于了解疾病的诊断、治疗、预后及医药费支付等方面的信息;另一方面,希望保持和原有社会环境的接触,了解工作单位及本人事业方面的信息,以及家人、亲朋好友在生活、工作等方面的信息,如不能得到这些信息,便会感到焦虑和茫然。总之,患者需要得到来自医院、社会、家庭等方面的信息和情感支持。提供这些信息不仅可以消除患者的疑虑,还可以避免消极情绪反应的产生。

(4)需要安全:安全感是患者最普遍、最重要的心理需要。在疾病诊治过程中,往往会面临一些影响患者安全的因素。如交叉感染、放射线检查、用药后的不良反应、手术等。所以患者会格外重视自身的生命安全和医疗过程的安全。即人越是在安全受到威胁的时候,对安全的需要越强烈,这就是人在病情严重时,特别关注自身安全的原因。因此,医护人员对患者实施诊治、护理措施时,要向患者详尽解释说明每项工作的具体内容,让患者明明白白地接受诊治和护理,消除顾虑心理,以增强患者的安全感,给患者营造安全、可靠、放心的医疗环境。

(5)需要和谐环境、适度活动和刺激:患者住院后,生活空间缩小了,一切活动都被限制在"白色"世界里。以往的工作、学习、生活规律和习惯都处于被动状态下,难免产生单调乏味感,进而发展成厌烦情绪。再加之疾病的困扰,更易产生度日如年之感。因此,患者不仅需要宽松和谐的医疗环境,需要安静舒适的医院生活,同时还需要适当的活动刺激,以调节和改善自己的心境。医务人员可根据医院的实际情况,提供必要的获得刺激的条件,可以组织和安排有新鲜感的娱乐活动。如下棋、欣赏音乐、收看电视、录像、自我保健知识宣传等,以此丰富住院患者的业余生活,使其以积极的心态接受治疗,促进健康。

二、常见的心理问题

患者一旦知道自己患了病,在心理上必然有反应,概括起来,患者易于产生如下各种心理活动。

1. 抑郁 抑郁是现实生活中较为常见的以情绪低落为特点的消极情绪反应,是患者因可能丧失和实际丧失而引起的闷闷不乐、压抑的消极心态。在抑郁状态下,表现为悲观失望、无助、冷漠、绝望等不良心境,并伴有消极的自我意识产生,如自我评价的下降、丧失自信心、有自卑感;在行动方面有活动水平下降、寡言少语。长期严重的抑郁对患者是不利的,抑郁一方面影响医生对疾病的诊断和治疗,另一方面也会降低患者的免疫力,从而引发新的疾病。

2. 焦虑 焦虑是人们过分担心发生威胁自身安全和其他不良后果时产生的一种心态。主要表现为经常或持续的、无明确对象或固定内容的紧张不安,或对现实生活中的某些问题过分担心或烦恼。这种紧张不安、担心或烦恼与现实很不相称,使患者感到难以忍受,但又无法摆脱,常伴有自主神经功能亢进,运动性紧张和过分机警。

3. 怀疑 患者的怀疑大都是一种自我消极暗示,由于缺乏根据,常影响对客观事物的正确判断。患病后常变得异常敏感,听到别人低声细语,就以为是在说自己的病情严重或无法救治,甚至曲解别人的好意,怀疑诊断的正确性,怕吃错药、打错针。有的凭自己一知半解的医学和药理知识,推断药物,推断预后。害怕药物的不良反应,担心偶尔的医疗差错或意外不幸降落在自己身上。身体某部位稍有异常感觉,便乱作猜测。如果严重偏执,甚至出现病理性的妄想。

4. 孤独 孤独感是与分离相联系的一种消极心理反应,也称社会隔离。主要是患者住院后,离开了家庭和工作单位,周围接触的都是陌生人。医生只在每天一次的查房时和患者说几句话,护士定时打针送药,交谈机会也较少,这样患者很容易产生孤独感。因此,在他们住进病室的第一天常有度日如年之感。他们希望尽快熟悉环境,希望尽快结识病友,还希望亲友的陪伴。长期住院的患者由于感到生活无聊、乏味,希望病友之间多交谈,希望有适当的文化娱乐活动,以活跃病房生活。社会信息剥夺和对亲人依恋的需要不能满足,是患者产生孤独感的主要原因。

5. 被动依赖 依赖是患者进入患者角色后产生的一种退化的心理和行为模式。患者进入患者角色之后,大都产生一种被动依赖的心理状态。这是因为,一个人一旦患了病,自然就会受到家人和周围同志的关心照顾,成为被人关照的中心。同时,通过自我暗示,患者自己也变得软绵绵的不像以往那样生气勃勃,变得被动、顺从、娇嗔、依赖,变得情感脆弱,甚至带点幼稚的色彩。只要亲人在场,本来可以自己干的事也让别人做;本来能吃下去的东西几经劝说也吃不下去;一向意志独立性很强的人变得没有主见;一向自负好胜的人变得没有信心;即使做惯了领导工作和处于支配地位的人,现在对医务人员的嘱咐也百依百顺。这时他们的爱和归属感增加,希望得到更多亲友的探望,希望得到更多的关心和温暖,否则就会感到孤独、自怜。

6. 否认 否认是患者怀疑和否定自己患病的心理状态,尤其是对癌症等预后不良的疾病,否认心理更为常见。明知自己患有癌症,却矢口否认,当他(她)看到病历上写的诊断时,还说经治医生写错了。有的医护人员对这种现象感到不可思议,实际上这正是某些患者应付危害情境的一种自我防卫方式。大量研究证明,一定程度的否认,对缓解心理应激是可取的,可以避免过分的焦虑与恐惧。

否认虽在一定程度上起自我保护的作用,但在许多情况下又起贻误病情的消极作用。例如,有的患者身患乳腺癌,自己却矢口否认,拒绝治疗,最后因延误治疗时机,癌转移而死亡。

三、不同年龄阶段患者的心理护理

1. 儿童患者的心理与护理 儿童患者的突出特点是年龄小,对疾病缺乏深刻认识,心理活动多随活动情境而迅速变化。因为他们注意力转移较快,情感表露又比较直率、外露和单纯,所以只要依据其心理活动特点进行护理,易于引导他们适应新的环境。儿童患者常见的心理活动特点有下列几方面。

(1)分离性焦虑:儿童从出生时起,就在母爱的呵护下,形成了对周围环境的安全感和信赖感。一旦因病情需要而必须住院,儿童大都会恐惧、焦虑和不安,经常哭闹、拒食及不服药。心理学家认为,人体间的接触和抚摸是婴儿天生的需求。在医院里,护士对他们轻拍、抚摸及搂抱,会使患儿产生安全感,减轻焦虑心理。

(2)情绪反应强烈:由于儿童患者病情急、变化快,又不善于表达,哭闹是最为突出的情绪变化,常常用哭声代表一切。所以要求护士要有高度的责任感,经常深入病房,善于从细微变化中发现问题,采取措施,防止突然事件发生。

(3)恐惧:住院后,患儿离开了父母的陪伴,加之陌生的环境、陌生的面孔、陌生的诊疗措施,易产生生疏感。表现为:紧张、惶恐不安、沉闷、执拗、不合作、哭闹不止。为消除患儿恐惧心理,护士要多加鼓励,不要训斥和恐吓,要成为患儿的贴心人。病房应有玩具,护士要带领患儿游戏玩耍。提倡儿科护士不穿白大衣,穿一些带小花的衣服,以消除儿童患者的恐惧感,博得他们的喜爱。给患儿打针治疗时,要利用儿童注意力易被转移及喜欢表扬鼓励等特点,尽量减轻他们的疼痛感。儿科护士应有一颗慈母般的心,温暖、体贴、爱护那些受创伤的幼小心灵。

不同年龄的儿童个性差异极大,其心理特点也很不相同。因此,他们的心理状态只能从其言语和非言语行为(表情、目光、体态等)中仔细体会理解。所以,儿科护士是否懂得儿童心理学,应成为考核儿科护士素质的重要内容。

2. 青年患者的心理与心理护理 青年正是人生朝气蓬勃的时期,对于自己患病这一事实会感到很大的震惊。青年患者的心理特点主要表现在对工作、前途、恋爱、婚姻、学业等方面的心理顾虑。

(1)否认:疾病初期患者只是猜疑,存在侥幸心理,甚至不相信医生的诊断,否认自己患病。有的患者表现为不在意,有的患者会上网搜索查询,希望找到自己没有患病的证据。护士不必强迫患者放弃否认,立即面对现实,因为大多数患者的否认过程会自然消失。护士可以严谨的工作态度,告知患者各种检查结果,肯定诊断的正确性,激发患者的遵医行为,主动配合治疗。

(2)担心:患者担心疾病耽误自己的学习和工作,对自己恋爱、婚姻、生活和前途有不利的影响。有的青年不愿意把自己的病情告诉自己的同事或同学。护士要针对青年患者的不同心理状态,实事求是地将病情及转归告诉他们,引导他们正确处理个人问题,消除其对疾病的错误认识,并帮助解决一些实际问题,使其坚定战胜疾病的信心,主动配合治疗;同时,有计划地组织开展娱乐活动,活跃文化生活,使患者身心愉快,早日康复。

(3)紧张急躁:青年人一旦承认有病,就会变得紧张急躁,希望能迅速好转,事事询问:为什么打这个针、吃这个药? 病程需多长? 有无后遗症等。护士应体谅和理解患者,耐心细致地做好解释工作,帮助患者树立对疾病的科学态度。

(4)情绪强烈:青年人情绪特点是强烈而不稳定。若病情稍有好转,他们就盲目乐观,往往不再认真执行医疗护理计划,不按时吃药。但患者如果得知病程较长或有后遗症,就会自暴自弃、悲观失望,情感变得异常抑郁而捉摸不定。由于疾病的巨大挫折,他们会出现严重的精神紧张和焦虑,甚至导致理智失控,产生自杀念头,发生难以想象的后果。护士要采取有效的心理支持的方法,帮助患者减轻压力,树立信心,降低焦虑。对症状严重的患者,要予以关注,做好相应的调试。也可以把青年人安排在同一病室,他们在一起可激发生活的乐趣,并消除孤独感。

由于青年患者的心理活动错综复杂、易变化,所以护理人员必须密切注视、预防可能发生的后果,要注意多给予心理支持,循循善诱,耐心疏导。

3. 中年患者的心理与心理护理 一般认为,中年是人生历程中最值得回首寻味的年代。在这个时期,中年人的社会角色比较突出,既是家庭的支柱,又是社会的中坚力量,这个时期患病,患者的心理压力较大。

(1)恐惧、焦虑:当他们受到疾病折磨时,心理活动尤为沉重和复杂,他们担心家庭经济生活,牵挂着老人的赡养和子女的教育,又惦念着自身事业的进展和个人成就等。对中年患者的心理护理,一是要劝导他们真正接纳疾病并认真对待疾病;二是使患者认识到,治疗疾病是当务之急,身体恢复健康是家庭和事业的根本。

(2)孤独、寂寞:患者患病之前多为家庭生活的支柱,工作的主力,但患病时间一长,就会失去原来的心理平衡。患者希望得到亲人的安慰、朋友的帮助、同事的关心,使其不感到孤独、寂寞。人际关系的亲密感增加,可使患者心理上得到支持,减少或忘记疾病所带来的痛苦,并可从中获得与疾病抗争的力量。

对中年人的心理护理还要动员其家庭和工作单位妥善安排患者所牵挂的人和事,尽量减少他在养病治病时的后顾之忧。再是利用中年人世界观已经成熟稳定,对现实具有评价和判断的能力,对挫折的承受力比较强等特点,鼓励他们充分发挥主观能动性,配合医护人员尽快地把病治好。

4. 老年患者的心理与心理护理 由于老年人生理功能开始出现退行性变化,逐渐衰退,机体的适应能力和抗病能力逐渐降低,易患各种疾病。一旦患病,健康受到威胁,加之退休后产生的失落感,其心理反应较为强烈。

(1)恐惧:老年人患病后多为悲观,情绪低落,对疾病的治愈缺乏信心,有时怕出现并发症,担心无人照料,表现出明显的焦虑。当病情加重时,对死亡的恐惧心态越发强烈,因而出现怕死、恐惧、易激惹等负性情绪反应。护士要理解老人的心情,细心照顾他们,讲解一些关于疾病的基本知识,比如病因、临床表现、治疗、护理及预防知识,同时根据病情鼓励老人适当做一些活动,做到医患配合,使身体尽快康复。

(2)孤独:老年人一般都有慢性或老年性疾病,所以当某种疾病较重而就医时,他们对病情估计多为悲观,心理上也突出表现为孤独感。护士在临床护理工作中,应多与患者沟通,了解患者需要,根据其个体特点给予关心和鼓励,同时要告诉家人多来探望,减少老人的孤独感。

(3)自尊:老年人有很强的自尊心,希望得到家人、社会、医院的重视与尊重。他们突出的要求是被重视、受尊敬。因此,有的老年人患病后生活自理能力下降,也不愿意麻烦他人,做一些力所不能及的事。所以护士对老年患者的意见要尽可能听取和采纳,对他们的称呼须有尊敬之意,谈话要不怕麻烦,声音要大些。要尽量尊重老人的生活习惯,同时要主动巡视病房,多关心问候,了解患者的需求,取得信赖。

(4)抑郁:老年人一般都有慢性病或老年性疾病,所以当某种疾病较重时,由于对病情不了解,就会出现恐惧、焦虑的心理,由于过度紧张引起心理上的消极状态,造成心情抑郁。患者入院后,护士应主动热情地迎接他们,耐心、温和、细致地做好入院宣教,采取不同方式与患者交流,增强患者的信任感,消除患者的焦虑、恐惧心理。

护理人员在护理全过程中,要始终把握患者的心理状态这个主要因素,要以深切的理解与真诚的善心去照顾患者,帮助其树立乐观的情绪和战胜疾病的信心,促使患者早日康复。

四、不同疾病阶段患者的心理护理

患者在患病后会出现一系列的心理变化,这些变化在疾病的各个阶段的表现和特点又有所不同。护士应敏锐灵活地掌握患者的心理动态变化,预见性地开展心理护理。

1. 疾病初期的心理护理 患病初期,无论轻症或重症患者,无论急性病或慢性病患者,必然会产生心理反应,但反应程度不一,表现复杂多样。护士应尽快了解和确定患者的心理特点,有针对性地做好心理护理。

(1)心理特点

①否认与侥幸:否认期的患者认为自己是健康的,否认患病事实。患者可表现出各种不同程度的否认,其中忘记是一种轻微的否认方式,严重者可表现为到处寻求咨询,希望能够听到他们所想听到的自己没有患病的答案,迟迟不愿进入患者角色。

②抱怨与负罪感:当确认自己患病,有的患者

会抱怨家人关心不够，没有照顾好自己；自怨没有量力而行导致身体健康受损。有的患者感受到疾病的痛苦与折磨，认为自己患病是一种惩罚，则可能产生负罪感。患者常以消极与生气的方式对待疾病，不愿诉说疾病的痛苦与症状，或向医护人员、家人寻事争吵，以发泄内心痛苦。

③恐惧与忧心忡忡：患者由于平时身体健康，突然得知患病，毫无思想准备，很容易产生恐惧心理。特别是身患难治疾病或不治之症或面临大手术的患者，疾病可能影响身体功能与形象极易产生恐惧反应，表现为焦虑不安、紧张、忧心忡忡、夜不能寐、日不思饮，再加之周围人的紧张与过分关心，患者会更加恐惧，认为自己的病情严重，出现强烈和复杂的心理反应。

④轻视或满足：有的患者因工作繁重、经济压力或知识不足等而轻视疾病；有的患者因患一般疾病，病程不长，预后较好，能暂时脱离紧张的工作岗位，或受到别人的照顾，成为亲朋好友关注的对象，虽然有病，心理却得到一定的满足，表现为情绪轻松，愿意谈自己的病情及预后。

（2）心理护理：心理护理的重点是给予较多的心理支持，协助患者正确认识和对待病情，减少患者的紧张情绪，使之初步适应医院的环境，较好配合治疗和护理。

①建立良好的护患关系：护士要善于应用人际沟通的各种技巧，建立融洽的护患关系。对刚刚入院的患者，护士应礼貌、热情接待患者，安排整洁、安静、舒适的病房环境；向患者介绍病房的环境及有关医院的制度，向患者介绍主治医师的情况；了解患者的病情及需要，给患者以安慰等。通过良好的言语和行为，同患者建立相互信任的人际关系。

②满足各种需要：在不违反治疗原则的情况下，尽量满足患者的生活需要，适当照顾患者的原有生活习惯和爱好；对病情严重、生活不能自理的患者，协助他们保持整洁与卫生；对患者不愿提及的生理缺陷或其他隐私，应严守秘密，维护其自尊，帮助患者接触病友，消除或减轻其陌生感和孤独感。

③心理支持和疏导：鼓励患者表达感受，倾听其诉说，帮助患者宣泄恐惧、忧虑等不良情绪；鼓励恢复期的病友现身说法，解除同类患者的顾虑，动员患者的社会支持系统，鼓励家属和亲朋来访，使患者感受到被关心和重视，获得心理支持。

④认知干预：帮助轻视和否认患病、心存侥幸、

抱怨和负罪感的患者理清思路，摆出问题，指导患者提高认知和应对能力，帮助患者尽快进入角色，解除负罪感，正视疾病，积极配合治疗和护理。

2. 疾病发展期(稳定期)的心理护理　经过一段时间的诊断、治疗和护理，多数患者的病情明确，且日趋稳定和好转，患者的心理反应较前和缓。慢性疾病患者可因病情较长、病情反复发作，导致情绪不稳。此期加强心理护理有利于增强治疗效果，缩短病程。

（1）心理特点

①接受和适应：此期患者已接受自己有病，逐渐适应医院的社会；患者变得顺从，与医护人员关系和谐、依赖，迫切要求多用药、用好药，早日解除病痛；患者把注意力集中于身体体征的变化，想了解自己的体温、脉搏、血压等情况，想了解病情和治疗方案，急切想知道各项检查的结果。

②担心和焦虑：有些患者的情绪随着病情发展而变化，有时高兴，有时失望，急躁、紧张、焦虑等消极情绪时常出现，有些患者仍对疾病心存疑虑，担心急性病变成慢性病；术后的患者常担心切口裂开或出血等意外，害怕活动会造成切口愈合困难不愿下床活动；病情反复发作、迁延不愈又无特效药治疗的慢性疾病患者，常陷入求生不得，求死不成的无奈、焦虑状态。

③沮丧与厌倦：主要见于患慢性疾病的患者，患者可因疾病需长期治疗且经久不愈、甚至终身生存在慢性病痛中而陷入沮丧、失望等心境；有的患者认为给家人和亲朋造成沉重的经济和照顾负担，失去生活信念，悲观绝望，产生厌世意念。

（2）心理护理：①重点是保持良好的护患关系，加强与患者的沟通，调节患者的不良情绪。继续协助患者的生活护理，关心患者的起居，鼓励患者适当活动，使患者感到温暖，维护已建立的良好护患关系。②及时将病情好转的信息反馈给患者，消除患者的顾虑，增强其战胜疾病的信心，沟通过程中注意应用积极暗示性语言，鼓励患者为早日康复做出努力，提醒患者的亲友在探视时话题不宜集中在病情，可利用间歇或专门时间开设健康教育讲座，宣传相关疾病的知识，说明疾病的演变过程，减轻患者的心理压力。

3. 疾病恢复期的心理护理　恢复期指患者经过治疗和护理，身体逐步康复，生活逐步恢复正常的过程。此期间，患者的心理由于病情变化、文化层次、个性体征、经济状况等因素，表现多种多样，

有些心理状态可致恢复期延长,护士应采取有效措施,加强指导,协助患者身心早日康复。

（1）心理特点

①兴奋与欣慰:有些患者因病痛减轻或消除,自认为病愈而产生兴奋情绪,甚至不听从医护人员的劝说,过多活动;多数患者为身体的逐步康复,即将离开治疗和休养的环境,回到正常的生活中而感到欣慰。

②焦虑与忧伤:有的患者害怕疾病恢复不彻底而形成慢性迁移性疾病;特别是疾病或外伤遗留残疾者,无一例外地忧患日后的学习、婚姻、生活及工作能力、社会适应等问题,他们担心难以胜任原来的工作,担心出院后能否得到家庭、单位的接纳和照顾,因而产生焦虑情绪。

③悲观与绝望:主要见于意外创伤造成永久性严重残疾的患者,他们无法承受残疾对未来人生所造成的重大挫折,对如何度过漫长且艰难的人生感到悲观绝望,自暴自弃,严重时可产生轻生念头。患者放弃必需的功能锻炼,康复过程延长,结果可导致"小残大废",使局部的残疾成为背负终身的沉重包袱。

④依赖和退缩:久病后患者依赖性增强,始终认为自己不能多活动、不能工作,不愿脱离患者角色,安逸于别人照顾的生活。有些患者有退缩表现,如术后因怕痛而放弃功能锻炼;或怀疑身体尚未痊愈,害怕疾病反复,希望延长住院时间,急危重症患者可能对重症监护病房产生依赖。

（2）心理护理:此期的护理重点是提供支持和咨询,帮助患者恢复自主生活,提高适应能力,恢复社会角色功能,使患者从心理、身体和社会三方面获得全面康复。

①提供信息和知识:加强健康教育,说明疾病的转归,介绍出院后自我护理、保健常识、学会康复方法,使患者正确领会出院后如何服药、巩固疗效、加强功能锻炼,以减轻因出院而产生的焦虑。

②心理支持与疏导:鼓励患者参与制订康复计划,克服依赖性,尽快适应病情生活。对不能恢复病情状况的患者,给予精神上的安慰和疏导,帮助他们面对现实,从焦虑和忧伤中解脱,建立乐观的生活态度,做情绪的主人。

③自护行为塑造:运用强化理论,通过赞扬的方式强化患者的自护行为;以奖励的方式消退依赖行为,给予正性行为强化,指导患者在力所能及的范围内承担生活的责任,做力所能及的工作,提高

适应生活及社会的能力。

④协助认知治疗:对遗留残障、悲观绝望的抑郁患者,特别是烧伤毁容或肢体残缺的年轻未婚者,协助医生实施认知疗法,帮助患者建立正确的认知方式,正确面对目前的健康状态;用模范事例鼓励他们建立正确的认知方式,正确面对目前的健康状态;用模范事例鼓励他们建立信心,克服消极情绪,从绝望中走出,适应新的生活方式;最大限度发挥自己的潜能。避免因身体残疾导致心理障碍甚至精神异常。

4. 临终患者的心理护理

（1）心理特点:临终患者由于躯体疾病的折磨,对生的渴望和对死的恐惧会产生一系列复杂的心理变化,甚至行为与人格的改变。美国精神病学家库布勒-罗斯(Kubler-Ross)对临终患者心理、行为的研究在世界上具有开拓性意义。她于1969年在《死亡与濒死》一书中将身患绝症的患者从获知病情到临终时期的心理反应和行为改变总结归纳为5个典型阶段:否认期、愤怒期、妥协期、抑郁期和接受期。在不同的阶段,患者有不同的心理需要。护理人员在面对临终患者时,要根据患者所处的不同阶段,给予相应的心理护理,协助患者走向人生的终点。

①否认期:"不,这不会是我,那不是真的!"当一个人在得知自己患了某种严重疾病时,典型的反应是震惊和否认。否认,是患者应付突降不幸的心理防御。因为我们每个人可以承受的心理压力是有限的。如果突然受到的心理打击超过我们的耐受能力,我们就需要采取措施保护自己。否认正是起到了这种缓冲的作用。

此时,护理人员不宜强求患者面对现实,要采取理解、同情的态度,认真倾听其感受,注意非语言的交流,满足患者心理需要,协助患者逐渐适应和接受即将死亡的现实。

②愤怒期:"为什么是我?""这太不公平了!"当否认无法再持续下去,患者开始接受患病的现实时,最常见的反应是愤怒。患者抱怨命运的不公平,气愤命运对自己的捉弄。怨恨、嫉妒、无助、痛苦等交织在一起的情绪,使患者常迁怒医护人员和家属,发泄内心不满、苦闷和无奈,责怪上帝的不公平。

护理人员要理解患者的发怒是缘于害怕和无助,并非针对家属和医务人员的。护理人员应当理解患者的内心痛苦,尽可能满足患者的各种要求。

不能因为患者"事多"而表现出厌烦情绪,否则患者会感到更加绝望和孤独。同时要做好家属的工作,给予患者宽容、关爱和理解。

③妥协期:"是的,就是我,但是……"患者的愤怒心理消失,不再抱怨,而是请求医生想尽一切办法治疗疾病,期望奇迹的出现。患者的心情逐渐平静,开始理智地考虑一些现实的问题。他们对生命还怀有希望,开始希望通过采取某些措施而达到延长生存时间的目的。他们常常与医务人员商讨"如果我现在……能不能多活……(时间)"。在这一阶段,他们对治疗态度积极,非常合作和顺从。

此时期的患者对治疗是积极的,应当充分利用这段时间,调动患者的主观能动性,配合治疗,延长患者的生存时间。

④抑郁期:"好吧,就是我",这时患者意识到无论采取什么手段,都已经于事无补了,死亡将不可避免。患者真正绝望了。于是患者表现出来的是一种消沉、抑郁、沮丧的心理情绪。患者体验到一种准备后事的悲哀,变得沉默寡言,情绪极度消沉、压抑,对外界的事物完全丧失了兴趣,甚至不愿同最亲近的人接触。家人难以通过鼓励、劝导和支持来帮助患者改善情绪。患者开始现实地对待死亡,着手安排后事。

这时应当告诉家属不必试图使患者高兴起来,试图使患者高兴是家属的希望而不是患者的希望。患者已经认识到生命即将结束,感到悲哀是正常的。患者也有权表达自己的悲哀。要让患者有机会表达出自己的情绪。当患者谈及死亡等内容时,家属和医护人员应当耐心倾听,给予及时而准确的回应,使患者感到被接纳。如果家属和医护人员不能理解和体会患者的心理要求,有意无意地回避谈论死亡问题,就会使患者感到自己的情感不被他人所接受,感到孤独和疏远,从而关闭了情感交流的通道。这样做不利于患者顺利度过抑郁期。

⑤接受期:"我准备好了。"患者进入到此阶段时,认为自己已完成了人生的一切并准备接纳死亡的到来。患者对死亡采取了接受的态度,能够平静地思考即将到来的死亡,对死亡已经做好了心理准备,以平和的心态迎接死亡的到来。患者对死亡已不再恐惧和悲伤,而有一种"认命"感,表现为比较平静、安详、少言,非常希望自己最亲近的人能够陪伴在身边,伴随自己走过人生的最后阶段。

尊重患者,不要强迫与其交谈,给予临终患者一个安静、明亮、单独的环境,减少外界干扰。告知患者家属尽量陪伴患者,尽可能满足患者的心理需要。在这个阶段,护理人员除了满足患者的基本生理需要外,还应当保持与患者的交往,协助患者实现各种愿望,使患者在安详的气氛中走完人生旅途。

(2)心理护理:对临终患者护理已经成为护理领域的一个研究方向,许多研究者对临终患者的护理进行过研究,提出了临终护理应当达到的目标。一般认为,对临终患者进行护理时,应当努力达到以下护理目标。

①使患者尽可能享受最后的时光,与亲人相伴,感受家庭的温暖和幸福。

②帮助患者尽可能完成未完成的工作或愿望,使患者临终前感到人生无憾,并获得最后的乐趣和满足。

③采取有效措施控制患者的疼痛,尽可能减少患者的痛苦和烦恼。

④尊重患者的愿望,让患者有尊严地离开人世。

第四节　患者心理健康教育与护理人员心理素养

一、患者心理健康教育

(一)患者心理健康教育的概述

1. 心理健康教育的概念　心理健康教育是指专业人员通过有组织、有计划、有评价的教育活动,促使人们认识心理健康与躯体健康的关系,建立有益于心理健康的防御机制和行为应对方式,掌握心理自助和心理保健方法,提高心理健康水平,预防心理疾病。

2. 患者心理健康教育的概念　患者心理健康教育是指以医院为基地,以患者为对象,通过有目的、有计划、有评价的教育过程,使患者认识社会心理因素与疾病发生、发展和转归的关系,改变不利于健康的错误思维、观念和行为,建立良好的心理防御机制和应对方式,促进身心健康。

3. 心理健康教育的作用　①心理健康教育是患者健康教育的重要组成部分;②心理健康教育为护士实施心理护理提供了方法;③心理健康教育是

激发患者潜能的推进器。

4.心理健康教育的原则　①科学性原则;②针对性原则;③尊重性原则;④保密性原则;⑤专业性原则。

5.心理健康教育的主要内容　心理健康教育的内容可以涵盖与人类心理健康相关的诸多方面。

(1)按心理发展的年龄特征可分为:幼儿心理健康教育、儿童心理健康教育、青少年心理健康教育、中年心理健康教育、更年期心理健康教育、老年心理健康教育等。

(2)按群体心理问题及心理健康的特点可分为:家庭心理健康教育、学校心理健康教育、工矿心理健康教育、机动车驾驶心理健康教育、航海心理健康教育、航空航天心理健康教育、军人心理健康教育、医护人员心理健康教育等。

(3)按与心理健康相关的症状特点可分为:情绪障碍心理健康教育、睡眠障碍心理健康教育、人格障碍心理健康教育、疼痛问题心理健康教育和性心理问题心理健康教育。

(4)按心理健康与疾病的特点分为:亚健康人群心理健康教育、患者心理健康教育和康复者心理健康教育。

(二)患者心理健康教育的主要内容

1.心理疾病患者的心理健康教育要点

(1)帮助患者认识影响健康的心理社会因素:这些影响因素包括外部因素和内部因素。其中外部因素主要包括生活事件、社会支持与慢性应激性刺激;内部因素主要包括个体易感性和应对方式。心理健康教育的目的是帮助患者认清心理社会因素对健康的影响具有双向性特征,它既是影响健康的致病因素,又可以是促进健康的治疗因素。对于因心理社会因素患病或病情加重的患者,应帮助其建立积极的心理防御机制和社会支持系统,努力消除心理社会因素对患者健康造成的消极影响。

(2)帮助有生活事件的患者减少负面影响:生活事件对人体的影响依事件的性质不同而各不相同。当在对患者评估时发现患者有近期生活事件和慢性应激性刺激时,应进一步评价这些刺激因素对患者健康的影响程度,应用"生活再适应量表"对患者进行测评,根据积分预测患者出现健康问题的可能性。依据评估结果,指导患者理解和认清生活事件对个体的影响,加深对心理社会因素是致病因素的认识,减少个体易感性,减轻心理反应程度,主动消除心理社会因素对患者健康的负面影响。

(3)帮助有不良应对方式的患者建立积极的心理防御机制:人们应对由心理社会因素导致的疾病所采用的应对方式有两种:积极地应对和消极地应对。采用何种方式,与压力的性质、对压力的感知程度、以往应对压力的能力或经验、个体的人格特征、个体的支持系统等有关。

护士在向患者实施心理健康教育之前,需要对这些因素进行评估,对于有严重生活事件打击的、对压力感知程度高、反应敏感、缺乏处理压力经验和社会支持系统的患者,应作为重要的教育对象,帮助其建立积极的心理防御机制。

防御机制的基本功能是:帮助个体延长彻底处理冲突的时间;掩盖真实的感情、害怕和冲突;减轻焦虑;以社会可接受的方式释放内心强烈的感受;将不可接受的行为转化为可接受的方式。

患者常见的防御机制有:①抑制,即将不愉快的想法压抑于潜意识中,不愿释放和表达;②文饰,以自圆其说来解释自己的行为,将自己的真实感受掩盖起来;③投射,将自己不愉快的情绪归因于他人;④退化,个体的行为倒退到早期幼稚的行为阶段;⑤置换,将情绪中的一个目标转移到可以接受的另一个目标,以减轻不良情绪所带来的痛苦;⑥升华,将无意识的冲突以社会能接受的方式表示,使之具有建设性。前4种属于消极防御机制,后2种为积极防御机制。护士在实施心理健康教育时,要注意观察患者对不同情形的行为反应、患者对这些反应的解释,以及这些反应的有效性,从而判断患者的行为属于何种应对方式。以举例的方式向患者解释消极应对方式的弊端,帮助患者学会运用积极的应对方式促进机体的康复,充分发挥患者心理防御机制对机体的保护功能。

(4)帮助无助的患者建立良好的心理社会支持系统:心理社会支持系统是患者可利用的外部资源,包括家庭、亲属、朋友、同事、伙伴、单位、工会等个人或组织所给予患者精神上和物质上的帮助与支持。在进行心理健康教育过程中,要对患者的心理社会支持程度、患者利用心理社会支持资源的情况进行综合评估,判断患者有无心理社会支持系统,支持的来源、数量和利用度,患者对支持的需求和反应等,以便在教育时有目的地调动和利用有效的、患者需要得到的外部资源。在实施教育时,向缺乏社会支持的患者说明心理社会支持系统对促进疾病康复的意义,调动其利用社会支持的积极性,同时向家属说明为患者提供心理社会支持的作用、意义、方法,共同为促进患者康复建立起良好的心理社会支持系统。

2. 心身疾病患者的心理健康教育的内容

(1)常见的心身疾病如下。

①循环系统疾病:冠心病、原发性高血压、心律失常。

②呼吸系统疾病:支气管哮喘、过敏性鼻炎、过度换气综合征、花粉症。

③消化系统疾病:消化性溃疡、溃疡性结肠炎、结肠过敏、神经性厌食、神经性呕吐及食管、贲门或幽门痉挛等。

④泌尿生殖系统疾病:神经性多尿症、阳萎、月经紊乱、经前紧张征。

⑤内分泌代谢系统疾病:肥胖症、消瘦、糖尿病、甲状腺功能亢进症。

⑥神经系统疾病:偏头痛、紧张性头痛、痛觉过敏、痉挛性疾病。

⑦肌肉骨骼系统疾病:类风湿关节炎、痉挛性斜颈。

⑧皮肤系统疾病:神经性皮炎、慢性荨麻疹、湿疹、银屑病、斑秃、多汗症。

⑨其他:恶性肿瘤、妊娠、毒血症、青光眼、弱视、口腔炎等。

(2)心身疾病具有的主要患病特点:①在患者的躯体上可以查出器质性病变或病理生理过程;②本病是由情绪和人格因素引起的;③躯体变化与正常心理反应时的生理变化相同,但更为强烈和持久;④本病不是神经症和精神病。

(3)心身疾病患者心理健康教育的要点:

①帮助患者认识心身疾病的特点,有助于增强患者的防病意识,减少心理因素对机体的不利影响。

②帮助患者认识心身疾病的常见症状。向患者说明心身疾病的症状概括起来主要有两大类:躯体症状和心理障碍,如高血压常伴有焦虑状态,溃疡病常伴有紧张、抑郁状态等。躯体症状和心理障碍互为因果关系,致使患者在不同的疾病阶段,表现出不同的躯体症状和心理紊乱症状。

最常见的心身症状有:注意力不集中、记忆减退、脑力疲劳、易激惹、兴奋性增高、情绪不稳定、焦虑、抑郁、睡眠障碍、头晕、晕厥、性功能减退、胸前区压迫感和刺痛、胸部压迫感、呼吸困难、喉部块状阻塞感、食欲减退、厌食、口干、呕吐、上腹部压痛、胃肠痉挛、颈肩部疼痛、腰痛、肢体痛和痛经等。此

外还可见到客观的躯体症状或体征,如血压波动、脉搏易变、心动过速、期前收缩等。护士应指导患者向医生正确描述病情、具体的心身症状的特点,以及引起这些症状的原因,为医生正确诊断和及时治疗提供可靠依据。

③帮助患者明确心身疾病治疗的要点:临床上治疗心身疾病的基本原则是在治疗躯体疾病的基础上,积极进行心理干预。护士在进行心理健康教育时,应根据患者所患心身疾病的特点和治疗方法,做好相关治疗知识的宣教和指导。如心理治疗是一个用时较长的过程,需要多次复诊,不可能一次解决所有心理问题,也不可以随意减少或终止;对于用药,要说明用药的注意事项,尽量按医生的要求做到足量、足疗程,不能随意减少药量或自行停药。同时告知患者一般药物的起效期为2周,此期出现的胃肠道症状、焦虑反应和神经系统的反应,均属正常反应,告诉患者不必紧张,不能自行停药,待2周后,这些症状可逐渐减轻或消失。鼓励患者积极配合治疗,提高患者治疗的依从性。

3. 躯体疾病患者心理健康教育的要点 许多躯体疾病虽然没有明显的心理社会致病因素,但在患病过程中,疾病的症状始终被大脑所感知着、评价着,会产生相应的心理或行为反应。认识这些反应,对于护士指导患者积极应对疾病、减少心理因素的消极影响,具有十分重要的作用。

(1)躯体疾病患者的反应

①疼痛反应:是临床最常见的症状。

②感知过敏反应:当患者感知到疾病原因、疾病痛苦和行为的社会后果时,可以出现感知过敏状态,表现为警觉性增高,对突然发生的轻微声响或动作也易引起惊跳,常因小事吵闹不止,注意力不集中,思维杂乱,做事茫然无序,被动接触等。

③躯体转移性反应:由于个体易感性因素,部分患者可出现躯体转移症状,如病变器官心因性功能障碍加剧,出现尿频、里急后重感、心悸、手颤、面部肌肉紧张、多梦、失眠、全身倦怠等。

④过度防御反应:正常的防御反应可以在短时间内使患者心理平衡。如果持续存在消极的或过度的、过强的心理防御反应,就有可能将躯体疾病演化为心理障碍。

上述反应可在各类躯体疾病中出现,但有的症状十分隐匿,护士能够及时发现和处理躯体疾病伴随的心理反应,是进行心理健康教育时的重要任务。

（2）心理健康教育要点

①帮助患者认识躯体障碍对心理活动的影响：躯体疾病对患者心理活动或态度的影响取决于疾病的性质、病情的严重程度和患者的个性心理特征、年龄、经验，以及当时的心理状态。患相同疾病的患者，不同的心态会产生不同的求医行为和治疗行为：性格开朗的患者，可表现为理智地承认患病的现实，主动地要求就医治疗；而谨慎、内向性格的患者，可能会出现怀疑、多虑、烦躁不安等情绪反应，脱离现实的处理问题，如采取轻视病情，不按时就医等行为，极有可能会延误疾病的治疗。因此，护士在实施心理健康教育时，应帮助患者认识心理活动产生的原因和对疾病的影响，指导患者在疾病发生、发展和转归的过程中，始终保持积极向上的心态，客观地处理好躯体疾病带来的心理问题。

②帮助患者认识躯体疾病引起的心理行为异常现象：躯体疾病常常导致器官功能的丧失、活动的异常、疼痛或继发该系统功能失调，它的性质、部位、程度、持续时间和生物学后果会严重影响患者的认知、情绪、行为方式和态度，使患者出现不同的心理应激反应、情绪反应和心理防御反应。躯体疾病所致的心理行为异常主要表现如下。

意识障碍：意识障碍的症状多数为一过性的或暂时性的，会随着病情的好转和稳定逐渐减退或消失。

认知障碍：对有认知障碍的患者，护士在实施心理健康教育时，一定要向家属说明认知功能障碍的危害，帮助家属增强安全防护意识，加强对患者的监护和关爱，随时防止意外事件的发生。

情绪障碍：躯体疾病所致的情绪障碍多数为消极反应，这种负性情绪往往成为影响患者心身康复的重要因素，如果得不到及时有效的调整则会增加并发症发生的概率，加重病情，甚至危及生命。临床常见的负性情绪有 3 种：反应性焦虑、反应性抑郁和抑郁焦虑的混合状态。对于外科手术患者的情绪反应，护士在实施心理健康教育时，应针对其情绪反应特点，做好围术期的心理健康指导，利用术前准备、术前访视和术后监护的时机对患者进行情绪疏导和手术适应行为训练，努力减少负性情绪对手术效果的影响。对于内科患者，尤其是长期患病导致的抑郁情绪，若得不到及时发现并得到有效的干预，会影响疾病的康复，而且严重的抑郁发作会使患者产生自杀观念或自杀行为。因此，护士在进行心理健康教育时，对于易产生抑郁障碍的躯体疾病患者应给予高度重视，发现情绪障碍的迹象，应及时进行心理疏导，分析引起抑郁的原因，同时利用患者的社会支持系统对患者给予感情支持，帮助家属认识抑郁发作的症状和引起自杀的危害，并加强对患者的安全监护。

行为异常：某些躯体疾病还会伴随一些行为异常的表现，如兴奋、躁狂、呆滞、淡漠、行为迟缓等表现，重者可出现重性精神病的行为表现，如人格改变、不修边幅，甚至丧失工作能力。某些隐私性疾病、传染性疾病患者，心理上有被歧视、恐惧的感觉，会产生退缩行为或报复行为。因此，护士在为易于发生行为异常的患者实施心理健康教育时，应注意观察患者行为异常的特征，判断患者的行为表现可能引起的不安全因素，教会家属识别患者的异常行为，并在发生异常行为时采取及时有效的措施加以防护。

4. 康复患者心理健康教育的要点　现代康复观强调全面的康复，除机体康复外，还注重心理康复和重返社会。心理康复在全面康复中扮演着极其重要的角色，它对机体康复、恢复社会功能、预防疾病和防止疾病复发，起着积极的促进作用。心理康复的过程就是将患者在患病期间出现的心理紊乱现象调整到心理平衡状态，促进患者向着全面康复的方向发展。

康复患者的心理健康教育主要有两大任务：一是促进患者的心理健康，使其达到全面康复的水平；二是减少不良心理因素对康复过程的影响，提高患者对执行康复计划的依从性。其目的是使患者充分认识心理康复对促进康复和重返社会的意义和作用，积极调整因躯体疾病引起的心理紊乱状态，以积极的心态主动进行康复治疗。其心理健康教育的要点主要包括以下两种。

（1）帮助患者认识心理康复在全面康复中的作用：通过心理健康教育，帮助患者树立全面的康复观，使患者能积极参与心理康复活动，主动改变不利于疾病康复的行为模式，努力达到全面康复。

（2）帮助患者认识康复过程中的心理问题，及时予以疏导和纠正。在疾病康复中，有些因素会影响康复治疗的进程和效果，较常见的情况有以下几种。

①错误认知对康复过程的阻碍与干预：康复过程中的一些错误认知，如否认作用、认同延迟、失能评价、不合理信念等，都会阻碍患者心理康复的进程。

对于持否定态度的患者,在实施心理健康教育时,教育重点是说明持久性康复的意义,鼓励患者积极参与制订康复计划,并努力配合和完成计划,避免一味的纠正否定态度。

认同延迟的患者往往采取逃避的方式,拒绝治疗或不配合治疗。护士在教育中应注意评估患者的行为表现,判断逃避的原因,及时修订康复计划,循序渐进地增加康复内容,以减少训练中的负面影响,指导家属对于患者的配合行为及时给予鼓励,使患者能够坚定信心,积极进行康复训练。

由于躯体疾病可能会导致患者机体的某些功能丧失,有的患者终生需要别人照顾。这将会导致患者抑郁、焦虑、失望,甚至产生自杀意念或行为,拒绝治疗、绝食,甚至有攻击行为,加之大多数患者和家属不十分了解疾病发展的医学知识,对失能作出不正确的评价,有的过分夸大或看轻事实,有的歪曲事实。由此而导致的后续行为将严重影响对残疾的适应以及对康复计划的执行。因此,护士在实施心理健康教育时,其教育的重点是向患者及家属解释躯体疾病病残的部分失能是客观现实,以免患者认为"残疾是暂时的",抱有不现实的幻想或导致否认躯体病残的事实;其次,病前适应能力较好的患者,可以明确向患者公开病残的失能程度和可以恢复的程度,使患者明确康复的目标,激发患者的行为动力。

由于社会文化背景的差异,而导致一些患者对某些躯体疾病产生不合理信念,多见于因残疾引起的性功能丧失的患者。护士在进行心理健康教育时的重要任务是帮助患者改变不合理信念,告诉患者人类的性行为是取决于生物和心理两方面因素,性问题不仅是生理现象,还是一种情绪体验,生物方面的损伤可以通过情绪体验来弥补。通过科学知识的学习,消除患者因性问题所带来的焦虑和抑郁情绪,鼓励患者积极采取医学措施加以改善,从而提高生活质量。

②不良情绪对康复的影响与干预:病残对患者的影响主要体现在自尊的丧失和因不能自理而产生的负性情绪,影响康复最常见的负性情绪是焦虑、抑郁、愤怒和过分依赖。患者情绪不稳定,易激惹,充满敌意和攻击性,缺乏动力,对前途悲观失望,甚至因绝望而自杀。在心理健康教育中,护士要善于观察这些负性情绪的行为表现,及时发现和处理不良情绪的发作,如患者情绪突然由阴转晴,假装愉快来麻痹亲人或医务人员,以寻求自杀的机会;过度依赖的患者其行为会像儿童一样,希望得到额外的照顾,不愿意接受自理能力的训练等,护士在进行心理健康教育的同时,要将这些负性情绪特点告诉家属,取得家属的配合,使患者出现这些情绪反应时,能够及时得到积极的心理支持和疏导,帮助患者建立康复的信心,对于康复过程中取得的微小进步要及时给予肯定和鼓励,当出现焦虑、抑郁情绪和攻击行为时,要指导患者运用放松技术缓解情绪压力。

③不健全人格对康复的影响和干预:不健全的人格特征在疾病的发生、发展和转归中起重要的作用,可能成为影响疾病康复的重要因素。如偏执型人格患者,在遇到挫折时容易将病残的责任推给别人,视别人的好意为动机不良,甚至怀疑治疗效果,因此严重阻碍了康复的进程。对于此类患者应向患者做好人格与疾病关系的解释工作,使患者能够意识到不良人格给康复治疗带来的负面影响,消除患者的多疑心理,以科学的态度对待治疗。对于暗示心理较强的患者,护士可利用此特点,采用积极的暗示,提高康复的依从性。对于冲动型人格患者,要积极稳定情绪,减少刺激,避免因冲动而做出不利于康复的行为。

④不良社会因素对康复的影响与干预:不良社会因素对康复的影响,主要表现在家庭成员、工作单位、社会对患者的态度和社会支持系统的保障力度上。同情、理解、支持、接纳、关心、鼓励的态度对患者建立康复信心、努力重返社会的目标具有积极的促进作用。相反,如果对患者采取厌恶、遗弃、歧视、嘲弄、侮辱、以致把他们当作累赘的态度,将会对患者的心理造成致命的打击,不仅影响患者的康复进程,还有可能导致患者放弃治疗,甚至采取自杀的恶性后果。护士在对这类患者进行心理健康教育时,应对影响患者康复的社会因素进行评价,向患者家属及单位领导等说明积极的社会支持系统的意义和作用,帮助建立完善的社会支持系统,使患者对回归社会充满信心。

⑤医源性因素对康复的影响和干预:医护人员在与患者的密切接触过程中,各种医源性因素必然会对患者心理产生某些影响,最常见的因素有医护人员的态度、语言、操作水平、治疗程序的复杂程度、治疗过程中的痛苦程度、治疗时间的长短以及治疗费用等。疾病康复是一个缓慢的过程,要使患者在整个缓慢的过程中始终保持良好的治疗心态,医护人员也必须调整良好的心态,做好长期作战、

付出艰辛努力的准备，与患者和家属达成同盟，共同克服康复过程中遇到的障碍，为患者的康复各尽其责，促使患者早日康复回归社会。

二、心理健康促进的原则

1. 心理健康促进的基本概念

（1）定义：第三届国际心理卫生大会将心理健康定义为：所谓心理健康，是指在身体、智能以及情感上与他人的心理健康不相矛盾，将个人的心境发展成最佳状态。心理健康包括两层含义：一是与绝大多数人相比，其心理功能正常，无心理疾病；二是能积极调节自己的心理状态，顺应环境，建设性地发展完善自我，充分发挥自己的能力，过有效率的生活。也就是说，心理健康不仅意味着没有心理疾病，还意味着个人的良好适应和充分发展。

（2）心理健康的一般标准：综合国内外心理学家的观点，参照现实社会生活及人们的心理和行为表现，现代人的心理健康标准应从以下7个方面来判断。

①智力正常：智力正常是人正常生活最基本的心理条件，是心理健康的首要标准。世界卫生组织（WHO）提出的国际疾病分类体系，把智力发育不全或阻滞视为一种心理障碍和变态行为。一般地讲，智商在130以上，为超常；智商在90以上，为正常；智商为70～89，为亚中常；智商在70以下，为智力落后。智力落后的人较难适应社会生活，很难完成学习或工作任务。衡量一个人的智力发展水平要与同龄人的智力水平相比较，及早发现和防止智力的畸形发展。例如，对外界刺激的反应过于敏感或迟滞、知觉出现幻觉、思维出现妄想等，都是智力不正常的表现。

②情绪适中：情绪适中是指情绪是由适当的原因所引起；情绪的持续时间随着客观情况的变化而变化；情绪活动的主流是愉快的、欢乐的、稳定的。有人认为，快乐表示心理健康如同体温表示身体健康一样的准确。一个人的情绪适中，就会使整个身心处于积极向上的状态，对一切充满信心和希望。

③意志健全：一个人的意志是否健全主要表现在意志品质上，意志品质是衡量心理健康的主要标准，其中行动的自觉性、果断性和顽强性是意志健全的重要标志。行动的自觉性是对自己的行动目的有正确的认识，能主动支配自己的行动，以达到预期的目标；行动的果断性是善于明辨是非，适当而又当机立断地采取决定并执行决定；行动的顽强

性是在作出决定、执行决定的过程中，克服困难、排除干扰、坚持不懈的奋斗精神。

④人格统一：心理健康的人，其人格结构包括气质、能力、性格和理想、信念、动机、兴趣、人生观等各方面能平衡发展，人格在人的整体的精神面貌中能够完整、协调、和谐地表现出来。思考问题的方式是适中和合理的，待人接物能采取恰当灵活的态度，对外界刺激不会有偏颇的情绪和行为反应，能够与社会的步调合拍，能与集体融为一体。

⑤人际关系和谐：人际关系和谐是心理健康的重要标准，也是维持心理健康的重要条件之一。人际关系和谐具体表现为：在人际交往中，心理相容，互相接纳、尊重，而不是心理相克，相互排斥、贬低；对人情感真诚、善良，而不是冷漠无情、施虐、害人；以集体利益为重，关心、奉献，而不是私字当头，损人利己等。

⑥与社会协调一致：心理健康的人，应与社会保持良好的接触，认识社会，了解社会，使自己的思想、信念、目标和行动跟上时代发展的步伐，与社会的进步与发展协调一致。如果与社会的进步和发展产生了矛盾和冲突，应及时调节，修正或放弃自己的计划和行动，顺历史潮流而行，而不是逃避现实，悲观失望，或妄自尊大、一意孤行，逆历史潮流而动。

⑦心理特点符合年龄特点：在人的生命发展的不同年龄阶段，都有相对应的不同的心理行为表现，从而形成不同年龄独特的心理行为模式。心理健康的人应具有与同年龄段大多数人相符合的心理行为特征。如果一个人的心理行为经常严重偏离自己的年龄特征，一般都是心理不健康的表现。

（3）心理健康促进定义：心理健康促进，是指提高人们心理耐受性和适应水平，预防心理障碍的发生；提高社会识别、理解精神疾病的水平，减少精神疾病的复发。

2. 心理健康促进的原则

要培养良好的心理素养，心理健康是基础。社会变革常常引起人们心态的起伏变化。20世纪人类社会的政治、经济、科技、文化和自然环境的巨大变化，给人类带来了狂热、欢悦、振奋和希望，也同时带来了某些人的消沉、痛苦、失意和迷惘。心理健康的促进奏出了现代人生活的一支"主旋律"。

（1）认识自己，悦纳自己：德国的一位学者说："一个人真正伟大之处，就在于他能够认识自己"。悦纳自己是发展健康的自我体验的关键与核心。

一个心理健康的人能体验到自己的存在价值,既能了解自己,又能接受自己,具有自知之明,即对自己的能力、性格、情绪和优缺点作出恰当、客观的评价,对自己不会提出苛刻的非分期望与要求;对自己的生活目标和理想也能制定得切合实际,因而对自己总是满意的,同时,努力发展自身的潜能,即使对自己无法补救的缺陷,也能安然处之。

(2)面对现实,适应环境:心理健康的人能够面对现实、接受现实,并能够主动地去适应现实,进一步地改造现实,而不是逃避现实。对周围事物和环境能作出客观的认识和评价并能与现实环境保持良好的接触,既有高于现实的理想,又不会沉湎于不切实际的幻想与奢望。对自己的能力有充分的信心,对生活、学习、工作中的各种困难和挑战都能妥善处理。心理健康才能与现实保持良好的接触。一则让他们能发挥自己最大的能力去改造环境,治愈或减轻患者痛苦,以求外界现实符合自己的主观愿望;另则在力所不能及的情况下,他们又能另择目标或重选方法以适应环境,让患者以良好的心态去面对顽症。

(3)结交知己,与人为善:心理健康的人乐于与他人交往,和他人建立良好的关系,是心理健康的必备条件。不仅能接受自我、也能接受他人,能认可他人存在的重要作用,能为他人所理解,为他人和集体所接受,能与他人相互沟通和交往,人际关系协调和谐,在生活小集体中能融为一体,乐群性强。在与人相处时,积极的态度(如同情、友善、信任、尊敬等)总是多于消极的态度(如猜疑、嫉妒、敌视等),在社会生活中有较强的适应能力和较充足的安全感。与他人在一起,不仅可得到帮助和获得信息,还可使自身的苦痛、快乐和能力得到宣泄、分享和体现,从而促使自己保持心理平衡与健康。

(4)挫折磨砺,积极进取:成功的机会往往存在于挫折之中。强者的奥秘就在于自觉运用这个哲理处理生活道路上的困境。遇事退一步,海阔天空;凡事论曲直,路窄林深。请体会一下郑板桥"吃亏是福""难得糊涂"的宽大胸怀吧!

医护人员只有将自身的心理健康达到一个更高的境界与水准,才能将现代医学模式所要求的临床工作做好。

三、护理人员心理素养的培养

1. 护理人员应具备的心理素养 护理人员应具备的心理素质和特点,从广义来说,就是要医德高尚、大公无私、全心全意为患者服务的品德。从狭义来说,护理人员的心理素养则主要体现在情感、能力、意志、兴趣、性格等几个方面。

(1)情感:情感是人对客观事物是否符合需要而产生的内心体验与外部表现。作为负有救死扶伤责任的护士,应具有高尚的心理品格,忠于职守,对患者具有责任心、同情心和爱心,对患者如亲人,将患者的病痛当作自己的病痛,事事处处为患者着想,一心一意为患者解除疾苦。如果缺乏这种真挚的情感,就不是一名合格的护士。

护士的情感对患者有直接的感染作用,特别是对于暗示性强的患者,这种感染作用更为突出。我们应以良好的情感去影响患者的心理状态,去唤起患者对生活的热爱,增强战胜疾病的信心,积极配合治疗。一名优秀的护士,不但要善于应用良好的情感鼓励患者,同时也要学会控制自己的某些不良情绪,以免带给患者消极的影响和暗示。对不同疾病、心理状态的患者,恰当地运用表情动作、体态姿势、言语等,这是护理人员应该掌握的艺术。

(2)能力:能力是人能够顺利地完成某种活动的个性心理特征。人要顺利地、成功地完成任何一种活动,总要有一定的心理和行动方面的条件作保证,它直接影响活动的效率。能力可分为一般能力和特殊能力两类。

一般能力是指完成各种活动都需要的共同能力,它是有效地掌握知识和顺利地完成活动所必不可少的心理条件,一般能力大致包括有观察力、记忆力、想象力、思维能力、语言能力、操作能力、自学能力和科研能力等。特殊能力是指从事某种特殊活动或专业活动所必需的能力。任何一种专业活动都是与该专业内容相符合的几种能力的结合。

一般能力是特殊能力发展的基础和内部条件,一般能力在活动中具体化和专门化,在各种活动中发展相应的特殊能力的同时,也发展了一般能力。能力是在人的先天素质的基础上通过后天的学习和锻炼而形成发展起来的。素质本身不是能力,只是能力发展必要的物质基础。在同样素质基础上可以形成各种不同的能力,这完全取决于后天条件,如营养、社会实践、早期教育以及个人的勤奋努力等都起着重要的作用,护士需要具备以下能力。

①敏锐的观察力:观察是一种有目的、有计划的有意知觉,是人对现实认识的一种主动形式。当有意知觉探索和了解客观事物的矛盾和变化,并有系统地、独立地进行,就是观察。观察力是发现事

物典型特征的能力,是一种稳定的心理特征。

护理人员需要有敏锐的观察力,善于从患者的言语、行为特点去发现他们的内心活动。敏锐的观察力是护理人员工作质量优劣的重要标志。在疾病的过程中把握各复杂因素的变化,对于诊断、治疗和护理的效果及预计可能发生的问题等,都是非常重要的。观察必须具有科学性和系统性。护理人员除了观察患者的生命体征,还应观察患者细微的肌肉运动,如面部表情、眼神、举止、体态、手势以及言语的声调等,以便了解患者的内心活动和躯体的情况。仔细地观察往往能得到较之询问更为可靠的初步信息,如想了解患者喜欢哪种食物,只要认真观察剩下饭菜的数量、品种,就可以清楚地了解这个问题。又如某些患者由于治疗效果不佳,他们的焦虑情绪随着病程的延长而加重,表现为吃不下、睡不好,本来开朗健谈的人变得沉默寡言了。

②准确的记忆力:记忆力是指人脑对经历过的事物的识记、保持、再认和重现(回忆)。记忆是人脑对外界信息的编码、存储和提取的过程。记忆是一种积极能动的心理活动。护士要熟悉各种药物的配伍禁忌、对病房中每一个患者的病情需要有较详细的了解,以及手术室的护士在不同手术步骤中正确无误地传递器械等,都需要护理人员具有良好的记忆力和科学的记忆术,否则是难以完成治疗、护理任务的。

③丰富的想象力:想象力是在头脑中改造记忆的表象而创造新形象的过程,也是对过去经验中已经形成的那些暂时联系进行新的结合过程。人的任何心理过程都离不开想象力。想象力能丰富情感,激起情绪,促进行动。爱因斯坦曾说:"想象力比知识更重要,因为知识是有限的,而想象力概括着世界上一切,推动着进步,并且是知识的源泉。严格地说,想象力是科学研究中的实在因素。"具有丰富想象力的护士,不仅能了解患者的病情、心理状态,而且能根据患者的特点,预料他们的发展动向,给予某些护理的措施,使其获得预期的效果。

④独立的思维力:思维是人脑对客观事物的一般特性和规律性的一种概括、间接的反映过程。概括性、间接性是思维的主要特征。思维力是能力结构的核心,是能力水平的标志。例如,医生通过看见描记 ST 段下移和 T 波倒置,凭借对人体正常知识的掌握和认识,进行推理,可间接地诊断患者有心肌缺血。临床上疾病的诊断,治疗方案的选用,

护理计划的制订,都是思维的结果。思维的任务在于解决问题。这需要护理人员培养自己创造性思维的能力。创造是更高一层的解决问题。创造性思维的特点是新颖性、奇特性和创造性。它的形式有两种,即发散性思维和复合性思维。没有两个患者的病情是完全一样的。因此,护理工作不能千篇一律,必须因人因时而异,对不同的患者采取不同的护理措施。工作中要不断探索新的途径和新的方法,创造性地去解决问题。

⑤善于沟通的能力:语言是思维的外壳,思维概括和间接的反映客观事物,均凭借语言来实现。语言是人们在社会生活中广泛运用的交际工具,它好像一面镜子,反映了一个人的思想、情操、道德、文化修养等状况。它对于协调医护人员与患者、社会的关系起着重要作用。医护人员的一句话,一个表情,对于患者的心理状态、情绪变化、健康恢复有很大影响。良好的言语能使患者感到温暖和力量,能鼓舞患者战胜疾病的信心,能使患者的某些不利于治疗的心理反应,转化为接受治疗的良好的心理状态。然而因言语不当,会引起患者精神负担,导致病情加重,甚至引起新的心因性疾患。因此,护理人员要加强语言修养,充分认识话言的精神力量。

⑥良好的社会适应能力:护士职业的社会属性,要求护士必须具备良好的环境适应能力,无论在急诊室、手术室、ICU 或一般病房护士都应尽快适应,全身心地投入工作;无论在进行常规护理操作,还是抢救患者,护士都能沉着镇定,应对自如。

⑦娴熟的操作能力:经过反复练习而达到或接近自动化的动作称为技能。技能可分为动作技能和心智技能两种。前者主要是肌肉运动,它表现在外部行动上,表现在对事物的直接行动中。心智技能主要是认识活动,思维是它的核心成分。所有的护理人员都应该熟练地掌握与自己职业或专业相关的操作技能。操作技能的熟练程度在某种意义上标志着医疗、护理水平的高低。因此,娴熟的操作技能是护理人员的重要心理素养之一,也是完成医疗、护理任务的关键因素。

⑧自学能力:自学能力是以主观定向设计的方式寻觅知识的能力,这在现代科学知识急剧增长的情况下尤为必要。护士从学校毕业后.一般较少有机会进行理论上系统的进修,所以自学也是终生教育的主要途径。

⑨科研能力:护理人员不但要能胜任各项护理工作,而且也要具有一定的科研能力。科研能力主要指能顺利地完成如下的研究步骤:合理选择科研课题、制订周密的科研计划及课题设计、合理组织实施、熟练地掌握实验操作、科学地作出总结、写成论文等。

(3)意志:意志是自觉地确定目的,并根据目的来支配、调节行动,克服各种困难,从而实现目的的心理过程。护理人员在进行护理活动过程中,主观和客观的困难很多,如果没有克服困难的坚强意志,就难以很好地完成任务。护理人员完成任务的明确目的和力求达到这一目的的坚定意向,是克服困难的内在动力。这种坚定的意向表现在精力和毅力方面。能够精神饱满地从事护理工作,坚持长期努力,遇到困难时仍勇往直前,抢救患者时争分夺秒,连续操作,夜以继日,不顾疲劳,战胜困难完成任务。

此外,护理人员的沉着、自制、耐心和坚韧也是有效地影响患者意志的重要素养。倾听患者的诉说尤其需要耐心,倾听患者诉说的过程是心理治疗和心理咨询的过程。患者诉说自己的痛苦、积怨和愤懑,是一种宣泄和疏发。护理人员给予适当的解释和诱导,可使之得到安慰和解脱。顺畅的倾诉,甚至可以减轻一半病痛。所以在听取患者诉说时,不可漫不经心,更不应表现出不耐烦或打断和阻止患者的叙述。

(4)兴趣:兴趣是人们力求认识或掌握某种事物,力求参与某种活动,并具有积极情绪色彩的心理倾向,兴趣也是在需要的基础上,在生活、实践过程中形成和发展起来的。兴趣对一个人知识的获得,眼界的开阔,心理生活内容的丰富具有重要意义。兴趣是取得各项工作成就的重要动力之一。作为护理人员,应在广泛兴趣的基础上,突出一种中心兴趣,这样的兴趣才有深度。护士的中心兴趣应当是事业和信念相结合的护理工作。这种兴趣不仅促使他们更好地关心患者,研究患者的需要,解决患者的疾苦,而且促使他们去刻苦钻研,努力创新。同时,还应使兴趣保持长期稳定,持之以恒,切不可朝三暮四、见异思迁,不然将一事无成。

(5)气质和性格

气质:气质是不依活动目的和内容为转移的典型、稳定的心理活动的动力特性,也就是性情、秉性和脾气。气质特征既有稳固性,又有可塑性。大量实验结果表明,经外界环境影响和主观意志努力,原来的气质可被掩盖或转换。因此护理人员在工作实践中应吸取自己气质的优点,塑造成热情、开朗、耐心、充满朝气、自制、镇静等良好的品质。此外,我们在工作中,还要重视观察了解和分析患者的气质倾向,以便因势利导,因人施治。

性格:性格是个人对客观现实稳定的态度及与之相适应的习惯化的行为方式。性格是个性特征的核心,受意识倾向性的制约,能反映一个人的生活经历及本质属性。在生活过程中形成的对现实稳固态度,以及与之相适应的习惯化的行为方式。人的性格特征不是先天具有,而是由后天生活条件、教育,特别是个人的实践活动所决定的。人的性格还和他的理想、信念、世界观等有着密切关系。一名合格的护理人员应该具有认真负责、热情理智、勤奋坚毅、耐心细致、灵活果断,沉着镇定、任劳任怨等良好的性格。

2. 护理人员心理素养的培养　护理人员的优良心理素养不是天生的,而是在教育、生活、工作实践中依靠渐强的意志逐渐形成和发展起来的,培养良好的心理素养应做到以下几方面。

(1)树立职业理想,培养职业兴趣:要想成为一名优秀的护理人员,首先必须树立热爱护理事业并为护理事业献身的崇高理想,这是对护理人员最基本的、最首要的职业素质要求。只有这样,护理人员才会主动、自觉地加强优良心理素质的培养,以满足职业需求;才能真正爱护并尊重自己的工作对象,把解除患者痛苦视为己任;才会对护理工作产生浓厚兴趣,愉快、积极地投身于护理工作,发现问题、解决问题,工作中精益求精,并从中获得使命感和自豪感。

(2)学习相关知识:护理是一门以人为研究对象的工作。要想取得良好的护理效果,除了学习自然学科外,还必须学习如社会学、伦理学、人际关系学等社会人文学的知识,尤其要注重对心理学的深入研究。这样做一方面是为了更好地掌握良好心理素质的形成和发展规律,指导护理人员心理素质的培养,加强心理健康意识,为正确对待工作压力、了解自我心理健康方面的不足、学会自我调适技术与方法提供了必要的知识储备;另一方面也是为了更好地理解和预见患者的心身反应,为其提供有效的整体护理,促进其身心康复。

(3)加强实践锻炼:优良的心理素质是在实践中形成的,并通过实践得以体现。为使心理素质得到更快、更好的锻炼,应注意以下几点。①目的明确:把实践视为培养锻炼心理素质的良好机会和场所,通过各种活动有意识地培养心理素质。②经常评价:经常将自身情况与护理人员应有的优良素质对比,与自己的过去比,与同行比,与患者及其家属的期望值比,通过比较,巩固已取得的成绩,克服尚存在的不足。③自觉严格地遵守制度:临床上各项规章制度的制订都是为了保证护理工作的质量。护士应力争把制度上的要求变成自己习惯化了的行为方式,这本身也是对优良心理品质的培养。

(4)加强自身修养,提高自我控制能力:修养是指经过自我教育、勤奋学习、自我陶冶和锻炼,养成良好素质的过程。护理人员在工作过程中面临很多的应激源,如:长期的超负荷工作,与形形色色的患者及其家属接触,高度紧张甚至危险的工作环境,"三班倒"的工作制度等,如何积极适应是对护理人员自身素质的一种考验。为此,护理人员应加强自身修养,培养稳定的情绪、良好的性格、敏锐的观察、坚强的意志、善于沟通的能力以及自我控制能力。

护理人员良好心理素质的培养,除了接受学校教育和社会磨炼外,还必须加强道德、语言、性格等方面的自身修养。要善于进行自我调解,运用理智的力量,自觉地用意志来指导自己的行为,变工作压力为动力,提高自我控制能力,处理好护理工作中遇到的各种问题。

四、护理人员心理健康的维护

护士心理健康状况不但直接影响工作业绩,而且影响职业心态,因此护士心理健康的维护是十分重要的。维护护士心理健康的主要对策有以下几方面。

1. 加强护士的社会支持 社会支持不但能对应激状态下的个体提供保护,即对应激起到缓冲作用,而且对维护良好的情绪体验具有重要意义。社会支持包括来自家庭、朋友和上级领导的支持、认同和鼓励。各级领导应给予护士群体关心和重视,鼓励护士正确面对工作中的问题,以积极乐观的心态去适应环境。

各级护理管理者应重视公共关系工作,充分利用新闻媒体宣传护士工作的重要性、科学性和艺术性,这不仅对社会公众了解、认识护士行业起到重要作用,而且还能在全社会形成尊重护士的良好风尚,提高护士的社会地位。

同时,建立良好的护患关系,同情、理解、体贴患者,为患者提供正确的信息、纠正患者错误的认知、帮助患者尽快适应病房生活,其本身就是一种有效的社会支持。

此外,还应强化护士职业意识和知识技能的教育与培养,提高护士整体素质,塑造良好的职业形象;科学培养和使用护士,改善医院和社会环境,拓宽护士的服务范围,真正使护理成为终生职业;建立健全各项法律法规,促进护理事业持续健康地发展。

2. 提高护士的心理调适能力 护士的职业特点决定了她的一生都要把患者的利益和人类的健康放在第一位。为此,护士应对自己所从事的工作有充分的认识,培养良好的心理素质,加强自我心理调适能力。

护理管理者为了解护士心理健康存在的问题,可建立护士档案,从人力资源管理的角度,对每一位护士的性格特征、心理健康水平、能力、兴趣爱好等方面有所了解,才能知人善用;心理档案可以作为使用、培养、选拔护士的基础资料。

举办心理健康教育方面的讲座,提高护士自我护理意识,正确对待工作压力,提高护士感知自我和他人情绪的能力,掌握疏导负性情绪的方法,如有氧运动、听音乐、肌肉放松、旅游、购物、散步、看喜剧等。

3. 营造人性化工作化环境,解除护士的心理压力 管理者应为护士营造宽松、愉悦、团结、奋进的工作氛围,培养缜密、热情、精细、顽强、幽默的工作团队。通过具体的心理减压措施,如定期组织运动比赛、郊游、文艺表演等活动,协助护士放松心情,缓解压力。

4. 养成良好的生活习惯

(1)常规运动锻炼:可以增强个体心肺功能,增加血液循环,改善肌肉张力和姿势,控制体重,减轻紧张,促进肌肉放松,从而达到缓解应激反应和提高护士应对应激的能力。

(2)饮食与营养:不良饮食习惯和摄入不当均可增强应激反应,使个体易激惹、多动、焦虑,加重应激对机体的损害。因此,保持良好的饮食习惯,注意饮食平衡搭配,多进食含丰富维生素、矿物质及营养丰富的食物。

(3)休息:养成良好的休息和睡眠习惯,安排足够的休息和睡眠时间,这样才能消除疲劳,放松精神,有足够的精力解决面临的问题。

5. 建立心理督导机构 可组织心理咨询小组或借助心理咨询机构对护士的心理健康进行维护,可采取个人、小组、团体等形式,定期咨询,对突发事件引发的心理危机应有心理干预方案。

(郑一宁)

■ **参考文献**

[1] 张俐.护理心理学[M].北京:中国协和医科大学出版社,2004:207

[2] 梁光霞.护理心理学[M].上海:复旦大学出版社,1999:78-79

[3] 吴玉斌.护理心理学[M].北京:高等教育出版社,2003:100-101

[4] 王颖,张银铃.护理心理学[M].北京:中国医药科技出版社,2005:152-153

[5] 刘晓红.护理心理学[M].上海:上海科学技术出版社,2005:277-290

[6] 汪勇,张柏华,郭红英.护理心理学[M].西安:陕西人民出版社,2007:270-271

[7] 张银铃,雷鹤.护理心理学[M].西安:第四军医大学出版社,2003:128

[8] 张智光.护理心理学[M].南京:东南大学出版社,2002:140-141

[9] 胡佩诚.医护心理学.第2版.北京:北京大学出版社,2008:192,197-199,217-222

[10] 韩继明.护理心理学.北京:清华大学出版社,2006:113,115-121

[11] 北京大学护理学院.护理学专业(护师)资格考试应试指导.北京:北京大学医学出版社,2005:23

[12] 全国卫生专业技术资格考试指导.护理学(师).北京:人民卫生出版社,2009:176-177

[13] 刘喜文,尼春平.护理学导论.西安:第四军医大学出版社,2005:185-186

[14] 汪向东,王希林,马弘.心理卫生评定量表手册.北京:中国心理卫生杂志社,1999:31,192,236

[15] 卫生部教材办公室策划.国家临床职业助理医师资格考试大纲阐释.北京:人民卫生出版社,2002:624-625

[16] 邓红,胡岗.护理心理学.西安:第四军医大学出版社,2010:90-96

[17] 陈素坤,等.临床护理心理学教程.北京:人民军医出版社,2007:67-68,310-329

[18] 顾瑜琦,等.健康心理学.北京:北京科学技术出版社,2004:242-243

第 3 章

护理教育学

第一节 基本概念

一、教 育

1. 教育的词源　在先秦古籍中，"教"与"育"连用的很少，大都只用一个"教"字来论述教育的事情。最早将"教""育"二字用在一起的是孟子，他说："得天下英才而教育之，三乐也。"《中庸》上记载："天明之谓性，修道之谓教。"《荀子·修身》中说："以善先人者谓之教。"东汉许慎在《说文解字》中解释为："教，上所施，下所效也""育，养子使作善也。"

"教育"一词来源于拉丁语"educare"，意思是"养育""培养""饲养"。从词源上来看，汉语中的"教育"一词意指上一代对下一代的培养，包括精神上和肌体上的。塑造、陶冶、训练、灌输、说教、规劝、训示、改造、教化、感化、濡化等，通常一概称之为"教育"。西方文化中的"教育"一词含有"内发"之意，强调教育是一种顺其自然的活动，旨在把自然人所固有的或潜在的素质自内而外引发出来，把某种本来就潜藏于人身上的东西引导出来，从一种潜质变为一种现实，成为现实的发展状态。用教育学的术语来解释就是"启发"意思。

2. 教育的定义　教育广义的定义一般是指：凡是有目的地增进人的知识技能，影响人的思想品德，增强人的体质的活动，不论是有组织的或是无组织的，系统的或是零碎的，都是教育。它包括人们在家庭中、学校里、亲友间、社会上所受到的各种有目的的影响。狭义的教育，即学校教育，是由专职人员和专门机构承担的有计划、有组织的以影响学习者的身心发展为直接目标的社会活动。学校教育与其他教育相比较，最主要的区别在于：①学校教育的目的性、系统性、组织性最强，因而可控性最强；②学校教育是由专门的机构、专职人员承担的；③学校的任务只有专门培养人，而这些人是取得入学资格的。

3. 教育的要素

(1)教育者：从广义上说，凡是增进人们的知识技能，对受教育者的智力、体力和思想意识发挥教育影响作用的人，都可以称之为教育者。教育是教育者有目的、有意识地向受教育者传授人类生产斗争经验和社会生活经验的活动。教育者是构建教育实践活动的基本要素，是教育活动的主导者。一个真正的教育者必须有明确的目的，理解他在实践活动中的所肩负的促进个体发展及社会发展的任务或使命。教育者的根本特征，是他所从事的是一种以培养和教育人为目的的社会实践活动。

(2)受教育者：受教育者是指在各种教育活动中从事学习的人，既包括学校中学习的儿童、青少年，也包括各种形式的成人教育中的学生。受教育者是教育的对象，是学习的主体，也是构成教育活动的基本要素，缺少这一要素就无法构成教育活动。受教育者有其自身的特征：第一，不同的人有不同的学习目的；第二，不同的人有不同的学习背景或者基础，并由此影响到各自的学习兴趣、能力或风格；第三，不同的人在学习的过程中所遭遇的问题与困难不同，因此，进行有效的学习所需要的帮助也不同；第四，不同的学习者对于自身学习行为反思和管理意识与能力不同，从而影响到他们各自的学习效率和质量。学习是一种高度个性化的活动，教育者要想成功地促使受教育者有效学习和高效学习，就必须把握受教育者之间的共性的同时,花大力气把握他们彼此之间十分不同的个性。从一定意义上说,对受教育者个性的把握程度,决定了教育有效性的大小与教学所能达到的境界的高低。

(3)教育措施:教育措施是实现教育目的所采取的办法,它包括教育的内容、教育方法与组织形式和教育手段等。教育的内容是教育者用来作用于受教育者的影响物,它是根据教育的目的,经过选择和加工的影响物。人类积累了丰富的各种经验,教育内容是挑选那些符合教育的目的、最有价值和适合受教育者的身心发展水平的影响物。教育内容是教育活动的媒介,是教育者和受教育者互动的媒体,也是教育者借以实现教育意图、受教育者借以实现发展意图的媒介。教育工作的全部要旨就在于充分和有效地利用这个媒介来直接促使受教育者的最大发展,并间接满足整个社会的最大发展需要。在不同的历史条件下,教育的内容有所不同;对不同的教育对象,在内容上有所不同。

二、教 育 学

1. 教育学的概念 "教育学"最早是从希腊语"教仆"派生而来的。在中国,"教育学"是个译名,应是从日本中转译过来的,时间大约在20世纪初。随着社会生活中对教育的需求日益增加和人们主观因素的影响范围不断扩大,教育学已成为研究各年龄段的人施加教育影响的一门科学。因此,教育学(pedagogy)是研究人类教育现象和教育问题,揭示教育规律的一门科学。

2. 教育学的发展阶段

(1)教育学的萌芽:自从有了人类社会以来,由于学校的产生,教育实践的发展,人类开始对教育实践中积累的经验进行概括和总结,这些都反映在古代一部分思想家的言论与著作中。我国古代的《学记》是世界上最早的一部教育专著。它高度概括了我国古代的教育思想和教育经验,其中,有的已经达到了规律性的认识,经过两千年的教育实践检验,至今仍具有普遍的指导意义。但是,由于历史条件的限制,此时的教育尚未形成独立的体系,仅以某种教育思想的形式与政治、哲学、伦理、文化及宗教等交织在一起。这些总结与概括也往往停留在现象、经验的描述,形象的比喻和简单形式逻辑的推理上,缺乏科学的根据,因而不可避免地带有主观随意性。

(2)独立形态教育学的产生:从欧洲文艺复兴时期起,教育学发展进入一个新阶段。它从哲学中分化出来独立的教育学教育体系,夸美纽斯的《大教学论》建立了适合学生年龄特征的学校教育制度,全面系统地阐述了教育的基本原则与方法,确立了班级授课制,规定了广泛的教学内容。赫尔巴特进一步使教育学科化,他的《普通教育学》以心理学、伦理学为基础,全面阐述了教育、教学问题,提出了教学的教育性原则和教学阶段理论,标志着教育学成为一门独立的学科。

(3)科学教育学的建立:马克思主义诞生之后,历史唯物主义和辩证唯物主义不仅为科学教育的建立提供了世界观与方法论的指导,而且对教育学中的一些根本问题,诸如教育的社会性质与作用、教育与人的发展及教育与其他社会现象之间的关系等,作出了科学的回答,使教育学真正成为一门科学。

(4)教育学的多元化发展:第二次世界大战后,科学技术发展高度分化的同时,呈现出高度整体化、综合化的新趋势。教育学与心理学、社会学、经济学和系统论等科学的联系日益密切,促使教育学的理论背景学科体系发生分化,产生了许多新的交叉学科与分支学科。随着社会的发展、文化的交流和人的主题性的彰显,现代教育学的发展也形成了立体、交叉的学科网络结构和多元化的研究和发展的格局。

三、护理教育学

1. 护理教育的概念 护理教育(nursing education)是指护理教育者根据社会和护理专业发展的需要,对护生进行有目的、有计划、有组织地传授知识,培养各种能力和专业态度,使其成为人类健康服务的专业人才的活动。护理教育起始于护理实践,而护理实践的起源则依赖于医学的实践活动,而逐渐发展到独立的学科体系,成为医学领域的重要组成部分。护理教育同临床护理、护理管理一样,均为护理学科的重要范畴。护理教育担负着为社会培养护理人才的使命,既来源于护理实践,又往往先于护理实践,汇集临床护理发展之精粹使之得到继承与升华,以指导和推动护理事业的不断发展,因此护理教育关系到21世纪的社会健康事业的发展。

2. 护理教育学的概念 护理教育学是护理学与教育学相结合而形成的一门交叉学科,是一门研究护理领域内教育活动及规律的应用学科。护理教育学是护理专业教师、临床教学人员和健康教育者的必修科目。在护理院校中,护理专业课的教学,如护理管理学、社区护理学、临床内科护理学、临床外科护理学等通常由护理院校毕业留校的老师或临床的护理教师担任。护理教师有责任向学生传授护理专科知识、培养护理技能、帮助和引导护生们形成积极的专业价值观。教师们只有了解和掌握了护理教育学,才能有效地促进护生们的学习,才能达到教学目标。而从事护理教育的工作者理应承担起培育社会卫生事业发展所需的护理人才的重任,使教育的功能得到充分体现。

四、护理教育的性质和任务

1. 护理教育的性质 就整个教育系统而言,护理教育的性质与教育的性质是一致的,护理教育是一种培养护理人才的专业教育活动。护生接受护理教育的直接目的是为今后从事护理工作作好准备,以及能够更好地开展临床护理工作。护理教育是具有很强的实践性,是一种护理院校与医院临床密切结合、共同完成的教育。

2. 护理教育的任务

(1)培养合格的护理人才:护理教育负担着为国家、为社会培养各层次合格的护理人才的使命,这是护理教育的基本任务。

(2)开展护理科学研究和护理教育研究:护理院校集中了具有护理学专业较高水平的教师、科研人员,护理专业较齐全,实验设备条件较好,各种信息较集中而且交流较快,学术活动容易开展,同时又有大量本科生、研究生等科研所需的人力保证。所以护理院校是护理科学研究和教育研究的重要力量。

(3)发展社会服务的项目:社会服务是指护理院校除教学、科研以外的面向社会的服务活动。例如,开展各种护理咨询活动、护理科研成果的推广与应用、举办护理技能培训班、卫生保健知识讲座、为社会承担教育和预防保健的任务等。

五、护理教育的基本特点

护理教育是建立在普通教育的基础上,以培养护理人才为目标的专业教育。护理教育培养的是服务于人类生命与健康的专业人才。一方面,护理教育与普通教育一样,都具有教育的基本属性;另一方面,由于护理专业学科特性、岗位特性以及工作内容的特性,使得护理教育有别于普通教育及其他专业教育的固有特点。

1. 护理教育的科学性 护理学是综合了自然科学、社会科学及人文科学的一门应用性学科,是研究有关预防保健与疾病防治过程中护理理论、护理技术和护理方法的学科。护士通过学习解剖学、生理学、病理学、药理学等医学基础知识,才能观察与辨别生理与病理的变化,提供正确的病情记录,协助医生作出正确的判断,实施有效地治疗与护理及判断护理效果。

2. 护理教育的实践性 在促进人类健康服务中,护士通过开展护理实践活动得以实现。通过基础护理技术,专科护理技术的学习和训练,形成其独立的职业技能,帮助病人解除病痛,减轻痛苦、恢复健康。因此在教学的过程中,许多护理知识与技能的学习必须通过对患者的直接护理行为来体现,这就决定了护理教育不可能单独在学校、在课堂上完成。护理教育依赖于教学医院、社区卫生服务中心的支持与配合。这对护理的教学组织安排、教学方法的选用与改革提出了特殊的要求。

3. 护理教育的人文性 随着医学护理模式的转变和整体护理思想的确立,护理的目标已指向不仅使护理对象身体方面,同时在心理、情感和社会方面达到健康状态。因此,护士必须通过学习心理学、社会学等,才能进一步了解和认识影响健康的因素,帮助服务对象解除因疾病产生的心理、生理问题,并以良好的护理职业素养,提供优质的服务,满足服务对象心理需求的护理。

六、护理教育学的体系结构

1. 护理教育体系的层次结构

(1)中等护理教育:中等护理教育(diploma nursing programs)的任务是培养初级护理人员。我国的护理教育在很长一段时间内以中等教育为主,先后培养了一大批工作在各级医院的护理人员,为地方医院的建设与发展作出了突出贡献。但随着医学模式的转变,中等护理教育发展水准已不能适应现代社会对护理人员素质的基本需求,因此现在国内大多地区已经取消了中等护理教育。

(2)护理专科教育:护理专科教育(associate degree nursing programs)的任务是培养具有实际工作能力的中级护理人才。护理专科教育的对象:参加高考的应届毕业生为主要的生源,同时也可以是中专毕业参加工作的护士。护理专科教育的办学形式多样,可由普通医科大学或学院开办,也可由专科学校独立设置,还可以由职工大学、函授大学等开办。学习年限一般为3年,通常是2年的医学护理理论课学习及1年临床实习。为了实现现代医学模式下专科护理专业的培养目标,在课程设置上重实用型人才的培养,突出护理特色。通过学习,使学生在掌握基础理论、基础知识和技能的基础上,提高专科护理理论和技能水平,掌握基本的科研知识及运用护理科研成果的能力。

(3)护理本科教育:护理本科教育(baccalaureate degree nursing programs)的任务是培养较系统地掌握护理学基础理论、基本知识和基本技能,具有创新精神、独立解决问题能力和自我发展能力,具有护理管理、护理教学和护理科研的基本能力,能在医疗卫生、保健机构从事临床护理、预防保健工作的高级护理专业人才。护理本科教育的目标是使本科护理学专业毕业生除了具备初步的教学、科研和管理能力外,应更注重护理实践能力的培养,使其更好地充实护理实践场所,为护理对象提供到位的一线服务。目前我国护理本科教育主要有两种形式,一是学生高中毕业通过国家统一入学考试,进入护理院校,学习年限为4~5年。二是通过国家统一自学考试、全日制专科升本科、函授专科升本科、成人夜大专科升本科等教育形式,学习期限一般为3年。学生按教学计划规定修完全部课程,各门成绩经考试全部合格,准予毕业,发给毕业证书,按国家颁布的学位条例规定授予学士学位。我国本科护理教育为社会培养了大量高质量的护理专业人才,对提升护理队伍的数量和学历层次发挥了非常重要的作用。

(4)护理研究生教育:护理研究生教育是我国目前高等护理教育体系中最高层次的教育。这一层次的护理教育分为两个层次,即护理硕士研究生教育和护理博士研究生教育。

护理硕士研究生教育:护理硕士研究生教育(master's degree nursing programs)的任务是培养具有从事科学研究、教学工作或独立担负专门技术工作能力的高级护理人才。目前我国实施护理硕士教育的机构主要是各医科大学或综合大学的护理学院或护理系,招生对象是已获取医学相关专业本科毕业或具有同等学历者,经过国家统一入学考试合格后,择优录取,学习年限一般为2~3年。学习期间,由研究生的指导教师按照专业培养目标的要求,根据研究生管理部门的相关制度,制订每个研究生的个人培养计划。该计划对研究生的研究

方向、学习课程、时间安排、指导方式、考核期、学位论文和培养方法等都有具体的规定。研究生在学习期间,修满规定学分,各门课程经考查或考核,成绩合格并达到规定分数,通过论文答辩,并经国家授权的硕士学位评定委员会批准,可授予硕士学位及硕士学历毕业证书。护理研究生教育事关培养一流创造性人才,是护理事业向更高层次发展的关键环节。

护理博士研究生教育:护理博士研究生教育(doctoral degree nursing programs)的任务是培养具有坚实宽厚的基础知识和系统精深的专门学科知识,具有独立从事科学研究和教学工作能力,能够在科学和专门技术领域内作出创造性成果的高级护理人才。博士学位护理教育应着重培养能用独立的方式和抽象的科学思维处理事物,具有专业咨询技能和科研能力的智能型领导,具有广博的护理学、医学、人文科学和行为科学知识的人才。入学对象是已经获得硕士学位或具有相当水平的护理人才。学习年限一般为3年。护理学博士生入学后在导师指导下,按照培养计划学习规定课程,通过考试,并在导师指导下完成科研课题,写出具有一定的创新性的学术应用价值的论文,通过答辩方能毕业。凡符合《中华人民共和国学位条例》规定要求者,授予博士学位。博士研究生毕业后一般能成为我国护理学科骨干力量和学术带头人。

2. 护理教育体系的形式结构

(1)基础护理学教育:基础护理学教育(basic nursing education)过去称护理执业前教育(pre-registration education),是建立在普通教育基础上的护理专业教育,根据教育目标目前在两种水平上实施:即中等护理教育和高等护理教育。高等护理教育含护理专科教育(高职、高专)和护理本科教育,其目的是为学生毕业后从事临床、社区护理或进入后续教育作好准备。

(2)毕业后护理学教育:毕业后护理学教育(postgraduate nursing education)是指在完成基础护理学教育,并在取得注册护士资格后所实施的教育培训。根据我国和世界大多数国家现行的护理教育制度,毕业后护理教育采取两种方式进行,即注册后护理学教育及研究生教育。

(3)临床护理教育:临床护理教育(clinical teaching)是帮助护理专业学生将课堂上所学到的专业知识和技术运用到临床护理实践中,使之获得应有的专业技能、态度和行为的教学组织形式。临

床护理教育是护理教育系统中不可缺少的一个重要的环节,是培养护理人才的关键阶段。临床教育质量的高低,直接影响着所培养护理人才的素质和护理教育的整体质量。临床护理教师不仅承担着对中专、大专、本科甚至护理研究生的临床实习的教学任务,同时还承担着对新护士、各层级护士、进修护士等的培训教学任务。临床教学工作大都由临床护理人员专职或兼职承担。在临床实习阶段,护生将所学的知识运用于实践,学习去了解病人、为病人解决问题,在实践中使他们的知识得到不断的积累、增长。

(4)继续护理学教育:继续护理学教育(continuing nursing education)是为正在从事实际工作的护理人员提供的教育,是以学习新理论、新知识和新方法为目标的、持续终生的在职教育。继续护理学教育的目的是使护理技术人员在整个专业生涯中,保持高尚的医德医风,不断提高专业工作能力和业务水平,跟上护理学学科的发展。从教育的职能上看,它属于成人教育的范畴,是专业教育的继续、补充和完善。继续护理教育的内容包括:学术会议、学术讲座、专题讨论会、专题讲学班、专题调研、疑难病历护理讨论会、技术操作示教、短期或长期培训;为同行继续护理学教育提供教学、学术报告、发表论文和出版著作等。目前我国的继续护理学教育已向制度化、规范化方向发展,对促进护士个人成长和业务水平、学术水平和带教水平的提高起了积极的作用。

第二节 国内外进展和发展趋势

一、国外护理教育的进展和发展趋势

1. 19 世纪中叶前的护理教育 19 世纪中叶以前,世界各国没有正规的护理专业,医院也很少,医学无科学根据,医药护不分家,医生可担任治疗、护理和药剂师的工作,大多数治疗和护理由教会担任,在当时护理具有很强的宗教色彩,主要是以基督教徒的宗旨意识来安排护理,主要是由修女处于人道主义的关怀和宗教意识对护理的对象提供生活护理和精神关怀,但没有接受正规的教育。

1633 年,法国的罗马天主教神父圣·文森保罗在巴黎成立了"慈善姊妹社",召集有一定文化的天主教徒学习护理知识,然后到医院和母婴室服务。但是这种护理教育的活动与宗教活动、医学教育混为一体,受教育的对象大多是教徒。1798 年,席曼博士(Seaman V)在美国纽约医院创办了第一个有组织的护理课程,但并没有产生大的影响。直至 1836 年,德国的牧师西奥多·费力德尔在凯塞维尔斯城为教会女执事设立了护士训练学校,实际上是护士短期培训班。

2. 19 世纪中叶后的以医院护校为基础的现代护理教育 欧洲和北美女权主义者因反对歧视妇女从事医疗职业,从 19 世纪 50 年代开始在医院中采用带徒培训方式,在医生的培养下,培养女青年从事护理工作,当时护士需从事 6 个月不付报酬的护理工作,然后取得护士资格证。1854 年,欧洲爆发了克里米亚战争。在克里米亚战争中,南丁格尔领导的护理人员在战地中实施卓有成效的救护,使伤员的死亡率从 42% 下降到 2.2%,她的功绩获得英国政府及人民的高度赞誉,同时也使人们认识到护理工作的重要性。

真正意义上的护理教育开始于南丁格尔创办的护士学校。19 世纪下半叶,欧美的现代医学得到了迅速的发展,随着医院的发展,对护士的需求也迅猛增加,通过带徒的方式培养护士已不能适应护理工作的需要。1860 年在南丁格尔的领导下创建了第一所医院办护士学校——圣托马斯医院护士学校。它标志着正规护理教育的开始。南丁格尔根据自己担任医院管理工作和战地救护工作所获得的经验,提出了全新的护理教育办学思想。在南丁格尔不懈的努力下,由她创建的护理教育制度成为此后欧洲、北美及日本等其他国家护理教育的标准模式,在这些国家普遍建立了以医院为基础的护士学校。美国于 1871 年在新英格兰妇幼医院开设了院办护校。日本、欧洲各国也先后建立院办护校并开始正规的护理教育。自 1860 年至 20 世纪 50 年代,医院办护校一直是世界各国培养护士的主要途径。

3. 20 世纪的高等护理教育的兴起和发展 高等护理教育兴起于美国。1899 年美国在哥伦比亚大学教育学院家政系开设了医院经济学的课程,目的是培养护校校长、教师和护士长,这可谓高等护理教育的先声。1909 年,美国明尼苏达大学开设了以培养专业护士为目标的 3 年制大学护理系课程,成为现代高等教育的开端。以大学为基础,以授予学士学位为目标的 4 年制护理本科专业教育开始于 1924 年成立的美国耶鲁大学护理学院。1920 年以后,随着护理院系的普遍建立,护理教育逐步从职业培训向专业化发展,逐步成为高等教育的一部分。1928 年,随着英国皇家护理学院的建立,毕业后的护理教育成为护理教育的一部分,但它是一种向医院的护校毕业生提供的,以培养护理管理人员、医院护校的教师和专科护士为目标的进修教育。1950 年以前,欧美各国基本形成的是由基础教育、毕业后教育和继续教育三部分所组成的护理教育体系。

第二次世界大战以后,随着医学科学的进步和专科化医疗的发展,社会急需要受过高等教育的护士,在职的护士也迫切需要进入高等学校接受继续教育。1924 年,美国耶鲁大学护理学院设立了护理硕士教育。1963 年,加利福尼亚大学开设了护理博士教育。在欧洲,1977 年 6 月 27 日,随着欧洲共同体护理指导法的公布,欧共体的教育也进行了相应的改革。欧共体《护理指导法》公布,规定护理教育应以高中毕业为起点,学制 3 年。为遵照法律,欧共体各国的护理教育从学制到课程都进行了相应的改革。目前,美国、加拿大、韩国、菲律宾、泰国、澳大利亚等国家都已经形成了从学士到博士的完整护理教育体系。在日本,据 2001 年统计,开设了高等护理教育的院校有 70 所,其中设有护理学硕士教育的院校 36 所,设护理博士教育的院校 9 所。

美国的高等教育已有 95 年的历史,已基本构建起一个从初级水平到高级水平,从应用型技术人员到研究型人才培养的完整体系,各层次办学规模及比例比较合理,各层次教育之间的衔接科学性强。在课程设立上,早在 20 世纪 60 年代,就引入了社会科学和人文科学。根据专业需求的改变,及时开设特色护理课程。20 世纪 80 年代,开设远程教育,为满足需求提供了有益途径。在教学方法方面,表现为重视对批判性思维能力、自学能力的培养。教学方法灵活多样,逐步由以课堂和教室为中心的教学,转向以学生为中心的合作式学习。教育的重点是发展学生提出问题的能力、自学能力、评论知识和护理文化的能力。美国护理教育体系已经形成了准学士、学士、硕士、博士多层次、多渠道的完整护理教育体系。目前,美国有两种不同的博士护理学位:一个为哲学博士(PHD),为学院派的

博士学位,侧重护理科研与理论的研究;另一个为护理学博士,为专业的护理博士学位(DNS),强调实际的护理应用及临床研究,旨在加强临床与科研的关系。近 20 年来,为满足护士接受继续教育和获得更高学位的需要,美国的远程教育还提供 4 种学位课程教育:护理学理学士、学士、硕士和博士。护理教育体系完整、科学、合理、理念明确,强调哲学概念和职业观念对护理行为的影响,要求对从业者素质、能力、价值观的培养。在未来 10 年里,社会需要越来越多的拥有博士学位的护理人员在教育、科研、护理管理领域发挥领导作用。

从 20 世纪 70 年代中期至 90 年代早期,澳大利亚培养注册护士的护理教育课程从医疗保健系统转到了高等教育系统。护士的培养从早期的雇员形式的学习转换为获得技能为目的的学习。这种护理教育形式的转变使得护理作为一种职业,其地位在澳大利亚得到加强。从正规高等教育机构获得学位使得护士能与医疗领域的其他专业人员处于同等的地位。护理教育向高等教育系统的转化也直接使护士毕业后有多种选择。当前注册护士可以在大学里学习获得学士学位直至博士学位。在学士与博士学位之间护士还可能被授予各种层次的教育证书。在硕士课程中,学生学完所有规定的课程及足够的学分后可获得硕士学位;也可以侧重于研究,学生除修完规定的课程外还需对护理领域内某一问题进行独立及有创见性的研究。澳大利亚还引入了职业博士学位,包括护理学博士和助产术博士学位。职业博士和传统的哲学博士(PHD)的主要区别是:职业博士需要修完一定数量的课程而哲学博士则主要侧重于设计和完成某一领域的创新研究;职业博士的引入主要是为了直接影响护理实践。

日本、德国、加拿大大部分护理教育是 3 年制专业的基础教育,继而是在护士基础上进行的 2 年制专科继续教育。日本是在 1985 年逐渐取消中等教育,普及护士的高等教育。德国是在 1990 年开办了高等护理教育,现已设有护理专业博士点。加拿大 1994 年提出,到 2000 年所有从事临床护理实践的护理人员必须具备本科学历。这些国家的护理专业课程设置富有个性,课程没有固定的教材,其内容涉及面广,考试灵活,教学方式多样化,多以开放式和启发式为主,特别注重学生能力的培养。

4. 国际护理教育的发展趋势　高等教育国际化、跨文化、全球化的教育理念在教学、科研和服务

中越来越明显。高等护理教育人才培养,不仅要满足国内护理临床科研教学管理各个方面的需要,还要适应国际市场对护理人才的需求。从目前护理教育发展趋势来看,发展高等护理教育,培养高等护理人才,为不同人群提供多种形式、多种层次的护理服务,以适应社会发展及市场经济的需要,是高等护理教育时代的抉择。高等教育课程改革的总方向是综合化、基础化和现代化,文理相互渗透,相互融合,是世界各国大学课程改革的一大趋势。

随着人们对健康、保健要求的迅速增长,导致护理实践复杂性日趋增加,为使学生在以后的工作中能应对这一挑战,趋向加强学生能力的培养。课堂教学中,必须明确学生是学习的主体,改革传统的讲授式教学方法,增加创新教学法,培养学生发现问题、解决问题的能力。随着护理教育的发展,护理教师应逐步过渡到由有硕士学位以上的人才能担任。对聘用教师进行岗前教育学及高等教育心理学理论培训,重视教师教学技能的培训和养成,组织教师学习现代教育技术。加快建立并完善护士继续教育制度是高等护理教育改革中非常重要的一环,是提高护理人员素质、保证护理质量的一件大事,也是护理教育改革的一方面内容。

二、国内护理教育的进展和发展趋势

1. 新中国成立前的护理教育 鸦片战争前后,各国的西方医学、传教士进入中国,我国的护理教育业开始兴起。1884年,美国第一个来华护士兼传教士麦克尼奇(Mckechnie EM)在中国率先开办护士训练班,可认为这是中国近代护理教育的开端。1888年,美国护士约翰逊女士(Johnson)在福州医院开办了中国的第一所护士学校,开始了较为正规的中国近代护理教育。1912年3月,中国护士会在牯岭召开的第三次会议决定,统一中国护士学校的课程,规定全国护士统一考试时间并订立章程,同时成立护士教育委员会,促使我国近代护理向初步规范化迈出了开创性的一步。1920年10月,北京协和医院与燕京大学、金陵女子文理学院、东吴大学、岭南大学、齐鲁大学等5所大学合办了高等护士专科学校,这是我国第一所培养高等护理人才的学校。在1949年前,由于国内政治动荡和帝国主义列强侵略,护理教育屡受挫折,发展缓慢,至1948年在中华护士学会注册的护校仅183所。

2. 新中国成立后中等护理教育的发展 1949年新中国诞生后,为满足战后经济建设对中级护理人员的大量需求,1950年第一届全国卫生工作会议上,护理教育被列为中等专业教育之一,并纳入正规教育系统。招生对象为初中毕业生,同时停办高等护理教育。当时由于对护理专业的重要性认识不足,没有及时建立高等护理教育制度,使护理教育严重滞后于整个医学教育。1966—1976年,十年动乱期间,护理教育形成断层,全国几乎所有的护士学校均被停办、解散或被迁往边远地区,护理教育基本停滞。导致护理质量大幅度下降,中国的护理事业与世界的护理事业之间的差距拉大。

3. 1977年恢复高考后高等护理教育的复苏、迅速发展 20世纪80年代是我国高等护理教育恢复和发展的新时期。1977年,恢复高等院校招生,各医学院校纷纷创办护理大专教育。1983年,天津医科大学率先招收了首届学士学位的本科护理专业学生。1990年12月,经国务院学位委员会审定,批准北京医科大学护理专业硕士学位授予权。1992年,北京医科大学获准正式招收护理专业硕士研究生。近年来我国护理学研究生教育办学点迅速增加,根据教育部的数据,虽然目前我国护理学硕士教育规模不大,但也提示了硕士教育已进入快速发展阶段。至2008年年底我国已有60所大学可以招收护理硕士生。2004年我国开始护理学博士的培养。2007年博士教育办学点为4所,但近2年新增招收博士生的单位较多,目前总数已超过20所。近年我国的高等护理教育发展较快,但由于高等护理教育的开始仍较发达国家晚,所以我国在护理硕士和博士的培养上较发达国家落后。

4. 国内护理教育的发展趋势 国内高等护理教育发展逐渐成熟,教学质量由低到高。高等护理教育已经形成了大专、本科、硕博研究生比较完整的、多层次、多形式的护理教育体系的格局,而且举办护理专业高等教育的院校逐年增加,办学规模不断扩大,护理教育改革取得一定成效,办学质量和效益得到提高。高等护理教育的不断发展,为护理教育界注入了专业的护理教学人才,逐渐改变过去"医师教护理"的局面,使医学知识更好地与护理学内容相融合,并运用到教学过程中。

在护理教育不断发展的进程中,教育目标、课程设置、教学内容、教学方法等方面逐步调整,突出护理专业特点,以适应医疗卫生工作对护理人才的需要。如将高等护理教育目标概括定位于"培养具有现代护理知识的临床护理、护理教育、护理管理、护理科研人才";优化课程体系,创立体现生物-心理-社会医学模式的、以人为本的课程体系,改变只注重疾病而不注重心理变化的课程体系;注重学科知识结构的整体性,加强社会和人文学科建设;设置了家庭护理、社区护理课程等特色的护理课程。护士培养从临床型向临床-科研结合型发展,以往的中专护理教育,由于受教育年限的限制,均没有培养护士的科研能力和临床分析能力,导致护士似乎只会打针、发药而成为医生的助手。随着高等护理教育的迅猛发展,护理科研能力的培养纳入了本科和硕博士研究生教育的始终。尤其是护理本科生,毕业后多数在医院工作,为临床护理科研注入了活力。他们在临床上有较强的发现问题、分析问题和解决问题的能力,并对一些临床难题能够通过科研方法来寻找证据。护理硕士研究生,由于他们较强的科研能力,毕业后很快就成为带动临床护理发展的骨干力量。

第三节　教学方法

教学方法(method of instruction)是师生为完成一定的教学任务,在共同活动中所采用的教学方式、途径和手段的总称。教学方法包括教师教的方法(教授法)和学生学的方法(学习方法)两大方面,是教授方法与学习方法的统一。教学方法不仅受教学目的和教学内容的制约,同时还受到一定社会时代的教学目标及内容的制约。教学方法还受到学生认识发展规律的制约。护理教育中常用的教学方法主要包括以下几种。

一、以语言传递为主的教学方法

以语言传递为主的教学方法,是指通过教师和学生口头的语言活动以及学生独立阅读书面语言为主的教学方法。教育者与受教育者之间信息的传递大量是靠书面语言和口头语言来实现。教学效果主要取决于教师是否具有良好的口头表达能力和学生是否具有较强的阅读书面语言的能力。护理教育中以语言为主要传递形式的教学方法主要有讲授法、谈话法、讨论法、读书指导法。

(一)讲授法

1. 概念　讲授法(Lecture mothod)又称"口述教学法",是指教师运用口头语言系统连贯地向学生传授知识、进行教育教学的方法。由于通过讲授法可以在短时间内向学生传授较多的知识,因此,长期以来讲授法是教学的一种基本方法,常和其他的教学方法配合使用。讲授法可以分讲述、讲解、讲演三种。讲述一般用于教师向学生们叙述事实材料或描绘所讲的对象。讲解是教师向学生解释、说明和论证事物的原理、概念和公式等。讲演则要求教师不仅要向学生进行系统而全面的描述事实,而且要深入分析和论证事实,通过分析和论证来归纳和概括科学的结论。它比讲述、讲解所涉及的问题更深广,所需要的时间更长。在课堂教学中这三种方法常常结合起来一起运用。

2. 讲授法的优缺点

优点。①教学效率高:短时间对众多的学生同时传授较多的知识信息;②教学支出经济:相对于其他教学方法成本低;③教师运用方便:不受时间和空间的限制,在任何时间和场合都能进行;④教师可充分发挥主导作用:教师可根据自身的教学能力,将医学和护理学等知识,科学连贯地传递给学生。

缺点。①以教师为中心,单行传递知识,忽视了学生学习的自主性、参与性及个体差异,不利于综合素质的培养;②学生注意力集中的时间有限,连续听课会使学生感到疲劳、乏味、枯燥;③面对大多数学生,难以因材施教;④提供理论性、总结性的知识多,不利于培养学生的自学能力。

3. 增进讲授法教学效果的措施

(1)教学内容应充实,结构清晰:教学内容应根据教学大纲设定,可适当地添加前沿知识,介绍科研动态,开阔学生视野,注重启发式教学。

(2)教师思路应明确,有目的讲授:在大纲的指导下,根据教材的内容有目的、有重点地讲解。切忌漫无目的、不着边际、即兴发挥。

(3)教授时注意理论联系实际:护理是一门实践性很强的学科,护理教师不仅要讲解理论产生的实际根据,还要注意说明理论在实践中的具体应用。

(4)注重教学语言的表达技巧:将教案、讲稿的内容转化成口头的教学语言,力求通俗易懂,但口语化并非等于方言化。注意语音、语调的变化,使语言具有特殊的表现力与感染力。注重教学语言的科学性和讲解性,语言要符合科学和事实,对重点难点要注重重复和强调。讲究教学语言的专业性、逻辑性、艺术性。

(5)掌握教学中非语言性的表达：非语言表达系统是由副语言、手势、面部表情、眼神、体态等组成的。非语言行为能帮助教师表达难以用语言表达的情感和态度，加强语言的感染力。

(二)谈话法

1.概念　谈话法(conversation method)又称问答法、提问法，是教师根据学生已有的知识和经验提出新的问题，引起学生积极思考，通过师生之间的问答，得出结论，获得知识和发展智力的教学方法。从心理机制方面看，谈话法属于探究性的，可使学生由被动变为主动学习，激发学生独立思考问题。谈话法可用于护理学科的各门课程教学，同时也适用于临床参观、见习和实习等现场教学形式，易于学生保持注意力和兴趣。谈话法是一种以问题引导学生获取知识的教学方法，问题的设计是运用该法的关键。

2.谈话法的优缺点

优点：激发学生思维活动，调动其积极性。学生可通过独立思考获取知识，利于培养学生的语言表达能力和独立思考能力。

缺点：谈话法耗时较多。教师提问不科学、不得要领，易导致讨论停留于形式，起不到促进和激发学生思维的作用。

3.增进谈话法教学效果的措施

(1)谈话前，教师应以教学目标为指引、教学内容为依据精心设计问题。

(2)问题应包括基本概念、基本原理，也要涵盖教材中的难点和重点的内容，并且要具有启发性。

(3)教师设置问题时应考虑到学生的知识水平和心智发展水平，做到问题难易适当。

(4)教师应注意掌控谈话的过程，要围绕谈话的题目、线索和关键问题进行。

(5)注意谈话节奏，根据问题的多少、难易和提问对象的学习层次来掌握时间。

(6)提问面向全体学生，鼓励学生大胆谈论自己的观点和认识，对回答问题好的学生应以鼓励，对回答不正确或不全的学生也不能随意指责批评。

(三)讨论法

1.概念　讨论法(discussion method)：学生在教师的指导下，通过集体训练(小组或全班)的组织形式，围绕某个题目，发表自己的看法，从而相互启发、搞清问题的一种教学方法。讨论法既可以用于阶段复习，巩固原有的知识；也可用于学习新知识，尤其是有探讨性、争议性的问题。讨论法可分为全

班讨论或小组讨论。讨论的问题可以是预先准备和临时穿插的问题。讨论法为一种双向的互动式教学，学生参与程度高。可采用不同的方式进行分组，如自由组合、按座位、按单双数、按观点等分组。

2.讨论法的优缺点

优点：①有助于师生之间交流思想，互相启发，共同切磋学术，集思广益，利于群体智慧共同研究问题；②加深师生之间和同学之间的了解，发展人际交往的技能，对培养学生的思维能力和语言表达能力，以及运用理论知识解决问题的能力均有较好的效果；③加深学生对知识的理解，激发学生思考问题，提高学生的思维能力；④培养学生的团队协作精神和对团队的责任心。

缺点：①讨论法耗时较多，组织不当，可能偏离教学目标；②低能力或不善表达的学生易处于被动地位。

3.增进讨论法教学效果的措施

(1)在讨论之前明确讨论的目的和要求。讨论的题目要有可争辩性和可讨论性。

(2)教师在讨论前制定一定的规则，并对讨论的过程给予适时控制，保证讨论的质量和效率。

(3)小组讨论不宜过大，一般5人或6人为宜，最多不超过每组12人，理想的人数视不同活动方式而定。

(4)明确教师角色，给予适时组织协调和引导，把握控制好现场气氛。

(5)讨论结束时，做好总结。教师注意总结学生在讨论过程中的表现和讨论的结果，并对讨论的结果进行分析，对新奇、有趣的观点给予肯定。

(四)读书指导法

1.概念　读书指导法(reading tutoring method)是指教师指导学生通过阅读教科书和参考书，以获取知识，培养学生自学能力的教学方法。读书指导法还可以弥补教师讲解中的不足。教师指导学生读书，包括指导学生阅读教科书、使用工具书和阅读课外书籍两个方面。阅读的方法通常有两种：一是泛读，即快速阅读的方法，目的是为了了解阅读材料的中心思想，或是寻找某种资料的方法；二是精读，即围绕一个中心阅读的方法，是对学习内容系统的学习，反复领会，以求融会贯通。教师可根据学习的需要将精读和泛读做不同的组合。

2.读书指导法的优缺点　优点：利于培养学生的自学能力，养成读书和独立思考问题的习惯；缺点：读书指导法受学生以往经验、知识水平和认识

方法的影响。

3. 增进读书指导法教学效果的措施

(1)明确阅读目的、要求,给出思考题。思考题应围绕教学的重点、难点和关键问题,侧重对基本概念、基本理论的理解。

(2)选择适合学生理解和阅读的参考书籍,题材应多样化,以拓展学生视野。

(3)教师应指导学生做好读书笔记。读书笔记常用的形式如下。①摘录:抄写书中精妙的句子、主要事实的论述及结论等。②提纲:对于阅读主要内容和中心思想的基本概括。③概要:用自己的话组织概括阅读的内容。

(4)指导学生制订和完善阅读计划。教师应定期组织读书报告会、座谈会等交流读书心得。

(五)自学指导法

1. 概念 自学指导法(guided self-study method)又称学导式教学法,源于美国心理学家斯金纳的"程序教学"。自学指导法的核心是由教师讲授为主转为以学生自学为主,教学的中心由教师转为学生。学习指导法特别适用于学生有一定的基础知识而新的学习内容难度不大时选用,运用时以小班教学为宜,并应选择适合学生自学的教材。

2. 自学指导法的优缺点

优点:①学生可根据自己的学习需要进行个别化学习;②使学生的学习含有更高的智力活动成分;③有利于学生知识体系的内化;④对学生自学能力的培养有较大的促进作用。

缺点:①接受知识的效率可能较听课低;②缺乏课堂气氛。

3. 增进自学指导法教学效果的措施

(1)根据不同的教学目标精心选择和准备学习的活动、内容和媒体资源等。

(2)及时获取学习知识的反馈信息,了解学生的学习情况。

(3)通过各种途径与同学及时交往,以便指导、帮助学生获取知识。

二、以直接知觉为主的教学方法

以直接知觉为主的教学方法,主要是指教师通过对实物或直观教具的演示、组织教学参观等,使学生学习知识,形成正确的认识方法。护理教育中以直接知觉为主要的教学方法主要有演示法、参观法等。

(一)演示法

1. 概念 演示法(demonstration method):是教师通过向学生展示实物、直观教具或示范性的操作、实验等传授知识和技能的一种方法。根据使用演示教具类型的不同,可将演示法分为4类:实物、标本和模型实物演示;图片和图表的演示;试验及实际操作的演示;幻灯、录像、录音和教学电影的演示。根据教学要求,则可分为两类:单个或部分物体或现象的演示和事物发展过程的演示。

2. 演示法的优缺点

优点:①易获得丰富感性资料,加深对学习对象的印象,激发学生的学习兴趣,集中学生的注意力;②通过演示,复杂的操作过程变得很容易理解,学习的知识易于理解和巩固;③演示的视觉效果有助于对内容的形象记忆;④专家通过演示,可以形成技能操作的模式。

缺点:①练习过程重复多次后,枯燥无味;②高耗材限制练习次数。

3. 增进演示法教学效果的措施

(1)根据演示内容选择合适演示工具,提高演示熟练度,如果是示范实验,则要预先进行操作。注意演示的教具不宜太多,避免学生"走马观花"。

(2)演示前,明确演示的目的和要求,让学生带着目的和任务去观察操作的每个步骤。注意演示速度,注重演示流程,全程演示,突出重点,演示过程中及时提出思考问题。

(3)演示应与讲解、提问密切结合,引导学生边看边思考,使学生在获得感性认识的同时,加深对相关概念、原理的理解。

(4)注意合理的安排演示完毕后的练习。根据学生的年龄、技能的复杂程度和劳累程度、特定的任务目标、学生的经验和水平、练习的环境,决定练习的频率和方式。

(5)演示要适时,根据授课内容把握演示时机。不应过早的展示教具分散学生注意力,削弱新鲜感,降低感知兴趣。演示完毕注意及时收起教具,以免分散学生注意力。

(二)参观法

1. 概念 参观法(visiting method)是教师根据教学要求,组织学生到现场,观察、接触客观的事物和现象,以获得新知识和巩固验证已学知识的一种教学方法。根据教学过程中安排的时间不同,可将参观法分为3类:预备性参观,一般在讲授某一科目前先组织学生参观有关的事物;并行性参观,是在讲授某一科目的进程中,为了使理论与实际更好地结合起来而进行的参观;总结性参观,是指讲完某一课程后,组织学生去参观已讲过的内容。参观法是护理教学中常用的方法。

2. 参观法的优缺点

优点:①有利于理论知识与实际临床实践紧密相连,帮助学生更好地领会课本所学的知识;②拓展学生知识面,开阔视野,发现未知,激发求知欲;③帮助学生在临床实践中,获得生动的专业思想和职业道德教育。

缺点:①组织实施困难,受到医院实际环境的限制;②同学易脱离参观队伍,把目光放在与本次主题无关的其他临床事件上。

3. 增强参观法教学效果的措施

(1)根据教学大纲制定和明确的教学目的及要求。

(2)参观前要确定参观的地点和内容,根据实际情况制定合理的参观程序。

(3)教师应明确参观的目的、具体要求、观察对象、进行的步骤和注意事项。

(4)参观时注意引导学生有目的、有重点地参观,适时提问,做好记录。

(5)参观结束后教师检查参观计划完成情况并进行总结。要求学生整理参观笔记,对知识点进行概括和总结,指导其写出参观报告。

三、以实际训练为主的教学方法

以实际训练为主的教学方法,是以形成技能、行为习惯和发展学生实际运用知识的能力为主的一类教学方法。该方法是以学生为中心,并强调手脑并用,让学生通过各种实际活动来逐步形成和发展自己的认知结构,教师则起辅助作用。护理教育中以实际训练为主的教学方法主要有实验法、练习法、实习作业等。

(一)实验法

1. 概念 实验法(experimental method)是学生在教师的指导下,运用一定的仪器设备进行独立作业,以获取知识,培养动手能力的一种教学方法。实验法是通过亲自观察和操作获得直接经验,实验法可分为3种:演示性实验、验证性实验和设计性实验(又称开发性实验)。演示性实验一般在新课前进行,让学生对新课有感性的认识;验证性实验常在课后进行,目的在于验证课本所学;设计性实验一般在学生具备一定的基础理论和实验技能的

基础上进行,难度较大,综合性强,研究性突出。

2. 实验法的优缺点

优点:①培养学生正确使用仪器进行科学实验的基本技能,以及初步的科研能力;②有助于培养学生科学研究的兴趣,养成严谨求实的科学态度和科学精神,发展学生观察问题、分析问题和解决问题的能力。

缺点:①实验的效果受到实验器材和实验场地的影响,精密的实验对器材要求较高;②实验器材及耗材的费用较高。

3. 增强实验法教学效果的措施

(1)实验前应备有实验计划,实验计划应根据教学大纲和教材编写。

(2)教师应进行必要的预实验,以便对实验中可能出现的问题做到心中有数。

(3)实验开始前,教师应仔细检查实验所需的仪器设备和实验材料,保证实验安全顺利的进行。同时应简明扼要地说明实验的目的、要求、原理、操作过程及仪器设备的使用方法,必要时进行演示。

(4)对同学进行合理分组,一般以 2～4 人为宜,并分配好小组学生需使用的仪器设备及实验材料。在巡视的过程中,发现困难较大的小组和个人,则给予个别化指导。

(5)做好实验小结。实验结束后可先指定学生报告实验进程和结果,然后由老师做出概括和总结,分析实验中存在的问题、提出改进意见,指导学生写出实验报告并进行审阅和批改。

(二)练习法

1. 概念 练习法(exercising method)是学生在教师的指导下完成某些动作或活动方式,以巩固知识和形成技能、技巧的教学方法,在护理专业各科教学中被广泛应用。练习法的种类包括:听说练习;解答问题练习;绘图、制图练习;操作技能练习。

2. 练习法的优缺点

优点:①帮助学生巩固所学知识,并把知识转化为技能、技巧;②培养学生认真工作的态度和克服困难的毅力。

缺点:单一、重复的练习容易使学生产生厌倦的心理。

3. 增强练习法教学效果的措施

(1)向学生讲解每次练习的目的和要求。

(2)指导学生掌握正确的练习方法,提高练习的效果。

(3)在学生练习的过程中,指导教师注意巡视,

查看练习效果,及时作出指导。

(4)练习结束时,指导教师要注意总结和讲评学生在练习中存在的情况。

(三)实习作业法

1.概念　实习作业法(practical work method)又称实践活动法,是教师根据教学大纲要求,组织和指导学生在校内外从事实际操作活动,将书本知识应用于实践的教学方法。

2.实习作业法的优缺点

优点:①能够将理论和实践,教学与临床相结合,有利于巩固和充实所学的理论知识;②有利于培养学生的实际工作能力。

缺点:实习的效果受到临床工作环境的影响。

3.增强实习作业法教学效果的措施

(1)实习的内容应以教学大纲为依据,在相应理论的指导下进行。

(2)实习前要做好实习作业的计划。

(3)实习结束时,教师注意评阅学生的实习作业和评价学生的实习效果。

四、以陶冶训练为主的教学方法

以陶冶训练为主的教学方法,是指教师根据一定的教学要求,有计划使学生处于一种类似真实的活动情境中,利用其中教育因素综合地对学生施加影响的一类方法。特点学生在不知不觉中接受教育。护理教育中以陶冶训练为主的教学方法主要有角色扮演法、情景教学法等。

(一)角色扮演

1.概念　角色扮演(role play method)是指教师根据一定的教学要求,有计划地组织学生运用表演和想象情境,启发及引导学生共同探讨情感、态度、价值、人际关系及解决问题策略的一种教学方法。学生可根据自己的角色特征自由想象与发挥。学生扮演自己的角色时,其余护生就可以观察和分析表演的行为,这种教学方法能够唤起学习者的感情和激情。

2.角色扮演的优缺点

优点:①学生参与程度高,学习兴趣大。学生在不知不觉、潜移默化中受到教育,获得真实的体验,形成真实的认识,发展积极的情感;②有助于学生对复杂人类行为的理解;③有助于护生发挥主观能动性,加深对所扮演的人物或事物的理解;④增强学生的观察能力。

缺点:①部分护生羞于表达或角色不适应,影

响教学效果;②护生表演太戏剧化,脱离教学内容,使内容失去真实性、可信性;③部分内容不能靠学生的角色扮演法来掌握。

3.提高角色扮演法教育效果的措施

(1)明确角色扮演的目的,扮演在小范围内实施。

(2)扮演前教师应了解每位护生对角色的理解程度,适当引导,注重护生自身的发挥。

(3)教师应向护生明确扮演时间,最好将扮演时间控制在15min以内,扮演过程中,教师不应催促护生。

(4)扮演完毕鼓励护生共同讨论对人物或事物的看法,写出或说出活动后的心得体会。

(5)不要把重点放在表演能力上,更多地关注活动中学生学到了什么。

(二)情景教学法

1.概念　情景教学法(situational teaching method),又称模拟教学(simulated teaching method),是指通过设置具体生动的模拟情景,以激发学生主动学习的兴趣,帮助学生巩固知识,学习特定专业场景中所需的技能技巧的教学方法。情景教学法常用于专业课的临床教学及训练,是护理理论课讲授的重要补充和延伸。情景教学应用主要有3种形式:一是使用教学器材开展情景教学;二是通过角色扮演开展情景教学;三是借助计算机辅助系统开展情景教学。

2.情景教学法的优缺点

优点:①具体逼真、生动活泼的模拟情景,有利于激发学生的学习兴趣,提高学生参与的积极性;②通过模拟临床各种真实的情景,可以使学生体验到专业人员(护理人员)的角色、作用、处境、工作要领,能让学生接受到一定的专业素养训练;③通过模拟情境,可以减轻学生进入真实工作情景的焦虑情绪;④为应对模拟情境中的事件,学生必须将所学的知识迁移到模拟情境中,有利于提高学生对实际问题的预测和解决问题的能力;⑤学生可以从模拟活动中得出的结论或结果中领悟到事件或事物的发展演变规律,帮助学生理解和巩固已学知识。

缺点:①学生容易把主要精力集中在事件的发生和发展的过程,而忽略对深层次理论问题的思考;②模拟环境中遇到的问题与现实医疗环境存在一定的差距;③教师较难控制学习过程。

3.增强情景教学法教学效果的措施

(1)要对情境教学进行系统的方案设计。情景

教学法应用步骤为:设计情景教学方案;准备场景与器材;公布情景课题与背景资料;分配情景模拟的角色与演练任务;情景演练准备、实施、效果验证;教师讲评,组织撰写情景演练报告。

(2)要重视教学手段的丰富和教学设备的利用。为了创设有情之境,教师选择趣味性较强的教学方式,如游戏、演讲、表演等各种形式,来导入新课,利用图像、多媒体、办公自动化实训室等教学设备来辅助教学,并采用分组式、"结对子"等形式组织课堂教学活动,尽量做到通过课堂教学手段的多样性来活跃思维,创设趣味盎然的学习氛围,从而激发学生的学习兴趣。

(3)注重对考核方式的改革。如果还是像传统教学那样仅仅以期末一张试卷来评定学生的成绩,必然会影响学生参与情境教学活动的积极性,同时也不能准确全面反映学生在学习过程中的学习能力和学习状况。因此可把学生成绩的评定分为3个部分:一部分为期末考试;一部分为学生上课时综合能力展示分,即课堂讨论、演示参与;一部分为平时作业成绩,包括情境设计方案及日常作业。通过对学生成绩的合理分配,有利于调动学生参与教学的积极性,同时提高学生活学活用课本知识以解决实际问题的能力。

五、计算机辅助教学法

1. 概念 计算机辅助教学法(computer assisted instruction,CAI)是指以计算机为工具、以学生与计算机的交互式"人机对话"方式进行的教学方法。计算机辅助教学系统由计算机系统、教师、学生、教学信息或多媒体教材等基本教材组成。与以往任何一种先进媒体的应用相比,多媒体技术的引入,使传统的教育方式发生了更深刻的改革,教育质量和教学效率也有了显著提高,其中最关键的因素是多媒体信息对教育有着巨大的促进作用。与传统教育相比,多媒体技术可直接把现实世界表现出来。随着多媒体技术在教学中应用的日益广泛,多媒体的发展方向趋于工具化、智能化、网络化。根据其功能的不同,CAI可分为操作和练习、个别指导、模拟、教学游戏、问题解决等5种基本教学模式。

2. 计算机辅助教学法的优缺点

(1)优点

①计算机辅助教学系统能将抽象的教学内容具体化,枯燥的教学内容生动化、形象化,有利于激发学生的学习兴趣,帮助学生较快地掌握相关知识。

②计算机辅助教学实现了复习和考试的标准化,并对学习效果提供及时的反馈和强化,极大方便了学生学习。

③学生可根据自己的学习要求选择合适自己的教学课件,每个课件提供了不同的学习模式,因此计算机辅助教学可实现个别化教育。

④利于教学资源的传播与交流。多媒体课件是教师心血和智慧的体现,可通过网络技术或其他通讯手段广泛传播,便于学生自学和教师交流。课件以可长期保存的电子文档方式记录教师积累的教学经验和成果,其保存和应用将成为教学生命的延续,为课程的建设和发展积累过程性资料。

⑤能够呈现单纯的文字、数字等字符教学信息,而且还能输出动画、视频、图像和声音,能非常容易做到教学信息的图、文、声并茂,这种多维立体的教育信息传播,增强了信息的真实感和表现力。

(2)缺点

①计算机辅助教学不能提供学生身心发展所需的非智力因素。缺少个人感情的交流融合的机会,不利于团队精神及语言表达能力的培养。

②计算机能实现大容量、高密度的信息交换,教师在利用计算机辅助教学时将与课程有关的所有材料事无巨细尽数罗列,或任意合并教学单元,一节课中出现过多的概念、原理及定律,过分加大课堂的容量,变成现代化的"注入式"教学,受课时限制,只能加快单位时间传输的信息量。大量多媒体信息包围学生,学生难以接受,无法对知识进行"同化""顺化",直接影响到学生对所学内容的理解。

③限制了学生思维,影响师生互动。一些教师在教学课件中使用的直观形象素材,使学生散失了想象的空间,约束了学生思考的广度和深度。教师操纵演示课件,展示问题答案,学生按照预先设定的模式、思路、线索进行人机交互,根本没有足够的时间深入地思考,只能顺应设计者的思维方式作一些简单的应答,学生成为课件的欣赏者和旁观者,课堂缺少师生思维和灵感火花的碰撞,遏制了学生思维能力尤其是求异思维的发展,不利于培养学生的想象力和创造能力。

3. 增强计算机辅助教学法的措施

(1)课件的内容应根据教学目标设定,课件尽可能真实化、形象化、生动化。

（2）注重教师素质的培养,对教师进行计算机知识的培训。

（3）将优秀教师与专业软件人员有机结合:优秀教师将教材的重点、难点及突破方法的设想、构想与专业编程人员沟通,专业人员用他们的技巧来完成我们教师的设想。

六、以问题为基础的教学方法

1. 概念　以问题为基础的教学方法(problem-based learning,PBL),是一种以临床问题激发学生学习动机并引导学生把握学习内容的教学方法。由美国神经病学教授巴罗斯(Barrows HS)于1969年在加拿大麦克马斯特大学创立,在国外医学教育与护理教育领域中得到较为广泛的使用。解决问题不是目的,它是一个载体。学生在解决问题的过程中,学习必要的知识,学会正确的临床思维和推理方法,培养自学能力。根据PBL的组织结构和课程设置分为经典PBL和非经典PBL。

经典PBL是一种导师制的小组教学形式,取消了班级的形式,由6名或7名学生组成学习小组,每组配备1名导师,实行导师制。在此模式中,以学科为界限的传统课程设置被打破,取而代之的是围绕病人疾病问题所编制的综合课程。非经典PBL基本上仍以班级为形式,以学科为界限编制课程,由1名任课教师组织学生进行班内小组讨论而非导师制教学。严格来说,这种方法并非完整意义上的PBL,但它的理念、步骤以及基本方法仍然与经典PBL一致,同样也能促进和提高学生的临床推理、批判思维和自学等多方面能力。从心理机制来说,此方法是属于探究性的,能激发学生的思维活动。教学的基本组织形式为小组教学,学生需通过团队合作来共同解决问题,因而可锻炼学生的团队合作、团队管理和沟通能力。因此,PBL已不单纯是一种教师教书育人的"教"的方法,它更强调的是一种以学生为中心的、以培养学生的学习能力为目的的"学"的方法。

2. 以问题为基础的教学方法的优缺点

（1）优点:①强调调动学生的主观能动性,让学生自己寻找解决问题的方法,并在解决问题的过程中学习知识和技能;②可有效地促进学生自学、综合分析以及独立工作能力。

（2）缺点:①学生对PBL教学模式的普遍反应是课时过长,时间消耗太多。②PBL教学模式提倡以临床问题为引导进行基础理论学习,打破了基础

知识完整性,漏掉了一些内容。这种模式只注重创新、实践能力的提高,忽视了全面的、系统的理论学习。③PBL教学模式不适合大班教学。在我国现行师资紧缺的状况下,师资力量不易达到。教师水平参差不齐,也影响到教学质量。

3. 教学模式的应用步骤

（1）选取教材的全部内容或部分内容,教师先讲授总论及重点内容、基本概念作为过渡。

（2）有关专家和教师设计一定难度、能包含学习目标、有实际价值的PBL辅导材料预习。

（3）学生根据材料中的病案、理论思考题等提出一系列问题,分析、归纳出解答这些问题所需要的相关基础知识、临床知识,制订学习计划。

（4）小组成员分工合作,利用各种工具学习及解决问题。

（5）小组内部讨论,学生分享信息。

（6）各小组将讨论的结果带入课堂讨论。

（7）教师精讲和总结。

七、目标教学法

1. 概念　目标教学法(objective-based teaching method)是以教育目标分类理论为依据,以设置明确、具体、可操作、可测量的教学目标作为教学导向的教学方法,主要包括教学目标设计和目标教学实施两个过程。目标教学在教学目标的导向下,以教学评价为动力,以反馈和矫正为核心,通过班级和个别化教学相结合的方式,可使绝大多学生达到教学目标的要求。目标教学以单元为教学过程的基本单位,在实现单元目标后再进行下一个单元的教学,一切教学活动以教学目标为中心进行组织教学,将教学评价作为教学过程的有效保障。

2. 教学模式的应用步骤

（1）课前展示目标,辅以解释,以助理解。每章节教学前,任课教师应向学生讲解本单元教学目标,作为学生的学习导向,使学生的认识有明确的方向性。

（2）课中提示目标,集中注意,提高课堂吸收率。在教学过程中,教师在讲解教学目标内容时,应及时提示学生注意,使学生能当堂消化、吸收课程的知识点和教学的重点内容。

（3）课后验证目标,了解教学效果,强化学习记忆。下课前预留几分钟的时间,给予学生验证性习题,使教学双方及时了解教学效果,概括重点知识点,提高学生记忆水平。

(4)复习强调目标,把握考试重点,自测掌握水平。课程终考复习时,再次分析目标,帮助学生梳理学科知识点,将基础理论、基本知识和基本技能作为复习的重点内容。

(5)考试围绕目标,控制考试质量,提高测评可比性。编制试卷时,应控制85%以上的试题是教学目标的内容,目标外内容一般不超过15%。

八、发现教学法

1. 概念 发现教学法(discovery teaching method)亦称假设法和探究法,是指学生运用教师提供的按发现过程编制的材料或学习材料,在教师的指导下,通过自身的探索性学习,发现事物变化的起因和内部联系,从中找出所学内容的结构、结论及规律,进而掌握知识并发展创造性的思维和发展能力的一种教学方法。它的指导思想是以学生为主体,独立实现认识过程。即在教师的启发下,使学生自觉地、主动地探索科学知识和解决问题的方法及步骤,研究客观事物的属性,发现事物发展的起因和事物的内部联系,从中找出规律,形成自己的概念。教师扮演学习促进者的角色,引导学生对这种情境发问并自己搜集证据,让学生从中有所发现。发现教学是由美国心理学家和教育学家布鲁纳首先提出的。

2. 教学模式的应用步骤

(1)学生从教师的若干素材中发现问题,带着问题发现观察具体的事物。

(2)借助推理和直觉,提出试探性的假设。

(3)学生用更多的感性知识检验试探性的假设。

(4)假设证实后将其付诸实施。

九、临床护理教学方法

临床护理教学主要有两种形式:临床见习和临床实习。临床见习是指在讲授专业课期间,为了使学生获得课堂理论知识与护理实践相结合的完整知识而进行的临床实践的一种教学形式。临床见习主要通过看、问、想、操作等教学活动,使理论与实践相结合,巩固和加深课堂学到的理论知识。临床实习,又称生产实习或毕业实习,是指全部课堂教学完成后,集中时间对学生进行临床综合训练的一种教学形式。临床护理实习时间通常集中安排在最后1年,临床护理实习是护理教学过程中重要的教学阶段,也是完成和达到教学计划所规定的培

养目标的最后阶段,是整个护理学专业教学计划的重要组成部分。通过安排学生直接到医院科室,学习担任护士职业工作,巩固所学理论知识和技能,使理论知识和护理实践有机地结合,培养学生良好的职业道德和行为。

(一)带教制

1. 概念 带教制是一名学生在一定的时期内固定跟随一位护理人员(带教教师)实习的形式被称为带教制。在这种教学模式中,带教教师对学生提供个体化的指导,并促进其专业角色的习得。

2. 方法 学生全程跟随带教老师一起工作,学生的所有班次与带教老师的一致,使学生能够完全体会到不同工作班次的特点。这样学生可全面观察、学习带教老师从事临床护理工作的全部内容和方式,包括各种护理操作、对患者的整体护理过程、与各类人员的沟通、对患者的态度等。同时,学生可就观察过程中产生的问题向教师提问,获得解释。在观察过程中,护生会受到老师潜移默化的影响。带教老师还要按照教学计划,要根据学生的具体情况,安排其动手实践的机会,并提供反馈意见。除专业带教外,带教老师还要关心学生的思想和生活等方面的情况,与学生建立和谐的师生关系。

3. 带教制的优缺点

优点:①病房工作随机性很强,病人病情变化快,教师可以抓住临床上稍纵即逝的现象进行讲解,提高学生的理论水平,加强理论知识与临床实践的联系;②加强了教学内容的稳定性、逻辑性和系统性;③增强了带教老师领导能力和教学技能;④通过教与学的双向活动,引导护生对知识的获取、分析、判断、储存、运用和创新。

缺点:①带教老师知识层次参差不齐,部分带教老师临床教学经验不足,教学方法简单或教学意识淡漠,对学生的临床学习有一定的影响。②带教老师缺乏足够时间指导学生的临床护理实践,医院里的护理工作繁重,而目前临床护理教学大都由临床护士兼职完成。多数实习科室的老师除了承担护生的临床实习指导外,还负责分管病人,造成带教老师没有足够的时间指导学生。③学生在不同的科室间轮转,频繁地更换带教教师,不能保证教学连续性。

(二)导师负责制

1. 概念 导师责任制指的是被称为导师的教师在一定时期内,对所负责的学生进行个别指导的教学方法。我国的导师制主要用于研究生教育,但

在 20 世纪 90 年代末,本科生导师制在我国高校以各种方式试运行。部分院校已开始实行了本科生导师制,同时有研究表明护理本科生临床实习教学实施了导师制后取得了较好的效果。教育界认为导师制对本科生的思想教育、学生管理和学风建设具有重要的作用,并且导师在导师制活动中具有示范作用和权威作用。

2. 方法　每位导师负责 1～3 名临床实习的学生。学生进入临床时,导师对所指导的学生进行实习前评估,了解学生基本情况,并根据评估结果及学生的特点制订重点实习方案,使实习更具有针对性、目的性。结合自身经历,向学生传授临床工作中的基本思路和学习方法、推荐参考书等,主动了解学生在实习期间的状况并加以指导。及时与病区带教老师联系,帮助解决问题;及时掌握实习计划完成情况,对其实习全过程进行动态、连续、主动指导和监控。

3. 导师负责制的优缺点

优点:①师生关系呈良师益友、和谐融洽;②着重思想与人格的陶冶,陶冶学生健康的职业认同感;③重视情感智力的培养,调节自我消极情绪;④对带教教师也提出了较高的要求,增加了他们的压力感和责任心,促使其不断地学习、钻研新理论、新知识,改善知识结构,提升自己的学术水平。

缺点:①对导师的要求较高,对导师的评定有一定的标准,达到导师水平的临床护理教师数量不足;②导师直接指导学生临床实践学习的时间不多,导师难以全面了解整个实习进展的状况。

(三)经验学习法

1. 概念　经验学习法是指那些从经验中获得知识的教学方法,其实质是通过自己"做"进行学习,而不是听别人讲述或自已阅读来学习知识。经验学习法的最大特点是以学生为中心,通过积极参与,从自己参加的事件中获得直接经验。

2. 形式

(1)经验学习日记:是鼓励学生进行反思的行之有效的方法。在日记中,学生除了记录自己所经历的具体事件外,还要描述他们对事件的认识、感受和体会。

(2)反思性小组讨论会:每次实习结束时,组织学生进行反思性讨论。在讨论中,学生不仅可以反思自己的临床经历,而且可以讨论其他同学的经历,分享别人的感受,从而可以积累更多的临床经验。

(3)实地参观学习:包括社区的实践,如进行家庭访视。带学生访视前,应该向学生解释访视的目的、内容和要求。访视结束后,安排时间让学生向其他同学及教师进行学习心得汇报,从而促进反思。

(4)应用课题:应用课题包括两种形式。一个是个案研究:让学生对一个案例进行较深入的研究。通过案例研究,促使学生综合运用各种知识。另一种形式是小型科研。学生在教师的指导下,选择临床小问题,进行科研程序的训练。这种方法不仅可以锻炼学生的科研能力,而且能够促使学生对某些问题进行深入的思考。

3. 经验学习法的优缺点

优点:①促使学生进行主动思考,培养临床护理思维;②大量思考的经历和经验,为学生在解决问题方面提供了可供参考的经验准备。

缺点:①学生直接经验不足,理论知识和实践有脱节,难以进入较深层次的思考;②学生对专业有浓厚的兴趣时,方可激起思考的热情。

(四)临床实习讨论会

1. 概念　临床实习讨论会是一种重要的临床教学活动。通过这种形式的活动,学生可以分享观点和经历,发展解决问题和评判性思维的技能,锻炼和提高口头表达能力,学会与他人合作的精神。

2. 形式

(1)实习前讨论:是在临床活动开始前进行的讨论。讨论会由临床教师主导。教师事先为学生选好病例,对要讨论的病例了解清楚,学生在讨论中可以提出有关其临床护理实习活动中的问题、使对该患者护理及临床实践方面的问题有清晰的了解。实习前讨论会有助于学生识别患者的健康问题,制订护理计划,为临床护理学习实践做准备。

(2)实习后讨论会:是在每次实习活动结束后举行的讨论。实习后讨论给每位学生提供了深刻分析其经历的机会。每位护生要介绍自己当天对患者采取的主要措施、评价措施的有效性,这些措施与护理目标和理论的相关性、实习中遇到的问题以及处理的方法、处理的结果以及自己的感受和意见。此外,学生可以回答同学的提问,也可以提出自己的观点,学生也可以将自己护理患者方面的疑惑向同学或老师提出,请求给予进一步的解释。小组成员在讨论会中分享彼此的经验和情感。

(3)专题讨论会:是小组就某些专题进行讨论。这些专题的范围很广,可以涉及文化、经济、政治、专业等方面的问题。讨论的题目可由教师指定或学生提出。

(4)重要事件讨论会:是小组同学对实习中遇到的重要事件进行的讨论。讨论时,由教师或学生先对事件本身以书面或口头的方式介绍给全组成员,然后展开讨论。学生可以问有关事件的细节,以得到充分的资料来发现问题所在,学生可以提出不同的解决方法,并向小组介绍自己的方法及采取此方法的理由,或者学生以小组工作的形式共同探讨决定解决问题的方案。讨论结束时,由老师总结讨论的结果,并澄清学生中存在的误解。

3. 临床实习讨论会的优缺点

优点:①为学生提供较多的锻炼机会,提高学生的口头表达能力;②营造了一种开放性的论坛气氛,让学生各抒己见,提高了学生对临床护理实践的兴趣;③促进合作性学习的技能,促进评判性思维的发展。

缺点:①讨论前需要充分地准备,并需要学生的积极配合才能达到良好的教学效果;②对某些内向、不善于口头表达的学生,易造成紧张、消极的情绪。

(五)契约学习法

1. 概念 契约学习法是教师与学生共同制订学习计划,并严格按契约的内容进行学习的一种方法。契约学习是以学习契约为载体的一种教育组织形式,同时又是一种具体的学习方法。20世纪70年代美国成人教育大师诺尔斯(Knowles)综合独立研究、个别化教育、自我导向式学习以及终身学习等理论,形成了"契约学习"的基本思想和方法。这种方法更能提高护理学生自主学习倾向和学习技能,有利于提高护理学生的综合素质。

2. 方法 契约学习是让实习护生根据自身情况,写出一份适合自身的学习契约,内容包括个体化的学习目标、实现目标的策略及日期、目标实现

的判断标准和方法,然后跟教师共同签订学习契约、拟订计划。护生在实习过程中按照契约的内容进行执行,经常对照契约,检查学习契约落实情况。带教老师经常检查其完成情况,为保证落实有效,要求护生每周总结学习工作情况,做好翔实的实施记录,在记录中及时查找不足,及时纠正和弥补不足,以保证契约内容的完成。护生根据实习、学习过程中遇到的问题,及时与带教老师讨论、协商,对契约做相应的调整。执行过程中,如发现学习内容与学习方法发生变化,应对学习契约进行再次修改。护生在契约规定的时间内对学习效果进行验收,由于契约明确了各科室的实习目标、实习计划,所以护生学习方向性明确,且契约由护生自己拟定,与带教老师共同磋商形成,学习契约对护生和带教老师都有指导和约束作用,因此师生都非常重视契约内容的完成情况。

3. 契约学习法的优缺点

优点:①可以规范教学行为,增强教师的教学意识、调动教师的教学积极性、改善师生关系,能激发护生的学习热情;②提高护生的学习兴趣、培养护生自主学习和对学习的操控能力、丰富护生的学习经验,对以后参与终生护理学教育起到了积极的帮助作用;③拓宽护生的知识面,提高理论、技能水平和综合素质,培养自我导向式学习及终身学习的能力。

缺点:①加大了带教老师的教学工作量,对带教老师的教学职责提出严峻挑战;②把护理实习的内容局限在一种具体的范围,当学习资源或学习方式有改变时,会给实习生带来困惑;③契约学习的协商性与学习契约的强制性较难统一,契约学习强调学习目标、内容、过程的可协商性,但学习契约实际上是一份协议,既然是协议就有一定的强制性,而契约学习又不能不要"强制"。

第四节 临床护理教学查房

临床护理教学查房是临床工作中为了提高护理质量及临床教学水平而采取的一种较好的教学方式,是为了提高临床护士及护生的认识能力而采取的一种加深对某个问题认识的一种教学方法。临床护理教学查房是一种常规、有效的护理工作方式。临床教学中运用护理教学查房,可以促进临床护士及护生护理患者的综合能力的提高和发展。

临床护理教学查房通常在患者床边进行,但对于某些敏感的问题,应在床边查房结束后到其他地方进行讨论。临床护理教学查房可由护士长或资深护士主持。

一、形　式

1. 临床护理技能查房 观摩有经验的护士技

术操作示范、规范基础或专科的护理操作规程、临床应用操作技术的技巧等,通过演示、录像、现场操作等形式,也可以通过优质护理病例展示和健康教育的实施方法等,达到教学示范和传、帮、带的作用。不同层次的护士均可成为教师角色,参加的人员为护士和护生。

2. 典型护理案例查房 由病区的主管护师以上人员或带教老师组织的护理教学活动。选择典型病例,提出查房的目的和达到的教学目标。运用护理程序的方法,通过收集资料、确定护理问题、制订护理计划、实施护理措施、反馈护理效果等过程的学习与讨论,帮助护士掌握运用护理程序的思维方法,进一步了解新的专业知识理论。还具有可发现临床护理工作中值得注意的问题,在教与学的过程中规范护理流程、了解新理论以及掌握新进展的目的。

3. 临床护理带教查房 由带教老师负责组织,护士与护生参加。重点是护理的基础知识和理论,根据实习护生的需要确定查房的内容和形式。围绕实习护生在临床工作中的重点和难点,每月进行1次或2次的临床带教查房,如操作演示、案例点评、病例讨论等。

二、护理教学查房案例

(一)查房案例

谭治雄,男,46岁;科别:ICU 2床;住院号:249959;入院时间:2010-07-24。

诊断:第7胸、第11胸椎体压缩性骨折;急性呼吸窘迫综合征

病史简介:患者约3h前不慎跌落于2m深的河中,头背部着地跌入河中,吞咽一口污水后,被人救起即感头痛、颈痛、胸背部疼痛、胸闷、呼吸困难,翻身时剧烈疼痛,无法站立。无恶心呕吐,无头晕昏迷,无肢体麻木,被送来我院就诊。入院体格检查:体温37.2℃,脉搏106/min,呼吸22/min,血压18.3/105kPa(137/79mmHg),神志清,急性痛苦面容,平车入病房。腹部平坦,全腹肌紧张,压痛明显,无反跳痛。脊柱胸段前凸稍减轻,广泛压痛,第7胸、第11胸椎体棘突旁叩击痛明显。双上肢活动正常。双下肢各肌群肌力可,加强试验(一),双股神经牵拉试验(一),双下肢生理反射存在,病理反射未引出。X检查提示:第7胸、第11胸椎体压缩性骨折,于2010-07-27 14:30在全麻下行T₁₁切开复位椎弓根钉内固定术,术后病人动脉血氧饱和度

在0.80左右,气管中有大量黄色痰液,考虑为双肺挫伤所致,于2010-07-27 20:00转入ICU治疗。

(二)护理评估

1. 健康感知-健康管理型态 2010-07-24患者平素身体较差,10年前于其他医院诊断为肝硬化早期、乙型肝炎、胆囊炎;遵医嘱长期服用护肝药物,具体药物不详,定期到医院检查肝功能,注意饮食,进食优质蛋白,减少坚硬食物的摄入。3年前诊断为前列腺肥大,有尿频史。吸烟30余年,每天20支,无嗜酒史。生活作息正常,规律锻炼,每周爬山活动2次。否认糖尿病、高血压病史。否认外伤、手术史、输血史。否认药物食物过敏史,预防接种史不详。

2. 营养/代谢型态 2010-07-27禁食,肠外营养支持治疗:补液量3 800ml,出量4 890ml;体温波动在37.1~37.5℃;口腔黏膜湿润,皮肤完整无破损,无水肿、脱水,弹性好;体格检查:身高168cm,体重无法估算(因胸椎压缩性骨折,患者平车入院),毛发浓密,口唇红润,血红蛋白为154g/L,清蛋白为37.5g/L。

3. 排泄型态 2010-07-24留置14号双腔尿管,引出淡黄色尿液,尿量2 400ml。患者4d未排大便。体格检查:腹部听诊为鼓音,听诊肠鸣音<3/min。

4. 活动-运动型态 2010-07-24患者平车入院,因疾病限制活动。2010-07-27转入ICU后因烦躁给予镇静、镇痛治疗,并制动。术后平卧位。

5. 睡眠-休息型态 2010-07-27患者行气管插管辅助呼吸,因使用镇静、镇痛药治疗,Ramsay评分为Ⅳ级,表现为入睡,对声音和刺激眉间反应迅速。

6. 认知-感知型态 2010-07-27患者对声音刺激反应迅速,听觉正常,吸痰时表情痛苦皱眉;能用写字板与患者沟通;患者对时间、地点、空间、人物的定向力正确。

7. 自我概念型态 平日以娱乐为主,无承担其他社会家庭事务。自我认同感强,在家中地位表示肯定。

8. 角色/关系型态 患者第一角色:男性,46岁;第二角色:丈夫、父亲、兄弟;第三角色:合作的病人。家庭结构为主干家庭,与妻子、子女、父亲同住,家庭和睦。

9. 性/生殖型态 患者男性,生殖器官外观正常,适龄结婚,育有3女,夫妻关系和睦。

10. 压力与应对型态 患者失业,家庭主要经济收入主要靠妻子外出打工,家庭收入为每月2 000~3 000元;三子女均为在校大学生,家庭开支大,存在经济压力。患者对疾病认识不足,存在焦虑、恐慌的情绪。

11. 价值-信念型态 患者为汉族,无宗教信仰。

(三)护理诊断、预期目标、护理措施

【护理诊断1】

气体交换受损 与急性肺损伤有关。

【预期目标】

维持指脉血氧饱和度在0.90以上。

【护理措施】

1. 气道管理

(1)吸痰时机的选择:在病人咳嗽有痰、呼吸不畅、呼吸机送气困难、气道压力 > 3.92kPa(40cmH$_2$O)、血氧饱和度下降至0.90以下、肺部听诊有痰鸣音时。

(2)吸痰方法:使用密闭式吸痰管吸痰,预防PEEP的丢失,吸痰前后给予吸入纯氧气2min,保证氧储备。吸痰时吸引器的压力 < 2.96kPa(22.2mmHg),每次吸痰时间不超过15s,每次吸痰间隔3~5min。

(3)吸痰过程中密切观察病人的呼吸、发绀及心率等情况,出现血氧下降,心率加快等情况,立即停止吸痰,给予纯氧吸入2min。

(4)吸痰后观察血氧有无改善。听诊肺部痰鸣音是否减少,双肺呼吸是否对称。

(5)气道湿化,呼吸机的湿化罐温度刻度标识在中等水平,水温保持在32~36℃,保证湿化充足,防止气道干燥避免痰液黏稠。

(6)人工气道固定。妥善固定气管插管,每班评估气管插管外露的长度,一般气管插管外露距门齿9~10cm,评估固定边带的松紧度,以半指松为宜。

(7)导管气囊的护理。每班次用气囊测压表测压,气囊压力为2.45kPa(25cmH$_2$O),与毛细血管压相等,避免压力过大造成对气管壁的损害。

2. 机械通气的护理

(1)观察呼吸机的运转情况。监测潮气量与设定潮气量是否相符(本患者设定潮气量为450ml)。观察呼吸机送气情况、气道压力、自主呼吸频率(本患者呼吸频率为15/min)。潮气量不足或人机对抗时及时查找原因并进行处理。

(2)报警参数的设定与处理。潮气量低于设定值的70%时,查找低潮气量的原因,如管道漏气、气囊漏气、接水杯是否有裂缝等。呼吸机气道压力高于3.92kPa(40cmH$_2$O)时,观察是否为痰液堵塞、管道扭曲、人机对抗等。

(3)呼吸机回路的维护。呼吸机回路及储水杯的位置应低于人工气道的水平面。及时倾倒储水杯积水,防治逆流。每周更换呼吸机管道,并做好记录。

3. 预防呼吸机相关性肺炎

(1)口腔护理:采用生理盐水,每日3次,口腔护理时观察口腔有无溃疡或口腔感染。

(2)吸痰时严格遵循无菌操作原则。

(3)每班监测呼吸导管气囊压。

(4)患者因胸椎压缩性骨折,不能选取半坐卧位预防呼吸机相关性肺炎。采取平卧位,禁食,持续胃肠减压。每班注意检查负压瓶的负压情况,密切观察患者有无反流现象。

【护理诊断2】

有体液失衡的危险 与液体摄入量与排出量有关。

【预期目标】

每日体液摄入成负平衡状态,体液摄入量每日为 -1 000ml。

【护理措施】

1. 动态记录液体输入及尿量情况,保持每日的液体出入量呈负平衡状态,出量大于入量1 000ml左右。

2. 根据尿量决定液体的摄入量和速度。将医嘱所开的液体量,在24h内匀速输入,在输注期间注意观察每小时尿量(尿量保持 >80ml/h),保持体液输注的负平衡状态。

3. 注意每日查看生化结果,关注电解质的平衡情况。

【护理诊断3】

PC 感染。

【预期目标】

无感染出现。

【护理措施】

1. 观察锁骨下静脉穿刺处有无渗血、渗液情况,每5天更换敷料1次。有血迹、血痂及分泌物时随时更换,更换无菌薄膜敷料时以穿刺点为中心,至少覆盖穿刺点周围2cm以上。

2. 输液管道系统每天更换1次。用于输血、血制品、脂肪乳的管道应每天更换肝素锁、三通接头。避免使用深静脉导管采血治疗。

3. 保持尿管的引流通畅,预防管道打折或受压。保持会阴部的清洁,每天 2 次会阴冲洗,有分泌物时随时清洁。保持尿管的密闭完整及尿管与尿袋的连接处清洁。注意尿袋的位置,尿袋应低于膀胱。尿管接集尿袋后引流管从患者肢体上面经过,以免身体压迫尿管和皮肤受损。

4. 胃管护理。保持有效负压引流和胃管通畅,翻身时固定好胃管,防止胃管受压、扭曲。喂药前后用温水 20ml 冲管,预防胃管堵塞。

5. 切口引流管的护理:做好引流管的标识,观察记录引流液的性质、颜色、引流量,翻身时注意保护好管道,预防脱出、受压或扭曲。

【护理诊断4】

皮肤完整性受损的危险 与治疗需卧床有关。

【预期目标】

皮肤完整,无压疮出现。

【护理措施】

1. 使用气垫床。在骶尾部、肩胛骨、足跟等骨隆突处加水垫,每 2 小时更换水垫,按摩受压部位的皮肤。

2. 做好晨晚间护理,保持床单位平整、干洁。

3. 每班交接皮肤情况:足跟、骶尾部、肩部、枕部受压情况,皮肤有无发红、淤血、破损。

4. 观察气管插管边带固定处有无皮肤压损,胃管对局部皮肤的压迫情况。

【护理诊断5】

便秘 与长期卧床和禁食有关。

【预期目标】

形成规律的排便习惯。

【护理措施】

1. 环形按摩腹部,操作者用单手或双手的示指、中指和环指沿结肠解剖部位自右向左环形按摩。

2. 大黄粉 9g 加 50ml 温开水,鼻饲,每天 3 次,至排出大便后停止鼻饲。

【护理诊断6】

焦虑 与插管无法表达、陌生环境及和家人分离有关。

【预期目标】

焦虑症状减轻。

【护理措施】

1. 每天下午 4:30～5:00 安排探视,让家属和患者会面沟通,提供心理支持。

2. 为患者提供非语言性的沟通条件,如笔、写字板,多陪伴在患者身边,满足患者的心理要求。

3. 护理操作前,向患者耐心解释目的,减少患者的不安全感。

4. 使用约束带约束患者时,充分与其沟通,说明约束的必要性,使患者愿意接受约束。

5. 尽可能地为患者提供安静的空间,如用隔布帘子遮挡,避免其他患者对他的影响,工作人员自觉维护 ICU 安静的环境,做到不向远处传话,不大声喧哗。

6. 及时与家属沟通,让家属第一时间了解患者的病情、用药及费用等情况。

7. 药物辅助镇静、镇痛护理。使用 Ramsay 评分标准对意识状态进行评估,动态调整镇静药物的剂量,使评分标准维持在Ⅲ～Ⅳ级水平。

(四)护理评价

管床护士于 2010 年 7 月 30 日给予护理评价,评价内容如下。

1. 指脉血氧饱和度维持在 0.95% 以上。

2. 每日液体摄入呈负平衡状态,液体总量为每日出量大于入量约 1 000ml。

3. 焦虑症状减轻,无意外拔管,患者较安静地接受机械通气治疗。

4. 皮肤完整,无压疮出现。

5. 形成规律的排便习惯。

(陈伟菊)

■ 参考文献

[1] 北京师范大学出版社组.教育学专业基础[M].北京:北京师范大学出版社,2006

[2] 姜安丽.护理教育学[M].第 1 版.北京:人民卫生出版社,2002

[3] 王守恒,查啸虎,周兴国.教育学新论[M].合肥:中国科学技术大学出版社,2004

[4] 孙宏玉,简福爱.护理教育[M].北京:中国中医药出版社,2005

[5] 刘义兰,王桂兰,赵光红.现代护理教育[M].北京:中国协和医科大学出版社,2002

[6] 朱秀丽.美国护理教育发展现状[J].国外医学护理学分册,2000,19(8):364-366

[7] 汉瑞娟.国内外护理教育改革现状与发展趋势[J].中国误诊学杂志,

2007,7(2):224-226

[8] 许友君.美国护理教育思想及其对我国的启示.大连大学学报,2005,26(6)

[9] 孟瑞芹,聂春明.澳大利亚护理概况[J].国外医学护理学分册,2002,21(4):151-152

[10] 赵萍.澳洲护理教育及临床管理[J].中国护理研究,2005,19(9):1782

[11] 贾玉梅.高校计算机辅助教学利弊浅析[J].绍兴文理学院学报,2009,29(10):102-103

[12] 蔡金凤.浅谈计算机辅助教学[J].内蒙古石油化工,2010,(8)

[13] 杨芳宇,沈宁.PBL在护理教育中的应用现状[J].国外医学:护理学分册,2002,21(2):55-58

[14] 沈建新.PBL:一种新型的教学模式[J].国外医学:教育分册,2001,22(2):36-38

[15] 郭红霞,姜永东.PBL在我国护理教育中的应用研究现状[J].护理学报,2007,14(1):25-26

[16] 陶宝英,曹银.观PBL在我国护理教育中的应用现状[J].护士进修杂志,2008,23(6):508-509

[17] http://baike.baidu.com/view/548810.htm

[18] http://www.papers8.cn/shownews/QingJingJiaoXueFaZaiMiShuZhuanYe_7086.htm

[19] 尤黎明,罗志民,万丽红,等.中国护理教育资源现状及发展趋势的研究[J].中华护理杂志,2010,7(4):147

[20] 吕宏.中美研究生教育的比较研究[J].开封教育学院学报,2002,22(3):6

[21] 张丽,陈桂艳,郑莉莉,等.继续护理教育在护理工作中的重要性[J].吉林医学,2010,31(8):1151

[22] 郑修霞.我国本科护理教育发展的概况、面临的机遇及挑战[J].中华护理教育,2009,6(3):139

[23] 宋晓丽,王培席.浅谈我国护理研究生教育现状及发展趋势[J].河南医学研究,2009,18(3):245

[24] 刘业惠,赵衍青,陈来芳,等.分层次契约学习在临床护理实践教学中的应用研究[J].中国医学前沿,2008,3(22):50

[25] 侯继丹,张徐宁,张巧玲,等.契约学习在护生实习中的应用[J].护理研究,中旬版,2005,19:2428-2429

[26] 迟风玉,蔡宝英,王秋华.护理教学查房管理的实践与思考[J].中华护理杂志,2001,36(7):524

[27] 王平,卢岩,王勤.契约学习法与传统讲授法的效果研究[J].中华护理杂志,2005,40(3):214-215

[28] 李云峰,蔡昕怡,段林灿.导师负责制在肿瘤外科本科生临床实习中的应用[J].医学西北教育,2009,17(1):173-174

[29] 谢少清,朱禧庆,牛娟,等.专科护士临床教学引入导师负责制的设想[J].护理研究,2006,20(12):3179

[30] 钮美娥,薛小玲.护理临床教学中实施带教制的利弊分析[J].护理教育,2002,18(5):72-73

[31] 陈小燕,陈宝玉契约学习法在临床护理教学中的应用实践[J].解放军护理杂志,2009,26(1A):68

[32] 陈伟菊,彭刚艺.临床护理文书规范(专科篇)[M].广州:广东科技出版社,2009

[33] 傅建明,虞伟庚.教育原理与教学技术[M].广州:广东教育出版社,2005

第4章

护 理 管 理

人类的管理活动源远流长,但是管理学的出现是近一百年的事情。护理管理学是管理科学在护理管理事业中的具体应用,通过对管理的涵义、内容、方式以及管理活动规律的系统研究,实现对医院护理工作的有效管理。合格的护理管理必须掌握护理管理科学规律,了解当今国际先进的管理理论和方法,提高管理能力和水平,在管理实践中不断探索和创新,建立完善的适合我国医院工作实际的护理管理理论和方法。

第一节 基本概念

一、管理与管理学

1. 管理与管理学的概念 管理(management)是管理者通过计划、组织、人事、领导、控制等各项职能工作,合理有效利用和协调组织管理所拥有的资源要素,与被管理者共同实现组织目标的过程。要准确理解这一概念,需要明确以下几点:管理的对象是组织管理者所拥有的资源,包括人、财、物、信息、空间和时间六个方面,其中人是管理的主要对象,人际管理是管理的核心问题;由于时间具有不可逆性,所以时间是管理过程中最稀有、最特殊的资源;管理要解决的基本矛盾是有限的资源与相互竞争的多种目标之间的矛盾;管理是为实现组织管理目标服务的,是一个有意识、有目的的行为过程。

管理学是研究管理活动基本规律与方法的综合性应用科学。管理学发展到今天,已经形成一个庞大的管理学体系,几乎每个领域都已经形成了专门的管理学,如为医院护理管理服务的护理管理学。

2. 管理的对象 管理对象是指管理过程中管理者所作用的对象,是管理的客体,管理对象包括组织中的所有资源,其中人是组织中最重要的管理资源。

(1)人力资源:人是组织中最重要的资源,如何使人的主动性、积极性、创造性得以充分发挥,提高组织劳动生产率,是管理者面临的管理挑战。

(2)财力资源:在市场经济中,财力资源既是各种资源的价值体现,又是具有一定独立性和运动规律的特殊资源,财力资源管理目标就是通过管理者对组织财力资源的科学合理管理,做到以财生财,用有效的财力资源为组织创造更大的社会效益和经济效益。

(3)物力资源:物是人们从事社会实践活动的基础,所有组织的生存和发展都离不开物质基础,在进行组织物力管理时,管理者要遵循事物发展的客观规律,根据组织管理目标和实际情况,对各种物力资源进行最优配置和最佳的组合利用,做到物尽其用。

(4)信息资源:信息是物质属性和关系的特征,信息是医院护理管理中不可缺少的构成要素,随着信息社会的到来,广泛地收集信息、快速准确地传递处理信息、有效利用信息为管理活动服务已成为护理信息管理的重要内容。管理者应保持对信息的敏感性和具有对信息迅速做出反应的能力,并通过信息管理提高管理的有效性。

(5)时间资源:时间是运动着的物质的存在形式,物质与时间、空间与时间都是客观存在且密不可分的,管理者要善于管理和安排时间,做到在最短的时间完成更多的事情,创造更多的财富。

3.管理的方法

(1)行政方法:行政方法是指在一定的组织内部,以组织的行政权力为依据,运用行政手段,按照行政隶属关系来执行管理职能,实施管理的一种方法。行政方法的特点:有一定的强制性;具有明确的范围,只能在行政权力所能管辖的范围内起到作用;不平等性。

(2)经济方法:经济方法是指以人们的物质利益需要为基础,按照客观经济规律的要求,运用各种物质利益手段来执行管理职能,实现管理目标的方法。经济方法的特点:利益性、交换性、关联性。

(3)教育方法:教育是按照一定的目的、要求对受教育者从德智体诸多方面施加影响,使受教育者改变行为的一种有计划的活动。教育方法的特点:教育是一个缓慢的过程;教育是一个互动的过程;教育形式的多样性。

(4)数量分析方法:数量分析方法是建立在现代系统论、信息论、控制论等科学基础上的一系列数量分析、决策方法。数量分析方法的特点:模型化、客观性强。

4.管理者的角色

(1)人际角色:包括头面人物的角色,是象征性的首脑,必须履行法律性或社交性的例行义务;领导者的角色,负责激励和指导下属;联络者的角色,与外部能够提供好处和信息的人保持接触和联系网络。

(2)信息传递角色:包括监控者、传播者、发言人的角色,所有管理者在某种程度上都要从其他组织或机构接受或收集一些信息,这种活动最典型的是通过阅读杂志和与别人交谈来了解公众需求的变化、竞争者可能在做什么计划等,这是监控者角色,管理者也会像导体一样给组织成员传送信息,这是信息发送者的角色;当管理者代表组织与外界交往时,扮演的是发言人的角色。

(3)决策角色:在企业家角色中,管理者激发并监督能改善组织绩效的新项目;作为混乱处理者,管理者对事先未预测到的问题采取正确的行动;作为资源分配者,管理者负责分配人力、物力和财力资源,作为谈判者,他们与其他部门协商和谈判,为自己的部门争取好处。

5.管理的职能 管理的职能,也就是管理的作用或功能,包括计划、组织、领导、人力资源管理、控制5个方面。

(1)计划:计划是为实现组织的管理目标而对未来行动方案做出选择和安排的工作过程,具体就是确定做什么,为什么做,什么人去做,什么时间做,在什么地点去做和怎样去做,好的计划可以促进和保证管理人员在工作中开展有效的管理,有助于将预期目标变成现实。

(2)组织:组织职能的主要内容包括组织的结构设计、人员配备、医院护理管理的规划与变动、医院护理管理授权等。组织是分配和安排医院护理管理成员之间的工作、权利和资源、实现医院护理管理目标的过程。组织职能使医院护理管理当中的各种关系结构化,从而保证计划得以实行。

(3)领导:领导是指导和督促组织成员去完成任务的一项管理职能,护理管理的领导职能就是管理者带领和指挥护理人员同心协力实现组织目标的过程,领导工作成功的关键在于创造和保持一个良好的工作环境,激励下属努力工作,提高组织工作效率。

(4)人力资源管理:人力资源管理职能是指管理者根据组织管理内部的人力资源供求状况所进行的人员选择、使用、评价、培训的活动过程,目的是保证组织任务的顺利完成。

(5)控制:控制是为实现组织目标,管理者对被管理者的行为活动进行的规范、监督、调整等管理的过程。控制职能与计划职能密不可分,计划是控制的前提,它为控制提供了目标和标准;控制是实现计划的手段,没有控制,计划就不能顺利实现。

二、护理管理

1.护理管理的概念 联合国世界卫生组织医院和护理管理护理专家委员会认为:护理管理是为提高人类健康水平,系统地发挥护士的潜在能力及有关人员或设备、环境及社会活动作用的过程。

美国护理专家吉利斯认为,护理管理若能具备规划、组织、领导、控制的能力,对人力、财力、物力、时间能做最经济有效的运用,就能达到最高效率并收到最大效果。

护理管理是以提高护理质量和工作效率为主要目的的活动过程。管理中要对护理工作的诸多要素进行科学的计划、组织、领导、控制、协调,以便使护理系统实现最优运转,为服务对象提供最优的护理服务。护理管理学是管理科学在护理管理工作中的具体应用,是在结合护理工作特点的基础上,研究医院护理管理活动的基本规律和方法的一门科学,已经为越来越多的专家、学者和管理人员所接受,对医院护理管理实践具有积极的指导作用。

2. 护理管理者的角色 大多数医院的护理管理体制包括护理部主任、总护士长、护士长三级管理或总护士长、护士长两级管理体制。护士长是医院护理管理最基层的管理者,是病房或护理单元工作的具体护理管理者,在医院护理管理中扮演重要角色。

(1)联络者:护士长在工作中需要不断地与护理人员、上级护理管理者、医师、其他医技人员等进行沟通,保证创造一个良好的工作场所和利于患者治疗康复的环境。

(2)代表者:在处理行政、业务工作中,护士长代表病房参加各种会议,接待来访者等。

(3)监督者:护士长有责任对病房的各项护理活动与资料进行监督,促进各项护理活动顺利进行。

(4)传达和宣传者:护士长要主持各种会议,将上级的文件、指令、命令和政策精神等传达给护理人员,宣传有关的方针、规定及有关护理知识等。

(5)护、患代言人:护士长应维护护理人员群体利益,代表护理人员与其他医务人员协商业务工作,与行政后勤部门协商保护护理人员的权益。护士长还须代表患者反映其要求,与相关人员联络沟通,以解决患者的问题,满足他们的健康需求。

(6)计划者:护士长要规划病房护理业务工作,制订年度、季和月工作计划,提出工作改进方案,促进护理质量的提高。

(7)冲突处理者:护士长有责任协调病房人员之间的冲突和矛盾,通过双方协商、劝告、解释说明等管理手段,使双方相互理解,求同存异,维持部门工作氛围的团结和谐。

(8)资源调配者:护士长负责病房资源的合理分配和有效利用,包括合理有效的护理人力资源组合、保证各班次的护理人力能够满足病房护理工作需要,对科室医疗仪器、设备、办公用品等消耗性物质的计划、申请、领取、保管、维修和报废,保证临床医疗护理工作的正常运转。

(9)协商谈判者:护士长的管理工作需要与有关部门人员进行正式、非正式的协商和谈判。如向上级申请调整护理人员,增添医疗仪器设备等。

(10)教育者:病房是患者健康教育最直接的场所,护士长有责任对自己本单元的护理人员进行教育,不断提高护理人员的素质,是护理人员、进修护士、护士学生在护理业务技术方面的指导者和教育者;同时要安排科室护理人员开展病人健康教育项目,对患者及家属进行护理指导、健康教育。

(11)变革者:护士长是医院临床第一线的管理者,有着丰富的基层护理管理经验,最能发现护理管理上的问题,对病房护理管理有一定的权威性。护士长在病房护理的服务模式上有较大的自主权,可以大胆变革、创新,提高护理服务质量。

第二节 相 关 理 论

一、古典管理理论

1. 泰勒的科学管理理论 美国的佛雷德里可·泰勒(Frederick Taylor)是科学管理学派奠基人。在产业革命以后,改进工厂的管理、提高效率、解决劳资双方的矛盾是管理学家迫切需要解决的问题。泰勒在科学管理理论上的主要贡献是:有关工作定额方面的时间与动作研究;有关工作能力与工作相适应的人员合理适用研究;有关提高工作效率的工具标准化研究;有关劳资方面的工资制度的研究;有关组织方面的计划与执行部门、职能部门的研究。

泰勒虽然运用时间研究以及根据科学的方法对工作进行甄选、训练及培养,使得工作成果增加,但是他的管理过程过分强调工作场所及方法,而忽略了组织整体。同时,也由于他高估薪酬对工人的重要性,而忽略了组织中社会满足的重要,因此引起劳工组织激烈的反对。因为他们认为科学管理的方法使工人有如机器般工作,奖金又迫使工人必须保持高水准的绩效,而生产力增加的成果对业主的利益大于雇工。不过,无论其缺点如何,不可否认科学管理是管理工作科学化、系统化的开端,是管理理论发展史上的重要里程碑。科学管理理论在护理管理中的应用:

(1)以科学的研究方法对各项护理业务的改进进行探讨。

(2)各阶层的护理管理者有其特定的职责,各班护理人员也有固定的角色与功能,护士长负责护理单元业务的统筹、规划、控制等事宜。

(3)进行护理人员的甄选、分配、训练和再教育。

（4）部分护理工作标准化。

（5）护理管理人员的管理、领导能力训练。

（6）建立奖励制度和绩效考核。

2. **法约尔的管理过程理论** 与科学管理理论并肩而行的另一管理理论是管理过程理论。它不同于科学管理学派的标准化、制度化，而是探讨如何使管理过程合理有效等问题，法约尔是此学派中的代表人物。

法约尔曾撰写《一般与工业管理》一书，书中指出管理过程可分为规划（planning）、组织（organization）、指挥（command）、协调（coordination）及控制（control）等5项功能，并提出如下14项管理原则：

（1）合理的分工。

（2）权责的对应。

（3）严明的纪律。

（4）统一指挥。

（5）目标与计划一致。

（6）集体利益重于个人利益。

（7）公平合理的奖酬原则。

（8）权力应予以集中。

（9）良好的等级系统状态。

（10）良好的工作秩序。

（11）对雇员一视同仁。

（12）人员的相对稳定。

（13）鼓励和发展下属。

（14）养成团体意识与合作精神。

法约尔对管理过程的职能划分，为近代管理学科的研究提供了理论的框架，也为现代的管理科学理论体系的形成奠定了牢固的基础。其一般性管理理论的提出，扩展了管理理论的领域，为社会各种组织的管理活动提供了科学依据。

管理过程理论在护理管理中的应用：①强调护理管理者必须负责本单位内各项工作的规划、组织、领导、协调与控制等事宜；②有正式的护理管理组织，每一阶层有其职责，每一员工有一主管，每人的权利与责任对等，并将工作进行分工，护理部主任是最高的护理主管，各单位都朝护理部的目标努力；③护理部及各单位都设有奖惩方法，强调奖罚分明，并设有留任措施，以减少护理人员的流动；④护理工作是团队的工作，所以强调团队的合作；⑤有一套固定的员工薪资办法，使员工的薪劳公平化；⑥通过制定护理技术手册，使护理技术一致化，并成为正式的工作说明单。

3. **韦伯的行政组织理论** 韦伯在古典管理组织上的最大贡献是在他的代表作《社会理论与经济组织》一书中提出的"理想的行政组织模式"理论，该模式具有以下特点：

（1）明确的组织分工，即每一职位都应有明确规定的权利和义务。

（2）自上而下的等级体系，即权职应按照等级原则建立指挥系统。

（3）合理任用人员，即任用人员完全要通过职务的要求，经过考核和教育训练来执行。

（4）建立职业性的管理人员制度，即管理人员应有固定的薪金和明文规定的升迁制度，并作为一种职业人员去对待。

（5）建立严格的、不受各种因素影响的规则和纪律。

（6）建立理性的行动准则，即人与人之间的关系只有职位的区别，不应受个人情感的影响，人与人之间应具有一种不偏不倚的态度。

二、行为科学理论

1. **弗莱特的管理理论** 弗莱特是美国管理学家，其观点主要集中在她的《新国家》《创造性的经验》等著作中，其内容可归纳为四点：通过利益的结合去减少冲突；变服从个人权力为遵循形式规律；通过协作和控制去达到目标；领导应以领导的拥护者的相互影响为基础。

2. **孟斯特伯格的工业心理学理论** 孟斯特伯格是德国人，他在管理方面的最大贡献是首先把心理学知识与测试方法应用于工商管理的实践中，他批评过去的管理者只注重人的体力与技能，却忽视了人的智力与心理状态，这实质上是一个严重的错误，他认为人员选用的同时就应该考虑到"职业要求"和"个人心智"，并用测验方法加以确定。他在《心理学与工业效率》一书中，明确指出了实践心理学应系统地应用在人员的选用上，其目的是要发现：

（1）如何使每个人的心理特征适合于他的工作。

（2）什么样的心理状态下能使每个人达到最高效率。

（3）什么方法的刺激才能诱导人们去达到最满意的产量和最高的效率。

3. **梅奥的人际关系理论** 梅奥在他所著的《工业文明中的人类问题》一书中，首次提出了"人际关系的思想"，主要内容可归纳为以下4个方面：

（1）以前的管理把人视为"经纪人"，认为金钱是刺激积极性的唯一动力，而霍桑试验证明人是

"社会人",是受社会和心理因素影响的。

（2）以前的管理认为生产效率主要受工作方法和条件的限制,而霍桑试验证明生产的效率主要取决于工人的积极性、职工的家庭和社会生活及组织内部人与人之间的关系。

（3）以前的管理只注重管理组织机构、职能划分及规章制度的建立,而霍桑试验发现除了正式的团体和组织外,职工中还存在各种非正式的小团体,并且这种无形的组织有它的情感影响力,能左右其成员的行为活动。

（4）以前的管理只强调管理的强制作用,而霍桑试验发现新型有效的领导,应该是提高职工的满足感、善于倾听和沟通工人的意见,使人们的情感和需要发生转变。

4. 马斯洛的人类需要层次理论　马斯洛提出人有五种需要,是依次要求、依次满足、递级上升的五个层次,这五种需要是:①生理的需要;②安全的需要;③社会交往(爱和所属)的需要;④自尊和受人尊重的需要;⑤自我实现的需要。当需要未被满足时,就可以成为激励的起点,马斯洛的人类需要层次论为研究人类行为的产生和发展规律奠定了基础,在国内外管理中得到了广泛的应用。

5. 路因的人类行为领域　路因主张一个员工的行为受到员工的性格、工作群体的结构以及工作场所的工作气氛三者互动的影响。其主要观点如下:

（1）群体是一种非正式组织,是处于相对平衡状态的一种"力场",群体行为就是各种相互影响的力的结合,这些力也修正个人行为。

（2）群体形成有从属的目标。

（3）群体的内聚力,即群体对每一成员的吸引程度。他可用每个成员对群体的忠诚、责任感、对外来攻击的防御、友谊和志趣相投等态度来说明。

（4）群体有本身的规范。

（5）群体的结构。在非正式群体中,包括正式成员、非正式成员、领导成员和孤立者,其中领导成员重视保持群体的团结及组织结构。

（6）群体领导方式有 3 种,即专制的、民主的、

自由放任的,各有不同效果。

（7）群体的领导者要创造条件促使参加者作出贡献。

（8）群体中的团结、消除紧张、同意、提建议、确定方向、征求意见、不同意、造成紧张、对立等行为。

（9）基本团队趋向于规模较小,以便成员间相互交往的团队。

三、现代管理理论

1. 管理科学学派　管理科学在狭义上是指制定数学和统计模型,并通过电子计算机应用于管理,使管理工作中大量的数字筹算、统计、决策、检索及大型复杂的控制等问题简单化,降低不确定性,不仅节省人力、物力,而且提高了精确度。

管理科学学派具有这样的特征:①以决策为主要着眼点,通过数学分析求得最优决策;②以经济效果标准作为评价的依据;③依靠数学模型和电子计算机作为处理和解决问题的方法和手段。

2. 系统管理学派　系统理论学派提倡将管理的对象视为系统,从系统的整体性出发进行管理活动。系统管理学派的主要观点如下:

（1）管理系统是一个由人、财、物、信息等要素构成的有机整体,各要素之间相互影响、相互作用,领导人员的责任在于保持各要素间的动态平衡和相对稳定。

（2）管理系统是一个开放式系统,与外界环境有着密切的联系,管理人员在制订计划时应考虑市场、服务和盈利。

（3）管理系统是一个输入、输出系统,输入的是人力、物质、信息和时间等要素,输出的是产品、服务和盈利。

系统理论为护理管理人员提供了一种独到的见解,打开了新的思想领域,在护理上应用很广泛,护理组织系统内的人员组成、层级结构、职务权责的分界,以及各种护理活动,如:使用护理计划、病人分类、人力规划、排班、护理品质改进等都是系统理论的应用。

第三节　进　展

一、人力资源管理

在所有的管理对象中,人是首要的因素,员工的素质和行为表现是实现组织目标的关键,人才便

是资本。护理人力资源是以促进疾病康复,提高全体人民的健康水平,延长寿命为目标的国家卫生计划所需要的一种人力资源,他们是受过不同的护理职业培训,能够根据病人的需求而提供护理服务、

贡献自己才能和智慧的人,包括已经在卫生服务场所工作的护理人员,正在接受教育和培训、达到一定的学历或技术水平后能提供卫生服务的人员。

(一)我国护理人力资源现状

1. 护理人力资源总量及分布 据卫生部统计,2007年我国卫生机构为31.5万个,医院19 900个,床位314.4万张,卫生技术人员数468.3万人,执业医师204.0万人,注册护士147.0万人,注册护士占卫生技术人员总数的31.4%,医护比为1:0.72。与2003年相比,注册护士增加了20.4万人,每千人口注册护士由1.00人增加到1.12人。2008年全国医院共有注册护士119.8万人,占当年全国注册护士总数的72.4%,占医院卫技人员总数的40.1%。《医院管理评价指南(2008版)》指出医院护士至少占卫生部统计人员比例的50%,然而统计数据显示,该比例在护理人力资源相对集中的上海、北京、广东、江苏、浙江等地区,分别只达38.2%、36.8%、35.4%、34.6%、32.2%。

护理人力资源分布地区差异较大,每千人口注册护士:北京为3.94人,上海3.17人,西藏3.43人,山西为2.38人,重庆仅为1.02人。城乡分布差异大,我国80%的人口在农村,而每千户农业人口注册护士仅有0.53人;另据卫生部统计,截至2005年底,中国共有注册护士134.96万人,其中从事社区护理工作的仅10 972人,不到1%。

2. 护理人力资源结构状况

(1)年龄结构:据国家卫生部统计,2005年我国护士年龄小于25岁者占10.1%,25～34岁者占40.3%,35～44岁者占31.6%,44～54岁者占17.3%,55～59岁以上者占0.7%,年龄主要分布在25～45岁。

(2)职称结构:据2005年统计数据显示,全国护理人员共1 349 589人,其中护士与护师占总数的68.1%。主管护师、副主任护师、主任护师的数量逐年增加,占注册护士总数的比例分别为30.3%、1.2%、0.4%。上海市调查的数据显示护士队伍中初级职称或无职称占87.51%,中级职称占11.99%,高级职称0.51%。

(3)学历结构:据2006年上海市卫生局、上海市政协对全市40家二三级医院进行的调查,学历以中专为主,占75.56%,大专、本科比例少,大专占22.18%,本科占2.22%,硕士以上占0.08%。

(4)性别结构:女性比例占绝对优势,男性比例极低。

3. 护理人力资源培训现状 我国的护理高等教育起步较晚,1983年恢复本科教育,1990年第二军医大学率先在国内开始培养护理学硕士研究生,2007年护理学硕士招生院校为58所,招生人数428名,受过高等教育的人还很少,与发达国家相比有很大的差距。

我国护理继续教育的作用和地位越来越受到重视,国家卫生部颁发了《继续护理教育暂行规定》和《继续护理教育学历授予试行办法》,对继续护理教育的内容、时间、对象都作了详细的阐述。但是目前我国护理继续教育还未能很好地落实,很多医院还是采取临时讲课、短期培训的方式为主,未形成目标明确、阶段性的教育模式,需要进一步的规范和完善。

我国专业护士的发展还处在初级阶段,虽然近几年专业护士培训发展迅速,北京、江苏、广东等省已开设了不同专业的专科护士培训班,但是与发达国家相比还存在着很大的差距。美国高级实践护士(advanced practice nurse,APN)发展迅速,美国的APN占护士总数的7%,日本从1993年引进美国临床护理专家(clinical nurse specialist,CNS)和专科护士培训制度,并发展迅速,现已有13个专科护理领域。

(二)护理人员的编配

护理人力资源管理就是对护理人员进行有效选择、安置、考评、培训和开发,使之能达到岗位和组织的要求,而人力资源管理的目的就是根据医院的结构、目标、护理模式,给予每个护理单元、每个班次足够的、高质量的护理人员。护理人员编配,是指对护理人员进行有效恰当的选择,以充实组织结构中所规定的各项职务,完成各项护理任务。人员编制是否合理,比例是否适合,直接影响到工作效率、护理质量、服务水平和成本消耗,甚至影响护理人员的流动及流失率。因此,护理管理者要在有限的内部经费限制下,合理配置护理人员,最大限度地满足病人需要。

1. 编配原则 护理人员编配除了遵循人员管理的基本要求,还应该遵守以下原则。

(1)以病人为中心:医院护理工作的目标是为病人提供最佳的整体护理。因此,配置护理人员的数量、结构等应满足病人的护理需要,即有利于护理目标的实现,并结合医院情况和护理工作的科学性、社会性和持续性等特点,进行全面安排。

(2)结构合理:护理人员编配不仅要考虑数量,

而且要考虑人员群体的结构比例。护理队伍中，高、中、初级专业技术职务人员；老、中、青不同资历人员；护士与护理员；临床护理与教学、科研人员等，都应有合理的比例。只有编设不同数量和不同层次结构的护理人员，才能优化人才组织结构，做到不同个性、智能、素质特长优势互补，从而充分发挥个人潜能，以最少的投入达到最大效益。

（3）能级对应：即按照工作职能编制人员，使护理人员的资历、级别等与之相适应。由于各级医院及医院各科室的性质、规模不同，服务对象的数量和层次不同，护理人员编制标准也就不同。如普通病房从事护理技术操作的以初级护理人员为主，而重症监护病房则需要配备较多高学历、实践能力较强、专科知识扎实、有临床护理经验的护理人员。选择合适的人去担任所规定的各项任务，做到人员的资历、能力、素质所担负的固定职务相适应，才能提高护理工作的质量和运转速度。

（4）控制成本：护理人员的配置不仅要根据病人和护理工作的需要，同时也要参照医院的经济效应。护理管理者应考虑预算中的人事费用，制定合理的人员编制，较大限度地发挥人力资源的效能，减少成本。

（5）动态调整：护理专业的发展，服务对象的变化，医院在体制、制度、机构等方面的不断变革，客观上对人员编制的动态管理提出了要求。护理管理者应根据实际情况，不断进行人员动态调整，包括引进新的护理人员、重视和落实在编人员的继续教育，从而在人事工作上发挥对护理人员的筛选、调配、选用、培养的作用，为配合医院总体发展，提供护理人员编配的决策性建议。

2. 护理人员的编配方法

（1）国内护理人力配置方法

①宏观卫生人力资源配置的预测方法：目前我国宏观的卫生人力资源配置的研究方法是以医生人数为主要研究对象，护士数量则通过医护比例来确定。《综合医院组织编制原则试行草案》规定，临床医护比为1:2，卫护比为1:0.5。宏观配置方法不能直接计算出应配置的护理人员数量，必须由医生数间接计算，并受医生数结果的影响，随着社会的发展对护理人员的需要及要求的变化，此方法早已不再适应现代护理模式的要求。

②床护比计算法：目前，国内的大多数医院仍然在采用卫生部1978年颁布的《关于县及县以上综合性医院组织编制原则（试行）草案》进行配置，

即医院500张床位以上，床护比1:(0.58~0.61)；300~500张床位,1:(0.50~0.52)；<300张床位，1:(0.40~0.46)；临床平均床护比为1:0.4。该计算方法没有考虑到医院或科室之间床位使用率、工作量大小，以及病人病情严重程度的不同，已不再适应医院护理人员需求的新局面。

③护理工作量测定配置法：护理工作量测定法是在准确测定护理工时的基础上运用公式计算，合理配置护理人力资源的方法。护理人力的计算公式为：

护士人数=（病房床位数×床位使用率×平均护理时数）×（1+机动系数）/每名护士每天工作时间；平均护理时数=各级患者护理时数总和/该病房患者总数；床位使用率=占用床位数/开放床位数；每名护士平均每日工作时间应去除每周公休时间。

护理工作量的测定方法：护理工作量包括直接护理时间和间接护理时间，直接护理时间是护士每日直接为病人提供服务的护理活动，如晨间护理、输液、输血等；间接护理时间是护士为直接护理服务所准备的项目，以及沟通协调工作（包括会议、交接班、书写记录）所需要的护理活动，如参加医生查房、处理医嘱、领药等。

此外，护理工作量测定方法还包括按患者日常生活自理能力等级测定法、按护理级别测定法、按患者照顾需要分类测定法等。

目前我国护理工作者对护理工作量的测量方法做了很多研究，但是还没有一个公认的可靠的测量方法，且工时测定只测量了我们所做的而不是我们应该做的，还是有一定的缺陷，测量结果应做到标准化、计算机化；测量结果应在医院的各个科室之间或在全国范围内的各医院之间进行比较。

（2）国外护理人力配置方法：关于护理人力资源配置的相关研究，国外起始于20世纪50年代，目前已趋于成熟。

①宏观护理人力资源配置的预测方法：如北爱尔兰卫生部和社会服务系统运用护理人力资源数据库和护理计划聘用护士，不断评价和测算护理人员在岗与离职情况，并用图表显示各种比例，以便动态调整。

②国外微观护理人力资源的配置方法如下。

PRN信息管理方法：PRN(project of research in nursing，护理科研项目)起源于加拿大，是一种医院护理体系信息管理系统，目前被许多国家广泛

应用,该方法通过累加每名患者每日所需每项护理工作的时间,得出每名患者每日所需的直接护理和间接护理时间总和,用来指导护理人员的配置。

患者分类系统配置(patient classification system,PCS):是北美护理工作量的主要测量方法,该方法对患者在特定时间内所需求的护理等级进行分类,再根据各类情况分配工作、预估经费、计算人力等。该方法包括原型分类法、患者分类量表法、因素分类法等,这些方法的应用有效利用了护理人力资源,提高了护理效率。

治疗性干预评分系统(therapeutic intervention scoring system,TISS):该系统1974年由麻省医院建立,于1983年更新并被应用于重症监护病房,它被用来判断疾病的严重程度、评估病床的使用和需求及确定护患比。通过为患者接受的干预行为打分来判断病情严重程度,再根据分值将患者分类(Ⅰ类≤10分,Ⅳ类≥40分)。该系统的优点在于,所搜集的干预措施很容易被床旁护士识别,是评估监护室患者护理需求的有效手段,但它的分值是与医疗项目密切关联,所以使用范围不广。

应用计算机技术进行配置:美国的Medicus Systems计算机公司编制的医疗软件在美国被广泛应用于护理人力资源的配置,它根据护理患者的工作量需求安排护理人员在班数。该方法在一些发达国家和地区实施情况证明它能够科学合理地配置护理人力资源,避免人员紧缺和浪费,是一种有效的人力资源配置方法。

【例】 二级与三级综合性医院护理人力资源的配置研究

2005年7月,中华人民共和国卫生部颁布了《中国护理事业发展规划纲要(2005—2010)》,《纲要》强调,护士队伍建设亟待进一步加强。医疗机构临床护理岗位的护士数量不足,提出了要增加临床一线护士总量,实现护理人力资源的合理配置。根据纲要的要求,上海市确定了二级与三级综合性医院护理人力资源配置专项研究课题,根据诊疗技术的发展和临床护理工作的实际需要,设置护理岗位,制定医院护士配置标准,为合理制定护理人力资源配置标准提供科学的理论依据。

1. 对象与方法

(1)研究对象:本次研究时间为2005年7月至2006年12月,研究分两个阶段进行。第一阶段研究:采用分层随机抽样法在上海市抽取34所二级

与三级综合性医院进行现况调查。第二阶段研究:采用分层随机抽样法在上海市抽取40所二级与三级综合性医院作为研究对象。对上述医院进行现况调查,内容包括医院护士和床位的总体配置情况和个别护理单元的配置情况。从第二阶段抽取的40所医院中选择10所医院进行为期1周的"护理项目工时测算",用于护理人力资源配置数量的计算。

(2)研究方法

专家咨询:两个阶段研究所使用的调查问卷和护理项目工时测算表,均在阅读文献的基础上使用头脑风暴法自行设计,由专家咨询确定表格,对其进行信度和效度分析,调查问卷克朗巴哈系数为0.827 67,被咨询专家权威系数C为0.88。

问卷调查第一阶段研究:针对34所医院不同层次人员发放5种调查问卷,调查的对象包括医院行政管理人员、护理部主任、护士长、临床一线护理人员、患者家庭等;调查的内容有护理人员数量与现有配置情况,护理人员的学历结构、职称结构,护理工作主要问题与需求等。共发放问卷4 826份,回收4 768份,回收率为98.80%,有效问卷4 704份,有效率为98.66%。第二阶段研究:针对40所选定医院护理管理人员发放5类调查问卷(综合问卷、门诊问卷、急诊问卷、手术室问卷、消毒供应室问卷)共200份,回收200份,回收率为100%;回收问卷全部有效,有效率为100%。

工时测算选定10所医院发放工时测算表格3类(直接工时测算表、间接工时测算表、频数登记表)共160份,回收160份,回收率为100%。课题组对10所即将进行工时测定的医院负责人和调查员进行测算前培训。工时测算采用体育专用计时秒表,时间单位精确到秒(s)。10所医院同时在普通外科、骨科、神经内科、呼吸内科、ICU及精神科、妇科、儿科、五官科、急诊观察室、中心输液室、门诊换药室、门诊注射室、内科等科室展开测定,使用"一对一"跟踪测定,3班24h不间断,力求准确全面。

研究指标:①护理人员休假机动系数:机动系数又称为机动率,它是一个比值,指因正常缺勤而在一般编制人数基础上需另外增加的人数比例。根据机动系数的概念可知,机动系数=全年所有休假人数/全院护理人员全年工作日;②医院整体护理人员配置:本次研究在结果表达中使用两类数据,即实际配置数值和标准配置数值。实际配置是

基于目前临床护士实际从事直接护理和间接护理工作的计算结果,未考虑配置公式中的机动系数部分(即机动系数=0)。其计算使用:科室护士实际配置数值=(病房床位数×床位使用率×平均护理时数)÷每名护士每天工作时间(每天工作5.71 h)。标准配置是考虑护理人员的事假、产假、病假、节日长假、脱产教学等实际缺勤情况的计算结果,在计算过程中考虑机动系数(即机动数=0.079)。计算公式为:科室护士标准配置数值=实际配置数值×(1+机动系数)。

统计学处理:使用 EpiData 3.0,SPSS 12.0 和 Excel 2003 中文版软件,建立数据库,将全部调查问卷和工时测定表格数据录入。

2. 结果

(1)机动系数:本研究第二阶段调查了 40 所医院 2005 年度护理人员不在岗情况(双休日休息不在其内)。由公式计算 40 所医院机动系数并进行相关分析,结果为护理人员休假机动系数均数为 0.079,标准差为 0.003 95,95% 参考值范围为 0.071~0.087。

(2)配置结果:经过两个阶段的调查研究,我们将现况调查和护理项目工时测定数据整合、汇总,根据护理人员配置公式,计算出了不同级别医院内外科、重症监护护理单元护理人员配置的床护比数值。

①普通病房配置:普通病房是住院患者接受治疗、护理的场所,也是医护人员开展临床科研、教学的场所,它是医院的基本组成单位。主要包括内科病房(呼吸内科、心血管内科、消化内科、血液内科等科室)和外科病房(普通外科、心胸外科、泌尿外科、骨科、神经外科等科室)。根据实际配置公式计算,结果见表4-1;根据标准配置公式计算,结果见表4-2。

②医院整体护理人员配置:应用以上配置方法分别形成监护病房、急诊、门诊、手术室、消毒供应室等 5 个单元的配置模型,并且综合以上各单元护理人力资源实际配置数值和标准配置数值,得出综合性医院整体护理人力资源配置模型,见表4-3。

(三)护理人员的排班

排班是指护理管理者根据人员管理和工作的计划,以每天及每班为基础,分配护理人员的过程。为了达到工作的最大效能、为病人提供最佳的服务,护理管理者必须根据护理模式、护理工作任务、护理人员的数量、职称,合理安排人力,否则会导致病人需求与护理人员数量不平衡。护理是 24 小时不间断的,护理人员必须轮流在不同的时间上班,包括晚班及节假日上班,这样就会造成护理人员生理时钟、日常生活、社交活动的改变,甚至影响护理人员的健康及工作的质量。护理人员常抱怨轮班后出现睡眠紊乱、食欲缺乏、烦躁、疲倦及对疾病的抵抗力降低等生理方面的改变,以致在工作中反应迟钝、工作效率降低,甚至有可能造成给药错误、仪器操作失败及问题处理不当等错误。因此,护理管理者应实施合理排班,最大限度地减少轮班的影

表 4-1 综合性医院普通病房护理人员实际配置

医院级别	实际床护比	95%参考值范围下限
三级综合医院	1∶0.42	0.397 7~0.443 1
二级综合医院	1∶0.40	0.380 5~0.424 1

表 4-2 综合性医院普通病房护理人员标准配置

医院级别	标准床护比	95%参考值范围下限
三级综合医院	1∶0.45	0.429 1~0.478 1
二级综合医院	1∶0.43	0.410 6~0.457 6

表 4-3 综合性医院整体护理人力资源配置模型

医院级别	平均展开床位	实际配置床护比	标准配置床护比
三级综合医院	1 091.60	1∶0.62	1∶0.67
二级综合医院	596.94	1∶0.56	1∶0.60

响,使护理人员在工作和个人生活之间达到一种状态。

1. 排班的目标

(1)达到以病人需要为基础的管理目标,提供持续性的照顾,使病人获得最佳的护理。

(2)实现人力运作的最大效果,以最少的人力完成最多的工作,避免护理人员工作负担过重或闲置。

(3)力求让每位护理人员都得到公平的待遇,至少对同一级工作人员的节假日安排有一定的原则可循。

(4)激励护理人员专业技能的发挥,提升护理人员的满足感。

(5)维护排班的弹性和机动性,提供应付紧急状况的排班模式,避免人力过多或不足的情形发生。

2. 排班的原则

(1)以病人需要为中心,合理安排人力,保证护理工作的安全性、连续性。

(2)根据护理人员的不同层次结构来排班,实现职能匹配。

(3)让护理人员参与排班,尽量给护理人员安排喜欢的班以及给予其足够的时间安排私人事宜、学习、生活等。当病人所需照顾与护理人员需求发生冲突时,应优先考虑病人需求。

(4)掌握工作规律,实行弹性排班,保证护理工作量与护理人力相一致,节假日备机动人员,做好应急准备。

(5)尽量避免长期连续的工作,防止工作效率降低。

(6)节假日可适当减少护理人员,但要确保病人得到持续的照顾。同时考虑护理人员排班的公平性,最好是假日轮流连续休息 2d,其次是在一周中间连续休息 2d。

(7)避免增加护理人员的紧张度,勿将"排班"作为奖惩工具,降低护理人员的紧张度,提高工作积极性。

(8)排班必须依据劳动法、医院及护理部的政策和规定实施。

3. 排班的影响因素　Maier rotho & Wolfe 认为一般性的影响排班的因素有下列 6 点。

(1)护士的不同素质:依教育程度而言,护士有职校、专科和大学毕业等。个人的经验、教育的背景、生长的历程等均影响其工作的绩效及工作的承受能力。

(2)不同时段的工作性质:医院的护理工作是全天 24h 的提供,每周工作 7 天,白天的工作量负荷较重,需要较多的人力;晚、夜班的工作量依次减轻,需要的人力也较少。一般来说,白天、晚班、夜班的人力配置为 50%,30%,20%。星期六、日病人出入院减少,医生的医嘱及病人的化验、检查均减少,因此,护理工作量是星期一至星期五的 70% 或 80%。

(3)医院的政策:排班与人力的充足与否有密切的关系。然而,人力的状况与医院管理者的政策方向息息相关。例如:A 医院的政策是赚钱第一,服务第二,则人力的运作必然是以最少的人力获取最大的利润。B 医院的政策是服务第一,赚钱第二,则人力的运作会考虑到服务的品质,如医院有盈余的资金会聘用较多的护士。

(4)排班的方法:不同的排班方法,就会产生不同的人力运用情形。例如:有传统式排班、周期性排班、每 8 小时轮班的三班制,或每 12 小时的轮班方式等。

(5)护理的模式:提供护理的方式不同,则排班的方式也不相同。如功能制护理、小组护理或整体护理等不同护理模式在人力的需求或安排上各有不同。

(6)单位的特殊性:监护中心、手术室、门诊部、产房等病区均有其特殊性,因此与普通病区的排班有不同之处。

4. 排班的种类

(1)集权式排班:由护理部门的一级、二级管理者负责所有单位护理人员的排班。随着计算机的临床应用,亦可由电脑负责操作。负责人员管理的协调者要清楚每天可运用的护理人数,并根据每日护理人员或病情不同的需要而做改变,使人员运用能完全满足医院护理的需要。优点:对人员管理有全盘的了解,可随时调整各单位的人数,避免忙闲不均;节省护士长的时间,使其能处理其他的管理问题;运用一致的政策及目标,使所有的护理人员得到公平的待遇。缺点:没有顾及个人及单位的需要,影响下级人员的满意度;单位层次责任感低,不利于发挥人力所长;管理者较少参与人员的管理,容易忽视人员预算的控制。

(2)分权式排班:排班者为单位护士长,可依自己的排班计划,配合护理人员的愿望,及病人的需要来排班,为目前最常见的排班方式。优点:排班者熟悉单位临床及护理人员的需要,能有效利用人力,表现自主力,也称有弹性;能增加护理人员管理的责任感;能较好满足护理人员的需要。缺点:护士长花过多的时间在排班的非护理性工作上;可能会造成工作人员间为得到好的班次而产生不良竞争;造成护理单位间不一致的政策;可能会成为护士长用来惩罚或奖励护理人员的工具;可利用的人力资源较少;使护理人员有较多的机会提出特殊要求;较不符合经济效益。

(3)自我排班:指病区管理者和护士共同制订工作时间安排表。优点:可增强向心力,改善主管与工作人员的合作关系,使工作人员的自觉性增强;同时护士长亦可节省排班所费的时间。缺点:排班规则不完善,易导致人力不能有效利用;护理人员的需求不易协调。

5. 排班方式

(1)传统式排班:是目前普遍采用的排班法。由护士长对护理人员的上班时间做大致上的分配,通常是以单位所使用的护理模式、护理人员数、病人数及病情等因素作为排班的依据,这种方式的好处在于它比较有规律性,也可以随时调整,管理者实施起来比较方便。缺点是缺乏弹性,人力与工作需要不能较好匹配。三八制混合排班是常见的传统式排班,即实行每日8h工作,二日夜班制,夜班后休息2d。而12h、24h多适用于产房、手术室或其他非病房科室。

(2)循环式排班:即护理人员按照重复的排班方式实施,一般是4周或6周循环1次。这种排班方式优点是:品质高、涵盖面广、稳定佳、公平性高及成本低,且护理人员可预见自己的上班时间,因而可以及早安排自己的活动,另外护士长花在排班上的时间减少、护理人员间的冲突也减少。但是,这种排班方式有一个很明显的缺点就是没有弹性。

(3)电脑辅助的传统式排班:电脑可根据既定的排班政策及护理人员过去的排班方式来协助排班,也可帮助快速及完整地寻找过去的较好的排班表,计算护理时数及统计护理人员的夜班费。这种排班方式不但具有传统排班方式的弹性、产生高品质的排班,也可配合政策使稳定性增加,成本降低,还能减少时间的浪费。此方法多用于集权式的排班中。目前,国内已有多家医院的护理部采用电脑辅助的排班方式。

(4)自我排班:是一种由单位的护理人员共同决定后采取的以月为单位的排班过程。实施自我

排班的单位,护理人员能表现出较高的自主性及工作满意度、护理人员间协调及沟通的能力增加、士气提高、能较好完成各单位预定的目标,可使离职率下降、成本降低、要求换班及怠工的情形减少。自我排班包括5个步骤:①委员会征集护士要求,提出自己要求的工作日、班次和休息日。②委员会汇总,制订出一张排班表,突出强调尚待安排的班次与休息日。③张贴公布尚待安排的班次,以便护士自愿改变工作日填补。④委员会调整排班,填补空缺的班次,在一个排班周期内,一个护士最多被调班1次。护士轮流调班,保证被调班的护士在下一排班周期之内不再被排班。⑤张贴最终病区排班表,若再有任何改动则通过护士私人间协商解决。护士长应给予护士自我排班练习的时间,先试验两三次,提出改进措施,待完成排班规则后正式实行。

(5)弹性排班方式:介于传统及循环式排班间的排班方式,由管理者根据工作的性质、病人的数量、病情,弹性调整工作时间安排的排班方式。它可以合理使用人力,提高护士积极性。

(四)护理人员的绩效考核

绩效考核是人力资源管理中的重要环节,它能给人力资源管理的各个方面提供反馈信息,是工资管理、晋升、人员使用和培训的主要依据,也是调动员工工作积极性的重要手段。绩效考核是"知人"的主要手段,而"知人"是用人的主要前提和依据,即绩效考核是护士人力资源与开发的手段、前提与依据。

1. 绩效考核的定义 绩效考核,又称人事考核、绩效评估、员工考核等,是指按照一定的标准,采用科学的方法,检查和评定员工对职务所规定的职责履行程度,以确定其工作成绩的一种有效管理方法。简而言之,是指主管或相关人员对员工的工作做系统的考核。

2. 绩效考核的功能 绩效考核有悠久的历史,古今中外都有很多记载,当今世界各国政府和企业对人员绩效考核越来越重视,主要是因为考核具有以下重要功能。

(1)控制功能:绩效考核是人力资源管理中主要的控制手段。通过考核,可以使工作过程保持合理的数量、质量、进度和协作关系,使各项管理工作能够按计划进行。对员工本人来说,也是一种控制手段,员工能明确自己的工作职能,因而能提高员工按照规章制度工作的自觉性。

（2）激励功能：通过考核，对员工的工作成绩给予肯定，使员工能够体验到对成功的满足感、对成就的自豪感，由此调动员工的积极性。

（3）标准功能：考核为各项人事管理提供了一项科学而公平的标准，管理者依据这个考核结果决定人员的晋升、奖惩、调配。这样，便可使组织形成事事按标准办事的风气，从而促进人力资源管理标准化。

（4）发展功能：考核的发展功能，主要表现在两个方面：一方面，组织可以根据考核的结果制订正确的培训计划，达到提高全体素质的目标，以推动专业的发展；另一方面，它可以发现员工的长处和特点，从而决定员工的培养方向和使用办法，充分发挥人员的长处，促进个人发展。

（5）沟通能力：考核的结果出来以后，管理者向员工说明考核结果、听取员工的申诉和看法，并帮助其分析原因、提出改进措施，为领导与员工的沟通提供了相互理解的机会。

3. 考核的内容　考核护理人员绩效时，管理者所选定的考核标准，对考核结果有重要的影响，如用"能遵守三查七对制度"来评价护理人员行为，不如用"差错事故发生率"来评价更直接、更有意义。因此，对护理人员应该考核什么？3 种最为常用的标准是：个人完成任务的结果、行为、特质。

（1）结果：如果重要的是结果而不是手段，那么管理者就应对护理人员任务完成的结果进行考核。比如，使用任务结果来评价护士长的标准是：行政管理质量、业务管理质量、安全管理质量。

（2）行为：许多情况下，工作效果很难直接归结为护理人员活动的具体结果，因为许多护理工作任务属于群体工作的一部分，在这种情况下，群体的绩效可能易于评价，但每个成员的贡献就很难判断，因此，管理者可对护理人员的行为进行评价，如职业态度、缺勤次数、夜班数等。

（3）特质：个人特质是最弱的一个标准，因为它离实际的工作绩效最远，但应用却很广泛。如"梯度良好""合作""经验丰富"这样的特质，不一定与良好的绩效高度相关，但不能忽视，因此也能被组织用作评价人员绩效的标准。

由于每个医院都有它自身的特点、独特的历史和未来目标。因此，工作评价内容要与医院的任务、目标和宗旨相一致。个人行为表现的标准包括任务的完成情况、工作满意度、个人的成长；部门的行为标准包括有效的护理病人、组织纪律、缺勤情况、周转率和有效的资源利用；医院的行为反映在有效的资源利用和投入回报。

4. 绩效考核的类型　在传统观念中，管理者权利的表现形式之一是评估下属的绩效，这种观念背后的理论基础是：管理者对下属的绩效负有责任，只有他们来进行绩效评估才有意义，但是实际上，采取多种考核方式，可能会达到更好的效果。

（1）上级考核：医院对护理人员的绩效评估，95％是由他们的直接上司来做的。但是，有些医院已经认识到这种评估方式的缺陷，因为管理者负责的事务太多，不可能充分的和每个部属直接接触，也不可能熟悉所有部属整体的表现。最理想的办法是由每个员工的上一级督导人员来考核该员工的表现。

（2）同行评议：同事的评估是最可靠的评估资料来源之一。因为同事之间的行动密切相关，日常接触使他们对自己同事的绩效有一个全面的认识，通过同行评议，可以增加人员之间的信任、减少冲突，使人员勇于面对困难和努力进行改进行为，同时还能使护士提高交流技能、增加责任感。

（3）自我考核：让护理人员评估自己的工作绩效，与自我管理和授权是一致的。自我评估法得到员工的高度评价，因为它有助于消除员工对评估过程的抵触，有效地刺激员工和他们的上司就工作绩效问题展开讨论。但是，这种方法难免存在自我服务偏见，造成评估结果被夸大。因此，自我评估更适用于员工的自我开发计划。

（4）下属评价：直接下属的评估也能够提供关于管理者行为的准确信息，因为评估者与被评估者的接触比较频繁。但是这种评价方式存在的问题是，员工害怕对上级的评价太低而受到不利影响。因此，想要得到准确的评估结果，在评估中应采取匿名的形式。

（5）全方位评估（360 度评估）：最新的绩效评估方法是 360 度评估法，这种方法提供的绩效反馈比较全面。评估者可为护理人员在日常工作中接触到的所有人，如病人及其家属、上级、同事等。但实施起来比较困难。

5. 绩效考核的方法　明确了绩效评估的内容和评估方式后，就要采用具体的考核技术来评估员工的绩效。下面介绍几种主要的绩效考核方法。

（1）书面报告法：即写一篇短文来描述一下员工的缺点、优点、过去的绩效状况、潜能和改善建议。书面报告不需要复杂的形式，也不需要多少训练就可以做。但是,这种评估法反映的常常是写作者的能力,表现在评估结果的好坏往往一半取决于评估者的写作技巧,一半取决于员工的实际绩效水平。

(2)关键事件法:关键事件法将绩效考核的注意力集中在那些有效从事一项工作与无效从事一项工作的关键行为上。也就是说,评估者记录下护理人员的哪些行为是特别有效和无效的。这里的关键是描述的重点必须是具体的行为,而不是定义模糊的人格特质。此种方法有助于护理人员提高应变能力和维持较高的工作水准,也可以提供丰富的行为榜样,让护理人员知道哪些行为是符合要求的,哪些行为是需要改进的。

(3)评定量表法:由于编制和实施中花费时间较少,而且可以进行定量分析和比较,因此是绩效考核中使用的一种最古老又最常用的方法。这种方法是把一系列绩效因素罗列出来,如工作的质与量、知识能力、合作、忠诚感、主动性等。

(4)专人复审法:专家复审法是所有绩效考核方法中成本最高的,需要外请护理专家与各单位主管、护理成员与同事一起讨论工作人员的表现。由于考核人员为外聘,因此考核结果比较公正,也较专业。

(5)要素评定法:把被考评岗位的工作内容划分为相互独立的几个考核要素,并把每个考核要素划分为若干等级,且对每个等级均用明确的定义或说明,来描述达到该等级的标准,然后按此进行评估,最后再综合得出总的评价。

(6)多人比较法:这种评估法是在与别人绩效水平对比的过程中评估每个人的绩效水平,因而是一种相对的而非绝对的测量手段。最常用的3种比较方法是:小组顺序排列法、个人排序法和配对比较法。

小组顺序排列法:要求评估者把员工置于特定的类别中,在挑选护理骨干时,可采用这种方法,以判断某个护士是否排在全科护士优等之列,还是中等之列。

个人排序法:把护理人员从最好到最差排出顺序,如果管理者要评估30名护理人员,这种方法先假设第1名和第2名之间的差别与第21名和第22名的差别一样大。虽然有些员工之间差别很小,但这种方法不允许名次并列,这样就能清晰对员工绩效排出最好的到最差的顺序。

配对比较法:把每一个员工与另外所有人员进行比较。在两个人的比较中评出优劣。在配对比较得分的基础上,给每个员工一个总和的等级。这种方法可以保证每个员工都与其他员工做一次比较,但是如果员工人数太多,这种比较就难以进行了。

(五)护理人力资源发展趋势

人力资源是社会组织在激烈竞争中生存、发展、充满生机和活力的特殊资源。护理人力资源是发展护理事业所需资源的重要组成部分,是护理资源中最重要且最具活力的部分,其状况直接影响到护理质量的提高和护理事业的发展,我国护理人才队伍的素质、结构都将面临新的挑战,护理人力资源管理急需建立全新的思维模式和管理模式。

1. 人力资源的影响因素

(1)护理服务需求的变化

①护理服务需求的层次增多、要求提高:随着社会进步和经济发展,人们的健康观开始出现变化,对生活质量和健康更加关注,对卫生保健服务的期望和要求也越来越高;医学领域的迅速发展,使护理强度大大增加,护理队伍必须不断充实并提高自身的素质,才能适应发展的需要;人口老龄化的到来,社会需要照料生活的人数越来越多,使老年护理专业的发展面临挑战,长期的保健工作,还没有利用专业护士,并充分发挥其才能;医疗保健成本迅速增加,卫生保健制度的改革要求卫生保健系统加快改革步伐,提供优质、高效、低耗、便捷的卫生保健服务,也使得护理工作需要着眼于财力、人力的管理。护理管理者在促进人力资源需求的重建及有效的管理方面,已处于关键位置。

②医疗保健机构功能分化:社会对卫生保健需求的变化和医学科技发展内在规律的作用,使传统的医疗保健功能发生变化,出现了以解决疑难病症的诊断治疗为主,具有科教研和开发新技术能力,拥有更多高水平资源的区域医疗中心和面向社区、以常见病多发病诊断治疗康复、预防保健、健康教育咨询指导为主要任务的社区保健中心。这种变化使医疗保健机构必须更合理、更有效地配置和使用人力资源,提供不同层次的卫生保健服务使大众能够得到更方便、更经济、更有针对性的服务。

③卫生人力的需求发生变化:在传统的医疗结构中,卫生技术人员一般被分为主系列和辅助系列,即医疗岗位和药、护、技等技术岗位,后者一般围绕医疗工作的需要提供技术支持,这种人员配置和工作模式已经不能适应现代化医院发展的需要。

随着医学模式的发展,专业分工越来越细,岗位要求越来越高,医疗机构内部岗位的主辅界限在逐渐消失,护理也变得越来越专业化,国内外现代医院中出现的临床护理专家就是有力的证明。这一发展趋势需要大批在护理领域具有较高水平的掌握护理知识、具有良好沟通和合作能力的专业人才。护理人力资源管理应该根据卫生人力需求这种变化,在护理人员的培训、配置、管理方面做出调整,建立相应的专科化体系,建立专科的准入制度及有梯度的学位体系。使在职护士能更好地向专科化发展,保证护理人员的质量和数量能够满足现代医院发展的需要。

我国已经进入老龄化社会,老年人因衰老导致的身体功能减退、多重慢性疾病缠身,因社会活动圈狭小易出现精神心理问题,解决这些健康问题,需要护理人员能够提供包括身体健康情况监测、预防保健、慢性病治疗康复咨询指导、不良行为生活方式的健康教育等方面的服务,并将心理、社会疾病列入常规防治范畴。目前我国社区护理人力资源力量较弱,社区护理人才的教育培训也相对滞后,工作规范化程度不高,很难满足人民群众日益增长的保健需要。

(2)经济全球化对护理人力资源管理的影响

①人才竞争和流动:随着经济的发展,人才竞争与流动日益频繁,如何发现、保留、发展优秀人才,使它们构成组织的核心竞争力,是人力资源管理必须认真对待的问题,护理人力资源中知识型员工占有很大比重,拥有更大的独立性、自由性、灵活性,且可替代性差。

②新技术与服务性工作的挑战:随着医学科技的迅猛发展,医疗机构的知识和服务密集的特点越来越突出,管理者应该为组织招募和培养更多高素质的员工,使传统的纯技能性的"劳动者"转变为多技能性的"知识员工"。

③环境变化与管理变革:面对动态的环境,管理者需要不断地改变以往做事的方式和进行变革,这种变革可能是受外部因素的压力,也有可能是组织主动迎接变化,医疗卫生体制改革就是一场大的变革,变革是否成功,在相当大的程度上是人的问题,既包括管理者,也包括每一位员工。

④医疗安全和经济效益:在医疗保健活动中,质量保证对于提高组织的竞争力十分重要,现代管理中质量包含了安全和经济效益两重含义,实施全面质量管理对质量进行全面、全员、全过程的控制,

不仅可以保证提供安全的服务,而且有利于在服务的各个环节重视成本控制。

2.护理人力资源的管理的发展趋势 随着医疗保健体制改革的不断深入,医疗保健机构的内外环境均在发生变化。通过对人力资源管理发展变化影响因素的分析,护理管理可以从中得到宝贵的启示,加快护理管理现代化的步伐。

(1)建立"以人为本"的管理模式:传统的护理管理基本上属于行政事务式的管理,更多注重的是对"事"控制;现代管理强调以"人"为中心,把人作为活的资源加以开发,注重人与事相宜,事与职匹配,达到人、事、职能效益最大化。管理以人为本不应该仅仅是一个口号,护理人力资源的管理必须提升到战略高度来认识,转变管理模式,切实营造一个能够使员工不断学习、不断获取发展和积累知识的环境。

(2)实现护理人力资源管理专业化:从国内外成功的经验看,人力资源管理在现代管理中的地位和作用越来越重要,专业化的程度越来越高,这是传统的部门管理或专业管理很难胜任的,因此,护理管理必须在人力资源规划、员工招聘和甄选、定向和培训、绩效评估、职业发展、薪酬确定等方面与人力资源管理部门合作,才能提高护理人力资源管理的水平。管理要从建立规范入手,逐步完成从行业规范管理为主到依法管理的转变,实现护理管理现代化。

(3)培养临床专科护理人才:根据现代人力资源管理理论,护理人才队伍建设必须考虑卫生服务需求发生的变化及其对人力资源需求的影响,认真做好护理人力资源规划,抓紧专科护理人才队伍的建设,培养具有较高水平、掌握专业知识的专家型护士,他们是专业建设、学科发展、管理变革的中坚力量,能够在护理实践中充分展现护理工作的专业价值,对于提高护理队伍整体水平具有良好的示范和牵引作用。

(4)完善护理支持系统:目前护士用于非护理专业事务的时间较多,造成了人力资源的浪费,临床已逐步成立护理支持系统,包括改进方法和操作规程、流水线系统,改变工作分配的方式和护理人员的结构,将计算机用于病人的护理等,以较少的专业时间更有效地完成常规的非专业性的和间接的护理任务,在今后的工作中,管理者要进一步完善支持系统,包括制订职工的工作标准与工作计划、建立工作监视系统等,提高医院资源的使用效率。

二、护理质量管理

护理质量是医院质量的重要组成部分,护理质量管理是指按照护理质量形成的过程和规律,对构成护理质量的各要素进行计划、组织、协调和控制,以保证护理服务达到规定的标准和满足服务对象需要的活动过程。开展护理质量管理必须建立护理质量管理体系,并有效运行,护理质量才有保证;应制订护理管理标准,有了标准,管理才有依据;要对护理过程中影响护理质量的各要素,按标准进行质量控制,才能达到满足服务对象需要的目的。

(一)护理质量管理模式

美国质量专家戴明博士于1954年根据信息反馈原理提出了"PDCA"质量管理循环程序是质量管理的基本模式之一,亦称戴明环。李丽传等推荐了国外的D×T×A模式,QUACERS模式,以单位为基础的护理质量管理模式,美国JCAHO ten steps质量管理模式和质量管理圈。

1. PDCA循环　PDCA是在管理活动中,为提高护理质量和管理效应所进行的计划(plan,P)、实施(do,D)、检查(check,C)、处理(action,A)4个阶段循环的质量管理过程。

(1)PDCA质量管理循环的4个阶段8个步骤

计划阶段:①分析现状,找出存在的质量问题;②分析产生问题的各种影响因素;③找出主要因素;④针对影响质量的主要因素,制订工作计划和活动措施。

实施阶段:⑤按照制定的计划措施认真执行。

检查阶段:⑥根据计划的要求,检查实际执行的效果,判断是否达到预期的结果。

处理阶段:⑦肯定成功的经验,形成标准、制度或规定,知道今后的工作;总结记录失败的教训,作为前车之鉴,防止以后再次发生类似事件。⑧提出这一循环中存在的问题,并转入下一循环去解决。

(2)PDCA循环的特点

①PDCA 4个阶段是一个有机的整体。有个计划,不去实施,等于没有计划;有计划、有实施,但不检查,则无法了解其效果;计划、实施、检查都有了,缺乏处理,则工作成果无法巩固,管理水平无法提高。因此,4个阶段的有效运行才能形成完整的循环。

②大循环套小循环,互相衔接,互相促进。在大PDCA循环管理中,包含若干小PDCA循环。护理质量管理是一个独立的质量管理系统,也是医院质量管理中一个重要组成部分。它既可以在护理系统内进行不同层次的循环管理,也是医院管理大循环中的一个小循环。

③阶梯式的运行,不断上升的循环。PDCA 4个阶段周而复始的运行,每运转一个循环都会解决一些实际问题,并充实新的内容与目标,使质量水平有所提高。新一轮循环建立在提高了的基础上进行。

④处理阶段是PDCA循环的关键环节。把计划执行中的成功经验和失败教训都纳入有关的标准、规程、制度中去,作为今后工作的指南和借鉴,才能使质量水平在原有基础上提高一步。处理阶段具有承上启下的作用。

2. D×T×A模式　D×T×A模式是简单而有效的质量管理架构,该模式将质量管理的成效视为资料(data)、工具(tool)和态度(attitude)三者交互作用的结果。"×"是乘式符号,意味着当其中一项为0的时候,则质量管理的成效也将等于0。所以当质量管理失败时,应该考虑从这3个方面来寻找失败的原因。

3. QUACERS模式　1981年M. N. Adair提出QUACERS模式(the quality assurance,cost effectiveness,risk management,and staff need),确认护理质量管理的4个方向,并确认质量管理的均衡发展,即:①做好病人护理的质量管理保证;②有效掌握医疗护理的成本效益;③做好病人及工作人员的安全措施,有效运用危机处理技巧;④满足工作人员的需求,包括薪水、升迁机会、专业成长与成就感。

4. 以单位为基础的护理质量保证模式　1984年施罗德结合美国护理行政协会及梅尔的护理质量管理模式,形成了以单位为基础的护理质量管理模式(nuit-based practice model for nursing quality assurance),如图4-1。

5. 美国JCAHO ten steps　美国医疗护理机构评鉴联合委员会建议医疗机构采用10个步骤实施质量管理计划,以确保质量管理计划。

(1)审视机构的理念、目标、目的及管理模式,以界定质量管理的责任。

(2)在病人护理、工作人员绩效、成本效益3个监测管理系统责任区内,明确主要功能及措施。

(3)确定主要服务范围及相关活动。应以病人种类、检查治疗形态与基本临床护理活动来考虑,并以该活动是否与高危险性、多量性、潜在性问题

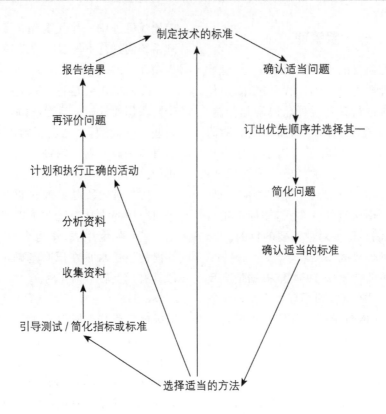

图 4-1　以单位为基础的护理质量保证模式
（摘自：李丽传．护理管理．北京：科学技术文献出版社，2000）

及高成本等相关，作为选择重要质量管理监测项目的依据。

（4）建立标准及确定测量指标。

（5）建立阈值。

（6）收集及组织资料，需考虑资料数据的频数、样本数和方法。

（7）分析、评价其变异因素并与常态做比较。

（8）选择并执行行动，优异表现应给予鼓励，存在问题应寻求解决、修正并追踪。

（9）追踪评价，做好记录。

（10）进行有成效的沟通与整合；内容须呈现正、负面结果，并提出总结与建议。

6. 质量管理圈　质量管理圈（quality control circle，QCC）是由同一现场工作人员或者工作性质相近的同仁，运用简单有效的质量管理方法和理念，对自身的工作环境进行持续的改进。实施过程体现自动、自发、互助的团队精神，按以下 8 个步骤进行，即：组圈、选定主题、现况分析、制订活动目标、检查对策、实施对策、确认成效及标准化。

（1）圈员自愿来自同一单位或一起工作者，可以轮换。

（2）圈员每周开会 1 次，或者每个月至少 2 次，每次 30min 至 1h；遇有临时问题则随时开会，每次 20～30min。

（3）圈员应注意主持会议的技巧，采取指名发言、接力发言或反问等方式引导全体发言。

（4）遵守有效开会的原则，准时开会，不做人身攻击及尊重不同的意见。

（5）圈员应适时学习并运用辨识问题及解决问题的质量管理新技巧。

（6）一般由工作现场的督导者来辅导质量管理圈的活动，注意重在激发员工的创意，而不是去指示员工该如何做。

（7）质量管理圈需要高层管理者给予强有力的支持，比较容易成功。

（8）应重视人员的发展和现场工作者所提供的创意，以提高生产力及效率。

（二）护理质量体系

1. 护理质量体系的概念　护理质量体系是指实施护理质量管理所需的组织机构、程序、过程和资源。潘绍山等认为，通常所称的质量保证体系、质量管理体系应统一称之为护理质量体系。它包括以下三方面内容：①护理质量管理的组织机构、质量职能、质量职责以及机构之间的纵向、横向关系、质量工作网络、质量信息传递与反馈;②为进行某项活动所规定的途径,所有工作都是通过过程来完成的,每一过程都有输入和输出,输出是过程的结果,护理质量管理是通过对各个过程进行管理来实现的;③人员和物质是护理质量体系的硬件,是实施护理质量管理,实现质量目标的前提和基础,必须给予有力的保证。

医院护理质量体系包含在质量管理的范畴内,是为了实施护理质量管理而建立和运行的。建立护理质量体系必须结合医院的具体情况和内外环境来考虑,实际上任何一个医院都有一个护理质量体系,按照 ISO 9000 质量体系的标准建立健全护理质量体系,是为了使护理质量体系更加完善、科学和有效。建立护理质量体系可采用不同的步骤与方法,一般按以下程序实施:建立护理质量体系的组织准备→编写护理质量体系文件→护理质量体系的实施。

2. 护理质量体系的建立 护理质量体系有 4 个基本要素,即:管理者职责、人员和物质资源、质量体系结构及与护理对象沟通,也是质量体系的关键因素。护理对象是护理质量体系 3 个基本要素围绕的核心和焦点,4 个基本要素之间相互作用和影响,只有当 4 个基本要素协调一致时,才能取得满意的服务效果。因此使护理对象满意,既是医院每个护理人员为之努力的主要目标,也是医院护理质量管理的最高目标。

(1)管理者职责

①制定质量方针:质量方针是指医院的质量宗旨和质量方向,是进行质量管理、建立和实施质量体系、开展各项质量活动的准则。质量方针的内容包括质量宗旨和达到的总体质量水平;应树立形象与信誉;各项具体质量目标;在追求质量目标中采取的措施等。

②明确质量目标:质量目标是实现质量方针的具体内容,是为实现中长期的质量宗旨和质量方向而提出的短期内质量方面要达到的具体目标和活动。

③规定质量职责与权责:为达到质量目标,要建立一个结构设置合理、隶属关系合理、管理与技术人员比例合理的质量体系机构,对护理质量进行有效控制、评价和改进,并明确机构中所有人员的质量职责和权责,使他们在一定岗位上做到有职有权,为实现质量方针和巩固努力目标工作。

④实施管理者评审:管理者评审是指护理管理者正式的、定期对质量体系运行的有效性和服务成绩及效果进行评审,对质量体系及其运行存在的问题及时予以修正,使质量体系更加符合医院护理质量管理的实际。

(2)人员和物质资源:人员和物质资源是质量体系有效运行的保证。通过资源保证把质量改进与医学护理技术的进步与发展联系起来。

①人力资源:护理人员是护理组织最重要的资源。首先,护理管理者要灵活运用激励机制,调动每个护理人员的积极性,以保证质量方针和目标的落实。其次,做好培训与开发。培训包括两个方面:一是质量体系教育;二是知识更新。通过培训可以提高质量控制的自觉性和控制技能;开发是对护理人员的业绩进行评价,了解他们的发展需要和潜力。三是培养沟通联络能力。护理人员应具备与病人和内部工作人员之间进行有效沟通的知识和技能,这是确保护理质量极为重要的无形资源。

②物质资源:物质可以帮助改善服务条件和服务环境,加快服务过程中的信息流转速度,提高服务效率和质量。护理服务所需要的物质,在科技高速发展的今天已经成为影响护理服务质量的重要因素。因此,护理管理者要把好护理设备和卫生材料的质量关,防止因这些物质的质量问题而影响护理质量;应注意护理设备的更新,采用先进的护理手段为病人服务。

(3)护理质量体系结构:护理质量体系结构包括护理服务质量环、质量文件和记录、内部质量审核。

①护理服务质量环:护理服务质量环概括了医院门诊和住院护理服务全过程的运转情况,包括 5 个作业过程和 3 个评价过程。护理服务质量环从质量改进的原理上清晰地阐述了质量体系各运转要素之间的关系,从病人入院开始,到最终满足病人需要的服务结果,充分体现了"病人至上"的服务宗旨,显示了全过程的质量信息反馈系统,以评价护理质量,了解服务在各个阶段中存在的问题,并作为质量改进的依据。

②护理质量文件和记录:体系文件——护理质量体系文件是评审护理质量体系及其运行情况的依据。构成护理质量体系的全部服务要素、要求和规定均应明确并形成文件。质量体系文件包括:护理质量手册、护理质量计划、护理质量程序、护理质量记录和附件(技术规程)。

护理质量手册:是护理质量体系文件中的纲领

性文件,主要阐述质量方针、质量目标、组织结构(含职责)、质量体系要素和护理质量活动的基本方法、措施及护理质量体系文件的结构和分发等。通过质量手册可以对一个医院的护理质量管理状况有较全面和清楚的了解。

护理质量计划:是质量体系要求在具体事务上的反映,指针对某一项护理活动作出的包括质量措施、所需资源和活动顺序、进度的具体部署和安排。

护理质量程序:是质量手册的支持性文件,是落实质量手册的要求而规定的实施细则,是以书面文件的形式,规定医院为满足病人需要开展的护理活动的方法、目的和范围,以及活动如何实施、控制和记录等,使各项质量活动处于受控状态,使与质量活动有关人员明确职责、权限和相互关系,为执行、验证和评审质量活动提供依据。

护理质量记录:是证明护理服务达到的程度,并验证服务质量体系有效性的原始数据资料,为实现护理服务的可追溯性及采取预防、纠正措施提供信息。

文件管理——体系文件应做到字迹清楚、内容明确、易于识别和具有权威性,注明文件修订、再版日期。建立严格的质量文件管理程序,包括文件的发布、发放、修订和管理办法。所有文件应保证做到:由授权人员批准;在需要此文件的范围内发放和保证其有效;使用者能够理解和接受;对任何必要的修订进行评审;文件作废时给予撤销。

③内部质量审核:目的是为了验证护理质量体系的实施效果,进行持续质量改进。应按照已形成文件的程序,由与受审和活动或领域无关的、能胜任的人员有计划地完成并记录档案。审核结论应形成文件并提交上级管理者。对被审核活动,管理者应负责确保采取必要的、和审核结论相适应的纠正措施。应当评定由前次审核产生的纠正措施的落实情况和效果。

(4)与护理对象的沟通:与护理对象的沟通贯穿于护理的全过程,融洽的护患关系是与护理对象良好沟通的前提。与护理对象的沟通包括:①了解护理对象的需要,获取与治疗护理有关的信息;②向护理对象说明诊疗方法和要求,以取得护理对象的合作;③进行健康教育,增强护理对象自我保健水平和能力;④收集护理对象对护理服务质量的感受,便于进行质量改进。护理管理者应致力于护理人员与护理对象之间建立有效的相互协作关系,帮助护理人员掌握与护理对象及内部工作人员的沟通联络方法与技巧。

3.护理质量体系的实施

(1)加强组织协调:护理质量体系的有效实施,必须确定组织机构,把相应的工作职责和权责分解到各级质量机构和人员。质量职责的分解应遵循职、责、权、利统一的原则,保证各级机构和人员能够严格、有效履行职责,同时做好部门之间、人员之间的协调管理,及时纠正偏差,以保证护理质量体系的有效运作。

(2)进行质量教育:在建立护理质量体系的基础上,应对全体护理人员进行质量教育培训,以程序文件的内容为重点,提高护理人员对建立和实施质量体系的认识,明确建立和实施质量体系的目的、意义、作用和方法,使他们在质量意识上、技术方法上和管理手段上适应新的要求。

(3)建立信息反馈:对质量体系运行过程中的质量信息,应分层次、分等级进行收集、整理、储存、分析、处理和输出反馈到执行和决策部门,为管理者作出正确决策提供依据。在质量体系实施过程中,只有确保信息流通迅速,分析处理及时、准确,才能保证质量控制扎实有效,使护理质量保证在一个稳定的状态中。

(4)定期评审与审核:在质量体系实施过程中,应在一定的时间内,对质量体系运行的过程和结果,组织有关人员进行评审与审核。通过评审,修改质量体系文件,使质量体系运行更科学有效;通过评价结果,对相关人员进行鼓励,调动护理人员实施质量体系的积极性。

(5)持续质量改进:持续质量改进的目的是向病人提供高价值的服务和使他们满意。质量改进的关键是预防问题的出现,而不是等到出了问题采取改进。

(三)护理质量控制

1.护理质量控制的概念　控制工作是管理的重要职能之一。它是为了确保组织的目标以及为此而拟定的计划能得以实现,各级主管人员根据预定标准或发展的需要而重新拟定的标准,对下级的工作进行衡量和评价,并在出现偏差时进行纠正,以防止偏差继续发展或今后再度发生。管理活动中的控制是一个复杂并反复进行的工作过程。

护理质量控制是一种有目的的管理行为,其实质是保持或改变管理对象的某种状态,使其达到管理者预期的目的。如果管理对象没有状态变化,也就不需要控制。因而,研究管理对象状态变化及其与目的的关系,也就成为控制理论需要研究解决的核心问题。控制理论正是从这一角度出发,把主观和客观有机地结合起来,把预先的愿望同实现这种愿望的活动结合起来,铺平了理论通向实践的道路。护理质量管理活动中控制的过程也就是主客观逐步统一的过程。护理管理者能否对管理对象的变化状态进行有效的控制,主要取决于两方面的因素:一是要有明确的目的;二是要有实现目的的相应手段。护理质量控制,首先必须要有明确的护理质量指标,同时还必须具有必要的人力、物力、财力、信息及组织机构。

护理质量控制工作贯穿在护理质量管理活动的全过程中。护理质量控制只能是与质量管理的计划、决策、人员管理等活动密切联系在一起作为管理过程的整体发挥管理作用,即:控制是质量计划实施的保证,质量计划是控制的标准和依据;决策目标决定控制内容,控制工作为实现决策目标服务;组织成员的工作成效评价的有效性在许多方面也与控制工作的质量直接相关。因此,控制工作不仅可以维持其他职能的正确活动,而且在必要时可以通过采取纠正偏差,改变其他职能的活动。当护理质量控制发现原定目标和标准不能实现时,管理者可能采取调整原计划、重新确定目标或标准的行动;可能调整组织机构;或重新配备合适人选;采取加强领导和指导等重大改变,以便纠正偏差,完成工作任务。因此,护理质量控制工作对于衡量标准的执行程度,揭示标准执行中的偏差,以及指明纠正措施等均非常重要。

2. 护理质量控制的原则　护理质量控制必须针对具体目标,由控制者与控制对象共同参与,按实际情况设计质量控制系统。建立控制系统时应遵循以下基本原则。

(1)组织机构健全原则:在质量控制工作中,被控制的组织要机构健全、责任明确,所设计的控制系统能反映机构中岗位的责任,使控制工作有利于纠正偏差。当出现偏差时,应责任分明,责任与负责执行质量管理计划的岗位职务相适应。有效的质量控制不仅可以指出偏差,而且可以纠正这种偏差。如护理质量中发生的偏差应能明确地判明科室、病房和人员的责任,并加以纠正。

(2)与组织相一致的原则:质量控制系统的建立要反映质量计划所提出的要求。确立质量控制标准和控制手段也都要依据质量计划,质量控制过程中应力求使实际活动与计划目标相一致。在设计质量控制系统、运用控制技术进行控制活动之前,必须制定质量标准,控制系统要反映计划所提出的要求。例如:护理教学要有教学计划和教学质量控制标准,控制手段要依据教学计划设计;临床护理服务质量的控制标准与方法要反映临床护理工作计划的要求,社区护理、护理科研等不同工作都应分别按各自的计划要求设计控制系统。

(3)控制关键问题的原则:管理者在护理质量控制工作中,应着重于计划完成的关键性问题和实现质量计划的主要影响因素上。关键点的选择是一种管理艺术。临床护理工作细致,项目繁多,质量控制应选择对完成工作目标有重要意义的关键标准和指标,重点放在容易出现偏差或偏差造成的危害较大的环节。

(4)直接控制的原则:直接控制原则的指导思想是:合格的人员发生差错最少,并能及时觉察、及时纠正,减少或防止出现偏差。直接控制相对于间接控制而言,是控制工作的重要方式,以采取措施保证所属人员的质量,提高人员素质,而不只在工作出现了偏差后采取纠正措施,追究责任。下属人员越能胜任所担负的职务,自身就越能觉察执行计划的偏差,及时采取措施纠正偏差。因此,在护理质量管理中,应不断提高护理人员的医德、医风、专业、心理、体格等素质,保证提供护理的人员质量。

(5)标准合理性原则:应建立客观、准确、有效、适当的质量标准。标准太高或不合理,不会起到激励作用;标准不准确,不能测量,控制工作就会失败。

(6)追求卓越的原则:要使所属人员具有追求卓越的精神。在质量控制工作中,发现问题、分析原因、纠正偏差时,应寻求发展,追求卓越;在制订质量计划和质量标准、控制指标时,应具有一定的先进性、科学性,使组织和个人经过一定的努力方能达到,而不是可以随意轻取。

3. 护理质量控制的方法　前馈控制、同期控制和反馈控制称为控制的三级结构理论,也是护理质量控制的基本方法。

(1)前馈控制:前馈控制又称预先控制,是一种积极的、主动的控制,指在活动之前就对结果进行认真的分析、研究、预测,并采取必要的防范措施,使可能出现的偏差在事先就得到控制的方法,前馈控制的纠正措施作用在计划执行过程的输入环节上,工作重点是防止所使用的各种资源在质和量上产生偏差,是通过对人力、财力、物力等资源的控制来实现的。其优越性在于面向未来,通过控制影响因素,而不是控制结果来实现控制目的。

(2)同期控制:同期控制又称过程控制或环节质量控制,是管理人员对正在进行的各种具体工作方法和过程进行恰当的指导、监督和纠正。同期控制的纠正措施作用于正在进行的计划过程之中,是在执行计划过程中对环节质量的控制,这是护士长经常使用的一种控制方法,其有效性很大程度上取决于管理者的素质与能力,以及护士对管理者指示的理解程度。

4. 护理质量控制的过程 护理质量控制工作的过程包括3个基本程序:确立工作标准;根据标准衡量成效;纠正计划执行过程中偏差了标准的误差。

(1)确立标准:标准是计量实现预期工作成果的尺度。标准是根据计划而制定的,是计划工作的个体化,是在完整的计划程序中选出的对工作成果进行衡量的关键点。确立护理质量控制标准,首先应明确控制的对象,即体现目标特性和影响目标实现的要素。护理质量控制的对象有护理工作和提供护理的人员,控制标准应针对两方面来制定。护理服务质量的控制应抓住影响护理服务质量的关键点制定出标准。标准的类型很多,如实物标准、费用标准、时间标准、效率指标;有形和无形标准;定量和定性的标准等。一般把目标作为标准是一类比较理想的控制标准,即在各级质量管理机构中建立可考核的完整的目标网络,以使无形标准的作用逐渐减少。

(2)衡量成效:衡量成效是为了确定实际工作绩效而对所控制的管理系统运行效果做定性或定量的描述和评价,直接关系到能否实现管理目标。管理者首先需要收集必要的信息,然后将实际绩效与标准进行比较,确定计划执行的进度和出现的偏差。在实施过程中,要考虑到衡量的精度和频率的问题。所谓精度是指衡量指标能够反映出被控制对象多大幅度的变化,精度越高,越能准确反映管理活动状况,但同时也越复杂。频率是指对被控对象多长时间进行一次考核和评定,频率越高,越能及时掌握情况,但同时也增加了监测机构的工作量,或者根本做不到。在护理质量控制工作中,许多问题很难定出精确的标准,工作成效也难以用定量的方法进行衡量,因此,除了用定量的方法进行考核和评定外,大量的定性指标要规定得尽量具体,并按不同的重要性用一定的级数表示出来,最

后用权重方法进行综合评价,使定性的指标趋向定量。权重的确定可以采用专家评审法进行。

(3)纠正偏差:成效与标准之间总存在着一定的偏差。偏差的出现总有一定的原因。系统变化不只是受到控制影响的作用,还受其他一些影响因素的作用,找到这些因素也就找到了导致偏差的原因。找到偏差的原因后,应根据偏差的大小和控制能力,制订纠正偏差的方案。有两种方法:一种是当系统的控制能力有限,在现有条件下根本无法达到要求的目标时,只有改变标准,才能纠正偏差;另一种是改变输入的质量和数量,改变人、财、物、信息和系统的结构,提高系统的控制能力,输出满足目标的要求。

在某些活动中难免会出现一些偏差,但要确定可以接受的偏差范围。衡量成效要通过实际绩效与标准的比较找出偏差,并确定是否在可以接受的范围,如护理技术操作合格率控制范围是 90%～95%,低于 90% 则不能接受。管理者要把握好偏差的大小和方向,这是非常重要的。

(四)护理质量评价

我国医院护理质量管理经历了由定性管理到定量管理、由经验管理到科学管理的发展过程。科学的质量评价不仅有利于维护病人的利益,对劣质服务进行惩处和改进,同时也有利于维护医院与医务人员的利益,使优质服务得到肯定。然而由于护理工作面临的情况复杂,不可控因素多,如何建立起更加科学、客观、可信、有效的护理质量评价方法,是值得卫生主管部门和医院管理者共同深入探讨的问题。

1. 护理质量评价 护理质量的评价是护理管理中的控制工作。评价一般指衡量所订标准或目标是否实现或实现的程度如何,即对一项工作成效大小、工作好坏、进展好慢、对策正确与否等方面作出判断的过程。评价贯穿在工作的全过程中,而不应仅在工作结束以后。护理质量评价的意义在于:①说明护理工作的价值,证明和使人确认提供给病人的是有质量的护理;②衡量工作计划是否完成,并按预定的目标或方向进行,工作进展的程度和达到的水平;③根据提供护理服务的数量、质量,评价护理工作需要满足病人需求的程度、未满足的原因及其影响因素,为管理者改进和提高护理质量提供参考;④通过比较评价,选择最佳方案,达到肯定成绩,纠正偏差,持续改进提高的目的。

在进行护理质量评价时应遵循两项原则:实事

求是的原则,即评价应尊重客观事实,将实际执行情况与制定的标准进行比较,而标准应是评价对象能够接受的,并在实际工作中能够衡量的;评价标准适当的原则,即确定的标准应适当,不能过高或过低,并具有可比性。

医院护理质量评价指标是说明医院护理工作中某项现象数量特征的科学概念和具体数值表现的统一体,它由一个名称和一个数值组合而成,护理质量的评价和比较可在医院之间进行,也可在同一医院内的不同科室之间进行。一项护理质量评价指标只能反映医院护理工作的某个或某些侧面,只有当不同来源和用途的各个方面护理质量评价指标有序地集合在一起,形成护理质量评价指标体系,才能对医院的全面护理质量发挥评价作用。

指标及指标体系是管理科学的产物,也是进行质量管理最基本、最重要的手段。护理质量评价指标对医院护理工作起着关键的导向性作用。各医院现行的护理质量评价指标主要参照:国家卫生部《医院分级管理标准》、全国"百佳"医院评审标准、《医疗护理技术操作常规》以及各省、自治区、直辖市卫生部门制订的医疗护理评价指标。军队医院还同时参照《军队医院护理质量主要评价指标》《军队医院分级管理办法和评审标准》。

《军队医院护理质量主要评价指标》将护理质量评价指标分为工作效率、工作质量和管理质量三类。工作效率指标主要反映护理工作的负荷程度,包括特级护理床日用率、一级护理床日用率2项;工作质量指标主要反映临床护理和环节质量,包括基础护理质量合格率、特护及一级护理质量合格率、年度压疮发生数、护理技术操作合格率4项;管理质量指标重点控制护理管理过程,包括服务态度优良率、病区管理合格率、急救物品器材准备合格率、五种护理文书书写合格率、陪护率、年度护理事故发生数、年度严重护理差错发生率、年度护理差错发生率、护理人员年培训率、护理人员考核合格率10项。

卫生部《医院分级管理标准》中设置了11项护理质量评价指标,与《军队医院护理质量主要评价指标》基本相同,不同的是设置了责任制护理和整体护理开展病房数、常规器械消毒灭菌合格率,一人一针一管执行率等指标。

随着国家和军队护理学科水平的不断提高和发展,以及医学模式的转变,人们的健康观、服务观、质量观都发生了较大的改变,原有的评价指标有待进一步调整和扩大。自卫生部倡导整体护理工作模式以来,对传统的护理质量管理和评价工作提出了新的要求。我国各大医院的护理管理者积极探讨整体护理的理论与实践,不断完善整体护理质量评价标准。

2. 护理质量评价指标的设置原则　护理质量评价指标的设立是一项复杂的系统工程。要紧紧围绕进行护理质量评价的目的来设置。一项质量指标就是一项原则、程序、标准、评价尺度或其他能保证提供高水平护理的测量手段,是反映护理工作质量特性的科学概念和具体素质的统一体。因此,每一项指标的设置都应建立在科学、充分的论证和调研,以及对收集的数据进行准确统计分析的基础上,指标的设置除了遵循科学性原则外,还应遵循以下原则。

(1)实用性和可操作性:即确定的指标应能切实反映护理质量的核心,能合理解释护理质量现象,同时应考虑到质量管理的成本因素。指标的概念和原理要便于理解,指标的计算公式、运算过程也要简单实用。

(2)代表性和独立性:即选择能反映目标完成程度的指标,如病人满意度较好地反映了服务水平、技术水平和管理水平,具有一定的代表性。指标还应具有独立的信息,互相不能替代。

(3)确定性和灵敏性:即指标必须客观、确定、容易判断,不会受检查人员的主观因素影响。某些需要现场检查判定结果的指标,如基础护理合格率、病区管理合格率、护理文书合格率,由于评价结果容易受检查人员主观因素的影响,故确定性较差,必须通过合理设计调查和正确的统计学处理,以提高其确定性。对于需要通过向病人发放调查问卷才能取得数据的指标,如病人满意度,只有经过严格设计的调查工具、方式和统计方法取得的数值才具有说服力。指标还应有一定的波动范围,以区别质量的变化。如抢救物品完好率多为100%,其灵敏度较差,起不到比较评价的作用。

评价指标的筛选可选用:专家咨询法;基本统计量法;聚类分类法,即将评价指标分类,选择出具有代表性的指标,以减少评价信息的交叉重复;主成分分析法,即将多个相关评价指标合成转化为数个相互独立的主成分,并保留大部分信息;变异系数法,即选择 CV 值中的指标,筛除迟钝和过于敏感的指标。

3. 护理质量评价指标体系的构成　护理质量

评价指标体系按管理层次可分为医院间评价指标体系和医院内评价指标体系。医院间评价指标体系适用于上级卫生管理部门了解和评价各医院护理质量水平和状况,为辅助决策提供依据;医院内评价指标体系适用于医院了解和评价各科室护理单元的护理质量水平和状况,奖优罚劣,提高医院护理服务水平。

传统的护理质量评价指标主要侧重临床护理质量,即执行医嘱是否及时、准确;护理文书、表格填写是否正确、清晰;生活护理是否周到、舒适、整洁、安全;有无因护理不当而给病人造成的痛苦和损害等。随着整体护理模式的广泛应用和护理工作内涵与功能的扩展,护理质量评价也应由上述狭义的概念发展为广义概念。

美国学者 Avedis Donabedian 于 1968 年首次提出质量评价的 3 个层次,即卫生服务系统的基本框架是结构质量、过程质量和结果质量的动态构成。我国则按管理流程分为要素质量、环节质量和终末质量。

(1)要素质量评价:要素质量是指构成护理工作的基本要素,主要着眼于评价执行护理工作的基本条件。评价内容如下。

①机构和人员:建立健全与等级医院功能、任务和规模相适应的护理管理体系。可设置 2～3 级质控组织,即护理部专职质量监控组;总护士长级质量监控组;护士长级质量监控小组,定期进行质量控制与改进活动。护理人员编配合理,在数量和质量上符合卫生部规定标准,如护理人员占全院卫生技术人员构成比(50%),医护比(1:2),床护比(1:0.4),医院和病区主管护师以上人员构成比、大专以上学历人员构成比、具有执业资格护士构成比等。

②环境、物质和设备:反映医院设施、医疗护理活动空间、环境卫生检查、护理装备水平及物资设备等合格程度。如各护理单元是否安全、整洁、舒适、便捷,床单位设备齐全,护士站离重病人单元的距离、加床数以及常规物品器械消毒灭菌合格率、每年引进护理新仪器设备总值或护理仪器设备占全院构成比、护理仪器设备完好率、急救物品完好率等。

③知识及技术:反映护理业务功能与水平、开展的技术服务项目及执行护理技术常规的合格程度。如护理人员"三基"水平达标率、护理人员年考核合格率、护理人员年培训率、开展整体护理病房

构成比、年发表论文数、年科研成果或革新项目数等。

④管理制度:护理工作有计划并按计划落实,规章制度健全并严格贯彻执行,护理资料齐全并尽量达到计算机管理,如年计划目标达标率。

(2)环节质量评价:环节质量管理注重在护理工作的过程中实施控制,将偏差控制在萌芽状态,属前馈控制。目前国内医院进行护理环节质量评价最常用的指标主要包括以下两类:病人护理质量指标,如:基础护理合格率、特级与一级护理合格率、病人对护理工作满意度等;护理环境和人员管理指标,如:病区管理合格率、消毒隔离管理合格率、急救物品准备完好率、陪护率、护理表格书写合格率、一人一针一管执行率、护理技术操作合格率。部分医院还增加了一些反映护理观察和诊疗处置及时程度的指标,如护理处置及时率、巡视病房及时率、输液病人呼叫率等。

长期以来,国内医院将环节质量管理作为质量监控的重点,并取得了一定的经验。主要采用的检查和评价方法为若干名护理专家现场检查某医院一定数量的病区和病人,对照相应的检查项目和标准扣分,被检查项目达到标准分数记为合格,未达到标准分数记为不合格,最后统计合格率。

(3)终末质量评价:终末质量是病人所得到的护理效果的综合反映,终末质量评价是对病人最终的护理效果的评价,属于传统的事后评价或后馈控制。这些指标的主要特点是从病人角度进行评价。常用指标包括:年度压疮发生数、年度护理事故发生次数、年度严重护理差错发生率、年度护理差错发生率、抢救成功率、出院病人对护理工作满意度、病人投诉数、护患纠纷发生次数等。有研究者认为护理效果的评价应从对病人产生的结果和对医院的影响两方面进行分析,前者包括临床护理效果、病人满意率和健康教育效果;后者包括对医院质量、医院形象和医院经济效益等方面的影响。

为了全面反映护理服务的质量要求,一般采用要素质量、环节质量和终末质量相结合的评价,三者的关系应是:着眼于要素质量,以统筹质量控制的全局;具体抓环节质量有效实施护理措施;以终末质量评价进行反馈控制。

4.护理质量评价方法 护理质量评价是一项系统工程。评价主体由病人、工作人员、科室、护理部、医院及院外评审机构构成;评价客体由护理项目、护理病例、护士、科室和医院构成系统;评价过

程按搜集资料——资料与标准比较——作出判断的系统过程实施。按护理质量评价的对象分类的评价方法如下。

（1）以护理项目为评价对象：护理项目是质量评价的基本单元，传统的护理质量评价主要将护理项目作为评价对象，如特护及一级护理质量、护理技术操作合格率、健康教育的实施效果等。

（2）以病例为评价对象：整体护理的开展，实现了护理工作模式由功能制护理到以病人为中心的转变，而护理质量评价尚未很好地关注对整体病例的评价，即根据病例分型识别和评价病人的护理需要程度。有以下六种分型：①病情分型，区分病人的危重程度；②自理能力分型，识别需要生活照顾的病人；③心理状态分型，把握有心理服务需要和有纠纷倾向的病人；④经济地位分型，把贫困病人与社会名流区分出来；⑤护理措施分型，把不同护理等级和使用高新技术与风险技术的病人区分出来；⑥满意度分型，把不满意的病人区分开来，根据上述病例分型，建立重点病例报告制和病历质量评价标准和评价表，评价整体护理质量。

（3）以病种为评价对象：病种质量评价是一个群体质量评价层次，主要病种的护理质量在一定程度上可反映专科和医院的护理质量水平，目前国内医院护理质量评价采用的指标信息较混杂，以整体病例为评价单位，则实施过程又过细。病种质量评价体现了宏观与微观的结合，且为非随机性抽样检查，有较好的可靠性和代表性，因此正日益受到重视，但至今尚未引进国内护理管理领域。

（4）以病人满意度为评价对象：全面质量管理就是要达到让所有"顾客"满意，达到他们的期望。病人满意度评价方法，旨在从病人的角度评价医疗护理质量。由病人作出满意度评价是一种市场行为，对病人评价的重视程度，是医院市场观念的标志。从病人的观点看，护理效果质量是评价质量的

主要内容，建立在病人对服务过程主观描述基础上的满意度测评，对于管理者评价护理质量非常重要，越来越受到重视。在英国，病人满意度调查已经被提议作为一项常规的审计内容。

满意度测评可以在住院病人中进行，需要专人定期访问住院医院，对一个医院来说操作性尚可，但对上级卫生主管部门来说，则较难做到。同时，住院病人的疾病转归尚未明确，有的人病情仍较重，在接受调查、回答问题或填写问卷时往往有顾虑，使调查结果与实际情况有较大出入，影响评价结果的客观、真实和公正，选择出院病人作为调查对象，可较好的避免上述问题，已被上级卫生主管部门和院内评价时采用。收集信息可采用问卷调查、电话咨询、设立意见簿、出院随访等测评方法。

满意度测评的步骤：①确定目标及评价的目的。②根据评价的目的和评价方法的优缺点选择适当的方法。③设计数据收集工具。调查表是常用的方法，必须经过周密的设计，保证其信度和效度。调查内容既要全面深入，又要简洁方便，以开放式问题作为选择。问题答案选项按标准满意度问卷调查表的 Likert 五级设计法，按各选项以 25 分的间距在 0～100 分的范围设计 5 个选项，分别为"非常好""较好""一般""较差""极差"，使各医院问卷调查指标值的离散度加大，更利于进行院间评价。④数据收集与储存。调查表的发放与回收采用"双盲法"，即由病人经治科室或医院的上级业务主管部门确定调查问卷的内容，病人填妥调查表后直接寄往发信机关，由上级医疗管理机关对调查表进行分析评价，以保证数据来源的真实性和准确性。⑤数据分析和报告，数据分析可从描述和深入分析两方面处理；报告时层次要清楚，重点应突出。⑥信息转化，对评价结果作出快速反应是持续质量改进的基本前提。

第四节　经济效用

护理的各项经费占了医院经费的很大一部分，护理部门对成本的控制、对预算的操纵，将对整个医院的经济利益产生深刻影响。成本核算是提高医疗卫生单位经济管理水平的重要手段，通过实行成本管理，可以降低成本，提高效率，向社会提供更好的医疗卫生服务。

一、成本控制

（一）护理成本概述

成本是在生产过程中的生产资料和劳动消耗。医疗卫生领域中，成本是指实施某项卫生规划或方案所要投入的人力、物力和财力等全部卫生资源的

消耗价值。成本通常可以用货币单位统一计量,卫生经济评价要求将成本划分成两部分:一是直接成本,即某方案实施过程中卫生资源的直接消耗,如与疾病直接相关的诊断、治疗等费用;二是间接成本,即人们由于疾病或死亡给社会造成的经济损失,如疾病引起的休工、休学等造成的经济损失。

护理成本是医疗单位在护理服务过程中所消耗的物质资源价值和必要的劳动价值的货币表现。卫生经济评价要求将护理成本划分为两部分,即直接护理成本和间接护理成本。直接护理成本是与护理服务直接相关的卫生资源的直接消耗,如护理人员的工资和护理材料消耗。间接护理成本并不与护理工作直接有关,但是为护理服务的提供起必要的支持作用,如物质资料消耗所转移的价值,包括房屋、医疗器械设备折旧等劳动资料和医院为进行护理业务活动所开支的各项管理费用。

护理成本分类:根据会计核算和医院管理目的的不同,对成本进行不同的分类。

1. 按成本与服务量的关系分类

(1)固定成本:有些成本总额在一定时期内和一定服务量范围内,不受服务量增减变化的影响而保持不变关系,称为固定成本。如护理部主任的固定工资,在一定时期及一定业务量范围内,其总额不随工作量的变动而变动。

(2)变动成本:有些成本总额与业务量增加呈正比例变动关系,称为变动成本,但每一单位成本额保持不变,变动成本包括卫生材料费、低值易损耗品等。如医院使用的一次性注射器的成本总额,随注射人数的增加而增加,此类成本为变动成本。

(3)总成本:指在特定技术水平和要素价格条件下,生产某一特定产量所需要的成本总额,是固定成本与变动成本之和。

(4)混合成本:有些成本总额随医疗服务量变动而变动,但不保持正比例变动关系,这种兼有固定成本和变动成本特性的成本,称为混合成本。比如电费,医院或护理院要花费一定的成本用于走廊等公共区的照明,而病房只有在有病人时才回收照明费。因此,尽管包括一部分固定成本,电费还是随病人住院天数的增加而增长。

(5)阶梯固定成本:阶梯式成本与固定和变动成本相关,在一定范围内变动,但在较小的范围内保持不变。如在一定工作负荷下,一个护理单元需要聘用 5 名护士,一旦超出此范围就会聘用 6 名,

显然,病人越多、病情越重,就需要更多的护理时数,如果按每个住院病人需要 4.2h 的护理时数配置护士,医院不会因为增加了 1 名病人,而为了多出的 4.2h 的护理时数去增加 1 名护士。

2. 按成本的计入方法分类

(1)直接成本:直接成本是指护理服务过程中耗费的可依据凭证直接计入护理服务成本的费用,如工资、卫生材料及低值易耗品。

(2)间接成本:间接成本是指在护理服务过程中无法直接计入某服务项目,而需经过合理分摊进行分配的成本,如行政管理、后勤辅助部门的费用等。

3. 按成本的可控性分类

(1)可控成本:可控成本是指某一时期内,在某个部门或某个人职责范围内能够直接确定和控制的成本。如医疗服务中的药品费、卫生材料费。

(2)不可控成本:不可控成本是指在一定时期内,某个特定部门无法直接掌控,或不受某个特定部门服务量直接影响的成本。如固定资产折旧、大修理费等。

一般情况下,变动成本属于可控成本,固定成本属于不可控成本;直接成本属于可控成本,间接成本属于不可控成本。

4. 按成本在经营决策中的属性分类

(1)机会成本:指某项资源未能得到充分利用而放弃掉的机会所带来的成本,在卫生决策中,选择了一种方案,必然放弃其他一些方案,在被放弃的方案中最好的一个方案的效益,就是所选择方案的机会成本。机会成本并非实际支出,不计入账册,只是在评价和决策时作为参考依据。

(2)边际成本:指增加一单位的产量所要增加的成本量,即总成本对应于总产量的变化率。

(3)沉没成本:指过去的规划已支付的成本,与目前要进行的决策无关。

(二)护理成本核算

成本核算是提高医疗卫生单位经济管理水平的重要手段,通过实行成本管理,可以使有限的卫生投入,依靠技术进步、科学管理和结构调整,来降低成本,提高效率,向社会提供更好的医疗卫生服务。

1. 护理成本核算的作用

(1)成本核算是降低医疗护理成本的有效途径:通过护理成本核算,可以明确为病人服务过程中实际消耗的护理人力、物力和财力,真实地反映

护理资源的耗费,从而提出最有效的护理方案,以降低护理成本,减轻病人负担,达到以较低的成本提供较高质量服务的目的。因此,加强护理成本核算和成本分析,对节省护理资源、降低卫生费用有重要意义。

(2)成本核算是确定护理服务价格的重要依据:护理服务价格是护理服务价值的货币表现,依据成本定价是医院得以维持并为人民提供医疗服务的保证。护理服务消耗需通过合理收费得到合理补偿,护理成本核算可为国家、卫生部门、医院制定合理护理价格提供正确依据。

(3)成本核算是评价护理工作效益的基础:护理服务成本的高低表示护理服务过程中耗费劳动量的大小,通过劳动耗费与劳动成果的比较,可以发现管理中的问题和薄弱环节,有利于促使医院不断挖掘和充分利用潜在力量,达到向管理要效益的目的。护理服务成本在很大程度上反映了护理服务的社会效益和经济效益,是反映医院工作质量的一个重要指标,成本核算同时也为评价卫生服务综合效益提供信息资源。

2. **护理成本核算的原则** 成本核算的目标是努力提供实际成本信息,要提高成本信息的质量,发挥成本核算的作用,必须遵循以下原则。

(1)按实际成本计价的原则:护理成本必须正确反映实际发生的经济资源耗费,成本计算应当按实际发生额核算成本,不得以估价成本、计划成本代替。

(2)分期核算原则:成本核算应与整个会计分期一致,分别核算各期成本,以确认成本发生的时间和分配时间,一般按月进行,同一项成本,计算期内核算的支出、收入和起止日期必须一致。

(3)责权发生制原则:这一原则是按收益原则正确进行成本计算的基础,凡是应由成本负担的支出,不论是否在本期支付,都应计入本期成本,本期支付应由本期和以后各期负担的费用,应按一定标准分别计入本期和以后各期;凡是不应由本期成本负担的费用,即使在本期支付,也不应计入本期成本。

(4)一致性原则:成本核算时各种成本费用的计价方法、固定资产折旧方法、成本核算的对象、成本计算项目、间接费用的分摊方法等,前后会计期间必须保持一致,不得随意更改,这样才能具有可比性。

(5)重要性原则:指在成本核算过程中应基于

管理的要求区分主次,对于那些对成本有重大影响的内容和项目,应重点处理,力求简洁;对无重大影响的成本,可简化处理,以提高效率。

3. **护理成本核算的内容**

(1)护理人力成本:包括各级护理人员的工资、奖金及补贴。

(2)材料成本:主要指护理过程中消耗的卫生材料和低值易耗品的消费。

(3)设备成本:固定资产折旧及大修费。

(4)药品成本:护理过程中使用的药品费用。

(5)作业费:公务费、卫生业务费、供应消毒费、洗涤费。

(6)行政管理费。

(7)教学及研究费用。

4. **护理成本测算方法**

(1)项目法:项目法是以护理项目为对象,归集费用与分配费用来核算成本的方法,如一级护理中更换床单、口腔护理、预防压疮护理成本的核算。制定计算护理项目成本可以为指定和调整护理收费标准提供可靠的依据,也可以为国家调整对医院的补贴提供可靠依据。但是项目法不能反映每一疾病的护理成本,也不能反映不同严重程度疾病的护理成本。

(2)床日成本核算:护理费用的核算包含在平均的床日成本中,护理成本与住院时间直接相关,床日所包含的服务内容虽有一定的差别,但一般常规性服务项目都包含在内,这种方法并未考虑护理等级。

(3)相对严重度测算法:将病人的严重程度与利用护理资源的情况相联系。

(4)病人分类法:以病人分类系统为基础,测算护理需求或工作量的成本核算方法,根据病人的病情程度判定护理需要,计算护理点数及护理时数,确定护理成本和收费标准。

(5)病种分类法:病种分类法是以病种为成本计算对象,归集预分配费用,计算出每一病种所需护理照顾的成本的方法,以病种服务收费是将全部的病种按诊断、手术项目、住院时间、并发症和病人的年龄、性别分成467个病种组,对同一病种组的任何病人,无论实际住院费用是多少,均按统一的标准对医院补偿。

(6)综合法:即计算机辅助法,结合病人分类系统及疾病诊断相关分类法(diagnosis, related groups, DRGs)分类,应用计算机技术建立相应护理需求的标准实施护理。

二、预 算 管 理

(一)预算相关概念

预算就是计划,是经营决策所确定的具体目标,通过有关数据集中而系统地反映出来就是预算,预算控制是通过预算形式对企业未来经营活动发生的成本、费用、收入、利润等加以干预、协调和指导过程。

1. 预算的分类

(1)操作预算:操作预算是由日进出量得到年收入与支出的计划,如果显示收入大于支出,意味着1年有望获利;如果是以盈利为目的的医院,那么一些利润将以股息的形式支付给股东,至于非盈利的医院赚得的利润将用来更换设备、修缮旧建筑或扩大服务范围。

操作预算中的收入从医疗保险、医疗补助、其他个人保险、自费医疗和捐助中获得。操作预算也是每个部门经营的计划。

(2)零基预算:零基预算是对任何一笔预算收支,都必须以零为起点,从根本上去考虑他们的必要性和规律。这样能使所编制的预算数字更切合当期的实际情况,从而使预算充分发挥其控制实际收支的作用。

(3)长期预算:长期预算是管理者建立的长远计划,操作预算只是对第2年的详细计划,而医院的许多部门需要一个长期计划。可以是未来的3年、5年或10年的规划,通常长期预算不必很详细。

(4)项目预算:项目预算是分析特定项目的预算,一般用于发展新项目或对现有项目的检测,项目预算不仅仅是对第2年的收入与支出的计划,其目的是做决定,即是否采用此新项目。即使是基本项目,也面临如何选择的问题。通常,特定项目的预算是长期预算的结果,项目预算经常跨越几个部门,他们必须由几个主要部门组成的委员会来决定。

(5)资金预算:卫生保健机构项目的许多花费需要一年多的时间,这些被称为资金花费,在整个项目前不必考虑,也不会影响整个项目的预算,资金预算只需与一个部门或单元关联,可能是已有项目的一部分,但资金花费经常涉及特定目的的大量资金。资金项目着眼于投资,资金预算可以超出现金,用更广的视角看待成本与利润,可考虑到给组织带来的一般利益,为了机构生存,管理者必须知道哪些会有利润、哪些会亏损,要有足够的营利活动去弥补那些亏损。

(6)产品线预算:卫生保健机构的预算部门主要着眼于科室或部门,如放射科、营养科、护理部等分别制定自己部门的预算。在实施部门预算的时候,卫生保健机构已开始了产品线预算。产品线是指一群具有共同特征可以归类的病人,如同一诊断的病人。

(7)现金预算:现金是机构的活力,机构的生存依赖于持有足够的现金,使其能满足支出的需要,操作预算注重于机构的收入和支出,如果机构亏损,将会反映在操作预算上,但是,即使没有亏损,机构也可能面临现金危机。组织的现金花费是很普遍的,如工资通常按月、双周或周支付,但现金收入如果因病人账单或其他原因在某些部门拖延,即使机构盈利,也逐渐用完现金,而且这种情况会随着病人的增多而日益严重。

另一现金问题与主要资金费用有关,仅一年的资金花费可以在操作预算中表示来年的花费,比如机构预算增加1 000万元的设备,预算寿命为20年,那么每年花费1/20,也就是每年有50万元作为折旧费在操作预算中,但这1 000万元必须以用现金支付才能建成,结果将比操作预算中多花费950万元。

(8)绩效预算:绩效预算是一种用于根据成本中心所取得的成就,以及取得此成就所需的成本来评估中心活动的预算方法。它是一种以具体设计来评估成本中心复合成果的预算方法,而不是一种单一的预算产出。

2. 预算方法

(1)预算准备的合适时间:管理者经常遇到这样的问题:何时做预算?做的频率如何?这个问题随预算种类而定,有些只做1次,有些10年做几次,有些1年1次。

一次预算:有些特殊目的预算,只需准备1次,项目预算是在机构提供新服务新项目评估时必须考虑的,预算项目对于给定项目一般只用一次,如果项目被拒绝,就没必要定时回顾了,如果被采用,则需要定时回顾,并比较实际的预算和结果。

很少做的预算:长期预算一般很少做,这种预算会跨越5年或10年,虽然一些机构每年都会做调整,但预算的主题在这几年内仍不改变,以保持其计划执行的稳定性,长期预算每年还需回顾一下是否有没预料到的情况出现,及时修正计划。长期预算比项目预算简略,所以没必要像项目预算那么长的时间准备,但它不是只与一个部门、科室项目有关,而是关于机构为什么存在和其发展方向这些核心问题,如果机构确定发展方向有困难,将要花费几个月的时间使机构和雇员对计划意见达成一致。

年度、月度预算,操作、资金、现金、进展预算均是这种,每年都必须做,但也有必要把年度预算分成几个短的时期控制成本,如果把科室、部门、机构作为一个整体,等到年底做预算很不方便,因为到年底很多问题已经出现,应该在中途就改正;也有些问题虽然可以在来年预算中改正,但到那时只能等到来年年底才能知道是否成功,所以月度预算对控制运行很重要。

连续预算,一个系统中常注重于操作和现金的年度预算,实际上,如果预算做的烦琐些,一些弱点就可以克服,连续预算是每个月做来年这个月的预算,比如知道了一月份的实际结果,就可在二月份中或二月份底做来年一月份的预算。连续预算与传统年度预算相比有4个问题能被解决,即对预算的态度、时间的管理、预算的精确性和对将来的把握。

(2)态度:许多管理者发现预算与他们的工作相去甚远。预算1年1次,与日常工作有很大的不同,需要用几周或更多时间去完成明年的预算,因此很不情愿面对。但是,如果将预算建立在每个月计划的基础上,使它成为正常工作的一部分而不是插入部分。管理者就不会觉得繁重。

(3)时间管理:时间问题与态度问题息息相关。在连续预算中,有很多事要做,整整一年庞大的计划被摆出来,如果1个月中有几天不工作,这个月里就没有什么重大的进展,1个月有几周不工作就有很多事要被拖延,要花几个月的努力赶上。所以在预算中时间管理很重要,不可使预算任务在拖延中变得繁重。

(4)精确性:在今年七月份过去时做明年七月份的预算,可使明年七月份的预算更实际、精确地反映七月份的状况,连续预算发展的月预算并不是最终批准的预算,每年要做1次协商和改进。

(二)护理预算目的及程序

预算对于大医院或小的医疗机构都很重要,无论是卫生管理机构、社区、医院还是养老院的护理管理人员,都需要进行预算及掌握预算技巧。

1. 预算的目的

(1)有效运用资源:财务管理者曾经尝试给护理部和科室提供预算,护理管理者只要被告知自己需要雇佣多少护士,需要花费多少就可以,然而,这种方法提供预算注定要失败,因为财务管理者不是能监控影响护理的因素,然而,护士由于直接统计疾病种类的变动和护理技术的改变,并要知道医生要进一步治疗还是终止,知道哪些病人需要住院多长时间,因此,只有工作在护理部或科室的护士才可以合理评估所需的护理资源。

(2)提供管理绩效评价的标准:预算是各部门、各职工要努力达到的标准,也是评定和考核业绩的依据。预算并不与临床工作相隔离,相反,预算常常直接面对临床护理工作量及工作方式,在护士为病人制订护理计划时,同样应把预算作为计划贯穿于临床护理中,应提供什么样的临床护理,只有这样才能使每一位病人都受益。

(3)提供管理的功能:预算可以使护理部更好地计划自己的活动和控制成本,并在财政范围内提供尽可能好的服务,预算是护理管理者的一种工具,使管理者将资源更好地服务于病人,避免浪费,管理者必须了解预算项目及过程,才能建立合理、可行、有效地预算。预算中制定的数量目标就是工作中应控制的标准,在预算执行过程中,管理者要关注于预算过程而不是完成一份标准的表格。

(4)提供沟通的功能:预算使管理者必须先做计划,让他们提前注意到问题和机会,有足够的时间应对,预算可以使科室及部门之间更高效地合作,避免重复劳动并及时共享重要的信息,通过编制预算可以正确处理各部门之间的关系,协调他们的工作。

(5)作为决策的基础:医院编制各种预算就是制定各种具体目标,编制全面预算就是制定全部计划的总目标。预算实质上是反映管理部门和职工的期望。因此,编制预算的过程也是制定和明确目标的过程,同时,通过预算平衡,可以把各个部门的工作有机结合起来,统一于一个共同的奋斗目标中,从而有目的、有计划地安排好各项工作。

2. 编制预算的程序　编制预算的程序概括起来就是有两种类型:一种是自上而下的由各级领导编制,最后让下级部门执行的工作程序;另一种是最先由最低层编制自身的预算,然后交上级审查,反复修改平衡后交最高领导批准的自上而下的工作程序,这种编制预算的程序叫做"自我参与预算",西方企业大部分采用"自我参与预算"的程序,因为,这种预算受到广大职工的欢迎和支持,容易贯彻执行,能较好地完成预算确定的各项目标和任务。为了更好地完成编制预算的工作,西方大中企业还成立了专门的预算指导机构,即预算委员会。预算委员会由各部门负责人参加,财务副总经理等高级会计领导人主管,委员会负责各部门预算的协调工作,解决冲突,作出决定。医院编制预算的程序具体分为以下几步。

(1)预算期前,医院最高领导人提出战略,这是各级、各部门编制预算的标准。

(2)在预算期前一定时间(一般为1个月),由各基层部门主管人员根据战略目标和群众意见做出详细的部门预算。

(3)部门领导人审定所属机构的预算,并在预算期前报预算委员会。

(4)预算委员会审查各部门的预算,经过反复协调和平衡后汇编全面预算,并报最高领导人审批。

(5)在临近预算期,企业最高领导人把审批的全面预算交预算委员会并分别下达到所属各部门贯彻执行。

(三)绩效预算

绩效预算可根据成本中心所取得的成就及所花费的成本来评估成本中心的活动。它是一种以具体设计来评估组织成果的预算方法,通过绩效预算可以更好地理解资源投入与产出水平以及质量三者之间的关系,绩效预算是护理管理者应掌握的一种重要工具。

传统意义上说,预算主要强调的是部门或成本中心使用的资源,如护士的数量和工资、一次性使用物品的价格和消耗、护理培训教育费用等医院为了达到目标所需要的资源投入。绩效预算将注意力从计划要使用的资源转移到达到的目的上。绩效预算的步骤如下。

1. 辨明成本中心的绩效领域　绩效领域是指科室的目标或所要达到成果的领域,在开发绩效领域时,管理者应当考虑许多问题,比如:需要测量哪些重要目标?护士长应掌握哪些绩效因素,哪些绩效还未掌握?护士长如何最有效地利用工作时间?护理人员如何最有效地利用工作时间?常见的绩效领域包括护理质量、病人满意度、工作人员满意度、生产率和创新。

进行绩效预算首先应了解目标管理,目标管理是一种预算技术。当管理者及其下属制定并认同了一组目标,这组目标将被视为绩效测量的基础,目标管理要求给每位护士长一套具体的、可测量的目标,这些目标代表了管理者的业绩,并非整个医院的业绩。护理管理人员必须努力地为护理单元工作,配置员工,控制成本,提高生产率,改善病人和员工的满意度,革新和进行长期规划,这些都是护理管理者和医院的一些关键绩效领域。

2. 评估现行成本中心的项目预算　绩效评估可用来评估成本中心的操作预算成本,在一个护理单元里这种预算包括下列一些项目的成本,如护理管理人员的工资、临床护理人员的工资、教育培训费和低值易耗品费用等。

3. 决定每一绩效领域中资源的应用分配比例　通过开发资源分配模型,能够使管理人员去思考哪些是工作中真正重要的部分,以及他们的重要程度,例如:病人的满意度对医院非常重要,那么管理人员就必须思考在提高病人满意度方面,是否投入了足够的时间和精力。因此,护理管理人员进行提高病人满意度这一绩效预算时,在资源的分配上,就应考虑自身投入多少时间、护士投入多少时间,以及其他资源投入多少。

由于资源的有限性,为了达到预期目标,护理管理者将决定如何来分配资源,总投入将按照一定比例投到不同的绩效领域,如在护理质量管理上需投入多少资源。此外,每种资源都根据不同需要进行分配,例如护士长将其时间的5%,临床护士时间的35%和低价易耗品的90%用于病人的直接护理。资源的分配应以医院工作重点为基础,但最初进行绩效预算时,管理者可根据历史信息来决定资源的分配。信息可以通过两种途径获得:一是让所有护理人员对几个星期的工作时间进行记录;二是让他们对自己的工作时间进行一个恰当的估计。一旦绩效预算完成了,护理管理人员就能获得更多的信息,同时也能做出更明确的选择,以更有效的方式重新分配资源。

4. 将中心的预算成本按比例分配到各自的绩效领域中去　一旦决定了每种资源应用到每一绩效领域的百分比,接下来就必须计算有多少资金将被用于每一绩效领域。方法为:用每一被分配到对应绩效领域项目的百分比乘以预算中心该项目的资金总数。例如:若护理管理人员的薪水是50 000元,其工作时间的10%用于改善护理质量,那么花在质量管理上的资金就是5 000元,如果此单位的护理人员总共赚了5 000 000元,他们花了自己的

5%的时间去改善质量,那么就有另外 25 000 元被用于改善质量,最终用于质量提高这一绩效领域的总成本为 30 000 元。

5. 为每一绩效领域选择绩效测量法,确定各部门的目标成本 不同绩效领域可以有不同的绩效测量方法,护理管理者根据所选测量法来决定各部门每一目标的预算成本。例如:护理管理人员要以给药错误的次数来测量护理质量提高的效果,假设该绩效预算要达到减少 30 次的给药错误,上面提到 30 000 元被计划用于质量提高,那么可以说减少每例给药错误的预算为 1 000 元,第 2 年的绩效预算仍需要这样一笔资金,以确保护理质量保持在这一水平上。

我们需要选择合适的绩效领域,选择适当的绩效测量方法,从而使护理管理人员明确每一关键领域中工作的完成情况,明确领域达到的各项目标,例如:绩效预算要确定究竟会减少多少次给药差错;还要确定未达到这一目标究竟需要投入多少。所以,为达到减少给药差错这一目标,就要对护理人员投入的时间进行预算,这样才能使目标与资源投入相匹配。

(叶文琴)

参考文献

[1] 叶文琴,朱建英.现代医院护理管理学.上海:复旦大学出版社,2004

[2] 李继平.护理管理学.北京:人民卫生出版社,2006:11

[3] 郭子恒.医院管理学[M].5 版.北京:人民卫生出版社,2000:118

[4] 杜萍,叶文琴,翁素贞.上海市护理人员工作满意度现状研究[J].护士进修杂志,2007,22(17):1556-1558

[5] 叶文琴,徐筱萍,王小兰.二级与三级综合性医院护理人力资源的配置模型[J].解放军护理杂志,2008,10(25):10-12

[6] 杜萍,叶文琴,王小兰.上海市三级综合性医院护理人力资源配置模型研究[J].护士进修杂志,2008,23(16):1447-1449

[7] 王小兰,叶文琴.对我国现行护理工作量测量方法的思考[J].护士进修杂志,2007,22(7):601-602

[8] 赵芹芹,刘华平.重症监护室护理人力资源配置方法的研究进展[J].中国护理管理,2007,7(4):43-46

[9] 李秀娥,李文秀,杨悦,等.工作量分析法在护理管理中的应用[J].护士进修杂志,2007,22(11):1002-1003

[10] 王小兰,叶文琴,杜萍,等.上海市三级综合性医院急诊科护理人力资源配置模型的建立[J].解放军护理杂志,2008,5(25):7-9

[11] 杜萍,叶文琴,张玲娟.医院护理人力资源配置方法的研究现状[J].解放军护理杂志,2007,24(6):47-48

[12] 曹洁,张玲娟,陆小英,等.国外护理人力资源配置研究方法介绍[J].护理学杂志,2007,22(21):89-91

[13] 叶文琴,刘玮琳,宫克.上海市三级甲等医院外科等级护理项目成本研究[J].中华护理杂志,2005,40(11):812-815

[14] 田梅梅,杜萍,叶文琴.肿瘤内科患者入住康复护理床位标准总原则的研究[J].护理学杂志,2009,24(15):1-4

[15] 杜萍,叶文琴,田梅梅.基于 Delphi 法的康复护理床位内科入住病种研究[J].护士进修杂志,2009,24(16):1462-1464

[16] 刘华平,巩玉秀,幺莉,等.护士人力资源现状分析和配置标准研究[J].中国护理管理,2005,5(4):22-25

[17] 杜萍,叶文琴.医院护理人力资源配置现状与对策[J].中国卫生资源,2006,9(5):202-203

[18] 卫生部统计信息中心.2009 中国卫生统计年鉴[DB/OL].[2010-01-08].http://www.moh.gov.cn/publicfiles/business/htmlfiles/zwgkzt/ptjnj/200908/42635.htm

[19] 曹洁,叶文琴,周咏梅.某三级甲等医院护理人员等级划分的研究[J].中国护理管理,2008,8(6):14-16

[20] 叶文琴,杜萍,徐筱萍.上海市护理人力资源配置现状研究.中华护理杂志[J],2006,41(10):874-877

[21] Ernell S, Ayah J, Julie S, et al. The Registered Nurse Population March 2000[M]. USA: Department of Health and Human Services Health Resources and Service Administration Division of Nursing,2002:25

[22] 李淑花,商临萍.我国护理学硕士研究生教育培养现状[J].护理研究,2009,23(3A):582-584

[23] 程海燕.我国护理人力资源现状分析与对策[J].齐鲁护理杂志,2008,14(7):93-94

[24] 闫怡静.医院护理人员配备的研究进展[J].中华护理杂志,2003,38(4):295-296

[25] 卫生部统计信息中心.2008 年中国卫生统计提要[R/OI].[2008-05-30]http://www.moh.gov.cn/publicfiles/business/htmlfiles/zwgkzt/ptjty/200805/35671.htm

[26] 潘孟昭.护理学导论[M].北京:人民卫生出版社,1999:42

[27] 叶文琴,杜萍.上海市护理人力资源配置与人才需求研究.中国护理管理[J],2006,6(11):14-18

第 5 章

医院感染护理

第一节　医院感染护理学绪论

医院感染的预防和控制措施贯穿于护理活动的全过程,涉及护理工作的诸多方面。世界卫生组织(WHO)提出的有效控制医院感染的关键措施为:消毒、灭菌、无菌技术、隔离、合理使用抗生素,以及监测和通过监测进行效果评价。这些无一不与护理密切相关。实际上,这些预防、控制医院感染的手段,就是护理工作的基础,要想做好任何一项实质性护理,都离不开这几方面的知识和技术。因此,研究医院感染的发生、发展规律及其预防和控制方法,尽力降低感染发生率不仅是护理学的主要任务,也是提高护理质量,促进护理学科发展的重要内容之一。

一、医院感染的基本概念

1. 医院感染的定义　医院感染(nosocomial infections,hospital infections)亦称医院获得性感染(hospital acquired infections,HAI)。笼统地说,它是指发生在医院内的一切感染。我国卫生部于1997年组织国内专家根据我国医院感染研究进展,重新修订了医院感染诊断标准,并于2001年1月3日颁发实施。新的诊断标准将医院感染定义为:住院病人在医院内获得的感染,包括在住院期间发生的感染和在医院内获得出院后发生的感染;但不包括入院前已开始或入院时已存在的感染。医院工作人员在医院内获得的感染也属医院感染。

在医院感染诊断中首先应明确是医院感染或非医院感染,判别的原则如下。

下列情况属于医院感染:①无明确潜伏期的感染,规定入院48h后发生的感染为医院感染;有明确潜伏期的感染,自入院时起超过平均潜伏期后发生的感染为医院感染。②本次感染直接与上次住院有关。③在原有感染基础上出现其他部位新的感染(除外脓毒血症迁徙灶),或在原感染已知病原体基础上又分离出新的病原体(排除污染和原来的混合污染)的感染。④新生儿经母体产道时获得的感染。⑤由于诊疗措施激活的潜在性感染,如疱疹病毒、结核杆菌等的感染。⑥医务人员在医院工作期间获得的感染。

下列情况不属于医院感染:①皮肤黏膜开放性伤口只有细菌定植而无炎症表现;②由于创伤或非生物性因子刺激而产生的炎症表现;③新生儿经胎盘获得(出生后48h内发病)的感染,如单独疱疹、弓形虫病、水痘等;④患者原有的慢性感染在医院内急性发作。

医院感染按临床诊断报告,力求作出病原学诊断。医院感染分系统及部位诊断,限于篇幅本节未录入,请参见原文件。

2. 医院感染的研究对象　广义地说,医院感染研究的对象是指一切在医院活动过的人群,如住院病人、医院职工、门诊病人、探视者或陪护家属。但由于以上部分人群在医院里逗留的时间短暂,而且感染因素较多,难以确定其感染源是否来自医院。因此,医院感染的研究对象主要应为住院病人和医务人员。

二、医院感染的分类

医院感染按其病原体的来源可分为内源性和外源性;按其预防性可分为可预防性和难预防性;按其感染途径又可分为交叉感染、医源性感染和自身感染三类。由于后两种分法,其界限往往不易肯定,多数人常采用前一种分类。

1. **外源性感染**　外源性感染(exogenous infections),通常是指病原体来自病人体外,如其他病人、病原携带者,包括医院工作人员及探视者,以及污染的医疗器械、血液制品、病房用物及环境等的医院感染。这类感染通过现代的消毒、灭菌、隔离和屏障护理、无菌技术等措施的应用,基本上能达到有效地预防和控制。

2. **内源性感染**　内源性感染(endogenous infections)也称自身感染(autogenous infections)。引起这类感染的微生物来自病人体内或体表的正常菌群或条件致病菌,包括虽从其他病人或周围环境中来的,但已在该病人身上定植(colonization)的微生物。在平时定植的正常菌群对宿主不致病,形成相互依存、相互制约的生态体系。但是,当病人健康状况不佳,抵抗力下降或免疫功能受损,以及抗生素的应用等因素,可导致菌群失调或使原有生态平衡失调,菌群移位(易位),从而引发感染。

针对具有内源性感染危险因素的病人,通常采取以下预防原则:①避免扰乱和破坏病人的正常防疫机制;②严格执行合理使用抗生素规定,注意保护正常菌群抗定植的能力,尤其是尽量减少使用广谱抗生素,必要时实施限制使用抗生素制度;③仔细检查和明确病人的潜在病灶(如龋齿、鼻窦炎、胆囊炎等)及金黄色葡萄球菌、沙门菌等带菌状态,并及时给予适当治疗;④对感染危险指数高的病人,采取保护性隔离和选择性去污染等措施,控制内源性感染的发生条件。

第二节　医院感染的传播过程

感染是病原微生物经由一定途径侵入易感宿主的体内,或者病人自身某一部分原有菌群通过移位途径进入另一部位,并在该部位生长、繁殖而引起的病理变化。感染的发生必须具备3个基本条件(或3个环节):感染源、传播途径和易感宿主。所谓"感染链"即由这三者共同组成。三者同时存在,并相互联系,感染就会发生。预防、控制感染就是要干预和阻断三者之间的联系。

一、感　染　源

导致医院感染的感染源可归纳为:①来自病人自身特定部位(胃肠道、呼吸道、皮肤、泌尿生殖道、口腔黏膜等部位的寄居菌)的正常菌群;②来自周围已感染或带菌的病人(现患者、潜伏期病人及带菌者);③来自医院带菌的工作人员;④来自带菌的病人家属及探视者;⑤来自医院的环境(主要指病房中设备和其他物体,特别是有水的环境常成为环境储菌源);⑥来自未彻底消毒灭菌的医疗器械和不合格的一次性使用无菌物品;⑦来自血液制品、药物;⑧动物感染源等。

感染源传播性的强弱,取决于疾病的种类,排出的病原体数量、频率,以及活动的方式和范围。

二、传　播　途　径

传播途径是指病原微生物从感染源传到新宿主的途径和方式。微生物可通过多种途径传播,即使同一微生物也可通过多种途径传播。传播途径主要有六种类型:接触、飞沫、空气、共同媒介传播、医源性传播、生物媒介传播。

1. **接触传播**　接触传播是医院感染主要而且常见的传播途径,一般有下列两种形式:①直接传播;②间接传播。

2. **飞沫传播**　理论上是接触传播的形式,但又不同于接触传播,它与直接接触或间接接触的机械移动传播有很大的不同,因此将其从接触传播中分离出来。人在咳嗽、打喷嚏或谈笑时,会从口腔、鼻孔喷出很多微小液滴,称为飞沫,医护人员在进行诊疗操作,如支气管镜或吸痰操作时,也可接触许多含微生物飞沫(主要为呼吸道黏膜的分泌物,一次咳嗽或喷嚏可产生含有微生物飞沫颗粒 10^5 个以上)。其中较大的飞沫在空气中悬浮的时间不长,喷射的距离不过 1m 左右,因此,专用的空气处理和通风设备不是必需的,也不需要采取空气隔离。但若易感者处于近处,接触到含致病菌的飞沫,即可引发感染。

3. **空气传播**　这是病原微生物经由悬浮在空气中的微粒-气溶胶来传播的方式(气溶胶是指固体或液体微粒散布、悬浮在空气中的一种胶态分散系,常含有大量病原微生物)。微生物气溶胶的种类繁多而构形复杂,但传播医院感染的主要由从感染源排出的带菌飞沫水分蒸发,形成脱水蛋白质外壳,内含病原体,称为飞沫核或形成灰尘粒子(菌尘),粒径多数<5μm。这种微粒能在空气中悬浮较长时间,并可随气流漂浮到较远处(所以可造成

多人感染,甚至导致医院感染暴发流行)。因此,需要依靠环境屏蔽,如单人房间、专门的空气处理系统和通风设备,以防止空气传播。经空气传播的微生物包括:结核、麻疹、水痘等。

4. 共同媒介传播 主要指通过微生物污染的水、食物、医药和设备等传播。

5. 医源性传播 传播涉及的范围往往比较广泛,而且常可导致医院感染的暴发流行。在医院中其媒介物大致可分下列三类。

(1)血液及血液制品传播。

(2)输液制品与药品的传播。

(3)各种诊疗设备、微生物实验室的各项操作,以及空气调节系统等,均可能造成医源性传播。

6. 生物媒介传播 是指某些动物和媒介昆虫携带病原微生物的传播,如蚊子传播疟疾、乙型脑炎、登革热等,带病毒的革螨叮咬使受体感染出血热病毒(汉坦病毒)引起流行性出血热(肾综合征出血热),以及苍蝇、蟑螂、鼠类扩散污染物质而造成感染等。

三、易 感 宿 主

易感宿主是指对某种感染性疾病缺乏免疫力而容易感染的人。若把易感者(宿主)作为一个总体来考虑,则称为易感人群。人群遭受感染程度称为人群易感性。易感性取决于构成人群的每一个体的易感状态,反映该人群内易感者与有免疫力者之间的相对关系,可用易感率来表示。病原体传播给宿主之后,并不能总引起感染,这主要取决于病原体的致病性(毒性)、宿主防御功能的强弱及环境条件(传播方式)三要素,组成了感染流行病学"三角"。因此,免疫低下的易感宿主的存在,是医院感染发生和流行的主要危险因素之一。

病人对同一种致病微生物的抵抗力差别很大;有些人能抵抗并消灭致病微生物;另一些人接触后与之共存而成为携带者;而还有些人则发展成疾病,如糖尿病,或接受放射治疗、使用抗生素、皮质类固醇及免疫抑制药等治疗的淋巴肉瘤、白血病、恶性肿瘤、粒细胞减少症和尿毒症,患者特别易感;老龄、慢性消耗疾病、休克、昏迷、创伤、术后等都可使人成为易感者。

总的来说,预防和控制医院感染就是要排除危险因素,即找到并消除感染源,切断传播途径,或提高宿主的免疫力。但是,要完全消除感染源或改善宿主的状况是不易做到的,最简单、直接而又有效地中断感染链的方法就是利用消毒、隔离、无菌技术等手段来阻断传播途径。

第三节 医院感染的微生物学原理

一、人体的正常菌群

在人体的皮肤、黏膜与外界相通的各种腔道(如口腔、鼻咽腔、肠道、生殖泌尿道)等部位,均存在着对人体无害的庞大微生物群,包括大量停留在机体中的原籍菌和外籍菌(过路菌)。正常菌群绝大部分是厌氧菌,它们在人体特定部位定植,且密度极高,与定植区的黏膜上皮细胞有密切关系。这些微生物群在发生、发展过程中,无论是群体内部或它们与人体之间,均形成一种自然生态体系,互相依存、互相制约,经常保持着生态平衡;由于人们对细菌及真菌了解得较多,故习惯称为正常菌群。

人类各部位的正常菌群一般不仅对人体无害,反而有利。正常菌群的生理作用包括降解肠道未消化的食物残渣,以利吸收,同时参与合成各种维生素的营养作用;能产生多种抗原物质,刺激机体免疫应答,是非特异性免疫功能不可缺少的组成部分;有定植抵抗力,通过争夺营养物质和空间位置,产生代谢产物杀伤侵入的有害细菌等。而且,在人体皮肤、黏膜表面特定部位的正常菌群,通过黏附和繁殖能形成一层自然菌膜,有利于抗拒致病微生物的侵袭及定植,被视为机体防止外来菌侵入的生物屏障。

二、微生态的失衡

微生态的平衡是指在长期进化过程中形成的正常微生物群与不同宿主在不同发育阶段动态的生理性组合,达到定位、定性、定量 3 个方面的平衡。微生态平衡对人体的健康十分重要,但许多因素如疾病状态、有创诊疗措施及大量广谱抗生素使用等,都会影响人体微生态的平衡。微生态失衡是指在外环境影响下,正常微生物之间及正常微生物与宿主之间平衡状态改变,由生理性组合转变成病理组合的状态。微生态失衡会引起菌群失调和移位。

1. 原位菌群失调 原位菌群失调是指正常菌

群虽仍生活在原来部位,亦无外来菌入侵,但发生了数量或种类结构上的变化,即出现了偏离正常生理组合的生态学现象,可对宿主产生某种不良影响。根据失调程度不同,原位菌群失调可分为三类。

(1)一度失调:在外环境因素、宿主患病或所采取的医疗措施(如使用抗生素或化学药物治疗)的作用下,一部分细菌受到了抑制,而另一部分细菌却得到了过度生长的机会,造成某些部位正常菌群的结构和数量发生暂时性的变动,即为一度失调。这种失调可通过细菌定量检查得到反映。失调的因素被消除后,正常菌群可自然恢复,临床上称之为可逆性失调。

(2)二度失调:正常菌群的结构、比例失调呈相持状态;菌群内由生理波动转变为病理波动。去除失调因素后菌群仍处于失调状态,不易恢复,即具有不可逆性。多表现为慢性腹泻(肠炎)、肠功能紊乱及慢性咽喉炎、口腔炎、阴道炎等,临床常称为比例失调。

(3)三度失调:原正常菌群大部分被抑制,只有少数菌种占决定性优势。发生三度失调的原因常为广谱抗菌药物的大量应用,使大部分正常菌群消失,而代之以过路菌或外袭菌,并大量繁殖而成为该部位的优势菌。三度失调表现为急性重病症状,如难辨梭菌引起的假膜性肠炎。白色念珠菌、铜绿假单胞菌和葡萄球菌等都可能成为三度失调的优势菌。正常菌群的三度失调亦称菌群交替症或二重感染。

2. 移位菌群失调　在医院中更严重的是移位菌群失调,也称定位转移或易位,即正常菌群由原籍生境转移到外籍生境或本来无菌的部位定植或定居,如大肠中的大肠埃希菌、铜绿假单胞菌转移到呼吸道或泌尿道定居。其原因多为不适当地使用抗生素,即该部位的正常菌群被抗生素抑制或消失,从而为外来菌或过路菌提供了生存的空间和定植的条件。

移位菌群失调表现为:横向转移,如下消化道向上消化道转移,上呼吸道向下呼吸道转移;纵向转移,如皮肤及黏膜表层向深层转移;肠腔向腹腔转移;经血液循环或淋巴循环向远处转移。外科手术、插管等侵入性诊疗容易引发移位菌群失调;免疫力低下的病人,如大面积烧伤病人等也易于发生移位菌群失调。

三、细菌的定植

各种微生物(细菌)经常从不同环境落到人体,并能在一定部位定居和不断生长、繁殖后代,这种现象通常称为"细菌定植"。细菌定植是人类的机体与正常菌群或其他各种微生物在长期进化过程中形成的一种共生关系。定植的微生物必须依靠人体不断供给营养物质才能生长和繁殖,进而才能对人体产生影响(如导致感染)。但是,人体也在进化过程中发展出一系列防御机制,在正常情况下足以抵御各种微生物的侵袭。

四、医院感染中常见的病原体

医院感染中常见的病原体通常可分为细菌、病毒、真菌、肺孢子虫、弓形体、衣原体和疟原虫等,其中以各种细菌最为常见,约占 95% 以上。

1. 医院感染的常见病原体特点

(1)大部分为人体正常菌群的转移菌或条件致病菌,对某些环境有特殊的适应性。例如表皮葡萄球菌和不动杆菌,可黏附于塑料表面,一旦静脉或动脉插入的塑料管被它们污染,就很容易引起败血症;大肠埃希菌能黏附在泌尿道的上皮细胞上,从而成为泌尿道感染的主要病原菌。

(2)常为多重耐药菌株,对抗生素有较强和较广的耐药性。大量而广泛应用抗生素,易于选择出或形成耐药菌株。耐药菌株可传染给医院环境里及人体表面的某些腐生菌。它们可保存所接受的耐药性基因,并能传递给其他条件致病菌,而促成医院感染。

(3)常侵犯免疫功能低下的宿主,因此判断病原菌的种类往往比较困难。医院感染主要受害者是病人,原因首先是病人通常抵抗力弱,对细菌较敏感;其次,病人往往接受过某些侵入性诊断或治疗,常给细菌造成入侵之机,极易导致发生医院感染。

2. 医院感染中常见的细菌

(1)金黄色葡萄球菌(Staphylococcus aureus)是革兰阳性球菌,属葡萄球菌属。凝固酶阳性的金黄色葡萄球菌是人感染的主要致病菌。广泛分布于自然界、人和动物的皮肤与外界相通的腔道中。在人群中,金黄色葡萄球菌带菌状态相当普遍,15% 的人慢性携带致病性金黄色葡萄球菌。金黄色葡萄球菌的感染途径主要是通过污染的手,导致人与人之间的传播,从有操作的皮肤黏膜侵入,或食入含有金黄色葡萄球菌肠毒素的食物或吸入染菌尘埃致病。有活动性金黄色葡萄球菌感染或有大量该菌定植的病人可排出大量细菌,是导致院内感染的主要感染源。金黄色葡萄球菌对全身各系统均可引起感染性疾病。其中在医院内感染的病原体中,耐甲氧西林金黄色葡萄球菌(MRSA)引起感染增加,越来越受到重视。

(2)铜绿假单胞菌(Pseudomonas aeruginosa)是革兰阳性杆菌、非发酵菌、假单胞菌属。是医院感染中主要的病原菌之一。它广泛分布于医院的各种潮湿地方、物品上,对外界环境的抵抗力较其他细菌更强。铜绿假单胞菌可引起泌尿道、伤口、皮肤与软组织等部位感染,其传播途径可来自环境污染(如消毒液、尿壶、尿管等)、医务人员的手、病人之间的交叉感染,以及病人自身的内部源性感染。铜绿假单胞菌引起医院感染发生率逐年上升,耐药谱广,日益受到重视。

(3)大肠埃希菌(E. coli)为革兰阴性杆菌,广泛存在于自然界、水和土壤中,是人和动物肠道的正常菌群,是条件致病菌。根据其对人的致病性可以分为肠道感染和肠道外感染。常引起泌尿道、腹

腔、胆道、血液等部位的感染。可通过病人之间及工作人员与病人之间的接触或各种侵入性诊疗操作如安置尿管、静脉置管等引起感染。

(4)肺炎克雷伯菌(Klebsiella pneumoniae)是革兰阴性杆菌。广泛存在于自然界的水和土壤中,也是人和动物肠道和上呼吸道的正常菌群的组成部分。易在病人的上呼吸道定植,是 ICU 最常见的条件致病菌。它可以通过医护人员的手传播。该菌可引起呼吸道、泌尿道、手术切口及血液的感染。

3.医院感染中常见的其他病原体

(1)真菌:近年来,真菌引起的院内感染呈现进一步增长的趋势,常见的真菌感染是白色念珠菌、热带念珠菌和曲霉菌。念珠菌感染多发生在长期应用广谱抗生素或免疫力低下的病人身上,常导致深部感染。

(2)病毒:病毒引起的医院感染暴发流行年屡有报道,引起各界关注。引起医院感染的病毒包括流感病毒、副流感病毒、呼吸道合胞病毒、腺病毒、柯萨奇病毒、单纯疱疹病毒、巨细胞病毒、HIV 等。

第四节　医院感染监测与报告

一、医院感染的监测

医院感染的监测是长期、系统、连续地收集、分析医院感染在一定人群中的发生、分布及其影响因素,并将监测结果报送和反馈给有关部门和科室,为医院感染的预防、控制和管理提供科学依据。

医院感染监测可分为全面综合性监测和目标监测两大类。全面综合性监测(hospital-wide surveillance)是指连续不断地对所有临床科室的全部住院患者和医务人员进行医院感染及其有关危险因素的监测。目标性监测(target surveillance)是针对高危人群、高发感染部位等开展的医院感染及其危险因素的监测,如重症监护病房医院感染监测、新生儿病房医院感染监测、手术部位感染监测、抗菌药物临床应用与细菌耐药性的监测等。

医院感染发生率的监测包括下列各项:①全院医院感染发生率的监测;②医院感染各科室发病率监测;③医院感染部位发病率的监测;④医院感染高危科室、高危人群的监测;⑤医院感染危险因素

的监测;⑥漏报率的监测;⑦医院感染暴发流行的监测;⑧其他监测等。

医院应建立有效的医院感染监测和通报制度,及时诊断医院感染病例,分析发生医院感染的危险因素,采取针对性预防与控制措施。医院感染管理科必须每个月对监测资料进行汇总、分析,每季度向院长、医院感染管理委员会书面汇报,向全院医务人员反馈,监测资料应妥善保存。特殊情况及时汇报和反馈。

当出现医院感染散发病例时,经治医师应及时向本科室医院感染监控小组负责人报告,并于 24h 内填表报告医院感染管理科。科室监控小组负责人应在医院感染管理科的指导下,及时组织经治医师、护士查找感染原因,采取有效控制措施。确诊为传染病的医院感染,按《传染病防治法》的有关规定报告和控制。

二、医院感染资料收集与整理

1.医院感染资料收集　患者信息的收集包括患者基本资料、医院感染信息、相关危险因素、病原

体及病原菌的药物敏感试验结果和抗菌药物的使用情况。查房、病例讨论、查阅医疗和护理记录、实验室与影像学报告和其他部门的信息。病原学的收集包括临床微生物学、病毒学、病理学和血清学检查结果。

凡符合"医院感染诊断标准"的病历均应填写医院感染病例报告卡,按说明逐项填写。已确诊的医院感染病例即可编号建档。

2. 医院感染资料整理　定期对收集到的各种监测资料进行分析、比较、归纳和综合,得出医院感染的发生率,从中找出医院感染的发生规律,为制定针对性预防措施提供依据。医院感染发生率常用的指标及其统计方法如下。

(1)医院感染发生率:医院感染发生率是指在一定时间和一定人群(通常为住院病人)中新发生的医院感染的频率。其计算公式为:

$$医院感染发生率 = \frac{(同一时期内)新发生医院感染例数}{(同一时期内)处于危险中病人数} \times 100\%$$

$$或 = \frac{同期新发生医院感染例数}{同期住院病人数(或出院病人数)} \times 100\%$$

(2)罹患率:用来统计处于危险人群中新发生医院感染的频率,其分母必须是易感人群数,分子必须是该人群的一部分,常用于表示较短时间和小范围内感染的暴发或流行情况。观察时间的单位可以是日、周或月。其计算公式为:

$$医院感染罹患率 = \frac{同期新发生医院感染例数}{观察期间其感染危险的住院病人数} \times 100\%$$

(3)医院感染部位发生率:用来统计处于特定部位感染危险人群中新发生该部位医院感染的频率。特别要强调的是分母一定是这个部位易感人群(危险人群)数,如术后切口感染发生率,其分母一定是住院病人中接受过手术的病人总体,分子则是手术病人中发生切口感染的病例数。其计算公式为:

$$部位感染发生率 = \frac{同期新发生特定部位感染的例数}{同期处于该部位医院感染危险的人数} \times 100\%$$

(4)医院感染患病率:医院感染患病率又称医院感染现患率,是指在一定时间或时期内,在一定的危险人群(住院病例)中实际感染(新、老医院感染)例数所占的百分比。观察的时间可以是一天或一个时间点,称为时点患病率,若是在一段时间内则称为期间患病率。其计算公式为:

$$医院感染患病率 = \frac{(特定时间)存在的医院感染例数}{观察期间处于感染危险中的病人数} \times 100\%$$

医院感染患病率与医院感染发生率不同,主要区别在于分子上,发生率是指在某一期间内住院人群中发生医院感染的例数所占的比率,而患病率是指某一时间在住院人群中存在的医院感染病例所占的比率;只要观察期间仍为未痊愈的医院感染均为统计对象,而不管其发生的时间。患病率通常都高于发生率。进行现患率调查必须强调实查率,只有实查率达到 90%~100%,统计分析的材料才有意义和说服力。实查率的计算公式为:

$$实查率 = \frac{实际调查病人数}{调查期间住院病人数} \times 100\%$$

患病调查率又称现况调查或横断面研究,是很有用的方法,可在较短的时间内了解医院感染的基本情况。在缺乏条件开展全面综合性监测的医院里,可定期或不定期地进行患病率调查,即能用较少的时间和人力投入,达到较快地摸清感染主要情况的目的。患病率调查主要应用了解医院感染概况、发展趋势和初步评价监测效果。它的主要缺点是缺乏完整性和精确性。

(5)构成比:用以说明某一事物的各组成所占的比重或分布,常用百分比表示。其特点是各构成比之和必须等于 100%,但可因小数点后四舍五入影响,构成比之和会在 100% 上下略有波动,可通过近似取舍的方法调整。当总体中某部分的构成比减少时,其他部分的构成比必然会相应增加。因此,构成比不同于发生率,要注意避免以比代率的错误概念。

3. 医院感染资料报告　将医院感染资料汇总,统计分析后绘制成图表来表达,内容简明扼要、重点突出,一目了然,便于对照、比较,这要比用文字来说明优越得多。

统计表的上方应写一突出的简明标题,并注明收集的时间、地点等。表中数据采用阿拉伯数字,数位对齐。表的下方应有"备注"栏,用于文字说明。

统计图有圆形图、直方图、直条图、统计地图和线段图等:圆形图常用来表示事物各组成部分的百分比构成;直条图常用于表达比较性质相似而不连续的资料,以直条的长短来表示数值的大小;线段图用于说明连续性资料,表示事物数量在时间上的变动情况或一种现象随另一种现象变动情况;直方图则用来表示连续变量的频数分布情况。

收集到的资料和信息经过整理分析,除绘制成相应的图表外,还应进行总结并写出报告,送交医院感染管理委员会(或组),讨论以期判明医院感染的来源、危险因素、传播途径和易感人群等,从而提出有效的针对性预防措施。监测结果及报告均需按要求上报和分送有关医护人员。通常,在相关的院务和业务会议上,每个月1次由感染监控人员报告医院感染监测、调查的结果,以作为进一步开展感染管理工作的基础和依据。

三、医院感染暴发流行

1. 医院感染暴发　医院感染暴发是指在某医院、某科室的住院病人中,短时间内突然发生许多医院感染病例的现象。发生下列情况,医疗机构应于12h内报告所在地的县(区)级地方人民政府卫生行政部门,同时向所在地疾病预防控制机构报告:

(1)5例以上的医院感染暴发。

(2)由于医院感染暴发直接导致患者死亡。

(3)由于医院感染暴发直接导致3人以上人身损害后果。

医疗机构发生以下情形时,应按照《国家突发公共卫生事件相关工作规范(试行)》的要求在2h内进行报告:

(1)10例以上的医院感染暴发事件。

(2)发生特殊病原体或新发病原体的医院感染。

(3)可能造成重大公共影响或者严重后果的医院感染。

2. 医院感染暴发的调查　主要根据所得的信息资料做好感染病例三间(空间、人间和时间)分布的描述及暴发因素的分析和判断。

(1)空间分布:亦称地区分布,可按科室、病房甚至病室,外科还可按手术间来分析。观察病例是否集中于某地区,计算并比较不同地区(单位)的罹患率。

(2)人间分布:亦称人群分布,主要是计算和比较有无暴露史的两组病人的罹患率。外科可按不同的手术医生或某一操作,来描述感染病例在不同人群中的分布情况。

(3)时间分布:根据病例的发生情况,计算单位时间内发生感染的人群或罹患率。单位时间可以是小时、日或月。计算结果可绘制成直条图来表示。

(4)暴发因素的分析:根据对三间分布特点的分析和比较,来推测可能的传染源,传播途径和暴发流行因素,并结合实验结果及采取措施的效果作出综合判断。在分析、比较中找出与暴发流行有关的因素,并进行验证,同时可评估所采取措施的意义。

3. 医院感染暴发调查报告的形式　为了总结经验,吸取教训,杜绝事件再发生,可从下述几个方面写感染暴发流行调查报告。

(1)本次暴发流行的性质、病原体、临床表现和罹患率等。

(2)传播方式及有关各因素的判断和推测。

(3)感染来源的形成经过。

(4)采取的措施及效果。

(5)导致暴发流行的起因。

(6)得出的经验及应吸取的教训。

(7)需要改进的预防控制措施等。

第五节　消毒与灭菌

消毒是指杀灭或清除外环境中传播媒介物上的病原微生物及有害微生物,使其达到无害化水平。

灭菌是指杀灭外环境的传播媒介物上所有的活的微生物。包括病原微生物及有害微生物,同时也,包括细菌繁殖体、芽胞、真菌及真菌孢子。

一、消毒灭菌原则

1. 医务人员必须遵守消毒灭菌原则,进入人体组织或无菌器官的医疗用品必须灭菌;接触皮肤黏膜的器具和用品必须消毒。

2. 用过的医疗器材和物品,应先去污物,彻底清洗干净,再消毒或灭菌;其中感染症病人用过的医疗器材和物品,应先消毒,彻底清洗干净,再消毒或灭菌。所有医疗器械在检修前应先经消毒或灭菌处理。

3. 根据物品的性能采用物理或化学方法进行消毒灭菌。耐热、耐湿物品灭菌首选物理灭菌法;手术器具及物品、各种穿刺针、注射器等首选压力蒸汽灭菌;油、粉、膏等首选干热灭菌。不耐热物品如各种导管、精密仪器、人工移植物等可选用化学灭菌法,如环氧乙烷灭菌等,内镜可选用环氧乙烷灭菌或2%戊二醛浸泡灭菌。消毒首选物理方法，不能用物理方法消毒的方选化学方法。

4. 化学灭菌或消毒，可根据不同情况分别选择灭菌、高效、中效、低效消毒剂。使用化学消毒剂必须了解消毒剂的性能、作用、使用方法、影响灭菌或消毒效果的因素等，配制时注意有效浓度，并按规定定期监测。更换灭菌剂时，必须对用于浸泡灭菌物品的容器进行灭菌处理。

5. 自然挥发熏蒸法的甲醛熏箱不能用于消毒和灭菌，也不可用于无菌物品的保存。甲醛不宜用于空气的消毒。

6. 连续使用的氧气湿化瓶、雾化器、呼吸机的管道、早产儿暖箱的湿化器等器材，必须每日消毒，用毕终末消毒，干燥保存。湿化液应用灭菌水。

二、医用物品的消毒与灭菌

1. 消毒作用水平　根据消毒因子的适当剂量（浓度）或强度和作用时间对微生物的杀菌能力，可将其分为4个作用水平的消毒方法。

(1)灭菌：可杀灭一切微生物（包括细菌芽胞）达到灭菌保证水平的方法。属于此类的方法有：热力灭菌、电离辐射灭菌、微波灭菌、等离子体灭菌等物理灭菌方法，以及甲醛、戊二醛、环氧乙烷、过氧乙酸、过氧化氢等化学灭菌方法。

(2)高水平消毒法：可以杀灭各种微生物，对细菌芽胞杀灭达到消毒效果的方法。这类消毒方法应能杀灭一切细菌繁殖体（包括结核分枝杆菌）、病毒、真菌及其孢子和绝大多数细菌芽胞。属于此类的方法有：热力、电离辐射、微波和紫外线等以及用含氯、二氧化氯、过氧乙酸、过氧化氢、含溴消毒剂、臭氧、二溴海因等甲基乙内酰脲类化合物和一些复配的消毒剂等消毒因子进行消毒的方法。

(3)中水平消毒法：是可以杀灭和去除细菌芽胞以外的各种病原微生物的消毒方法，包括超声波、碘类消毒剂（碘伏、碘酊等）、醇类、醇类和氯己定的复方、醇类和季铵盐（包括双链季铵盐）类化合物的复方、酚类等消毒剂进行消毒的方法。

(4)低水平消毒法：只能杀灭细菌繁殖体（分枝杆菌除外）和亲脂病毒的化学消毒剂和通风换气、冲洗等机械除菌法。如单链季铵盐类消毒剂（苯扎溴铵等）、双胍类消毒剂如氯己定、植物类消毒剂和汞、银、铜等金属离子消毒剂等进行消毒的方法。

2. 医用物品的危险性分类　医用物品对人体的危险性是指物品污染后造成危害的程度。根据

其危害程度将其分为3类。

(1)高度危险性物品：这类物品是穿过皮肤或黏膜进入无菌的组织或器官内部的器材，或与破损的组织、皮肤黏膜密切接触的器材和用品，例如，手术器械和用品、穿刺针、腹腔镜、脏器移植物和活体组织检查钳等。

(2)中度危险性物品：这类物品仅和皮肤黏膜相接触，而不进入无菌的组织内。例如，呼吸机管道、胃肠道内镜、气管镜、麻醉机管道、子宫帽、避孕环、压舌板、喉镜、体温表等。

(3)低度危险性物品：虽有微生物污染，但一般情况下无害。只有当受到一定量病原菌污染时才造成危害的物品。这类物品和器材仅直接或间接地和健康无损的皮肤相接触。包括生活卫生用品和病人，医护人员生活和工作环境中的物品。例如毛巾、面盆、痰盂（杯）、地面、便器、餐具、茶具、墙面、桌面、床面、被褥、一般诊断用品（听诊器、听筒、血压计袖带等）等。

3. 选择消毒、灭菌方法的原则

(1)使用经卫生行政部门批准的消毒物品，并按照批准的范围和方法在医疗卫生机构和疫源地等消毒中使用。

(2)根据物品污染后的危害程度，选择消毒、灭菌的方法

①高度危险性物品，必须选用灭菌方法处理。

②中度危险性物品，一般情况下达到消毒即可，可选用中水平或高水平消毒法。但中度危险性物品的消毒要求并不相同，有些要求严格，例如内镜、体温表等必须达到高水平消毒，需采用高水平消毒方法消毒。

③低度危险性物品，一般可用低水平消毒方法，或只做一般的清洁处理即可，仅在特殊情况下，才做特殊消毒要求。例如，当有病原微生物污染时，必须针对污染病原微生物种类选用有效的消毒方法。

(3)根据物品上污染微生物的种类、数量和危害性，选择消毒、灭菌方法：

①对受到细菌芽胞、真菌孢子、分枝杆菌和经血液传播病原体（乙型肝炎病毒、丙型肝炎病毒、艾滋病病毒等）污染的物品，选用高水平消毒法或灭菌法。

②对受到真菌、亲水病毒、螺旋体、支原体和病原微生物污染的物品，选用中水平以上的消毒法。

③对受到一般细菌和亲脂病毒等污染的物品，

可选用中水平或低水平消毒法。

④对存在较多有机物的物品消毒时,应加大消毒剂的使用剂量和(或)延长消毒作用时间。

⑤消毒物品上微生物污染特别严重时,应加大消毒剂的使用剂量和(或)延长消毒作用时间。

(4)根据消毒物品的性质,选择消毒方法:选择消毒方法时需考虑,一是要保护消毒物品不受损坏,二是使消毒方法易于发挥作用。

①耐高温、耐湿度的物品和器材,应首选压力蒸汽灭菌;耐高温的玻璃器材、油剂类和干粉类等可选用干热灭菌。

②不耐热、不耐湿,以及贵重物品,可选择环氧乙烷或低温蒸汽甲醛气体消毒、灭菌。

③器械的浸泡灭菌,应选择对金属基本无腐蚀性的消毒剂。

④选择表面消毒方法,应考虑表面性质,光滑表面可选择紫外线消毒器近距离照射,或液体消毒剂擦拭;多孔材料表面可采用喷雾消毒法。

三、常用的消毒灭菌方法

1. 液体化学消毒剂的使用规范

(1)戊二醛:戊二醛属灭菌剂,具有广谱、高效的杀菌作用。具有对金属腐蚀性小,受有机物影响小等特点。常用灭菌浓度为2%。也可使用卫生行政机构批准使用的浓度。适用于不耐热的医疗器械和精密仪器等消毒与灭菌。使用方法包括①灭菌处理:常用浸泡法。将清洗、晾干待灭菌处理的医疗器械及物品浸没于装有2%戊二醛的容器中,加盖,浸泡10h后,无菌操作取出,用无菌水冲洗干净,并无菌擦干后使用。②消毒用浸泡法,将清洗、晾干的待消毒处理医疗器械及物品浸没于装有2%戊二醛或1%增效戊二醛的容器中,加盖,一般10～20min,取出后用灭菌水冲洗干净并擦干。

使用戊二醛应注意:①戊二醛对手术刀片等碳钢制品有腐蚀性,使用前应先加入0.5%亚硝酸钠防锈;②使用过程中应加强戊二醛浓度监测;③戊二醛对皮肤黏膜有刺激性,接触戊二醛溶液时应戴橡胶手套,防止溅入眼内或吸入体内;④盛装戊二醛消毒液的容器应加盖,放于通风良好处。

(2)过氧乙酸:过氧乙酸属灭菌剂,具有广谱、高效、低毒、对金属及织物有腐蚀性,受有机物影响大,稳定性差等特点。其浓度为16%～20%(g/ml)。适用于耐腐蚀物品、环境及皮肤等的消毒与灭菌。

常用消毒方法有浸泡、擦拭、喷洒等。①浸泡法:凡能够浸泡的物品均可用过氧乙酸浸泡消毒。消毒时,将待消毒的物品放入装有过氧乙酸的容器中,加盖。对一般污染物品的消毒,用0.05%(500mg/L)过氧乙酸溶液浸泡;对细菌芽胞污染物品的消毒用1%(10 000mg/L)过氧乙酸浸泡5min,灭菌时,浸泡30min。然后,诊疗器材用无菌蒸馏水冲洗干净并擦干后使用。②擦拭法:对大件物品或其他不能用浸泡法消毒的物品用擦拭法消毒。消毒所有药物浓度和作用时间参见浸泡法。③喷洒法:对一般污染表面的消毒用0.2%～0.4%(2 000～4 000mg/L)过氧乙酸喷洒作用30～60min。

使用中注意:①过氧乙酸不稳定,应储存于通风阴凉处,用前应测定有效含量,原液浓度低于12%时禁止使用。②稀释液临用前配制。③配制溶液时,忌与碱或有机物相混合。④过氧乙酸对金属有腐蚀性,对织物有漂白作用。金属制品与织物经浸泡消毒后,即时用清水冲洗干净。⑤使用浓溶液时,谨防溅入眼内或皮肤黏膜上,一旦溅上,及时用清水冲洗。

(3)过氧化氢:过氧化氢属高效消毒剂,具有广谱、高效、速效、无毒、对金属及织物有腐蚀性,受有机物影响大,纯品稳定性好,稀释液不稳定等特点。适用于丙烯酸树脂制成的外科埋植物,隐形眼镜、不耐热的塑料制品、餐具、服装、饮水等消毒和口腔含漱、外科伤口清洗。

常用消毒方法有浸泡、擦拭等。①浸泡法:将清洗、晾干的待消毒物品浸没于装有3%过氧化氢溶液的容器中,加盖,浸泡30min。②擦拭法:对大件物品或其他不能用浸泡法消毒的物品用擦拭法消毒。所有药物浓度和作用时间参见浸泡法。③其他方法:用1%～1.5%过氧化氢溶液漱口;用3%过氧化氢冲洗伤口。

使用中应注意:①过氧化氢应储存于通风阴凉处,用前应测定有效含量;②稀释液不稳定,临用前配制;③配制溶液时,忌与还原剂、碱、碘化物、高锰酸钾等强氧化剂相混合;④过氧化氢对金属有腐蚀性,对织物有漂白作用;⑤使用浓溶液时,谨防溅入眼内或皮肤黏膜上,一旦溅上,即时用清水冲洗;⑥消毒被血液、脓液等污染的物品时,需适当延长作用时间。

(4)含氯消毒剂:含氯消毒剂属高效消毒剂,具有广谱、速效、低毒或无毒、对金属有腐蚀性、对织物有漂白作用,受有机物影响大,粉剂稳定而水剂不稳定等特点。适用于餐(茶)具、环境、水、疫源地等消毒。

常用的消毒方法有浸泡、擦拭、喷洒与干粉消毒等方法。①浸泡方法:将待消毒的物品放入装有含氯消毒剂溶液的容器中,加盖。对细菌繁殖体污染的物品的消毒,用含有效氯 200mg/L 的消毒液浸泡 10min 以上;对经血液传播病原体、分枝杆菌和细菌芽胞污染物品的消毒,用含有效氯 2 000~5 000mg/L 消毒液浸泡 30min 以上。②擦拭法:对大件物品或其他不能用浸泡法消毒的物品用擦拭法消毒。消毒所用药物浓度和作用时间参见浸泡法。③喷洒法:对一般污染的物品表面,用 1 000mg/L 的消毒液均匀喷洒(墙面:200ml/m²;水泥地面,350ml/m²,土质地面,1 000ml/m²),作用 30min 以上;对经血液传播病原体、结核杆菌等污染的表面的消毒,用含有效氯 2 000mg/L 的消毒液均匀喷洒(喷洒量同前),作用 60min 以上。④干粉消毒法:对排泄物的消毒,用含氯消毒剂干粉加入排泄物中,使含有效氯 10 000mg/L,略加搅拌后,作用 2~6h,对医院污水的消毒,用干粉按有效氯 50mg/L 用量加入污水中,并搅拌均匀,作用 2h 后排放。

使用过程中应注意:①粉剂应于阴凉处避光、防潮、密封保存;水剂应于阴凉处避光、密闭保存。所需溶液应现配现用。②配制漂白粉等粉剂溶液时,应戴口罩,橡胶手套。③未加防锈剂的含氯消毒剂对金属有腐蚀性,不应用于金属器械的消毒;加防锈剂的含氯消毒剂对金属器械消毒后,应用无菌蒸馏水冲洗干净,并擦干后使用。④对织物有腐蚀和漂白作用,不应用于有色织物的消毒。⑤用于消毒餐具,应即时用清水冲洗。⑥消毒时,若存在大量有机物时,应提高使用浓度或延长作用时间。⑦用于污水消毒时,应根据污水中还原性物质含量适当增加浓度。

(5)乙醇:乙醇属中效消毒剂,具有中效、速效、无毒、对皮肤黏膜有刺激性、对金属无腐蚀性,受有机物影响很大、易挥发、不稳定等特点。其含量为 95%(ml/ml)。适用于皮肤、环境表面及医疗器械的消毒等。

常用消毒方法有浸泡法和擦拭法。①浸泡法:将待消毒的物品放入装有乙醇溶液的容器中,加盖。对细菌繁殖体污染医疗器械等物品的消毒,用 75% 的乙醇溶液浸泡 10min 以上。②擦拭法:对皮肤的消毒。用 75% 乙醇棉球擦拭。注意必须使用医用乙醇,严禁使用工业乙醇消毒和作为原材料配制消毒剂。

(6)碘仿:碘仿属中效消毒剂,具有中效、速效、低毒、对皮肤黏膜无刺激并无黄染、对铜、铝、碳钢等二价金属有腐蚀性,受有机物影响很大,稳定性好等特点。适用于皮肤、黏膜等的消毒。

常用消毒方法有浸泡、擦拭、冲洗等方法。①浸泡法:将清洗、晾干的待消毒物品浸没于装有碘仿溶液的容器中,加盖。对细菌繁殖体污染物品的消毒,用含有效碘 250mg/L 的消毒液浸泡 30min。②擦拭法:对皮肤、黏膜用擦拭法消毒。消毒时,用浸有碘仿消毒液的无菌棉球或其他替代物品擦拭被消毒部位。对外科洗手用含有效碘 2 500~5 000mg/L 的消毒液擦拭作用 3min。对于手术部位及注射部位的皮肤消毒,用含有效碘 2 500~5 000mg/L 的消毒液局部擦拭,作用 2min;对口腔黏膜及创口黏膜创面消毒,用含有效碘 500~1 000mg/L 的消毒液擦拭,作用 3~5min。注射部位消毒也可用市售碘仿棉签(含有效碘 2 000mg/L)擦拭,作用 2~3min。③冲洗法:对阴道黏膜及伤口黏膜创面的消毒,用含有效碘 250ml/L 的消毒液冲洗 3~5min。

使用时应注意:①碘仿应于阴凉处避光、防潮、密封保存;②碘仿对二价金属制品有腐蚀性,不应用于相应金属制品的消毒;③消毒时,若存在有机物,应提高药物浓度或延长消毒时间;④避免与拮抗药物同用。

(7)氯己定:包括醋酸氯己定和葡萄糖酸氯己定。均属低效消毒剂,具有低效、速效、对皮肤黏膜无刺激性、对金属和织物无腐蚀性,受有机物影响轻微,稳定性好等特点。适用于外科洗手消毒、手术部位皮肤消毒、黏膜消毒等。

常用消毒方法有浸泡、擦拭和冲洗等方法。①擦拭法:手术部位及注射部位皮肤消毒。用 5 000mg/L 醋酸氯己定-乙醇(75%)溶液局部擦拭 2 遍,作用 2min;对伤口创面消毒,用 5 000mg/L 醋酸氯己定水溶液擦拭创面 2~3 遍,作用 2min。外科洗手可用相同浓度和作用时间。②冲洗法。对阴道、膀胱或伤口黏膜创面的消毒,用 500~1 000mg/L 醋酸氯己定水溶液冲洗,至冲洗液变清为止。

使用中应注意:①勿与肥皂、洗衣粉等阴性离子表面活性剂混合使用或前后使用;②冲洗消毒时,若创面脓液过多,应延长冲洗时间。

(8)季铵盐类消毒剂:本类消毒剂包括单链季铵盐和双长链季铵盐两类,前者只能杀灭某些细菌繁殖体和亲脂病毒,属低效消毒剂,例如苯扎溴铵(新洁尔灭);后者可杀灭多种微生物,包括细菌繁殖体,某些真菌和病毒。季铵盐类可与乙醇或异丙醇配成复方制剂,其杀菌效果明显增加。季铵盐类消毒剂的特点是对皮肤黏膜无刺激,毒性小,稳定性好,对消毒物品无损害等。

使用方法包括:①皮肤消毒:单链季铵盐消毒剂 500～1 000mg/L,皮肤擦拭或浸泡消毒,作用时间 3～5min,或用双链季铵盐 500mg/L,擦拭或浸泡消毒,作用 2～5min。②黏膜消毒:用 500mg/L 单链季铵盐作用 3～5min,或用双链季铵盐 100～500mg/L,作用 1～3min。③环境表面消毒:根据污染微生物的种类选择用双链还是用单链季铵盐消毒剂,一般用 1 000～2 000mg/L,浸泡、擦拭或喷洒消毒,作用时间 30min。

使用中应注意:①阴离子表面活性剂,例如肥皂、洗衣粉等对其消毒效果有影响,不宜合用。②有机物对其消毒效果有影响,严重污染时应加大使用剂量或延长作用时间。③近年来的研究发现,有些微生物对季铵盐类化合物有耐药作用,对有耐药性微生物消毒时,应加大剂量。

2. 压力蒸汽灭菌　适用于耐高温、高湿的医用器械和物品的灭菌。不能用于凡士林等油类和粉剂的灭菌。压力蒸汽灭菌器根据排放冷空气的方式和程度不同,分为下排气式压力蒸汽灭菌器和预真空压力蒸汽灭菌器两大类。下排气式压力蒸汽灭菌器,其灭菌原理是利用重力置换原理,使热蒸汽在灭菌器中从上而下,将冷空气由下排气孔排出;排出的冷空气由饱和蒸汽取代,利用蒸汽释放的潜伏热使物品达到灭菌。预真空压力蒸汽灭菌器,其灭菌原理是利用机械抽真空的方法,使灭菌柜室内形成负压,蒸汽得以迅速穿透到物品内部进行灭菌。蒸汽压力达 205.8kPa(2.1kg/cm^2),温度达 132℃或以上,达到灭菌时间后,抽真空使灭菌物品迅速干燥。应用压力蒸汽灭菌必须注意尽量排除灭菌器中的冷空气,以免影响蒸汽向待灭菌物品内穿透;严格按照要求进行灭菌物品的包装、注意物品在灭菌器中的装量和摆放;合理计算灭菌时间和温度等,并按要求进行监测。

3. 干热灭菌　适用于高温下不损坏、不变质、不蒸发物品的灭菌,用于不耐湿热的金属器械的灭菌,用于蒸汽或气体不能穿透物品的灭菌。如油脂、粉剂和金属、玻璃等制品的消毒灭菌。干热灭菌方法包括:烧灼、干烤。

四、消毒灭菌效果监测

医院必须对消毒、灭菌效果定期进行监测。灭菌合格率必须达到 100%,不合格物品不得进入临床使用部门。

1. 化学消毒剂　使用中的消毒剂、灭菌剂应进行生物和化学监测。

(1)生物监测:①消毒剂每季度 1 次,其细菌含量必须<100cfu/ml,不得检出致病性微生物;②灭菌剂每个月监测 1 次,不得检出任何微生物。

(2)化学监测:①应根据消毒、灭菌剂的性能定期监测,如含氯消毒剂、过氧乙酸等应每日监测,对戊二醛的监测应每周不少于 1 次;②应同时对消毒、灭菌物品进行消毒、灭菌效果监测,消毒物品不得检出致病性微生物,灭菌物品不得检出任何微生物。

2. 压力蒸汽灭菌效果监测　压力蒸汽灭菌必须进行工艺监测、化学监测和生物监测。

(1)工艺监测:应每锅进行,并详细记录。

(2)化学监测:①应每包进行,手术包尚需进行中心部位的化学监测;②预真空压力蒸汽灭菌器每天灭菌前进行 B-D 试验。

(3)生物监测:①应每周进行,新灭菌器使用前必须先进行生物监测,合格后才能使用;②对拟采用的新包装容器、摆放方式、排气方式及特殊灭菌工艺也必须先进行生物监测,合格后才能采用。

3. 紫外线消毒效果监测　应进行日常监测、紫外灯管照射强度监测和生物监测。日常监测包括灯管开关时间、累计照射时间和使用人签名,对新的和使用中的紫外灯管应进行照射强度监测。

(1)新灯管的照射强度不得低于 90～100μW/cm^2。

(2)使用中灯管不得低于 70μW/cm^2。

(3)照射强度监测应每 6 个月 1 次。

(4)生物监测必要时进行,经消毒后的物品或空气中的自然菌减少 90.00%以上,人工染菌杀灭率应达到 99.00%。

第六节　手　卫　生

手卫生包括洗手、卫生手消毒和外科手消毒。洗手是指用肥皂(皂液)和流动水洗手,去除手部皮肤污垢、碎屑和部分致病菌的过程。卫生手消毒是指用速干手消毒剂揉搓双手,以减少手部暂驻菌的过程。外科手消毒是指外科手术前医务人员用肥皂(皂液)和流动水洗手,再用手消毒剂清除或杀灭手部暂驻菌和减少常驻菌的过程。

一、手部微生物

手部皮肤的细菌分为暂驻菌和常驻菌。暂驻菌主要是寄居在皮肤表面,常规洗手容易被清除的微生物;常驻菌通常是指皮肤上定植的正常菌群。

二、洗手和卫生手消毒

1. 洗手和对卫生手消毒的指征

(1)直接接触每一个患者前后,从同一患者身体的污染部位移动到清洁部位时。

(2)接触患者黏膜、破损皮肤或伤口前后,接触患者的血液、体液、分泌物、排泄物、伤口敷料等之后。

(3)穿脱隔离衣前后,摘手套后。

(4)进行无菌操作,接触清洁、无菌物品之前。

(5)接触患者周围环境及物品后。

(6)处理药物或配餐前。

2. 洗手设施

(1)手术室、产房、导管室、层流洁净病房、骨髓移植病房、器官移植病房、重症监护病房、新生儿室、母婴室、血液透析病房、烧伤病房、感染疾病科、口腔科、消毒供应中心等重点部门应配备非手触式水龙头。有条件的医疗机构在诊疗区域均宜配备非手触式水龙头。

(2)肥皂应保持清洁和干燥。有条件的医院可用皂液,当皂液出现浑浊或变色时及时更换,盛换皂液的容器宜为一次性使用,重复使用的容器应每周清洁消毒。

(3)应配备干手物品或设施。可选用纸巾、风干机、擦手毛巾等擦干双手。擦手毛巾应保持清洁、干燥,每日消毒。

三、外科手消毒

外科手消毒要求先洗手、后消毒。不同患者手术之间、手套破损或手被污染时,应重新进行外科手消毒。

1. 冲洗手消毒方法　取适量的手消毒剂涂抹至双手的每个部位、前臂和上臂下1/3,并认真揉搓2~6min,用流动水冲净双手、前臂和上臂下1/3,无菌巾彻底擦干。流动水应达到GB5749的规定。特殊情况水质达不到要求时,手术医师在戴手套前,应用醇类手消毒剂再消毒双手后戴手套。手消毒剂的取液量、揉搓时间及使用方法遵循产品的使用说明。

2. 免冲洗手消毒方法　取适量的免冲洗手消毒剂涂抹至双手的每个部位、前臂和上臂下1/3,并认真揉搓直至消毒剂干燥。手消毒剂的取液量、揉搓时间及使用方法遵循产品的使用说明。

第七节　医院环境和消毒

一、医院环境分类和空气卫生学标准

医院环境分为4类区域,Ⅰ类环境包括层流洁净手术室和层流洁净病房。Ⅱ类环境包括普通手术室、产房、婴儿室、早产儿室、普通保护性隔离室、供应室无菌区、烧伤病房、重症监护病房。Ⅲ类环境的空气消毒:这类环境包括儿科病房,妇产科检查室,注射室、换药室、治疗室、供应室清洁区、急诊室、化验室、各类普通病室和房间,Ⅳ类指传染科和病房。各区域的空气卫生学标准如下。

Ⅰ类区域:细菌总数≤10cfu/m³(或0.2cfu平板),未检出金黄色葡萄球菌、溶血性链球菌为消毒合格;

Ⅱ类区域:细菌总数≤200cfu/m³(或4cfu平板),未检出金黄色葡萄球菌、溶血性链球菌为消毒合格;

Ⅲ类区域:细菌总数≤500cfu/m³(或10cfu平板),未检出金黄色葡萄球菌、溶血性链球菌为消毒合格。

二、不同区域的空气消毒方法

根据 GB15982-1995 中规定 Ⅰ、Ⅱ、Ⅲ、Ⅳ 类环境室内空气的消毒。

1. Ⅰ类环境的空气消毒　这类环境要求空气中的细菌总数≤10cfu/m³，只能采用层流通风，才能使空气中的微生物减到此标准以下。

2. Ⅱ类环境的空气消毒

(1)循环风紫外线空气消毒器：这种消毒器由高强度紫外线灯和过滤系统组成，可以有效地滤除空气中的尘埃，并可将进入消毒器的空气中的微生物杀死。按产品说明书安装消毒器，开机器 30min 后即可达到消毒要求，以后每过 15min 开机 1 次，消毒 15min，一直反复开机、关机循环至预定时间。本机采用低臭氧紫外线灯制备，消毒环境中臭氧浓度低于 0.2mg/m³，对人安全，故可在有人的房间内进行消毒。

(2)静电吸附式空气消毒器：这类消毒器采用静电吸附原理，加以过滤系统，不仅可过滤和吸附空气中带菌的尘埃，也可吸附微生物。在一个 20～30m² 的房间内，使用一台大型静电式空气消毒器，消毒 30min 后，可达到国家卫生标准。可用于有人在房间内空气的消毒。

(3)注意事项

①所用消毒器的循环风量(m³/h)必须是房间体积的 8 倍以上。

②有些小型的上述消毒器，经试验证明不能达到上述消毒效果，则不宜用于 Ⅱ 类环境空气消毒。用户可查验其检测报告和经卫生行政部门发证时批准的使用说明书。

③Ⅱ 类环境均为有人房间，必须采用对人无毒无害，且可连续消毒的方法。

3. Ⅲ类环境的空气消毒　这类环境要求空气中的细菌总数≤500cfu/m³。可采用下述方法。

(1)消毒 Ⅱ 类环境使用的方法均可采用。

(2)臭氧消毒：市售的管式、板式和沿面放电式臭氧发生器均可选用。要求达到臭氧浓度≥20cfu/m³，在 RH≥70% 条件下，消毒时间≥30min。消毒时人必须离开房间。消毒后待房间内闻不到臭氧气味时才可进入(大约在关机后 30min)。

(3)紫外线消毒：可选用产生臭氧的紫外线灯，以利用紫外线和臭氧的协同作用。一般按每立方米空间装紫外线灯瓦数≥1.5W，计算出装灯数。考虑到紫外线兼有表面消毒和空气消毒的双重作用，可安装在桌面上方 1m 处。不考虑表面消毒的房间。可吸顶安装。也可采用活动式紫外线灯照射。上述各种方式使用的紫外线灯，照射时间一般均应超过 30min。使用紫外线灯直接照射消毒，人不得在室内。

第八节　医院隔离与预防

一、隔离预防的基本原理和技术

1. 隔离预防的基本原理

(1)隔离的定义：将处于传染期内的病人，可疑传染病人和病原携带者同其他病人分开，或将感染者置于不能传染给他人的条件下，即称之为隔离(isolation)。

(2)隔离的目的：是切断感染链中的传播途径，保护易感者，最终控制或消灭感染源。因此，它是防止感染性疾病传播的重要措施。从医疗角度讲"隔离"的目标是防止感染扩散并最终消灭或控制感染源。即防止和限制感染病人的传染因子直接或间接地传染给易感者，或传染给可能将这种因子再传给他人者，同时，使感染病人在控制下得到及时治疗并尽早恢复健康。

(3)隔离的对象

①一般隔离：针对疑似或确诊具有传染性的病人。

②保护性隔离：针对免疫功能低下的易感宿主。

③混合性隔离：疑似或确诊具有传染性的病人，但因其他问题存在免疫功能低下的病人，为防其造成传染或造成机会性感染。

(4)感染链及控制方法：感染源、传播途径、易感宿主是感染链的三要素。因此控制感染主要手段是利用各种医疗措施阻止感染链的形成。最简单、直接、有效的手段亦是利用各种隔离技术切断传播途径。

(5)隔离与预防的措施：包括隔离室的设置、洗手的制度和实施、口罩、隔离衣、手套、头罩、眼罩、护目镜等的使用与处置。

2. 隔离预防的技术

(1)隔离室的设置:设置隔离室的目的是将感染源与易感宿主从空间上分开,且提醒医务人员离开隔离间时应洗手。

适用的情况:①具有高度传染性疾病的人。②病人个人卫生状态差。③多重耐药菌感染的病人。

设施:除一般病房应有的设施外,还必须有:①缓冲房间或有隔离车,用以放置口罩、隔离衣、帽子、手套等用物;②单独的沐浴设备、洗手设施;③独立空调,感染病人的房间应为负压,保护性隔离病人为正压,其空气交换应每小时6次以上;④空气在排除室外或流向其他区域之前应经过高效过滤;⑤如无单独房间,同一类传染病病人可住同一房间,但床距应保持1m以上。

(2)口罩的使用:医务人员在接近距离接触飞沫传播疾病的病人时,需戴口罩。使用口罩应充分覆盖口、鼻,且应使用一次性口罩。

(3)手套:应参照标准预防的建议,当可能接触病人血液、体液、分泌物、排泄物、污染的敷料、引流物时应戴手套。手套使用为一次性,不可重复使用;出现破损时应立即更换。

(4)隔离衣:衣服有可能被传染性的分泌物、渗出物污染时才使用隔离衣。

(5)物品处理

①可重复使用的物品受到传染性病原体污染时,使用后应以黄色包装袋包装隔离,经灭菌方可使用。如医疗仪器、器械、衣服和床单等。

②体温计专人使用,用后须经高水平消毒才能用于其他病人。

③血压计、听诊器应与其他病人分开,同病原菌感染者可共同使用。

④不可重复使用的物品,使用后应丢弃在黄色垃圾袋中,按照感染性废物处理。

⑤病历:不要接触感染物或污染物品,不带进隔离室。否则应灭菌后再使用。

⑥检验标本:标本应放在有盖的容器内,防止漏出。运送时必须在盒外再用一个袋子套好,并做好标记。标本应经灭菌处理后再丢弃。

(6)探视人员的管理:隔离室一般不接待探视,必需时,应先通报护士并经指导,按照规定进行隔离防护,采取隔离措施后,方可探视。

(7)隔离室的终末消毒:病人解除隔离或已不再排出感染物或死亡后的病室环境消毒。消毒的对象是那些与病人接触过的设施、物品及病人血液、体液、分泌物污染的地方。必须医用有效的消毒液进行终末消毒。

二、隔离的种类和措施

《医院内隔离预防指南》提出了两个隔离预防系统,即A系统和B系统。A系统按类隔离预防,B系统按病隔离预防,目的是控制传染源、防止疾病的传播。

1.A系统隔离预防共包括7类隔离

(1)严格隔离:是为了预防高传染性及高致病性的感染,以防止经空气和接触传播。

(2)接触隔离:是预防高传染性及有重要流行病学意义的感染。

(3)呼吸道隔离:防止病原体经空气中的气溶胶及短距离的飞沫传播。

(4)结核病隔离:针对痰涂片结核菌阳性或X线胸片检查,证实为活动性肺结核病人采取的隔离。

(5)肠道隔离:针对直接或间接接触病人粪便而传播疾病的隔离。

(6)脓汁/分泌物隔离:防止直接和间接接触感染部位的脓、引流物和分泌物而引起的感染。

(7)血液/体液隔离:防止直接或间接接触传染性的血液和体液而发生的感染。

2.B系统隔离预防　是按疾病隔离预防,是根据每一种疾病的传播特性而单独考虑的隔离措施。

(1)严格隔离:用于传播途径广泛、对人类健康危害极大的烈性传染病,如鼠疫、狂犬病、炭疽、SARS及甲型H1N1等。①分室隔离:相同菌种可同居一室;②对病人分泌物、排泄物严格消毒;③工作人员严格防护;④废弃物及医用垃圾严格无害化处理;⑤接触者尽可能注射疫苗或其他防护措施。

(2)呼吸道隔离:用于病原微生物随飞沫及分泌物排出而传播的呼吸道传染病,如:病毒类,包括疱疹病毒-水痘、带状疱疹、流感、麻疹、埃博拉出血热、SARS(飞沫吸入);细菌类,包括猩红热、流脑、白喉、百日咳、布氏杆菌病、结核病、军团病、炭疽,以及其他如肺炎衣原体病等。①同病种可收同室:分泌物及痰液焚烧处理。②注意室内通风、每日进行空气消毒。

(3)消化道隔离:适用于粪-口传播途径,如伤寒、痢疾、病毒性肝炎等。①同病种、同病原体感染者可收同一病室;②诊疗、护理病人需按病种分别穿隔离;③处理污物时要戴手套;④甲类传染病排泄物及呕吐物需消毒后再倒入厕所;⑤便器固定使用定期消毒;⑥凡病人接触过的物品应视为污染物;餐具应固定使用并定期消毒或使用一次性餐具;⑧病室保持无蚊蝇、无蟑螂。

(4)虫媒隔离:适用于疟疾、流行性出血热、流行性乙型脑炎等。病室应有完善有效的防蚊蝇设施。

(5)接触隔离:适用于皮肤炭疽、狂犬病、破伤风、性病等。①密切接触病人需穿隔离衣,皮肤有破损戴手套;②被分泌物、皮屑所污染的物品必须严格消毒;③病人用过的衣物、被单要先消毒再清洗;④病人换下的伤口敷料要焚烧处理。

(6)保护性隔离:保护免疫功能极度低下的患者,减少感染发生的机会。①要求单间洁净室;②房间应有层流净化设备;③病人住院前3d要进行肠道消毒;④入院日要沐浴,换无菌衣、无菌鞋;⑤工作人员诊治护理操作时,应穿无菌隔离衣、戴无菌口罩,必要时戴无菌手套,要重视洗手。

三、标准预防的原则和措施

标准预防的原则是:无论是否确定病人有传染性,均采取防护措施。即把血液、体液、分泌物、排泄物(不含汗液,除非被血污染),均当成具有传染性进行隔离预防,以降低医务人员和病人、病人和病人间的微生物传播的危险性。同时针对疾病的传播途径,采取空气传播防护措施或飞沫及接触传播的防护措施。具体措施如下。

1. 洗手 ①当可能接触病人的血液、体液、分泌物、排泄物、污染的器械后,应立即洗手。即使操作时戴着手套,脱去手套后也应及时洗手。在两个病人之间,当手可能传播微生物污染环境时应洗手;同一个病人,接触身体的不同部位时应洗手。②日常工作卫生洗手,使用普通肥皂,快速洗手。③为控制暴发使用抗菌药或手消毒剂。

2. 手套 当接触血液、体液、排泄物、分泌物及破损的皮肤黏膜时应戴手套;手套可以防止医务人员把自身手上的菌群转移给病人的可能性;手套可以预防医务人员变成传染微生物的媒介,即防止医务人员将从病人或环境中污染的病原在人群中传播。在两个病人之间一定要换手套,手套也不能代替洗手。

3. 面罩、护目镜和口罩 戴口罩及护目镜也可以减少病人的体液、血液、分泌物等液体的传染性物质飞溅到医护人员眼睛、口腔及鼻腔黏膜。

4. 隔离衣 穿隔离衣为防止被传染性的血液、分泌物、渗出物、飞溅的水和大量的传染性材料污染时使用。脱去隔离衣后应立即洗手,以避免污染其他病人和环境。

5. 可重复使用的设备 用过的可重复使用的设备被血液、体液、分泌物、排泄物污染,为防止皮肤黏膜暴露危险和污染衣服或将微生物在病人和环境中传播,应确保在下一个病人使用之前清洁干净和适当地消毒灭菌,一次性使用的部件应弃去。

6. 环境控制 保证医院有适当的日常清洁标准和卫生处理程序,在彻底地清洁基础上,适当的清毒床单位、设备和环境的表面(床栏杆、床侧设备、轮椅、洗脸池、门把手),并保证该程序的落实。

7. 被服 触摸、传送被血液、体液、分泌物、排泄物污染的被服时,在某种意义上为防止皮肤黏膜暴露和污染衣服,应避免扰动,以防微生物污染其他病人和环境。

8. 职业健康安全 ①为防止被使用后的污染利器(针、刀、其他利器)刺伤,小心处理用过的尖锐物品(针及手术刀等)和设备,如使用后针头不复帽且不复用,不用手去除针头,若要人为去除针头时,应使用任何其他技术和可用器械设备除针头。用后的针头及尖锐物品应弃于耐刺之硬壳防水容器内。②在需要使用口对口呼吸的区域内,应备有可代替口对口复苏的设备,并应将复苏的设备装袋备用。

第九节 合理使用抗感染药物

抗感染药物是指用以治疗病原体(病毒、衣原体、支原体、立克次体、细菌、螺旋体、真菌、原虫、蠕虫等)所致感染的各种药物,其中包含抗菌药物(抗生素、合成类抗菌药)、抗结核药、抗麻风病药、抗真菌药和抗病毒药物。

合理使用抗菌药物是预防和控制医院感染的重要措施之一。为有效地控制感染而不破坏宿主体内的微生态平衡,为防止药物的毒性反应及避免耐药菌株的产生,在明确指征下,根据药敏试验,选用适宜的抗生素,并采用适当的剂量、给药方法和疗程,以达到杀灭致病菌、治疗感染的目的,并防止浪费,是抗生素治疗中必须遵循的原则。为加强抗生素使用的宏观管理,减少医院感染的发生,阻止或减缓细菌耐药性的产生及发展,应加强抗感染药物应用的管理。

一、抗感染药物的作用机制及细菌耐药机制

1. 抗感染药物的作用机制　临床上抗感染药物主要对病原微生物具有较高的"选择性毒性作用",对病人不造成危害。其作用机制主要包括:干扰黏肽的生物合成,从而干扰细胞壁的合成;抑制菌体成分如聚糖、磷壁酸等在细胞膜上合成而影响其通透性;影响细菌蛋白质的合成或抑制细菌核酸的合成。

2. 细菌耐药机制　细菌的耐药性分为天然耐药和获得性耐药两大类。天然耐药指一些细菌因缺乏药物的靶位点或药物不能通过细胞壁、细胞膜而到达相应的活性部位,能天然耐受某抗菌药物。获得性耐药是当微生物接触抗菌药物后,遗传基因变化改变代谢途径,使其能避免被药物抑制或杀灭。

二、抗感染药物的管理与合理使用原则

1. 抗感染药物应用的管理
(1)医院应建立健全抗感染药物应用的管理制度。
(2)医院应对抗感染药物的应用率进行统计,力争控制在 50% 以下。
(3)参与医院感染管理委员会工作的抗感染药物专家或有抗感染的药物应用经验医师负责全院抗感染药物应用的指导、咨询工作。
(4)检验科和药剂科须分别履行定期公布主要致病菌及其药敏试验结果和定期向临床医务人员提供抗感染药物信息的职责,为合理使用抗感染药物提供依据。
(5)临床医师应提高用药前相关标本的送检率,根据细菌培养和药敏试验结果,严格掌握适应证,合理选用药物;护士应根据各种抗感染药物的药理作用、配伍禁忌和配制要求,准确执行医嘱,并观察病人用药后的反应,配合医师做好各种标本的留取和送检工作。
(6)有条件的医院应开展抗感染药物临床应用的监测,包括血药浓度监测和耐药菌[如耐甲氧西林金黄色葡萄球菌(MRSA)、耐万古霉素金黄色葡

萄球菌(VRSA)及耐万古霉素肠球菌(VRE)等]的监测,以控制抗感染药物不合理应用和耐药菌株的产生。

2. 抗感染药物合理应用的原则
(1)严格掌握抗感染药物使用的适应证、禁忌证,密切观察药物效果和不良反应,合理使用抗感染药物。
(2)预防和减少抗感染药物的毒性作用。
(3)选择适宜的药物、剂量、疗程和给药方法,避免产生耐药菌株。
(4)密切观察病人体内正常菌群,减少甚至避免抗感染药物相关性肠炎的发生。
(5)根据细菌药敏试验结果及药动学特征,严格选择药物和给药途径,降低病人抗感染药物费用支出。
(6)病毒性感染一般不使用抗生素。

3. 合理选用抗感染药物　根据合理应用抗感染药物的原则,在诊断或高度疑似细菌性感染、决定使用抗生素前,应留取标本做细菌学涂片镜检、细菌培养、分离病原体,并做常规药敏试验,作为抗生素选药依据,并根据抗生素的药动学特点,结合感染部位及药物浓度分布情况选择抗生素,并参考以下程序。

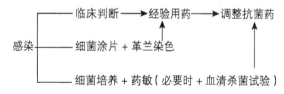

4. 配伍禁忌及合理给药
(1)静脉滴注抗生素药物必须注意配伍禁忌,原则上两种抗生素不宜置于同一溶液中静脉注射或滴注,以免发生相互作用,而致抗生素的活力受到影响,或导致溶液变色、浑浊、沉淀等。
(2)静脉滴注抗生素的溶液,原则选择生理盐水,除必要时才选择 5% 葡萄糖盐水或 5% 葡萄糖注射液,以免溶液 pH 对抗生素的破坏。
(3)连续给药与间歇给药的合理选择
①β 内酰胺类抗生素(时间依赖性药物)静脉滴注时,一定要采用间歇给药方案。可将每次剂量溶于 100ml 液体内滴注 0.5～1h,按每 6 小时 1 次、每 8 小时 1 次、每 12 小时 1 次时间给药,药物应临时配制。
②大环内酯类(红霉素、吉他霉素等)及多烯抗生素(两性霉毒 B)可采用连续给药方案,避免毒性

反应。用注射用水溶液溶解后放入盐水中静脉滴注,防止水解失效。

③氨基苷类抗生素(浓度依赖性药物)采用间歇性给药方案或一日量一次性给药,可采用肌内注射,也可分次静脉滴注,不宜静脉推注,也不宜与β内酰胺类药物同瓶滴注。

5.使用抗生素治疗中的注意事项 使用抗生素治疗过程中,要注意保护病人的定植抵抗力,尽可能避免使用广谱抗生素,防止宿主自身菌群失调,造成外来菌定植及耐药菌株生长,密切注意菌群失调的先兆。对长期大量使用广谱抗生素的病人,应定期监测菌群变化及感染部位的细菌变化,及时予以纠正和治疗,减少二重感染的发生。

三、抗感染药物在外科的预防应用

1.术前预防性应用抗生素的原则

(1)清洁无菌手术(如甲状腺手术、疝修补术、输卵管结扎术、膝软骨摘除术等):无术前预防性应用抗生素的指征。

(2)可能污染的手术(如胃切除术、小肠切除术、胆囊切除术、子宫切除术等):一般不预防用药。如事先估计手术时间长,污染可能性大,可适当应用抗生素进行预防。

(3)以下情况为术前预防性应用抗菌药物的指征:①污染手术,术后有发生感染高度可能者。例如:严重污染和组织创伤的伤口,不能及时手术处理或彻底清创者(如复杂外伤、战伤、开放性骨关节

伤、严重烧伤、伴溃疡坏疽的截肢术、感染性病灶如脑脓肿等手术和各种咬伤等);连通口咽部的颈部手术;回肠远端及结肠手术;腹部空腔脏器破裂或穿通伤;高危胆道手术;经阴道子宫切除术。②一旦发生感染将引起严重后果者(如心脏瓣膜病或已植入人造心脏瓣膜因病需行其他手术者、脑脊液鼻漏者以及器官移植术等)。③各种人造物修补、置换或留置手术(如人工心脏瓣膜置换手术、人造关节置换术、人造血管移植术、脑室心房分流管放置术等)。

2.术前应用抗生素的方法

(1)抗生素的预防应用仅当有明确的指征,并选择对特定的手术可能引起手术部位感染的最常见的致病菌有效的药物。

(2)一般在术前0.5~1h通过静脉途径给予1次足量抗生素(最初的预防性抗生素剂量),应使手术开始时组织和血清内达到药物杀菌浓度,并在整个手术过程中维持组织和血清内的治疗性水平(手术时间超过4h可术中加用1次量),至少至手术切口关闭后的几个小时。

(3)除了上面讲到的以外,在择期的结直肠手术前,还需要通过导泻或灌肠剂进行肠道准备。在手术前24h开始给予不吸收的口服抗生素,共3次。

(4)对高危的剖宫产手术,应在脐带钳夹后立即预防性应用抗生素。

(5)不要将万古霉素作为常规的预防性应用药物。

第十节 医院感染与护理管理

护理工作在医院感染管理中具有本身的特殊性和重要性。国内外调查结果显示,医院感染中有30%~50%与不恰当的医疗护理操作及护理管理有关,因此,加强研究护理程序、护理技术和医院感染的发生规律,以及它们之间的相互关系,探索预防、控制感染的理论与方法,用有效的护理操作技术,最大限度地降低医院感染的发生率,是本节阐述的宗旨和目的。

一、护理工作在医院感染防治中的作用

自19世纪中叶,近代护理学奠基人之一南丁格尔倡导科学护理以来,清洁、消毒、灭菌、无菌操作和隔离技术等日益为护理界所重视。人们认为,预防远比治疗重要。在这个思想指导下,通过大量

的临床实践和不断总结经验教训,归纳出这样一条信念:严格执行消毒灭菌原则、无菌操作技术规范,正确应用隔离技术和贯彻护理管理制度是预防外源性感染的前提,而运用现代护理技术和管理手段则是降低医院感染发生率的重要途径。

护理管理是医院管理系统中的主要组成部分。在总系统的协调下,相关的护理部门运用科学的理论和方法,在医院内实行各种消毒灭菌和隔离措施。完善的护理管理机制通常以质量管理为核心,技术管理为重点,组织管理为保证。护理质量的核心则是医院感染控制的水平。在预防和控制医院感染的全过程中,护理指挥系统起着决定性的作用。护理人员及护理管理者,应该成为预防和控制医院感染的主力。

预防感染措施的执行常常首先涉及护理人员。要做好任何实质性护理，都离不开消毒、灭菌和隔离技术，而且，一般来说，护理人员接受的控制感染的基本教育和训练比医师要多。在不少情况下，病人的一些病情变化首先发现的往往是护士。一旦发现病人有严重感染的危险时，当班护士有权对病人实行隔离。这种责任要求护士对一些疾病及其隔离的必要条件，必须有较全面的知识和理念，并要随着疾病谱的变化、疾病传播和流行的特点，制定出相应的隔离措施。比如，100 多年前提出的"类目隔离"发展至今已有 7 种方法〔严密隔离、呼吸道隔离、抗酸杆菌(AFB)隔离、接触隔离、肠道隔离、引流物-分泌物隔离、血液-体液隔离〕，以后又发展为以疾病为特点的隔离；20 世纪 80 年代中末期进一步提出全面血液和体液隔离，亦称屏障护理或"普遍性预防措施"；20 世纪 90 年代初发展为"体内物质隔离"。在此基础上于 20 世纪 90 年代中后期又迅速地发展为今天的"标准预防"。

大量的事实充分说明，严格认真地执行消毒、灭菌、无菌操作和隔离技术，是预防医院感染的重要保证。护理人员既然是主力，在任何治疗和护理行动中都必须坚持这一观点。欧美各国多数医院管理机构都认为，没有预防感染的护士，就无法推动和贯彻防止医院感染的各种措施，因此英国在 1958 年率先任命了医院感染监控护士。我国大量流行病学调查资料分析证明，哪里护理管理预防工作做得好，哪里的医院感染发生就少，否则，外源性感染就会接踵而来，甚至造成暴发流行。

二、常见医院感染的预防与护理

在医院感染控制中，特别应预防下述各类型感染：

1. 下呼吸道感染

(1)下呼吸道感染临床诊断标准：符合下述两条之一即可诊断。①患者出现咳嗽、痰黏稠，肺部出现湿啰音，并有下列情况之一：发热、白细胞总数和(或)嗜中性粒细胞比例增高、X 线胸片显示肺部有炎性浸润性病变；②慢性气道疾病患者稳定期(慢性支气管炎伴或不伴阻塞性肺气肿、哮喘、支气管扩张症)继发急性感染，并有病源学改变或 X 线胸片显示与入院时比较有明显改变或新病变。

(2)预防下呼吸道感染特别是做好呼吸机相关性肺炎(VAP 发生率为 18%～60%，治疗困难，病死率高达 30%～60%)的预防与护理最重要。针对

VAP 发病的易感危险因素及发病机制采取有效的措施。使用声门下分泌物引流(SSD)方法可能是预防 VAP 有效且简单的方法。它是采用可吸引气管导管持续或间断引流声门下分泌物，以减少污染的声门下分泌物进入呼吸道，以达到预防 VAP 发病的目的。SSD 预防 VAP 的资料尚少，需进一步研究并做成本效益分析。VAP 危险因素较多，采取综合措施以减少 VAP 的发病率可能更重要。如呼吸机的湿化器使用无菌水，每人更换无菌水；防止冷凝水倒流，及时倾倒并认真洗手；呼吸机管道视情况定期更换；做好气道护理及有效地吸痰，拍背等措施。

(3)因为这类感染易于发生，而且对危重病人威胁较大。在具体实践中应认真做好以下各项。

①对昏迷及气管插管的病人，必须加强口腔护理。

②掌握正确的吸痰技术，以免损伤呼吸道黏膜及带入感染细菌。

③严格按七步洗手要求，应用流动水、脚踏式或感应式开关、一次性擦手纸巾，认真地洗手。根据需要定期或不定期进行手部细菌监测，切断通过手的传播途径。

④做好吸入性治疗器具的消毒，阻断吸入感染途径，如湿化瓶及导管要按照卫生部规范严格终末消毒，干燥保存，用时加无菌水，连续使用时每天更换无菌水；使用中的呼吸机道系统应及时清除冷凝水，必要时定期或不定期更换、消毒。

⑤积极寻找有效手段，阻断病人的胃口—口腔细菌逆向定植及误吸，不用 H_2 受体阻断药，慎用抗酸药，以免胃内 pH 升高，而细菌浓度增高，以致促成内源性感染的发生。可用硫糖铝保护胃黏膜，防止应激性溃疡；带有胃管的病人，应选择半卧位，并应保持胃肠通畅，若有胃液潴留，应及时吸引，防止胃液倒流而误吸；术后麻醉尚未恢复之前，应使病人处于去枕仰卧位，严格监护，若有痰液及时吸出防止误吸。

⑥做好病室的清洁卫生，及时消除积水和污物，铲除外环境生物储源，保持空气洁净及调节适宜的温湿度，定期清洗空调系统。

⑦加强基础护理，对病人进行有关预防下呼吸道感染的教育，指导病人进行深呼吸训练和有效咳嗽训练，鼓励病人活动，对不能自主活动的病人应协助其活动，定时翻身拍背，推广使用胸部物理治疗技术。

⑧监护室内尽量减少人员走动,隔离不必要人员入室,室内禁止养花,以防真菌感染。

⑨进入监护室的人员(包括探视人员)都要严格按制度更换清洁的外衣和鞋子,洗手,必要时戴口罩,严禁有呼吸道感染者入内。

⑩建立细菌监测、感染情况的登记上报制度,定期分析细菌的检出情况,对感染部位、菌种、菌型及耐药性、感染来源和传播途径,以及医务人员的带菌情况均应做好记录,以便制定针对性的控制措施。

2. 血管内导管相关性感染

(1)血管内导管相关性感染临床诊断符合下述三条之一即可诊断:①静脉穿刺部位有脓液排出,或有弥散性红斑(蜂窝织炎的表现);②沿导管的皮下走行部位出现疼痛性弥散性红斑,并除外理化因素所致;③经血管介入性操作,发热≥38℃,局部有压痛,无其他原因可解释。

(2)预防要着重防止血管内导管相关性感染。危重病人往往需要进行介入性监护、治疗或诊查,而作为医护人员必须贯彻 WHO 的安全注射 3 条标准,即接受注射者安全、注射操作者安全、环境安全,还应特别注意下列各点:①采用各种导管应有明确指征,总的讲要提倡非介入性方法,尽量减少介入性损伤;②对病人实行保护性措施,提高其自身抵抗力,介入性操作容易破坏皮肤和黏膜屏障,能不用时应立即终止;③置入时除了严格的无菌技术外,还应注意选择合适的导管,如口径相宜、质地柔软而光洁,以及熟练的穿刺、插管技术,从而避免发生血小板黏附及导管对腔壁的机械性损伤;④加强插管部位的护理及监测,留置导管的时间不宜过长,导管入口部位保持清洁,可选用透明敷料,以便于随时监测,一旦发现局部感染或全身感染征象,应立即拔除导管,并做相应的处理;⑤搞好消毒、隔离,严格的洗手和无菌操作,是预防介入性感染最基本的重要措施;⑥配制液体及高营养液时应在洁净环境中进行,配制抗癌药及抗菌药时应在生物洁净操作台上进行,确保病人、工作人员及环境安全;⑦在介入性操作中使用的一次性医疗用品必须有合格证件,符合卫生部的有关要求,严格使用过期、无证产品,确保病人安全等。

3. 手术部位感染预防

(1)表浅手术切口感染仅限于切口涉及的皮肤和皮下组织,感染发生于术后 30d 内。

临床诊断:具有下述两条之一即可诊断:①表浅切口有红、肿、热、痛,或有脓性分泌物;②临床医师诊断的表浅切口感染。

(2)深部手术切口感染指无植入物手术后 30d 内,有植入物(如人工心脏瓣膜、人造血管、机械心脏、人工关节等)术后 1 年内发生的与手术有关并涉及切口深部软组织(深筋膜和肌肉)的感染。临床诊断符合上述规定,并具有下述 4 条之一即可诊断:①从深部切口引流出或穿刺抽到脓液,感染性手术后引流液除外;②自然裂开或由外科医师打开的切口,有脓性分泌物或有发热≥38℃,局部有疼痛或压痛;③再次手术探查、经组织病理学或影像学检查,发现涉及深切口脓肿或其他感染证据;④临床医师诊断的深部切口感染。

(3)器官(或腔隙)感染指无植入物手术后 30d,有植入物手术后 1 年内发生的与手术有关(除皮肤、皮下、深筋膜和肌肉以外)的器官或腔隙感染。临床诊断符合上述规定,并具有下述 3 条之一即可诊断:①引流或穿刺有脓液;②再次手术探查、经组织病理学或影像学检查,发现涉及器官(或腔隙)感染的证据;③由临床医师诊断的器官(或腔隙)感染。

(4)手术部位感染的预防:①防止手术部位感染的最有效对策是严格的无菌操作,不用无抗菌能力的水冲洗切口,并对疑有感染的切口做好标本留取,及时送检;②缩短病人在监护室滞留的时间;③选用吸附性很强的伤口敷料,敷料一旦被液体渗透要立即更换,以杜绝细菌穿透并清除有利于细菌的渗液和避免皮肤浸渍;④尽量采用封闭式重力引流;⑤更换敷料前洗手,处理不同病人之间也要洗手,即使处理同一个病人不同部位的伤口之间也应清洁双手;⑥保持室内空气清洁,尽量减少人员流动,避免室内污染等。

三、医院高危人群和重点科室的感染管理

医院是各种疾患病人聚集的地方,其免疫防御功能都存在不同程度的损伤或缺陷。同时,病人在住院期间又由于接受各种诊疗措施,如气管插管、动静脉插管、留置导尿、手术、放疗、化疗、内镜检查和介入治疗等,进一步降低了他们的防御功能。加之医院病原体种类繁多、人员密集,增加了病人的感染机会。因此,为了控制医院感染的发生,医护人员必须对人体的正常防御能力有一定的了解,还要熟悉降低或损伤宿主免疫功能的各种因素,以便采取相应措施,提高宿主的抵抗力。同时,还应对

医院感染所涉及的各类微生物,对于常见致病菌、机会致病菌的种类、形态、耐药力、致病力以及对药物的敏感性等应有一个清楚的认识,以便有针对性地对有传染性的病人进行有的放矢的隔离与治疗,对环境及医疗器械进行有效的消毒、灭菌,从而降低医院感染的发生率。

1. 老年病人由于脏器功能低下,抗感染能力减弱,尤其是有基础疾患并处于卧床不起的老年人,由于呼吸系统的纤毛运动和清除功能下降、咳嗽反射减弱,导致防御功能失调,易发生坠积性肺炎。而且,这类病人的尿道多有细菌附着,导管中铜绿假单胞菌、大肠埃希菌、肠球菌分离率高,也可能成为医院感染的起因。对于抗菌药物的应用,无论用于治疗还是用于预防,均应持慎重态度,并坚持定期做感染菌株耐药性监测,以减少耐药菌株的产生。

对住院的老年病人必须特别加强生活护理,做好病人口腔和会阴的卫生。协助病人进行增加肺活量的训练,促进排痰和胃肠功能恢复。用于呼吸道诊疗的各种器械要做到严格消毒。工作人员在护理老年病人前后均应认真洗手,保持室内环境清洁、空气新鲜,严格探视制度及消毒隔离制度。

2. 幼儿处于生长发育阶段,免疫系统发育尚不成熟,对微生物的易感染性较高,尤其是葡萄球菌、克雷伯菌、鼠伤寒沙门菌、致病性大肠埃希菌和柯萨奇病毒等感染,较易在新生儿室形成暴发流行。因此,预防医院感染要针对小儿的特点,制订护理和管理计划。加强基础护理,注意小儿的皮肤清洁及饮食卫生,更主要的是从组织活动和环境改善方面进行考虑,特别是新生儿室与母婴同室的环境卫生、室内温湿度的变化,适宜的温湿度及恰当的皮肤护理等都对新生儿的健康有影响;除严格执行各种消毒、隔离的规章制度外,还要求工作人员上班前一定要做好个人卫生。接触新生儿前一定要洗手,并做好对环境卫生的监测。工作人员出现传染性疾病时,应及时治疗、休息,严重时调离新生儿室,以免发生交叉感染。

3. 重症监护病房(ICU)是医院感染的高发区,患者的明显特点是病情危重而复杂。

(1)多数病人都是因其他危重疾病继发感染(包括耐药菌株的感染)后转入 ICU。

(2)各种类型休克、严重的多发性创伤、多脏器功能衰竭、大出血等病人,其身心和全身营养状况均较差,抗感染能力低。严重创伤、重大手术等常导致全身应激反应,进而出现抗细菌定植能力及免疫功能下降。

(3)病人多数较长时期使用各类抗菌药物,细菌的耐药性均较强。

(4)强化监护所使用的各种介入性监测、治疗,如机械通气、动脉测压、血液净化、静脉高营养、留置导尿、胃肠引流等,都可能为细菌侵入机体和正常菌群移位提供有利条件。

(5)病人自理能力缺乏或丧失,因而十分依赖护理人员,与护理人员频繁接触往往会增多发生交叉感染的机会。

为了做好 ICU 医院感染的预防工作,除从设计和设备上给予关注外,必须制定一系列防止感染的管理制度。此外,还应强调从业人员素质的提高,有高度责任心者才能做好 ICU 的工作,从而降低 ICU 病人医院感染的发生率。预防 ICU 医院感染的原则应是提倡非介入性监护方法,尽量减少介入性血流动力学监护的使用频率。对病人施行必要的保护性医疗措施,提高病人机体的抵抗力。

四、护理人员的自身职业防护

医院的工作人员直接或间接与病人和传染性污物接触,可以从病人获得感染,也可以把所得的感染或携带的病原体传给病人,并能在病人及工作人员之间传播,甚至扩散到社会上去。因此,对工作人员进行感染管理,不仅关系到他们自身的健康,而且也有益于全院病人及其家属乃至社会。

在医院众多职工中,护理人员接触病人最多,每日需要处理各种各样的感染性体液和分泌物,可说是处于各种病原菌包围之中,时刻受到感染的威胁,因此必须加强护理人员的自我防护与感染管理。

1. 加强对护理人员的感染管理　对护理人员感染的监测既是职业性健康服务和预防感染的重要环节,也是医院感染监控及管理系统中的重要组成部分。对护理人员应定期进行全面体格检查,建立健康状况档案,了解受感染的情况,以便采取针对性的预防措施。

在医院中许多科室和工作环节对职工具有较高的感染危险,尤其是护理人员在调入或调离某一部门时,都应进行健康检查,查明有无感染,感染的性质,是否取得免疫力等,并做好详细记录。在此基础上,进一步探讨这个部门的感染管理工作,明确改进目标,制订相应的预防感染措施。对新来人员进行岗前培训应成为制度。

2. 提高护理人员自我防护意识 护理人员在进行手术、注射、针刺、清洗器械等操作时，极易被锐利的器械刺伤。人体的皮肤黏膜稍有破损，在接触带病毒的血液、体液中就有被感染的危险性。因此，处置血液和血液污染的器械时，应戴手套或采用不直接接触的操作技术，谨慎地处理利器，严防利器刺伤，一旦被利器刺伤必须立即处理，挤血并冲洗伤口、清创、消毒、包扎、报告和记录、跟踪监测，尽量找到可能感染的病原种类证据，以便根据病原学的特点阻断感染。护理人员手上一旦出现伤口就不要再接触病人血液和体液。对于从事有可能被病人体液或血液溅入眼部及口腔黏膜内的操作者，应强调戴口罩及佩戴护目镜，在供应室的污染区还应佩戴耳塞，穿防护衣、防护鞋等。在进行化学消毒时，应注意通风及戴手套，消毒器必须加盖，防止环境污染带来的危害。

3. 做好预防感染的宣传教育 护理人员在工作中双手极易被病原菌污染。有些护士往往只注意操作后洗手，而忽视了操作前同样需要洗手；有的护理人员本身就是病原携带者，或由于长期接触大量抗菌药物已经改变了鼻咽部的正常菌群，成为耐药细菌的储菌源。这些病原体可通过手或先污染环境和物品，继而导致病人感染。例如，曾提及的新生儿室发生的金黄色葡萄球菌感染流行，即可由于护理人员皮肤病灶化脓或鼻咽部带菌所致。因此，护理人员必须养成良好的卫生习惯，尤其要强化洗手意识，对一切未经训练的新工作人员，应给予预防感染的基本操作技术培训，并结合各种形式（如板报、壁画、警示等）的宣传教育。

4. 强化预防感染的具体措施 患有传染性疾病的护理人员，为防止感染扩散，应在一定时期内调离直接治疗或护理病人的岗位，并在工作中做好避免交叉感染的各项措施。对从事高危操作的工作人员，如外科医师、监护病房护士以及血液透析工作人员等均应进行抗乙型肝炎的免疫接种。被抗原阳性血液污染的针头等锐利器械刺破皮肤或溅污眼部、口腔黏膜者，应立即注射高效免疫球蛋白，以防感染发生。同时，还应加强对结核病的防治，以及在传染病流行期或遭受某种传染物质污染后，及时为护理人员进行各种相应的免疫接种，如乙肝疫苗、流感疫苗等。

（陈 东 高凤莉）

第6章

护 理 研 究

第一节 基 本 概 念

一、科学和研究

科学(science)是由拉丁文 scientia 而来,意思是指"探讨自然现象和其间关系的知识体系",是反映现实世界,如自然、社会、思维等客观规律的本质和规律的知识体系。研究(research)是通过系统地、有控制地收集资料、反复地探索未知、客观地认识各种自然现象和社会现象的活动,是一种有系统地探索和解决问题的活动,并能从中获得客观规律和产生新知识,进而阐明实践与理论间的关系。

科学精神最根本的一条就是实事求是。科学应合乎逻辑、可验证、可被重复、着重一般共性问题,探讨事物因果关系。研究工作具有探索性、创造性和连续性,研究以系统的科学方法来探索和了解事物的现象为目的,其结果可表现为描述事物的现状;发现事物的内在联系和本质规律;引出定律或产生理论3个方面的内容。

开展研究就是从工作实践中发现需要解决的问题,通过系统的方法研究和问题评价,得出结果,用以指导实践的过程。根据研究工作的目的、任务和方法不同,研究通常划分为基础研究、应用研究和开发研究几种类型。基础研究是以研究自然现象、探索自然规律为目的,旨在增加新知识、发现新的探索领域,为新的技术发明和创造提供理论前提。应用研究是把基础研究发现的新理论应用于特定目标的研究,它是基础研究的继续,目的在于为基础研究的成果开辟具体的应用途径,使之转化为实用技术。开发研究又称发展研究,是把基础研究、应用研究的成果发展为新材料、新产品、新设计、新方法,或者对现有的材料、设备、方法进行本质上的、原理上的改善而进行的系统创造性活动。开发研究是把研究成果转向生产的桥梁,是科学转化为生产力的中心环节。基础研究、应用研究、开发研究是整个研究系统3个互相联系的环节,它们在一个国家、一个专业领域的研究体系中协调一致地发展。研究应具备一定的条件,如:需有一支合格的科技队伍,必要的科研经费,完善的科研技术装备,以及科技试验场所等。

二、护理学和护理研究

美国护士协会(ANA)曾对护理定义为:护理是诊断和治疗人类对存在的或潜在的健康问题的反应。日本护理协会对护理的定义是:以健康为准则,给予人们援助,使之能维持正常的生活。概括地说,护理的含义就是通过护理工作使患者处于最佳状态,为患者恢复健康提供理想的环境和支持,使患者尽可能地减少痛苦、感到舒适。护理学是医学领域中一门独立的学科。护理学应有其明确的研究目标和领域,在卫生保健事业中与医疗有着同等重要的地位,护士与医生是在共同担负着维持生命、减轻患者痛苦和促进健康的任务。护理学是具有很强科学性的专业,需要在充分的理论和知识的指导下进行工作。护理学在整个生命科学中占有重要的地位,也是医学科学的重要组成部分。护理学需要通过大量的研究工作来促进自身的发展,完善自我系统的理论体系,形成严密逻辑结构的独立学说和理论。

护理研究是用科学的方法反复探索护理领域的问题,并用以直接或间接地指导护理实践的过程;是指通过科学的方法有系统地探究现存的知识,或产生新的知识,从而直接或间接地指导护理实践的活动过程。国际护士会(ICN)将护理研究定义为以形成和完善具有精确方法的新知识为目的的一种系统的探讨。美国护士会(ANA)对护理研究的定义是验证和改进现有知识,产生新知识,直接或间接影响护理实践的科学过程。护理研究的目的是验证护理理论、发现新的知识、解决工作中的问题、评价护理措施,并通过研究改进护理工作和提高护理工作质量,使患者得到更安全有效的护理。

第二节　护理研究趋势和最新进展

第一位从事护理学研究的学者是现代护理学的创始人南丁格尔女士(1820—1910),通过观察和记录所看到的现象,写出了控制医院内感染的第1篇研究报告,成为护理学研究的开始。

目前我国护理研究内容比较广泛,涉及护理教育、护理管理、护理实践等多方面,包括基础护理、临床各专科护理、心理护理、社区护理、课程设置改革、护理质量管理、护理人力配置、护理分级等。发展科学知识,使护士能够开展以循证为基础的护理实践。美国国家护理研究所公布的护理研究的重点(NINR,2006—2010)是促进健康和预防疾病,改善生活质量,减少健康状况差异,建立临终研究的方向。目前护理研究更强调循证护理,多学科合作,成本效益,质性研究增加,护理研究不断深入。

随着医学科学技术的发展,护理研究范围逐渐扩大,护理研究范畴应向多元化发展,凡与护理工作有关的问题都应属于护理研究的范畴。不但研究护理专业技术知识、护理教育或管理等问题,还要向跨地区、跨部门、跨专科的综合领域发展,使研究结果更深入,更有推广意义。在护理科学研究规模和方法上不断改进。目前护理研究已从自选的、分散的小型研究趋向于整体性和综合性研究,加强多学科、多专业的合作,不仅把其他学科的理论和方法运用到护理学中来,还与其他专业人员共同组成研究团队,研究与健康相关的课题。在研究设计上目前仍多选用量性研究方法,并以调查法收集资料为多见,而质性研究方法则采用较少。今后也要注意质性和量性的综合研究,应多采用全面的、多角度的研究方法。

护理论文写作方面,目前多采用叙述和分析资料的方法。大部分研究样本的选择也多在自己服务的医院或病房内采集,这对研究结果的推广与使用有很大的局限性。要注意避免用单一方法收集资料,收集资料方法应多元化。研究计划要多偏重方向性和综合性内容,一个课题的研究时程也要长些,使研究结果能达到一定水平和深度,能够深入说明和解决1~2个护理问题。

第三节　护理研究的主要方法

一、实验性研究

实验性研究(experiment study)又称流行病学实验或干预性研究,是研究者采用随机分组、设立对照及控制或干预某些因素的研究方法。

1. 实验性研究的特点

(1)干预:亦称操纵(manipulation),即研究者对研究对象人为施加的干预措施(也称处理因素)。有无干预是实验性研究和非实验性研究的根本区别。

(2)设立对照:设对照组的目的就是为了排除与研究无关的干扰因素(外变量)的影响,突出试验中干预措施的效应。对照组要设立多少组,应依照研究目的和干扰因素的多少而定。任何一个实验性研究都至少应设立一个对照组。常用的设立对照的方法有自身对照、组间对照、配对对照等。选择对照组时应该使对照组和试验组的基本条件一致或均衡,以降低干扰因素对研究结果的影响。

①自身对照:指对照组和试验组的数据均来自于同一组样本,即将研究对象自身在干预前后的情况进行比较。自身对照的优点是消除了研究对象自身各种干扰因素的影响,而且节省样本量,因此在护理研究中较常采用。

②组间对照:是指相比较的两组数据来自两组不同的受试者。

③配对对照:将研究对象按某些特征或条件配成对子,这样每遇到一对就分别给予不同处理。配对设计能减少每一对研究对象内部的实验误差,故

较组间对照设计的效果更好。

（3）随机化：是指随机抽样和随机分组，即从目标人群中随机地选择样本，并且将这些被选到的研究对象随机地分到实验组和对照组中。目的是使实验组和对照组能在均衡条件下进行比较，使样本更具有代表性。在进行随机化时，可以使用随机数字表，或者较为简便的投掷硬币、抽签等方法进行。

2. 实验性研究中常用的研究设计类型

（1）实验前后对照设计（before-after experimental design）：将研究对象随机分为实验组和对照组，实验组采用新的干预措施或在常规基础上加新方法，而对照组只采用常规方法，两组同时在实验前和实验后测量某些指标。研究者通过比较两组在实验前的数值来评价两组的可比性，比较两组实验后的数值来评价干预的有效性。

在常用的研究方法中，实验前后对照设计是目前公认的标准研究方法，实验前后对照设计是最为常用的一种。其论证强度大，偏倚少，容易获得正确的结论。但作为对照组不要触犯研究中的伦理原则。

（2）单纯实验后对照设计（after only experimental design）：是将研究对象随机分组，对实验组施加干预措施，对照组则不施加干预措施，然后观察比较干预后两组在因变量上的差异。单纯实验后对照设计，减少了因干预前测量所导致的结果偏倚，同时也适用于一些无法进行前后比较的护理研究。

（3）随机临床实验研究设计（randomized clinical trials design）：将研究对象随机分为实验组和对照组，观察或测量所研究的应变量，向各组施加不同的干预和处理因素，再次观察或测量所研究的应变量，比较两组结果的变化。该设计适用于临床护理或预防性研究，探讨和比较某一新的护理措施对疾病的康复和预防的结果。

（4）索罗门四组设计（Solomon four-group design）：索罗门四组设计实际上是为避免研究对象敏感及其他干扰因素的影响，将实验前后对照设计和单纯实验后对照设计组合起来的一种研究方法。它是一种经常应用的高效的研究设计。研究对象被随机地分为4组，两组实验组和两组对照组，对其中的一个实验组和一个对照组进行实验前测量，而另外一个实验组和一个对照组则不进行实验前测量。然后对两个实验组实施同样的干预措施，干预结束后同时进行四组的某些指标的测量并比较。

该设计适用于实验前进行的测量本身可能会对实验结果有影响的情况下，特别是某些涉及情感、态度等方面的研究。

二、类实验性研究

类实验性研究（quasi-experimental study），亦称半实验性研究，与实验性研究方法基本相似，有对研究对象的护理干预内容，但缺少按随机原则分组，或没有设对照组，或两个条件都不具备。在实际对人的研究中，很难进行完全的实验性研究，特别要达到随机分组比较困难，因此类实验性研究在护理研究中较为实用。类实验性研究中常用的科研设计类型如下。

1. 无对等对照组设计（non-equivalent control group design） 该设计包括干预措施和两组或两组以上的研究对象，这两组或者两组以上的研究对象是非随机分组的，进行实验前和实验后测量或只进行实验后测量。

2. 自身实验前后对照设计（one group pretest-posttest design） 该设计是类实验性研究中最简单的一种设计方法。同一研究对象接受前后两个阶段、两种不同处理措施，然后对其效果进行比较。这种设计方法既没有对照组，也没有随机分组，即只有实验组一组。

3. 时间连续性设计（time series design） 是自身实验前后对照设计的一种改进。当自身变量的稳定性无法确定时，可以应用时间连续性设计，在干预前后进行多次的观察与测量。

三、非实验性研究

非实验性研究（non-experimental study）是指研究过程中对研究对象不施加任何护理干预和处理的研究方法。这类研究常在研究对象处于完全自然状态下进行，其研究结果可用来描述和比较各变量的状况。非实验性研究中常用的科研设计类型如下。

1. 描述性研究 描述性研究（descriptive study）是目前护理领域应用最多的一种研究方法。是在一个特定的领域获得研究对象的有关特征的研究。目的是通过观察、记录和描述，以了解研究对象在自然状态下的特征。通过描述性研究，可以了解疾病、健康或事件的基本分布特征，为进行相关性研究和实验性研究提供基础。描述性研究设计中常见的有现况调查和纵向研究等方法。

现况调查（cross-sectional study）：也可称为横断面调查，是在某一特定人群中，用普查或抽样调查的方法，在特定时间内收集与健康或疾病有关的特征。现况调查包括普查和抽样调查两种常见类型。普查是根据研究目的在特定时间内对特定范围内的所有对象进行调查或检查。目的是对总体一般状况做出全面、精确的描述，把握总体的全貌，得出具有普遍意义的结论。抽样调查是从研究人群的全体对象中抽取一部分进行调查，根据调查结果估计出该人群的患病率或某种特征的情况，是一种以局部估计总体的调查方法。

纵向研究（longitudinal study）：是对一特定人群进行定期随访，观察疾病或某种特征在该人群及个体中的动态变化，即在不同时间对这一人群进行多次现况调查的综合研究。

2. 相关性研究 相关性研究（correlational study）是探索变量之间关系的研究。它与描述性研究相一致的是在研究中没有任何人为的施加因素，不同点是相关性研究要有比较明确的几个观察变量，以便检测所观察的变量间是否有关系。相关性研究比描述性研究有更多的"探索"原因的作用，可为进一步的类实验性研究或实验性研究提供基础。

3. 比较性研究 比较性研究（comparative study）：是在自然状态下，对两种或两种以上不同的事物、现象、行为或人群的异同进行比较的研究方法。比较性研究同描述性研究的区别在于，描述性研究是对一种现象的描述，而比较性研究是针对已经存在差异的至少两种不同的事、人或现象进行分析比较的研究。根据其研究目的，可以将比较性研究分为病例对照研究和队列研究两种。

病例对照研究（case-control study）：是回顾性研究，是将现已确诊患有某疾病的一组病人作为病例组，不患有该病但具有可比性的另一组个体作为对照组。通过调查回顾两组过去的各种可能存在的危险因素，测量并比较病例组与对照组间各因素存在的差异。

队列研究（cohort study）：属于前瞻性研究，是观察目前存在差异的两组或两组以上的研究对象，在自然状态下持续若干时间后再比较两组的情况。研究方法是从一个人群样本中选择和确定两个群组，两个群组暴露因素不同，追踪一个时期，观察并记录这个期间内所欲研究的疾病或某研究特征的发生情况，并进行比较。如果两组比较的结果证明，两组患者在某研究疾病的发病率或死亡率或者某特征出现的概率上确有差别，则可以认为该因素（或特征）与所研究的疾病或某特征间存在着联系。

四、质性研究设计

质性研究是定性研究，是对某种形象在特定情形下的特征、方式、含义进行观察、积累、分析、解释的过程。质性研究是从实际观察的资料中发现共性问题的过程，属于探索性和叙述性研究。质性研究属于非干预性研究，主要包括现象学研究法、根基理论研究法、人种学研究法等类别。质性研究的资料收集一般是研究人员深入研究现场，采用半结构或非结构式观察、访谈、录音、录像、记录等方法。当研究者在对第某个访谈对象进行访谈时，所提供的信息与前面研究对象提供的信息是重复的，从访谈内容中没有发现新的资料，此时达到了数据饱和状态，研究者即停止资料收集工作。资料分析以语言文字而非数字为基础，是进行分析、推理和解释的过程。

1. 现象学研究（phenomenology） 现象学研究法是一种观察特定现象，分析该现象中的内在成分和外在成分，把其中的重要要素提炼出来，并探讨各要素之间及各要素与周围情景之间关系的一种质性研究方法。现象学研究法最初由 Husserl 和 Heidegger 发展而来，目的在于描述人们亲身的经历，用归纳、描述的方法来捕捉研究对象的某种"真实的体验"。

研究者使用开放式问题，采用个人深入访谈法收集资料，同时配以实地观察，以求对研究对象所描述的体验有深刻理解。每个研究对象均接受同等次数访谈，在访谈过程中同时观察记录。每次 30～60min。资料整理与分析和资料收集过程同步进行。每次访谈结束后，将录音及观察资料整理成誊本。资料分析由一个资料分析小组的成员们共同完成，以保证资料分析与解释的准确性，避免个人偏倚。小组成员仔细阅读访谈记录，小组会议上进行深入讨论，确定有意义的内容，并进行编码、分类。根据编码和分类，提炼主题，找出反映主题的相关文字与描述。研究的最终结果是由小组成员多次讨论、分析，最后达成共识而得到的。

2. 根基理论研究法（grounded theory） 此研究方法是在 20 世纪 60 年代由社会学家 Glaser 和 Strauss 提出的，强调通过系统地收集资料，同时分析资料，进而产生理论的过程。其主要目的是对现实中的现象进行深入解释,产生理论。根基理论研究法是一种由具体到抽象的建立理论的方法,而收集的资料则是理论的根基。根基理论认为,只有从资料中产生的理论才具有生命力,如果理论与资料相吻合,理论便具有了实际的用途,可以被用来指导人们具体的生活实践。因此,根基理论的概念框架来自于资料而不是先前的研究。研究者在资料收集和分析的过程中采用不断比较的方法,去发现不同的研究对象所提供的资料之间的相同点和不同点,将片断资料组合成有功能的整体框架,进而形成理论。

典型的使用根基理论研究法进行研究的案例是由美国的 Kubler-Ross 博士对数百名临终病人进行的有关临终患者心理特点的研究。研究者通过深入观察、访谈等方法,获得大量临终患者心理变化的第一手原始资料。通过对这些资料的归纳、分析,他总结出临终病人心理活动的基本变化规律,将患绝症的患者从获知病情到临终时的心理反应过程分为否认期、愤怒期、商讨期、抑郁期和接受期5个阶段。这一研究结果有利于临床医护工作者更好地了解临终患者的心理特征和变化规律,并能很好地理解和及时观察患者在每个时期行为态度上的细微变化,以便适时为临终患者提供恰当的心理支持。

3. 人种学研究法(ethnography) 人种学研究法起源于人类学研究,目的是通过对某种文化或文化亚群的深入研究,以理解他们的语言、价值观念、行为特征和习俗等。人种学研究法通过实际参与人们自然情形下的生活、深入观察、深度会谈、档案或文史资料查寻,探讨一定时间内人们的生活方式或体验。在健康保健领域,人种学研究法最适合于探讨不同文化环境中人们的健康信念、健康行为、照顾方式等。

五、资料收集的方法

1. 问卷调查法 问卷调查法(questionnaire)是指研究者通过书面形式直接从研究对象处获取研究资料的方法。研究者将所希望获取的资料以书面形式写出,分发给研究对象,通过言语和文字向研究对象收集资料。问卷法是调查研究中最多选用的方法,常用的问卷有公认的量表或研究者自行设计的问卷两种类型。

(1)量表(scale):是由一组封闭式问题组成的、以评分方式衡量人们态度和行为的收集资料的工具,在问卷调查法中广泛应用。大多数量表都用于心理社会变量的测量,但也可测量一些生理指标,如恶心、疼痛、功能状态等。

(2)问卷:是调查的一种工具,通过受访者回答问题而不是观察行为反应得到研究资料,用问卷收集资料可以应用于各种领域的问题。一般可根据研究目的进行文献查询,寻找是否有合适的现存问卷,如果有合适的现存问卷则可直接应用。但在大多数情况下要根据研究目的,对现存问卷做一定的修改等。如果没有合适的现存问卷,则需编制新的问卷。问卷编制时应事先考虑以下几个问题:指导语、问题的类型、问卷的内容、问卷的用词、问卷答案的设计、问题的排列方式等。一般用于成人的问卷,完成时间不应超过 30min;针对儿童的问卷,完成时间不应超过 15min。自行设计的问卷在完成后应通过大样本测试,进行分析和信度、效度的测量,一般每个项目需 10 名样本进行测试,以形成该问卷的常模。运用现存问卷时,应首先对问卷进行评估,若有较大的修改或问卷为翻译版,修订版在正式应用之前应做预试验,以 10~20 名样本为宜,进一步检验问卷中可能存在的内容、文字、排版等问题,做出必要修改后,方可应用于正式调查中。

(3)国外量表的翻译和应用:国外量表首先要翻译成中文。最好选择两个或多个有经验的翻译者,彼此独立地将外国语言的量表翻译成汉语,准确表达原量表。对翻译出来的版本进行讨论,形成一个大家达成共识的中文版本的量表,然后请对原量表不知情的一位或多位翻译者将翻译成中文的量表再翻译回去,进行回译(back-translation)。请双语专家对原量表与回译后的"原量表"进行细致的比较、分析,找出从表面上看不同的部分,对其中文版本中的对应内容进行相应的修改,直到两个量表在内容、语义、格式和应用上相一致。此时应请有关专家对修改后的中文版量表的表面效度进行评判。最后进行检测,应寻找一定数量的双语样本(既懂中文又懂原语言的样本)进行两量表之间的等同性检验。让这些研究样本对两种语言版本的量表进行作答,然后比较原量表和中文版量表所得总分之间的相关性以及各项目得分的相关性。相关程度越高,表示两个版本量表的等同性越好。但有时在研究中获取双语样本的难度较大,也可选取一定数量的只懂中文的研究样本进行预期试验,以检测量表的内部一致性。

(4)问卷调查法收集资料的形式

邮寄问卷:研究者通过邮寄的方式将调查问卷发放给研究对象,研究对象填写好问卷后,再邮寄给研究者。一般邮寄问卷应包括三部分内容:问卷首页,问卷正文,写明回寄地址并贴足邮票的信封。在调查问卷首页,注明研究目的和意义,表述邀请研究对象参加的意向和谢意,以及维护研究对象的知情同意权和隐私权等。随着网络的发展和普及,通过互联网发放调查问卷也较为常见。

现场发放、收回问卷:研究者将研究对象组织起来,向研究对象说明研究目的和填写问卷的要求,由研究对象自行填写问卷。填写好的问卷当场收回。研究者应注意事先的组织准备工作以及临场的协调,如充分考虑场地的大小、是否便于研究对象填写,以及如何保证资料的不公开性等。

通过电话访谈完成问卷调查:研究者按照问卷内容提问,对于封闭式问题要给出可选答案,研究对象回答问题,研究者进行填写。

2. 访谈法(interview)　访谈法是指研究者通过与研究对象进行面对面的、有目的的会谈,直接从研究对象处获取资料的方法。访谈法是一种口头形式的自陈法,一般可收集到较深入的资料,它是护理研究中常用的一种收集资料的方法。

(1)结构式访谈:是研究者在与研究对象的访谈中,严格按事先准备好的书面程序进行访谈的方法。研究者在采用结构式访谈前,需详细列出访谈的程序和具体内容。在访谈中,研究者严格控制访谈的进展。结构式访谈通常适用于几种情况,如研究者已拥有大量系统性的相关文献;研究者对访谈内容之外的其他内容或资料不感兴趣;访谈需要在研究者严格控制下进行等。

(2)半结构式访谈:指研究者在与研究对象的访谈中,按事先准备的访谈大纲进行访谈的方法。在访谈中,研究者只是部分地控制访谈进展,鼓励研究对象就某一主题进行自由谈论。若研究对象的回答比较表浅,研究者可以引导研究对象深入地交谈下去。与结构式访谈相比,研究者通过半结构式访谈可能会获得更多的信息和资料,但由于研究者部分地控制访谈,可在一定程度上避免研究对象的谈论内容偏离访谈主题的现象。

(3)非结构式访谈:以开放式问题的形式询问一个或几个范围较广的主题,是一种自然的交谈的方法。一般不对场所进行挑选,而在与研究对象有关的自然场所进行。非结构式会谈法由于形式灵活自由,因而具备较强的优势,特别对未知的新领域的探索性研究尤为适合,研究者通过非结构式访谈可能获得的信息很多。但是该方法耗时长,而且由于研究者在这样一个自然交谈中很难控制访谈的进展,因此非结构式访谈要求研究人员具备较强的会谈技巧和分析解释结果的能力。非结构式访谈需要研究对象积极参与交谈,有较为丰富的交谈内容,能够清楚地表达自己的观点和感受。

3. 观察法(observation)　观察法是研究者通过对事物或现象仔细观看和认真考查,以获得第一手资料的方法。可观察的现象包括:个人特征和情形、活动型态、语言性沟通行为、非语言性沟通行为、护理技术熟练程度、环境特征等。观察法适合于不容易测量的情形。

(1)按观察情形分类

自然观察法(natural observation):是在日常工作或生活情形中对调查对象的行为的观察。研究者需要观察研究对象在自然状态下的行为,这些行为可能缺乏较强的目的性和集中性,需要研究者具有较强的洞察力,才能获得有效的研究资料。

标准情形观察法(standard observation):是在特殊的实验环境下,观察调查对象对特定刺激的反应。标准情形中的观察是预先精心设计的,按一定程序进行,每一个观察对象都接受同样刺激。观察到的结果具有较高的可比性,但可观察到的行为与自然观察相比较为有限。

(2)按观察结构分类

结构式观察法:结构式观察法有已设计好的、正式的记录格式,以规定研究者要观察的现象和特征以及进行记录的方式。在结构式观察法中,研究者事先确定观察样本和观察项目,设计记录观察结果的表格,并对资料进行准确的分类、记录和编码。

非结构式观察法:研究者的观察在自然情形下进行,并且不对研究情形施加任何干预,以观察和记录人们的行为和经历的自然发生、发展过程。质性研究的资料收集常采用非结构式观察法。非结构式观察记录的方法通常为现场笔记(field note)或日记的方式,将情景过程记录下来,或通过事后会议记录有关资料,同时进行相应的整理和分析。

(3)观察者与被观察者的关系

局外观察者(complete observer):观察者经正式介绍后进入观察领域,但不参与被观察者的活动。观察者可隔着单面透视玻璃、用录像等方法进行观察,可使被观察者行为自然,但应事先告知对方观察的目的,以尊重其隐私权。

参与性观察者(observer-as-participant):观察者作为参与者进入观察领域,但其活动以观察为主,参与为辅。但如果被观察者知道自己在被观察而可能刻意改变自身行为,会影响结果的真实性。只有延长观察时间,建立自然的互动关系,才可获得真实自然的资料。

观察性参与者(participant-as-observer):观察者作为参与者进入观察领域,其活动以参与为主,观察为辅。观察者参与活动,使观察时尽量维持自然情景,被观察着表现出真实的状况。

完全参与者(complete participant):观察者完全以参与者的身份进入观察领域,观察者本身就是观察群体中的一员,所以可以获得一些局外人所不能获得的资料,但也会因此忽视某些现象或因为习以为常而不以为然,同时也可能因身处其境不能客观地分析现象。

4. 测量法 测量法是一种常用的资料收集的方法,是研究者借助特别的仪器设备和技术测量出准确的数据作为研究资料的方法。在护理领域最常用的是生物医学测量法。

(1)机体指标的测量(Vivo measurement):通过体检生理指标的测量直接从生物体测得结果,例如:脉搏,血压的测量,心电图的测量,指尖血氧饱和度测定等。

(2)实验指标的测量(Vitro measurement):不是从生物体体内直接测量结果,而是抽取标本后通过进行实验室检验测得结果,包括化学测量法,微生物测量法,组织细胞学测量法。例如:血气分析指标的测定,细菌菌落计数,生物活检进行病理检查等,一般需通过专门的检验技术人员完成。

5. 档案记录收集法 档案记录收集法是通过查阅有关记录和档案而获得研究资料的一种方法。资料可来源于医院、学校、行政管理部门等机构的有关记录和档案资料。常见的类型有疾病报告;医疗、护理服务工作记录;健康检查资料;专题疾病的调查等。进行档案资料的收集者都必须遵守职业道德,尊重、保护当事人的隐私权。

六、抽样方法

1. 总体与样本 总体就是根据研究目的而确定的同质研究对象的全体。当研究有明确具体的研究指标时,总体是指性质相同的、符合研究要求的所有观察单位的该项变量值的全体。当研究没有明确具体的研究指标时,其研究总体就只能是性质相同的、符合研究要求的所有观察单位了。样本就是从总体中随机抽取的部分观察单位,是实际测量值的集合。

2. 抽样 抽样(sampling)是从总体中抽取一定数量的观察单位组成样本,然后用样本信息推断总体特征。抽样的目的是用样本信息推断总体特征,抽样原则是保证样本的来源可靠,并对总体具有代表性。即严格遵循研究对象的纳入标准和排除标准。

选取有代表性的样本,遵循随机化原则,并保证足够的样本量。样本量太少,所得的指标不够稳定,结果不具有代表性;样本量过大时,又会增加实际工作的困难,造成不必要的人力、物力、财力的浪费,同时也会引入过多的干扰因素。有关计数资料和等级资料的非实验性研究,所需的样本量较计量资料要多,需要 50~100 例,而有关计量资料的研究在误差控制较好的情况下可以为 30~40 例即可;确定正常值范围的研究项目至少需要 100 人以上;在相关性研究中,每个变量至少需要 20~30 例;在探讨多个自变量与一个因变量间的关系的研究中,每个变量则至少需要 10 例样本。

在质性研究中,样本量的大小是由研究目的、研究对象的特点,以及具体的抽样方法所决定的。在收集资料和分析资料的反复、同时的进行过程中,研究者会发现即使再增加样本量,也没有新的信息或者内容呈现出来,此时就称为数据饱和状态,可以结束资料的收集。国外质性研究者认为,人种学研究所需要的样本量较大,常为 25~50 人;现象学研究则需要的样本量较少,10 人或更少些;根基理论研究所需的样本量则介于两者之间,需要 20~30 人。

3. 概率抽样(probability sampling) 概率抽样是用随机的方法抽取样本,使总体中每一个研究个体都有相同的概率被抽中。最为常用的概率抽样方法有单纯随机抽样、分层抽样、整群抽样和系统抽样。

(1)单纯随机抽样(simple random sampling):原则是使每个抽样个体被选入样本的机会完全相等。常用的方法有抽签法、查随机数字表法等。具体的操作方法是:先将总体的全部研究个体统一编号,再用抽签法或随机数字表法,随机抽取部分个体组成样本,直至达到预定的样本含量为止。单纯随机抽样的优点是简便易行,适用于总体含量不大,且研究对象间变异不甚显著的情况。

（2）系统抽样（systematic sampling）：又称等距抽样或机械抽样，即先将调查总体的全部观察单位按某一特征顺序统一编号，再规定抽样间隔 H，通常 H 为总体例数 N 与样本例数 n 之比（即 $H=N/n$）。然后用随机方法确定一个小于 H 的数字 k（k＜H），编号为 k 者为第一个抽取对象，以后每隔 H 个单位抽取一个观察单位，所抽取的个体组成样本，直至选够规定的样本数。需要注意的是，抽样的起点必须是通过随机确定的，这样系统抽样才是一种随机抽样的方法。系统抽样是单纯随机抽样的简单变化，同样适用于总体含量不大，且内部差异小的调查对象。

（3）分层抽样（stratified sampling）：又称分类抽样，是先按对观察指标影响较大的某种特征，将总体分成若干差别较大的层，然后从每一层中随机抽取一定数量的观察单位，合起来组成样本。抽样时样本中每一层的个体数量，要根据它们在总体中所占的比例确定。这种抽样方法更适合于总体含量大、构成复杂、且内部差异明显的调查。

（4）整群抽样（cluster sampling）：是先把个体聚集成群，然后随机抽取其中的几个群，被抽到的群中所有个体组成样本。整群抽样的优点是易于组织实施，容易控制调查质量，省时、省力、省钱。且当群间差异越小，抽取的群数越多时，样本的代表性就越好。

四种抽样方法按抽样误差由小至大排列为：分层抽样＜系统抽样＜单纯随机抽样＜整群抽样。在实际调查研究中，具体选用哪种抽样方法，要根据观察单位在调查总体中的分布特征而定。

4. 非概率抽样　非概率抽样（nonprobability sampling）是指抽样时没有采取随机抽样的方法，不是总体中的每一个研究个体都有机会被选择进入样本。非概率抽样主要有四种方法：方便抽样、定额抽样、目的抽样和滚雪球抽样。

（1）方便抽样（convenience sampling，accidental sampling）：也称便利抽样或偶遇抽样，即从总体中选择最容易找到的人或物作为研究对象。方便抽样的优点是方便、易行，节省时间和费用。局限性是抽到的样本代表性差，抽样误差较大，但有时由于各种条件的限制，在研究中只能采用这种方法，在分析结果时，应特别慎重地对待和处理各种研究数据。

（2）定额抽样（quota sampling）：又称配额抽样，是指先将总体按某种或某些特征分成不同的类别，然后依照每一类中个体数占总体的比例来抽取相应数目的个体构成样本的方法。定额抽样是在方便抽样的基础上增加了分层配额的抽样策略，注重样本与总体在结构比例上的一致性。

（3）目的抽样（purposive sampling）：是指研究者根据自己的专业知识和经验，以及对调查总体的了解，有意识地选择某些研究对象。这些研究对象对所要研究的问题非常了解，或者在研究对象中非常典型。在质性研究中常常被用来作为抽取样本的方法。其缺点是没有客观的指标来判断所抽得的样本是否真正具有代表性。

（4）滚雪球抽样（snowball sampling）：也称为网络抽样（network sampling），当研究者对总体人群的确切范围所知较少而又想了解他们的相关情况时，可以利用社会网络的优势和朋友间具有共性的特点来进行抽样。

（5）理论抽样（theoretical sampling）：是用于根基理论研究中的独特的抽样方法。它发生在资料收集和分析的连续过程中，是为了进一步形成和完善研究所发现的相应的理论内容及框架，而做出的下一步收集何种样本的决定。

七、研究工具性能的测定

1. 研究工具的信度　信度（reliability）是指使用某研究工具所获得结果的一致程度或准确程度。当使用同一研究工具重复测量某一研究对象时所得结果的一致程度越高，则该工具的信度就越高。同时，越能准确反映研究对象真实情况的工具，其信度也就越高。稳定性、内在一致性和等同性是信度的三个主要特征。信度的测量方法如下。

（1）重测信度（test-retest reliability）：常用来表示研究工具的稳定性的大小，即指用同一工具两次或多次测定同一研究对象，所得结果的一致程度。一致程度越高，相关系数越趋近于1，则说明研究工具的稳定性越好，重测信度也就越高。

具体做法是使用研究工具对研究对象进行第一次测试，隔一段时间以后对同一研究对象，在测量环境一致的情况下再使用同一研究工具进行测量，然后计算两次测量结果的相关系数，这个系数反映了研究工具重测信度的高低。两次测量之间的间隔时间要足够长，使第一次的测量对第二次的测量结果不会产生影响，但是也不能太长以免客观情况发生改变。由于重测信度的计算需要间隔一段时间进行再次测量，因此当研究工具用于评估性质相对稳定的问题,如个性、价值观、自尊、生活质量、体重,生活习惯等变量时,可用重测信度来表示研究工具的信度。而诸如测量态度、行为、情感、知识等性质不稳定变量的工具,则不宜使用重测信度来反映其稳定性的高低。只有用来测量的变量较稳定时,才适合选用重测信度来表示研究工具的质量。

(2)折半信度、Cronbach α 系数与 KR-20 值:此 3 种方法均可用来反映研究工具的内在一致性这一特征。内在一致性(internal consistency)是指组成研究工具的各项目之间的同质性或内在相关性,内在相关性越大或同质性越好,说明组成研究工具的各项目都在一致地测量同一个问题或指标,也说明工具的内在一致性越好,信度越高。内在一致性的测量多用于某些问卷和量表的信度测试等。

2. 研究工具的效度 效度(validity)是指某一研究工具能真正反映它所期望研究的概念的程度。反映期望研究的概念的程度越高,效度越好。可以用表面效度、内容效度、结构效度、效标关联效度等来反映一个研究工具的效度。但是效度的好坏并不像信度那样易于用数值进行评价,一些测量效度的方法没有数字的依据。

(1)表面效度:表面效度(face validity)是由评估人根据自己对所要测量的概念的理解,尽其判断能力之所及,来断定工具是否适当。表面效度是一种停留在问卷表面的测定,它对研究工具的效度的评价是用"有或无"来反映的,而未体现效度在程度上的高低问题,一般不能作为工具质量的有力证据。但是它往往用于研究工具效度测定的开始阶段,为其他效度的测定提供基础资料。

(2)内容效度:内容效度(content validity)是根据理论基础及实践经验来对工具是否包括足够的项目且有恰当的内容分配比例所作出的判断。内容效度需建立在大量文献查阅、工作经验以及综合分析、判断的基础之上,多由有关专家委员会进行评议。专家人数最低不少于 3 人,最多不超过 10 人,5 人较为合适。专家的选择应与研究工具所涉及的领域相关。

(3)效标关联效度:效标关联效度(criterion-related validity)侧重反映的是研究工具与其他测量标准之间的相关关系,而未体现研究工具与其所测量概念的相符程度。相关系数越高,表示研究工具的效度越好。效标关联效度可分为同时效度(concurrent validity)和预测效度(predictive validity)两种。同时效度是指研究工具与现有标准之间的相关。预测效度是指测量工具作为未来情况预测指标的有效程度。两者主要区别是时间上的差异。

(4)结构效度:结构效度(construct validity)重点是了解工具的内在属性,而不是关心使用工具后所测得的结果。它主要回答"该工具到底在测量什么?""使用该工具能否测量出想研究的抽象概念?"这类问题,结构效度反映的是工具与其所依据的理论或概念框架的相结合程度,概念越抽象就越难建立结构效度,同时也越不适宜使用效标关联效度进行评价。

第四节 护理研究的临床应用

一、临床护理研究伦理原则

1. 伦理原则 1978 年由美国生物医学和行为科学研究委员会制定并通过的贝尔蒙报告(Belmont Report)已成为很多专业遵循的伦理原则。在以人为研究对象的研究中要遵循有益的原则、尊重人的尊严的原则和公正的原则三项基本伦理原则。有益(beneficence)的原则即研究者有责任将研究对象的伤害减至最低,益处最大。研究对象有免于遭受伤害或不适的权利,不被剥削或利用的权利,研究对象所提供的资料不能被用于对研究对象不利的事情。尊重人的尊严(respect for human dignity)的原则即在研究中研究对象有自主决定的权利和充分认知的权利。公正(justice)的原则指研究对象有公平治疗的权利和隐私权。

2. 伦理准则 护理学研究中研究者除应遵守基本的伦理原则外,还应遵循以下伦理准则:①客观性,研究者在研究设计、搜集资料及整个研究过程中应保持客观性;②真实性,指研究者对研究方法和研究结果的真实性负责;③诚实性,指研究者应将研究工作中可能产生的不便、不适,完整地告之研究对象;同时也应将研究过程中可能遇到的困难、障碍,报告有关部门;④合作性,指研究者在研究过程中,应与研究对象、有关部门和工作人员保持良好的合作关系,维护研究对象的权益;提倡尊重、协商、并接受建设性意见,定期报告工作进度;

⑤平等性,指研究者在工作中应以平等态度对待研究对象和有关工作人员,在论文发表和报告研究成果时,应对提供帮助者致谢;⑥效率性,指研究者在研究计划获得批准及获得经费支持后,应按计划进度开展工作,不可以因为私人因素造成工作延误。

3. 遵循伦理原则的基本方法　首先要评估研究的益处与风险,根据性质和程度将风险分为五类。某些研究过程中并不直接接触研究对象,这类研究没有可预见的风险;某些研究会给研究对象造成暂时的不适,但随着研究的结束,这种不适就会消失;某些研究给研究对象带来较严重的暂时不适,可能会持续到研究结束以后;某些研究可能会给研究对象造成永久性的伤害;某些研究在研究开始前已能预测肯定会给研究对象造成永久性伤害。研究者在研究设计时,应努力通过改变研究目的和(或)干预方法,来最大限度地增大利益和降低风险。如果风险不能被消除或降低,研究者应能够解释其存在的合理性。

4. 知情同意　知情同意(informed consent),即研究对象有权利知道自己的健康情况和研究的相关情况,包括研究的目的、步骤、期限和可能产生的问题和不便,并可以对研究者或医护人员所采取的各种措施进行取舍。知情同意已经成为国际上生命法学和生命伦理学的核心问题之一,也是判断研究是否符合道德伦理的第一标准。知情同意书的基本内容应该包括研究介绍、风险描述、利益描述、保密描述、补偿描述、联系人说明、关于退出实验的说明等方面。如有特殊情况可代行知情同意权,正常的代行顺序应为配偶-子女-父母-兄弟姐妹-其他亲属-同事等。如本人不能行使知情同意权,又无人代行其知情同意权,可由国家法律授权的组织和医生代行,但要登记备案、公示待查。

5. 伦理审查委员会(Institutional Review Board, IRB)　目前,世界各国都越来越重视对研究的伦理审查,我国的许多医院和研究所目前已开始建立有关研究伦理审查的监督机制,也逐渐设立伦理委员会,在还没有设置独立的伦理审查委员会的机构中通常由研究委员会代为审理。IRB 的职能包括对研究项目进行审查。审查的内容包括研究的科学性、研究的伦理原则。美国保健和人类服务部规定了三种程度的审查,即免除审查、加速审查和全面审查。可免除审查的研究包括那些对受试对象没有明显风险的研究。可加速审查的研究包括那些存在一定风险,但是风险程度较小的研究。需全面审查的研究包括那些风险远远大于最小风险的研究。

6. 保密程序　研究对象的个人资料不应被滥用或使用不当。研究人员应为研究对象保密,不能向无关人员透露;为保护和尊重研究对象的隐私权,除非必要,一般只采用编号匿名的方式,不可以直接使用研究对象的真实姓名。在收集资料的过程中若需要使用录音机、摄像机或单面镜等,需事先征得同意。研究者需要调用病历或相关文件,也需要事先征得有关机构同意,不得擅自使用。研究结果发表时不可以影射研究对象的身份和影响研究对象的权益。

二、护理科研论文撰写

护理科研论文是指按照护理科研设计方案,有目的、有计划、有步骤地完成某项护理研究课题后获得第一手研究资料,并通过资料整理、分析后撰写的学术论文。护理科研论文是护理论文的重要类型之一。国际医学期刊编辑委员会根据实践和国际上沿用的惯例,在《生物医学期刊投稿统一要求》(Br Med J,1988,296(6619):401-405)中,规定论文格式应由文题、作者署名、摘要、关键词、正文和参考文献等部分组成。论著的篇幅一般为 3 000~5 000 字,平均 4 000 字左右。其中,前言占 5%~8%,材料和方法、结果各占 25%~35%,讨论占 30%~50%。

1. 文题　文题即文章的题目,是对论文主要内容和中心思想的高度概括,必须新颖、切题、简明、规范。文题应反映论文中最本质、最有价值、最新颖、最有特点的内容,要用具体、准确、规范的词语表达论文的特定内容,反映文章的性质,概括护理研究、探讨的深度和广度,既不可过大,也不可过小,更不可题不符文。文题中文字的数量一般以不超过 20 个汉字为宜,英文题目一般不超过 10 个英文实词,文题一般也不加标点符号。文章题目中所使用的医学名词必须选用当前医学和护理学公认的词汇,以利于国内外期刊的索引与检索。题目中的文字尽量不用简称和缩写,如需用时一定要用公认的简称和外文缩写。

2. 作者署名和单位　作者署名应包括作者的姓名、工作单位、地址和邮政编码。必须遵守科学道德,实事求是。论文的第一作者应是研究工作的构思、设计、执行和论文的主要撰写者。作者署名的形式有集体署名和个人署名两种,如集体署名可以写某某协作组等。科研论文的作者署名要用真名而不用化名、笔名或假名，以示文责自负。目前各期刊在作者姓名及其工作单位和地址的书写方式上要求不尽相同，投稿时可根据杂志的具体投稿要求进行书写。

3. 摘要　摘要是论文内容高度概括的简短陈述，摘要书写要求使用最扼要的文字，从目的、方法、结果、结论四个方面来概括叙述。摘要部分不列图或表，也没有引文，尽量不用缩略语，一般不分段落而是独立成章的，文字在 200 字左右为宜。

4. 关键词　关键词是表达论文内容主题方面具有实在意义、起关键性作用的单词、词组或短语。一般一篇文章选 3～5 个关键词，并可附与中文相对应的英文关键词。关键词的选择可参考美国出版的《Index Medicus》中医学主题词表（Medical Subject Headings，MeSH）。另外，1984 年中国医学科学院情报所翻译的《医学主题词注解字顺表》和中国科技情报所及国家图书馆（原北京图书馆）主编的《汉语主题词表》等也可作为参考。关键词要求使用原形词，不能用缩写词。

5. 正文　论文的正文是文章的核心部分，包括前言（introduction）、材料与方法（materials and methods）、结果（results）和讨论（analysis and discussion）4 部分。国内称之为四段式，国外简称为 IMRAD。

（1）前言：前言亦称引言或导言，主要叙述本课题的研究背景和研究预期目的，国外护理研究论文前言部分还包括多篇文章内的重要名词和理论框架的介绍及文献回顾（文献查证）等内容。

（2）材料与方法：也可称为"对象与方法"或"资料与方法"，是获得研究结果和论点依据的重要步骤，也是判断论文科学性和先进性的主要依据。主要包括三方面的内容：①研究对象或材料：介绍研究对象或材料的入选条件或标准、排除标准、获取的来源、抽样方法和样本量等。②研究方法：主要介绍研究步骤、资料的收集方法、选用的研究工具（如问卷或量表的来源、主要内容、评分标准、信度和效度等）、用于评价的指标或评价标准；研究对象如有分组，要具体介绍其分组方法；研究中如有干预，应介绍干预措施、干预流程等。③资料整理与分析：主要介绍数据整理和分析时所采用的方法，如采用的统计软件和具体选用的统计分析方法。

（3）结果：结果是将收集到的原始资料和数据，经过核对、整理、归纳和必要的统计学处理后，用文字叙述或图表的形式，准确、客观、具体地报告出来。撰写结果时应注意按一定的逻辑顺序描述结果；当文字描述冗长时，可采用统计图或统计表来报告结果；文字叙述与图表不重复使用；注意结果的客观性和科学性。

（4）讨论：讨论部分是科研论文的精华和中心内容，是针对研究结果的各种现象、数据及资料进行阐释，结合相关理论和他人研究结果做出科学合理的分析和解释。撰写时要注意以结果为基础，抓住重点、层次分明地进行分析和展开讨论。可以与前人研究结果进行比较；要注意结合相关理论陈述论点；避免重复描述结果；论文最好不列结论一项，可结合在讨论分析中叙述。

6. 参考文献　参考文献是撰写论文时引用的有关期刊、书籍等资料，参考文献的数量和质量也反映出作者对本课题的了解程度，在一定程度上反映出论文的水平和质量。参考文献一般 5～10 篇，最好以近来 3～5 年的最新文献为主，参考文献在正文引用文字最后的右上角标注。期刊文章作者不超过 3 人的全部写出作者名，超过的只写前 3 位，后加"等"字。参考文献的书写方式如下。

（1）期刊：序号　作者名．文章题目．杂志名称，年，卷（期）：起止页码，例如：

[1]　张晓静，曹晶，甘泠．不同层次护生生产实习期间压力来源分析[J]．解放军护理杂志，2008，25（6 A）：32-33．

（2）书籍：序号　主编名．书名．版次．出版地：出版社，出版年．起止页码，例如：

[1]　肖顺贞．护理学研究．第 3 版．北京：人民出版社，2006：1-24

三、护理个案论文撰写

个案研究（case study）是针对个案护理（case nursing）的资料进行研究，了解资料的内涵，探讨未知领域或对新措施、新理论进行深入分析，写出论文的过程。个案研究属于质性研究的一种。个案研究可以对一个病例个体化护理的经验和问题进行研究，总结护士做过的工作和从中得出的经验或体验。同时也可以通过对个案护理中罕见事件的观察或对反常规事件的研究，重新认识原有的理论，并提出新的观点和见解。为揭示事物的内在规律和本质提供新的线索和参考依据。

个案研究论文的撰写格式主要按护理程序思路进行资料组织和论文写作。个案研究论文主要由文题、作者署名、摘要、关键词、正文和参考文献几部分内容组成。

1. 序言　序言部分内容包括提出本文研究问题的依据和写论文的目的，以及所选定个案的情况介绍。介绍个案的要点应与文章后面护理计划和措施所要解决的问题相呼应。

2. 对个案进行评估，提出研究问题　提出研究的护理问题，做出护理诊断，制订护理计划。针对确定的护理问题，提出具体护理目标，定出相应护理措施。

3. 护理效果　通过列表或文字叙述报告护理效果，叙述要真实，有依据和有比较。

4. 评价效果　对研究中护理计划的实施结果，需要结合相关护理理论进行评价，在护理计划和时间结果之间进行比较，通过病人健康情况的变化来判断效果，从中获得新知识和新观点，以指导临床实践。

5. 参考文献　个案研究论文的写作要求密切结合相关理论。回顾文献内容直接关系到个案研究论文的水平。

四、护理经验论文撰写

护理经验论文是护理人员将其对某一护理问题通过长期的护理实践积累而总结出来的护理经验和体会，为进一步深入地探讨某一方面的临床护理问题提供参考和线索。该类论文选题广泛，内容丰富。经验要具体、有的放矢、针对性强，既可写成功的经验，也可写失败的教训；把病例阐述和讨论糅合在一起，既可总结多年护理工作概况和护理教学实践的体会，也可总结某种疾病的护理方法或效果的具体经验体会。不受固定格式约束，篇幅可长可短，短的可就一个问题进行讨论，长的可将阐述的问题及经验分几个标题讨论，也可抓住一两个关键性问题作重点分析讨论。

护理经验论文主要包括：题目、作者和单位、摘要、关键词、正文和参考文献等部分。护理经验论文的正文部分又由前言、临床资料与方法、护理效果、讨论与分析等几部分组成。

1. 前言　要求同护理科研论文，但要简述出所采用的护理措施或方法对某种疾病护理的意义和目的，并说明具体的观察时间。

2. 临床资料与方法　重点介绍护理实践中的具体方法，包括临床资料，介绍观察对象的基本特征，包括年龄、性别、观察例数、病情介绍和诊断标准。其次着重介绍本次护理中所使用的各种护理方法和措施，如药物护理方法、心理护理方法、饮食护理方法、手术前后护理方法、仪器护理使用方法、健康教育护理措施、康复护理措施等。最后介绍护理效果判断的标准。

3. 结果/护理效果　叙述采取护理措施后的护理效果，并对观察患者采取护理措施前后的情况进行比较。

4. 讨论与分析　分析和解释产生护理效果的原因和作用机制，可与以往的护理方法或措施相比较，在分析的基础上得出一定的护理经验和结论。

五、护理综述论文撰写

护理综述论文是护理论文的一种特殊体裁，是对特定护理主题在特定时间和领域内的情报资料的综合叙述，是作者在阅读大量原始文献后，对文献中提出的或探讨的某些护理问题的进展情况，经过将各种资料归纳、总结、对比、分析和评价，加上自己的观点而写成的一种专题性的学术论文。根据综述内容及写作的目的，一般有以下几种分类方法。①按照时间划分：回顾性综述、现状性综述、前瞻性综述；②按作者是否参与意见划分：归纳性综述、评论性综述；③按内容划分：动态性综述、成就性综述、争鸣性综述。国内期刊要求文献多少不一，一般20～30篇，其中近3年发表过的文献应占到70%以上。

选题要从实际出发，在理论或实践上有一定的意义。一般综述论文选题来源是，从实际工作或科研工作中发现某方面问题需要归纳；某护理问题研究的发展需要综合评价；选择本学科的新理论、新技术或新动向的题目；与自己科研内容和方向有关的题目。

文献资料是撰写综述的基础，包括中文和外文文献资料。选择文献应先看近期的（近2～3年），后看远期的。所收集到的资料应重点放在新资料上，并注意资料的权威性。可适当引用一些不同观点的资料。

资料收集全后，在广泛阅读资料的基础上，特别是有权威性的文献应细读。应做好读书卡片或笔记，综述文章的完成是一种知识再创造的学术过程，是在作者掌握一定数量的文献资料后，先把文献归类，从中选出有理论和实践意义的资料作为参考，列出文献综述的书写提纲，然后根据此提纲进行写作，切忌将文献综述写成"剪贴"式的文章。

综述论文的文题、作者署名、摘要、关键词等部分的书写要求与科研论文相一致。正文写作格式如下。

1. 引言（前言）部分　主要说明综述的立题依据和综述目的，介绍有关概念或定义和讨论范围，并介绍综述的有关护理问题的现状、存在问题、争论的焦点和发展趋势等。

2. 中心部分　中心部分是综述论文的主体部分，也是综述全文的重点。这部分内容包括提出问题、分析问题和解决问题的过程，通过比较各专家学者的论据，结合作者自己的研究成果、经验和观点，从不同角度来阐述有关护理问题的历史背景、现状、争论焦点或存在问题、发展方向和解决办法等。内容要紧扣主题，要有根据。引文资料的选择要具有理论和实践意义，要有创新的内容，并且比较成熟可靠。引用他人资料要严肃，要尊重别人的工作。论述问题要明确，对不同观点一般将肯定的意见写在前面，否定的见解写在后面，作者还可结合自己的研究和工作经验发表观点。注意避免只片面描写符合自己观点的资料。在书写中心部分时，避免层次混乱、论据不充分、缺乏文献支持、文献量少或文献陈旧、间接引用、简单罗列文献。

3. 小结　小结部分要对文章的主要内容扼要地做出总结，应与前言部分相呼应。对有关论述的问题、存在的问题和今后研究方向，作者可提出自己的观点和见解。

4. 参考文献　参考文献是综述论文的重要组成部分。一般杂志要求综述文献列出 10～20 篇。引用文献的基本原则有：①必须是作者亲自阅读的

较新、较有价值的参考文献；②尽量选用权威性期刊、知名学者发表的文献；③尽量引用一次性文献，不选用未公开发表的文献，避免引用或少引用教材或专科书的资料。

5. 开题报告的书写

（1）课题名称：开题报告的名称要做到准确、恰当、规范、简洁。

（2）研究背景与立题依据：从现实需要方面论述，指出现实中存在问题，本研究的实际作用、理论和学术价值。

（3）文献综述：通过文献综述，充分了解该领域的新进展和研究现状，分析课题的科学依据和创新性思维。

（4）研究目的与预期结果：研究中要达到的境地或想要得到的结果。

（5）研究内容与方法：包括对象、样本数、场所、观察项目、研究工具等。

（6）调查研究中的质量控制，以控制偏倚。

（7）调查中可能出现的问题及解决方法：对课题中可能出现的影响研究的因素加以预见，并针对可能的问题提出解决办法。

（8）可行性分析：对完成课题所涉及的人力、技术、设备、经费、时间等进行分析。

（9）研究进度安排：研究在时间和顺序上的安排。

（10）列出所涉及的参考文献。

（张晓静）

第7章

护理健康教育学

第一节 绪 论

一、健康教育的基本概念

1. 健康教育的定义 健康教育是通过信息传播和行为干预，帮助个人和群体掌握卫生保健知识、树立健康观念、自愿采取有利于健康的行为和生活方式的教育活动与过程。

2. 健康教育与卫生宣教的区别 健康教育不同于传统的"卫生宣教"，其主要区别如下。

（1）健康教育不是简单的、单一方向的信息传播，而是既有调查研究，又有计划、组织、评价的系统干预活动。

（2）健康教育的目的是改善对象的健康行为，从而防治疾病、增进健康，而不是作为一种辅助方法为卫生工作某一时间的中心任务服务。

（3）健康教育在融合医学科学、行为科学、传播学、管理科学等学科理论知识的基础上，已初步形成了自己的理论和方法体系。

二、健康促进的基本概念

1. 健康促进的定义 世界卫生组织（WHO）将健康促进定义为："是促进人们维护和提高他们自身健康的过程，是协调人类和环境的战略，它规定个人与社会对健康各自所负的责任。"

2. 健康促进的基本策略 《渥太华宣言》明确了健康促进的 3 个基本策略，即倡导、赋权与协调。

（1）倡导：倡导政策支持、社会各界对健康措施的认同和卫生部门调整服务方向，激发社会的关注和群众的参与，从而创造有利健康的社会经济、文化与环境条件。

（2）赋权：使群众获得控制影响身心健康的决策和行为的能力，从而有助于保障人人享有卫生保健及资源的平等机会；使社区的集体行动能更大程度地影响、控制与社区健康和生活质量有关的因素。

（3）协调：协调个人、社区、卫生机构、社会经济部门、政府和非政府组织等在健康促进中的利益和行动，组成强大的联盟与社会支持体系，共同努力实现健康目标。

第二节 健康教育的相关理论

一、学 习 理 论

1. 行为主义学习理论 行为主义学习理论是英国联想心理学派建立的一种理论体系，它主要是从刺激-反应上来探讨人的行为变化，主要代表人物有桑代克、华生、斯金纳等人。国外学者把巴普洛夫的经典条件反射作为学习的基本形式之一，并把它列入联想主义的学习理论。

（1）行为主义学习理论的主要观点

①人的学习行为是在强烈的求知欲望或某种特定的动机驱使下形成的，是一种有条件的或被强化的行为。如一个初知自己患有糖尿病的患者，他最初的行为反应是通过询问医生或寻找学习材料来了解有关糖尿病的知识。无形中产生的学习行

为,将对病人日后的健康行为产生积极的影响。

②寻求行为改变的动机来自于个人环境中的刺激。患者学习的动机与他们所处的健康状况密切相关,当患者感到健康受到了威胁的刺激时,他们会积极获取相关资料,参与学习,并在此基础上确定自己行为的方向。

③当学习过程满足了人们的需要或达到目标时,行为就会被强化。如上述病例,当糖尿病患者通过学习获取了知识,并掌握了自我检测尿糖的技术时,他的自我护理行为就得到了强化。

(2)行为主义学习理论的应用

①厌恶疗法:当患者的不适行为即将出现或正在出现时,附加一个令人不愉快的刺激,使其产生厌恶的主观体验,终止原不适行为。例如临床医师使用了厌恶疗法治疗酒精依赖:先让患者服吐酒药,或注射阿扑吗啡,在即将出现恶心、呕吐时,即让患者饮酒。如此每天 1 次,重复 7~10 次,直到患者单独饮酒也出现恶心、呕吐,对酒产生了厌恶情绪,而自动停止酗酒。

②强化法:强化法有正性强化、负性强化、奖励 3 种。正性强化是指某种具体行为的后果,或者说效果是积极的,就能增进该行为重现的概率。负性强化是指某种具体行为可以避开某种不愉快的后果,就会增加该行为重现的概率。奖励是行为发生后,通过给予某种愉快的刺激增加行为发生的概率。例如一位患者喜欢钓鱼,以前患者的爱人不支持他钓鱼,但是他的爱人说如果患者戒烟后就让他可以经常去钓鱼,患者为了能经常去钓鱼,就把烟戒了,这属于正性强化。负性强化例如患者不喜欢刷碗,患者爱人说如果戒烟成功后,就不让刷碗了,患者为了逃避刷碗就选择了戒烟。奖励就是患者遵照医嘱戒烟后,医护人员和家属经常表扬他,他的行为就会得到强化,继续坚持戒烟。

③消除法:对一种条件刺激所作出的反应,如果经常得不到相应的无条件刺激的强化,就会逐渐减弱或消失,这种现象称为消退作用。例如患者的爱人原来承诺患者戒烟后可以经常去钓鱼的承诺没有兑现,患者就又偷偷开始吸烟。

2. 认知学习理论　认知学习理论是由德国的格式塔学派发展而来的,它主要侧重于研究通过理解与认识来获得意义和意象。主要代表人物是韦特默、考夫卡和苛勒等人。认知学习理论强调"自我能力"和相互作用,强调一个人能否从观察别人的行为表现中学习,取决于是否有足够的自我能

力;而相互作用是人、行为与环境的相互作用。在有机体与环境的相互作用中,看到了人的智慧中的理解作用。这一理论的主要观点是:

(1)学习的过程是一个认识与再认识的过程,学习是认识的发展,它可以指导一个人的行为。

(2)学习的成功完全依赖于自我能力,即领悟或理解结果。

运用认知学习理论要遵循规律性、平衡性和简单性三原则,我们向患者介绍知识的时候要尽可能的简单、有规律可循、方便患者记忆。例如我们可以利用图片、顺口溜等形式来进行健康教育。

3. 社会学习理论　社会学习理论是由米勒和达乐建立并由班都拉发扬光大的学习理论,是探讨个人的认知、行为与环境因素三者及其交互作用对人类行为的影响。按照班杜拉的观点,以往的学习理论家一般都忽视了社会变量对人类行为的制约作用。他们通常是用物理的方法对动物进行实验,并以此来建构他们的理论体系,这对于研究生活于社会之中的人的行为来说,似乎不具有科学的说服力。由于人总是生活在一定的社会条件下的,所以班杜拉主张要在自然的社会情境中,而不是在实验室里研究人的行为。主要观点有以下几点。

(1)关于行为的习得过程:人的行为,特别是人的复杂行为主要是后天习得的。行为的习得既受遗传因素和生理因素的制约,又受后天经验环境的影响。生理因素的影响和后天经验的影响在决定行为上微妙地交织在一起,很难将两者分开。我们在进行健康教育时,既要考虑患者的先天生理因素,又要考虑患者的经验环境,才能采取有效的教育措施。

(2)交互决定论:决定人类行为的因素概括为两大类:决定行为的先行因素和决定行为的结果因素。决定行为的先行因素包括学习的遗传机制、以环境刺激信息为基础的对行为的预期、社会的预兆性线索等。决定行为的结果因素包括替代性强化(观察者看到榜样或他人受到强化,从而使自己也倾向于做出榜样的行为。例如患者看到别的患者进行康复锻炼康复的效果,自己也会效仿加强锻炼,这属于替代性强化)和自我强化(当人们达到了自己制定的标准时,他们以自己能够控制的奖赏来加强和维持自己行动的过程。患者通过努力可以自己独立扣扣子,也会增强朝下一个目标迈进的信心)。

(3)自我调节理论:人能依照自我确立的内部

标准来调节自己的行为。自我具备提供参照机制的认知框架和知觉、评价及调节行为等能力。自我调节由自我观察、自我判断和自我反应3个过程组成，经过上述3个过程，个体完成内在因素对行为的调节。

（4）自我效能理论：个体对自己能否在一定水平上完成某一活动所具有的能力判断、信念或主体自我把握与感受称为自我效能。被知觉到的效能预期是人们遇到应激情况时选择什么活动、花费多大力气、支持多长时间的努力的主要决定者。自我效能的形成主要受五种因素的影响，包括行为的成败经验、替代性经验、言语劝说、情绪的唤起以及情境条件。①行为的成败经验指经由操作所获得的信息或直接经验。成功的经验可以提高自我效能感，使个体对自己的能力充满信心；反之，多次的失败会降低对自己能力的评估，使人丧失信心。②替代性经验指个体能够通过观察他人的行为获得关于自我可能性的认识。③言语劝说包括他人的暗示、说服性告诫、建议、劝告以及自我规劝。④情绪和生理状态也影响自我效能的形成。在充满紧张、危险的场合或负荷较大的情况下，情绪易于唤起，高度的情绪唤起和紧张的生理状态会降低对成功的预期水准。⑤情境条件对自我效能的形成也有一定的影响，某些情境比其他情境更难以适应与控制。当个体进入一个陌生而易引起焦虑的情境中时，会降低自我效能的水平与强度。

二、行为干预理论

人类的健康相关行为与其他行为一样是一种复杂的活动，受遗传、心理、自然和社会环境等多种因素的影响。因此，健康相关行为的改变也是一个极其复杂的过程。为有效地改变人类的健康相关行为，各国学者提出多种改变行为的理论。目前应用较多的是知信行模式和健康信念模式。

1. 知信行模式　行为学的研究表明，知识与行为之间有着重要的联系，但不完全是因果关系。一个人的行为与知识有关，也与其价值观和信念有关，更与长期的生活环境有关。故：知信行理论认为：信息→知→信→行→增进健康。

知：知识和学习，是基础；信：信念和态度，是动力；行：产生促进健康行为、消除危害健康行为等行为改变的过程，是目标。知识是基础，但知识转变成行为尚需要外界条件，而健康教育就是这种促进把知识转变成行为的重要外界条件。举例：健康方

面的信念如"我确信吸烟是有害的""只要下决心戒烟肯定是可以实现的"，这种信念会影响他们采纳戒烟的行为。如坚持错误的信念就不会改变其错误的行为。态度通常以好与坏、积极与消极加以评价。

如关于戒烟，为了达到戒烟的目标，对吸烟者而言，吸烟行为是社会行为，是通过学习得来的，要改变它、否定它，也需要学习教育者或社会给予的知识。健康教育者必须通过多种方法将有关烟草的有害性、有害成分、戒烟的益处以及如何戒烟的知识传授给吸烟者。具备了知识，只有采取积极的态度，对知识进行有根据的独立思考，对自己的职责有强烈的责任感，就可以逐步形成信念，知识上升为信念，就可以支配人的行动。当吸烟者采取积极的戒烟态度，相信吸烟有害健康，并相信自己有能力戒烟时，戒烟就可成功。

但是，要使人们从接受转化到改变行为是一个非常复杂的过程：信息传播→觉察信息→引起兴趣→感到需要→认真思考→相信信息→产生动机→尝试行为态度坚决→动力定型→行为确立。其中关键的主要有两个步骤：信念的确立和态度的改变。知、信、行三者间不存在因果关系，但必须有必然性。在信念确立以后，如果没有坚决转变态度的前提，实现行为转变的目标照样会招致失败。所以，在实践中要使40%的人发生行为转变，就要有60%的人持积极的态度参与改变行为实践，这样就要有80%的人相信这种实践对其健康是有益的，要到达这个目标就要使90%以上的人具有改变这种行为所必须具备的知识。

2. 健康信念模式　健康信念模式（the health belief model，HBM）是运用社会心理方法解释健康相关行为的理论模式。健康信念模式认为：人们要采取某种促进健康行为或戒除某种危害健康行为，必须具备以下3方面的认识：

（1）认识到某种疾病或危险因素的威胁及严重性。①对疾病严重性的认识：指个体对罹患某种疾病严重性的看法，包括人们对疾病引起的临床后果的判断，如死亡、伤残、疼痛等；对疾病引起的社会后果的判断，如工作烦恼、失业、家庭矛盾等。②对疾病易感性的认识：指个体对罹患某种疾病可能性的认识，包括对医师判断的接受程度和自身对疾病发生、复发可能性的判断等。

（2）认识到采取某种行为或戒除某种行为的困难及益处。①对行为有效性的认识：指人们对采取

或放弃某种行为后,能否有效降低患病危险性或减轻疾病后果的判断,包括减缓病痛、减少疾病产生的社会影响等。只有当人们认识到自己行为的有效时,人们才能自觉采取行为。②对采取或放弃某种行为障碍的认识:指人们对采取或放弃某种行为所遇困难的认识,如费用的高低、痛苦的程度、方便与否等。只有当人们对这些困难具有足够认识,才能使行为维持和巩固。

(3)对自身采取或放弃某种行为能力的自信,也称效能期待或自我效能。即一个人对自己的行为能力有正确地评价和判断,相信自己一定能通过努力,克服障碍,完成这种行动,到达预期结果。

综上所述,健康信念模式在采取促进健康行为、放弃危害健康行为的实践中遵循以下步骤:首先,充分让人们对其危害健康行为感到害怕;然后,使他们坚信:一旦放弃这种危害健康行为、采取相应的促进健康行为会得到有价值的后果,同时也清醒地认识到行为改变过程中可能出现的困难;最后,使他们充满改变行为的信心。

第三节　健康测量及其指标

一、健康状况评价指标

1. 生长发育指标　生长发育指标是用于评价少年儿童群体健康状况,也是衡量一般居民健康状况的重要指标。为便于测量及定量分析,形态发育指标常用身高、体重、坐高、胸围;功能发育指标常用肺活量、肌力表示。由于功能发育与形态发育密切相关,常用身高、体重两项代表生长发育水平。

(1)身高:指直立(小儿仰卧)时头顶点至地面的垂直距离。身高(长)的第 1 次突增高峰发生在胎儿中期(4~6 个月),是一生中增长最快的阶段。2 岁以内身高发育很快。于青春期进入第 2 次生长突增,每年增长 5~7cm,个别达 10~12cm。约 3 年以后,生长速度减慢,直至女 17 岁,男 22 岁左右,身高增长基本停止。

(2)体重:人体的净体重。不同年龄的体重能反映发育及个体的营养状况,也可研究群体的营养状况。

男性标准体重(kg)=身高(cm)-105
女性标准体重(kg)=身高(cm)-100

评价标准:小于标准体重 60% 为严重营养不良,60%~80% 为中度营养不良,80%~90% 为轻度营养不良,90%~110% 为正常范围,>120% 为肥胖。体重过重与许多疾病相关。

近年来在群体医学研究中普遍采用了体重指数(body mass index,BMI)作为评价体重的指标。其计算公式是:体重指数(BMI)=体重(kg)/身高^2(m^2)

正常值为 18~22kg/m^2。采用体重指数评价体重,使得不同身高的人群可以采用同一衡量标准来评价体重,因而使群体研究中大样本数据的处理更加方便。

2. 出生生育指标　出生生育指标如出生率、发育率、已婚育龄妇女生育率等,在很大程度上取决于社会经济发展水平、社会控制及公众的信仰、道德观念、民俗风尚、文化教育和实际生活水平,既可用以衡量计划生育成效,在一定程度上反映居民健康状况,如某地区地方病严重或经济状况低下,则往往导致居民健康状况差,生育能力下降。

(1)出生率:表示一定地区一年平均每千人口的出生(活产)人数。

$$出生率(‰)=\frac{某年出生人数}{同年平均(或年中)人数}×1\,000$$

出生率受许多因素影响。通过对群体出生率的分析,可在一定程度上把握群体的健康水平。在其他诸多因素不变的情况下,生命风险程度越高,则出生率越高。农业性生产方式要比工业性生产方式有更高的出生率,社会经济的发展可抑制人口生育需求,人类文明发展到一定程度,会主动调节人的出生和物质的生产。

(2)生育率与总和生育率:生育率或育龄妇女生育率是衡量妇女生育水平的重要指标,与出生率相比,较少受人口性别、年龄构成的影响,其描述健康状况的意义同出生率。

$$育龄妇女生育率(‰)=\frac{年内生育数}{平均育龄妇女数}×1\,000$$

一般育龄界限定义为 15~49 岁,也有定为 15~44 岁。

$$年龄别育龄妇女生育率(‰)=\frac{某年龄妇女生育数}{某年龄平均妇女数}×1\,000$$

已婚育龄妇女生育率(‰)=$\frac{年内已婚育龄妇女生育数}{同年平均已婚育龄妇女数}$×1 000

总和生育率(TFR)=各年龄育龄妇女生育率之和

(3)低体重儿出生比例(出生婴儿中,出生体重低于2 500g者所占百分比)或正常出生体重婴儿百分比。该指标与孕妇健康状况密切相关,是重要的妇婴保健指标。该指标概念明确,收集资料方便,又符合科学、可信、灵敏、特异等理想指标的特点,因而使用比较广泛。

3. 疾病和健康缺陷指标 疾病的发病率、罹患率、患病率和健康缺陷都是反映居民健康状况和社会卫生状况问题的理想指标。除反映居民的健康状况外,还可反映疾病的流行状况和特点,探索病因因素和评价防治效果。

(1)发病率:表示一定时期内,特定人群中新发病例的发生频率。

发病率(1/10 万)=$\frac{某年(期)内新发某病病例数}{同年(期)暴露人口数}$×100 000

发病率是一项重要的流行病学指标,常用来描述疾病的分布、病因研究以及评价卫生服务和预防措施的效果。发病率是测量新发病例发生频率的指标,在使用该指标时需要考虑到发病时间、暴露人口等因素。如对急性或病程较短疾病的发生时间易于确定,而对慢性疾病或发病时间难以确定的疾病,一般用确诊时间代替。

(2)罹患率:是一种计算特殊情况下发病率的方式。通常用于一次疾病的流行或暴发的调查,表示有明确暴露史的人口中急性感染的发病率,观察期间可为日、周和月,分母以明确的暴露人口来计算。

罹患率(‰)=$\frac{观察期间新发病例数}{同时期暴露人口数}$×1 000

(3)患病率:指在某特定时间内总人口中某病新、旧病例数所占的比例。

患病率(1/10 万)=$\frac{特定时间内新、旧例数}{同一时间内平均人口数}$×100 000

患病率与发病率不同的是,计算公式中分子的病例数既包括在规定时间内发病的新病例,又包括在此以前发病但仍未痊愈的老病例。患病率对病程短的急性疾病如流感和急性中毒价值不大,适用于描述病程较长的慢性疾病,如心血管疾病和肿瘤。

患病率的高低取决于两个因素,即疾病的发病率和病程,他们三者的关系是:患病率=发病率×病程。如一种疾病的发病率很低,但病程很长,患病率可能较发病率相对高很多;相反如一种疾病的病程很短,发病后迅速痊愈或死亡,则横断面调查的患病率会很低。

4. 死亡统计指标 在死亡统计中常用的指标有:死亡率、病死率、死因构成比和平均期望寿命等。

(1)死亡率:死亡率是在一定时期内总死亡人数与该人群同期平均人口数之比。

死亡率(‰)=$\frac{某人群某年总死亡人数}{该人群同期平均人口总数}$×1 000

分子为某年1月1日到12月31日某人群中因各种原因死亡的总人数。分母与计算发病率的分母相同。在人口学研究中常用千分率,便于与出生率相对比。在疾病研究中多用10万分率,便于地区与国际间比较。

(2)病死率:表示在一定时间内,患某病的病人中因该疾病而死亡的比例。

病死率(‰)=$\frac{一定时间内因该病而死亡的病例}{同期确诊的某病病例数}$×1000

病例数反映疾病的严重程度,同时也反映医疗水平和诊断能力。由于患者总数难以得到,通常所说的病死率主要是住院病人的病死率,各个医院的病死率除反映医疗水平外,还与住院病人的严重程度有关,如大医院收治的病人一般较基层医院为重,所以应视具体情况对病死率进行分析。

(3)死因构成比:指因某病死亡人数占总死亡人数的百分比。

死因构成比(%)=$\frac{某病死亡人数}{同期死亡总人数}$×100

死因构成比反映某疾病引起的死亡在总的死亡中所占的地位和相对重要性,对卫生行政部门制定卫生规划是一种有用的指标。

(4)期望寿命:指某个年龄组人口预期今后尚能存活的平均年数,是根据各年龄组死亡率用编制寿命表的方法来计算,而非死亡年龄的均数。平均期望寿命或平均寿命则指出生时的平均期望寿命,是人口中全部活产婴儿估计所能生存的平均年数,是反映一个国家或地区的经济卫生发展状况和人口健康水平的重要指标。平均期望寿命是各年龄组死亡率的综合反映,它不像粗死亡率那样受人口构成影响,因此在比较各国或地区的健康水平时很有价值。在不发达国家或地区,婴儿死亡率高,平均寿命低。

二、生活质量评估指标

健康促进的真正目标在于生活质量的提高,主要有以下几个指标:

1. 社会学指标　①就业率及失业(待业)率:是综合性指标,可反映国家经济发展水平和工业化进程,又可反映劳动力人口潜在能力、社会安定程度及生活质量;②居民平均收入:指各部分居民收入的平均值,常用年平均工资、年平均收入来分别反映城市职工和农村居民的实际经济水平。

2. 环境状况评估　①人均住房面积:反映国民的基本生活条件;②空气质量;③居室采光;④基本卫生设备。

3. 主观评估指标　①生活适应度:指生活应激事件及其来源;②生活满意度:指良好生活体验及个人或社会的来源。

4. 生命统计指标　①残疾调整寿命:残疾因素纠正后生活质量提高人年数;②无病残期望寿命;③质量调节生命年;④全球疾病负担。

三、健康测量指标选择应用原则

1. 目的原则　应根据需要解决的问题选用相应的健康测量指标。首先,要求范围对应。描述个人健康状况选用与个人有关的指标,描述家庭健康状况选与家庭有关的指标;描述单位、地区或国家健康状况时选用群体指标,如出生率、死亡率、期望寿命等。其次要求内容对应。描述躯体健康选躯体指标,描述心理健康选用心理指标。再次要求时间对应。横断面研究选用相同时点指标进行分析,纵向研究选用历史指标进行比较分析。

2. 可行性原则　许多直接指标很好,如慢性病发病率、社会能力等,但很难获得。在实际工作中可选取慢性病死亡率或社会经济发展等间接指标。

3. 公认原则　有时某些指标虽道不出详细的产生机制,但权威性机构或专家经常选用,事实上已为大家所公认。如目前在地区、国家乃至世界范围描述健康状况时几乎都是用如下指标:①出生时期期望寿命;②出生率;③死亡率;④人口增长率;⑤婴儿死亡率;⑥人识字率;⑦安全用水普及率;⑧寿命损失率。

4. 发展原则　由于科学不断发展,揭示生命活动的本质,人们对健康的认识不断深入,随之各类健康测量指标也会不断发展。在实际工作中要善于发现、发展、丰富和完善健康测量指标。如对死亡率的校正,近年来提出的寿命损失率,都标志着人们对健康认识的深化。

5. 科学性原则　科学性原则主要表现在选用指标时应注意:①客观性;②敏感性;③特异性;④准确性。

第四节　健康相关行为

一、行为概述

1. 行为的概念　行为是有机体在外界环境刺激下引起的反应,包括内在的生理和心理的变化。根据此定义,美国心理学家伍德沃斯(Woodworth)提出了著名的S-O-R行为表示式。

S(stimulus)　O(organism)　R(reaction)
　刺激　　　　有机体　　　　行为反应

2. 行为的分类　人类的行为因其生物性和社会性所决定,可分为本能行为和社会行为两大类。

人类的本能行为:由人的生物性决定,是人类的最基本行为,如摄食行为、性行为、躲避行为、睡眠等。

人类的社会行为:由人的社会性所决定,其形成来自社会环境,人们通过不断地学习、模仿、受教育、与人交往的过程,逐步懂得如何使自己的行为得到社会的承认,符合道德规范、具有社会价值,从而与周围环境相适应。因此,人类的社会行为是通过社会化过程确立的。

3. 行为的发展与适应

(1)行为的发展:是指个体行为在其生命周期内发展的过程。即个体出生后,随着身体和大脑的发育及心理的成熟,社会交往活动范围的扩大,个体行为不断变化发展的过程。

行为的发展最根本的实质是日趋完善,体现为:①对认识活动的深刻化和复杂化,透过事物的表面现象看到实质,由感性认识上升到理性认识;②与环境的关系,由被动适应到主动改造。

行为的发展有以下几个特点:①连续性。个体行为的发展是个连续过程,如幼儿行走,经历坐、站、搀着走、独立走一个连续的过程;②阶段性。当个体的生理心理发展到一定程度时,行为就会表现出一定的阶段性;③不平衡性。在同一个体的生命周期中,各阶段行为发展不平衡,不同个体之间,同一阶段的行为发展也不平衡。

(2)行为的适应:是指机体与环境之间保持动态平衡的过程。人类为了适应,必须具备一定的基础,包括语言与体语、知觉与思维、智力以及需要。语言和体语是人与人交往的工具,人与人之间思想感情的交流就是借助语言完成的。语言的发展促进了人脑的发展,为适应提供了坚实的基础。知觉和思维使人类能感知这个世界的变化,提高了适应社会环境的能力。智力的发展为知识的获得和技能的发展提供了可能,为行为适应创造了有利条件。而需要则是人类行为产生的基础,也是行为适应的决定因素。

二、影响行为的因素

任何行为都受到 3 类因素的影响,每类因素都会对行为产生不同的影响,此 3 类因素是倾向因素、促成因素和强化因素。

1. **倾向因素**　倾向因素通常先于行为,是产生某种行为的动机或愿望,或是诱发产生某行为的因素,其中包括知识、态度、信念及价值观。一般把倾向因素看做是"个人"的偏爱,在教育过程中可能出现在一个人或一组人身上,这种偏爱不是趋向于有利的健康行为,就是趋向于不利的健康行为。倾向行为是产生行为的"引子"或"促动力",即动机直接影响行为的发生、发展。健康教育的重要任务是促进个体或群体形成动机,自愿地改变不健康的行为。

2. **促成因素**　促成因素是促使行为或愿望得以实现的因素,即实现或达到某行为所必需的技术和资源,包括保健设施、医务人员、诊所及任何类似的资源;医疗费用、诊所距离、交通工具、个人保健技术;行政的重视与支持、法律、政策等。在教育过程中如不考虑促成因素,行为的目标就有可能达不到。人群的健康行为与当地医疗服务、资源的可得性和是否方便,有很大的关系和影响。因此除了教育之外,还应该为人群提供卫生服务并创造行为改变所需要的条件。

3. **强化因素**　强化因素是存在与行为后强化(或减弱)某种行为的因素,如奖励或惩罚以使某种行为得以巩固或增强、淡化或消除。强化因素多指与个体行为有直接影响的人,如有关的保健者、教师、长辈、父母亲、领导等。强化因素的积极与否取决于重要人物的态度和行为。

3 种因素并不相互排斥,同一因素有时可归入两类因素,如对吸烟的态度可看作是倾向因素,然而作为他的同伴、兄长有可能看做是强化因素。在任何一类因素中,都具有积极的作用或消极的作用。教育者的任务在于克服消极作用,发扬积极作用。

三、健康相关行为

健康相关行为指人类个体或群体与健康和疾病有关的行为。按其对行为者自身或他人的影响,可分为健康行为和危险行为。健康行为是客观上有益于健康的,而危险行为是客观上不利于健康的。

1. **健康行为**　根据哈律士(Harris)和顾坦(Guten)的建议,健康行为可以分为 5 类。

(1)基本健康行为:指一系列日常生活中基本的健康行为,如积极的休息与睡眠、合理营养与平衡膳食等。

(2)预警行为:预防事故发生以及事故发生后如何处置的行为,如驾车系安全带,火灾发生后自救等。

(3)保健行为:指合理、正确使用医疗保健服务,以维护自身健康的行为,如预防接种、定期体检等。

(4)避开环境危害的行为:环境危害既指环境污染,又指生活紧张事件。

(5)接触不良嗜好行为:不良嗜好主要指吸烟、酗酒和吸毒。

2. **危险行为**　危险行为主要有致病性行为和不良生活方式。

致病性行为是导致特异性疾病发生的模式行为。国内外研究最多是 A 型行为,主要表现有两方面,即不耐烦和无端敌意。A 型行为是一种好发冠心病的模式行为,研究表明:A 型行为者的冠心病发病率、复发率和病死率均显著性地高于非 A 型行为者。

生活方式是指作为社会主体的人,为生存和发展而进行的一系列日常行为表现形式,是人们一切生活活动的总和。可以认为生活方式是一种更为持久的行为模式,是社会和文化背景的一种复合表达,有时候则称为生活习俗。不良生活方式是一组习以为常的对健康有害的行为模式,对机体的作用可表现为以下特点:①潜伏期长;②特异性差;③联合作用强;④易变性大;⑤广泛存在。

第五节　健康促进规划设计

健康促进规划是体现健康促进目标的长期全局部署方案,它由设计、实施和评价三部分组成。

健康教育和健康促进规划设计的模式有多种,但在众多模式中,应用最广泛、最具生命力的首推美国著名学者劳伦斯·格林(Lawrence W. Green)提出的 PRECEDE-PROCEED 模式。该模式的特点是从"结果入手"的程序,用演绎的方式进行思考,即从最终的结果追溯到最初的起因。

PRECEDE-PROCEED 模式前后相互呼应,为规划设计、执行及评价提供一个连续的步骤或阶段。实际上可将上述模式分为两个阶段。

第一阶段:诊断阶段(或称需求评估)即 PRECEDE 阶段,是英文"predisposing, reinforcing and enabling causes in education and diagnosis and evaluation"的简称,意为在教育/环境诊断和评价中应用倾向因素、强化因素和促成因素。

第二阶段:执行阶段即 PROCEED 阶段,是英文"policy regulatory and organizational constructs in educational and environment development"的简称,指执行教育/环境干预中应用政策、法规和组织的手段。

根据 PRECEDE-PROCEED 模式的程序,将规划设计分成 9 个基本步骤,即从最终的结果追溯到最初的起因,用演绎的方式逐步推进。

步骤 1:社会诊断。通过估测目标人群的生活质量入手,评估他们的需求和健康问题。最好由目标人群亲自参与自身的需求和愿望的调查,因为他们所经历的各类社会问题是生活质量最实际、最真实的写照。

步骤 2:流行病学诊断。通过流行病学和医学调查确认目标人群特定的健康问题和目标。

步骤 3:行为与环境诊断。这一阶段的任务在于确认与步骤 2 选定的健康问题相关的行为和环境问题,因为这些危险因素需要通过干预加以影响。环境因素对个人来说是外部的因素,但可通过人们的行动改善环境,以支持健康的行为。这里的环境因素包括物理环境、政治环境、社会环境和经济环境。健康促进也包括通过影响群体行为而直接作用于环境。因此,健康促进规划不能仅限于群众的行为改变,同时应认识到强大的社会力量对规划执行是至关重要的。

步骤 4:教育与组织诊断。为制定教育与组织策略用于健康促进规划,以促进行为和环境的改变,应从影响行为与环境的因素着手。根据健康和行为的大量研究,有数百种因素能潜在地影响其特定的健康行为。这些因素可归纳为 3 大类,即倾向因素、促成因素和强化因素。研究这 3 类因素的主要目的在于正确地制定教育策略,即根据各种因素的相对重要性及资源情况确定干预重点。

步骤 5:管理与政策诊断。评估组织与管理能力及在规划执行中资源、政策、人员能力和时间安排。通过社区开发、协调、完善组织与政策,以便规划的顺利开展。

步骤 6～9:评价阶段。评价不是 PRECEDE 模式的最后步骤,评价工作贯穿于整个模式始终。

第六节　健康传播的方法与技巧

一、健康传播的基本概念

1. 传播的定义　传播是一种社会性传递信息的行为,是个体之间、集体之间以及个体与集体之间,交换、传递新闻、事实、意见过程。

2. 传播的要素　传播的要素包括传播者、信息、传播途径、受传者、传播效果。

(1)传播者:又称传者,是传播行为的引发者,即在传播过程中信息的发出者。在社会传播过程中,传播者可以是个体,也可以是群体或组织。健康教育工作者都是从事"传播者"工作,作为健康知识、健康信息的传播者,应具有以下职能:①收集信息;②加工制作信息;③发出信息;④收集与处理反馈信息。

(2)信息:信息泛指人类社会传播的一切内容。健康信息是指与人的健康有关的信息,泛指一切有关人的身体、心理、社会适应能力的知识、技术、观念和行为模式。作为健康信息应具有以下特点:①符号通用;②科学性;③针对性;④适用性;⑤指导性;⑥通俗性。

(3)传播途径：又称传播渠道，是信息的载体，也是将传播过程中各种要素相互联系起来的纽带。根据健康信息传递的特点，传播途径可以分为以下几类：①口头传播；②文字传播；③形象化传播；④电子媒介传播；⑤综合传播：如行政立法、展览、文艺演出、卫生宣传日等。

进行传播活动时，总的来说应遵循以下几方面的原则：①保证效果原则；②针对性原则；③速度快原则；④准确性原则；⑤经济性原则。

(4)受传者：信息的接受者和反映者，传播的作用对象。同样，受传者可以是个人、群体或组织。大量的受传者称为受众。

受者的心理特点：①求新心理；②求真心理；③求近心理；④求短心理。

受者对信息的选择性：①选择性接受；②选择性理解；③选择性记忆。

受者的动机：①消遣；②填充时间；③社交需要；④心理需要；⑤寻找情报；⑥解决疑难。

(5)传播效果：是传播对人的行为产生有效的结果。具体指受者接受信息后，在知识、情感、态度、行为等方面发生的变化，通常意味着传播活动在多大程度上实现了传播者的意图或目的。传播是否成功、效果如何，主要从受者身上反映出来。根据健康传播的目的，健康传播的效果可以分为4个层次。

①知晓健康信息：是传播效果中的最低层次。这一层次效果的取得，主要取决于传播信息的强度、对比度、重复率和新鲜度等信息的结构性因素。健康传播者通过多种渠道向受众传递医疗卫生保健信息，就是要使受者在维护自身及他人健康、控制疾病危险因素、疾病与伤残防治和康复等方面与其共享信息。通过这类信息的共享，使公共的卫生知识水平不断提高，为其自身保健技能打下良好基础。

②健康信念认同：受者接受所传播的健康信息，并对信息中的健康信念认同一致，自觉或不自觉地依靠这样的信念对自我在健康方面的态度、行为和客观环境进行分析判断，有利于受者的态度、行为的转变，以及对健康环境的追求和选择。

③态度转变："态度"是指对特定对象的认知、情感和意向比较持久的内在结构。态度的形成既有社会交往过程的影响，又有心理过程的作用。态度一旦形成就具有固定性，成为一种心理定势，一般不会轻易改变。受众的态度是受众行为的先导，先有态度，才会有行为。健康传播者通过健康信息的传播，使受者的态度向有利于健康的方向转变，转变其不利于健康的态度。

④采纳健康行为：是传播的最高层次。受者接受健康信息后，在知识增加、信念认同、态度转变的基础上，改变其原有的不利于健康的行为和生活方式，采纳有利于健康的行为和生活方式，这是健康传播的最终目标。只有实现这一层次的传播，才能彻底改变人类的健康状况，实现人人享有健康的宏伟目标。

3. 传播的分类 人类的传播形式多种多样，可以从不同的角度进行分类。按照传播的规模，可将人类的传播活动分为五种类型。

(1)人际传播：又称亲身传播，是指人与人之间面对面直接的信息交流，是个体之间相互沟通。人际传播是建立人际关系的基础，是共享信息的最基本传播形式。

(2)群体传播：是指组织以外的小群体（非组织群体）的传播活动。

(3)大众传播：是指职业性传播机构通过广播、电视、电影、报刊、书籍等大众传播媒介，向范围广泛、为数众多的社会人群传递信息的过程。

(4)组织传播：是指组织之间、组织内部成员之间的信息交流活动，是有组织、有领导进行的有一定规模的信息传播。现代社会中，组织传播已经发展成为一个独立的研究领域，即公共关系学。

(5)自我传播：又称人内传播，是指个体接受外界信息后，在头脑中进行信息加工处理的过程。

4. 健康传播的定义及特点 健康传播是指通过各种渠道，运用各种传播媒介和方法，为维护和促进人类健康而收集、制作、传递、分享健康信息的过程。健康传播具有以下4个特点：①健康传播传递的是健康信息；②健康传播具有明确的目的性；③健康传播的过程具有复合性；④健康传播对传播者有特殊的素质要求。

二、人际传播

1. 人际传播的特点 人际传播是信息在个体与个体之间的传播，其主要形式是面对面的传播。其主要的特点包括以下3点：①是全身心的传播；②以个体化信息为主；③反馈及时。

2. 健康教育中常用的人际传播形式 在健康教育中，常用的人际传播形式有咨询、交谈或个别访谈、劝服及指导4种。

（1）咨询：针对前来咨询者的健康问题，答疑解难，帮助其澄清概念，做出决策。

（2）交谈或个别访谈：通过与教育对象面对面的直接交流，传递健康信息和健康知识，帮助其改变相关态度。

（3）劝服：针对教育对象存在的健康问题，说服其改变不健康的健康态度、信念及行为习惯。

（4）指导：通过向健康教育对象传授相关的知识和技术，使其学习、掌握自我保健的技能。

3. 人际传播的技巧

（1）谈话技巧

①内容明确：一次谈话围绕一个主题，避免涉及内容过广。

②重点突出：重点内容要适当重复，以加强对象的理解和记忆。

③语速适当：谈话的速度要适中，适当停顿，给对象思考、提问的机会。

④注意反馈：交谈中，注意观察对方的表情、动作等非语言表现形式，以及时了解对象的理解程度。

（2）提问技巧

①封闭式提问的问题比较具体，对方用简短、确切的语言即可做出回答，如"是"或"不是""好"或"不好""5年""40岁"等。适用于收集简明的事实性资料。

②开放式提问：开放式提问的问题比较笼统，旨在诱发对方说出自己的感觉、认识、态度和想法。适用于了解对方的真实情况。

③探索式提问：又称探究式提问。探索式提问的问题为探索究竟、追究原因的问题，如"为什么"，以了解对方某一问题、认识或行为产生的原因。适用于对某一问题的深入了解。

④偏向式提问：又称诱导式提问。偏向式提问的问题中包含着提问者的观点，以暗示对方做出提问者想得到的答案，如"你今天感觉好多了吧？"。适用于提示对方注意某事的场合。

⑤复合式提问：复合式提问为两种或两种以上类型的问题结合在一起的问题，如"你是在哪里做的检查？检查结果如何？"。此种提问易使回答者感到困惑，不知道如何回答，应避免使用。

（3）倾听技巧。①集中精力：在倾听过程中，要专心、不要轻易转移自己的注意力，做到"倾心细听"。②及时反馈：双目注视对方，积极参与，及时反馈，表示对对方的理解和关注。

（4）反馈技巧

①肯定性反馈：对对方的正确言行表示赞同时，应适时插入"是的""很好"等肯定性的语言或点头微笑等非语言形式予以肯定，以鼓舞对方。

②否定性的反馈：当发现对方不正确的言行或存在的问题时，应先肯定对方值得肯定的一面，然后以建议的方式指出问题的所在，使对方保持心理上的平衡，易于接受批评和建议。

③模糊性的反馈：当需要暂时回避对方某些敏感问题或难以回答的问题时，可做出无明确态度和立场的反应，如"是吗？""哦"等。

（5）非语言传播技巧

①动态体语：即通过无言的动作传达情意。如以注视对方的眼神表示专心倾听；以点头的表情表示对对方的同情和理解；以手势强调某事的重要性等。

②仪表形象：即通过适当的仪表服饰、体态、姿势，表示举止稳重，有助于对方的信任、接近。

③同类语言：即通过适度的变化语音、语调、节奏及鼻音、喉音等辅助性发音，以引起对方的注意或调节气氛。

④时空语：即在人际交往中利用时间、环境、设施和交往气氛所产生的语义来传递信息。

三、群体传播

1. 群体传播的特点

（1）信息传播在小组成员之间进行，是一种双向性的直接传播。

（2）群体传播在群体意识的形成中起重要作用。群体意识越强，群体的凝聚力就越强，越有利于群体目标的实现。

（3）在群体交流中形成的一致性意见会产生一种群体倾向，这种群体压力能够改变群体中个别人不同的意见，从而产生从众行为。

（4）群体中的"舆论领袖"对人们的认知和行为改变具有引导作用，往往是开展健康传播的切入点。

2. 小组讨论的步骤与技巧　小组讨论是指在一位主持人的带领下，一组人围绕着某个主题进行座谈讨论。选择适当的主持人、做好充分的准备工作、掌握小组讨论的技巧，是确保小组讨论效果的关键。

（1）小组讨论的步骤

①明确讨论的主题：讨论前应首先拟定提纲。

讨论提纲包括讨论目的、讨论的问题、内容及预期达到的目标。

②组成小组：根据讨论的主题，选择相关人员组成小组，小组讨论的人数一般以 6～10 人为宜。

③选择时间和地点：根据讨论小组人员的特点，选择讨论的时间和地点。讨论时间一般掌握在一个小时左右；讨论地点应该选择小组成员感觉舒适、方便的地方。

④排列座位：座位的排列同样是保证小组讨论成功的重要因素。座位应围成圆圈或马蹄形，以利于参与者面对面地交谈。

（2）主持小组讨论的技巧

①热情接待：主持人应提前到达会场，对每一位前来参加小组讨论的人表示欢迎。

②说好"开场白"：主持人可以自我介绍，介绍讨论的目的和主题为开场白。开场白应通俗易懂、

简单明了，使每一位明确讨论的重要性及自身的作用。

③建立融洽的关系：开场白后，可请每一位与会者进行自我介绍，以增强与会者之间的相互了解，建立和谐融洽的关系。

④鼓励发言：主持人应以各种方式鼓励大家发言，对踊跃发言者给予适当的肯定性反馈。

⑤打破僵局：当讨论出现沉默不语时，主持人可以通过播放短小录像片、提出可引发争论的开放性问题、或个别提问、点名等方式打破僵局。

⑥控制局面：当讨论出现偏离主题、争论激烈或因某个人健谈而形成"一言堂"时，主持人应采取及时提醒、婉转引导、礼貌插话等方式控制讨论的局面。

⑦结束讨论：讨论结束时，主持人应对讨论的问题进行小结，并向与会者表示感谢。

第七节　患者健康教育程序

1986 年美国公共卫生学会的公共卫生教育组织，在对医院健康教育进行大量实验研究的基础上，提出了患者教育的五步骤模式，即：①确定患者及其家属的教育需求；②建立患者及其家属的教育目标；③选择教育方法；④执行教育计划；⑤评价教育效果。

患者教育程序与护理程序一样，都是以科学的健康的思维方法和工作方法，为患者解决健康问题，护理程序侧重于解决患者对健康问题的反应，患者教育程序则注重调动患者维护自身健康的潜能，激励患者积极参与促进康复的护理过程。因此说病人的健康教育是护理程序的一个组成部分，两者相辅相成，密不可分。

一、评估学习需求

评估教育需求是健康教育程序的第一步骤。通过调查分析、评估教育需求，旨在了解教育对象需要学习的知识和掌握的技能，为确定教育目标、制订教育计划提供依据。

1. 评估内容　评估教育需求主要从以下 7 个方面考虑。

（1）学习能力评估：学习能力评估包括病人的年龄、视力、听力、记忆力、反应速度、疾病状态等。通过评估，护士可以确定患者有无学习能力和学习能力的强弱，以指导制订学习计划。

（2）心理状况评估：重点评估患者对疾病的心理适应模式和对学习能力的认知能力。护士应及时发现病人的不良心理因素，有针对性地开展心理健康教育，提高病人对疾病的适应能力和对学习的认知能力，为学习创造良好的心理条件。

（3）社会文化背景评估：重点评估患者的生活方式，因为生活方式将决定其如何看待住院生活和学习。评估的内容包括患者的职业、文化程度、经济收入、住房条件、居住地区（农村、城市）、饮食习惯、烟酒嗜好、运动情况、性生活等。此外患者的价值观和信仰模式也会影响其对疾病的看法和态度。

（4）学习态度评估：态度是个人的一种比较持久的内在情绪，它无法被直接观察到，但是可以从人们的言语、行为，以及其他方面表现出来。护士可通过对患者的直接提问和行为观察，来判断病人的学习态度，及时发现和纠正患者对学习的消极态度。

（5）以往学习经历评估：重点询问患者以往有没有住院史，以往住院时是否接受过健康教育；教育的效果如何；对个体行为地影响是积极的还是消极的；以往是否阅读过与其疾病有关的资料；是否认识与其有相同疾病的人等。护士了解患者以往的学习经历，将有利于护士明确从哪里开始教起，使教育更有针对性。此外，护士还应注意消除以往学习经历给患者造成的消极影响，帮助患者转变观

念、建立信心。

（6）学习准备评估：重点是评估患者及其家属参与学习的情况。如患者的身体状况是否允许其参与学习，家属是否准备参与学习；病人的自我护理能力如何；患者家属能否承担督促患者建立健康行为和进行家庭护理的责任等。

（7）学习需求评估：重点评估患者在入院时、手术前、手术后、特殊检查治疗前、出院前的学习需求。了解患者需求最直接的方法是向患者提问，通过患者的回答便可判断出患者知识的缺乏程度，确定病人的学习需求。

2. 评估方法

（1）直接评估法：指通过与患者直接接触、询问获得资料的方法。

（2）间接评估法：指通过阅读患者的病例、分析病史及其影响因素获得资料的方法。

两种方法相辅相成，重要的是在接触患者时仔细倾听，同时也可以通过观察对方的态度反应和表情来收集所需的资料。

3. 评估的注意事项

（1）学习需求评估不是一次性的，它贯穿于患者住院的全过程。

（2）评估方法力求科学可靠，不能仅凭护士的主观判断来确定患者的学习需求。

（3）收集资料最好采用系统式表格，可将学习需求评估表与整体护理入院资料评估、住院资料配合一起编制使用，这样可在收集患者护理资料时，同步收集学习需求资料，既节省时间，又便于综合分析患者的学习需求。

二、确定教学目标

确定教育目标的目的是明确患者及其家属的教育目标，为制订教育计划奠定基础。

制订教学目标的注意事项如下。

1. 目标陈述必须包括三要素，即行为、情况和准则，也就是要说明学习者在什么情况下根据什么原则必须学会什么。情况包括教学的时间、地点、进度、特殊的仪器、工具等。准则包括：次数、频率、准确率、速度等。行为则是使用能被测量的行为动词。如说出、指出、报告、描述等。例：手术后的教育目标可以这样陈述：提高术后配合治疗能力，减少并发症。

2. 护士为患者制订学习目标时，应从学习需求评估的资料中获得，了解患者缺乏哪些知识、技

能、患者的文化程度和学习能力等，根据患者的学习能力和学习需求确定学习目标。目标应由简到繁、循序渐进、分期进行。

3. 患者学习目标必须指出行为和学习内容，每个目标只能包含一个行为或一个内容。如一位糖尿病患者住院，要学会自己做尿糖试验，为这个患者制定的学习目标是"能自己做尿糖试验"（行为或技能），学习内容是"验尿糖的方法"。

4. 患者学习目标的形式可有总目标和从属目标。如上例，要是患者"能自己做尿糖试验"，有必要建立一些从属目标，即：①了解什么是尿糖；②了解尿糖试验的意义；③知道何时应验尿糖；④叙述验尿糖的方法；⑤能够自己验尿糖。目标⑤是通过①～④的过程才能达到的。这些从属目标表示了一系列清晰的步骤并朝向明确陈述的最终目标。

5. 学习目标地陈述必须指明病人及家属应该学会什么，而不是护士教什么，因此陈述应以患者为主语。

6. 行为目标的陈述语必须明确。陈述的行为应是使人能观察得到并可测量的外显行为，避免使用多义词或易使人误解的词。如"患者学会注射胰岛素的方法"，这种陈述含义不清，且无法衡量患者掌握学习内容的程度，以至于难以作出正确评价。应写成"患者能使用正确方法演示自我注射胰岛素的过程"。

7. 患者学习目标应由护士与患者或家属共同制订，这样可使患者及家属能积极主动投入教学活动。

三、制订教育计划

教育计划主要由教育时间、场所、内容、方法和工具及教育的人员 5 个部分组成。

1. 教育时间　从患者进入医院到离开医院期间，均为健康教育的时机。

2. 教育场所　患者健康教育应在适宜的场所进行，以免患者或家属感到不安或尴尬。

3. 教育内容　教育内容应该根据患者的具体情况确定，确保其针对性。

4. 教育人员　患者健康教育是一个完整的教育系统，医院内的工作人员应根据患者和家属的需求，提供相应的健康教育。

5. 教育方法及工具　根据患者的特点，选择适当的教育方法和工具，以增进教育的效果。

四、实施教育计划

在实施教育计划的过程中,为确保计划的顺利实施,应特别注意以下 4 点。

1. 创造轻松愉快的学习环境,因人、因时、因地、应需灵活安排教育时间,尽可能地让患者及家属参与教学活动。

2. 保护患者的隐私,注重信息的双向传播。

3. 避免使用医学术语,尽可能用通俗易懂的口语、方言进行教学,重点内容要适当重复。

4. 采取多种教育方法和方式,兼顾患者的特点,有针对性地指导学习,所教内容应与患者的需求和健康目标相关,应允许患者尽可能按自己的速度学习。

五、效 果 评 价

评价是教育的重要环节。评价的目的是及时修正原有计划,改进工作。教育效果的评价可以通过评价教育的教育需求、教育方法及教育目标的实现程度三方面得以体现。

1. 评价的内容

(1)评价教育需求:评价以往对患者教育需求的评估是否准确、完整。

(2)评价教学方法:评价教育方法是否恰当、教育者是否称职、教材是否适宜。

(3)评价教育目标的实现程度:目标有不同的层次,前一层次的目标往往是下一层次目标的基础。评价时,应参照计划目标,在活动的不同时期进行不同的评价。

2. 评价的注意事项

(1)应用观察法对患者行为进行测试时,应注意将直接观察法和间接观察法联合应用。

(2)个别指导评价多采用口头提问,它可以直接了解患者对所学知识的理解和掌握程度。但护士要注意措辞、语气,以免使患者造成盘问审查的感觉、产生逆反情绪,影响评价效果。

(3)集体指导可采用书面评分法进行评价,评价视觉设计应符合患者教育的实际目标和应达到的水平。试题用语应通俗易懂,简短明了,多用选择题,少用问答题。

(4)评价的基本原理是比较。在对患者教育效果进行评价时,应与患者的学习目标进行比较,以找出行为与目标的差异,便于总结经验,分析原因,提高教育质量。

(5)患者教育评价不是一次性的,它贯穿于患者住院过程的全过程。因此护士应明确评价的意义和作用,及时对患者教育目标进行评价,以促进患者教育计划的实施。

(徐筱萍)

■ 参考文献

[1] 黄敬亨.健康教育学[M].上海:复旦大学出版社,1997

[2] 黄津芳,刘玉莹.护理健康教育学[M].北京:科学技术文献出版社,2000

[3] 全国卫生专业技术资格考试专家委员.2010 年卫生专业资格考试教材:护理学(中级)[M].北京:人民卫生出版社,2009

[4] 孟宪梅.PRECEDE-PROCEED 模式在护理评估中的应用[J].护理研究,2007,21(7):1693-1695

第 8 章

患者的疼痛管理

第一节　概　　论

一、疼痛的概述

1. 疼痛定义　疼痛是一种令人不快的感觉和情绪上的感受,伴随着现有的或潜在的组织损伤,疼痛是主观的(1979 年国际疼痛研究协会给出的疼痛定义)。

疼痛包含两层意思:痛觉和痛反应。①痛觉:一种意识现象,属于个人的主观知觉体验。②痛反应:是指身心对疼痛刺激产生的一系列生理病理变化和心理变化。

2. 疼痛的特征

(1)痛觉是一种复合感觉,往往和其他躯体感觉混杂在一起。

(2)痛觉是一种复杂的精神状态,常伴有强烈的情绪反应。

(3)痛觉感受程度或痛反应大小与疼痛性质、强度、范围、持续时间及机体内外环境因素关系密切。

3. 疼痛的影响因素

(1)客观因素:环境的变化,患者性别、年龄、社会文化背景、教育程度、道德修养等因素都会影响疼痛的反应。

(2)主观因素:主要是心理因素,包括性格、疼痛经验、注意力和情绪变化。

4. 疼痛对机体的影响

(1)精神心理反应:疼痛的产生本身就是一种极为复杂的精神心理活动,各类疼痛引起的精神心理反应改变差异颇大。短期急性剧痛可引起患者精神异常兴奋,烦躁不安;长期慢性疼痛可导致患者出现抑制状态,情绪低落。

(2)躯体反应:整体反应主要表现为机体在遭受伤害性刺激时所做出的躲避、反抗、防御性保护或攻击等整体行为,常带有强烈的情绪色彩。局部反应仅局限于受刺激部位对伤害性刺激做出的一种简单的反应,例如受刺激部位血管扩张、皮肤潮红。

(3)内脏反应:以自主神经异常活动为先导,引起一系列器官、组织的反应,如呼吸急促、心率加快、血压升高、心律失常、恶心呕吐、出汗、便意等,强烈疼痛甚至可出现心搏骤停。

(4)神经内分泌反应:达到一定强度和持续一定时间的痛刺激,使中枢神经系统、交感神经和肾上腺髓质兴奋,儿茶酚胺分泌增加,肾上腺素抑制胰岛素分泌的同时,促进胰高血糖素分泌,以及糖原分解和异生作用加强,结果造成血糖上升,机体消耗增加。慢性疼痛患者体内免疫球蛋白水平下降,吞噬细胞功能也有不同程度的下降,使机体免疫功能下降。

(5)生化反应:慢性疼痛和剧烈疼痛时机体内源性镇痛物质减少,而抗镇痛物质和致痛物质增加,血管活性物质和炎性物质的释放不但加重了原病灶的局部缺血、缺氧、炎性渗出和水肿,而且对组织器官功能产生影响,出现激素、酶类和代谢系统的生化紊乱,使病理变化向更加广泛、复杂、严重方向发展。

二、疼痛管理和疼痛护理管理

1. 疼痛管理及疼痛护理管理的定义　疼痛管理是指通过疼痛评估、记录、治疗和护理以控制疼痛的过程,包括缓解疼痛、提高生活质量和保持尊严。疼痛管理目标是控制疼痛,以最小的不良反应缓解最大程度的疼痛。

疼痛护理管理是使医院中与疼痛有关的护理人力、物力、技术、信息和时间等要素有机结合起来并最优运转,达到提高疼痛护理效果和效率的工作。

2. 疼痛管理的意义

(1)良好的疼痛管理有利于患者的预后:合理、有效的镇痛可减轻或防止疼痛对身体和心理造成的一系列不利影响,促进康复进程。

(2)良好的疼痛管理有利于提高患者的生活质量:疼痛是影响生活质量的首要因素。国外学者提出,对于癌症晚期患者应当采取综合管理手段,使其达到完全无痛;对于临终患者,则提倡使患者"无痛死亡"。也就是说,对于这部分患者,治疗是以减轻痛苦、提高生活质量为目的。

(3)疼痛管理的效果作为评定医护服务质量的指标之一:2001年美国护理学会的一项调查表明,实行疼痛管理的健康机构工作效率、患者满意率、员工满意率均逐年上升。由此可见,良好的疼痛控制质量是提高医护服务质量的重要内容,是护理内涵质量的重要组成部分。

3. 护士在疼痛管理中的地位与作用

近年来,为了更好地控制疼痛,学者们对疼痛管理服务模式进行了有意义的探索。欧美国家的疼痛研究发生了2次转变:一是从疼痛控制转变为疼痛管理;二是疼痛管理专业的组成人员从以麻醉医师为主体的模式转向以护士为主体的模式。护士在疼痛管理中的作用日益显现。

(1)护士是疼痛的主要评估者:疼痛评估是进行有效疼痛管理的第一步。护士24h守护患者身边,通过临床观察,判断患者是否存在疼痛,评估疼痛部位、性质和程度,判断镇痛效果,观察有无不良反应,根据评估结果制订相应的护理措施。

(2)护士是镇痛措施的具体落实者:大部分镇痛措施是由护士完成的。护士根据医嘱按时给予镇痛药,或运用职权范围内可施行的非药物治疗方法减轻患者痛苦。

(3)护士是其他专业人员的协作者:护士作为患者整体身心健康的看护者,必须与其他医务人员密切协作,为患者提供最合适的服务。护理管理人员从避免和减少因医护人员操作所引起的疼痛、减少患者痛苦的角度出发,制订协调工作程序,如为多发创伤的患者换药、复位固定、创面引流等医疗操作和翻身、整理床单位等护理操作,安排在镇痛药物发挥作用后有序进行。护士参与疼痛治疗方案的制定,提出建议,以确保方案的合理性和个体化。疼痛专业护士除了协助医师完成各种常规治疗外,还要配合医生完成一些特殊镇痛操作,如神经阻滞。护士对患者的疼痛评估记录可为医生诊断治疗提供重要的参考材料。

(4)护士是疼痛患者及其家属的教育者和指导者:疼痛管理包括对患者及其家属进行疼痛相关知识的教育,教育他们如何应用疼痛评估工具、如何表达疼痛,指导患者进行疼痛自我管理,护士负责宣教工作。

(5)护士是疼痛患者权益的维护者:2002年第十届国际疼痛大会上提出"消除疼痛是患者的基本权利"。护士作为患者最密切接触者,要根据患者病情、年龄、经济状况和环境等个体化因素,协助患者进行利弊分析,选择适合的镇痛措施。护士承担疼痛管理质量的保证和促进的职责,在镇痛效果保证和镇痛措施安全方面,及时动态地进行监测,使患者的疼痛管理达到满意状态。

第二节 疼痛的分类

疼痛涉及临床各科,病因也错综复杂,许多疼痛既是某些疾病的一组典型的症候群或综合征,又可随着疾病的发展而变化。所以,疼痛的分类至今尚无统一标准。临床常用分类方法如下。

一、一级分类

1. 生理性痛

机体的伤害性感受系统对即将作用于身体的损伤起预警作用。换言之,生理性疼痛是保护性的,是健康和生存所必需的反应。对于生理性疼痛,刺激的强度和伤害性感受的强度密切相关。

2. 病理性痛

持久的有害刺激对涉及区域内的周围伤害性感受器产生两种效应:①使伤害性感受器灵敏化,即反应阈降低,可被非伤害性刺激激活;②炎症使一群静息的伤害感受器激活。在上述两种机制的作用下,来自炎症区的传入信息显著增加,组织损伤和炎症所产生的伤害性输入,使得中枢神经系统进入一种更易兴奋的状态。

3. 神经病性痛

周围神经损伤后,初级传入神经元的性质可以发生很多变化,如神经芽的自发活性和兴奋性升高、神经瘤形成、相邻的神经纤维间互相接触等,中枢神经系统由此接受到大量不正常传入信息,并且重新调整中枢处理过程。

二、以疼痛病程分类

1. 急性痛　有一明确的开始时间,持续时间较短,常用镇痛方法可以控制。

2. 慢性痛　无明显组织损伤,持续 3 个月以上的疼痛。

三、以疼痛程度分类

1. 微痛　似痛非痛,常与其他感觉复合出现,如痒、酸麻、沉重、不适感等。

2. 轻痛　疼痛局限、轻微。

3. 甚痛　疼痛较著,痛反应出现。

4. 剧痛　疼痛较著,痛反应强烈。

四、以疼痛性质分类

1. 钝痛　酸痛、胀痛、闷痛。

2. 锐痛　刺痛、切割痛、灼痛、绞痛、撕裂样痛、爆裂样痛、钻顶样痛。

3. 其他　跳痛、压榨样痛、牵拉样痛等。

五、以疼痛部位分类

广义讲可分为躯体痛、内脏痛和心因痛三大类,其中按躯体解剖定位又可分为头痛、颌面痛、颈项痛、肩背痛、胸痛、上肢痛、腹痛、腰骶痛、骨盆痛、髂髋痛、下肢痛。

六、以疼痛系统分类

神经系统疼痛、心血管系统疼痛、血液系统疼痛、呼吸系统疼痛、消化系统疼痛、内分泌系统疼痛、泌尿系统疼痛、运动系统疼痛、免疫系统疼痛和心理性疼痛。

第三节　疼痛的评估与记录

一、疼痛程度的评估

1. 0～10 数字疼痛量表(numerical rating scale,NRS)　此方法从 0～10 共 11 个点,表示从无痛到最痛(图 8-1)。此表便于医务人员和患者理解并掌握,可以口述或视觉模拟,也可以记录。

2. 0～5 描述疼痛量表(vebal rating scale,VRS)　分 0 级到 5 级。

0 级:无疼痛;1 级:轻度疼痛,可忍受,能正常生活睡眠;2 级:中度疼痛,适当干扰睡眠,需用镇痛药;3 级:重度疼痛,干扰睡眠,需用麻醉镇痛药;

4 级:剧烈疼痛,干扰睡眠较重,伴有其他症状;5 级:无法忍受的疼痛,严重干扰睡眠,伴有其他症状或被动体位。

3. 长海痛尺　长海痛尺(图 8-2)将 NRS 的 0,2,4,6,8,10 的疼痛评分对应 VRS 的 0,1,2,3,4,5 的疼痛描述进行配对使用,是科学可行的。经过临床大样本应用,它符合疼痛学术界选择痛尺的标准;保留了 0～10 和 0～5 两个常用痛尺的功能和优点;解决了单用 0～10 痛尺评估时的困难和随意性过大这一突出问题;解决了单用 0～5 痛尺评估时的精度不够的问题。

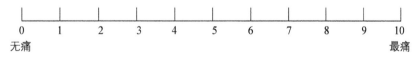

图 8-1　0～10 数字疼痛量表

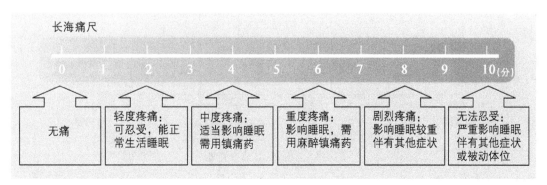

图 8-2　长海痛尺

4. Prince-Henry 评分法 此方法简便可靠,主要用于胸腹部大手术后患者,从 0 分到 4 分分为五级。

0 分:咳嗽时无疼痛。

1 分:咳嗽时才有疼痛发生。

2 分:深呼吸时有疼痛发生,安静时无疼痛。

3 分:静息状态下即有疼痛,但较轻,可以忍受。

4 分:静息状态下即有剧烈疼痛,难以忍受。

5. 五指法 评估时向患者展示五指,小指表示无痛,无名指为轻度痛,中指为中度痛,示指为重度痛,拇指为剧痛,由患者选择。

6. 0～100 评分量表(NRS-101) 此方法与 0～10 量表相似,0 为无痛,100 为最痛(图 8-3)。本量表对疼痛的表述更加精确,主要用于临床科研和镇痛药研究领域。

7. 疼痛的面部表情量表(图 8-4) 不同程度疼痛的面部表情(图 8-4)。面容 0:表示无疼痛;面容 1:极轻微疼痛;面容 2:疼痛稍明显;面容 3:疼痛显著;面容 4:重度疼痛;面容 5:最剧烈疼痛。

8. Johnson 二成分量表(图 8-5) 此种量表将

人对疼痛的感受分成两部分,感觉辨别成分和反应成分。感觉辨别成分是指生理上所感觉的疼痛程度,反应成分是指由这种疼痛的感觉所带来的痛苦。

二、疼痛部位的评估

给患者提供人体正反面线条图,请患者在感到疼痛的部位划上阴影,并在最痛的部位画"×"(图 8-6)。

三、疼痛的综合评估

1. 性别和年龄 许多疼痛病症有明确的性别、年龄差别。如肋软骨炎多发生在 20 岁左右的青年女性,丛集性头痛初发大多是 20～30 岁的青年男性。同是腰背痛,在老年人,多见于退变性疾病、转移癌;中年人,多见于劳损、椎间盘突出症、肌筋膜综合征;青少年,多见于外伤、畸形、结核、强直性脊柱炎。

2. 职业 在没有明显损伤时,颈、腰部的疼痛常由不正确用力、不合适体位或一种姿势保持过久引起。因此,应仔细询问职业、工种、劳动时的体位

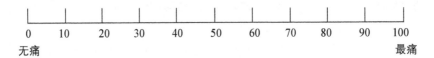

图 8-3 0～100 评分量表

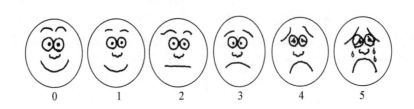

图 8-4 不同程度疼痛的面部表情

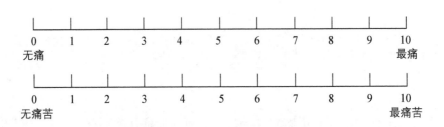

图 8-5 Johnson 二成分量表

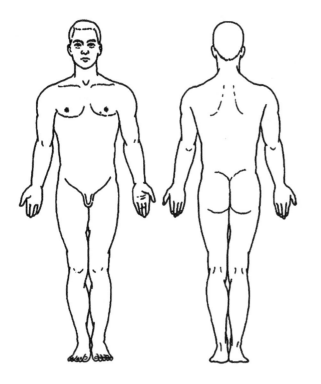

图 8-6　人体正反面线条

姿势、用力方式、工作环境的温度和湿度等。

3. 疼痛的诱发因素与起病情况　许多疼痛性疾病有明显的诱发因素,如功能性疼痛在潮、湿、凉的环境中易发病,神经血管性疼痛在精神紧张时易发病,偏头痛易在月经前发作。许多疼痛的出现或加重也有明显的诱发条件及因素,如咳嗽、大便、憋气时出现向肢体放射性疼痛的病变多来自椎管;韧带损伤及炎症在某种体位时疼痛明显加重,有时则有明显的压痛点或诱发点。

4. 疼痛的性质　疼痛性质对诊断具有重要意义,要认真评估。例如:软组织内血肿、脓肿、外伤后水肿为局部胀痛或跳痛;酸痛多为肌肉组织的功能性疼痛;神经根或神经干受压常引起放射痛;晚期肿瘤疼痛多呈部位固定、持续性且逐渐加重;风湿痛多为游走性;神经痛为阵发性剧痛;血管痉挛或肌痉挛性疼痛常有明显的间歇期,有时呈波浪形

即时轻时重,并与诱发因素有关等。

5. 疼痛伴随症状　各种疼痛性疾病通常有各自的伴随症状,在疼痛疾病的诊断与鉴别诊断中非常重要。如关节疼痛伴有肿胀、晨僵者多为类风湿关节炎;疼痛伴有发热者考虑感染性疾病、风湿热等;丛集性头痛的特征是伴有痛侧流泪、睑结膜充血、鼻塞流涕。疼痛的伴随症状比较复杂,剧烈疼痛病例几乎均伴有烦躁不安、心率增速、呼吸加快、瞳孔缩小等交感神经兴奋的症状,常见伴随症状还有头晕、恶心、呕吐、视物模糊、眼前闪金星、耳鸣、鼻塞等。

6. 精神状态及有关心理社会因素　绝大多数癌痛患者都存在不同程度的恐惧、愤怒、抑郁、焦虑和孤独等心理障碍。如果不能及时发现并解除这些心理障碍,即使给患者足量镇痛药,其痛苦仍得不到满意解除。

7. 其他　过去史、家族史、婚姻史、感染史、肿瘤史及手术史、应用激素史、疼痛的诊断及治疗过程、效果等都应当引起重视。

四、镇痛效果的评估

镇痛效果的评估是有效疼痛管理的重要步骤,它包括对疼痛程度、性质和范围的重新估价,包括对治疗效果和引起的不良反应的评价,为下一步疼痛管理提供可靠依据。

1. 疼痛评估量表的选择　最简单易行的方法有疼痛量表做动态评估,如"0~10""0~5""长海痛尺"等方法。

2. 镇痛效果评估量表的选择
(1)百分比量表(图 8-7)。
(2)四级法。①完全缓解:疼痛完全消失;②部分缓解:疼痛明显减轻,睡眠基本不受干扰,能正常生活;③轻度缓解:疼痛有些减轻,但仍感到有明显疼痛,睡眠生活仍受干扰;④无效:疼痛没有减轻。

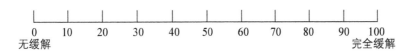

图 8-7　百分比量表

五、疼痛评估的记录

2002年第十届国际疼痛大会提出:疼痛是继体温、呼吸、脉搏、血压之后的第五大生命体征。采用简单易行的疼痛评估工具和记录表格来准确评估,记录疼痛的强度、疼痛缓解的程度及其与疼痛有关的指标,这也是有效疼痛管理的组成部分。

有些疾病的疼痛评估和记录需要有一定的连续性,如慢性癌痛、风湿性疼痛等;有些疾病的疼痛需要短期的评估和记录,如术后、创伤后、产后疼痛等。临床上可根据需要设计各种类型的疼痛记录表,或将疼痛评估结果记录于体温单上。

第四节　常用药物与非药物治疗方法

一、药物镇痛

(一)药物种类

药物治疗是疼痛治疗最基本、最常用的方法。用于治疗疼痛的药物主要分为三类:①阿片类镇痛药;②非阿片类镇痛药,以非甾体类药物为代表;③其他辅助类药物,如激素、解痉药、维生素类药物、局部麻醉药和抗抑郁类药等。

1. 阿片类镇痛药

(1)吗啡

药理作用:①镇痛镇静;②呼吸抑制,呈剂量依赖性;③诱发哮喘;④中枢性镇咳;⑤血容量不足时造成低血容量性休克;⑥便秘;⑦胆道内压力增高;⑧尿量减少;⑨尿潴留等。

临床应用:用于中到重度各种急、慢性疼痛,以及癌性疼痛、麻醉前给药、术后镇痛以及血压正常的心肌梗死和内脏绞痛等。其特点是对内脏痛及深部软组织痛效果较好,对持续性钝痛的效力大于间歇性锐痛。

不良反应:皮肤瘙痒、恶心呕吐、便秘、尿潴留;呼吸抑制、血压下降;胆道痉挛;药物依赖。

(2)可待因:又称甲基吗啡。

药理作用:①镇痛,作用强度为吗啡的1/6,持续时间与吗啡相似,镇静作用不明显;②中枢性镇咳作用较强。

临床应用:主要用于中等程度的疼痛和较剧烈咳嗽的止咳。

不良反应:与吗啡相比,可待因抑制呼吸、呕吐、欣快感及依赖性较弱。剂量较大时,可发生兴奋、烦躁不安等。

(3)哌替啶:又名度冷丁。

药理作用:与吗啡相似,镇痛强度约为吗啡的1/10,作用时间为吗啡的1/2~3/4。镇静作用较吗啡稍弱,也可产生轻度欣快感。反复使用容易产生依赖性。有明显的呼吸抑制作用,程度与剂量相关。哌替啶有奎尼丁样作用,降低心肌应激性。

临床应用:与吗啡基本相同,另外哌替啶与异丙嗪、氯丙嗪合用,称为冬眠合剂,可用于深低温麻醉或难治性晚期癌疼痛患者。

不良反应:类似阿托品中毒,少数患者发生恶心、呕吐、头晕、头痛、荨麻疹,尿潴留少见。不良反应轻于吗啡。

(4)芬太尼

药理作用:镇痛效果强,是吗啡80~100倍,但持续时间短,仅为30min;有呼吸抑制作用,主要表现为呼吸频率减慢,注射后5~10min最明显,持续约10min。对血压无影响,但可引起心动过缓。

临床应用:主要用于临床麻醉,还用于术后镇痛。

不良反应:可引起恶心呕吐、心动过缓或呼吸抑制。可产生依赖性,但较吗啡和哌替啶轻。

(5)盐酸羟考酮控释片

药理作用:中枢性镇痛作用。

临床应用:适用于中度和重度的慢性疼痛患者。

不良反应:便秘、恶心、呕吐、头痛、口干、出汗、虚弱和嗜睡等,随着用药时间的延长,不良反应逐渐减轻。

(6)喷他佐辛(镇痛新)

药理作用:镇痛作用,强度为吗啡的1/4~1/3。

临床应用:临床用于中度和重度慢性疼痛患者,包括癌性和非癌性疼痛。

不良反应:呼吸抑制、嗜睡、抑制咳嗽反射、恶心呕吐、幻觉等。长期使用后突然停药可引起严重戒断综合征。

(7)硫酸吗啡控释片

药理作用:强效中枢性镇痛药,作用时间可持续12h。

临床应用:主要用于晚期癌症患者第三阶梯镇痛。

不良反应:呼吸抑制、恶心呕吐、便秘及排尿困难,长期应用可产生耐受性、生理依赖性和成瘾性。

(8)曲马朵:兼有弱阿片和非阿片两种性质。

药理作用:①镇痛。其镇痛效果与其他镇痛药相比,次序由弱至强为:可待因、氨酚待因、喷他佐辛(镇痛新)、美沙酮、曲马朵、丁丙诺啡、哌替啶、吗啡、芬太尼、双氢埃托啡。②镇咳。抑制咳嗽反射,产生镇咳效应,作用相当于可待因。③催吐。兴奋延脑催吐化学感受区,引起恶心呕吐。④作用于循环系统。单纯静脉注射,心率、平均动脉压、心率收缩压乘积、体循环血管阻力指数呈一过性轻度增加,10~15min 恢复。

临床应用:适用于中、重度急慢性疼痛。

不良反应:可引起恶心、呕吐、口干、头晕及镇静嗜睡等。当用量显著超过规定剂量时可有呼吸抑制,但与等效镇痛量的阿片类药物相比,曲马朵的呼吸抑制作用和便秘要少得多。

2. 非阿片类镇痛药

(1)阿司匹林:又名乙酰水杨酸。

药理作用:解热、镇痛、抗炎、抗血小板聚集。

临床应用:①解热镇痛,有中等程度的镇痛作用;②抗风湿,目前仍是首选药;③预防术后疼痛,术前给药可改善术后镇痛效果;④预防冠心病,临床常用小剂量肠溶阿司匹林口服。

不良反应:①胃肠道反应最为常见;②通气频率和深度的增加,出现呼吸性碱中毒;③可出现头痛、耳鸣、恶心和呕吐,甚至出现可逆性失明、幻觉、抽搐;④毒性剂量引起循环和血管运动中枢抑制;⑤出血倾向;⑥抑制合成前列腺环素内过氧化物酶的环氧酶。

(2)醋氨酚:又名扑热息痛。

药理作用:醋氨酚抑制中枢前列腺素(PG)合成酶的作用强度与阿司匹林相似,但在外周,对此酶的抑制远比阿司匹林弱。

临床作用:解热镇痛作用缓和、持久,强度类似阿司匹林;抗炎作用弱,无抗血小板功能。

不良反应:患慢性酒精中毒和肝病的患者使用常规剂量能够发生严重肝中毒,包括黄疸;过量也可产生高铁血红蛋白血症,溶血性贫血。

(3)保泰松

药理作用:较强的抗炎、抗风湿作用,解热镇痛作用较弱。

临床应用:主要用于风湿性和类风湿关节炎、强直性脊柱炎。

不良反应:发生率高,胃肠反应最为常见,还可抑制骨髓使白细胞和血小板减少,引起水钠潴留等。

(4)吲哚美辛:又名消炎痛

药理作用:吲哚美辛是最强有力 PG 合成酶抑制药之一,有显著消炎及解热作用,对炎性疼痛也有明显镇痛效果,它也是白细胞移动的抑制药。

临床应用:用于急性痛风性关节炎、骨关节炎以及强直性脊柱炎,用于治疗顽固性和恶性肿瘤发热。

不良反应:不良反应较多,主要是消化道反应,如食欲缺乏,上腹部不适等。另外,中枢神经系统症状也多见,如头痛、头晕、幻觉、精神错乱等。同时对肝、造血系统也有损害。

(5)布洛芬:又称异丁苯丙酸

药理作用:是 PG 合成酶抑制药,具有消炎、解热及镇痛作用,且作用比阿司匹林、保泰松、对乙酰氨基酚(扑热息痛)强。

临床应用:主要用于治疗风湿性和类风湿关节炎,也可用于软组织损伤,治疗炎性疼痛效果良好。对于轻、中度疼痛,通常成人的剂量每 4~6 小时 200mg 或 400mg,每日不超过 3 200mg。

不良反应:消化道症状少,患者大多能耐受。但严重者也可以引起消化道溃疡、出血和穿孔。

(6)酮咯酸

药理作用:①镇痛作用。酮咯酸抑制外周或中枢 PG 合成而产生,镇痛效应比其他非甾体类药物强。②消炎解热作用。抑制炎症组织合成和释放 PG。③胃肠作用。可致胃黏膜损伤而诱发溃疡和出血。④血液系统作用。出血时间延长,但不影响血小板计数、凝血酶原时间或部分凝血酶原激酶时间。⑤其他作用。连续应用酮咯酸不产生戒断症状,也不引起呼吸抑制,不影响心脑和血流动力学,也不影响精神运动功能。

临床应用:①中度至重度疼痛的短期治疗;②术后疼痛;急性肌肉骨骼疼痛;③产后痛;④其他疼痛情况,如癌症的疼痛、坐骨神经痛、纤维肌痛、非关节慢性软组织痛综合征、骨关节病,以及作为肾绞痛和胆绞痛的辅药。

不良反应:与其他非甾体类药物相似,主要表现在神经系统和胃肠道。

(7)吡罗昔康:又名炎痛喜康。

药理作用:抑制 PG 合成,并通过抑制白细胞凝集及钙的移动而发挥抗炎作用,是一长效非甾体类抗风湿药,具有抗炎镇痛作用,长期服用耐受性较好。

临床应用:主要治疗风湿性、类风湿关节炎;对骨关节炎、粘连性脊柱炎、急性痛风也有效;腰肌劳损、肩周炎等。

不良反应:少数患者出现消化道和中枢神经系统症状,停药后即可消失。

3. 局部麻醉药 局部麻醉药,简称局麻药,是一种能暂时、完全和可逆地阻断神经传导功能的药物。按化学结构分类分为酯类局麻药和酰胺类局麻药,前者如普鲁卡因,后者如利多卡因;按作用时效的长短分为短效局麻药如普鲁卡因、氯普鲁卡因,中效局麻药如利多卡因、甲哌卡因和丙胺卡因,长效局麻药如丁哌卡因、丁卡因、依替卡因和罗哌卡因。

(1)不良反应

接触性不良反应:有组织毒性、神经毒性和细胞毒性反应。①组织毒性主要是指局麻药引起肌毒性反应,临床罕见;②神经毒性是指局麻药产生的神经组织损害,导致神经功能或结构上的改变;③局麻药的细胞毒性主要与其浓度有关,表现为红细胞溶解。

全身性不良反应:主要有高敏反应和变态反应。①应用小剂量局麻药或用量低于正常用量或极量时患者就发生毒性反应的征兆,则考虑为高敏反应;②变态反应非常罕见,但一旦发生后果严重,临床上可出现荨麻疹、呼吸道水肿、支气管痉挛、呼吸困难、低血压甚至危及生命。

中枢神经系统毒性反应:当血中局部麻醉药浓度骤升时,可出现一系列毒性症状,如头痛、头晕、舌唇麻木、耳鸣、嗜睡、视物模糊、注视困难、言语不清、精神失常、肌肉震颤和惊厥等。

(2)毒性反应的预防和治疗

预防:①选择合适的局部麻醉药并严格控制用量;②局部麻醉药中加用肾上腺素;③注射时常规回抽,以防局麻药直接注入血管内;④边注射边观察有无毒性反应先兆;⑤注药前应用非抑制量的巴比妥类药物。

治疗:一旦发生惊厥,立即采取以下措施:①保护患者,防止意外损伤;②吸氧;③维持血压稳定,患者宜取平卧位头稍低,及时补液或给予升压药;④静脉推注地西泮(安定)2.5～5mg 或硫喷妥钠 50～100mg,必要时注射肌松药,控制肌肉阵挛性收缩,同时行人工通气控制呼吸。

4. 神经破坏药 神经破坏药对周围神经有破坏作用,毁损其结构,使神经细胞脱水、变性,导致神经组织的传导功能中断,从而出现较长时间的镇痛。常用药物主要有苯酚和乙醇,此外,单纯甘油、冷盐水、高张盐水与亚甲蓝亦有暂时性镇痛作用。

(1)主要药物:①苯酚。1％～2％苯酚溶液具有局部麻醉作用,5％溶液可使组织蛋白凝固,剂量超过 8g 则出现痉挛等毒性反应。苯酚主要作用于神经根,而不是脊髓,后根变化明显。②乙醇。乙醇的作用与苯酚类似,注射后神经根和髓鞘产生退行性变。

(2)临床应用:①癌性疼痛;②顽固性或复发性剧烈疼痛用各种方法难以抑制者,如三叉神经痛等;③某些需多次重复进行神经阻滞的疾病,如反射性交感神经萎缩症(营养不良症)或严重的血栓闭塞性脉管炎,可行腰交感神经节破坏术。

(3)注意事项:①定位精确,严格限制用量;②注药前先注少量局部麻醉药,以减轻药物本身所致的疼痛;③双侧疼痛或需双侧阻滞治疗的疼痛宜分侧进行,间隔 3～5d;④蛛网膜下腔注射神经破坏药时,必须精确调整患者体位,避免损伤前根和运动神经纤维。

5. 糖皮质激素

(1)药理作用:①抗炎作用。能减轻炎症早期的渗出、水肿、毛细血管舒张、白细胞浸润及吞噬反应,从而改善红、肿、热、痛等症状。②免疫抑制作用。影响免疫反应的多个环节。③抗毒素作用。可提高人体对有害刺激的应激能力。④抗休克作用。解除小动脉痉挛,增强心肌收缩力,改善微循环。⑤对代谢的影响。影响水盐代谢,但作用较弱;能使肝、肌糖原增高,血糖升高;促进肝外组织蛋白的分解,促进脂肪组织中脂肪的分解。

(2)临床应用:①癌痛治疗。晚期癌痛患者应用糖皮质激素,可通过抑制前列腺素的合成与释放,产生和加强镇痛作用,并可增加食欲、振奋精神。由于其消炎作用,有助于消除肿瘤周围炎症,缓解肿瘤引起的软组织肿胀的疼痛,并减轻脊髓受压及颅内压升高引起的骨痛和头痛,以及因肿瘤侵及支气管丛、肋间神经或腰骶丛所致的疼痛。②慢性炎症性疼痛的治疗。因具有显著的抗炎作用常被用于慢性炎症性疼痛,一般用其混悬液,要求制剂体积小,浓度高,以减慢其吸收过程,延长作用时间,一次注射可维持 12～24h,若用于关节腔或硬膜外腔,则可持续 1 周。临床上常用的有醋酸氢化可的松、醋酸泼尼松龙混悬剂、曲安奈德(去炎松A)、地塞米松、利美达松(地塞米松棕榈酸脂)和倍他米松等。

(3)不良反应。长期使用产生:①类肾上腺皮质功能亢进综合征、高血压、糖尿病等;②诱发和加重感染;③诱发和加重胃十二指肠溃疡,甚至出血和穿孔;④骨质疏松、肌肉萎缩等。

(4)禁忌证:①严重精神疾病;②胃十二指肠溃疡,角膜溃疡等;③骨折或伤口修复期;④有严重高血压、糖尿病;⑤有严重感染;⑥孕妇。

(二)药物镇痛注意事项

1. 诊断要明确,以免因镇痛而掩盖病情,延误病情诊断,如急腹症。

2. 要明确疼痛的病因、性质、部位,以及对镇痛药的反应,选择有效的镇痛药或者联合用药,以达到满意的治疗效果。

3. 治疗的同时,还应密切观察用药后的情况,评估药效,使用药量要更加个体化。积极处理药物不良反应,以免患者因不适而拒绝用药。

(三)药物输注泵

药物输注泵是一种将药物或液体以预定的速度或容量输注的装置,本节主要介绍患者自控镇痛泵(patient controlled analgesia,PCA)。

长期以来,临床镇痛方法采用口服、肌内注射、静脉注射或椎管内给药,这些给药方法的缺点是①不灵活:患者个体差异大;②依赖性:患者需要镇痛时,必须依赖医护人员的处方和给药;③不及时。采用 PCA 技术可以有效克服这些缺点。

1. PCA 泵简介

(1)原理:PCA 泵按照负反馈控制技术设计,医师根据患者情况设定药物配方,利用反馈调节,患者自己支配给药镇痛,把错误的指令减少到最低限度,力求在没有医护人员参与的情况下保证患者安全。

(2)种类

电子泵:即装有电子计算机的容量型输液泵。基本设置和特征:①贮药盒(袋);②输注设备;③自控按钮;④可以设置单次剂量的电子程序;⑤可以设置锁定时间;⑥管道连接系统。优点:①最大限度满足个体镇痛要求;②可以保存记录药物使用情况;③具有多种情况的报警,安全系数大。

机械泵:即一次性便携式输注系统,以机械弹性原理将储药囊内的药液经流量限速器,恒定输入患者体内。基本设置:①储药囊;②流量限速器;③患者自控表。优点:①携带方便轻巧;②操作简单;③价格低廉。

2. PCA 的临床应用

(1)PCA 技术参数

①负荷量:给予负荷量,旨在迅速达到镇痛所需要的血药浓度,即最低有效镇痛浓度,使患者迅速达到无痛状态。

②单次给药剂量:患者每次按压 PCA 泵所给的镇痛药剂量,单次给药剂量过大或过小均可能导致并发症或镇痛效果欠佳。

③锁定时间:即 2 次用药的时间间隔。设置锁定时间的目的在于防止前次所用药物峰效应之前重复用药而造成过量中毒。

④背景剂量:PCA 泵向患者体内持续输注的镇痛药剂量。背景剂量的给予使血浆镇痛药浓度更为恒定,能够改善镇痛效果。

⑤单位时间最大剂量:为防止反复用药而造成过量中毒,PCA 期间多以 1h 或 4h 为间隔限定最大单位时间使用量。

(2)PCA 临床分类

①静脉 PCA(PCIA):操作简单,起效快,效果可靠,适应证广。

②硬膜外腔 PCA(PCEA):镇痛效果可靠,持续时间长,作用范围局限,全身影响小。

③皮下 PCA(PCSA):适用于外周静脉不好或难以长久置管者。

④外周神经根、丛 PCA(PCNA):适用于臂丛神经、股神经等外周神经的阻滞镇痛。

(3)PCA 禁忌证:①既往曾经对镇痛药物过敏者。②患者主观不愿接受 PCA 治疗或无法自己按压键钮给药者,如瘫痪、精神不正常者。③既往有吸毒或不良镇痛药用药史者。

(4)PCA 的护理

①评估患者基本情况,协助医生确定患者是否适合使用 PCA。

②掌握 PCA 泵的使用方法、参数设定和镇痛药特性。

③实施 PCA 前,向患者及其家属解释 PCA 的作用原理,说明可能出现的不良反应,征得患者及其家属同意后方可使用。使用期间做好宣教工作,指导患者正确使用 PCA 泵,及时汇报不良反应。

④确保 PCA 泵给药装置正常运行,熟悉 PCA 泵常见的报警原因和处理方法,对不能处理的故障,及时通知麻醉医师。

⑤使用硬膜外 PCA 泵时,嘱患者保持正确卧姿,防止导管受压、牵拉、折断,导致管道不通或导管脱出,保持导管通畅。

⑥使用静脉 PCA 泵时,尽可能使用单独静脉通道。如确需连接三通接头,应将 PCA 泵接在延长管近端,严禁接在延长管远端。

⑦PCA 泵应低于患者心脏水平放置,电子 PCA 泵勿接近磁共振仪,不可在高压氧舱内使用。

⑧自控键应由患者决定何时按压,家属或护士不应随意按压,除非患者要求帮助时。

⑨PCA 泵使用期间给予患者一级护理,密切观察用药量、药物浓度、镇痛效果及其不良反应,定时监测呼吸、血压和脉搏,并做好详细记录,尤其对老年患者。

⑩详细记录 PCA 镇痛治疗方案、用药剂量以及镇痛效果,如果出现镇痛不全,应及时通知有关医生,酌情追加镇痛药。

⑪防治感染:PCA 是一种有创的治疗措施,有发生穿刺点感染和硬膜外腔感染的可能性,因此,穿刺时一定注意无菌操作,穿刺点应消毒密封,定期检查,一般每 48 小时更换一次 PCA 通道。若已经出现感染征象,可用抗生素软膏涂抹穿刺点皮肤。如发现硬膜外腔有感染征象,则应立即拔除导管,进行抗感染治疗处理。导管留置时间一般不超过两周,两周以后宜重新穿刺置管。

⑫防治并发症:护士必须注意用药量、浓度和速度有无异常,防止药物过量引起或加重各种不良反应。同时,严密观察 PCA 使用不良反应,配合医生及时处理。

(四)镇痛药物依赖

世界卫生组织将药物依赖性定义为:药物与机体相互作用所造成的一种精神状态,有时也包括身体状态,它表现出一种强迫需要连续或定期使用该药的行为和其他反应,其目的是为了感受它的精神效应,或者是为了避免由于断药所引起的不适感。

1. 分类　一般将药物依赖性分为生理依赖性和心理依赖性。

(1)生理依赖性:又称身体依赖性,是指长期使用依赖性药物使机体产生一种适应状态,必须有足量甚至超量的药物维持,才能使机体处于一种平衡或相对正常状态。如果突然停药,生理功能将发生紊乱,而产生一种不适感,或者出现一系列严重反应,此种反应称之为戒断症状或戒断综合征。

(2)心理依赖性:又称精神依赖性,是由某些药物对中枢神经系统的作用所产生的一种特殊的精神效应,药物受者产生一种希望和追求用药的强烈欲望。精神依赖性和生理依赖性的不同点是在断药后是否产生明显的戒断症状。

国际禁毒组织将具有依赖性的药物分为麻醉药品和精神药品两大类。麻醉药品主要包括阿片类药物、可卡因和大麻;精神药品主要包括镇静、催眠和抗焦虑药、中枢兴奋药和致幻药。本节介绍阿片类药物的药物依赖性。

2. 临床表现

(1)戒断症状:滥用阿片类药物的种类、剂量、时间、途径、停药速度不同,戒断症状的严重程度也不同。典型症状分两类:①客观体征。如血压升高、脉搏加快、体温升高、立毛肌收缩、瞳孔扩大、流涕、震颤、腹泻、呕吐、失眠等。②主观症状。如肌肉骨骼疼痛、腹痛、食欲差、无力、疲乏、不安、喷嚏、发冷、发热、渴求药物等。

(2)急性中毒症状:在大剂量滥用阿片类药物后,出现精神运动性抑制,言语不清、昏睡甚至昏迷。体征有针尖样瞳孔(深昏迷时也可能由于缺氧瞳孔扩大)、呼吸抑制、肺水肿、心率减慢、心律失常等。

(3)其他症状:可出现精神障碍,或存在不同程度的社会功能损害,表现为工作学习困难、逃学、不负责任和不履行家庭责任等。

3. 诊断　在以往 12 个月内发生或存在以下 3 项以上即可诊断为阿片类药物依赖:①对阿片类药物有强烈的渴求及强迫性觅药行为;②对阿片类药物滥用行为的开始、结束及剂量难以控制;③减少或停止滥用阿片类药物时出现生理戒断症状;④耐受性增加,必须使用较高剂量药物才能获得原来较低剂量的感受;⑤因滥用阿片类药物而逐渐丧失原有的兴趣爱好,并影响到家庭和社会关系;⑥不顾身体损害及社会危害,固执地滥用阿片类药物。

4. 治疗　阿片类药物依赖的治疗是一个长期过程,目前推荐采用医学、心理、社会等综合措施。

(1)脱毒治疗:是指通过治疗减轻由于突然停药导致的躯体戒断症状。阿片类药物依赖的脱毒治疗分为替代治疗与非替代治疗,两者可以结合使用。对于戒断症状较轻、合作较好的吸毒人员可单独使用非替代治疗。

替代治疗:利用与阿片类药物有相似药理作用的其他药物替代原使用药物,在一定的时间内逐渐减少并停止使用替代药物,以减轻戒断症状的严重程度。

①美沙酮替代治疗:美沙酮是一种人工合成的强镇痛药,对控制阿片类药物依赖者的戒断症状效果明显,而且作用持久(可维持 8～12h),已成为阿片类药物依赖的主要治疗。美沙酮替代治疗的原则是:逐日递减、先快后慢、只减不加、停药坚决,在用药中和停药后对症处理各种症状。

②丁丙诺啡替代治疗:丁丙诺啡属于阿片受体的激动-拮抗药,是作为镇痛药开发应用的,适用于术后镇痛。在阿片类药物的戒断治疗中"脱瘾"作用比美沙酮强,在我国已逐渐应用于戒毒治疗中。

③替代治疗的护理与观察:根据吸毒人员的病情定时巡视;严密观察治疗药物的起效过程与不良反应,及时处理;治疗期间严格管理,防止吸毒人员再次滥用阿片类药物;治疗期间鼓励吸毒人员进食,不应过早安排体育锻炼,以减少体力消耗。

非替代治疗:指应用中枢 α_2 受体激动药来减轻阿片类药物依赖的戒断症状。该类药物以可乐定和洛非西定为代表,其控制戒断症状的作用比美沙酮和盐酸丁丙诺啡弱。洛非西定不良反应较可乐定轻。

非替代治疗的护理与观察。①血压维护:定时监测血压,治疗前 4d 宜卧床,缓慢改变体位,如出现直立性低血压应使吸毒人员平卧,置头低足高位。如连续发生直立性低血压或血压持续≤12/6.7kPa(90/50 mmHg),应适当减药,可减当日剂量的 1/4,必要时停药。②增进营养:鼓励患者进食,保证营养摄入。

中药脱毒治疗:目前经国家食品药品监督管理局批准的戒毒中药近 10 种,适用于轻、中度阿片类药物依赖的吸毒人员,对重度依赖的吸毒人员单纯使用中药疗效尚不够理想,需要与其他药物联合使用。

其他脱毒治疗:如针灸、电针等,疗效需进一步验证。

(2)纳曲酮防复吸治疗

适应证:适用于已解除阿片类药物依赖的康复期辅助治疗,以防止或减少复吸。用药前应做好以下准备:①阿片类药物依赖者应停止使用阿片类药物 7～10d 或以上,如使用美沙酮则停药时间应延长至 2 周以上;②尿吗啡检测结果阴性;③服药前纳洛酮激发试验阴性;④肝功能检查基本正常。

用法与剂量:小剂量开始,一般为口服 10～20mg/d,3～5d 达到口服维持剂量 50mg/d,连续服

药时间为 3～6 个月。

不良反应:少数吸毒人员服药后出现恶心、呕吐、胃肠不适、食欲缺乏、口渴和头晕等症状,也可出现睡眠困难、焦虑、易激动、关节肌肉痛和头痛等。

注意事项:①纳曲酮具有肝毒性,可引起转氨酶一过性升高,使用前和使用中需检查肝功能,肝功能不全者慎用。如治疗期间出现肝功能异常,应停止使用。②未经过脱毒治疗的吸毒人员服用纳曲酮会引起严重的戒断综合征。③治疗期间要进行尿吗啡检测,督促吸毒人员治疗依从性。④治疗期间如需使用镇痛药,应避免使用阿片类镇痛药,防止降低药效或产生戒断症状。

(3)心理行为治疗

①动机强化治疗:帮助吸毒人员认识问题,制订治疗计划并帮助吸毒人员坚持治疗,提高戒毒治疗的成功率。

②认知治疗:改变吸毒人员的不良认知方式,帮助吸毒人员正确应对急、慢性药物渴求,强化吸毒人员的不吸毒行为。

③预防复吸治疗:帮助吸毒人员提高自我效能与应对复吸高危情景的能力,识别诱发药物渴求、复吸的心理及环境因素,找出有效应对的方法,降低复吸率。

④行为治疗:通过各种行为治疗技术强化不吸毒行为及其他健康行为,降低复吸的可能性。

⑤集体治疗:通过交流发现吸毒人员间的共同问题,增进吸毒人员间的交流和理解,制订出切实可行的治疗方案。也可使吸毒人员在治疗期间相互监督、相互支持,增进其与医师间的接触和配合。

⑥家庭治疗:通过改善吸毒人员的人际关系,特别是与其家庭成员间的关系,促进家庭成员间的感情交流,提高治疗支持程度。

二、非药物止痛

(一)物理止痛

物理止痛是应用自然界中及人工的各种物理因子作用于人体,以治疗和预防疼痛为目的的一门学科,简称理疗止痛。狭义的物理止痛仅指应用各种人工的物理因子作用于患病机体,引起机体的一系列生物学效应,使疾病得以康复。

1. 物理止痛的基本分类。①电疗法:直流电及药物离子导入疗法、低频电疗法、中频电疗法、高频电疗法;②光疗法:红外线疗法、紫外线疗法、激光

疗法、可见光线疗法；③超声波疗法和冲击波疗法；④冷疗和温热疗法；⑤磁疗法；⑥水疗法；⑦生物反馈疗法等。

物理止痛要收到预期的效果，除了考虑病情和病程以及患者机体状态外，应正确掌握物理因子的种类、剂量以及使用方法，并根据治疗的进展及时调整，方能收到较好的效果。

2. 物理止痛的注意事项有以下几点。

（1）部位：根据不同疾病选择了物理因子的种类后，应首先决定采用什么部位，是用局部治疗还是用反射疗法，然后根据各部位的敏感性考虑物理因子剂量的大小。

（2）时间、频度和疗程：时间是构成治疗剂量的第一因素，时间的长短同剂量成正比；频度是影响治疗剂量的另一因素，物理治疗应用一两次往往不见效果，一般要连续治疗多次，而每次治疗间隔的时间因物理因子种类而不同；疗程的长短同样影响治疗效果，疗程的间歇期尚应考虑物理因子的痕迹效应。

（3）环境、条件和休息：物理治疗时应尽可能做到定时、定床、定机器和定工作人员，尽量减少环境和条件的变化，加强物理因子的作用。治疗后的休息既可维持物理因子的治疗效应，延长其反应时间，又有利于预防疾病，如热疗后感冒的预防。

（4）综合应用：综合应用几种物理因子可以提高疗效、缩短病程，但需注意物理因子应用的顺序、配伍的禁忌，过多过频的应用可能导致事倍功半。

（5）掌握禁忌证：多数物理因子无绝对禁忌证，但有的物理因子可促使疾病恶化，应严格掌握。

（二）针灸止痛

中医学认为"通则不痛，痛则不通"，针灸通过刺激人体的经络和腧穴而起到疏通经络、调和气血、扶正祛邪的作用，从而达到防治病痛的目的。常用的针灸疗法有耳针疗法、电针疗法、穴位注射法和腕踝针。

1. 耳针疗法 耳穴是机体各个器官系统在耳郭上的投射区，当人体发生疾病时，在相应耳穴上出现阳性反应点，如压痛、变形、变色、脱屑、充血、丘疹、结节、电阻改变等一系列病理反应。针刺这些反应点，就能治疗相应组织器官的疾病。耳穴的分布有一定的规律，一般来说耳郭好像一个倒置的胎儿，头部朝下，臀部朝上。大体上耳垂部为头面区，对耳轮部为躯干区，耳舟为上肢区，三角窝周围为下肢区，耳甲腔为胸腔区，耳甲艇为腹腔区，消化

道在耳轮脚周围环形排列。

2. 电针疗法 电针疗法是指在针刺"得气"后，在针上通以接近人体生物电的微量电流，利用电流对穴位的刺激而产生治疗作用。

3. 穴位注射法 穴位注射法是一种针刺和药物并用的中西医结合治疗方法，是用某些适应于肌内注射的药液，注入与疾病有关的穴位内，利用针刺和药液对穴位的刺激或小剂量药液的药理作用，以达到治病的目的。

4. 腕踝针 腕踝针疗法是根据人体疾病发生的部位，针刺腕、踝部的有关穴位或者相应点用毫针进行皮下针刺以治疗疾病的一种简易方法。这种疗法其针刺部位仅限在上肢的腕部和下肢的踝部，其优点是应用面广、安全方便、简明易学。

腕踝针疗法特点：将身体两侧各分 6 个纵区，由前向后排列，用数字 1～6 编号，用于疾病的症状定位；腕部和踝部各定 6 个针刺点，也用 1～6 编号，与区的编号相同。四肢分区：当两上、下肢处于内侧面向前的外旋位、两下肢靠拢时，四肢的内侧面相当于躯干的前面；外侧面相当于躯干的后面；前面靠拢的缝相当于前正中线；后面靠拢的缝相当于后正中线，这样四肢的分区就可按躯干的分区类推。又以胸骨末端和肋弓交界处为中心画一条环绕身体的水平线称横膈线，将身体 6 区分成上下两半，横膈线以上各区加"上"字，横膈线以下各区加"下"字。如上 1 区、下 1 区，以此类推，用称各区。应用时按疾病症状所在区选取编号相同的针刺点。

（三）心理疗法

心理治疗又称精神治疗，是应用心理学的原则与方法，治疗患者心理、焦虑、认识与行为有关的问题。疼痛作为一种主观感觉，受心理社会因素影响较大。因此，心理治疗在疼痛的控制中具有其特有的重要地位。

1. 常用心理疗法

（1）安慰剂治疗。安慰剂是指形式上采取某种治疗措施，而实际上并未真正给予该治疗，安慰剂治疗是通过患者的信念起作用的。

（2）暗示疗法。暗示疗法是通过给患者积极暗示来消除或减轻疾病症状的一种治疗方法。在非对抗的条件下，暗示者通过语言、表情、姿势以及其他符号刺激患者第二信号系统，影响其心理与行为。

（3）催眠疗法。催眠状态是指介于清醒与睡眠之间的一种状态。患者被催眠后，意识范围缩小，

暗示感受性增强,因此医学上常常将暗示和催眠联合应用,甚至作为一种治疗措施。

(4)松静疗法与生物反馈疗法。松静疗法又称松弛疗法,通过锻炼放松肌肉,缓解血管痉挛,消除紧张焦虑情绪,普遍降低交感神经系统及代谢活性,以达到减轻疼痛的效果。生物反馈疗法是在松静疗法的基础上发展起来的,旨在提高患者自我控制自主神经功能的能力,并帮助其更好地摆脱不良情绪。

(5)认知疗法:①意念分散。引导患者摆脱疼痛意境,分散疼痛感知-疼痛心理-疼痛反应的轴线,即痛轴,使患者充分发挥想象力,进入一种欣悦境界中。②转化疼痛概念。帮助患者转化疼痛含义,根据患者对疼痛特点的描述,启发他将痛的感觉转化为"压迫感""震荡感"和"冷热感"等。③转移注意力。帮助患者集中精力从事某项活动,形成疼痛以外的专注力。

(6)行为疗法。使某种行为增加称为正加强作用,减少某种行为称为负加强作用。对疼痛行为具有正加强作用的因素有休息、服镇痛药、外界过分的关心与同情等。行为疗法就是要减少正加强作用,增加负加强作用。

(7)认知-行为疗法。治疗方案包括 5 个阶段:①初始评估;②医患联合,使患者对疼痛形成新概念;③让患者获得,巩固应付疾病的技巧,包括认知-行为方法的预演训练;④全面推广治疗,坚持治疗,预防复发;⑤巩固提高阶段和随诊。

2. 心理治疗的注意事项　①明确诊断:一时难以明确病因时,切忌轻易扩大疼痛的心理因素成分;②建立良好的医患关系:同情和信任是所有心理治疗成功的基础;③帮助患者树立信心:暗示治疗中患者本人对治疗的信心对治疗效果具有决定性作用;④减少患者的紧张情绪:患者处于松弛状态,暗示治疗效果比较好,对一般松弛治疗效果无效者,可预先给予抗焦虑药或起效比较快的催眠药;⑤注意多种方法的配合使用:很多情况下,需要两种或两种以上的心理疗法联合应用才能获得理想的效果。

第五节　疼痛控制标准的研究与推荐

疼痛控制标准是疼痛管理中的重要概念,患者疼痛程度控制目标的确立,可帮助医务人员、患者及其家属明确疼痛程度控制的目标水平,以指导患者的疼痛管理,提高疼痛控制质量和患者的生活质量,促进患者康复。

一、癌性疼痛的控制标准

要求达到睡眠、休息、活动和工作时无疼痛。这是一个比较明确和完美的目标,但临床实际中有时较难达到。近年来逐渐形成并被学术界接受并应用的观点是"3 个 3 的标准"。它作为规范性癌痛管理的目标,即依据 0～10 数字评分量表(0～10NRS),疼痛评分控制在 3 分以下,3d 内完成药物剂量滴定,每天爆发痛和药物解救次数不超过 3 次。

二、非癌性疼痛控制的推荐标准

研究患者术后疼痛程度与活动、咳嗽、深呼吸、进食、睡眠、情绪、满意度之间的相关性,分析疼痛程度与疼痛受各因素影响程度之间的关系,结合文献研究,推荐术后和创伤后疼痛程度控制目标,即当患者疼痛≥5 分时,临床医务人员应考虑使用有效的镇痛药物对患者进行止痛治疗,在疼痛≤4 分时,则可根据患者的需要,在护士权限范围内采取冷敷、热敷、体位改变、音乐疗法等物理方式去缓解患者的疼痛。

第六节　急性疼痛的管理

国际疼痛研究学会将急性疼痛定义为近期产生且持续时间较短的疼痛。术后疼痛是一种急性疼痛,是困扰外科手术患者的一个突出问题。据统计,75%手术患者有比较明显的术后疼痛。本节以术后疼痛为例介绍急性疼痛管理。

一、术后疼痛原因

术后疼痛是机体在手术后对有害刺激的一种主观感受,术后麻醉药药效消失后就会出现疼痛感觉。引起术后疼痛的常见因素有化学因素和物理因素。化学因素包括内源性致痛化学物质和降低痛阈的化学物质。物理因素包括组织损伤、撕裂、肿胀、梗阻、挛缩、张力、炎症等。每一类型疼痛可由多种因素作用引起,但多以某种因素为主,疼痛的多因素性增加了术后疼痛研究和管理的困难。

二、手术情况对术后疼痛程度的影响

术后疼痛程度与手术损伤范围、切口大小、手术及麻醉时间等呈正相关,与手术部位亦有关。上腹部腹腔内手术操作涉及范围广,部位较深,加之深呼吸和咳嗽动作均牵涉腹肌活动,手术后疼痛剧烈。胸腔内手术,因切口较长,又撑开肋间隙或切断肋骨,胸壁创伤大,手术部位邻近横膈,正常呼吸运动胸廓与膈肌参与,术后伤口疼痛敏感而剧烈。胸腹部手术术后疼痛最为剧烈,肛门直肠手术其次,这些部位的疼痛与肌肉痉挛有关,而头、颈、四肢和体表手术后疼痛相对稍轻。

三、术后镇痛的意义

术后镇痛不仅旨在减轻患者手术后的痛苦,而且在于提高患者防止术后并发症的能力。

术后镇痛治疗可以减少术后患者体内儿茶酚胺和其他应激性激素的释放。此外,尚可通过降低患者心率,防止术后高血压,从而减少心肌做功和氧耗量。对心功能正常的患者,采用术后硬膜外镇痛对其左心室射血分数影响不大,而在慢性稳定型心绞痛患者,术后镇痛使得其左室射血分数明显改善。镇痛治疗可以减少患者自主呼吸做功,减少术后患者对抗机械通气,从而减少术后患者呼吸系统的并发症。对血管手术患者,术后镇痛可避免体内高凝状态的出现,减少术后深静脉血栓的发生。

四、术后镇痛治疗及其原则

1. 术后疼痛治疗原则

(1)应在维护患者重要脏器功能的前提下,提供完善的镇痛措施,最大限度地减少患者的痛苦和改善重要脏器的功能。

(2)根据手术部位和性质,若估计术后疼痛较剧的患者,在麻醉药物作用未完全消失前,应主动行预防给药。

(3)当患者术后疼痛评分≥5分时,应及时给予镇痛处理,把疼痛控制在≤4分的水平。

(4)术后应用镇痛药的患者,应首先采用非麻醉性镇痛药和镇静药联合应用,视镇痛效果而决定是否加用麻醉性镇痛药。

(5)手术后应用镇痛药物期间,应首先注意观察和检查手术局部情况,明确疼痛发生的原因。

(6)应选用毒性低、对生理指标影响小、药物依赖性较低的镇痛药物,用药期间注意生命体征的观察。

2. 术后疼痛治疗

术后疼痛治疗的方式包括药物镇痛和非药物镇痛方法。临床上,应根据患者的疼痛类型、程度以及环境因素的不同,采用相应的镇痛方法。

疼痛治疗措施的基本要求:①良好的镇痛效能;②起效快,可控性强;③不良反应小,不影响重要脏器功能;④不妨碍病情观察和检查治疗;⑤操作简单,易于掌握。

五、术后疼痛护理

1. 术后疼痛护理的特殊性

(1)治疗的非主动性:由于疼痛的主观属性,护士和患者对疼痛治疗的给予和接受都存在着非主动性。

(2)评估的偏差性:护士对疼痛的评估与患者对疼痛的主诉之间往往存在较大的偏差。

(3)反应的差异性:患者对疼痛的反应常存在很大差异,而这常被医护人员忽视。

(4)影响因素的多样性:患者的个体特征如性别、年龄和个人经历,影响着护士对患者疼痛程度和治疗需要的判断。

(5)疼痛知识的局限性:患者对疼痛及其治疗的观念左右着疼痛处理的有效性,约2/3的患者在主动寻求疼痛治疗时已达到严重疼痛程度。

2. 疼痛护理的实施

(1)注意倾听患者主诉,准确评估记录疼痛性质和程度:患者主诉是评估术后急性疼痛及其剧烈程度的唯一可靠方法,因此,护士应注意倾听患者的疼痛主诉,同时要主动询问患者的疼痛感受。对于无法用语言表达疼痛的患者,应采用多种方法进行综合评估。另外,要采用标准文书记录方法对疼痛评估结果做好记录,便于医护人员更系统地了解患者的疼痛及其治疗情况。

(2)超前镇痛,避免疼痛对机体的不利影响:疼痛研究表明早期预防疼痛的治疗方法可有效缓解随后发生的长时间的疼痛。超前镇痛法的临床应用提高了患者的疼痛阈值,使阿片类的需求量减少。术后麻醉药物药效尚未消失时就应按计划根据医嘱及时使用镇痛药。

（3）选择有效镇痛措施，切实缓解疼痛：镇痛措施的选择对于保证有效疼痛治疗至关重要，护士根据疼痛评估结果，为特定的患者选择有效的镇痛措施。出现以下情况时提出建议：①患者主诉疼痛评分≥5 分；②术后 24h 内经胃肠道外给药，24h 后未改用口服镇痛药和抗生素，而胃肠道外给药量过小，不能发挥应有药效；③术后单纯用非类固醇类抗生素，以期同时发挥镇痛和抗菌作用，但实际未能达到良好的镇痛效果；④术后用镇静药进行疼痛治疗，而镇静药不具有镇痛作用，也不会增强镇痛药镇痛作用，反而可能增加镇痛药对患者镇静的不良反应。

（4）避免激发或加剧术后疼痛的因素：①创造安静的休养环境，调节光线，减少噪声，去除异味，注意保持适宜的温度和湿度；②加强心理护理，寻找并消除精神因素，保持患者安定、镇静；③保持良好的体位姿势，定时更换卧位，尽量保持舒适；④通过躯体或精神上的活动，使患者转移对疼痛的注意力；⑤对于胸痛影响呼吸者，应协助翻身、拍背、咳嗽，防止并发症发生。

（5）早期观察并及时处理镇痛治疗的并发症

①呼吸抑制：临床表现为患者的意识状态改变、嗜睡、呼吸深度减弱。因此，接受疼痛治疗的患者应尽量行氧饱和度的监测，对使用硬膜外或 PCA 泵镇痛的患者应定期监测生命体征，确保患者安全。初次将麻醉性镇痛药注入硬膜外腔后，第一个 4 小时应每小时监测呼吸频率 1 次，之后可改为每 2 小时监测 1 次，连续 16h，以后只要继续硬膜外给药，就应每 4 小时监测 1 次。当患者呼吸频率＜8/min，氧饱和度＜0.90，收缩压＜12kPa（90mmHg）时，应及时向医生汇报，同时面罩给氧 6L/min，唤醒并鼓励患者进行呼吸，病情严重者则需进行辅助或控制呼吸，同时使用纳洛酮。呼吸抑制是硬膜外镇痛令人担心的并发症之一，对此类患者应建立护理常规，对年龄较大（＞60 岁）、镇痛药

用量大以及全身情况较差（尤其有肺功能减退和肝肾功能障碍）的患者，应特别警惕呼吸抑制的发生。

②尿潴留：多见于男性，多发生于镇痛治疗后的 24～48h。临床表现为患者排尿困难、下腹部胀满。尿潴留的处理包括留置导尿，根据医嘱静脉注射纳洛酮等。

③恶心呕吐：常出现于给药后 4～6h，可用甲氧氯普胺（胃复安）、东莨菪碱等治疗，恶心有时与体位有关，保持静止不动可减轻恶心。

④便秘：镇痛药物会减慢胃肠蠕动，造成患者便秘，对于使用镇痛药物的患者应常规使用通便药。

⑤皮肤瘙痒：发生率较高，尤其当阿片类镇痛药用量增大时，其发生率更高，症状随时间推移而逐渐减轻。确诊为与镇痛药过敏有关的皮肤瘙痒后进行对症处理。

⑥直立性低血压：造成术后直立性低血压的因素是多方面的，如麻醉的影响、有效循环血量不足、心功能下降、术后长时间卧床等，采用硬膜外镇痛会增加其发生率。临床上对这类患者应查明原因，进行针对性处理。

⑦过度镇静：硬膜外腔使用麻醉性镇痛药后还需定时进行镇静评分，第一个 4h 应每小时监测 1 次，然后每 2 小时监测 1 次，连续 8h，以后只要继续硬膜外给药，就每 4 小时监测 1 次镇静程度。临床可采用镇静程度评分标准（表 8-1），2～3 分为镇静药物剂量较为适宜的状态。镇痛治疗期间应及时根据评分结果调整镇痛药剂量。

⑧硬膜外感染：与硬膜外导管有关的感染并不常见，要注意置管操作的严格无菌，术后留管期间，每日查看置管局部并保持无菌，更换针眼处敷料，每天 1 次，一旦疑有感染时立即终止硬膜外镇痛，必要时采取相应的对症处理。

（6）避免护理操作增加患者疼痛程度：术后患者主诉切口疼痛，它往往与咳嗽、深呼吸、上下床和体位改变等活动关系密切，其中咳嗽和身体移动时

表 8-1　镇静状态评分

镇静状态	评分	镇静状态	评分
清醒、烦躁	1	入睡、对呼唤反应迟钝	4
清醒、安静	2	嗜睡、不易唤醒	5
欲睡、对呼唤反应好	3		

影响最大。

护理人员应做好以下几点：①演示具体的咳嗽方法。②解释咳嗽后疼痛的发生机制，使患者对疼痛有思想准备。③患者进行咳嗽深呼吸训练时陪伴左右，使患者增强信心。咳嗽时可用毛巾、枕头或用手按压切口，可在一定程度上缓解咳嗽引起的疼痛。

3. 健康教育　疼痛的主观性和多因素性决定了在疼痛管理中必须有患者自身的参与，因此应加强疼痛健康教育，使患者主动参与并配合治疗和护理。

(1)向患者讲述疼痛对机体可能产生的不利影响。

(2)术前评估患者及家属对疼痛相关知识的了解程度，了解既往疼痛史和预期疼痛处理应达到的目标。

(3)告知大部分术后疼痛可以缓解，并且有多种方法可供选择，患者有权享受术后无痛经历。

(4)向患者或家属告知镇痛药物的作用、效果和不良反应等，解除用药疑虑。

(5)向患者说明何时表达及如何表达疼痛，并说明这些主诉将成为疼痛治疗的依据。

(6)向患者介绍自我解痛方法，在镇痛药治疗的同时辅助使用其他方法缓解疼痛，如使用放松、想象、冷敷和热疗等方法。

(7)向接受 PCA 治疗的患者讲述给药的方式和时机，患者应在感觉疼痛开始时自行给药，注入下一剂量药，以达到良好的镇痛效果。

(8)劝告患者及时向护理人员叙述心中的疑虑和担忧，避免因过分担心疾病的康复导致高度焦虑，从而降低耐受性，加重疼痛。

第七节　慢性疼痛管理

慢性疼痛是指持续 3 个月以上的疼痛，也有人把慢性疼痛比喻为一种不死的癌症。

癌症患者最常见和最难忍受的症状之一是疼痛，据统计，全世界有癌症患者约 1 400 万，每年新发生的癌症患者约 700 万，其中 30%～60%伴有不同程度的疼痛，这种疼痛为慢性疼痛。下面以癌痛为例介绍慢性疼痛管理。

一、癌痛的原因

1. 肿瘤直接侵犯引起疼痛，占 70%～80%。

2. 与肿瘤相关的疼痛，约占 10%，如肿瘤副综合征等。

3. 手术治疗、化学疗法和放射疗法等治疗和检查引起的疼痛，占 10%～20%。

4. 与肿瘤及治疗无关的疼痛，约占 10%，如关节炎、风湿、痛风等。

二、癌痛的特点

癌痛在癌症早期往往缺乏特异性，大多出现在癌症的中晚期。如胃癌早期只有轻度的非特异性消化不良症状，随着病情发展，可出现上腹钝痛。当病变穿透浆膜，侵犯胰腺，向腹膜后淋巴结转移时，则疼痛持续加重，并可向腰背部放射。当癌症转移至不同的部位会引起不同的疼痛。如消化道肿瘤大多有肝转移，除了原发肿瘤疼痛，还可出现

肝痛；癌症骨转移时，则具有多发性，如前列腺癌常转移到骨盆、腰椎，肺癌则常转移到多处肋骨，这些转移部位都可有不同程度的疼痛。

三、治疗必要性

对于癌症不能根治的患者，姑息治疗(palliative care)是一种积极而全面的治疗。它既不促使也不延迟患者死亡，令患者坚定生活信念并把死亡看作一个正常过程；它设法解除疼痛及其他令人难以忍受的症状，从心理、精神两方面关心患者，帮助其在临终前尽可能积极生活。它的最终目的并不是一味延长生命，而是注重生活质量的提高。

四、癌痛常用镇痛方法

(一)药物治疗

药物治疗是控制癌痛的主要手段。

1. 三阶梯癌痛治疗方法　WHO 三阶梯癌痛治疗方案是一个在国际上被广泛认同的药物治疗方案。所谓三阶梯疗法，是指根据轻、中、重不同程度的疼痛，单独和(或)联合应用一阶梯(以阿司匹林代表的非甾体类药物)、二阶梯(以可待因代表的弱阿片类药)、三阶梯(以吗啡代表的强阿片类药)，配合其他必要的辅助药来处理癌性疼痛。这套方法的基础是使用镇痛的阶梯概念(图 8-8)，具有方法简单、用药量合理、价格不高、药效良好等特点。

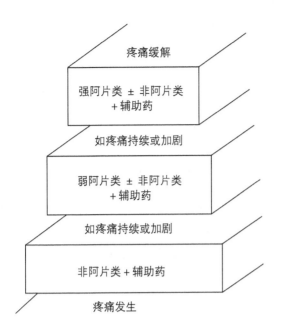

图 8-8　世界卫生组织的三阶梯治疗原则

三阶梯镇痛疗法的基本原则：①口服给药；②按时给药；③按阶梯给药，选用药物应由弱到强，逐渐升级；④个体化给药；⑤注意具体细节，如要注意监护患者，密切观察用药反应等。

2. 镇痛药物的常见给药途径

（1）口服给药：口服是阿片类药物给药的首选途径。口服具有给药方便，疗效肯定，价格便宜，安全性好等优点。对于吞咽片剂有困难时，可经舌下给药。

（2）直肠给药：适用于禁食、不能吞咽、恶心呕吐严重的患者，直肠肛门有损伤时患者不能经直肠给药。

（3）经皮肤给药：芬太尼透皮贴剂（多瑞吉）是目前唯一通过透皮吸收的强阿片类药物，有普通型和骨架型两种剂型，适用于慢性中度或重度疼痛，不适于急性和爆发性疼痛的患者。当使用第一剂时，由于皮肤吸收较慢，在 6～12h 或以后血清中可测到芬太尼的有效浓度，12～24h 达到相对稳态。一旦达到峰值可维持 72h。去除贴剂后，血清浓度逐渐下降，持续 72h 释放药物。芬太尼透皮贴剂的不良反应、禁忌证及注意事项同芬太尼注射用药，其他注意事项：①贴后出现局部瘙痒、麻木感或皮疹，去除贴剂后很快消失；②出现严重不良反应需要停药时，应及时去除贴剂，拮抗药可用纳洛酮，并进行较长时间的病情观察。

（4）舌下含服给药：目前舌下含服片的品种不多，一般多用于爆发性疼痛的临时处理。

（5）肌内注射法：肌内注射后药物吸收十分迅速，但长期进行肌注治疗疼痛，存在血药浓度波动大，加快阿片类药物耐药性，镇痛效果、维持时间等不稳定。目前多用于急性疼痛时的临时给药和癌症患者的爆发痛时给药，不推荐用于长期癌痛治疗。

（6）静脉给药法：静脉注射是最迅速、有效和精确的给药方式，血浆浓度迅速达到峰值，用药后即刻产生镇痛作用，但过高的血浆药物浓度可能会引起不良反应。目前国内外多采用中心静脉插管或预埋硅胶注药泵，便于连续小剂量给药，减少不良反应的发生。

（7）皮下注射给药法：可不经过肠道，无药物的首关效应，摄入时间较口服用药方式明显缩短，镇痛作用产生快。主要用于胃肠道功能障碍、顽固性恶心呕吐患者，严重衰竭需要迅速控制疼痛的临终患者。

3. 辅助用药　可用于癌痛三阶梯治疗的任何一个阶段。它还可针对特殊疼痛产生独特的效果，但该类药物除皮质类固醇外起效均晚，一般约 2 周后生效。

（1）皮质类固醇：代表药物是地塞米松。改善心情，抗炎活性，镇痛，增加食欲，减轻脑、脊髓的水肿，对臂丛、腰骶丛疼痛与阿片类合用效果良好。对肝转移及内脏转移的牵拉痛，头颈、腹部、盆腔肿瘤的浸润性酸痛及脉管阻塞的胀痛亦有效。与非甾体类抗炎药合用要注意不良反应的叠加问题。

（2）抗惊厥药：代表药物是卡马西平。对神经损伤致撕裂痛及烧灼痛有效，如臂丛、骶丛、带状疱疹引起的疼痛，化疗药外溢所致疼痛。

（3）抗抑郁药：代表药物为多塞平、氟西汀（百忧解）。增加阿片类药物的镇痛效果，或直接镇痛作用，对神经痛特别是持续的灼痛更有效。改善心情对神经源性疼痛效果佳。

（4）谷氨酸离子型受体拮抗药（NMDA 受体拮抗药）：代表药物为右美沙芬。NMDA 受体同疼痛的传递与调节有密切关系。长时间的持续刺激使脊髓中的 NMDA 受体被激活，活化的 NMDA 受体致使脊髓背角细胞敏化，对所有传入的刺激有较大的应答，并产生持续的疼痛，降低了对吗啡镇痛药的敏感性。NMDA 受体拮抗药阻断其过程，从而抑制中枢敏化，而提高吗啡的疗效，对难治性神经性疼痛也有效。

4. 阿片类药物剂量滴定原则和减量原则

(1) TIME 原则：阿片类药物剂量滴定采用 TIME 原则，具体步骤如下。

①确定初始剂量 (titrate,T)：绝大多数癌痛患者初次使用吗啡剂量为 30～60mg，根据具体情况调节。速效吗啡给药方法为每 4 小时 1 次，每次 5～10mg，建议用药时间为每日 6:00,10:00,14:00,18:00,22:00。为了避免夜间用药不便，以及能够达到持续控制疼痛的效果，建议将末次用药增量 50%～100%。吗啡控释制剂常规为每 12 小时给药 1 次，每次 10～30mg。

②增加每日剂量 (increase,I)：临床试验显示，相当一部分癌痛患者需通过调整初始剂量方能达到满意的镇痛效果。若不能达到理想疗效，应根据需要每 24 小时调整 1 次。部分患者甚至需数天的调整才能达到稳定剂量。初始增加幅度可为前次剂量的 50%～100%，之后应该为 25%～33%。

③处理爆发痛 (manage,M)：爆发痛出现时应该使用速效吗啡来处理，剂量为前次用量的 25%～33%。

④提高单次用药剂量 (elevate,E)：当患者疼痛控制不理想时，次日应该提高每日用药剂量，将前 24h 基础用药量加上处理爆发痛所用的剂量，分布到后 24h 的每次给药中去。通常，通过增加每次给药剂量而非给药频率来实现，尤其是控缓释制剂。

阿片类镇痛药物剂量的调整没有极限，遵从循序渐进的原则下，只要镇痛效果大于不良反应，就可以加量。在疼痛评分的指导下，以 10 为最高分，若接受治疗后疼痛程度仍＞7，则可增加原剂量的 50%～100%；治疗后评分 5～6，则增量 25%～50%；治疗后评分＜4 但仍有疼痛，则增量 25%。

(2) 减量原则：对于长期、大剂量应用阿片类镇痛药的患者，应实施逐渐减量，最终停药，警惕突然停药所致的"戒断综合征"。初始前 2d 内减量 25%～50%，此后每 2 天减量 25%，当日用量减至 30～60mg/d 时即可停药。减量时注意观察患者疼痛症状，若评分＞3～4，出现戒断症状，或有腹泻等激惹征时，应放缓减量。

5. 药物镇痛的护理

(1) 掌握疼痛评估原则：①耐心倾听并相信患者主诉；②仔细评估疼痛。通过病史、体检、相关检查来了解肿瘤的诊治及发展过程，疼痛的性质、程度、疼痛对生活质量的影响等；③注意患者的精神状态，分析有关心理社会因素，这有助于做出相应

的支持治疗和护理。

(2) 掌握 WHO 三阶梯癌痛药物治疗的知识，包括药物的种类、剂量、给药途径和给药时间、药物的不良反应等，并把相关知识传授给患者及其家属。

(3) 正确用药：吗啡控释片（美施康定）等糖衣片服用时勿切开或咬碎；经皮给药如芬太尼贴剂（多瑞吉）普通型不可将其剪开使用。粘贴时注意：选择前胸部、背部。这些部位平坦、无毛、干净、无关节活动。粘贴前先用清水清洁皮肤，待皮肤干燥后，立即启封贴膜将其平整，牢固粘贴于皮肤，轻压 30s，贴膜无皱褶、无气泡，更换下一贴时应另换部位。准备使用其他镇痛药时，应缓慢逐渐增加替代药物剂量。发热时皮肤温度升高，会使药物的吸收增加，应注意药物过量的发生。

(4) 纠正患者惧怕阿片类药物产生依赖的错误观念 多年来临床经验表明，用阿片类药物治疗癌痛产生药物依赖者的发生率＜1%。

(5) 阿片类药物常见不良反应的护理：常见不良反应如便秘、恶心呕吐、呼吸抑制和尿潴留等。

(二) 化疗镇痛

是控制癌痛的主要手段之一，它从病因上消除癌症所致的疼痛。如果肿瘤对化疗敏感，则疼痛常常会随着化疗的进行而减轻或消失。

1. 适应证 ①对化疗敏感的恶性肿瘤，如恶性淋巴瘤、小细胞肺癌、卵巢癌等；②手术或放疗后复发或未控制者；③全身广泛转移者。

2. 给药方法 静脉途径；动脉灌注；腹腔胸腔给药等。

3. 护理

(1) 化疗前宣教：向患者说明可能出现的毒性作用及防治措施，消除恐惧心理。

(2) 饮食护理：化疗患者常有恶心、呕吐、食欲减退、腹泻等胃肠道反应，化疗期间应给予清淡易消化饮食，既往化疗有严重呕吐史的患者化疗当日少进食。

(3) 合理选择静脉：防治静脉炎、药物外漏。发疱剂渗漏后局部组织可引起严重坏死，滴注发疱剂时应选择前臂静脉，避开手背和关节部位，以防外渗后引起肌腱挛缩和神经功能障碍。一旦外渗，应立即用普鲁卡因、地塞米松等局部封闭，冷敷，并外敷金黄散、硫酸镁或氢化可的松等。

(4) 密切观察血常规变化：化疗可引起骨髓抑制，通常最先出现白细胞计数减少，遵医嘱应用升

白细胞药,如粒细胞-单核细胞集落刺激因子特尔立、沙格司亭,或粒细胞集落刺激因子吉粒芬、非格司亭、赛格力。若白细胞<1.0×10^9/L,应让患者住隔离病房或加强病房消毒,减少探视,密切观察体温变化。

(5)观察一些化疗药物的特殊毒性作用:蒽环类药物具有心脏毒性,博来霉素具有肺毒性,大剂量环磷酰胺可引起出血性膀胱炎,长春碱类、草酸铂等有外周神经系统毒性。

(三)放疗镇痛

对于大多数恶性肿瘤患者,放射治疗可以阻止肿瘤的局部生长,使肿瘤缩小,减轻对周围组织的压力,以达到镇痛目的。

1. 适应证　对放射治疗敏感的肿瘤。如姑息性放疗骨转移癌引起的疼痛效果最好,对癌浸润或压迫神经引起的头颈痛、腰背痛也有一定疗效。

2. 禁忌证　广泛转移、全身疼痛者不宜应用。

3. 放疗方法　局部体外照射、短距离后装照射和全身放射性核素内照射。

4. 护理

(1)心理护理:护理人员在治疗前耐心向患者及其家属介绍放疗相关知识,使患者积极配合治疗。放疗出现反应后,也要鼓励患者坚持做完治疗。

(2)饮食护理:宜选用高热量、高蛋白、高维生素、低脂肪、易消化清淡食物,忌辛辣刺激食物,戒烟酒,鼓励多饮水,每日3000ml,以增加尿量,促进放疗破裂死亡的肿瘤细胞所释放出的毒素排出体外,减轻全身的放疗反应。

(3)密切观察血常规变化:放疗期间一般每2周验血常规1次,照射扁骨或腹腔时每周至少检查1次,射野面积大的患者每周验血常规2次。若白细胞下降至3×10^9/L,暂停放疗并给予升白细胞药物支持,如口服利血生、鲨肝醇、维生素 B_6 等,皮下注射升白细胞药物等,若白细胞低于1.0×10^9/L应采取保护性隔离措施。

(4)照射野皮肤护理:保持照射野皮肤清洁干燥,尽可能暴露,保持照射野标记清晰完整,避免照射野皮肤受机械物质刺激,禁贴胶布或涂刺激性药物,勿用肥皂擦洗,避免阳光照射,禁用热水袋,忌用手抓痒或剥皮。如出现湿性脱皮,局部涂甲紫、贝复剂。

(5)一般准备:进放射治疗室不能带入金属物品如手表、钢笔等,头颈部放疗前应去除金属牙齿,

并鼓励患者每日多饮水,做张口练习。

(四)神经破坏疗法

适用于固定区域的疼痛,经多种镇痛治疗效果不佳者。操作应由有经验的麻醉医师进行。方法是将纯乙醇或碳酸注射到支配疼痛区域感觉的脊神经后根处,使神经失去传导感觉的功能,镇痛效果确实。但是,被封闭神经支配区域的所有感觉均消失,而且可以引起该区域的肌肉瘫痪。

(五)椎管内或脑室内置管镇痛法

适用于各种非手术治疗无效的顽固性疼痛。目前常用的方法有硬膜外、鞘内或脑室内放置导管,可注入吗啡、激素、维生素 B_{12} 和氟哌利多合剂控制癌痛,可取得快速镇痛和长期控制癌痛的效果。

护理要点:①将硬膜外导管用透明贴膜妥善固定在体侧,防止脱落、折曲。②准确使用吗啡剂量,观察有无不良反应。③皮下埋药泵者,局部皮肤减少摩擦。④定时更换敷料,在导管与皮肤接触部敷以抗生素软膏,预防腔内感染。

(六)其他治疗方法

1. 心理治疗　癌症患者患病后会有不同程度的心理障碍,这些会影响到癌痛的感觉,应积极采取措施,让患者调整到良好的心理状态去克服癌痛。通过关爱患者,使他们建立治疗信心;通过转移注意力、放松活动和意念训练,调整他们的情绪和行为;通过对患者进行疼痛及其治疗知识的宣教,纠正患者对癌痛治疗的错误认识。

2. 气功疗法　气功的特点是使意(神志)、身(姿势)与气(呼吸)相结合,达到疏通经络,调和气血,安定心神的目的,从而起到缓解疼痛的作用。

3. 物理疗法

(1)热敷:热疗可促进血供,使肌肉松弛,减轻疼痛,紧张和焦虑。热敷时注意避免烫伤,放疗区域禁忌热敷,肿瘤病变区域不宜用透热治疗或超声波理疗。

(2)冷敷:可减轻炎症,延缓神经传导速度,使冷的感觉居于支配地位而减轻疼痛。与热敷相比较,冷敷镇痛作用持续的时间较长。不宜用于外周血管性病变区域,或放射治疗损伤区域。

4. 手术镇痛法　脊髓前侧柱切断术,以解除药物治疗无效的单侧下肢痛。选择性神经切断或刺激术,此方法虽有效但很难维持数月,并有一定的危险性。

第八节 危重患者的镇痛镇静管理

一、ICU 患者的镇静镇痛管理

(一)ICU 患者镇痛镇静治疗的意义

ICU 患者病情危重,处于生理和心理的双重应激状态。调查表明,离开 ICU 的患者中,约有 50% 的患者对其在 ICU 中的经历保留有痛苦的记忆,而 70% 以上的患者在 ICU 期间存在着焦虑与激惹。

美国《危重医学学会镇静镇痛指南》和中国重症医学会 2006 年最新指南中指出,ICU 镇静镇痛治疗的指征主要包括以下 5 项:①疼痛;②焦虑;③躁动;④谵妄;⑤睡眠障碍。

ICU 患者镇静镇痛的目的和意义在于:①消除或减轻患者的疼痛及躯体不适感,减少不良刺激及交感神经系统的过度兴奋;②帮助和改善患者睡眠,诱导遗忘,减少或消除患者在 ICU 治疗期间的痛苦记忆;③减轻或消除患者焦虑、激惹甚至谵妄,防止患者的无意识行为干扰治疗,保护患者的生命安全;④降低患者的代谢速率,减少其氧需氧耗;⑤对非常危重的患者,诱导并维持一种低代谢的"休眠"状态,尽可能地减少各种炎性介质的产生和释放,减轻细胞与器官损伤。

镇痛镇静治疗中,镇痛是基础,镇静是在镇痛基础上帮助患者克服焦虑,增加睡眠和遗忘的进一步治疗。治疗之前应尽量明确患者产生疼痛及焦虑、激惹等症状的原因,尽可能采用各种非药物手段,祛除或减轻一切可能的影响因素。

(二)常用的镇静镇痛药物

1. 镇痛治疗

(1)阿片类镇痛药:根据患者特点、药理学特性及不良反应选择药物。芬太尼具有强效镇痛效应,静脉注射后起效快,作用时间短,对循环的抑制较吗啡轻,但重复用药后可导致明显的蓄积和延时效应。瑞芬太尼在 ICU 可用于短时间镇痛,多采用持续输注。舒芬太尼的镇痛作用为芬太尼的 5～10 倍,作用持续时间为芬太尼的 2 倍。

(2)非阿片类镇痛药:主要是非甾体类抗炎药,用于治疗轻度至中度疼痛,缓解长期卧床引起的轻度疼痛和不适,和阿片类联合使用时有协同作用,可减少阿片类药物的用量。

(3)局部麻醉药物:常用药物为丁哌卡因和罗哌卡因,主要用于术后硬膜外镇痛,其优点是药物剂量小、镇痛时间长及镇痛效果好。

2. 镇静治疗 理想的镇静药应具备以下特点:①起效快,剂量-效应可预测;②半衰期短,无蓄积;③对呼吸循环抑制最小;④代谢方式不依赖肝肾功能;⑤抗焦虑与遗忘作用同样可预测;⑥停药后能迅速恢复;⑦价格低廉等。但目前尚无药物能符合以上所有要求。目前 ICU 常用镇静药为苯二氮䓬类和丙泊酚。

(1)苯二氮䓬类药物:苯二氮䓬类是较理想的镇静、催眠药物。本身无镇痛作用,但与阿片类镇痛药有协同作用,可明显减少阿片类药物的用量。ICU 常用苯二氮䓬类药为咪达唑仑(咪唑安定)、劳拉西泮(氯羟安定)和地西泮(安定)。

咪达唑仑作用强度是安定的 2～3 倍,起效快,持续时间短,清醒相对较快,适用于治疗急性躁动患者。但注射过快或剂量过大时可引起呼吸抑制、血压下降,持续缓慢静脉输注可有效减少其不良反应。

劳拉西泮是 ICU 患者长期镇静(＞3d)治疗的首选药物。由于其起效较慢,半衰期长,故不适于治疗急性躁动。

地西泮具有抗焦虑和抗惊厥作用,作用与剂量相关,依给药途径而异。地西泮单次给药有起效快,苏醒快的特点,可用于急性躁动患者的治疗,但反复用药可致蓄积而使镇静作用延长。

(2)丙泊酚:丙泊酚是一种广泛使用的静脉镇静药物,特点是起效快,作用时间短,撤药后迅速清醒,且镇静深度呈剂量依赖性,容易控制,亦可产生遗忘作用和抗惊厥作用,适合于短期镇静(≤3d)。临床多采用持续缓慢静脉输注方式。因乳化脂肪易被污染,故配制和输注时应注意无菌操作,单次药物输注时间不宜超过 12h。

(3)α_2 受体激动药:α_2 受体激动药有很强的镇静、抗焦虑作用,且同时具有镇痛作用,可减少阿片类药物的用量。右美托咪定由于其 α_2 受体的高选择性,是目前唯一兼具良好镇静与镇痛作用的药物。半衰期较短,可单独应用,也可与阿片类或苯二氮䓬类药物合用。

(三)效果评估

相对于全身麻醉患者的镇静与镇痛,对 ICU

患者的镇静镇痛治疗更加强调"适度"，"过度"与"不足"都可能给患者带来损害。

1. 镇静效果评估

（1）Ramsay 评分。评分标准分为六级：Ⅰ级，患者焦虑烦躁不安；Ⅱ级，安静合作，定向准确；Ⅲ级，嗜睡，仅对指令有反应；Ⅳ级，入睡，轻叩眉间反应敏捷；Ⅴ级，入睡，轻叩眉间反应迟钝；Ⅵ级，深睡，对刺激无反应。此方法临床应用最为广泛，但缺乏特征性的指标来判断。

（2）SAS 评分。根据患者 7 项不同的行为对其意识和躁动程度进行评分，在成人危重患者被证明是可靠、有效的评分系统，见表 8-2。

（3）MAAS 评分法。自 SAS 演化而来，分为 7 级：危险躁动；躁动；烦躁但能配合；安静配合；触摸、叫姓名有反应；仅对恶性刺激有反应；无反应。

（4）脑电双频指数（BIS）。BIS 评分为 0～100，代表了大脑的活动程度。一般情况下，BIS 评分在 80～100 分代表了清醒状态，60～79 分为镇静状态，40～59 分为轻度催眠状态，<40 分表现为深度催眠和各种意识不清的麻醉状态。

2. 镇痛效果评估　疼痛评估的方法有多种，如视觉模拟法（VAS），数字评分法（NRS），长海痛尺，面部表情评分法，Prince-Henry 评分法，五指法等（详见本章第 3 节）。当患者不能主观表达疼痛强度时，患者的疼痛相关行为与生理指标的变化也可反映疼痛的程度，需定时、仔细观察来判断。但是，这些非特异性的指标容易被曲解或受观察者的主观影响。

（四）治疗原则

根据美国《危重患者持续镇静镇痛临床实践指南》建议，ICU 镇静、镇痛按以下原则进行（图 8-9）。

根据镇静目的将 ICU 镇静分为两类。①治疗性镇静：如控制癫痫或惊厥状态，解除破伤风肌强直，降低颅内压；②舒适性镇静：如缓解患者焦虑不安、激惹烦躁、疼痛不适情绪，提高机械通气患者的顺应性。

从解除患者疼痛角度分为 3 类：①控制通气的患者，采用吗啡静脉或硬膜外给药镇痛；②辅助通气/脱机患者，采用曲马朵、氯胺酮镇痛；③术后自主呼吸患者，采用曲马朵、非甾体类镇痛药。

ICU 镇静治疗的主要目的是使患者处于睡眠状态而易于唤醒，提高医护依从性，减少不良反应。因此，镇静治疗的药物选择和给药方式也应以此为目标。镇静药的给药应以持续静脉输注为主，首先应给予负荷剂量，以尽快达到镇静目标。经肠道、肌内注射则多用于辅助改善患者睡眠。间断静脉注射一般用于负荷剂量的给予，以及短时间镇静且无需频繁用药的患者。

注重个体反应的差异性：危重患者对镇静镇痛药物的反应有很大的个体差异，要达到希望镇痛镇静目标，治疗策略的程序化和个体化很重要，应根据药物的起效时间、不良反应、半衰期、患者情况及以往临床使用的证据来选择药物。

镇静镇痛的安全性问题：ICU 患者病情危重，实施镇静镇痛治疗时，应密切观察药物不良反应，防止并发症发生，如心动过缓、低血压、呼吸抑制和过敏反应等。

（五）护理

1. 正确评估镇静镇痛效果，严密监测病情变化　在应用镇静镇痛药物的最初 1h 内要每 10 分钟观察 1 次患者的使用效果，给药期间应每 30 分钟评估 1 次患者的镇静镇痛程度，根据评估结果，及

表 8-2　镇静-焦虑评分法（SAS）

分值	描述	定义
7	危险躁动	拉拽气管内插管，试图拔除各种导管，翻越床栏，攻击医护人员，在床上辗转挣扎
6	非常躁动	需要保护性束缚并反复语言提示劝阻，咬气管插管
5	躁动	焦虑或身体躁动，经言语提示劝阻可安静
4	安静合作	安静，容易唤醒，服从指令
3	镇静	嗜睡，语言刺激或轻轻摇动可唤醒并服从简单指令，但又迅速入睡
2	非常镇静	对躯体刺激有反应，不能交流及服从指令，有自主运动
1	不能唤醒	对恶性刺激无或仅有轻微反应，不能交流及服从指令

恶性刺激指吸痰或用力按压眼眶上限、胸骨或甲床 5s

时对镇静镇痛药物的种类、剂量、用法进行个体化调整。镇静镇痛治疗对患者病情变化和阳性体征有时产生掩盖作用,因此,应严密监测病情变化,持续动态监测心率、血压、呼吸、氧饱和度等指标变化,特别注意观察患者的意识状态。

2. 执行每日唤醒计划 对于需连续数日进行镇静处理的患者,临床通过执行每日唤醒计划,每24小时降低镇静水平1次。每日唤醒计划是指每日暂时停止镇静药物输注,直至患者清醒,并能正确回答至少3～4个简单问题,或患者逐渐表现不适或躁动。清醒评估后重新开始以原剂量半量泵入,逐渐调整剂量,至满意镇静状态。每日唤醒计划有助于观察患者神志、执行胸部体疗,但在执行每日唤醒计划时,应注意患者安全,防止脱管事件等发生。

3. 保持环境安静,减少应激因素 镇静状态下保持清醒的患者,仍然对光亮和噪声较为敏感,引起患者烦躁或睡眠障碍,增加镇静药物需要量。因此,应保持环境安静,光线柔和,集中进行各项护理操作,合理设置呼吸机、监护仪报警范围,正确放置身体留置管道,排除不良刺激因素,如输液外渗、膀胱充盈、疼痛等。

4. 做好基础护理 镇静镇痛治疗后,患者睡眠多、活动少,因此应加强基础护理。保持床单位的清洁平整干燥,每2小时翻身1次,防止皮肤压疮;协助床上运动,增加肌力,促进血液循环,改善肺通气,降低肺部并发症和深静脉血栓发生;保持口腔清洁,防止窒息和吸入性肺炎。

5. 心理护理 执行镇静镇痛治疗前,向患者做好解释工作,取得配合。对于部分因气管插管或切开等原因不能进行语言交流的患者,护理人员可通过患者的表情、手势、口形来判断患者要表达的意图,满足患者需求。

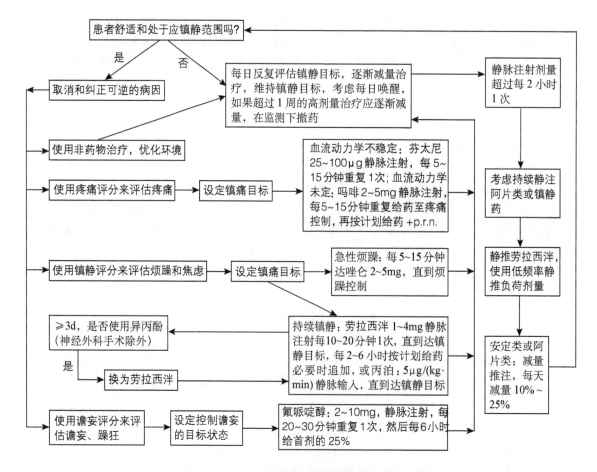

图 8-9 危重患者镇静镇痛原则

(引自:美国·危重患者持续镇静镇痛临床实践指南·美国重症医学会,2002)

二、临终患者的疼痛管理

(一)相关概念

1. 临终关怀(hospice care)　临终关怀是指对临终患者及其家属提供姑息性和支持性医护措施，不以治愈为目的，重点是关注患者的生活质量，又名"安宁照顾""舒缓疗护""终末期护理"。临终关怀临床上通常将预计生存期<6个月的阶段称为临终阶段。

2. 姑息护理(palliative care)　WHO将姑息照护定义为对那些患有无法治愈疾病的患者提供的积极的整体护理，从疾病诊断开始，将疾病治疗与姑息照护相结合，通过预防、评估和有效控制疼痛及其他躯体症状，处理患者心理、社会、精神和宗教方面的系列问题，给予患者和家属支持，最大可能地提高患者及其家属的生活质量。

3. 善终(good death)　善终是指"患者和家属没有痛苦，基本符合患者和家属的意愿，尽量与临床、文化、伦理标准一致。善终是一个高个体化的、随时间改变的、与个人认知和经历相关的概念，但是对于善终的内涵构成可以基本达成一致。确定善终的概念，有利于制定临终关怀的目标，开展死亡教育，并对建立临终关怀机构的质量评价标准具有重要的作用。

(二)服务对象和形式

1. 服务对象　临终关怀的服务对象主要是癌症患者，其次是无生物学前景的恶性重大疾患的患者。目前主要关注的慢性非癌性疾病包括心力衰竭、慢性阻塞性肺气肿、肝衰竭、慢性肾衰竭、卒中、多发性硬化、帕金森、痴呆等神经系统疾病、晚期艾滋病、晚期糖尿病等。

2. 服务形式　服务形式有独立的临终关怀医院、医院内专设的临终关怀病房、居家服务、日间病房、门诊服务、医院内的支持服务等。

(三)临终关怀工作人员和医疗政策

1. 工作人员　临终关怀工作需要多学科协作完成，主要涉及人员有：①医生、护士；②物理治疗师、职业治疗师、辅助治疗师和按摩师等；③社会工作者、牧师等；④志愿者，而家属也作为工作团队的重要一员，影响着患者的照顾水平。

2. 医疗政策　WHO分别向发达国家和发展中国家推荐了癌症患者医疗资源分配方案，见图8-10，图8-11。图中可见，与发达国家相比，作为发展中国家，癌症患者的医疗卫生资源的2/3应用于疼痛缓解与临终关怀。

(四)临终关怀的服务宗旨

临终关怀主要从生理学、心理学和生命伦理学的角度对患者及家属进行照护。

1. 生理学角度的临终关怀　包括了解和满足患者基本生理需求，及时解除病痛、控制疾病症状等，尽最大可能使患者处于舒适状态。

2. 心理学角度的临终关怀　包括了解和理解患者及其家属心理需要并予以心理支持，用各种确实有效的办法使患者正视现实，摆脱恐惧。

3. 生命伦理学角度的临终关怀　侧重于指导医护人员及临终患者认识生命价值及其弥留之际生存的社会意义，使患者在临终阶段活得有意义、有价值、有尊严、安详、舒适、毫无牵挂。另外，通过开展哀伤辅导服务，对亲友予以慰藉、关怀和帮助，使亲友从悲痛中及时解脱出来。

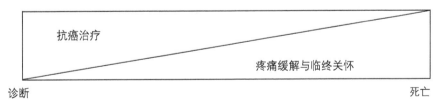

图 8-10　WHO 向发达国家推荐的癌症患者医疗资源分配方案

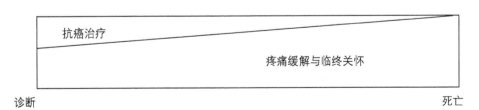

图 8-11　WHO 向发展中国家推荐的癌症患者医疗资源分配方案

临终关怀的涵义,它不以延长临终者生存时间为重,而是以提高患者临终阶段的生命质量为宗旨。通常抗癌治疗与临终关怀的分布关系,见图8-12所示。

(五)临终护理

由于临终阶段的治疗原则已由治愈为主的治疗转变为对症治疗为主的,临终阶段的医疗重点也就从治疗转变到关怀,护理重点从关注患者的疾病转变到关注患者的痛苦。

1. *护理要求* 主要有:①理解临终患者心理;②尊重临终患者生活;③保护临终患者权利,如:允许患者保留自己的生活方式,保护隐私,参与医疗护理方案的制订,选择死亡方式等权利。

2. *护理内容*

(1)症状管理:临终阶段常见症状表现有疲乏、疼痛、食欲缺乏、便秘、呼吸困难、水肿、失眠、恶心呕吐等。通常患者会存在2种以上的症状,而且症状之间相互影响,相互作用。护理人员应及时询问观察患者症状,协助医生做好症状管理,缓解患者痛苦。

(2)基础护理:护理人员要具有娴熟的技术和热情的态度,做好基础护理,解除患者躯体上的疼痛,满足生活需求。

(3)心理护理:库伯勒·罗斯博士临终心理理论认为,当一个人得知自己患了不治之症或疾病发展到晚期面临死亡时,其心理发展过程大致可分为否认、愤怒、协议、抑郁、接受五期,五期界限不很明显,不能孤立看待,要因势利导,综合分析,制定恰当的心理护理措施。

(4)社会支持:主要进行以下内容的社会支持。①居住环境:对于临终患者而言,安静舒适的环境是非常重要的。②与家人/朋友的关系:家属的精神痛苦会影响患者的情绪变化,使者症状加重,因此要协调好患者与家人/朋友的关系,促进家属

的心理适应。③社会关系:让朋友与照顾者常陪在患者身边;尊重患者需要的个人空间;鼓励患者保持正常的社交活动;帮助患者处理经济问题、子女教育问题,扩大其支持系统。④满足患者心愿:评估患者未完成的事情,将患者的愿望降低到能达到的水平,帮助患者完成最后的心愿;患者、家属、护理团队共同讨论治疗照护计划和临终阶段的相关事宜,包括是否放弃抢救、个人意愿、预先安排、书面遗嘱、指定决定权代理人、去世地点的愿望等,尽量协调相互关系,满足患者需要。

(5)死亡教育:通过教育,使更多的人掌握死亡相关知识,为处理自我之死、亲人之死做好心理准备,勇敢地正视生老病死的问题,并将这种认识转化为珍惜生命、珍爱健康的强大动力。认识到人生包括优生、优活、优死三大阶段,以便使人们能客观地面对死亡,有意识地提高人生之旅最后阶段的生命质量。

死亡教育的主要内容包括:①针对临终者的个性特点,逐步帮助临终者接受死亡的事实,理解生与死是人类自然生命历程的必然组成,是不可抗拒的自然规律,从而树立科学、合理、健康的死亡观。②死亡确实有肉体上的痛苦和精神上的焦虑、恐惧,这给自然的生命过程镀上了可怕的阴影。护理人员应经常与患者交谈,让其相信医护人员能使其摆脱临终的痛苦,保证临终阶段的舒适和尊严。③帮助临终者认识弥留之际生存的价值和意义,消除对死亡的恐惧、焦虑等心理现象,坦然面对,并为之做好必要的思想准备,让美好的希望和回忆充满最后阶段的生活。

(6)临终患者家属的关怀:临终关怀服务的对象除了患者以外,还包括患者的家属。护理人员应关注家属的身心变化,进行减轻哀伤辅导,帮助家属建立信心,适应生活、顺利度过丧亲的痛苦阶段。失去至亲以后一般家属会经历以下几个阶段:①接

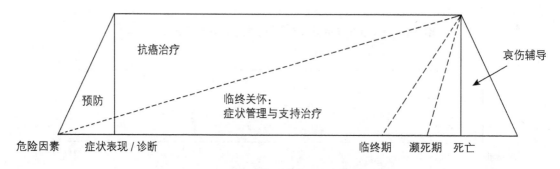

图8-12 抗癌治疗与临终关怀的分布关系

受死亡的事实;②经历悲伤的痛苦;③重新适应逝者不存在的环境;④将活力重新投注到其他关系上。

(六)临终关怀中的疼痛管理

晚期癌症患者的症状中疼痛占 85.5%,80%的晚期患者有两种以上的痛苦症状同时出现,且相互影响。

桑得斯在 20 世纪 60 年代早期第一次使用了"total pain"的概念,全方位疼痛,又名"整体性疼痛",强调晚期癌症疼痛是多方面因素的结果,包括:躯体的、心理的、社会的和精神的因素,并且 4 个因素间相互作用,因而可以说是复杂性疼痛。

护士在临终疼痛管理中发挥着至关重要的作用,护理内容如下。

1. 详细及全面的疼痛评估　使用痛尺,评估患者的疼痛程度。同时留意患者形容疼痛的情况,从患者的睡眠、表情、行为,甚至于患者的梦境中了解患者的疼痛。护士应耐心倾听患者的主诉,尊重患者的表达并相信患者。

2. 患者和家属的教育　护士要了解患者及其家属对疼痛管理的认识和误区,进行疼痛管理相关知识的宣教。

3. 躯体疼痛的处理　有学者指出,对临终患者来说,所有不必要的药物都可停用,只有镇静、镇痛、解痉药是必要的。美国护理学会指出,只要能控制患者感觉到的痛苦,无论采取什么样的药物,多大的剂量,采取何种给药途径,都是可以的。护士应帮助患者选择合适的疼痛控制方式,协调医生、患者及其家属,做到提前预防处理镇痛药物不良反应,要考虑使用疼痛控制的其他方法,特别是一些非药物疗法。

4. 心理性疼痛的缓解　美国一位临终关怀专家认为:"人在临死前精神上的痛苦大于肉体上的痛苦"。临终疼痛患者的心理学症状中,涉及焦虑和抑郁的最多。因此,一定要在控制和减轻患者机体上痛苦的同时,做好临终患者的心理关怀。首先,在处理心理性疼痛时,关键是与患者建立信任关系,如此,才能让临终者把他真正想说的话说出来,可以让临终者顺利转化心境,接受生命或好好地面对死亡。其次,要积极倾听患者主诉,这是缓解心理性疼痛的有效措施。最后,在处理心理性疼痛时,要尊重患者的个人意愿,允许患者按照自己的方式做事,很多护理操作也可以依照患者的要求进行。

5. 社会支持　社会性疼痛是与预期或实际的分离,或丢失有关的痛苦。临终患者常痛苦地意识到他们将要因死亡而和家属离别,护理人员应采取一些措施避免临终患者与亲友分离。

6. 寻找生命的意义　患者的痛苦往往受整体的感受所影响,心灵上的问题,很多时候都会加重患者对疼痛的感受。因此,作为护士,应陪伴在心灵困苦的患者身边,聆听他们的人生经历,帮助他们寻找人生意义,给予安慰和鼓励。

(赵继军　张伟英)

■ 参考文献

[1]　赵继军.疼痛护理学.2 版.北京:人民军医出版社,2009

[2]　宋文阁.实用临床疼痛学.郑州:河南科学技术出版社,2008

[3]　赵继军,崔静.护士在疼痛管理中的作用.中华护理杂志,2009,44(4):383-384

[4]　赵继军,宋莉娟.国外疼痛专科护士的培养与使用.中华护理杂志,2007,42(10):882-883

[5]　赵继军,陆小英,赵存凤,等.数字疼痛量表和描述疼痛量表的相关性研究和改进.现代护理,2002,8(9):657-661

[6]　Strassels SA, McNicol E, Suleman R. Postoperative pain management: A practical review, part 2. Am J Health Syst Pharm,2005,62:2 019-2 025

[7]　李柳芬.疼痛管理在术后疼痛控制中的作用.护士进修杂志,2008,23(6):565-566

[8]　郭向丽,周玲君,赵继军.术后疼痛控制目标的研究进展.护理学报,2009,16(6B):4-6

[9]　焦静,刘华平.患者相关癌痛控制障碍及影响因素的研究进展.中国护理管理,2008,8(11):23-25

[10]　张伟英,肖海霞,顾君君,等.疼痛规范管理对肺叶切除术患者术后早期疼痛控制效果的影响.解放军护理杂志,2009,26(22):12-13,18

[11]　马朋林,李秦,刘京涛,等.镇静-镇痛策略与机械通气患者 ICU 不适经历关系的多中心调查研究.解放军医学杂志,2008,33(8):957-959

[12]　梁芳果,丁红,王健.ICU 患者镇静治疗的新进展.实用医学杂志,2007,23(1):12-14

[13]　朱丽霞,高凤莉.癌痛控制的状况与分析.中华护理杂志,2005,40(3):226-228

[14]　熊根玉,孙小平,张达颖.疼痛规范管理的临床应用研究.护士进修杂志,2008,23(9):806-807

[15]　杜世正,徐燕,袁长蓉.非恶性疾病姑息护理研究和实践的进展.解放军护理杂志,2009,26(2B):43-44

第9章

社 区 护 理

第一节 基 本 概 念

一、健康的基本概念

健康是人类全面发展的基础。健康关系到个体的幸福、家庭的和睦、社会的和谐、民族的强盛。维护和促进健康是每一位公民的愿望,也是每一位公民义不容辞的责任。然而,伴随社会的发展,健康的标准也在不断地演变、完善。

(一)健康的定义

传统的生物医学模式认为:没有疾病就是健康;1948年,世界卫生组织(WHO)在其宪章上将健康定义为:健康不仅是没有疾病或虚弱,而是身体的、精神的健康和社会适应良好的总称;1990年,WHO在有关文件中对健康的定义又加以补充,将健康归纳为4个方面:躯体健康、心理健康、社会适应良好、道德健康。

由此可见,健康是一个相对的、动态的概念。随着时代的变迁、医学模式的转变,人们对健康的认识不断提高,健康的内涵不断地拓宽。从单纯的躯体健康,逐步扩展到心理健康、社会健康及道德健康,即理想的健康状况不仅仅是免于疾病的困扰,还要充满活力,与他人维持良好的社会关系,使之处于完全健全、美好的状态。

(二)影响健康的因素

人类的健康取决于多种因素的影响和制约,其主要影响因素可分为两大类,即环境因素和生物遗传因素。

1. 环境因素 环境是指围绕着人类空间及直接或间接地影响人类生活的各种自然因素和社会因素之总和。因此,人类环境包括自然环境和社会环境。

(1)自然环境:又称物质环境,是指围绕人类周围的客观物质世界,如水、空气、土壤及其他生物等。自然环境是人类生存的必要条件。在自然环境中,影响人类健康的因素主要有生物因素、物理因素和化学因素。

自然环境中的生物因素包括动物、植物及微生物。一些动物、植物及微生物为人类的生存提供了必要的保证,但另一些动物、植物及微生物却通过直接或间接的方式影响甚至危害人类的健康。

自然环境中的物理因素包括气流、气温、气压、噪声、电离辐射、电磁辐射等。在自然状况下,物理因素一般对人类无危害,但当某些物理因素的强度、剂量及作用于人体的时间超出一定限度时,会对人类健康造成危害。

自然环境中的化学因素包括天然的无机化学物质,人工合成的化学物质及动物和微生物体内的化学元素。一些化学元素是保证人类正常活动和健康的必要元素;一些化学元素及化学物质在正常接触和使用情况下对人体无害,但当它们的浓度、剂量及与人体接触的时间超出一定限度时,将对人体产生严重的危害。

(2)社会环境:又称非物质环境,是指人类在生产、生活和社会交往活动中相互间形成的生产关系、阶级关系和社会关系等。在社会环境中,有诸多的因素与人类健康有关,如社会制度、经济状况、人口状况、文化教育水平、生活方式和医疗卫生服务等,这些因素相互影响,直接或间接影响人类的健康,但对人类健康影响最大的两个因素是:生活行为、方式因素与医疗卫生服务因素。

行为是人类在其主观因素影响下产生的外部

活动,而生活方式是指人们在长期的民族习俗、规范和家庭影响下所形成的一系列生活意识及习惯,生活方式包括饮食方式、劳动方式、性生活方式、休闲方式等。随着社会的发展、人们健康观的转变以及人类疾病谱的改变,人类行为和生活方式对健康的影响越来越引起人们的重视。合理、卫生的行为和生活方式将促进、维护人类的健康,而不良的行为和生活方式将严重威胁人类的健康。不良的行为和生活方式对人民健康的影响日益严重,如吸烟、酗酒、吸毒、纵欲、赌博、滥用药物等。

医疗卫生服务是指促进及维护人类健康的各类医疗、卫生活动。它既包括医疗机构所提供的诊断、治疗服务,也包括卫生保健机构提供的各种预防保健服务。一个国家医疗卫生服务资源的拥有、分布及利用,对其人民的健康状况起重要作用。

2. 生物遗传因素　生物遗传因素是指人类在长期生物进化过程中所形成的遗传、成熟、老化及机体内部的复合因素。生物遗传因素直接影响人类健康,对人类诸多疾病的发生、发展及分布均具有重要的影响。

二、社区的基本概念

社区是人们生活的基本环境,是社区卫生服务的基本范围,是社区护士服务的基本场所。因此,社区直接或间接地影响着居民的健康。

(一)社区及其构成要素

根据有关记载,"社区"一词源于德文(gemein-schaft),后由德文译为英文,其基本含义为具有共性的团体。随着"社区"一词在全球的广泛应用,世界各国的学者根据"社区"一词在其国家的具体应用,从不同角度、不同层面解释"社区"的内涵。

德国学者汤尼斯(F. Tonnies)提出:社区是以家庭为基础的历史共同体,是血缘共同体和地缘共同体的结合。美国学者戈派革(Goeppinger)认为:社区是以地域为基础的实体,由正式和非正式的组织、机构和群体等社会系统组成,彼此依赖,行使社会功能。WHO也曾根据各国的情况提出:一个有代表性的社区,人口数为10万~30万,面积在5 000~50 000平方千米。

1. 社区定义　我国社会学家费孝通先生早在1933年就提出"社区"的概念,并根据我国的具体情况,将社区定义为:"社区是若干社会群体(家族、氏族)或社会组织(机关、团体)聚集在某一地域里

所形成的一个生活上相互关联的大集体"。

2. 构成社区的要素　社区是构成社会的基本单位,也可以被视为宏观社会的一个缩影。尽管社区的诸多定义不尽相同,但构成社区的基本要素应包括以下几方面。

(1)人群:一定数量的人群是构成社区的首要因素。

(2)地域:相对固定、共同的地理区域是构成社区的必备要素。

(3)生活服务设施:基本的生活服务设施一方面可以满足社区居民生活的基本需求,将居民稳定于社区;另一方面可以促进居民间的相互沟通、理解和联系。

(4)文化背景及生活方式:相似的文化背景和生活方式将增进居民间的共同语言,密切他们之间的联系。

(5)生活制度及管理机构:明确的生活制度及相应的管理机构将约束和规范社区居民的行为,维护社区秩序,促进社区和谐。

在这5个要素中,一定数量的人群和相对固定的地域是构成社区的最基本要素,是社区存在的基础。在此基础之上,满足居民生活需要的服务设施、特有的文化背景及生活习惯或生活方式、明确的生活制度及相应的管理机构是社区人群相互联系的纽带,是形成一个"生活上相互关联的大集体"的基础,是社区发展的保障。

(二)社区的基本功能

社区具有多种功能,但与社区卫生服务密切相关的功能主要有6种,即空间功能、联接功能、传播功能、社会化功能、控制功能和援助功能。

1. 空间功能　社区作为人们生活、工作或学习的基本环境,首先为人们提供了生存和发展的空间。没有这个空间,人们就无法生存、繁衍,更无法发展。因此,空间功能是社区的最基本、最主要的功能。

2. 联接功能　社区常被人们比喻为宏观社会的缩影,其主要原因是因为社区具有突出的联接功能。社区不仅为人们提供了空间,而且将不同种族、年龄、身份、文化背景的人群聚集在一起,并以各种方式将个人、家庭、商业、企业和事业机构等联接在一起,构成相关小社会。

3. 传播功能　社区人口密集,文化、知识、技术、信息等也非常密集,从而构成了文化源、知识源、技术源、信息源,为传播提供了条件。各种信息

在社区内外,以各种方式快速传播,为人们及社区本身的发展创造了基础。

4. 社会化功能　社区居民通过不断的学习、相互影响,形成社区特有的风土人情、人生观和价值观。

5. 控制功能　通过制定各项行为规范和相关规章制度,社区管理机构对居民的行为加以约束、控制,从而有效地维持社区秩序、保障社区的和谐和居民的安全。

6. 援助功能　无论是对妇女、儿童、老年人等特殊人群,还是对处于疾病、灾难或经济困难中的个体、家庭或弱势群体,社区具有提供帮助和支援的功能。

三、社区卫生服务的基本概念

社区卫生服务是医疗卫生工作的重要组成部分,是促进和维护人民健康的基本保障。

(一)社区卫生服务的定义、服务内容及对象

1. 社区卫生服务的定义　社区卫生服务是指社区内的卫生机构及相关部门根据社区内存在的主要卫生问题,合理使用社区的资源和适宜技术,主动为社区居民提供的基本卫生服务。社区卫生服务是以人群健康为中心、家庭为单位、社区为范围、需求为导向,以妇女、儿童、老年人、慢性病病人、残疾人等为重点,以解决社区主要卫生问题、满足基本卫生服务需求为目的,融预防、医疗、保健、康复、健康教育、计划生育技术服务等为一体,有效、经济、方便、综合、连续的基层卫生服务。

2. 社区卫生服务的对象　社区卫生服务面向整个社区,其服务对象为社区的全体居民。

(1)健康人群:是社区卫生服务的主要对象之一,由各个年龄段的健康人群组成。

(2)亚健康人群:亚健康是介于健康和疾病之间的中间状态。所谓的亚健康人群是指那些没有任何疾病或明显的疾病,但呈现出机体活力、反应能力及适应能力下降的人群。据有关调查表明:亚健康人群约占总人口的60%,故亚健康人群应成为社区卫生服务的重点对象。

(3)高危人群:高危人群是指目前尚处于健康状态,但本身暴露于某些致病因素中的人群。致病因素包括生物遗传、环境及生活行为和习惯等因素,如家族遗传病史、不良生活习惯等。

(4)重点保健人群:是指由于各种原因需要得到特殊保健的人群,如妇女、儿童、老年人等。

(5)患病人群:是由患有各种疾病的病人组成,包括患常见病、慢性病的病人。目前,居家的病人是社区卫生服务的重要对象之一。

3. 社区卫生服务的工作内容　社区卫生服务的主要特点之一是"六位一体"的综合服务内容,即社区卫生服务融预防、医疗、保健、康复、健康教育、计划生育技术服务等为一体。

(1)预防服务:从个人、家庭和社区3个层次,根据不同特点和需求,提供三级预防服务。

①第一级预防(primary prevention):又称病因预防或发病前期预防。即通过采取各种措施,控制或消除致病因素对健康人群的危害,以达到防止疾病发生的目的。

②第二级预防(secondary prevention):又称临床前期预防或发病期预防。即在疾病的临床前期,通过早期发现、早期诊断、早期治疗,从而使疾病得到有效的控制或治愈,以达到防止疾病进一步发展的目的。

③第三级预防(tertiary prevention):又称临床预防或发病后期预防。即通过对病人采取及时、有效的治疗,防止疾病的进一步恶化,以达到预防并发症和病残的目的。

(2)医疗服务:提供有效、经济、方便的基本医疗服务是社区卫生服务中的一项内容。社区基本医疗服务主要包括:①常见病、多发病的诊断和治疗;②急重症、疑难病症的紧急救护、转诊;③恢复期病人的继续治疗。

(3)保健服务:即为社区重点保健人群提供综合性、连续性的保健服务。社区保健服务主要包括:①妇女围婚、围生及围绝经期的保健服务;②新生儿、婴幼儿、学龄前、学龄期、青少年的保健服务;③老年保健服务。

(4)康复服务:在有关机构的专业指导下,利用社区资源,组织康复对象及其家属开展医疗康复,以减少、减轻残障。社区康复服务主要包括慢性病病人的康复和残疾人的康复。

(5)健康教育:是社区卫生服务的主要方式之一,社区的预防、保健、医疗、康复及计划生育服务均需通过健康教育提高其服务效率。

(6)计划生育技术服务:计划生育是我国国策,是社区卫生服务的重要内容之一。社区计划生育技术服务主要包括:①国家人口与计划生育基本政策的宣传;②计划生育技术的咨询和指导;③避孕药具的发放与管理。

(二)社区卫生服务的特点

社区卫生服务不同于医院的医疗服务。作为基本卫生服务,社区卫生服务以公益性、主动性、广泛性、综合性、连续性、可及性为主要特点。

1. **公益性** 社区卫生服务除基本医疗服务外,康复等服务也属于社区卫生服务的范围。

2. **主动性** 社区卫生服务人员应主动深入社区、走进家庭,提供以家庭为单位的综合卫生服务,以满足社区居民的健康需求。

3. **广泛性** 社区卫生服务面向社区全体居民,包括健康人群、亚健康人群及患病的病人。

4. **综合性** 社区卫生服务的内容不仅包括基本医疗服务,还包括疾病预防、人群保健、康复、健康教育和计划生育指导等服务。

5. **连续性** 社区卫生服务的内容和对象决定了其服务的连续性。自生命尚未诞生至生命结束,社区卫生服务人员将针对社区居民生命周期各阶段的特点和需求,提供相应的预防、保健、医疗和康复等服务。

6. **可及性** 社区卫生服务从时间、地点和价格等方面确保社区居民不仅使用方便且能够承担得起。

四、社区护理的基本概念

社区护理是社区卫生服务的重要组成部分,社区护士在确保社区卫生服务质量、提高社区卫生服务效益中发挥着重要的作用。

(一)社区护理的定义与工作内容

1. **社区护理定义** 社区护理是将公共卫生学及护理学理论相结合,用以促进和维护社区人群健康的一门综合学科。社区护理以健康为中心,以社区人群为对象,以促进和维护社区人群健康为目标。

公共卫生学是一门预防疾病、延长寿命、促进身心健康和提高工作效率的科学和艺术。通过有组织的社会力量,预防疾病、延长寿命,是公共卫生学的主要目的。护理学是医学领域里一门综合性应用科学,它结合了自然科学与社会科学的理论,形成了护理的理论体系与护理技术操作。护理是发现和处理人类现存或潜在的健康问题的过程。随着护理模式的转变,护理学的范围也在逐步拓宽,从疾病的护理扩展至疾病的预防;但其侧重点仍是依赖于护理人员的力量,帮助病人恢复健康、减少残障。

社区护理将护理学理论和公共卫生学理论有效结合,不仅面向患病人群,还面向健康人群;不仅通过组织的社会力量,提供预防疾病的服务,更依赖于护理人员的力量,提供恢复健康的服务。

2. **社区护理服务的内容** 在我国,社区护理服务是社区卫生服务的重要组成部分。根据社区卫生服务的"六位一体"内容,社区护士将配合社区的全科医师、预防保健人员、康复人员等其他专业人员,重点开展以下 5 个方面的社区护理服务。

(1)社区保健护理:社区护士将针对社区居民的特点和需求,特别是妇女、儿童、老年人,提供相应的保健护理服务,如妇女围生期和围绝经期的保健、儿童免疫规划的实施、老年保健等护理服务,以减少各种健康问题的发生,促进健康。

(2)社区慢性疾病、传染病、精神病病人的护理和管理:社区护士将对居家的慢性疾病、传染病和精神病病人提供医疗护理和管理服务,同时指导其家属、照顾者正确地护理和照顾病人、并做好相应地消毒、隔离和保护易感人群的工作,在控制疾病的基础上,促进健康的恢复。

(3)社区康复护理:社区护士将向社区的残疾人群提供相应的康复护理服务,以帮助他们尽可能降低残障程度,重返社会。

(4)社区急、重症病人的急救与转诊服务:社区护士将向社区的急、重症病人提供院前救护和转诊服务,以确保他们被及时、平安地送至相应的医疗机构。

(5)社区临终护理:社区护士将向居家的临终病人提供临终关怀护理服务,以减轻临终病人的身心痛苦,维护其尊严,改善其生活质量,使临终病人平静、舒适地度过人生的最后阶段,同时为临终病人的家属提供心理、精神支持,确保家属安全度过居丧期。

(二)社区护理服务的特点

1. **社区护理是护理领域的一个分支** 作为一门综合学科,社区护理在将护理学和公共卫生学基本理论和知识有机结合的基础上,拓展、丰富了护理学内涵,从而延伸了护理学的领域。

2. **社区护理以人群健康为中心** 社区护理以社区人群为服务对象,以促进和维护人群健康为主要目标。

3. **社区护士具有高度的自主性** 在社区护理过程中,社区护士往往独自深入家庭进行各种护理,故要求社区护士具备较强的独立工作能力和高度的自主性。

4. 社区护士必须和其他相关人员密切合作 社区护士在工作中不仅仅要与社区其他医疗、卫生、保健人员密切合作,鼓励社区卫生服务对象的参与,还要与社区居民、社区管理人员密切配合。

(三)社区护理的发展过程

社区护理起源于西方国家,追溯其发展过程,可划分为4个主要阶段,即:家庭护理阶段、地段护理阶段、公共卫生护理阶段和社区卫生护理阶段(表9-1)。

1. 家庭护理阶段 早在19世纪中期以前,由于卫生服务资源的匮乏、医疗水平的局限及护理专业的空白,多数病人均在家中休养,由家庭主妇看护、照顾。在这些家庭主妇中,绝大多数既没有文化,也没有受过任何看护训练,她们只能给予病人一些基本的生活照顾。然而正是这种简单、基础的家庭护理,为早期护理和社区护理的诞生奠定了基础。

2. 地段护理阶段 地段护理源于英国。早在1859年,英国利物浦(Liverpool)的企业家若斯蓬(William Rathbone)先生因其患病的妻子在家得到一位护士的精心护理,而深感地段护理之重要并致力于地段护理的发展。于是,在19世纪中期到19世纪末期的50年间,英国、美国为了使贫病交加人群能享受到基本的护理服务,从而改善贫困人群的健康状况,陆续开设了地段护理服务。地段护理在英、美两国主要侧重于对居家贫困病人的护理,包括指导家属对病人进行护理。从事地段护理的人员多数为志愿者,少数为护士。

3. 公共卫生护理阶段 公共卫生护理源于美国。早在1893年,美国护士伍德(Lillian Wald)女士在纽约亨利街区(Henry Street)开设了地段护理。随着其服务对象和服务内容的逐步拓宽,伍德女士称之为公共卫生护理。公共卫生护理将地段护理的服务对象由贫困病人,扩大至地段居民;将服务内容由单纯的医疗护理,扩展至预防保健服务。在从事公共卫生护理人员中,绝大多数为公共卫生护士,少数为志愿者。

4. 社区护理阶段 进入20世纪70年代后,世界各国越来越多的护士以社区为范围,以健康促进、疾病防治为目标,提供医疗护理和公共卫生护理服务。于是,从20世纪70年代中期开始,美国护理协会将这种融医疗护理和公共卫生护理为一体的服务称之为社区护理,将从事社区护理的人员称之为社区护士。1978年,世界卫生组织给予肯定并加以补充,要求社区护理成为社区居民"可接近的、可接受的、可负担得起的"卫生服务。从此社区护理以不同的方式在世界各国迅速地发展起来,社区护士的队伍也在世界各国从质量和数量上逐步地壮大起来。

(四)社区护士的角色与能力要求

社区护士是指在社区卫生服务机构及其他有关医疗机构从事社区护理工作的护理专业人员。社区护士是社区卫生服务的主要提供者,是社区居民健康的维护和促进者。

1. 社区护士的角色

(1)照顾者:社区护士将以照顾者的角色服务于社区居民,向社区居民提供各种照顾,包括生活照顾及医疗照顾。

(2)教导者:对社区居民的教育与指导,将贯穿于社区护理服务的始终。因此,社区护士将以教导者的角色向社区居民提供各种教育、指导服务,包括健康人群和亚健康人群的教育、病人教育及病人家属的指导。

(3)咨询者:社区护士还将以咨询者的角色向社区居民提供有关卫生保健及疾病防治咨询服务,解答居民的疑问和难题,成为社区居民的健康顾问。

(4)管理者:社区护士根据社区的具体情况及居民的需求,设计、组织各种有益于健康促进和健

表9-1 社区护理的发展过程

阶段	护理对象	护理类型	护理内容
家庭护理	贫困病人	以个体为导向	医疗护理
地段护理	贫困病人	以个体为导向	医疗护理
公共卫生护理	有需求的民众	以家庭为导向	医疗护理及预防保健
社区护理	社区居民	以人群为导向	健康促进及疾病预防

选自:刘建芬. 社区护理学. 2版. 北京:中国协和医科大学出版社,2010

康维护的活动。

（5）协调者：社区护理服务的特点之一是鼓励各类相关人员的参与。因此，社区护士将协调社区内各类人群的关系，包括社区卫生服务机构内各类卫生服务人员的关系、卫生服务人员与居民或社区管理者的关系等。

（6）研究者：社区护士不仅要向社区居民提供各种卫生保健服务，同时还要注意观察、探讨、研究与护理及社区护理相关的问题，为护理学科的发展及社区护理的不断完善提供依据。

2. 社区护士的能力 社区护理的工作范围、社区护士的职责和角色对社区护士的能力提出了更高的要求，要求社区护士不仅要具备一般护士所应具备的护理基本能力，还要特别加强以下几种能力的培养。

（1）人际交往能力：社区护理工作既需要其合作者的支持、协助，又需要其护理对象及家属的理解、配合。社区护士的主要合作者包括社区内其他卫生专业人员，如全科医师；社区的管理人员，如街道、居委会的工作人员；社区护理的对象，即社区的全体居民，如病人、家属、健康人群。面对这些不同年龄、家庭、文化及社会背景的合作者和护理对象，社区护士必须掌握社会学、心理学及人际沟通技巧方面的知识，具备在不同的场合、面对不同的服务对象进行有效沟通的能力，更好地开展社区护理工作。

（2）综合护理能力：主要包括各专科护理技能及中西医结合的护理技能。根据社区护理的定义及社区护士的主要职责，社区护士即是全科护士，他们将面对各种病人和残疾者，如外科术后的病人、卒中恢复期的病人、精神病病人或临终病人等。因此，社区护士必须具备各专科护理技能及中西医结合的护理技能，才能满足社区人群的需求。

（3）独立解决问题能力：社区护士多处于独立工作状态，往往需要独立地进行各种护理操作、运用护理程序、开展健康教育、进行咨询或指导。此外，无论是在社区服务中心（站）还是病人的家里，其护理条件及设备均不如综合医疗机构，这就要求社区护士具备较高的解决问题或应变的能力。因此，具有独立判断、解决问题或应变能力，对社区护理人员是非常重要的。

（4）预见能力：主要应用于预防性的服务，而预防性服务是社区护士的主要职责之一。在实际工作中，社区护士不仅要运用顺向思维，还要运用逆向思维。所谓的顺向思维，即针对已发生的问题，找出解决的方法并实施；而逆向思维则是在问题发生之前找出可能导致问题发生的潜在因素，从而提前采取措施，避免或减少问题的发生。社区护士应有能力预见在治疗和护理中可能发生的变化，疾病或残疾将给家庭带来的直接与间接影响，以及社区内可发生的健康问题，以便提前采取措施，防患于未然。

（5）组织、管理能力：组织、管理者是社区护士的另一个重要角色。社区护士一方面要向社区居民提供直接的护理服务；另一方面还要调动社区的一切积极因素，大力开展各种形式的健康促进活动。社区护士有时要负责人员、物资和各种活动的安排，有时要组织本社区有同类兴趣或问题的机构人员学习，如老人院中服务员的培训或餐厅人员消毒餐具的指导，这些均需要一定的组织、管理能力。

（6）调研、科研能力：社区护士不仅担负着向社区居民提供社区护理服务的职责，同时也肩负着发展社区护理、完善护理学科的重任。因此，社区护士首先应不断地充实自己的理论知识，提高自己的业务水平。其次，社区护士应掌握科研的基本知识，能独立或与他人共同进行社区护理科研活动。在社区护理实践中，善于总结经验，提出新的观点，探索适合我国国情的社区护理模式，推动我国社区护理事业的发展。

（7）自我防护能力：社区护士的自我防护能力主要体现于3个方面，即自我法律保护能力、职业防护能力及人身防护能力。首先，社区护士应提高自我法律保护意识，在提供社区护理服务中，严格执行各项规章制度，特别是在服务对象家庭中提供医疗护理服务时，应注意维护服务对象的合法权益，认真履行护理人员的职责，避免引起不必要的纠纷；其次，社区护士应提高职业防护意识，严格执行无菌操作原则，消毒、隔离制度及医疗废弃物处理原则，防止因工作疏忽而引起交叉感染，损害服务对象及自身健康；最后，社区护士应提高自我人身安全防护的意识，在深入社区或进行家庭访视过程中，避免携带贵重物品或过多现金，冷静应对各种突发事件。

五、社区重点人群保健

重点人群亦称特殊人群，是指具有特殊生理、心理特点或处于一定的特殊环境中容易受到各种有害因素作用、患病率较高的人群。妇女因其特殊的生理特点、生理周期和生育功能,在特定时期较之男性具有更多的健康危险因素;儿童和老年人则因其特殊的生理、心理特点较成年人更易患病和死亡,故妇女、儿童和老年人成为社区卫生服务的重点保健人群。

(一)社区妇女儿童保健

妇女保健是针对妇女生理和生殖的特点,以预防为主、保健为中心,维护和促进妇女身心健康为目的,开展以保障生殖健康为核心的保健工作。

儿童保健是研究儿童生长发育的规律及其影响因素,采取有效措施,预防儿童疾病、促进健康的一门学科。

妇女和儿童人口数量众多,约占人口总数的2/3。社区作为他们生活的基本环境,社区护士肩负着保护和促进妇女、儿童健康的重任。

1. 社区妇女和儿童保健的内容

(1)社区妇女保健的内容:社区妇女保健的主要内容是针对妇女围婚期、围生期和围绝经期的生理、心理的特点及需求,提供相应的预防保健服务。详细内容参见妇产科护理指南。

(2)社区儿童保健的内容:社区儿童保健的主要内容是在新生儿、婴幼儿、学龄前期、学龄期和青少年期,针对各阶段儿童生理、心理的特点及需求,提供相应的预防保健服务。详细内容参见儿科护理指南。

2. 社区妇女和儿童的主要保健措施

(1)积极开展社区妇女、儿童的健康调查,掌握社区妇女、儿童的人口数量、年龄结构、健康状况、主要健康问题及其危险因素。

(2)大力开展健康教育,普及健康知识,提高健康意识,培养良好的生活习惯和方式。

(3)主动提供有针对性的妇女和儿童保健服务,如健康咨询、计划生育技术指导、免疫规划的实施等,有效预防各种常见健康问题和疾病。

(二)社区老年保健

老年保健是指在平等享用卫生资源的基础上,充分利用现有资源,使老年人得到基本的医疗、康复、保健和护理等服务,以维持和促进老年人的健康。

1. 社区老年保健的对象 社区老年保健以社区全体老年人为对象,包括健康的老年人和患病的老年人,但重点保健服务对象为以下五类人群。

(1)高龄老年人:高龄老年人一般是指75岁以上的老年人,即老老年人和非常老的老年人。随着人均寿命的逐渐增长,高龄老年人在老年人群中的比例不断扩大;随着衰老进程的不断加重,高龄老年人的体质更加脆弱;因此,高龄老年人更需要社区保健服务。

(2)独居老年人:独居老年人是指老年人因没有子女或不与子女共同居住的老年人。随着独生子女比例的扩大、养老观念的转变,独居老年人在老年人群中的比例也在逐渐扩大。由于交通等各种不便,他们将更依赖于社区老年保健服务。

(3)疾病恢复期老年人:疾病恢复期老年人包括急、重症恢复期的老年人及需要继续或长期治疗的老年人。这类人群疾病尚未完全治愈,身体状况相对较差,往往渴望社区的指导、教育及帮助。

(4)丧偶老年人:丧偶老年人一般可能独居或与子女共同居住。随年龄的增长,丧偶老年人的比例不断增加。这类人群往往由于孤独等心理问题引发各种躯体健康问题,社区应针对他们的特点和需求提供相应、及时的保健服务。

(5)精神障碍老年人:精神障碍老年人主要是指老年性痴呆的病人。由于生活自理能力的逐渐丧失、生活规律的紊乱,他们更需要社区的特殊关注、帮助和支持。

2. 社区老年保健的内容 针对老年人生理、心理及社会环境的特殊性,老年人健康促进与维护主要通过老年人的自我保健、家庭保健及社区保健共同实现。

(1)自我保健:自我保健是指个人、家庭、邻居、亲友和同事自发的卫生活动,并做出与卫生有关的决定。老年人自我保健主要是指老年人自身提高自我观察、预防、护理及急救的意识和基本技能,从而达到预防疾病、促进和维护健康的目的。

①自我观察:老年人应注意自身情况的变化,特别是生命体征的变化,如体温、脉搏、血压等;患慢性疾病的老年人还应密切观察自身病情的变化,如疼痛的部位、性质的改变等,以防延误病情。

②自我预防:老年人应自觉地建立合理的饮食、休息及锻炼等生活方式,保持良好的心理状态,同时应定期进行体格检查。

③自我护理:老年人应具备基本的自我照顾、自我调节及自我保护能力。患慢性疾病的老年人还应掌握基本的自我治疗、护理能力,如安全用药、自我注射胰岛素等。

④自我急救:老年人应熟知急救电话号码;外出时应随时携带自制急救卡,包括姓名、血型、主要

疾病的诊断、定点医院、联系电话等信息,患有心血管疾病的老年人还应随时携带急救盒,备有硝酸甘油等药物。

(2)家庭保健:家庭保健是指以家庭为单位,以促进家庭及其成员达到最高水平的健康为目的的卫生保健实践活动。

家庭是老年人生活的基本环境、是感情的主要依托,老年人健康的促进和维护与家庭密切相连。因此,家庭成员应针对老年人的特点和需求,关心、理解老年人,为老年人营造安全、健康的生活环境。

(3)社区保健:社区保健是指社区卫生服务机构针对社区各类居民的生理、心理特点及需求,提供相应的保健服务,以促进和维护社区人群的健康。

社区保健服务是社区卫生服务的重点内容之一,老年人又是社区保健服务的重点人群。因此,针对老年人的生理、心理的特点和需求,提供相应的保健服务是社区卫生服务机构的主要工作。

3. 社区老年保健的原则　社区是老年人生活的基本环境。随着独生子女家庭的不断普及,家庭养老功能逐渐减弱,老年人的保健与照顾越来越多地依赖于社区。保健是社区卫生服务的重要内容之一,老年人群又属于特殊人群,因此,无论是老年人对社区的需求,还是社区卫生服务的职责和功能,社区老年保健均是社区义不容辞的责任。做好社区老年保健服务工作,是增强老年人自我保健意识,改善老年人健康状况,提高老年人生活质量的有效手段。在提供社区老年保健服务时,应遵循下列原则:

(1)以促进和维护老年人健康为目标:社区老年保健应以最大限度地延长老年人的健康时段及独立自理生活时间、缩短老年人患病时段及依赖他人生活时间为目标。

(2)以社区老年人群为对象:社区老年保健服务应以社区整体老年人群为对象,包括健康老年人、患慢性病的老年人和残疾的老年人等。

(3)提供综合性服务:社区老年保健服务应针对老年人的特点和需求,从生理、心理及社会适应3个层次,提供预防、护理、康复、协调等综合性服务。

(4)充分发挥个体和家庭的作用:社区老年保健应以家庭为单位,在充分调动家庭成员积极性的基础上,帮助老年人掌握自我保健的知识、具备自我保健的能力。

六、社区慢性疾病病人的护理与管理

慢性疾病已逐渐成为威胁人类健康的主要疾病。慢性疾病不仅给病人的生理、心理、社会功能带来不同程度的影响,还给病人家庭、社会带来沉重的经济负担。因此,社区护士对慢性疾病病人的有效护理与管理将对改善病人生活质量、减轻家庭和社会负担发挥积极的作用。

(一)慢性疾病的定义及其特征

1. 慢性疾病的定义　慢性疾病全称慢性非传染性疾病,是一类起病隐匿、病程长、病情迁延不愈、病因复杂且尚未完全被确诊疾病的总称。

2. 慢性疾病的特征

(1)病因复杂:慢性疾病的发病原因复杂,往往由多种复杂的因素相互影响而导致。

(2)发病初期症状和体征不明显:一般慢性疾病在发病初期症状和体征不明显,不易被病人及时发现,从而延误治疗。

(3)具有不可逆转的病理变化:慢性疾病一般具有不可逆的病理变化,因而不能被治愈。

(4)需要长期的治疗和护理:慢性疾病由于不能被治愈,故需要长期治疗和护理。

(二)常见慢性疾病的危险因素

1. 生物遗传因素　许多慢性疾病均与生物遗传因素有密切联系,如高血压、糖尿病均有家族聚集性。

2. 行为因素　慢性疾病的发生、发展与行为和生活方式密切相关,如高钠、高胆固醇饮食习惯和缺乏运动的生活方式往往与心血管疾病的发生和发展有关。

3. 环境因素　无论是自然环境还是社会环境均与慢性疾病有关,如环境污染、文化背景等。

4. 精神心理因素　长期精神紧张、压抑、郁闷等也可导致慢性疾病的发生和发展。

(三)社区慢性疾病病人的护理与管理原则

1. 充分调动病人及其家属的积极性　慢性疾病的治疗、护理和管理是一项长期的工作,将从病人发病起伴随其一生。因此,社区护士对慢性疾病病人的护理和管理必须依赖病人本人及其家属和照顾者。社区护士一方面应帮助病人、家属、照顾者充分了解疾病的相关知识,重视疾病的治疗、病人的护理和管理,以积极的态度应对疾病;另一方面应耐心帮助病人、家属、照顾者掌握正确自我管理、家庭护理的基本知识和技能。

2. 合理调节病人的日常生活习惯和方式 随着慢性疾病的发生和发展,社区护士应帮助病人合理调节生活习惯和方式,建立有益于治疗疾病、控制疾病的日常生活方式和习惯。如糖尿病病人,社区护士应指导他们如何建立合理饮食、适当运动的生活方式。

3. 注重病人心态的调整 慢性疾病病人的精神和心理状态对其疾病的发展与控制具有重要的作用。社区护士应关注病人的精神心理状态,帮助他们正确对待疾病,消除或减轻心理压力。

4. 鼓励病人坚持科学的治疗 定期检查、长期治疗是控制慢性疾病发展的重要措施,然而这却会导致病人产生厌烦心理。一些病人会逐渐放松监测、检查;一些病人会间断治疗,甚至停止治疗;一些病人听信虚假广告宣传采纳不科学的治疗方法。社区护士应掌握病人的就医行为,鼓励、监督病人定期监测、检查,坚持科学的治疗。

第二节 社区护理的相关理论

一、家庭理论

家庭是人们赖以生存的环境,是社区卫生服务的基本单位。家庭不仅影响着每一位成员的健康状态,还影响着健康的恢复和疾病的发展。

(一)家庭的概念

家庭是人类生活中最重要的一种组织形式,个人的生存、种族的繁衍、社会的安定,无一不以家庭为依归。不同的社会制度、宗教信仰、文化背景,赋予家庭不同的内涵。

一些学者认为:家庭是一种初级的社会文化系统,是由两人或两人以上,因婚姻、血缘或收养关系而组成的一种团体,是父母、子女共同生活、彼此依赖的处所。其成员之间在情感及躯体上有法定关系,彼此享有共同的时间、空间与财产等资源。

社会学家对家庭所持的观点是:家庭是由两个或两个以上人员通过婚姻、血缘或收养关系组成的社会基本单位,他们共同居住在一起,成员因子女的诞生(或收养)而增加。家庭成员彼此相互沟通与互动,分别扮演家庭中的社会角色如父、母、子、女等,分享同一文化和某些独有的家族特征。

婚姻、血缘和经济供养是构成家庭的 3 个基本要素,是维护家庭稳定的三大支柱。

(二)健康家庭的特征

1. 良好的沟通 家庭成员之间以开放坦诚的沟通方式表达意愿,分享彼此的感觉、理想、价值观,相互关心。

2. 良好的生活方式 为成员创建安全的居家环境,安排合理的营养、休闲环境、运动方案,保持平衡的心态。

3. 增进成员成长 家庭为其成员提供教育、支持和足够的空间,满足成员生理、心理、社会和人文的需要,维持良好的功能,提供成长的机会。

4. 适时调整角色 家庭成员的角色不是固定不变的,当家庭发生变故或情况有变化,对角色分工就需要家庭成员共同商讨并做适当调整。

5. 正视问题 家庭在不同的发展阶段,会有不同的发展任务,出现不同的问题。家庭成员应积极面对,负起责任,解决、处理争议或问题,妥善化解矛盾或冲突,及时寻求社区资源,运用社区资源满足家庭成员的需要。

6. 与社区保持联系 经常与社区沟通,不与社区脱节,关心社区的发展。

(三)家庭的类型

1. 核心家庭 由夫妇和未婚子女或收养子女组成的家庭。在我国,核心家庭已成为主要的家庭类型。此类家庭的特点是人数少、结构简单,家庭内只有一个权力和活动中心,家庭成员间容易沟通、相处。

2. 传统家庭 由血缘、婚姻或收养关系组成并生活在一起的一组人,包括父母、子女、夫妇一方或双方的父母、兄弟姊妹。在我国,传统家庭曾是主要家庭类型,随着社会的发展,传统家庭的数量逐渐减少。此类家庭的特点是人数多、结构复杂,家庭内存在一个主要的权力和活动中心,几个权力和活动的次中心。

3. 单亲家庭 是指由离异、丧偶或未婚的单身父、母及其子女或领养子女组成的家庭。此类家庭的特点是人数少、结构简单,家庭内只有一个权力和活动中心。

4. 重组家庭 是指夫妻双方至少有一人已经历过一次婚姻,并可有一个或多个前次婚姻的子女及夫妻重组后的共同子女。重组家庭的特点是人数相对较多、结构复杂。

5. **无子女家庭**　指因各种原因无孕育子女的家庭,其中包括丁克家庭。丁克家庭指夫妇双方均有收入,但不打算生育子女。其家庭特点是人数少、结构简单。

(四)家庭的功能及其对健康的影响

1. **家庭的功能**　每一家庭都有其功能,以满足家庭成员不同的需求,并使家庭成员的行为符合社会的期望。家庭功能主要包括情感、社会化、生殖、经济及健康照顾等 5 项功能。

(1)情感功能:情感是维系家庭的重要基础。家庭成员间情感的需要包括建立自尊、道德观及营造一个情爱的环境。家庭成员之间通过彼此相互理解、关心和情感支持,缓解或消除社会生活带来的烦恼、压力,从而维持均衡、和谐的心理状态,使每个成员体会到家庭的归属感和安全感。

(2)社会化功能:家庭是孩子接受教育的第一课堂,有帮助年幼成员从“生物人”逐步向“社会人”转化的功能。家庭为子女传递文化,提供社会教育,帮助完成社会化过程,并根据社会标准管制成员的行为表现。其他成员在家庭为其提供的环境中学习语言、知识,学会遵守社会道德行为规范,明辨是非。社会同时也为家庭提供法律法规保障:承认夫妻身份,保障婚姻关系,维护家庭利益,使家庭在良好的社会环境里发展生活功能。

(3)生殖功能:家庭的主要功能之一是生养子女,传宗接代,维持人的延续,这是生物世代延续的本能及需要。近年来,一些家庭对生育子女的看法和态度已发生了改变,少生或不生孩子的家庭逐年增多(如丁克家庭),淡化了后代的繁衍和家庭的生殖功能。

(4)经济功能:家庭的功能之一是经营生活,为其成员提供物质、文化方面的供应,满足衣、食、住、行、娱乐、教育等各方面的生活需要。

(5)健康照顾功能:促进和维护成员的健康是家庭的基本功能。家庭不仅有保护、促进成员健康的功能,还有提供各种照顾和支持的功能,即在有人生病时提供心理支持、营养、运动、护理等照顾。

2. **家庭对健康的影响**　家庭作为其成员的亲密社会环境,是其健康观念、情感支持和健康相关行为的根本来源。因此,家庭对每一位成员健康和疾病的影响远远超过其他任何社会关系的影响。

(1)遗传:生物遗传是影响人类健康与疾病的重要因素之一。人的身高、体形、性格、心理状态等均受遗传因素的影响。一些疾病如高血压、冠心病、糖尿病、乳腺癌等,也与遗传因素有密切的关系。

(2)生长发育:作为儿童生长的基本环境,家庭的喂养、教育、行为培养等方式,可直接或间接地影响着儿童生理、心理的健康及生长发育。

(3)疾病发生与发展:家庭的健康观念、防病意识、就医和遵医行为、生活方式和卫生习惯,直接影响疾病在家庭中的发生和传播。家庭成员共同生活在一起,通常摄入相似的饮食,因此热量、盐、胆固醇等摄入也相似;不均衡的膳食、缺乏运动、吸烟等不利健康的危险行为又可以在家庭成员间相互影响,使得有些疾病表现出家庭的聚集性。

(4)疾病恢复:家庭中某一成员患病后,其他成员对其重视、关心、照顾及经济支持的程度,对该成员身体康复或病情加重将产生影响。

(五)家庭的发展周期

家庭与个人一样,有其生活周期和发展阶段。多数家庭的建立始于夫妇婚姻关系的正式建立,随着子女的增加而逐步扩大。在家庭存在的过程中,经历着不同的发展阶段,每个发展阶段,又有不同的任务和健康需求。根据杜瓦尔(Duvall)理论,家庭有 8 个生活阶段。

1. **新婚家庭**　从结婚到第一个孩子出生之前,家庭处于新婚阶段。其主要任务是夫妻双方相互适应,与双方家庭成员建立新的人际关系,协调性生活,决定是否生育孩子。

2. **有婴幼儿的家庭**　第一个孩子出生至孩子 2~3 岁。伴随孩子的出生和生长,家庭的主要任务是适应父母角色,应对养育孩子带来的生活、经济及心理压力,协调家庭因成员增加而发生的冲突。

3. **有学龄前儿童的家庭**　第一个孩子 3~6 岁。此阶段家庭的主要任务是抚育孩子,增强养育孩子的能力,关注孩子的身心发展,使孩子社会化。

4. **有学龄儿童的家庭**　第一个孩子 6~13 岁。家庭处于适应学龄期阶段,其主要任务是教育孩子,帮助孩子逐步适应学校的学习、管理和生活,协助其发展同伴关系;防止意外事故发生,预防传染病。

5. **有青少年的家庭**　第一个孩子 13~20 岁。家庭的主要任务是教育、培养孩子有责任感,使孩子在自由和责任之间平衡;加强与孩子的沟通;针对青少年生理和心理发育的特点,进行性教育。

6. **有子女离家的家庭**　已有孩子离开家庭走向社会。家庭的主要任务是在继续向孩子提供支持的同时,适应孩子离开家庭的变化,调试婚姻。

7. 空巢家庭 从所有孩子离开家庭到夫和(或)妻退休。家庭的主要任务是巩固婚姻关系,适应夫妻二人生活,培养休闲活动的兴趣;逐步适应因增龄导致的生理退化、孤独及病痛;计划退休后的生活。

8. 老年家庭 指夫妻退休到配偶死亡的家庭。其主要任务是适应因收入减少而发生的经济变化;适应退休后的角色与生活;适应健康状况的衰退;应对疾病、丧偶、死亡等多种变化。

杜瓦尔划分的家庭生活的 8 个阶段,适用于绝大多数家庭,但也有例外,如没有孩子的家庭,会从第一阶段直接过渡到第七阶段。

(六)家系图的内涵及制作原则

家系图是将与一个家庭有关的信息用图形和线条连接,是社区保健人员常使用的工具,包括家庭人员构成、关系、家族的遗传背景、现有家庭成员患病情况、居住状况等信息。家系图可以显示出某一家庭中常见的健康问题在该家庭连续几代人中发展的趋势,为其后代是否有可能出现这些健康问题给予提示,如恶性肿瘤、心脏病或糖尿病在家族中发病率的图谱,提醒家族中的每个人密切关注有关的危险因素。

1. 家系图的设计 绘制家系图的目的是显示家庭成员基本情况和潜在健康问题的真实概况。绘制时应使用方便的、医务人员认可的技术和符号,简明扼要,能提供一目了然的信息。

标准的家系图由 3 代及以上的家庭成员组成,包括配偶双方家庭的所有成员。辈分不同的成员长者居上,同代人中第一个出生的成员在最左边,而后顺序依次向右排列。在第一代人中,传统上将丈夫的符号放在左边。家庭成员姓名、出生日期(或年龄)、所患疾病可在图形侧面或下方注明(图9-1)。

家系图的主要组成内容包括:①3 代及以上的家庭成员;②家庭成员的姓名、出生日期或年龄;③已经去世的成员,死亡日期、年龄、死因;④家庭成员所患疾病或存在的健康问题;⑤使用符号代表的含义。

2. 家系图的绘制 用标准的符号绘制家系图,可以帮助社区医务人员更快地回顾某家庭的信息。家庭成员生活或健康状况发生变化时,对符号稍加修改,即可提供变更后的信息,以便更完整地显示每个人的情况。

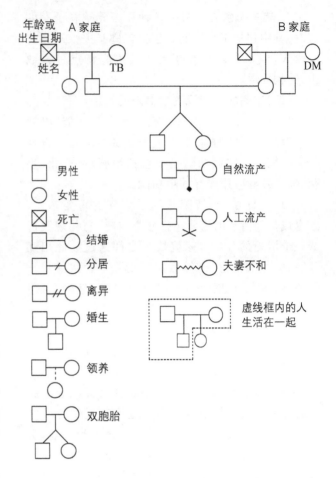

图 9-1 家庭成员基本信息的家系图

(选自:刘建芬.社区护理学.2 版.北京:中国协和医科大学出版社,2010)

二、社区健康教育

社区作为宏观社会的缩影,是开展健康教育的重要场所;社区护士作为提供健康教育的主力军,肩负着向社区全体居民传播健康知识和信息、帮助居民树立正确健康观、培养健康生活方式的重任。

(一)社区健康教育的概念

1. 社区健康教育的定义 是以社区为基本单位,以社区居民为教育对象,以促进居民健康为目标的有计划、有组织、有评价的健康教育活动。通过挖掘个人、家庭、社区和社会的保健潜力,增进社区居民的健康知识,树立正确的健康观念,自愿采纳健康行为,消除或减轻影响健康的危险因素,从而达到预防疾病,促进健康,减少残障,提高生活质量的目的。

2. 社区健康教育的对象 社区健康教育面向社区全体居民,针对居民的不同特点和需求,可将其分为四种群体,即健康人群、高危人群、患病人群和家属及照顾者。

(1)健康人群:健康人群一般在社区占的比例最大,他们由各个年龄段的健康人群组成。

(2)高危人群:主要是指那些目前尚处于健康状态,但本身暴露于某些致病的生物遗传、环境或不良生活行为和习惯等因素的人群,如有高血压病、糖尿病、乳腺癌家族史的人群,以及有吸烟、酗酒或其他物质依赖的人群。

(3)患病人群:包括患有各种急、慢性疾病的病人。这类人群可根据其疾病的分期分为3种病人,即临床期病人、康复期病人及临终病人,如高血压病、冠心病、糖尿病、脑卒中恢复期、术后恢复期及恶性肿瘤晚期病人等。

(4)家属及照顾者:病人家属及照顾者与病人接触时间最长,他们的言行对病人的身心健康起着重要作用。然而,他们可能会因为缺乏护理的基础知识或因长期护理而产生自身心理上或躯体上的疲惫,甚至厌倦,从而影响病人的治疗、康复效果。因此,对他们进行健康教育是十分必要的。

(二)社区健康教育的步骤

1. 评估 即收集资料。社区健康教育评估即社区健康教育者或社区护士通过各种方式收集有关健康教育对象的资料,为开展健康教育提供依据。在实际评估中,可从以下6个方面收集有关教育对象的资料。

(1)生理状况:包括身体状况及生物遗传因素。

(2)心理状况:包括学习的愿望、态度及心理压力等。

(3)生活方式:包括吸烟、酗酒、饮食、睡眠、性生活、锻炼等生活习惯。

(4)学习能力:包括文化程度、学习经历、学习特点及学习方式等。

(5)生活、学习及社会环境:包括工作职业、经济收入、住房状况、交通设施、学习条件及自然环境等。

(6)医疗卫生服务:包括医疗卫生机构的地理位置及享受基本医疗卫生服务的状况等。

社区健康教育的对象可具体到个人,也可至整个社区,他们可以是健康人群,也可以是久病卧床的病人。因此,社区护士应针对不同的对象,采取不同的评估方式。常用的评估方式分为直接评估与间接评估。直接评估包括观察、面谈、问卷等方法,间接评估则多为查阅有关档案资料、询问亲朋好友。

2. 诊断 即确定问题。社区护理健康教育诊断是指社区健康教育者或社区护士根据已收集的资料,进行认真的分析,从而确定教育对象的现存或潜在的健康问题及相关因素。社区健康教育诊断可以分6步进行。

(1)列出教育对象现存或潜在的健康问题:教育者应根据收集的资料,找出教育对象现存的和可能出现的健康问题。

(2)选出可通过健康教育解决或改善的健康问题:教育者在列出的所有健康问题中,排除由生物遗传因素导致的健康问题,挑选出由行为因素导致、可通过健康教育改善的健康问题。

(3)分析健康问题对教育对象健康所构成的威胁程度:教育者将挑选出的健康问题按其严重程度加以排列。

(4)分析开展健康教育所具备的能力及资源:教育者对社区内及本身所具备开展健康教育的人力、物力资源及能力进行分析,以决定所能开展的健康教育项目。

(5)寻找相关因素:教育者应对教育对象及其环境进行认真分析,找出与健康问题相关的行为因素和环境因素,以及促进教育对象改变行为的相关因素。

(6)确定健康教育的首选问题:根据以上一系列分析,教育者最后确定健康教育的首选问题。

3. 制订计划 在完成了社区健康教育诊断后,即可以制订社区健康教育计划。为了使社区健康教育计划能有效地实施,社区护士应与其他社区卫生服务人员、社区基层组织领导及教育对象共同磋商制订。在制订计划时,一定要以教育对象为中心。计划的内容应包括以下几点:①社区健康教育的内容、目的及长、短期目标;②实施社区健康教育的时间、地点;③对社区健康教育者的培训方案;④社区健康教育教材的选择或编写;⑤开展社区健康教育的形式;⑥社区健康教育的评价方式。

4. 实施计划 即将计划中的各项措施变为实践。在制订了完善的社区健康教育计划后,即可付诸实施。在具体实施过程中应注意做好以下几点工作:①首先开发领导层,以得到社区基层领导及管理者的支持;②协调社会各界力量,创造执行计划的良好内、外环境;③认真做好健康教育者的培训;④培养典型,以点带面;⑤不断调查研究,探讨新的教育形式和方法;⑥及时总结工作,交流、推广好的经验。

5. 评价 是对照计划进行检查、总结。社区健康教育评价是对社区的健康教育活动进行全面的监测、核查和控制，是保证社区健康教育计划设计、实施成功的关键措施。社区健康教育的评价应贯穿社区护理教育活动的全过程。

在实际工作中，健康教育评价可以分为 3 种，即即时评价、阶段评价及效果评价。即时评价是指在进行健康教育时，教育者应通过教育对象的不同形式反馈，如面部表情、提问等，及时修改教育方式及方法。阶段评价是指在健康教育的过程中，教育者应定期对照计划检查教育进度及效果。效果评价则是指在健康教育结束时，教育者应对照计划对教育活动进行全面检查、总结。

(三)社区群体健康教育的教学基本技能

教学技能是指教育者在课堂教学中，依据教学理论、运用专业知识和教学经验等，使教育对象掌握学科基础知识、基本技能，并受到思想教育等所采用的一系列教学行为方式。围绕教学的过程，教学基本技能主要包括导入技能、强化技能、变化技能和结束技能等。作为职业技能，教学技能是教育者必备的技能。教育者对教学技能掌握和运用的程度不仅会影响教育对象对学习的兴趣，还会影响教育对象对教学内容、信息的理解和掌握。

健康教育的实质是行为干预，而教育对象不良生活行为、习惯的改善程度，将取决于他们对健康知识和健康信息掌握和接受的程度。教育者的基本教学技能将直接影响教育对象的学习过程和效果。教育者若能熟练掌握基本教学技能，确保准确地将健康知识传递给教育对象，则可激发教育对象的学习兴趣和自觉性，转变其观念和态度，从而提高健康教育的有效性。

1. 导入技能 是教育者在一个新的教学内容或活动开始时，引发教育对象学习动机的行为方式。教育者一般在一个新课题、一项活动或一节课开始时，应用导入技能，时间一般限制在 3~5min。根据教育对象和教学内容的特点，常用的导入方式一般分为 7 种类型。

(1)直接导入：教育者以概括介绍本次课主要内容，或明确本次课学习目的和要求，作为本次课的开始。

(2)经验导入：教育者以教育对象已有或熟悉的经验为切入点，通过讲解、提问，逐步引出本次课的新内容。

(3)旧知识导入：教育者以对已学知识的复习、提问等活动开始，逐步引出新内容。

(4)实验导入：教育者以实验演示或布置教育对象实验，作为本次课的开始。

(5)直观导入：教育者以展示实物、模型或指导教育对象观看影像制品，作为本次课开始。

(6)故事、事例导入：教育者以讲解教育对象熟悉的事例、故事，作为本次课的开始。

(7)设疑、悬念导入：教育者以设置一些疑问、悬念，作为本次课的开始。

2. 强化技能 是教育者运用各种肯定或奖励的方式，使教学内容与教育对象反应建立稳固的联系，帮助教育对象形成正确的行为，激发教育对象学习热情，促使他们的思维沿着正确的方向发展的一类教学行为。强化技能的主要类型包括 4 种，即语言强化、动作强化、标志强化和活动强化。

(1)语言强化：教育者通过语言评论的方式，对教育对象的反应或行为给予鼓励或表扬，以促使教育对象向所希望的方向发展。语言强化可分为口头强化和文字强化两种。

(2)动作强化：教育者通过身体动作、面部表情等非语言方式，如微笑、点头、鼓掌等，对教育对象的反应、行为给予肯定、鼓励、赞扬。

(3)标志强化：教育者通过运用各种象征性标志、奖赏物等，对教育对象的反应、行为给予肯定、鼓励、赞扬。

(4)活动强化：教育者通过组织一些特殊的活动，如课外辅导、竞赛活动、经验介绍等，对教育对象的反应、行为给予肯定、鼓励、赞扬。

3. 变化技能 是教育者根据教学内容和教育对象反应，通过变化教学媒体、师生相互作用形式及对教育对象的刺激方式，引起教育对象的注意和兴趣，将无意注意过渡到有意注意，保持教育对象学习动机，形成良好课堂学习气氛的一类教学行为。变化技能一般分为 3 类，即教态的变化、教学媒体的变化和师生相互作用的变化。

(1)教态的变化：教态主要包括教育者在教学中的身体动作、面部表情、眼神、声音等非语言行为。教态的变化是指教育者在教学中适当变化其声音、手势、眼神及身体运动等，如移动身体的位置、变化身体的局部动作或面部表情、改变声调、语速等，以达到刺激教育对象、吸引教育对象的目的。

(2)教学媒体的变化：教学的过程实质上是一个信息传递的过程，教育对象主要通过视觉和听觉媒体、触觉、嗅觉及操作,接受、理解和掌握信息。教育者在教学过程中,根据教学内容、教育对象学习特点,适当变化教学媒体,如投影与板书交替使用等,以达到缓解教育对象对单一教学媒体的疲劳、提高教学效率的作用。

(3)师生相互作用形式的变化:教学的过程是教育者与教育对象相互作用的过程,作用形式主要包括:教育者与全体教育对象、教育者与个别教育对象、教育对象与教育对象等。教育者在教学过程中,可根据教学内容和教育对象学习方式的特点,变化相互作用的形式,如授课与小组讨论交叉进行,从而活跃课堂教学气氛、激发教育对象兴趣。

4. 结束技能 是教育者完成一个教学任务或活动时,为巩固、拓展教育对象的学习所采用的特定的行为方式。结束技能不仅可以应用于一节课、

一个章节的结束时,也可以用于讲授新概念、新知识的结尾。完美的教学结尾,可以收拢教育对象的思维,清理教育对象的思路;还可以激励教育对象向新的高峰攀登。结束的类型主要包括三种,即系统概况、分析比较、拓展延伸。

(1)系统概括:教育者将一节课、一个章节的内容进行总结归纳、系统概括,强调重点内容,并可采用板书、列表、绘图等方法增强效果。

(2)分析比较:教育者将新概念与原有概念或并列概念、相对概念、易混淆的概念进行分析比较,明确指出本质特征和不同点,以帮助教育对象加深记忆和理解。

(3)拓展延伸:教育者可通过提出问题、设置悬念等方式,将讲授的知识向其他方面延伸,以拓宽教育对象的知识面,激发教育对象学习、研究的兴趣。

第三节 社区卫生服务和社区护理服务的新进展

自 20 世纪中期以来,在 WHO 的倡导下,世界各国针对自身医疗卫生服务体系和医疗卫生保健服务需求的特点,以不同的方式积极地发展社区护理服务,不同程度地达到了有效、合理利用医疗卫生资源、满足人类对健康服务需求的目的。

一、美国社区护理服务的特点

长久以来,美国政府一直被其医疗卫生服务的"高成本、低覆盖"所困扰。与其他发达国家相比,一般发达国家医疗卫生费用支出占其国民经济总产值(GDP)的 7%～10%,而美国医疗卫生费用支出已占其 GDP 的 16%;尽管美国政府为老年人群、贫困人群提供医疗保险保障,但仍有约 15% 美国公民没有任何医疗保险保障。因此,大力发展社区护理服务早已成为美国政府"降低医疗卫生服务的成本、提高医疗卫生服务的覆盖率"的主要措施之一。

(一)社区护理服务简况

作为社区护理的起源地之一,美国社区护理服务开展时间较长,社区护理服务体系也较完善。在美国,各州开设社区护理服务的模式不完全相同,主要通过社区护理服务中心、老年服务中心、妇幼健康服务中心、社区精神健康中心、临终关怀服务中心等社区护理机构,向社区妇女、儿童、老年人、慢性疾病病人、疾病恢复期病人、临终病人等提供相应的医疗护理和预防保健服务。从事社区护理

服务的护士均为注册护士,具备本科以上的学历、3～5 年的临床护理经验,具有较强的决策、合作和管理能力。随着医疗技术的提高,社区护士越来越多地参与二级、三级医疗保健服务,社区护士队伍中具有硕士学历以上的人数比例逐渐增加。

(二)社区护理服务特点

1. 以人群健康为中心 美国社区护理服务以人群健康为中心,将预防保健服务和医疗护理服务有效结合。社区护理机构定期以不同方式为不同年龄段、不同特点的居民举办促进和维护健康的活动,如健康咨询、讲座等,在强调"每个人既具有享受健康的权利又具有维护健康的责任"的基础上,指导居民具体维护、促进健康的方法。

2. 团队作用明显 美国社区护理服务的提供者为多专业合作的团队。作为社区护理服务的主体,社区护士将根据服务对象的特点和需求,与医生、营养师、康复师、心理学工作者、社会工作者等相关专业兼职人员密切配合、团结协作,共同提供社区护理服务。

3. 社区护理机构与医院衔接紧密 为了提高医疗资源使用率、降低医疗卫生服务成本,美国社区护理机构与医院密切联系,确保病人的连续治疗和护理。在美国,术后及病情稳定的病人将被转入所在社区,由社区护士按照医院的治疗、护理或康复方案提供相应的服务。病人及其家庭因此减轻经济负担,医院因此有效缩短了病人平均住院日、

提高了病床的周转率。

4. 社区护士整体素质较高 美国社区护士不仅具有本科以上学历,还具有丰富的临床护理经验,从而使得他们在家庭访视、家庭护理中表现出高度的自主性和独立性。

二、英国社区卫生服务的简况

作为现代护理先驱南丁格尔的故乡,英国也是社区卫生服务的起源地之一。英国素以其全民医疗保健服务制度而闻名于全世界。然而,进入20世纪70年代后,由于英国经济的低速增长、免费医疗导致的医疗服务过度利用和浪费,全民医疗保健服务制度已不堪重负。为了控制医疗服务成本,社区卫生服务得以加速发展。

目前,英国的社区卫生服务主要由全科医疗服务和社区护理服务两部分组成。全科医疗服务以门诊为主要形式,由全科医师承担常见病的诊断及治疗、恢复期病人的康复医疗等;社区护理服务主要以社区护理、保健访视和学校护理为主要形式。社区护理是英国社区护理中的最主要服务形式,其主要护理服务内容包括家庭护理、术后护理、保健护理等;保健访视主要是通过对婴幼儿和老年人的家庭访视,提供预防保健服务,并进行健康教育;学校护理则面向在校教育对象,向他们提供健康检查、健康教育等服务。

在英国,从事社区卫生服务的工作人员主要有全科医师、社区护士、心理治疗师和社会工作者等。成为一名全科医师需在大学本科毕业后经过5年临床实践,再通过3年专门培训,通过执业考试并获得全科医师执业资格;社区护士均为毕业于正规护士学校并经过1年社区护理培训的注册护士。

三、澳大利亚社区卫生服务与 社区护理服务简况

澳大利亚拥有770万平方千米的陆地面积,却只有约2 000万人口。为了缓解由于地广人稀所导致居民就医不便的问题,澳大利亚建立了非常完善和先进的社区卫生服务机构。

1. 社区卫生服务简况 澳大利亚政府统一规划、设立了社区卫生服务中心,组织专门的家庭医生和护士,向社区个体、家庭和群体提供全方位的卫生服务。每个社区卫生服务中心管辖2万~15万居民,承担了公立医院、私人诊所以外的社会性、区域性公共卫生服务。社区卫生服务中心向辖区

居民提供基本医疗、健康咨询、护理等社区支持和健康促进服务,如提供全免费的全科医疗服务、承担病人出院后的基本医疗和护理服务、定期举办健康教育讲座、开展老年人医疗保健服务等。

澳大利亚的社区卫生服务中心独立于政府,为非营利性机构。工作人员包括医生、护士、物理治疗师、心理治疗师、社会工作者等其他卫生技术人员。目前,从事社区卫生服务的工作人员达20万余人,约占全国医疗卫生技术人员总数的35%。

社区卫生服务在澳大利亚整个卫生体系中发挥了重要作用,特别是在健康"守门人"、预防保健、疾病康复等方面作用明显。根据WHO公布的结果,澳大利亚在全球综合健康指标评比中排名第4位,但其卫生服务总费用的支出仅处于发达国家的中等水平(2006年澳大利亚卫生总费用仅占其GDP 9.6%)。

2. 社区护理服务简况 作为社区卫生服务的重要组成部分,社区护理服务在澳大利亚的卫生体系中同样发挥着举足轻重的作用。在各个社区卫生服务中心,护士作为主要工作人员,专业分类详细,主要由全科护士、临床护士、老年保健护士、专业婴幼儿护士、助产士、心理治疗护士等组成;分别向社区居民提供儿童、妇女、老年人的家庭保健服务、健康教育及健康咨询服务、出院病人和慢性疾病病人的家庭护理及康复服务、临终关怀服务等。在澳大利亚,从事社区卫生服务的护士均为注册护士,他们均经过高中毕业后3年的本科教育或研究生水平教育,并接受过专门培训。

四、德国社区卫生服务的特点

社区护理服务在德国发展较迅速、完善。在德国,政府、宗教和慈善机构开设了一些社区护理站,以提供社区护理服务,一般每7个护理站由一个总部管理,各州护理技术检测协会定期对护理站进行考核和验收。

社区护理服务的主要对象为老年人、儿童、慢性疾病病人、术后恢复期病人和残疾人等。社区护理服务内容以预防、保健和康复护理服务为主。

目前,从事社区护理服务的护士人数已约占德国护士总人数的50%。社区护士均为注册护士,并具有5年以上、丰富的临床经验。

五、日本社区护理简况

日本于1994年进入老龄化社会,即其65岁以

上人口数量已超过其人口总数的7%。根据日本总务省统计：截止到2009年9月15日，日本65岁以上老年人口数量已占总人口数量的22.7%。为了应对人口快速老龄化的严峻形势，日本政府积极发展社区护理服务。

社区护理在日本可分为两个领域，即：以个人、家庭、特定集团、社区为服务视点的公共卫生护理和以家庭为服务视点的居家护理，公共卫生护理和居家护理协同发挥预防、保健、健康教育、康复、诊疗处置和生活护理作用。公共卫生护理服务由各都、道、府、县所属的保健所和保健所所辖的保健中心提供，其主要服务内容包括：地区健康问题的诊断、儿童虐待的预防、成年人习惯病的预防、精神障碍者的支援、老年人和残疾人的外出支援等；居家护理服务由访问护理站提供，主要内容包括：诊疗处置、病情观察、用药管理、康复护理、生活护理及指导等。

六、韩国社区护理服务简况

进入21世纪后，韩国人口老龄化的压力日趋增加。为此，韩国将大力发展社区医疗作为提高国民健康水平、缓解医疗卫生服务压力的重要举措之一。

韩国社区护理涉及6个领域，即：保健所、家庭护理机构、学校、工厂企业、保健诊所等；根据不同的机构，社区护士包括保健护士、家庭看护师、养护教师、产业护士、助产士、保健诊疗员等。在各保健所，护士主要提供婴幼儿的健康咨询和评估、预防接种、围生期保健、计划生育、传染病的管理、慢性疾病病人的治疗和康复、口腔管理等服务；在家庭护理机构，家庭看护师通过家庭访视，主要提供健康咨询、定期身体检查及化验、伤口护理、排泄护理、心理护理及特殊护理等服务，其服务对象主要为65岁以上的老年病人、慢性疾病病人、术后出院病人、康复期病人及产妇和婴儿等。在韩国，从事家庭护理的护士均为具备10年以上临床工作经验的注册护士，并在完成家庭护理专业1年（600学时）课程后通过国家家庭看护师的资格考试。

第四节　社区护理服务的实施

一、新生儿与产妇的家庭访视

（一）家庭访视概述

家庭访视（home visit）是指在服务对象家庭里，为了维护和促进个人、家庭和社区的健康而提供的护理服务。家庭访视是社区护理工作的重要工作方法。

1. 家庭访视的目的

（1）收集服务对象的相关资料。

（2）明确服务对象的生活方式和存在的健康问题。

（3）为居家病人提供综合性护理服务。

（4）为重点保健对象提供相应的保健服务。

（5）提高病人自我护理能力，指导病人家属或照顾者正确护理。

2. 家庭访视的步骤

（1）访视前阶段：为了确保家庭访视的效果和效率，社区护士在访视前应做好充分的准备，包括人员的准备、物品的准备等。

①确定访视对象：在面对诸多访视对象时，社区护士应合理安排访视顺序，优先考虑访视那些可能会影响群体健康、病情严重可能会导致死亡或留有后遗症的对象，如急性传染病病人、冠心病病人等。

②设计访视路线：在设计访视路线时，社区护士应将新生儿、产妇等重点保健对象放在前面，将传染病病人放在后面，以免引起交叉感染。

③联系访视对象：确定访视路线后，社区护士应提前与访视对象或家属取得联系，告知访视时间、目的及内容，并指导他们做好相应的准备。

④准备访视物品：社区护士应根据访视对象的特点、需求，准备好访视物品。

⑤告知访视安排：在访视前，社区护士应将访视安排、路线告知社区卫生服务中心（站）的同事。

（2）访视阶段：在访视阶段，社区护士应针对访视对象的特点和需求，重点做好以下几项工作。

①通过与访视对象、家属、照顾者交流沟通，建立相互信任感。

②全面评估访视对象的身心健康状况、家庭环境等情况。

③针对访视对象的需求，提供相应的护理服务，并进行记录。

④解答访视对象、家属、照顾者的有关问题，并

给予指导。

⑤在结束访视前,根据需要与访视对象、家属、照顾者预约下次访视时间。

(3)访视后阶段:访视结束后,社区护士回到社区卫生服务中心(站)应将访视物品进行整理,妥善处理医疗废弃物;并对访视活动进行评价、总结。

3. **家庭访视的注意事项** 家庭访视是社区护士提供社区护理服务的重要方式和手段,为了确保家庭访视的效果,社区护士应特别注意以下几点:

(1)尊重访视对象、家属和照顾者,并充分调动他们的积极性,共同参与护理活动。

(2)严格遵守家庭访视管理规定和护理技术操作程序,确保访视对象的安全。

(3)访视护士应穿着得体,尽量着工作服;携带有效身份证明,勿佩戴贵重首饰或携带大量现金。

(4)访视途中或访视过程中如遇突发事件,应沉重镇静,当局面难以控制时,应在提供紧急护理后立即离开现场寻求帮助,必要时应报警。

(5)若需紧急或临时增加访视对象时,社区护士应首先报告社区卫生服务中心(站),征得同意后方可提供访视服务。

(二)新生儿与产妇家庭访视的频率和内容

新生儿和产妇是社区护士家庭访视的重点对象。对于产妇而言,产后 28d 是产妇身体和心理恢复的关键时期;对于新生儿而言,出生后 28d 也是其生长的重要时期。因此,产后与新生儿家庭访视是妇女产褥期保健和新生儿保健的重要措施。社区护士通过家庭访视,为产妇和新生儿提供良好的保健服务和指导,从而促进产妇身心健康的恢复和新生儿的健康生长。

1. **新生儿家庭访视频率及内容** 根据新生儿及产妇的健康情况,社区护士一般对新生儿进行 3～4 次的家庭访视,分别为初访、周访、半月访和满月访。社区护士在每次访视前应根据访视内容做好充分准备;在访视过程中,通过详细询问、仔细观察和检查,了解新生儿的健康状况,耐心解答家长的问题并给予有针对性的指导,认真填写新生儿访视卡;访视结束前,社区护士应与家长预约好下次访视的时间。每次新生儿家庭访视的时间和主要内容如下。

(1)初访:初访一般在新生儿出生后3d,或在新生儿出院后24h(一般不超过72h)进行。作为第1次访视,社区护士应在全面了解新生儿情况的基础上,对家长进行指导。其重点内容包括:

①一般情况、面色、呼吸、体重、身高、体温、吸吮能力等。②出生前、出生时及出生后情况。孕母情况、分娩方式、出生时体重和身高、是否接种卡介苗和乙肝疫苗、喂养情况等。③居室环境。温度、湿度、通风状况、卫生状况等。④特别情况。检查有无黄疸、脐部感染、出血等。

(2)周访:一般在新生儿出生后 5～7d 进行。社区护士在进行新生儿周访时,除了解新生儿的一般情况、喂养情况外,应重点检查新生儿脐带是否脱落;对已脱落的新生儿,应检查其脐窝是否正常。

(3)半月访:一般在新生儿出生后 10～14d 进行。社区护士在此次访视中,不仅要了解新生儿的一般情况、喂养情况,还应重点完成以下任务:①检查生理性黄疸是否消退;②判断生理性体重下降的恢复情况;③根据新生儿具体情况,指导家长补充维生素 K 的方法。

(4)满月访:一般在新生儿出生后 27～28d 进行。作为最后一次新生儿家庭访视,社区护士应对新生儿进行全面体格检查,对家长给予相应的指导,并指导家长继续进行婴幼儿生长发育的监测和定期健康检查。访视结束后,社区护士应做出新生儿访视小结。

2. **产妇家庭访视频率及内容** 根据产妇的分娩方式、健康状况等情况,社区护士一般在产妇分娩后的 28d 内对其进行 2～3 次家庭访视,分别在产妇出院后 3d 内或产后 5～7d 内、产后 2 周和产后 28d。社区护士应结合新生儿访视的频率和内容一并进行。对于产妇,社区护士应重点掌握其生命体征、腹部或会阴伤口的愈合情况、饮食、睡眠、大小便情况、心理和精神状态、泌乳情况、乳房有无肿块、恶露性状、子宫收缩情况等。

二、老年痴呆病人的家庭护理

(一)老年性痴呆概述

老年性痴呆又称阿尔茨海默病(Alzheimer disease,AD),是一组病因未明的慢性大脑退行性变性疾病。

老年性痴呆多数人发病在 65 岁以上,可导致老年人记忆力、认知能力逐渐减退,最终丧失生活自理能力,从而严重影响老年人的生活质量,已成为威胁老年人健康的主要疾病之一。

1. **病因与危险因素** 目前导致老年性痴呆的病因尚不十分清楚,其致病危险因素主要包括以下5个方面。

(1)衰老因素:在诸多与老年性痴呆有关的因素中,衰老可谓首要危险因素。国内外的研究成果显示:随着年龄的增长,老年性痴呆的发病率、患病率逐渐增高。65岁以上人群中重度老年性痴呆患病率达5%以上,而80岁以上人群老年性痴呆患病率高达25%～30%。

(2)遗传因素:老年性痴呆发病具有家族聚集性,呈常染色体显性遗传及多基因遗传。研究表明,基因突变对老年性痴呆的发生起着决定性作用,目前发现至少有4个基因与老年性痴呆有关,即APP基因、载脂蛋白E(ApoE)基因、早老素1基因(PS1)和早老素2基因(PS2)。

(3)疾病因素:高血压、动脉硬化、脑卒中、糖尿病等疾病与老年性痴呆的发生有关。

(4)饮食因素:铝含量过高、胆固醇过高、嗜酒等也与老年性痴呆的发生有关。

(5)其他因素:影响老年性痴呆发生的因素还包括:受教育程度较低、性格内向、不良生活方式等因素。

2. 临床表现 老年性痴呆一般起病缓慢、隐匿,以进行性记忆障碍、智能障碍、定向力障碍、情感障碍等为主要临床表现。

(1)记忆障碍:老年性痴呆病人早期以记忆障碍为突出症状,并以短期记忆和记忆保持障碍为主。病人表现为健忘和顺行性健忘,即忘记刚刚发生的事情、遗失物品,如忘记刚刚与人谈话的内容、刚刚做过的事情、东西放置的位置等。随着病情的发展,老年性痴呆病人后期也会逐渐出现远期记忆障碍。

(2)智能障碍:老年性痴呆病人的计算、理解和判断能力将逐渐全面下降,早期表现为计算错误、学习能力障碍,后期表现为不能识别数字和符号,导致丧失工作、做家务的能力。

(3)定向力障碍:老年性痴呆病人会出现时间、地点、人物的定向能力障碍。主要表现为记不清重大事件发生的时间、地点,甚至忘记自己的出生年月,主要经历,不认识亲人,在熟悉的环境中迷路,找不到家门,走错房间等。

(4)情感障碍:老年性痴呆病人可表现为淡漠、呆滞少语,也可表现为欣快、焦虑、抑郁,部分病人易激惹,甚至发生暴怒、冲动行为。

(5)人格改变:人格改变为病人最常见的表现。病人在个性、人格上会发生很大变化,主要表现为性情固执、偏激,以自我为中心,自私、多疑、孤僻,

对人冷淡,易发脾气,甚至打骂家人。部分病人会缺乏羞耻感,表现为随处大小便等。

(6)睡眠障碍:老年性痴呆病人常表现为昼夜颠倒、睡眠倒错,即白天瞌睡、打盹,夜间不眠、到处乱走、喊叫,干扰他人。

(7)感知觉、思维障碍:老年性痴呆病人在痴呆、记忆障碍的基础上,可出现错构、虚构现象,甚至被偷窃妄想、被害妄想、关系妄想、嫉妒妄想等。

3. 治疗要点 虽然老年性痴呆是一种不可逆性的疾病,目前尚无根治办法,但早发现、早诊断、早治疗不仅可以延缓疾病的发展,还可以使病人在认知功能上得以改善。因此,早期治疗是关键。治疗的主要方法包括一般性支持治疗、改善认知功能和对症治疗。

(二)老年性痴呆病人的家庭护理措施

老年性痴呆病人的照顾将给家庭及社会造成极大的精神和经济负担。社区护士应指导和帮助病人家属、照顾者正确护理和管理病人,以达到保障病人安全、改善生活质量、减轻家庭负担的目的。

1. 日常生活护理 对于老年性痴呆的病人,社区护士应在准确评估其日常生活自理能力的基础上,指导其家属、照顾者鼓励病人独立完成日常生活的自我照顾,必要时给予协助或帮助。

(1)穿衣:老年性痴呆病人以选择简单、纽扣较少的衣服为宜。照顾者可将衣服按穿着顺序依次排好;耐心向病人讲解穿衣步骤,必要时给予示范;然后鼓励病人自行穿衣。

(2)进食:老年性痴呆病人以低脂、低盐、易消化饮食为宜,应定时进餐饮水,鼓励与他人共同进餐,注意食物的温度,防止呛咳、窒息;同时多吃蔬菜和水果,防止便秘。

(3)睡眠:老年性痴呆病人应养成良好、规律的作息习惯,早上按时起床,晚上按时睡觉;病人若夜间醒来,照顾者应陪伴病人一段时间,尽量安慰、劝服其再次入睡。为了避免病人昼夜颠倒,尽量减少其白天睡眠时间,并鼓励其多进行一些体力活动。

(4)排泄:照顾者应定时提醒病人排尿、排便,特别是在外出前、临睡前及夜间。如果病人将大小便排在裤内,应及时帮助其清洁、更换,一定不要责备、讽刺病人,以免伤其自尊。

(5)梳洗和沐浴:帮助病人养成规律梳洗、沐浴的习惯。向病人讲解、示范梳洗的步骤和方法,鼓励病人自己梳洗;定期协助、陪伴病人沐浴,注意防止病人烫伤、滑倒或发生其他意外。

2. 确保病人安全 随着疾病的逐渐发展，老年性痴呆病人的安全愈来愈成为护理的核心。社区护士应帮助病人照顾者掌握防止病人跌倒、走失、发生意外的主要措施。

（1）防止跌倒：为了防止病人跌倒，照顾者应特别注重病人的衣着和居室设施、环境等。病人衣服应合体，特别是裤子不宜过长；居室、卫生间地面应保持干燥，并经过防滑处理；室内照明应充足，特别是病人床头应备有照明设备，以便病人夜间活动。

（2）防止走失：为了防止病人走失，照顾者一方面应注意不要让病人单独外出，安装特别门锁，使病人不易独自出门；另一方面，照顾者应在陪伴病人外出时，为病人佩戴写有自己姓名、住址、亲属联系电话的名牌，以便病人万一走失后有助于寻找。

（3）防止意外：病人家属、照顾者应将家中可导致自伤的器具、药物等妥善放置，以免病人发生意外。

3. 认知功能训练 认知功能训练对于老年性痴呆病人尤为重要，社区护士可针对病人和家庭的特点给予指导。

（1）保持环境的熟识度：尽量减少居住环境的变化，如少搬家、少变换家具的位置或更新家具等，保证病人居住环境的稳定、规律，使病人熟悉环境，避免因环境变化而引起不安。

（2）强化病人的时间感：将挂历、时钟挂在居室显著的地方，以增强病人的时间感。

（3）增强病人识别能力：将居室不同房间加上鲜明标识，以强化病人识别方向、事物的能力。

4. 异常行为应对 老年性痴呆病人可能会出现一些异常行为，社区护士应提前让病人家属、照顾者做好思想准备，并指导他们掌握应对的方法。

（1）暴力行为：当病人表现出暴力行为时，照顾者应保持镇静，努力寻找导致病人暴力的原因，尝试转移病人注意力，以缓解或停止其暴力行为。若病人暴力行为频繁出现，则应及时就医，给予药物控制。

（2）其他异常行为：老年性痴呆病人还可能表现出一些其他异常行为，如收集垃圾等秽物、独自徘徊或自言自语等，照顾者切忌用指责、训斥等简单方法制止，可考虑提供一个安全地方，适当"放纵"一下，然后再逐渐转移其注意力。

5. 关注家属、照顾者健康 长期照顾、护理老年性痴呆病人，会使家属、照顾者不同程度感到身心疲惫，社区护士在帮助和指导病人家属、照顾者护理病人的同时，还应特别关注病人家属、照顾者的身心健康状况，指导他们自我照顾、自我减压。

（1）分工合作：老年性痴呆病人的家庭成员应团结合作，共同承担照顾病人的责任，共同分担照顾病人的烦恼。

（2）及时求助：当病人家属或照顾者感到心力交瘁、身心疲惫时，应及时向家庭其他成员或专业人员寻求帮助。

（3）学会放松：照顾者在专心照顾病人的同时，应学会利用闲暇时间自我放松，如听听音乐、练练瑜伽、游泳等，以缓解压力，补充体力。

三、社区临终病人及其家属的关怀与护理

（一）临终关怀概述

1. 临终关怀定义 临终关怀是通过对临终病人的关怀和护理，使病人尽快接受现实，稳定情绪，从而能在尊严、舒适、平静中辞世。病人家属通过关怀和情感支持，达到维护、提高身心健康的目的。临终关怀旨在提高临终病人生命质量，减轻痛苦，安详辞世。

2. 临终关怀宗旨 是提高临终病人的生活质量，维护临终病人家属的身心健康。

（1）照护为主：对于临终病人，应以加强全面护理为主，从而达到减轻痛苦，提高生命质量的目的。

（2）注重心理：针对临终病人的特殊心理活动，提供相应的心理护理服务，是临终关怀的重要内容之一。

（3）姑息治疗：临终病人的治疗应在尊重生命和死亡的自然过程基础上，不以盲目地延长生命为目的，而以解除痛苦、姑息治疗为主。

（4）关心家属：临终关怀的对象不仅局限于临终病人，还包括理解、支持、安慰临终病人的家属，确保他们安全度过居丧期。

3. 临终关怀的主要内容 社区护士将围绕临终病人及其家属，提供相应的关怀与护理服务。

（1）临终病人的护理：为了达到维持和改善临终病人的生活质量、最终能在尊严、舒适、平静中辞世的目的，社区护士应和病人家属或照顾者一起，重点为病人提供基础护理、疼痛控制和心理护理服务。

（2）临终病人家属的关怀：为了达到安慰病人家属、提高身心健康的目的，社区护士重点为病人家属提供情感上的支持和心理关怀。

(二)临终病人的特点

社区护士应针对临终病人的主要生理特点及需求,满足临终病人的生活需求,维持其生命质量。

1. 生理特点

(1)循环衰竭:脉搏细速、不规则或测不到,心尖冲动往往最后消失;血压逐渐降低,甚至测不到;大量出汗;皮肤苍白、湿冷、发绀、出现斑点。

(2)呼吸困难:呼吸表浅,频率或快或慢,张口呼吸、潮式呼吸或间停呼吸。

(3)胃肠蠕动减弱:食欲缺乏、恶心、呕吐、腹胀、口渴、脱水等。

(4)肌张力丧失:不能进行自主的身体活动;无法维持良好、舒适的功能体位;还可能出现吞咽困难、大小便失禁。

2. 心理护理　美国心理学家罗斯(Kubler-Ross)博士认为,临终病人的心理活动一般分为 5 个阶段。

(1)否认期:当病人初次面对"不治之症"或疾病晚期等诊断时,往往以否认诊断或质疑诊断作为第一反应;继而会寻求再次检查,希望能否定前一诊断。此种表现即为否认期病人的突出表现。

(2)愤怒期:当病人面对已无法改变的现实时,可能会表现出愤怒、怨恨的情绪,并容易迁怒于医护人员、家属及照顾者。

(3)协议期:当病人被迫接受现实时,为了延长生命,可能会提出各种协议性要求,并寻求各种方法缓解症状,乞求"奇迹"的出现。

(4)抑郁期:当病情不断发展、治疗无明显效果时,病人可能将陷入极度痛苦、绝望之中。

(5)接受期:当病情进一步恶化、死亡无法避免时,病人情绪将相对稳定,表情淡漠;由于机体极度衰竭,病人常处于嗜睡状态。

(三)临终病人的护理措施

1. 基础护理措施　社区护士通过直接或间接向临终病人提供基础护理服务,以达到使其减轻病痛、维持或改善生活质量的目的。

(1)观察病情:密切观察病情变化、生命体征及尿量的变化,并及时、准确记录,备齐各种抢救用品。

(2)保持能量供应:针对病人的病情,以有效方式补充适当高热量、高蛋白饮食,维持临终病人机体的抵抗力。

(3)保持呼吸正常:及时清除呼吸道、口腔分泌物,采取适当体位,保持呼吸道畅通;必要时给予氧气吸入。

(4)维持排泄功能正常:及时解决尿潴留、便秘等问题,减轻病人痛苦。

(5)皮肤护理:保持皮肤清洁、干燥,预防压疮的发生,做好口腔护理。

(6)保障充足休息:根据病人的习惯和愿望,安排好病人的休息,保证充足睡眠。

2. 疼痛控制措施　疼痛往往是大多数恶性肿瘤晚期病人的主要临床表现,也是影响其生命质量的主要因素。因此,有效地控制疼痛是提高恶性肿瘤晚期病人生活质量的重要途径,也是临终关怀的主要内容之一。

(1)疼痛的评估:有效的疼痛控制依赖于准确的疼痛评估。

①疼痛的分级:根据 WHO 的疼痛分级标准,疼痛分为 4 级。

0 级:无痛。

1 级:有疼痛,不严重,可以忍受,不影响睡眠。

2 级:疼痛明显,无法忍受,影响睡眠。

3 级:疼痛剧烈,无法忍受,严重影响日常生活。

②疼痛的评定:常用于评定病人疼痛的方法有数字评分法和视觉模拟评分法。

数字评分法:用数字 0～10 分评估疼痛的程度,0 分表示无痛,10 分表示剧痛,中间数字依次分别表示疼痛的不同程度,由病人根据自己疼痛的程度进行评分。

视觉模拟评分法:在纸上画一条长 10cm 的线段,线段的右端为无痛、左端为剧痛,线段的中间部分则表示不同程度的疼痛。病人根据自己的感觉在线段上标出疼痛的程度,再依据病人标出的记号、面部表情及睡眠等情况综合进行评定。

(2)控制疼痛的方法:根据病人疼痛评定的结果,可选择药物镇痛或非药物镇痛方法。

药物镇痛:根据 WHO 推荐的"三级阶梯药物镇痛方案",针对疼痛的等级,分别采用非麻醉、弱麻醉及强麻醉镇痛药物(表 9-2)。

非药物镇痛:常用的非药物镇痛方法包括松弛疗法、音乐疗法、针刺疗法及神经阻滞疗法等。

①松弛疗法:通过调整病人体位或给予按摩,使机体松弛,减轻疲劳、焦虑,有助于促进病人睡眠、缓解疼痛。

②音乐疗法:音乐不仅可以分散人的注意力,还可以使人心情平静、身体放松。因此,音乐一般对因机体、精神和心理等原因导致的综合性疼痛有

表 9-2　三级阶梯药物镇痛方案

疼痛等级	疼痛描述	镇痛方案
0 级	无疼痛	无需处理
1 级	有疼痛,可以忍受,不影响睡眠	非麻醉药物:阿司匹林、匹米诺定
2 级	疼痛明显,无法忍受,影响睡眠	弱麻醉药物:可待因、布桂嗪(强痛定)、曲马朵
3 级	疼痛剧烈,无法忍受,严重影响日常生活	强麻醉药物:吗啡、盐酸哌替啶

选自:黄人健.社区护士培训教程.2 版.北京:中央广播电视大学出版社,2009

明显的缓解作用。

③针刺疗法:针对病人疼痛的性质、部位,采用不同穴位针刺,可诱生体内的内啡肽,产生中枢性镇痛的效果。

④神经阻滞疗法:通过使用药物或物理手段,暂时或长期阻断神经系统传递作用,达到缓解疼痛的作用。

(3)社区临终病人疼痛的控制原则

①以提高临终病人生活质量为宗旨,尽可能将疼痛控制在 0~1 级。

②根据病人个体的差异、疼痛的部位、等级,确定镇痛方案。

③采用药物镇痛时,应严格遵循药物治疗疼痛的基本要求,如给药途径、剂量和时间等。

④密切观察病人病情的发展,根据病人疼痛的程度,及时调整镇痛方案。

3. 心理护理措施　针对临终病人不同心理发展阶段的特点,社区护理人员应配合家属或照顾者从以下几个方面提供心理护理:①根据病人的接受能力,逐步将病情告知病人;②充分理解病人,原谅病人的一些言行;③引导、倾听病人诉说忧伤;④鼓励、支持病人战胜死亡的恐惧;⑤关注病人心理的变化,防止自伤等意外的发生。

(四)临终病人家属的关怀

1. 临终病人家属的特点

(1)生理特点:临终病人家属在照顾和失去亲人的过程中,不仅心理承受巨大压力和悲痛,生理上也会出现各种表现,如因压力过大、失眠所导致的头痛、血压升高;因过度压抑、悲伤所导致的食欲减退、便秘等。

(2)心理特点:在经历护理和失去亲人的过程中,临终病人家属心理将承受巨大的压力和悲伤。根据学者安格尔理论,临终病人家属的哀伤可分为 4 个阶段。

①惊愕:最初得到亲人临终诊断的时候,多数家属表现与病人相同,他们会感到震惊,否认事实。

②察觉:当家属不得不接受现实并面对、照顾临终病人时,他们会感到无奈、压抑和痛苦。

③恢复:当病人去世后,家属在处理后事过程中会感到悲痛,但将逐渐恢复。

④释怀:随着时间的推移,家属将逐渐结束悲伤的过程,对新生活产生兴趣。

2. 临终病人家属的关怀　面对临终的亲人,家属将承受较大的心理、精神压力;照顾临终的亲人,家属也会产生急躁、悲观、厌烦的情绪。家属的言行、表情不仅直接影响临终病人的生活质量,还会引发家庭危机,或导致其他家庭成员出现身心健康问题。因此,在临终病人不同的阶段,其家属也需要相应的理解、安慰和指导。

(1)帮助家属尽快接受事实:当初次面对亲人"临终"的事实时,家属往往与病人本人的感觉、反应相似,拒绝或害怕面对现实。社区护士应在同情、理解的基础上,耐心、细致地做好家属的思想工作,使家属尽快接受现实,从而为共同做好病人的心理工作奠定基础。

(2)指导家属正确照顾病人:家属或照顾者是社区临终病人最主要、最密切的关怀者、服务者。因此,社区护士在向临终病人提供直接服务的同时,须指导家属或照顾者掌握正确照顾、护理、安慰病人的方法,以保证满足病人舒适的需求,最大限度地维持病人的生命质量。

(3)协助家属做好善后:当病人去世后,社区护士应在尊重家属意愿的前提下,帮助家属妥善处理好各项善后工作,尽量使家属减少遗憾、减轻悲伤。

(4)引导家属安全度过居丧期:针对不同家庭、不同家属的特点,社区护士应在居丧期内定期走访家属,了解他们身心状况,进一步做好心理安慰工作,确保他们安全度过居丧期。

(黄惟清)

■ **参考文献**

[1]　杨秉辉.全科医学概论.2 版.北京：
人民卫生出版社,2006.8

[2]　刘建芬,黄惟清.社区护理学.2 版.
北京:中国协和医科大学出版社,
2010

[3]　赵秋利.社区护理学.2 版.北京:人
民卫生出版社.2006

[4]　黄人健.社区护士培训教程.2 版:北
京:中央广播电视大学出版社,2009

[5]　刘建芬.社区特殊人群保健.北京:北
京大学医学出版社,2008

[6]　冯正仪.社区护理.上海:复旦大学出
版社,2003

第 10 章

支气管扩张症

支气管扩张症是由于不同病因引起气道及其周围肺组织的慢性炎症,造成气道壁损伤,继之管腔扩张和变形。临床表现为慢性咳嗽、咳痰、间断咯血和反复肺部感染。

【疾病概述】

1. 流行病学　支气管扩张症的发病率并不清楚,其起病多在儿童或青少年时期,由于抗生素和疫苗的应用,发病率有减少的趋势。

2. 病因　支气管扩张症的病因有很多种,包括:

(1)感染:细菌、真菌、病毒、结核分枝杆菌及非结核分枝杆菌。

(2)遗传性或先天性缺隔:囊性纤维化、肺隔离症、支气管软骨缺损等。

(3)免疫缺陷:原发性低 γ 球蛋白血症、HIV感染、肺移植等。

(4)物理化学因素:放射性肺炎、毒气吸入、吸入性肺炎等。

(5)全身相关疾病:类风湿关节炎等。

3. 发病机制　不同原因所致支气管和周围组织慢性炎症,使管壁弹性纤维、平滑肌和软骨受到破坏,管壁变形和扩张,而炎症引起支气管黏膜充血、肿胀,黏液分泌增多,造成支气管堵塞。支气管肺组织反复感染和支气管堵塞,两者相互作用、互为因果,促使支气管扩张的发生和进展。

【临床表现】

因病情轻重不一,临床表现各异,病变早期临床可无症状,随着病情进展可出现以下临床常见症状。

1. 症状

(1)慢性咳嗽、大量黏液脓痰:咳嗽和咳痰与体位改变有关,卧床或晨起时咳嗽痰量增多。呼吸道感染急性发作时,黄绿色脓痰明显增加。

(2)间断咯血:因病变部位支气管壁毛细血管扩张形成血管瘤,而反复咯血,咯血程度可分为小量咯血至大量咯血,与病情无相关性。有些患者仅有反复咯血,而无咳嗽、脓痰等症状,或仅有少许黏液痰,临床上称为干性支气管扩张。

(3)全身症状:若支气管引流不畅,痰不易咳出,反复继发感染,可出现畏寒、发热、食欲缺乏、消瘦、贫血等症状。有的患者存在副鼻窦炎,尤其先天性原因引起的支气管扩张。

2. 体征　轻症或干性支气管扩张体征不明显。病变典型者可于下胸部、背部的病变部位闻及固定性、局限性湿性啰音,呼吸音减低,严重者可伴哮鸣音。慢性患者可伴有杵状指(趾)。

【辅助检查】

1. 胸部 X 线　可见一侧或双侧下肺纹理增多或增粗,典型者可见多个不规则的蜂窝状透亮阴影或沿支气管的卷发状阴影。

2. CT 检查　外周肺野出现囊状、柱状及不规则形状的支气管扩张,囊状支气管扩张其直径比伴行的血管粗大,形成印戒征。

3. 纤维支气管镜检查　敏感性可达 97%,是主要的诊断方法。可直接观察气道黏膜病变,可做支气管肺泡灌洗液检查,能进行细菌、细胞病理学、免疫学检查,可进一步明确病因,指导诊断和治疗。

4. 痰微生物检查　包括痰涂片、痰细菌培养、抗生素敏感试验等，以指导用药。

5. 血清免疫球蛋白和补体检查　有助于发现免疫缺陷病引起呼吸道反复感染所致的支气管扩张。

【护理评估】

1. 健康史

(1)了解患者有无儿童时期诱发支气管扩张的呼吸道感染史或其他先天因素。

(2)了解患者患病的年龄、发生时间、诱因，主要症状的性质、严重程度和持续时间、加剧因素等。

(3)询问患者咳嗽的时间、节律，观察患者痰液的颜色、性质、量和气味及有无肉眼可见的异常物质等。

(4)详细询问患者有无咯血，评估患者咯血的量。

(5)了解患者有关的检查和治疗经过，是否按医嘱进行治疗，是否掌握有关的治疗方法。

2. 心理社会评估　支气管扩张的患者多数为幼年、青年期发病，其病程之长，反复发作，使患者产生焦虑、悲观的心理，呼吸困难、反复咯血等症状又使患者感到恐惧，因此应了解患者的心理状态及应对方式；了解患者是否知道疾病的过程、性质以及防治和预后的认知程度；评估患者的家庭成员的文化背景、经济收入及对患者的关心、支持程度。

【护理问题】

1. 清理呼吸道无效　与痰液黏稠、量多，无效咳嗽引起痰液不易排出有关。

2. 有窒息的危险　与痰多、黏稠，大咯血而不能及时排出有关。

3. 营养失调——低于机体需要量　与慢性感染导致机体消耗增加、咯血有关。

4. 焦虑　与疾病迁延不愈、不能正常生活工作有关。

【护理目标】

1. 患者能正确进行有效咳嗽，使用胸部叩击等措施，达到有效的咳嗽、咳痰。

2. 患者能保持呼吸道通畅，及时排出痰液和气道内的血液，不发生窒息的危险。

3. 患者能认识到增加营养物质摄入的重要性并能接受医务人员对饮食的合理化建议。

4. 患者能表达其焦虑情绪，焦虑减轻，能配合治疗和康复。

【护理措施】

1. 生活护理　患者居室应经常通风换气，换气时注意保护患者避免受凉。室内温湿度适宜，温度保持在 22～24℃，湿度保持在 50％～60％，保持气道湿润，利于纤毛运动，维护气道正常的廓清功能。因患者慢性长期咳嗽和咳大量脓性痰，机体消耗大，故应进食营养丰富的饮食，特别是供给优质蛋白，如蛋、奶、鱼、虾、瘦肉等。加强口腔护理，大量咳痰的患者，口腔内残有痰液，易发生口腔感染及口腔异味，因此，应嘱患者随时漱口，保持口腔清洁。

2. 心理护理　支气管扩张症的患者多数为幼年、青年期发病，其病程之长，反复发作，使患者产生焦虑、悲观的心理，呼吸困难、反复咯血等症状又使患者感到恐惧。因此应提供一个良好的休息环境，多巡视、关心患者，建立良好的护患关系，取得患者的信任，告知患者通过避免诱因，合理用药可以控制病情继续进展，缓解症状，相反，焦虑会加重病情。并教育家属尽可能的陪伴患者，给予患者积极有效地安慰、支持和鼓励。

3. 治疗配合

(1)病情观察：慢性咳嗽、咳大量脓性痰、反复咯血、反复肺部感染是支气管扩张症的主要临床表现，痰量在体位改变时，如起床时或就寝后最多每日可达 100～400ml，痰液经放置数小时后可分三层，上层为泡沫，中层为黏液，下层为脓性物和坏死组织，当伴有厌氧菌感染时，可有恶臭味。50％～70％支气管扩张症患者有咯血症状，其咯血量差异较大，可自血痰到大咯血，应注意观察，及时发现患者有无窒息的征兆。

(2)体位引流：①应根据病变的部位和解剖关系确定正确的体位。通过调整患者的体位，将患肺置于高位，引流支气管开口向下，以利于淤积在支气管内的脓液随重力作用流入大支气管和气管而排出。病变位于上叶者，取坐位或健侧卧位。病变位于中叶者，取仰卧位稍向左侧。病变位于舌叶者，取仰卧位稍向右侧。病变位于下叶尖段者，取俯卧位。②体位引流每日 2～4 次，每次 15～20min，两餐之间进行。如痰液黏稠可在引流前行雾化吸入，并在引流时用手轻叩患者背部，使附于支气管壁的痰栓脱落，促进引流效果。③引流过程中注意观察患者反应，如发现面色苍白、出冷汗、头晕、脉率增快、血压下降及有大咯血等，应立即停止引流，并采取相应措施。

(3)咯血的护理:根据咯血量临床分为痰中带血、少量咯血(＜100ml/d)、中等量咯血(100～500ml/d)或大量咯血(＞500ml/d,或 1 次 300～500ml)。

①咯血量少者适当卧床休息,取患侧卧位,以利于体位压迫止血。进食少量温凉流质饮食。

②中等或大量咯血时应严格卧床休息,应用止血药物,必要时可经纤维支气管镜止血,或插入球囊导管压迫止血。

③大量咯血时取侧卧或头低足高位,预防窒息,并暂禁食。咯血停止后进软食,忌用咖啡、浓茶等刺激性食品。备好抢救物品及各种抢救药物。

④观察再咯血征象,如患者突感胸闷、气急、心慌、头晕、咽喉部发痒、口有腥味并烦躁、发绀、神色紧张、面色苍白、冷汗、突然坐起,甚至抽搐、昏迷、尿失禁等,提示再咯血的可能。应立即置患者于头低足高侧卧位,通知医师并准备抢救。大咯血时可因血块堵塞大气管而致窒息或肺不张,故须立即将口腔血块吸出,抽吸同时辅以轻拍背部,使气管内的血液尽快进入口腔。

(4)注意咯血与呕血的鉴别,见表 10-1。

4. 用药护理 合并严重感染时可根据细菌药敏选用抗生素,用法、用量应遵医嘱,并及时观察药物过敏反应,毒性反应。局部用药,如雾化吸入,及时协助患者排出痰液。咯血患者常规留置套管针,建立有效的静脉通路。大咯血时遵医嘱应用止血药,如垂体后叶素,用药过程中注意观察止血效果

和毒性反应,如发现患者出现心慌、面色苍白、腹痛等,除通知医师外立即减慢滴速。及时给予氧气吸入,备好抢救物品。如吸引器、简易呼吸器、气管插管、呼吸机、急救药品等。

5. 健康教育

(1)患有其他慢性感染性病灶如慢性扁桃体炎、鼻窦炎、龋齿等患者,应劝其积极治疗,以防复发。

(2)指导患者进行体位排痰,可指导患者将以往确定的病变肺叶和肺段置于高位,引流支气管开口向下,使痰液顺体位流至气管,嘱患者深呼吸数次,然后用力咳嗽将痰液咳出,如此反复进行。

(3)指导患者和家属了解疾病的发生、发展和治疗、护理过程及感染、咯血等症状的监测。

(4)嘱患者戒烟,注意保暖,预防感冒,并加强体育锻炼,增强机体免疫力和抗病能力。

(5)建立良好生活习惯,养成良好的心态,防止疾病的进一步发展。

【护理评价】

1. 能有效咳痰,痰液易咳出。

2. 能正确应用体位引流、胸部叩击等方法排除痰液。

3. 及时发现患者窒息征兆,避免窒息发生。

4. 营养状态改善。

5. 能运用有效的方法缓解症状,减轻心理压力。

表 10-1　咯血与呕血的鉴别

	咯血	呕血
病因	肺结核、支气管肺癌、支气管扩张、肺炎、肺脓肿等	消化性溃疡、肝硬化、急性糜烂出血性胃炎、胆道疾病
出血前症状	喉部痒感、胸闷、咳嗽等	上腹部不适、恶心、呕吐等
出血方式	咯出	呕出,可呈喷射状
血色	鲜红	棕黑或暗红,偶鲜红
血中混有物	痰、泡沫	食物残渣、胃液
酸碱反应	碱性	酸性
黑粪	除非咽下血液,否则没有	有

(李春燕)

第11章

慢性阻塞性肺疾病

慢性阻塞性肺疾病(chronic obstructive pulmonary disease,COPD)是一种以气流受限为特征的可以预防和治疗的疾病,气流受限不完全可逆,成进行性发展。与肺部对香烟烟雾等有害气体或颗粒的异常炎症反应有关,COPD 主要累及肺,也可以引起显著的全身反应。

【疾病概述】

1. 流行病学　COPD 是呼吸系统最常见的疾病之一,据 WHO 的调查,1990 年全球 COPD 病死率占各种疾病病死率的第 6 位,到 2020 年将上升至第 3 位,我国 COPD 患病率占 40 岁以上人群的8.2%。另有调查显示 COPD 患病率在吸烟者、戒烟者中比不吸烟者明显升高,男性比女性高,40 岁以上者比 40 岁以下者高。

2. 病因　COPD 的病因至今仍不十分清楚,但已知与某些危险因素有关。

(1)环境因素:①吸烟。已知吸烟为 COPD 最主要的危险因素,吸烟数量愈大,年限愈长,则发病率愈高。被动吸烟也可以导致 COPD 的发生。②职业性粉尘和化学物质。包括有机或无机粉尘、化学物质和烟雾,如煤尘、棉尘、二氧化硅等。③室内空气污染。用木材、畜粪或煤炭做饭或取暖等,通风不良也可发生 COPD。④室外空气污染。汽车、工厂排放的废气,如二氧化氮、二氧化硫等可引起COPD 的急性加重。

(2)易感性:包括易感基因和后天获得的易感性。①易感基因:比较明确的是表达先天性 α_1-抗胰蛋白酶缺乏的基因,是 COPD 的一个致病原因。②出生低体重:学龄儿童调查发现出生低体重者肺功能较差,这些儿童以后若吸烟,可能是 COPD 的一个易感因素。③儿童时期下呼吸道感染:儿童时期患下呼吸道感染者,若以后吸烟,则 COPD 的发病率显著增加。④气道高反应性:是 COPD 的一个

危险因素。气道高反应性除与基因有关外也可后天获得,继发于环境因素。

3. 发病机制　发病机制至今尚不完全明确。

(1)气道炎症:香烟的烟雾与大气中的有害物质能激活气道内的肺泡巨噬细胞,它被激活后释放各种细胞因子,这些因子使气道发生慢性炎症,并损伤气道上皮细胞。气道炎症引起的分泌物增多,使气道狭窄,炎症细胞释放的介质可引起气道平滑肌的收缩,使其增生肥厚,导致阻塞性通气障碍。

(2)蛋白酶与抗蛋白酶的失衡:肺组织中的弹性蛋白酶来自巨噬细胞和中性粒细胞,能够分解弹性纤维,引起肺气肿。弹性蛋白酶抑制因子可抑制此酶的活性,避免肺气肿的发生。当蛋白酶增多和(或)抗蛋白酶减少或功能不足,引起两者失衡时,可发生肺气肿。

4. 病理生理　COPD 的主要病理生理改变是气流受限,肺泡过度充气和通气灌注比例(V/Q)不平衡。

(1)气流受限:支气管炎症导致黏膜水肿、增厚,分泌物增多,支气管痉挛,平滑肌肥厚和气管壁的纤维化使支气管狭窄,阻力增加,流速变慢。

肺气肿时由于肺泡壁的弹性蛋白减少,弹性压力降低,呼气时驱动压降低,流速变慢,此外细支气管壁上肺泡弹性蛋白减少,扩张作用减弱,细支气管壁萎陷,气流受限。

(2)肺泡过度通气:由于肺泡弹性压的降低和气道阻力的增加,呼气时间延长,在用力呼气末,肺泡气往往残留较多,使残气容积和功能残气量增加。由于肺容积增加,膈肌低平,在吸气开始时,膈肌的肌纤维缩短,不在原始的位置,因而收缩力减弱,容易发生呼吸肌疲劳。

(3)通气灌注比例不平衡:COPD 患者各个肺区肺泡顺应性和气道阻力常有差异,造成肺泡通气

不均,高 V/Q 区有部分气体是无效通气,低 V/Q 区则流经肺泡的血液得不到充分的氧合即进入左心,产生低氧血症。慢性低氧血症会引起肺血管收缩,血管内皮、平滑肌增生和管壁重塑与继发性红细胞增多,产生肺动脉高压和肺心病。

【临床表现】

1. 症状　早期患者,即使肺功能持续下降,可毫无症状,及至中晚期,出现咳嗽、咳痰、气短等症状,痰量因人而异,为白色黏液痰,合并细菌感染后则变为黏液脓性。在长期患病过程中,反复急性发作和缓解是本病的特点,病毒或细菌感染常常是急性发作的重要诱因,常发生于冬季。咯血不常见,但痰中可带少量血丝。晚期患者即使是轻微的活动,都不能耐受。合并肺心病时可出现肺、心力衰竭及其他脏器的功能损坏表现。

2. 体征　早期无明显体征。随着病情发展可见桶状胸,呼吸活动减弱,辅助呼吸肌活动增强;触诊语颤减弱或消失;叩诊呈过清音,心浊音界缩小,肝浊音界下移;听诊呼吸音减弱,呼气延长,心音遥远等。晚期患者因呼吸困难,颈、肩部辅助呼吸肌常参与呼吸运动,可表现为身体前倾。呼吸时常呈缩唇呼吸,可有口唇发绀、右侧心力衰竭体征。

3. 分型　COPD 可分两型,即慢性支气管炎型和肺气肿型。慢性支气管炎型因缺氧发绀较重,常常合并肺心病,水肿明显;肺气肿型因缺氧较轻,发绀不明显,而呼吸困难、气喘较重。大多数患者兼具这两型,但临床上以某型的表现为主。

【辅助检查】

1. 胸部 X 线检查与 CT　胸廓前后径增大,肋骨水平,肋间隙增宽,膈肌低平,两肺野透明度增高,肺纹理变细、减少。CT 上可见低密度的肺泡腔、肺大疱与肺血管减少。

2. 肺功能检查　最常用的指标是第 1 秒用力呼气量(FEV_1)占其预计值的百分比($FEV_1\%$)和 FEV_1 占用力肺活量(FVC)之比。在诊断 COPD 时,必须以已使用支气管舒张药后测定的 FEV_1 为准,$FEV_1 < 80\%$ 预计值,和(或)$FEV_1/FVC < 70\%$ 可认为存在气流受限。

3. 动脉血气分析　早期无变化,随病情发展,动脉血氧分压降低,二氧化碳分压增高,并可出现代偿性呼吸性酸中毒,pH 降低。

【护理评估】

1. 健康史

(1)了解患者患病的年龄、发生时间、诱因,主要症状的性质、严重程度和持续时间、加剧因素等。

(2)有无接触变应原,是否长期在污染的空气、自动或被动吸烟环境或拥挤的环境中生活、工作。

(3)详细询问吸烟史和过敏史,包括吸烟的种类、年限、每天的数量,或已停止吸烟的时间。

(4)询问患者日常的活动量和活动耐力,有无运动后胸闷、气急。

(5)了解患者有关的检查和治疗经过,是否按医嘱进行治疗,是否掌握有关的治疗方法。

2. 心理社会评估　COPD 是慢性过程,病情反复发作,对日常生活、工作造成很大的影响,应了解患者的心理状态及应对方式;是否对疾病的发生发展有所认识,对吸烟的危害性和采取有效戒烟措施的态度;评估患者家庭成员对患者病情的了解和关心、支持程度。

【护理问题】

1. 气体交换受损　与呼吸道阻塞、呼吸面积减少引起的通气换气功能障碍有关。

2. 清理呼吸道无效　与呼吸道炎症、阻塞,痰液过多而黏稠有关。

3. 营养失调　与呼吸困难、疲乏等引起患者食欲下降、摄入不足、能量需求增加有关。

4. 焦虑　与呼吸困难影响生活、工作和害怕窒息有关。

5. 活动无耐力　与日常活动时供氧不足、疲乏有关。

6. 睡眠形态紊乱　与呼吸困难、不能平卧有关。

【护理目标】

1. 患者的呼吸频率、节律和形态正常,呼吸困难得以缓解。

2. 患者能正确进行有效咳嗽,使用胸部叩击等措施,达到有效的咳嗽、咳痰。

3. 患者能认识到增加营养物质摄入的重要性。

4. 患者焦虑减轻,表现为平静、合作。

5. 患者能增加活动量,完成日常生活自理。

6. 患者能得到充足的睡眠。

【护理措施】

1. 生活护理

(1)急性发作期有发热、喘息时应卧床休息取舒适坐位或半卧位,衣服要宽松,被褥要松软、暖和,以减轻对呼吸运动的限制。保持室内空气的新鲜与流通,室内禁止吸烟。

(2)饮食护理。对心、肝、肾功能正常的患者,应给予充足的水分和热量。每日饮水量应在1 500ml以上。充足的水分有利于维持呼吸道黏膜湿润,使痰的黏稠度降低,易于咳出。适当增加蛋白质、热量和维生素的摄入。COPD患者在饮食方面需采用低糖类、高蛋白、高纤维食物,同时避免产气食物。少食多餐,每餐不要吃得过饱,少食可以避免腹胀和呼吸短促。

2. 心理护理 COPD患者因长期患病,影响工作和日常生活,出现焦虑、抑郁、紧张、恐惧、悲观失望等不良心理。针对患者病情及心理特征及时给予精神安慰、心理疏导,做好家人及亲友工作,鼓励他们在任何情况下,都要给予患者精神安慰,调动各种社会支持系统给予精神及物质关怀,介绍类似疾病治疗成功的病例,强调坚持康复锻炼的重要性,以取得主动配合,树立战胜疾病的信心。

3. 治疗配合

(1)病情观察:患者急性发作期常有明显咳嗽、咳痰及痰量增多,合并感染时痰的颜色由白色黏痰变为黄色脓性痰。发绀加重常为原发病加重的表现。重症发绀患者应注意观察神志、呼吸、心率、血压及心肺体征的变化,应用心电监护仪,定时监测心率、心律、血氧饱和度、呼吸频率、节律及血压变化,发现异常及时通知医师处理。

(2)对症护理:主要为咳嗽、咳痰的护理,发作期的患者呼吸道分泌物增多、黏稠,咳痰困难,严重时可因痰堵引起窒息。因此,护士应通过为患者实施胸部物理疗法,帮助患者清除积痰,控制感染、提高治疗效果。胸部物理疗法包括:深呼吸和有效咳嗽、胸部叩击、体位引流、吸入疗法。

①深呼吸和有效咳嗽:鼓励和指导病患者行有效咳嗽,这是一项重要的护理。通过深呼吸和有效咳嗽,可及时排出呼吸道内分泌物。指导病患者每2～4小时定时进行数次随意的深呼吸,在吸气末屏气片刻后爆发性咳嗽,促使分泌物从远端气道随气流移向大气道。

②胸部叩击:通过叩击振动背部,间接地使附在肺泡周围及支气管壁的痰液松动脱落。方法为五指并拢,向掌心微弯曲,呈空心掌,腕部放松,迅速而规律地叩击胸部。叩击顺序从肺底到肺尖,从肺外侧到内侧,每一肺叶叩击1～3min。叩击同时鼓励患者深呼吸和咳嗽、咳痰。叩击时间15～20min为宜,每日2～3次,餐前进行。叩击时应询问患者感受,观察面色、呼吸、咳嗽、排痰情况,检查肺部呼吸音及啰音的变化。

③体位引流:按病灶部位,协助患者取适当体位,使病灶部位开口向下,利用重力,及有效咳嗽或胸部叩击将分泌物排除体外。引流多在早餐前1h、晚餐前及睡前进行,每次10～15min,引流期间防止头晕或意外危险,观察引流效果,注意神志、呼吸及有无发绀。

④吸入疗法:利用雾化器将祛痰平喘药加入湿化液中,使液体分散成极细的颗粒,吸入呼吸道以增强吸入气体的湿度,达到湿润气道黏膜,稀释气道痰液的作用,常用的祛痰平喘药:氨溴索(沐舒坦),异丙托溴铵(爱喘乐)。在湿化过程中气道内黏稠的痰液和分泌物可因湿化而膨胀,如不及时吸出,有可能导致或加重气道狭窄甚至气道阻塞。在吸入疗法过程中,应密切观察病情,协助患者翻身、拍背,以促进痰液排出。

(3)氧疗过程中的护理:COPD急性发作期,大多伴有呼吸衰竭、低氧血症及二氧化碳潴留。Ⅰ型呼吸衰竭患者按需吸氧,根据缺氧程度适当调节氧流量,但应避免长时间、高浓度吸氧,以防氧中毒。Ⅱ型呼吸衰竭患者给予低流量吸氧,以免抑制呼吸。用氧前应向患者家属做好解释工作,讲明用氧目的、注意事项,嘱患者不可擅自调节氧流量或停止吸氧,以免加重病情。在吸氧治疗中应监测患者的心率、血压、呼吸频率及血气指标的变化,了解氧疗效果。注意勿使吸氧管打折,鼻腔干燥时可用棉签蘸水湿润鼻黏膜。

(4)呼吸功能锻炼:COPD患者急性症状控制后应尽早进行呼吸功能锻炼,教会患者及家属呼吸功能锻炼技术,督促实施并提供有关咨询材料。可以选用下述呼吸方法,一种或两种交替进行。

①腹式呼吸锻炼:由于气流受限、肺过度充气、膈肌下降、活动减弱,使呼吸类型改变。通过呼吸肌锻炼,使浅快呼吸变为深慢有效呼吸,利用腹肌帮助膈肌运动,调整呼吸频率,呼气时间延长,以提高潮气容积,减少无效腔,增加肺泡通气量,改变气体分布,降低呼吸功耗,缓解气促症状。方法:患者取立位,体弱者也可取坐位或仰卧位,上身肌群放松做深呼吸,一手放于腹部一手放于胸前,吸气时尽力挺腹,也可用手加压腹部,呼气时腹部内陷,尽量将气呼出,一般吸气2s,呼气4～6s。吸气与呼气时间比为1∶2或1∶3。用鼻吸气,用口呼气要求缓呼深吸,不可用力,每分钟呼吸速度保持在7～8次,开始每日2次,每次10～15min,熟练后可增加次数和时间,使之成为自然的呼吸习惯。

②缩唇呼吸法：通过缩唇徐徐呼气,可延缓吸气气流压力的下降,提高气道内压,避免胸内压增加对气道的动态压迫,使等压点移向中央气道,防止小气道的过早闭合,使肺内残气更易于排出,有助于下一吸气进入更多新鲜的空气,增强肺泡换气,改善缺氧。方法为：用鼻吸气,缩唇做吹口哨样缓慢呼气,在不感到费力的情况下,自动调节呼吸频率、呼吸深度和缩唇程度,以能使距离口唇30cm处与唇等高点水平的蜡烛火焰随气流倾斜又不致熄灭为宜。每天3次,每次30min。

4. 用药护理　按医嘱用抗生素、止咳、祛痰药物,掌握药物的疗效和不良反应,不滥用药物。

(1)祛痰止咳药物应用护理。常用的祛痰类药物如下。①祛痰药：通过促进气道黏膜纤毛上皮运动,加速痰液的排出;能增加呼吸道腺体分泌,稀释痰液,使痰液黏稠度降低,以利于咳出。②黏液溶解药：通过降低痰液黏稠度,使痰液易于排出。③镇咳药：直接作用于咳嗽中枢。④其他还有中药化痰制剂。用药观察：观察用药后痰液是否变稀、容易咳出。及时协助患者排痰。注意事项：对呼吸储备功能减弱的老年人或痰量较多者,应以祛痰为主,协助排痰,不应选用强烈镇咳药物,以免抑制呼吸中枢及加重呼吸道阻塞和炎症,导致病情恶化。

(2)解痉平喘药物应用护理。解痉平喘药物可解除支气管痉挛,使通气功能有所改善,也有利于痰液排出。常用有：①M-胆碱受体阻滞药;②β_2 肾上腺素能受体激活药;③茶碱类。用药观察：用药后注意患者咳嗽是否减轻,气喘是否消失。β_2 受体兴奋药常同时有心悸、心率加快,肌肉震颤等不良反应,用药一段时间后症状可减轻,如症状明显应酌情减量。茶碱引起的不良反应与其血药浓度水平密切相关,个体差异较大,常有恶心、呕吐、头痛、失眠,严重者心动过速、精神失常、昏迷等,应严格掌握用药浓度及滴速。

5. 健康教育

(1)告诉患者及家属应避免烟尘吸入,气候骤变时注意预防感冒,避免受凉以及与上呼吸道感染患者接触。

(2)加强体育锻炼,要根据每个人的病情、体质及年龄等情况量力而行、循序渐进,天气良好时到户外活动,如散步、慢跑、打太极拳、练气功等,以不感到疲劳为宜,增加患者呼吸道对外界的抵抗能力。

(3)教会患者学会自我监测病情变化,尽早治疗呼吸道感染,可在家中配备常用药物及掌握其使用方法。

(4)重视营养的摄入,改善全身营养状况,提高机体抵抗力。

(5)严重低氧血症患者坚持长期家庭氧疗,可明显提高生活质量和劳动能力,改善生命质量。每天吸氧10～15h,氧流量1～2L/min。并告知家属及患者氧疗的目的及注意事项。

【护理评价】

1. 患者发绀减轻,呼吸频率、深度和节律趋于正常。

2. 能有效咳痰,痰液易咳出。

3. 能正确应用体位引流、胸部叩击等方法排出痰液。

4. 营养状态改善;能运用有效的方法缓解症状,减轻心理压力。

5. 参与日常活动不感到疲劳,活动耐力提高。

（李春燕）

第 12 章

支气管哮喘

支气管哮喘,简称哮喘,是由嗜酸性粒细胞、肥大细胞和 T 淋巴细胞等多种炎性细胞及细胞组分参与的气道慢性炎症性疾病。

这种慢性炎症导致气道反应性增加,通常出现广泛多变的可逆性气流受限,并引起反复发作的喘息、气急、胸闷或咳嗽等症状,常在夜间或清晨发作、加剧,可经治疗缓解或自行缓解。

【疾病概述】

1. 病因　病因还不十分清楚,大多认为哮喘是与多基因遗传有关的疾病,同时受遗传因素和环境因素的双重影响。

资料显示,哮喘的亲属患病率高于群体患病率,并且亲缘关系越近,患病率越高。哮喘患儿双亲大多存在不同程度气道高反应性。而研究显示与气道高反应性、IgE 调节和特异性反应相关的基因,在哮喘的发病中起着重要的作用。

环境因素中引起哮喘的激发因素,包括吸入物,如尘螨、花粉、动物毛屑等各种特异和非特异吸入物;感染,如细菌、病毒、原虫、寄生虫等;食物,如鱼、虾蟹、蛋类、牛奶等;药物,如阿司匹林等;气候变化、运动、妊娠等。

2. 发病机制　发病机制尚不完全清楚,大多认为哮喘与变态反应、气道炎症、气道高反应及神经机制等因素相互作用有关。

(1)变态反应:当变应原进入具有特应性体质的机体后,可刺激机体通过 T 淋巴细胞的传递,由 B 淋巴细胞合成特异性 IgE,并结合于肥大细胞和嗜碱性粒细胞表面的高亲和性的 IgE 受体。当变应原再次进入机体内,可与结合在这些受体上的 IgE 交联,使该细胞合成并释放多种活性介质导致平滑肌收缩、黏液分泌增加、血管通透性增高和炎症细胞浸润等,产生哮喘的临床症状。

根据变应原吸入后哮喘发生的时间,可分为速发型哮喘反应(IAR)、迟发型哮喘反应(LAR)和双相型哮喘反应(OAR)。速发型哮喘反应几乎在吸入变应原的同时立即发生反应,15～30min 达到高峰,2h 后逐渐恢复正常。迟发型哮喘反应 6h 左右发病,持续时间长,可达数天,而且临床症状重,常呈持续性哮喘发作状态。

(2)气道炎症:气道慢性炎症被认为是哮喘的本质。表现为多种炎症细胞特别是肥大细胞、嗜酸性粒细胞等在气道聚集和浸润,这些细胞相互作用可以分泌出多种炎症介质和细胞因子,使气道反应性增高,气道收缩,黏液分泌增加,血管渗出增多。

(3)气道高反应性:表现为气道对各种刺激因子出现过强或过早的收缩反应,是哮喘患者发生和发展的另外一个重要因素。普遍认为气道炎症是导致气道高反应性的重要机制之一。

(4)神经机制:支气管受复杂的自主神经支配,与某些神经功能低下和亢进有关。

3. 病理　显微镜下可见气道黏膜下组织水肿、微血管通透性增加、杯状细胞增殖及支气管分泌物增加、支气管平滑肌痉挛等病理改变。若哮喘长期反复发作,表现为支气管平滑肌肌层增厚、气道上皮细胞下纤维化、黏液腺增生和新生血管形成等,导致气道重构。

【临床表现】

1. 症状

(1)前驱症状:在变应原引起的急性哮喘发作前往往有打喷嚏、流鼻涕、眼痒、流泪、干咳或胸闷等前驱症状。

(2)喘息和呼吸困难:反复发作性喘息或伴有哮鸣音的呼气性呼吸困难,是哮喘的典型症状。

(3)咳嗽、咳痰:咳嗽是哮喘的常见症状,由气道的炎症和支气管痉挛引起。干咳是哮喘前驱症状,哮喘发作时,咳嗽、咳痰症状反而减轻。哮喘发作接近尾声时,大量分泌物排出,咳嗽、咳痰可能加重。

(4)胸闷和胸痛:哮喘发作时可有胸闷和胸部发紧感。

2. 体征 支气管哮喘具有季节性,急性发作时,两肺闻及弥漫性哮鸣音,以呼气期为主,可自行缓解或使用支气管扩张药后缓解。胸部呈过度充气状态,有广泛的哮鸣音,呼气时延长,辅助呼吸肌和胸锁乳突肌收缩加强。心率增快、奇脉、胸腹反常运动、发绀、意识障碍等提示病情严重。

3. 分期 根据临床表现分为急性发作期、慢性持续期和临床缓解期。

急性发作指气促、咳嗽、胸闷等症状突然发生,常伴呼吸困难;慢性持续期指每周均不同频度和(或)不同程度的出现症状;临床缓解期是指经过治疗或未经治疗症状、体征消失,肺功能恢复到急性发作前水平,并维持 3 个月以上。

【辅助检查】

1. 肺功能检查 第 1 秒钟用力呼气量(FEV_1)、FEV_1/FVC、呼气流量峰值(PEF)等有关呼气流速的指标,在哮喘发作时全部下降,经有效的支气管扩张药治疗后好转,缓解期逐渐恢复。哮喘发作时还可以有肺活量(VC)降低,残气量、功能残气量、肺总量增加,残气/肺总量比值增高。

2. 动脉血气分析 哮喘严重发作时可有不同程度的低氧血症、低碳酸血症、呼吸性碱中毒。病情进一步加剧,可表现呼吸性酸中毒。

3. 胸部 X 线检查 哮喘发作时两肺透亮度增加,呈过度充气状态。并发感染时,可见肺纹理增加和炎症浸润阴影。

4. 血液检查 发作时可有嗜酸性粒细胞增多,并发感染时白细胞和中性粒细胞增多,外源性哮喘者血清总 IgE 增高。

5. 痰液检查 涂片可见较多的嗜酸性粒细胞及其退化形成的夏科-莱登结晶、黏液栓等。

6. 支气管激发试验 测定气道反应性,吸入激发剂后,FEV_1 或 PEF 下降 ≥20%,即可确定为支气管激发试验阳性。可作为辅助诊断和评估哮喘严重程度和预后。

7. 支气管舒张试验 测定气流受限的可逆性。吸入支气管舒张药后 FEV_1 或 PEF 改善率≥15%,可诊断支气管舒张试验阳性,可辅助诊断和指导用药。

8. 特异性变应原检测 缓解期检测有利于判断变应原,了解导致个体哮喘发作的危险因素。

【护理评估】

1. 健康史

(1)询问患者发作时的症状、持续时间、诱发或缓解因素,了解既往治疗经过和检查。

(2)了解患者对哮喘知识的掌握程度,询问患者是否熟悉哮喘急性发作的先兆和处理方法,发作时有无按医嘱治疗。

(3)评估患者呼吸困难对日常生活、工作的影响程度,了解患者的家族史。

(4)评估与患者哮喘发生的各种病因和诱因,如有无接触变应原、吸烟等。

2. 心理社会评估 哮喘急性和反复发作,可影响患者的睡眠、体力活动,应评估患者有无烦躁、焦虑、恐惧等心理反应,并注意给予心里安慰;因哮喘需要终身防治,评估患者的家庭、社会支持系统,及对疾病治疗的信心,应加强与患者的沟通,增加患者的信心和对疾病的了解。

【护理问题】

1. 气体交换受损 与支气管痉挛、气道炎症、黏液分泌增加、气道阻塞有关。

2. 清理呼吸道无效 与气道平滑肌痉挛、痰液黏稠、排痰不畅、疲乏有关。

3. 知识缺乏 缺乏正确使用吸入药物治疗的相关知识。

4. 焦虑 与哮喘反复发作或症状不缓解,患者容易出现焦虑有关。

5. 潜在并发症 呼吸衰竭、气胸或纵隔气肿。

【护理目标】

1. 患者呼吸困难缓解,能平卧。

2. 能进行有效咳嗽,痰液能咳出。

3. 能正确使用吸入药物治疗。

4. 尽快使患者胸闷、呼吸困难得到缓解,增加舒适感,心理护理缓解焦虑恐惧情绪。

5. 护士严密监测和管理患者,及时发现并发症并配合医师抢救。

【护理措施】

1. 生活护理 ①发现和避免诱发因素。询问患者导致发作的因素,如能发现和避免诱发因素,有助于哮喘症状的控制,并保持环境清洁、空气新鲜。②饮食护理。根据需要供给热量,必要时可静脉补充营养。禁食可能诱发哮喘的食物,如鱼、虾、蟹、牛奶及蛋类。

2. 心理护理 哮喘反复发作可以导致心理障

碍,而心理障碍也会影响哮喘的临床表现和治疗效果。正确认识和处理这些心理问题,有利于提高哮喘的治疗成功率。护士应关心、体贴患者。通过暗示、说服、示范、解释、训练患者逐渐学会放松技巧及转移自己的注意力。

3. 治疗配合

(1)病情观察。密切观察患者症状体征的变化,了解其呼吸困难的程度,辅助呼吸肌的活动情况,测量和记录体温、脉搏和呼吸及哮喘发作的持续时间。配合医生监测肺功能指标(FEV_1 或 PEF),进行动脉血气分析,防止出现并及时处理危及生命的严重哮喘发作。当 $PaO_2 < 60mmHg$、$PaCO_2 > 50mmHg$ 时,说明患者已经进入呼吸衰竭状态。发现上述情况及时通知医生,并做相应的护理。

(2)对症护理。①体位:让患者取坐位,将其前臂放在小桌上,背部靠着枕头,注意保暖,防止肩部着凉。②氧疗:患者哮喘发作严重,遵医嘱给予鼻导管或面罩吸氧,改善呼吸功能。③保持呼吸道通畅:遵医嘱给予祛痰药和雾化吸入,以湿化气道,稀释痰液,利于排痰。在气雾湿化后,护士应注意帮助患者翻身拍背,引流排痰。④重度哮喘发作有可能导致呼吸衰竭,有窒息等危险,可行气管切开或气管内插管进行机械通气。因此,应备好气管插管和所需物品及各种抢救物品,配合医生抢救。

4. 用药护理

(1)糖皮质激素(简称激素)是当前治疗哮喘最有效的药物。可采取吸入、口服和静脉用药。指导患者吸入药物后用清水充分漱口,使口咽部无药物残留,减轻局部反应。长期用药可引起骨质疏松等全身反应,指导患者联合用药,减少激素的用量。口服用药时指导患者不可自行停药或减量。

(2)色甘酸二钠:是一种非皮质激素抗炎药物。能预防变应原引起速发和迟发反应,以及运动和过度通气引起的气道收缩。少数病例可有咽喉不适、胸闷,偶见皮疹,孕妇慎用。

(3)β_2受体激动药(如沙丁胺醇):可舒张气道平滑肌,解除气道痉挛和增加黏液纤毛清除功能等。吸入后 5~10min 即可起效,药效可维持 4~6h,多用于治疗轻度哮喘急性发作的患者,用药方法应严格遵医嘱间隔给药。用药期间应注意观察不良反应,如心悸、低血钾和骨骼肌震颤等。但一般反应较轻,停药后症状即可消失,应宽慰患者不必担心。

(4)茶碱:具有松弛支气管平滑肌、兴奋呼吸中枢等作用。主要不良反应为胃肠道症状(恶心、呕吐),心血管症状(心动过速、心律失常、血压下降)。用药过程最好监测血浆氨茶碱浓度。发热、妊娠、小儿或老年人,患有肝、心、肾功能障碍及甲状腺功能亢进者尤须慎用。

(5)其他药物:半胱氨酰白三烯受体拮抗药主要的不良反应是胃肠道症状,通常较轻微,少数有皮疹,血管性水肿,转氨酶升高,停药后可恢复正常。吸入抗胆碱药物不良反应少,少数患者有口苦或口干感。

5. 健康指导

(1)指导患者注意哮喘发作的前驱症状,自我处理并及时就医,鼓励并指导患者坚持每日定时测量峰流速值(PEF)、监视病情变化、记录哮喘日记。指导患者各种雾化吸入器的正确使用方法。

(2)积极参加锻炼,尽可能改善肺功能,最大程度恢复劳动能力,预防疾病向不可逆性发展,预防发生猝死。

(3)指导患者了解目前使用的每一种药物的主要作用、用药的时间、频率和方法及各种药物的不良反应。

(4)指导峰流速仪的使用

①站立水平位握峰流速仪,不要阻挡游标移动。游标放在刻度的最基底位"0"处。

②深吸气,嘴唇包住口器,尽可能快的用力呼气。

③记录结果,将游标拨回"0"位,再重复 2 次,取其最佳值。

④当峰流速值用诊断时,首先用患者峰流速值与预计值比较。儿童一般根据性别、身高而调整确定其正常范围,亦可通过 2~3 周的正规治疗及连续观察,取无症状日的下午所测 PEF 为患儿个人最佳值。若该值低于一般统计正常值的 80%,则考虑为中度发作,应调整原有治疗。

⑤$PEF 变异率 = \dfrac{最高 PEF - 最低 PEF}{1/2(最高 PEF + 最低 PEF)} \times 100\%$

当变异率 < 20% 提示轻度哮喘,变异率在 20%~30% 为中度哮喘,变异率 > 30% 时为重度哮喘。

(5)指导患者识别和避免过敏原或诱因,并采取相应措施:①在花粉和真菌最高季节应尽量减少外出;②保持居住环境干净、无尘、无烟,窗帘、床单、枕头应及时清洗;③避免香水、香的化妆品及发胶等可能的过敏原;④回避宠物,不用皮毛制成的衣物或被褥。如必须拜访有宠物家庭,应提前吸入气雾剂;⑤运动性哮喘患者在运动前应使用气雾剂;⑥充分休息、合理饮食、定期运动、情绪放松、预防感冒。

(6)推荐患者家属参与哮喘的管理,起到监督管理的作用。

【护理评价】

患者呼吸频率、节律平稳,无奇脉、三凹征;正确运用有效咳嗽、咳痰方法,咳嗽、咳痰程度减轻;能正确掌握雾化吸入器的使用方法和注意事项;掌握哮喘发作先兆及相应自我处理方法;消除焦虑情绪。

(李春燕)

第13章

肺 癌

肺癌是世界上最常见且发病率呈持续增高的少数几种恶性肿瘤之一。世界范围其发病构成比占据全部恶性肿瘤的16%,占全部癌死亡原因的28%。在大城市及工业污染重的地区,肺癌已占恶性肿瘤发病率首位,严重威胁着人类健康。

【流行病学】

1. 发病率、病死率及流行趋势

(1)发病率和病死率:20世纪初,肺癌尚为少见病种,随着吸烟的普及和工业文明的发展,肺癌的发病水平从20世纪30年代开始明显增加。世界卫生组织国际癌症研究中心的研究报告指出,目前肺癌是全世界发病率最高的癌症,每年新增患者人数为120万;根据目前癌症的发病趋势,预计2020年全世界癌症发病率将比现在增加50%,全球每年新增癌症患者人数将达到1 500万人。根据我国卫生部《2009年中国卫生统计年鉴》,2004－2005年我国肺癌病死率达30.83/10万,居恶性肿瘤病死率首位,其中男性病死率为41.34/10万,女性病死率为19.84/10万。

(2)流行趋势:近年来,肺癌的流行趋势有两个重要特征,一是组织细胞学类型的变化,20多年前,鳞状细胞癌一直是肺癌的主要组织学类型,而目前最常见的是腺癌;另一个重要特征是女性肺癌发病率在上升,Cornere等在新西兰进行的一项对照研究显示,45岁以下肺癌中67%为女性,而且腺癌是最主要的细胞学类型,占48%。

2. 人群分布

(1)年龄:近年来肺癌年龄发病曲线出现前移,提前了5～10岁,并且其发病率和病死率随年龄增长而上升。

(2)性别:几乎所有的国家和地区,肺癌的发病率和病死率皆是男性高于女性。近年来的研究表明,欧美等发达国家女性肺癌的发病率和病死率增

长速度较男性快,男女发病性别比值不断下降。

(3)职业:肺癌是职业癌中最重要的一种,较为肯定的职业性肺癌包括石棉、砷和砷化合物,铬及铬化合物、镍及镍化合物、氯甲醚所致肺癌和焦炉工人肺癌等。

3. 地理分布 肺癌分布的一般规律是工业发达国家比发展中国家高,且存在城乡差别,大城市高于小城市,城市高于农村,近郊高于远郊。世界范围内,以北美和欧洲发病水平高,非洲最低,但各国家地区内部亦存在差异。我国肺癌分布不如食管癌、肝癌集中,东北、沿海及大工业城市相对高发,有由东北向南、由东向西逐步下降的趋势。

【分子生物学】

肺癌起源的生物学行为基于以下两个理论:①癌化,即由于外在或内在的因素影响,所有呼吸道上皮都处于发展成癌的危险中;②多步骤瘤变,肿瘤通过多次基因改变的积累,导致显性改变和癌。

发展中的化学预防策略需要对肿瘤发生过程的理解和能够反映高危状态及治疗效果的生物标记,以下即为可能成为化学预防中生物学的标志:①核视黄醛受体(RAR-β);②肿瘤抑制基因(p53);③原癌基因(EGFR、cyclin D1);④遗传标记,即染色体损伤产生的微核、染色体的多体性、染色体缺失(3p、5q、9p、11q、13q、17p)。

【病因学】

关于肺癌的确切致病因素尚不清楚,但经过长期的流行病学调查研究认为,常见的以下因素与肺癌的发生有一定的关系。

1. 吸烟 研究表明吸烟是肺癌最主要的危险因素,吸烟明显增加肺癌的发病危险,重度吸烟者的肺癌发病危险增加达10倍甚至20余倍以上,两者存在明显的量效关系。统计文献报道,美国85%～90%的肺癌和吸烟有关,国内统计证明

80%～90%的男性,19.3%～40%的女性肺癌患者与吸烟有关。非吸烟肺癌患者有17%可归因于青少年时期的重度被动吸烟。大量证据表明,每日吸烟量越大,吸烟年限越长,开始吸烟年龄越早,吸入程度越深,烟草中焦油含量越高和吸无过滤嘴香烟等,均可使患肺癌危险性增高。

2. 职业暴露 工作场所致癌物的暴露对肺癌发病率的增加亦有重要作用,据统计职业性接触所引起的肺癌占肺癌总数的5%～20%。目前研究较多的是石棉,石棉致癌存在两个特点:①存在量效关系,且与吸烟有明显协同作用;②短时高强度暴露于石棉中也可能是致肺癌的危险因素。所有职业因子是肺癌的独立致病因素,与吸烟无关;但是这些职业因子与吸烟并存时,致肺癌的可能性进一步加大。

3. 大气污染和环境污染 全球范围内肺癌发病率均呈上升趋势,除吸烟外,大气和环境污染也是重要原因之一。现代工业和汽车尾气每年排放到大气中的多环芳烃估计达20 000～50 000t,其中苯并芘达5 000t多,后者为一种很强的致肺癌物质,而香烟中致肺癌的主要因子即为多环芳烃。环境污染一方面指大环境的污染,如加工业生产和交通运输不合理排放废气、废渣、废水;另一方面,家庭小环境的污染也不容忽视,取暖、烹调所造成的多环芳烃和油烟雾也可能与肺癌发病相关。

4. 饮食营养 越来越多的研究报道认为,饮食营养因素与肺癌的发病相关。Pillow等认为高脂、低蔬菜水果饮食增加了肺癌发病的危险性。有报道,饱和脂肪的摄入量与肺腺癌有较强的关系,食物胆固醇的摄入量与小细胞肺癌危险性有关。Ziegler等认为,增加蔬菜和水果的摄取,无论对吸烟者、被动吸烟者和非吸烟者来说都有可能降低肺癌发病的危险性。

5. 遗传因素 肺癌是一系列复杂的基因突变的后果,同一暴露条件下不同人群肺癌发病率不尽相同,即使在重度吸烟者中亦仅约8%的人发生肺癌,说明肺癌易感性存在个体差异。个体基因的差异或缺陷决定了不同个体对致癌物的易感性不同。对肺癌的家族聚集性研究表明:肺癌患者的非吸烟直系亲属比非吸烟人群患肺癌的危险度要增加2～4倍。

【病理学】

肺癌绝大多数起源于支气管黏膜上皮,极少来自肺泡上皮,因而肺癌主要为支气管肺癌。肺癌的

分布情况为右肺多于左肺,上叶多于下叶。

1. 肉眼分型 依据解剖学位置和形态常可分为中央型、周围型和弥漫型三种。

2. 组织学分型 临床上较常见的肺癌类型为鳞状细胞癌、小细胞癌、腺癌和大细胞癌四种。

(1)鳞状细胞癌:占肺癌40%以上,是最常见的类型。大多由近肺门处较大支气管黏膜上皮细胞经鳞状化生癌变而成。最常发生的部位是段支气管,其次为肺叶支气管,肉眼观多呈中央型。

(2)腺癌:占肺癌的25%～30%。大多数腺癌是周围型,肿块直径多在4cm以上。腺癌可分为腺泡癌、乳头状癌、细支气管肺泡癌和有黏液形成的实体癌四种亚型,其中绝大多数是乳头状腺癌。

(3)大细胞癌:大细胞癌由多形性、胞质丰富的大细胞组成,约占肺癌的15%。此癌好发于肺的周围部分或肺膜下,与支气管无关。部分大细胞肺癌具有神经内分泌功能。

(4)小细胞癌:小细胞肺癌来源于支气管黏膜的基底细胞或储备细胞,其特点是生长迅速和早期转移。小细胞肺癌是肺癌中恶性程度最高的一种,占肺癌的10%～20%。WHO将小细胞肺癌分为燕麦细胞型、中间型和混合型三种亚型。

【扩散和转移】

1. 直接扩散 中心型肺癌穿过支气管壁后,可直接向肺内组织浸润与生长,亦可浸润支气管周围淋巴结,以及心包、心脏、大血管、食管、膈肌、喉返神经等。周围型肺癌常沿支气管或肺泡增殖,容易侵犯胸膜、胸壁、肋骨及膈肌。

2. 淋巴转移 是肺癌转移的重要途径,最常见锁骨上淋巴结的转移,此外包括肺门、纵隔、腋窝及腹腔淋巴结,多无特异性临床症状,淋巴结活检可确定组织类型。淋巴结大小不一定反映病程早晚。

3. 血行转移 当癌细胞侵入小静脉、毛细血管或胸导管时,即可进入血管发生远处脏器转移。

不同组织学类型的肺癌,播散的途径也不同。鳞癌以淋巴转移为主;腺癌可侵犯、压迫局部肺组织,经支气管黏膜下淋巴播散,常累及胸膜出现胸腔积液,易发生肺门淋巴结转移,骨、肝、脑是其易转移的器官;大细胞癌易血行转移;小细胞癌早期可有血行和淋巴转移。

【临床表现】

1. 由原发灶引起的症状

(1)咳嗽:最常见的临床症状,主要是由于肿瘤侵蚀支气管黏膜而引起的刺激性咳嗽,为一种保护

性非自主反射,目的是为了清除呼吸道异物和分泌物。60%的患者以咳嗽为首发症状,80%患者有咳嗽症状。晚期由于支气管狭窄引起咳嗽加重,可带有金属音调。

(2)咯血或痰中带血:肺癌第2常见症状,以此为首发症状者占30%左右。常表现为间断性或持续性、反复少量的痰中带血或少量咯血。持续时间不一,一般较短,仅数日,但也有达数月者。中央型肺癌咯血较常见,周围型肺癌在肿瘤较小时很少见咯血,但当肿瘤增大到一定程度后,由于肿瘤中心缺血坏死引起出血,也会出现咯血症状。

(3)胸痛:为肿瘤侵犯胸膜、肋骨、胸壁及其他组织所致。肺癌早期可有不定时的胸闷、胸部不规则的隐痛和钝痛,当用力、体位改变、咳嗽和深呼吸时患侧胸痛症状将愈加明显。据统计,周围型肺癌中以胸痛、背痛、肩痛、上肢痛和肋间神经痛为首症状而前来就诊者占25%左右。

(4)呼吸困难:文献报道,肺癌中50%～60%患者存在呼吸困难,约10%以呼吸困难为首发症状。多见于中央型肺癌,尤其是肺功能较差者。呼吸困难程度因病情严重程度和耐受能力不同而异。

(5)发热:①癌性发热,肿瘤坏死组织被机体吸收所致,抗感染药物治疗无效,有效的抗肿瘤治疗后可以退热;②炎性发热,某一段或叶支气管开口的阻塞或管腔受压迫,引起的相应段或叶的阻塞性肺炎或肺不张引起的发热,多在38℃左右,抗感染治疗虽有效,但常反复发作。

(6)喘鸣:常为管腔内肿瘤或异物阻塞,以及管壁被管外肿大的纵隔淋巴结或侵犯纵隔压迫引起的管腔狭窄。喘鸣一般为间歇性,不受咳嗽影响。

(7)体重下降:肺癌晚期由于感染、疼痛等影响食欲及睡眠,肿瘤生长及其所产生的各种毒素引起身体消耗增加而导致患者体重下降,最终形成恶病质。

2. 肿瘤局部扩展引起的症状

(1)吞咽困难:一般由于纵隔第7、8组淋巴结(隆突下、食管旁淋巴结)转移增大时压迫食管造成吞咽困难,多为下叶肿瘤,并且淋巴结可向前浸润气管,向后浸润食管形成气管-食管瘘,可反复发生吸入性肺炎。

(2)声音嘶哑:由于肺癌纵隔淋巴结转移或癌肿直接侵犯该侧喉返神经,造成患侧声带麻痹,左侧常因主动脉弓下淋巴结转移或压迫所致,右侧常因锁骨上淋巴结转移或压迫所致。

(3)膈肌麻痹:由于癌肿侵犯或压迫膈神经造成,表现为胸闷、气促,患侧肺下界上移,呼吸时膈肌出现矛盾运动(吸气时膈肌上升,呼吸时膈肌下降)。

(4)胸腔积液或心包积液:肿瘤累及胸膜或心包时所致,表现为胸部叩诊为浊音,心脏浊音界扩大,穿刺抽液行细胞学检查可确诊。

(5)上腔静脉综合征(SVCS):常因肺癌直接侵犯或压迫上腔静脉(包括转移纵隔淋巴结),造成上腔静脉及无名静脉的部分或完全堵塞导致静脉回流障碍。表现为气促、上肢和头颈部水肿,颈静脉怒张,胸壁皮肤见红色或青紫色毛细血管扩张,当阻塞发展迅速时还可以导致脑水肿而出现头痛、嗜睡、意识障碍等。

(6)Horner综合征:颈及第1胸交感神经节受肿瘤侵犯或压迫所致,表现为患侧颜面无汗和发红,患侧眼球内陷、眼睑下垂、眼裂狭窄、瞳孔缩小等。

(7)Pancoast综合征:为肺尖发生的支气管肺癌并侵犯肺上沟部,引起肩部和上胸壁疼痛等一系列临床综合征,多为低度恶性鳞癌,生长缓慢,晚期才出现转移。也可合并SVCS。

3. 远处转移引起的症状

(1)中枢神经系统转移:脑、脑膜和脊髓转移,主要表现为颅内高压症状,如剧烈疼痛、恶心、喷射性呕吐等;也可表现为脑神经受累症状,如复视、谵妄、意识障碍等。

(2)骨转移:易转移至肋骨、脊椎和骨盆,表现为局部疼痛,压痛、叩击痛,骨质破坏还可导致病理性骨折。

(3)肝转移:可有厌食、肝区疼痛、肝大、黄疸和腹水等,患者多于短期内死亡。

(4)肾及肾上腺转移:肺癌胸外转移中肾转移占16%～23%,可出现血尿;肾上腺转移也较常见,导致艾迪生病。患者多于短期死亡。

4. 副癌综合征 肺癌细胞产生并释放的具有内分泌功能物质,产生一种或多种特殊肺外症状而导致的综合征。

(1)肥大性肺性骨关节病:多见于鳞癌,主要表现为杵状指、长骨远端骨膜增生,关节肿胀、疼痛和触痛。

(2)异位促肾上腺皮质激素分泌综合征:肿瘤分泌促肾上腺皮质激素样物,导致库欣(Cushing)综合征样症状,下肢水肿、高血压、高血糖、低血钾、向心性肥胖、精神障碍,多见于小细胞肺癌,特别是燕麦细胞癌。

(3)异位促性腺皮质激素分泌综合征:癌肿分泌黄体生成素(LH)和绒毛膜促性腺激素(HCG)刺激性腺激素产生所致,表现为男性乳房发育伴疼痛,各类型肺癌都可以发生,多见于未分化癌和小细胞肺癌。

(4)抗利尿激素分泌异常综合征(SIADH):肿瘤分泌大量抗利尿激素(ADH)或其类似物质所致,表现为稀释性低钠血症和水中毒症状,多见于燕麦细胞癌。

(5)类癌综合征:肿瘤分泌 5-HT 所致,表现为支气管痉挛性哮喘、皮肤潮红、阵发性心动过速、腹泻、腹痛、消化性溃疡、心瓣膜病变等,多见于腺癌和燕麦细胞癌。

(6)神经-肌肉综合征:小细胞未分化癌多见,病因尚不明确,可能是一种自身免疫疾病,表现为随意肌肌力减退、极易疲劳、共济失调、感觉障碍等。

(7)高钙血症:癌肿分泌甲状旁腺激素或一种溶骨物质所致,多见于鳞癌,临床表现为高钙血症,并有不同程度的代谢性酸中毒。患者常感无力、口渴、多尿、食欲缺乏、烦躁不安。

【辅助检查】

1. 痰脱落细胞学检查　可用于肺癌的诊断及早期筛查,方法简便无痛苦,阳性率达80%以上,可确定肿瘤的组织学类型。但由于该法假阴性率高(20%~60%),并有一定的假阳性率(约2%),且不能定位,故在临床应用中有一定局限性。

2. 影像学诊断

(1)胸部 X 线:最基本、应用最广泛的影像学检查方法,包括透视、正侧位胸部 X 线片等,可发现块影或可疑肿块阴影。

(2)计算机体层摄影(CT):目前已经作为手术和放疗前估计肿瘤大小和侵犯程度的常规方法。CT 图像清晰,能发现普通 X 线不易发现的较隐蔽的病灶,能清楚显示病变形态和累及范围,能检查有无淋巴结及远处转移,同时可行 CT 引导下穿刺活检。

(3)磁共振成像(MRI):利用生物组织对中等波长电磁破的吸收来成像,能从横断位、冠状位和矢状位等多个位置对病灶进行观察,可增加对胸部疾病诊断及对肺门区肿瘤和血管的区别能力。

(4)正电子发射断层图(PET):是目前唯一利

用影像学方法进行体内组织功能、代谢和受体显像的技术,不仅能反映人体解剖结构改变,更可提供体内功能代谢信息,可从分子水平揭示疾病发病机制和治疗效应。通过 PET 可发现早期原发性肺癌和转移灶,并且可以判断手术是否达到根治以及术后是否有转移或者复发。在判断肿瘤分期及疗效方面,PET 优于现有的任何影像学检查。

3. 肺癌标记物　目前具有足够灵敏度和特异性的肺癌标记物还不多,对肺癌诊断、分期和监测有一定临床意义的肺癌标记物包括癌胚抗原(CEA)、神经元特异性烯醇化酶(NSE)、鳞状细胞癌抗原(SCC)、组织素肽抗原(TPA)、细胞角蛋白-19 成分和异位激素等。

4. 有创检查方法

(1)纤维支气管镜检查:其管径细,可弯曲,易插入段支气管和亚段支气管,直接观察肿块,并且能够取得病理组织进行活检,还能直接对病灶进行处理,已成为确诊肺癌最重要的手段。

(2)胸腔镜检查:适用于肺部肿块,经纤维支气管镜或经皮肺穿刺活检未能得到组织学诊断,且不能耐受开胸手术的患者。其优点在于直观、准确,并可做活检。

(3)纵隔镜检查:是一种用于上纵隔探查和活检的方法,由于其具有高度的敏感性和特异性,在国外被广泛应用于肺癌的术前分期。

(4)经胸壁穿刺活检:在 CT 引导下,用细针穿刺肺部,采取活检组织做病理学或细胞学检查,此方法用于周围型、>1cm 的肺部病灶以及不能耐受支气管镜检查或开胸活检的患者,阳性率可达80%。

(5)转移病灶活检:已有颈部、锁骨上、腋下及全身其他部位肿块或结节的患者,可行肿块切除活检,以明确病理类型及转移情况,为选择治疗方案提供依据。

【治疗要点】

1. 手术治疗

(1)肺楔形及局部切除术:适用于年老体弱、肺功能低下,难以耐受肺叶切除者的肺周边结节型分化程度较高的原发性癌或转移性病灶。但有报道,无淋巴结转移的Ⅰ期肺癌患者楔形切除的复发率明显高于肺叶切除术,因此对该种术式的选择必须慎重。

(2)肺段切除术:适用于肺内良性病变及老年人、肺功能差的周围型孤立性癌肿。目前大多用楔形切除术代替。但对于接近肺段根部的肿瘤,肺段切除较为安全彻底。

(3)肺叶切除术:目前国内外均以肺叶切除作为肺癌手术的首选方式,适用于局限一个肺叶内的肿瘤,叶支气管可受累,但须有足够安全切除部分,确保残端切缘无癌浸润。

(4)全肺切除术:指一侧全肺切除,适用于肺功能良好,估计可耐受一侧全肺切除,癌肿病变较为广泛的病例。因全肺切除手术死亡率明显高于肺叶切除术,因此在病灶能完全彻底切除的前提下,尽一切努力通过运用支气管成形和血管成形的办法完成肺叶切除术,而避免全肺切除。

(5)支气管袖状肺叶切除术:既可切除累及主支气管的肿瘤,又能保留健康的肺组织,对心肺功能不全或不能耐受全肺切除的患者,此术式安全并取得良好的效果。

(6)隆突切除术:指气管隆嵴或邻近区域受肿瘤侵犯时,将隆突和原发病变一并切除,行主支气管、支气管和气管吻合重建呼吸道。此术式复杂、难度大。

(7)电视辅助胸腔镜手术(VATS):是一种比较新的微创外科治疗技术,无需采用常规开胸切口即能进行复杂的胸腔手术。有资料显示电视辅助胸腔镜手术与标准开胸手术相比,对患者创伤和生理扰乱小,术后并发症和病死率低,减少了术后疼痛,降低了术后的医疗工作量,缩短了住院时间,可促进患者早日康复。通过电视辅助胸腔镜手术可行肺活检术、肺楔形切除术、肺叶切除术等。但电视辅助胸腔镜手术仍有许多不足之处,如费用高、麻醉要求高、手术适应证有限等。

2. 综合治疗 第39届美国临床肿瘤学会(ASCO)大会上将多学科治疗列为肿瘤工作的重点。目前肺癌综合治疗手段除手术外还包括以下几个方面。

(1)术后放、化疗:传统方法,根据患者手术情况给予适当的辅助治疗,在小细胞肺癌(SCLC)已有肯定结果,在非小细胞肺癌(NSCLC)仍有争议。

(2)术前化疗或放疗(新辅助治疗):无论小细胞肺癌和非小细胞肺癌近年来都有比较肯定的结果,非小细胞肺癌(ⅢA期)的术前新辅助化疗目前很受重视,可使N分期下调(N₂→N₁),获得手术机会,减少术中肿瘤细胞播散概率,消灭微小转移灶。

(3)放化疗结合:对于局部晚期的非小细胞肺癌的治疗,有强烈证据表明放、化疗比单纯放疗好,

同期放、化疗优于序贯放化疗。当然,全量的化疗和放疗同期使用的前提,是患者必须有良好的状态和脏器功能,如果达不到这样的条件的话,有循证医学研究的结果是对局部晚期的非小细胞肺癌,为了达到全量和及时的主要目的,宁可选择序贯化放疗模式,而不要一味地强调同期化、放疗模式。

(4)生物治疗

①局部治疗:癌性胸腔积液引流排液后注入生物反应调节药,如溶链菌制剂、白细胞介素-2、干扰素等。

②免疫治疗:发挥宿主治疗的自身免疫功能,提高人体防御机制,杀伤肿瘤细胞或抑制肿瘤的转移灶形成,而无损于人体器官功能。现在较为成熟有效的免疫调节药有白细胞介素-2、干扰素、肿瘤坏死因子。文献报道,免疫调节药与化疗联合应用可提高疗效,手术后长期应用免疫调节药有减少转移的作用。

③分子靶向治疗:利用肿瘤细胞可以表达特定的基因或基因的表达产物,将抗癌药物定位到靶细胞的生物大分子或小分子上,抑制肿瘤细胞的增殖,最后使其死亡。分子靶向药物作用的分子,正常细胞很少或不表达,在最大程度杀伤肿瘤细胞的同时,对正常细胞杀伤最小。分子靶向治疗药物包括:a. 以表皮生长因子受体(EGFR)为靶点的药物,如吉非替尼(易瑞沙)、伊马替尼(格列卫)、HER-2抑制药(赫赛汀);b. 以血管内皮生长因子(VEGF)为靶点的药物,如贝伐单抗(阿瓦斯汀)。

④基因治疗:大致可分为基因替代、基因修饰、基因添加、基因补充和基因封闭,较为推崇的是基因添加,即额外地将外源基因导入细胞使其表达。目前肺癌的基因治疗策略为将含特异性肿瘤坏死因子(TAAs)编码序列的基因导入人体内,产生免疫应答杀伤肿瘤细胞。

【护理评估】

评估患者是否出现刺激性干咳、痰中带血、血痰、间断少量咯血;有无呼吸困难、发绀、杵状指(趾);有无肿瘤压迫、侵犯邻近器官组织引起与受累组织相关征象,如持续性、剧烈胸痛等。

【护理措施】

1. 呼吸道护理

(1)戒烟:因为吸烟会刺激肺、气管及支气管,使气管、支气管分泌物增加,妨碍纤毛的活动和清洁功能,易致肺部感染,故术前应指导并劝告患者戒烟。

（2）保持呼吸道的通畅：术前痰量超过50ml/d的患者应先行体位引流；痰多不易咳出者，可行雾化吸入每日3～4次，每次20～30min，必要时经支气管镜吸出分泌物。注意观察痰液的量、色、黏稠度及气味；遵医嘱给予支气管扩张药、祛痰药、抗生素等药物，以改善呼吸状况，控制呼吸道感染。

（3）氧气吸入：术后由于麻醉药物的抑制，手术创伤及胸带包扎等，呼吸频率和幅度受限，患者常有缺氧表现，应持续吸氧以维持有效的呼吸功能，必要时使用面罩吸氧。护士应注意监测血氧饱和度，保持其在90%以上，能够达到95%以上为最佳。

（4）雾化吸入：术后第1天起需遵医嘱给予雾化吸入治疗，以达到稀释痰液、消炎、解痉、抗感染的目的。若患者痰液黏稠，可酌情增加雾化吸入次数。

（5）有效排痰

①腹式呼吸与咳嗽训练：腹式呼吸及咳嗽是开胸术后患者必须进行的康复锻炼，以促进肺的复张。一般可先进行腹式呼吸数次，将双手置于上腹部，感觉腹肌用力状况，然后执行"咳嗽三步曲"，即第一步深吸气、第二步憋住气、第三部声门紧闭，使膈肌抬高，增加胸腔内压力，最后突然放开声门，收缩腹肌使气体快速冲出将痰液咳出。护士需鼓励并协助患者进行，每1～2小时进行1次。护士可在协助患者咳嗽时固定其胸部伤口，以减轻疼痛。

②叩击排痰：护士在指导患者进行有效咳嗽的同时，可通过叩击其背部的方法，使痰液松动脱落至气道，利于患者咳出。具体方法为，协助患者取半坐卧位或侧卧位，护士手指并拢弯曲成杯状，利用腕部力量，避开胸部切口，从肺的下叶部开始，自下而上、由边缘向中央有节律地叩拍患者背部，每4～6小时重复1次。叩击不可在肋骨以下、脊柱或乳房上，以避免软组织损伤。叩击用力需适当，老年患者切勿用力过猛，以免造成肋骨骨折，肺泡破裂等意外发生。在患者呼气或咳嗽时，可用双手在胸壁上加压以加强咳嗽效果。每次叩击时间为3～5min。

③胸骨上窝刺激排痰：当患者咳嗽反应弱，无法掌握有效咳嗽的方法时，可在其吸气终末，用一手指稍用力按压其环状软骨下缘与胸骨交界处，刺激其咳嗽，或稍用力按压胸骨上窝的气管，并同时行横向滑动，可重复数次，以刺激气管促使其深部的痰液咳出，每4小时做1次。在操作过程中，应注意观察患者的神态、面色、脉搏等，防止发生意外。

④鼻导管刺激排痰：对于痰多且咳痰无力的患者，在叩击和振动的操作下还不能有效排痰时，可考虑鼻导管刺激法，诱导患者主动排痰。方法为：将吸痰管从鼻腔缓慢放入，在10～15cm长度时（接近声门处）上下轻轻移动，刺激患者产生咳嗽。操作过程中应注意避免误吸的发生。

⑤纤维支气管镜吸痰：各种辅助咳痰方法均无效时，可由医师利用纤维支气管镜进行吸痰。纤维支气管镜可在直视状态下充分清除支气管和肺泡内痰液，避免由于盲吸造成的吸痰管内负压对支气管壁的损伤，并减少呼吸道感染。

⑥气管插管或气管切开：对于上述任何方法都不能有效排痰，患者术后出现因咳痰不畅造成严重低氧血症、心律失常，甚至呼吸衰竭时，可行气管切开术进行急救。通过人工建立的气管切口完成吸痰，并经呼吸机治疗，纠正呼吸衰竭的症状。

2. 胸腔闭式引流的护理　胸腔闭式引流的目的是排除胸腔内的积气、积血和积液，重建和保持胸腔内负压，预防纵隔移位，促进肺复张。

（1）置管位置：引流气体时，常放置在锁骨中线第2肋间；引流液体时，常放置于腋中线第6～8肋间。一般来说，肺叶切除术、肺楔形切除术者常于开胸侧放置1根胸腔引流管以排出积血、积液；肺上叶、中叶、肺段切除术者需同时安置用于排气和排液的2根胸腔引流管。

（2）胸管的固定：应保证胸腔闭式引流管接水封长玻璃管置于液面下2～3cm，并保持直立位。水封瓶液面应低于引流管胸腔出口平面60～100cm，并放在床下固定位置，防止碰倒或打碎。患者带管下床时应注意引流瓶位置低于膝关节。

（3）胸管的挤压：术后初期每30～60分钟向水封瓶方向挤压引流管1次，促进引流，防止凝结的血块堵塞管道。方法为双手握住引流管距胸腔出口插管处10～15cm，挤压时双手前后相接，后面的手捏闭引流管，前面的手快速挤压引流管，使管路内气体反复冲击引流管口。近年来主动挤压胸腔闭式引流管的做法受到质疑，Joanna Briggs Instiute（JBI）循证护理中心关于"胸腔引流患者的护理"进行了系统综述，推荐的做法是只在管道内出现血块阻塞时才挤压，并且只在阻塞部位局部挤压，保证产生最小的负压。

（4）胸管的观察：护士检查引流管是否通畅的

最直接的方法是观察玻璃管水柱是否随呼吸波动，正常水柱上下波动为 4～6cm。若引流管水柱停止波动，有以下两种情况：①引流管阻塞，失去引流作用；②引流侧肺复张良好，无残腔。

3．体位护理

(1)手术当日，患者麻醉未清醒前取去枕平卧位，头偏向一侧，以避免舌后坠或呕吐物、分泌物误吸入呼吸道引起窒息。清醒后应给予垫枕并抬高床头 30°，可减轻疼痛，有利于呼吸及引流。

(2)术后第 1 天起，肺叶切除术或肺楔形切除术者，应避免手术侧卧位，最好坐位、半坐卧位或不完全健侧卧位，以促进患侧肺组织扩张；全肺切除术者，应避免过度侧卧，可采取 1/4 侧卧位，以预防纵隔移位导致呼吸循环功能障碍；气管、隆突重建术后，采用缝线将下颌固定于前胸壁 7～10d，以减轻吻合口张力，防止吻合口瘘的发生。术后应避免患者采用头低仰卧位，以防膈肌上升妨碍通气。

4．疼痛护理　开胸手术创伤大，加上胸腔引流管的刺激，胸肌及神经均受到损伤，切口疼痛较剧烈，患者常常不敢深呼吸、咳嗽，引起分泌物潴留，导致肺炎、肺不张。有研究表明良好的术后镇痛可使术后肺功能改善 10％～15％。目前用于临床的开胸术后的镇痛方法主要有以下几种。

(1)临时肌内注射和口服镇痛药，但不良反应较大，如呼吸抑制、恶心呕吐、胃肠道反应等，另外还具有用药不灵活、药物依赖、给药不及时等缺点。

(2)硬膜外置管注射麻醉药或镇痛药的方法，常发生低血压、恶心、呕吐、嗜睡、尿潴留等并发症，且操作较复杂，麻醉平面不易控制，且硬膜外置管还可能引起严重的硬膜外腔感染等并发症。

(3)患者自控镇痛(PCA)可维持药物的有效浓度，避免不同个体使用常规剂量不足或用药过量的情况，但其配方中麻醉药同样具有各种相应的不良反应，年龄过大或过小、精神异常、无法控制按钮及不愿接受者不适合使用，同时仍存在尿潴留、便秘、嗜睡、恶心、呕吐甚至呼吸抑制等并发症。

(4)肋间神经冷冻，是用高压气流使局部产生低温，使引起疼痛的肋间神经的功能暂时被阻断而处于"休眠"状态而导致无痛的方法。有研究表明，冷冻肋间神经镇痛作用持续时间长，能覆盖整个围术期，不良反应小，无嗜睡、恶心、呕吐、皮肤瘙痒、尿潴留、呼吸困难等不良反应，是一种值得推广的食管癌术后镇痛方法，但近期有研究发现，肋间神经冷冻镇痛后，慢性疼痛发生率增加，是值得注意

的事件。

5．术后活动　术后第 1 天起即可进行主动活动，应注意劳逸结合，量力而行，不进行活动或活动过量均对康复不利。

(1)肩关节活动：术后第 1 天开始可指导患者进行术侧手臂上举、外展、爬墙以及肩关节向前、向后旋转、拉绳运动等肩臂的主动运动，以使肩关节活动范围恢复至术前水平，预防肩下垂。

(2)下肢活动：主要目的在于预防深静脉血栓形成(DVT)。有资料统计，行外科手术而未采取预防措施者，深静脉血栓形成的发病率为 25％。预防深静脉血栓形成的方法包括以下几个方面。

①膝关节伸屈运动及足踝主、被动运动，可以增加腓肠肌泵的作用。足踝的屈伸、内外翻及环转运动能增加股静脉的血流速度，其中以主动环转运动对股静脉血流的促进作用最强，预防效果最为理想。术后第 1 天起即可开始进行，每天不少于 3 次。

②据患者体质、病情，酌情鼓励患者进行术后床旁活动，活动需循序渐进，可于术后第 1～2 天开始进行。下床活动宜采取逐渐改变体位的方式进行，如坐起→双腿下垂床边→缓慢站立，这样可增加循环系统的适应时间。若患者感觉眩晕，应让其平卧，待症状缓解后，间隔几个小时再下床。床旁活动的量不宜过大，以患者不感到疲倦为宜。

③应用弹力袜。弹力袜可产生由下到上的压力，适度压迫浅静脉，增加静脉回流量以及维持最低限度的静脉压，可在早期离床活动时穿戴。不足之处是不同患者腿粗细不同，无法完全适合腿形，尤其是腿长型，有可能不能完全符合压力梯度；若使用不当可能引起水肿、浅表性血栓性静脉炎等并发症。

④下肢间歇充气泵的应用。下肢间歇充气泵是通过间歇充气的长筒靴使小腿由远而近地顺序受压，利用机械原理促使下肢静脉血流加速，减少血流淤滞，可在手术当天使用。使用器械辅助预防深静脉血栓形成时需注意评估皮肤的情况，观察有无红、肿、痛及皮肤温度的变化，了解血液循环情况。

6．皮肤护理

(1)术前皮肤准备：有研究结果表明，术前适当的清洁手术野皮肤，其预防切口感染的效果同常规术前剃毛相类似，而剃毛则可造成肉眼看不见的表皮组织损伤，成为细菌进入体内的门户，易导致术

后切口感染,同时会给患者带来不适。根据国内外学者的研究结果,结合临床实际情况,患者术前以淋浴清洁皮肤为主,只需剃去腋下及胸背部浓密部位毛即可,若手术涉及腹部切口,还应包括会阴部。有国外学者提倡使用脱毛剂脱毛,但其费用较高,对国内患者是否适用有待于进一步探讨。

(2)术后皮肤保护:有研究表明,压力是导致压疮发生的重要原因,并与受压时间密切相关,术后压疮85%发生于骶尾部。护士应对患者的病情及营养状况进行正确评估,对于有压疮风险的患者,可提前在受压部位贴透明敷料保护,帮助改善局部供血供养,减少摩擦力,减少受压部位的剪切力,预防压疮的发生。

7. 化疗病人的护理

(1)护士应了解药物的作用与毒性反应,并对患者做详细的说明。

(2)安全用药,选择合适的静脉,注射过程中严禁药物外渗。

(3)密切观察和发现药物的毒性反应,及时给予处理。

①评估患者应用化疗药物后机体是否产生毒性反应,严重程度如何。

②恶心呕吐的护理:a. 患者出现恶心呕吐时,嘱家属不要紧张,以免增加患者的心理负担,减慢药物滴注速度,并遵医嘱给予止吐药物,以减轻药物反应;b. 化疗期间进食较清淡的饮食,少食多餐,避免过热、粗糙的刺激性食物,化疗前后2h内避免进食;c. 患者感恶心时,嘱患者做深呼吸,或饮少量略带酸性的饮料,有助于抑制恶心反射;d. 如化疗明显影响进食,出现口干,皮肤干燥等脱水表现,应静脉补充水、电解质及营养。

③骨髓抑制的护理:a. 检测患者的白细胞,当白细胞总数降至 $3.5 \times 10^9/L$ 或以下时应及时通知医师;b. 当白细胞总数降至 $1.0 \times 10^9/L$ 时,遵医嘱使用抗生素预防感染,并嘱患者注意预防感冒,做好保护性隔离。

④口腔护理:应用化疗药物后患者唾液腺分泌减少,易致牙周病和口腔真菌感染,嘱患者不要进食较硬的食物,用软毛牙刷刷牙,并用盐水漱口。

⑤其他毒性反应:a. 对患者化疗后产生脱发,向患者解释,停药后毛发可以再生,消除患者的顾虑;b. 色素沉着等反应影响患者,做好解释和安慰工作。

8. 饮食营养 术后患者意识恢复且无恶心现象时,即可少量饮水;肠蠕动恢复后可开始进食清淡流食、半流食;若患者进食后无任何不适可改为普食。术后饮食宜为高蛋白、高热量、丰富维生素、易消化,以保证营养,提高机体抵抗力,促进切口愈合。术后应鼓励患者多饮水,补充足够水分,防止气道干燥,利于痰液稀释,便于咳出,每日饮水量 2 500~3 000ml(水肿、心力衰竭者除外)。

9. 心理护理 肺癌患者围术期常存在恐惧、焦虑、抑郁等心理,并且不能很好地去应对,常害怕手术后病情恶化和癌症疼痛的折磨,以及术后化疗、放疗过程中出现的不良反应。护士应给予患者同情与理解,熟悉患者的心理变化,深入患者内心与其进行沟通,取得患者信任和好感。学会转移和分散患者注意力,帮助患者获得家属和朋友的社会支持,充分调动患者自身内在的积极因素,主动配合手术和治疗,尽可能满足其心理和生理需求。

10. 特殊护理

(1)全肺切除术的护理:一侧全肺切除后,纵隔可因两侧胸膜腔内压力的改变而移位。明显的纵隔移位能造成胸内大血管扭曲,心排血量减少并影响健侧肺的通气和换气,最终导致循环、呼吸衰竭。为防止纵隔的摆动,在全肺切除术后早期需夹闭胸腔引流管,使患侧胸腔内保留适量的气体及液体,以维持两侧胸腔内压力平衡。

护士需密切观察患者气管位置是否居中,如发现气管明显向健侧偏移,应立即告知医生,听诊肺呼吸音,在排除肺不张后,由医师开放胸腔引流管,排出术侧胸腔内的部分气体或液体,纵隔即可恢复至中立位。一般放出 100~200ml 液体及少量气体后夹闭引流管,观察 1~2h 后,根据患者情况重复操作。应特别注意开放胸腔引流管一定要控制引流速度,一次过快过量地放出胸腔内气体和液体,患者可出现胸痛、胸闷、呼吸困难、心动过速,甚至低血压、休克。

全肺切除术后的患者应控制静脉输液量和速度,避免发生急性心力衰竭及肺水肿。输血量不宜超过丢失的血量。输液滴速控制在每分钟 40 滴以内。术后第 1 个 24h 的输液总量在 2 000ml 左右。重力滴注的方法影响因素较多,滴速难以控制,有条件时使用输液泵控制输液速度。液体输注期间,护士应勤巡视,及时调节输液速度,防止输液过程中发生意外情况。

(2)上腔静脉压迫综合征的护理:对于出现上腔静脉压迫综合征的患者,护士需给予持续吸氧,密切观察患者的神志,注意血压、脉搏、呼吸等生命体征变化。测血压时尽量避免使用上肢,最好测量腿部血压。促进患者上身的重力引流,采取抬高床头 30°～45°卧位,以利于上腔静脉回流,减轻压迫症状。而且避免抬高下肢以增加血液回流至已充盈的躯干静脉。给予化学治疗时应避开上肢静脉,因上腔静脉压迫综合征会造成液体堆积在胸腔内,药物分布不均匀可能造成静脉炎或血栓,选择足背部容易暴露的静脉穿刺给药较为安全。饮食上需严格限制患者液体及食盐的摄入,以减少因钠盐摄入导致的血容量增高。

11. 并发症的观察与护理

(1)出血:观察引流液的色、量及性质。正常情况下,手术日第 1 个 2h 内胸腔积液量 100～300ml;第 1 个 24h 胸腔积液量在 500ml 左右,色淡红、质稀薄。若引流液达到 100ml/h 呈血性,应高度警惕胸腔内存在活动性出血,需立即通知医师,密切观察病情变化。若胸腔积液量达到 500ml/h,胸腔积液血红蛋白检查＞50g/L 为行开胸止血术的指征。

对于可疑出血者,护士还应严密观察有无失血性休克的表现,可结合以下几方面进行综合观察并记录:①心率、血压的变化;②有无面色、口唇、甲床、眼睑苍白;③有无大汗、皮肤湿冷;④有无烦躁、意识模糊;⑤每小时记录尿量一次,正常情况下应在 30ml/h 以上,直至出血征象平稳。

(2)肺栓塞:肺栓塞是来自静脉系统或右心室内栓子脱落或其他异物进入肺动脉,造成肺动脉或其分支栓塞,产生急性肺性心力衰竭和低氧血症。肺栓塞典型的临床表现为:呼吸困难、胸痛和咯血,多数患者是在下床活动或排便后出现。当观察到可疑肺栓塞症状时,需及时给予高流量面罩吸氧、心电监护,并及时通知医生处理,尽力做到早发现、早治疗。

将肺栓塞的预防工作前置于术前更加具有现实意义。护士应于术前告知患者及家属术后活动预防深静脉血栓的必要性,指导患者掌握床上、床旁活动原则与方法,明确告知术后勿用力排便,对于高危人群应遵医嘱预防性给予抗凝药物。

(3)肺不张:肺不张多在术后 24～48h 开始出现症状,一般表现为发热、胸闷、气短,心电监护示心率加快,血氧饱和度降低。肺部听诊可有管状呼吸音,血气分析显示低氧血症、高碳酸血症。胸部

X 线为气管偏向患侧,可见段性不张或一叶肺不张,或仅可见局部一片密度增高的阴影。

鼓励患者深呼吸、咳嗽、雾化吸入等是清除呼吸道分泌物和解除呼吸道阻塞的首选方法,特别是对轻度肺不张者效果最佳。对重度肺不张者,如呼吸道内有大量分泌物潴留并造成呼吸道梗阻的患者,可用纤维支气管镜吸痰。

(4)支气管胸膜瘘:多发生于术后 1 周左右。常见原因有:支气管残端处理不当;术后胸腔感染侵蚀支气管残端;支气管黏膜本身有病变,影响残端愈合;一般情况差、严重贫血等。患者常出现刺激性咳嗽、发热、呼吸短促、胸闷等症状。尤其会随体位变化会出现刺激性的剧烈咳嗽,早期痰量多,陈旧血性痰液,有腥味,性质类似胸腔积液,以后则逐渐呈果酱色,当已发生脓胸时,可咳出胸腔内的浓汁痰。

在支气管胸膜瘘进行保守治疗期间,护士应协助医师做到:①及时行胸腔闭式引流术,保持引流通畅,排出脓液,控制感染;②帮助患者掌握日常管路放置位置,指导带管活动方法,嘱患者取患侧卧位,以防漏出液流向健侧;③注意观察有无张力性气胸;④当引流管间断开放时,应注意观察敷料情况,潮湿时及时更换,保护管口周围皮肤不被脓液腐蚀;⑤遵医嘱给予有效抗生素,积极控制感染;⑥加强营养,改善全身状况,促进瘘口愈合。

12. 健康教育

(1)环境:保持休养环境的安静、舒适,室内保持适宜的温湿度,每日上、下午各开窗通风至少 0.5h,以保持空气新鲜。根据天气变化增减衣服,不要在空气污浊的场所停留,避免吸入二手烟,尽量避免感冒。

(2)饮食:只需维持正常饮食即可,饮食宜清淡、新鲜、富于营养、易于消化。不吃或少吃辛辣刺激的食物,禁烟酒。

(3)活动:术后保持适当活动,每日坚持进行低强度的有氧锻炼,如散步、打太极等,多做深呼吸运动,锻炼心肺功能。注意保持乐观开朗的心态,充分调动身体内部的抗病机制。

(4)其他:术后切口周围可能会出现的疼痛或麻木属于正常反应,随时间推移,症状会逐渐减轻或消失,不影响活动。出院后 3 个月复查。如有不适,随时就诊。

(徐 波)

■ 参考文献

[1] 潘铁成,等.实用肺癌外科临床手册.北京:人民卫生出版社,2009,2:61-289.

[2] (比利时)斯古列,(美国)弗瑞.张德超主译.肺部恶性肿瘤.北京:中国中医药出版社,2008,7:63-84.

[3] 刘奇,刘会宁,彭忠民.实用胸部肿瘤外科学.北京:军事医学科学出版社,2007,3:18-68,118-292.

[4] 黄云超.临床肺癌学.昆明:云南科技出版社,2007,12:270-278.

[5] 戈峰,Ming Liu,李琦.基础胸外科学.北京:中国协和医科大学出版社,2003,9:259-312.

[6] 刘睿,等.心胸外科术后患者呼吸道感染的原因分析及护理进展.解放军护理杂志,2008,25(4A):50-51.

[7] 张惠兰,陈荣秀.肿瘤护理学.天津:天津科学技术出版社,1999,8:353-366.

[8] 周琨,王丽娟,赵秋月,等.肺癌术后复发患者再次行余肺切除术后护理.中华护理杂志,2004,39(10):758-761.

[9] 艾华,郭庆风,孙桂芝.护理干预对恶性胸腔积液术后患者疼痛症状及呼吸功能的影响.中国临床康复,2004,8(32):7091-7092.

[10] 寇荣誉,马林红.刺激排痰法对65例肺部感染患者护理效果观察.国医论坛,2006,21(2):22.

[11] 张瑞玲.肺切除术后两种排痰法患者感受调查.护理研究,2006,20(5):1245.

[12] 王丽娟,等.肺切除术后患者对排痰护理感受的调查分析[J].中华护理杂志,2002,37(11):857-858.

[13] 王玉春,李冰梅.胸心外科术后患者有效排痰方法的探讨.实用全科医学,2008,6(6):652-653.

[14] 朱建英,韩文军.现代临床外科护理学.北京:人民军医出版社,2008,8:537-562.

[15] 曹伟新,等.外科护理学.北京:人民卫生出版社,2006,8:424-427,432-437.

[16] 李泽坚.实用临床胸外科学.北京:科学技术文献出版社,2007,10:53-65,160-163,543-554.

[17] 任光国,等.胸外科手术并发症的预防和治疗.北京:人民卫生出版社,2004:50-56,158-192.

[18] 陆小英,等.术前备皮对胸腔手术术后切口感染发生的影响.解放军护理杂志,2002,19(6):12-13.

[19] 王菊吾,等.改进术前备皮法的效果分析.中华护理杂志,2007,42(11):1039-1040.

[20] 付茂勇,等.冷冻肋间神经对食管癌术后镇痛效果的观察.肿瘤预防与治疗,2009,22(4):398-400.

[21] 刘国英,卢学法.肋间神经阻滞用于食管癌术后镇痛效果观察.山东医药,2007,47(21):85-86.

[22] 银瑞,赵方.开胸术后肋间神经冷冻与患者自控静脉镇痛效果的临床比较.中国医师进修杂志,2007,30(12):52-54.

[23] 刘志爽,等.下肢深静脉血栓形成的高危因素及其预防和护理.当代护士,2010,1:5-8.

[24] 李岩,段长虹.心胸外科疾病围手术期下肢深静脉血栓形成的预防.医学信息手术学分册,2008,21(2):164-165.

[25] 郝敬铎,岑雪英.间歇加压充气装置预防术后下肢深静脉血栓形成的观察.Modern Practical Medicine,2009,21(12):1348.

[26] 杨瑞森.肺癌流行病学和早期诊断新技术.肿瘤防治杂志,2004,11(7):745-748.

[27] 姜家艳,罗玉华.肺癌手术患者围手术期的心理剖析及护理对策.齐齐哈尔医学院学报,2009,30(7):891-892.

[28] 唐伏秋,涂颖.恶性肿瘤上腔静脉压迫综合征的护理体会.解放军护理杂志,2008,25(2B):53-54.

[29] 闫芹,等.45例上腔静脉压迫综合征患者的护理体会.华北煤炭医学院学报,2007,9(5):711.

[30] 唐秀治,等.癌症症状征候护理.北京:科学技术文献出版社,1999:322.

第14章

呼 吸 衰 竭

呼吸衰竭(respiratory failure)指各种原因引起的肺通气和(或)换气功能严重障碍,以致在静息状态下亦不能进行维持足够的气体交换,导致低氧血症(伴或不伴)高碳酸血症,进而引起一系列的病理生理改变和相应的临床表现的一种综合征。其临床表现缺乏特异性,明确诊断有赖于动脉血气分析:在海平面、静息状态、呼吸空气条件下,动脉血氧分压(PaO_2)<60mmHg,伴或不伴二氧化碳分压($PaCO_2$)>50mmHg,并排除心内解剖分流和原发于心排血量降低等致低氧因素,可诊断为呼吸衰竭。

【疾病概述】

1. **病因**　呼吸系统疾病如严重呼吸系统感染、急性呼吸道阻塞性病变、重度或危重哮喘、各种原因引起的急性肺水肿、肺血管疾病、胸廓外伤或手术损伤、自发性气胸和急剧增加的胸腔积液,导致通气和(或)换气障碍;急性颅内感染、颅脑外伤、脑血管病变(脑出血、脑梗死)等直接或间接抑制呼吸中枢;脊髓灰质炎、重症肌无力、有机磷中毒及颈椎外伤等可损伤神经-肌肉传导系统,引起通气不足。上述各种原因均可造成急性呼吸衰竭。

2. **分类**

(1)按动脉血气分析分类。①Ⅰ型呼吸衰竭:缺氧性呼吸衰竭,血气分析特点是 PaO_2<60mmHg,$PaCO_2$ 降低或正常。主要见于肺换气功能障碍性疾病。②Ⅱ型呼吸衰竭:即高碳酸性呼吸衰竭,血气分析特点是 PaO_2<60mmHg 同时伴有 $PaCO_2$>50mmHg。系肺泡通气功能障碍所致。

(2)按发病急缓分为急性呼吸衰竭和慢性呼吸衰竭。①急性呼吸衰竭是指呼吸功能原来正常,由于多种突发因素的发生或迅速发展,引起通气或换气功能严重损害,短时间内发生呼吸衰竭,因机体不能很快代偿,如不及时抢救,会危及患者生命。

②慢性呼吸衰竭多见于慢性呼吸系统疾病,其呼吸功能损害逐渐加重,虽有缺氧,或伴二氧化碳潴留,但通过机体代偿适应,仍能从事个人生活活动,称为代偿性慢性呼吸衰竭。一旦并发呼吸道感染,或因其他原因增加呼吸生理负担所致代偿失调,出现严重缺氧、二氧化碳潴留和酸中毒的临床表现,称为失代偿性慢性呼吸衰竭。

(3)按病理生理分为:①泵衰竭,由神经肌肉病变引起;②肺衰竭,是由气道、肺或胸膜病变引起。

3. **发病机制**　各种病因引起的肺通气不足、弥散障碍、通气/血流比例失调、肺内动-静脉解剖分流增加和氧耗增加,使通气和(或)换气过程发生障碍,导致呼吸衰竭。

(1)肺通气不足:肺泡通气量减少,肺泡氧分压下降,二氧化碳分压上升。气道阻力增加、呼吸驱动力弱、无效腔气量增加均可导致通气不足。

(2)弥散障碍:见于呼吸膜增厚(如肺水肿、肺间质病变)和面积减少(如肺不张、肺实变),或肺毛细血管血量不足(肺气肿)及血液氧合速率减慢(贫血)等。

(3)通气/血流比例失调:①通气/血流大于正常。引起肺有效循环血量减少,造成无效通气。②通气/血流小于正常。形成无效血流或分流样血流。

(4)肺内动-静脉解剖分流增加:由于肺部病变如肺泡萎陷、肺不张、肺水肿、肺炎实变均可引起肺动脉样分流增加,使静脉血没有接触肺泡气进行气体交换,直接进入肺静脉。

(5)机体氧耗增加:氧耗量增加是加重缺氧的原因之一,发热、寒战、呼吸困难和抽搐均将增加氧耗量。

病例1,女,27岁,因自服甲脒后出现人事不省2h,患者入院时昏迷,体温不升,脉搏62/min,呼吸

18/min,血压 90/60mmHg,双侧瞳孔等大正圆,直径约 1.0mm,对光反射迟钝,口唇发绀,全身皮肤湿冷。实验室检查胆碱酶 96U/L,乳酸脱氢酶 718U/L,肌酸激酶 1 468U/L,肌酸激酶同工酶 50U/L,二氧化碳分压 79.8mmHg,氧分压 59.5mmHg,氧饱和度 80.9%。入院后立即给予吸氧,气管插管,呼吸机辅助呼吸,洗胃,应用阿托品及胆碱酯酶复能药营养心肌等综合治疗,作为护士应从哪些方面对其进行护理评估?

【辅助检查】

1. 动脉血气分析　呼吸衰竭的诊断标准是在海平面、标准大气压、静息状态、呼吸空气条件下,动脉血氧分压(PaO₂)<60mmHg,伴或不伴有二氧化碳分压(PaCO₂)>50mmHg。单纯的 PaO₂<60mmHg 为 Ⅰ 型呼吸衰竭;若伴 PaCO₂>50mmHg,则为 Ⅱ 型呼吸衰竭。

2. 肺功能检测　肺功能有助于判断原发疾病的种类和严重程度。

3. 肺部影像学检查　包括肺部胸部 X 线片、肺部 CT 等有助于分析呼吸衰竭的原因。

【护理评估】

1. 致病因素　询问患者或家属是否有导致慢性呼吸系统疾病,如慢性阻塞性肺疾病、重症肺结核、肺间质纤维化等;是否有胸部的损伤;是否有神经或肌肉等病变。

2. 身体状况

(1)呼吸困难:是最早、最突出的表现,表现为呼吸浅速,出现"三凹征",合并二氧化碳麻醉时,则出现浅慢呼吸或潮式呼吸。

(2)发绀:是缺氧的主要表现。当动脉血氧饱和度<90%或氧分压<50mmHg 时,可在口唇、指甲、舌等处出现发绀。

(3)精神、神经症状:注意力不集中、定向力障碍、烦躁,精神错乱,后期表现躁动、抽搐、昏迷。慢性缺氧多表现为智力和定向力障碍。有二氧化碳潴留时常表现出兴奋状态,二氧化碳潴留严重者可发生肺性脑病。

(4)血液循环系统:早期血压升高,心率加快;晚期血压下降,心率减慢、失常甚至心脏停搏。

(5)其他:严重呼吸衰竭对肝、肾功能和消化系统都有影响,可有消化道出血,尿少,尿素氮升高,肌酐清除率下降,肾衰竭。

3. 心理社会状况　呼吸衰竭患者常因呼吸困难产生焦虑或恐惧反应。由于治疗的需要,患者可

能需要接受气管插管或气管切开,进行机械通气,患者因此加重焦虑情绪。他们可能害怕会永远依赖呼吸机。各种监测及治疗仪器也会加重患者的心理负担。

【治疗要点】

1. 保持气道通畅　气道通畅是纠正缺氧和二氧化碳潴留的先决条件。①清除呼吸道分泌物;②缓解支气管痉挛:用支气管解痉药,必要时给予糖皮质激素以缓解支气管痉挛;③建立人工气道:对于病情危重者,可采用经鼻或经口气管插管,或气管切开,建立人工气道,以方便吸痰和机械通气治疗。

2. 氧疗　急性呼吸衰竭病人应使动脉血氧分压维持在接近正常范围;慢性缺氧患者吸入的氧浓度应使动脉血氧分压在 60mmHg 以上或血氧饱和度(SaO₂)在 90% 以上;一般状态较差的病人应尽量使动脉血氧分压在 80mmHg 以上。常用的给氧法为鼻导管、鼻塞、面罩、气管内机械给氧。对缺氧不伴二氧化碳潴留的病人,应给予高浓度吸氧(>35%),宜将吸入氧浓度控制在 50% 以内。缺氧伴明显二氧化碳潴留的氧疗原则为低浓度(<35%)持续吸氧。

3. 机械通气　呼吸衰竭时应用机械通气的目的是改善通气、改善换气和减少呼吸功耗,同时要尽量避免和减少发生呼吸机相关肺损伤。

4. 病因治疗　对病因不明确者,应积极寻找。病因一旦明确,即应开始针对性治疗。对于病因无特效治疗方法者,可针对发病的各个环节合理采取措施。

5. 一般处理　应积极预防和治疗感染、纠正酸碱失衡和电解质紊乱、加强液体管理,保持血细胞比容在一定水平、营养支持及合理预防并发症的发生。

【护理问题】

1.气体交换受损　与肺换气功能障碍有关。

2.清理呼吸道无效　与呼吸道分泌物黏稠、积聚有关。

3.有感染加重的危险　与长期使用呼吸机有关。

4.有皮肤完整性受损的危险　与长期卧床有关。

5.营养失调——低于机体需要量　与摄入不足有关。

6.语言沟通障碍　与人工气道建立影响患者

说话有关。

7.恐惧　与病情危重有关。

【护理目标】

1.患者缺氧和二氧化碳潴留症状得以改善,呼吸形态得以纠正。

2.患者在住院期间呼吸道通畅,没有因痰液阻塞而发生窒息。

3.患者住院期间感染未加重。

4.卧床期间皮肤完整,无压疮。

5.患者能认识到增加营养的重要性并能接受医务人员的合理饮食建议。

6.护士和患者能够应用图片、文字、手势等多种方式建立有效交流。

7.可以和患者进行沟通,患者焦虑、恐惧心理减轻。

【护理措施】

1.生活护理

(1)提供安静、整洁、舒适的环境。

(2)给予高蛋白、高热量、维生素丰富、易消化的饮食,少量多餐。

(3)控制探视人员,防止交叉感染。

(4)急性发作时,护理人员应保持镇静,减轻病人焦虑。缓解期病人进行活动,协助他们适应生活,根据身体情况,做到自我照顾和正常的社会活动。

(5)咳痰患者应加强口腔护理,保持口腔清洁。

(6)长期卧床患者预防压疮发生,及时更换体位及床单位,骨隆突部位予以按摩或以软枕垫起。

2.治疗配合

(1)呼吸困难的护理:教会有效地咳嗽、咳痰方法,鼓励病人咳痰,每日饮水在1 500～2 000ml/d,雾化吸入。对年老体弱咳痰费力的患者,采取翻身、拍背排痰的方法。对意识不清及咳痰无力的患者,可经口或经鼻吸痰。

(2)氧疗的护理:不同的呼衰类型,给予不同的吸氧方式和氧浓度。Ⅰ型呼吸衰竭者,应提高氧浓度,一般可给予高浓度的氧(>35%),使动脉血氧分压在60mmHg以上或血氧饱和度(SaO₂)在90%以上;Ⅱ型呼吸衰竭者,以低浓度持续给氧为原则,或以血气分析结果调节氧流量。吸氧方法可用鼻导管,鼻塞或面罩等。应严密观察吸氧效果,如果呼吸困难缓解,心率下降,发绀减轻,表示吸氧有效,如若呼吸过缓,意识障碍加重,表示二氧化碳潴留加剧,应报告医师,并准备呼吸兴奋药和辅助呼吸等抢救物品。

(3)机械通气的护理:详见《内科护理学高级教程》急性呼吸窘迫综合征患者的护理。

(4)酸碱失衡和电解质紊乱的护理:呼吸性酸中毒为呼吸衰竭最基本和最常见的酸碱紊乱类型。以改善肺泡通气量为主。包括有效控制感染、祛痰平喘、合理用氧、正确使用呼吸兴奋药及机械通气来改善通气,促进二氧化碳排出。水和电解质紊乱以低钾、低钠、低氯最为常见。慢性呼吸衰竭因低盐饮食,水潴留,应用利尿药等造成低钠,应注意预防。

(5)用药护理,见表14-1。

3.病情观察

(1)注意观察呼吸频率、节律、深度的变化。

(2)评估意识状况及神经精神症状,观察有无肺性脑病的表现。

(3)昏迷患者应评估瞳孔、肌张力、腱反射及病理反射。

(4)准确记录每小时出入量,尤其是尿量变化。合理安排输液速度。

4.心理护理　呼吸衰竭的病人由于病情的严重及经济上的困难往往容易产生焦虑、恐惧等消极

表14-1　用药护理

药物	注意事项
抗生素	①及时做痰、血培养或痰涂片检查,以明确病原菌,根据病原菌结果选择合适的抗生素。②在应用抗生素治疗时,应遵医嘱按时定量准确给药,以保持满意的血药浓度,同时注意观察治疗效果及不良反应
呼吸兴奋药	用药过程中应保持呼吸道通畅,滴速不易过快,密切观察患者神志、呼吸频率和节律变化,及时查动脉血气分析,以调节滴入浓度
利尿药	①应用排钾利尿药过程中应监测血钾情况,观察患者水肿,呼吸困难情况有否减轻,记录出入量;②注意有无低血钾、低氯性碱中毒的表现,如肌无力、食欲缺乏、腹胀、心律失常;③应注意有无因出量过多引起的痰液干结不宜咳出

心理,因此从护理上应该重视病人心理情绪的变化,积极采用语言及非语言的方式跟病人进行沟通,了解病人的心理及需求,提供必要的帮助。同时加强与病人家属之间的沟通,使家属能适应病人疾病带来的压力,能理解和支持病人,从而减轻病人的消极情绪,提高生命质量,延长生命时间。

5. 健康教育

(1)讲解疾病的康复知识。

(2)鼓励进行呼吸运动锻炼,教会患者有效咳嗽、咳痰技术,如缩唇呼吸、腹式呼吸、体位引流、拍背等方法。

(3)遵医嘱正确用药,熟悉药物的用法、剂量和注意事项等。

(4)教会家庭氧疗的方法,告之注意事项。

(5)指导患者制订合理的活动与休息计划,教会其减少氧耗量的活动与休息方法。

(6)增强体质,避免各种引起呼吸衰竭的诱因:①鼓励患者进行耐寒锻炼和呼吸功能锻炼,如用冷水洗脸等,以提高呼吸道抗感染的能力;②指导患者合理安排膳食,加强营养,达到改善体质的目的;③避免吸入刺激性气体,劝告吸烟患者戒烟;④避免劳累、情绪激动等不良因素刺激;⑤嘱患者减少去人群拥挤的地方,尽量避免与呼吸道感染者接触,减少感染的机会。

【护理评价】

1. 呼吸平稳,血气分析结果正常。

2. 患者住院期间感染得到有效控制。

3. 患者住院期间皮肤完好。

4. 患者及家属无焦虑情绪存在,能配合各种治疗。

(李春燕)

■ 参考文献

[1] 李春燕,刘秋云.实用呼吸内科护理及技术.北京:科学出版社,2008:25-30.

[2] 王辰.临床呼吸病学.北京:科学技术文献出版社,2005:321-324.

[3] 尤黎明,吴瑛.内科护理学.北京:人民卫生出版社,2002:92-99.

[4] 梁涛.临床护理学.北京:中国协和医科大学出版社,2002:425-431.

[5] 叶任高,陆在英.内科学.北京:人民卫生出版社,2004:134-141.

第 15 章

心 力 衰 竭

一、概　述

心力衰竭是由于各种心脏疾病导致心功能不全的临床综合征。心力衰竭通常伴有肺循环和（或）体循环的充血，故又称之为充血性心力衰竭。

心功能不全分为无症状和有症状两个阶段，无症状阶段是有心室功能障碍的客观指标如射血分数降低，但无充血性心力衰竭的临床症状，如果不积极治疗，将会发展成有症状心功能不全。

【临床类型】

1. 发展速度分类　按其发展速度可分为急性和慢性两种，以慢性居多。急性心力衰竭常因急性的严重心肌损害或突然心脏负荷加重，使心排血量在短时间内急剧下降，甚至丧失排血功能。临床以急性左侧心力衰竭为常见，表现为急性肺水肿、心源性休克。

慢性心力衰竭病程中常有代偿性心脏扩大、心肌肥厚和其他代偿机制参与的缓慢的发展过程。

2. 发生部位分类　按其发生的部位可分为左心、右心和全心衰竭。左侧心力衰竭临床上较常见，是指左心室代偿功能不全而发生的，以肺循环淤血为特征的心力衰竭。

右侧心力衰竭是以体循环淤血为主要特征的心力衰竭，临床上多见于肺源性心脏病、先天性心脏病、高血压、冠心病等。

全心衰竭常是左侧心力衰竭使肺动脉压力增高，加重右心负荷，长此以往，右心功能下降、衰竭，即表现出全心功能衰竭症状。

3. 功能障碍分类　按有无舒缩功能障碍又可分为收缩性和舒张性心力衰竭。收缩性心力衰竭是指心肌收缩力下降，心排血量不能满足机体代谢的需要，器官、组织血液灌注不足，同时出现肺循环和（或）体循环淤血表现。

舒张性心力衰竭见于心肌收缩力没有明显降低，可使心排血量正常维持，心室舒张功能障碍以致左心室充盈压增高，使肺静脉回流受阻，而导致肺循环淤血。

【心力衰竭分期】

心力衰竭的分期可以从临床上判断心力衰竭的不同时期，从预防着手，在疾病源头上给予干预，减少和延缓心力衰竭的发生，减少心力衰竭的发展和死亡。心力衰竭分期分为四期。

A 期：心力衰竭高危期，无器质性心脏或心力衰竭症状，如病人有高血压、代谢综合征、心绞痛，服用心肌毒性药物等，均可发展为心力衰竭的高危因素。

B 期：有器质性心脏病如心脏扩大、心肌肥厚、射血分数降低，但无心力衰竭症状。

C 期：有器质性心脏，病程中有过心力衰竭的症状。

D 期：需要特殊干预治疗的难治性心力衰竭。

心力衰竭的分期在病程中是不能逆转的，只能停留在某一期或向前发展，只有在 A 期对高危因素进行有效治疗，才能减少发生心力衰竭，在 B 期进行有效干预，可以延缓发展到有临床症状的心力衰竭。

【心功能分级】

1. 根据病人主观症状和活动能力，心功能分为四级。

Ⅰ级：病人表现为体力活动不受限制，一般活动不出现疲乏、心悸、心绞痛或呼吸困难等症状。

Ⅱ级：病人表现为体力活动轻度受限制，休息时无自觉症状，但日常活动可引起气急、心悸、心绞痛或呼吸困难等症状。

Ⅲ级：病人表现为体力活动明显受限制，稍事活动可有气急、心悸等症状，有脏器轻度淤血体征。

Ⅳ级:病人表现为体力活动重度受限制,休息状态也有气急、心悸等症状,体力活动后加重,有脏器重度淤血体征。

此分级方法多年来在临床应用,优点是简便易行,缺点是仅凭病人主观感觉,常有病人症状与客观检查有差距,病人个体之间差异比较大。

2. 根据客观评价指标,心功能分为 A、B、C、D级。

A级:无心血管疾病的客观依据。

B级:有轻度心血管疾病的客观依据。

C级:有中度心血管疾病的客观依据。

D级:有重度心血管疾病的客观依据。

此分级方法对于轻、中、重度的标准没有具体的规定,需要临床医师主观判断。但结合第一个根据病人主观症状和活动能力进行分级的方案,是能弥补第一分级方案的主观症状与客观指标分离情况的。如病人心脏超声检查提示轻度主动脉瓣狭窄,但没有体力活动受限制的情况,联合分级定为Ⅰ级 B。又如病人体力活动时有心悸、气急症状,但休息症状缓解,心脏超声检查提示左心室射血分数(LVEF)为<35%,联合分级定为Ⅱ级 C。

3. 6min 步行试验:要求病人 6min 之内在平直走廊尽可能的快走,测定其所步行的距离,若 6min 步行距离<150m,表明为重度心功能不全,150~425m 为中度,426~550m 为轻度心功能不全。

此试验简单易行、安全、方便,用于评定慢性心力衰竭病人的运动耐力,评价心脏储备能力,也常用于评价心力衰竭治疗的效果。

二、慢性心力衰竭

慢性心力衰竭是多数心血管疾病的终末阶段,也是主要的死亡原因。心力衰竭是一种复杂的临床综合征,特定的症状是呼吸困难和乏力,特定的体征是水肿,这些情况可造成器官功能障碍,影响生活质量。主要表现为心脏收缩功能障碍的主要指标是左心室射血分数下降,一般<40%;而心脏舒张功能障碍的病人左心室射血分数相对正常,通常心脏无明显扩大,但有心室充盈指标受损。

我国引起慢性心力衰竭的基础心脏病的构成比与过去有所不同,过去我国以风湿性心脏病为主,近 10 年来其所占比例趋于下降,而冠心病、高血压的所占比例明显上升。

【病因及发病机制】

1. 病因 各种原因引起的心肌、心瓣膜、心包或冠状动脉、大血管的结构损害,导致心脏容量负荷或压力负荷过重均可造成慢性心力衰竭。

冠心病、高血压、瓣膜病和扩张性心肌病是主要的病因;心肌炎、肾炎、先天性心脏病是较常见的病因;而心包疾病、贫血、甲状腺功能亢进与减退症、脚气病、心房黏液瘤、动脉-静脉瘘、心脏肿瘤和结缔组织病、高原病及少见的内分泌病等,是比较少见易被忽视的病因。

2. 诱因

(1)感染:感染是最主要的诱因,最常见的呼吸道感染,其次是风湿热,在幼儿患者中风湿热则占首位。女性病人泌尿系统感染的诱发亦常见,感染性心内膜炎、全身感染均是诱发因素。

(2)心律失常:特别是快速心律失常,如房颤等。

(3)生理、心理压力过大:如劳累过度、情绪激动、精神紧张。

(4)血容量增加:液体摄入过多过快、高钠饮食。

(5)妊娠与分娩。

(6)其他:大量失血、贫血;各种原因引起的水、电解质、酸碱平衡紊乱;某些药物应用不当等。

3. 发病机制 慢性心力衰竭的发病机制是很复杂的过程,心脏功能大致经过代偿期和失代偿期。

(1)心力衰竭代偿期:心脏受损初始引起机体短期的适应性和代偿性反应,启动了 Frank-Starling 机制,增加心脏的前负荷,使心回血量增加,心室舒张末容积增加,心室扩大,心肌收缩力增强,而维持心排血量的基本正常或相对正常。

机体的适应性和代偿性反应,激活交感神经体液系统,交感神经兴奋性增强,增强心肌收缩力并提高心率,以增加心排血量,但同时机体周围血管收缩,增加了心脏后负荷,心肌增厚,心率加快,心肌耗氧量加大。

心脏功能下降,心排血量降低、肾素-血管紧张素-醛固酮系统也被激活,代偿性增加血管阻力和潴留水、钠,以维持灌注压;交感神经兴奋性增加,同时激活神经内分泌细胞因子如心钠素、血管升压素、缓激肽等,参与调节血管舒缩,排钠利尿,对抗由于交感神经兴奋和肾素-血管紧张素-醛固酮系统激活造成的水钠潴留效应。在多因素作用下共同维持机体血压稳定、保证了重要脏器的灌注。

(2)心力衰竭失代偿期:长期、持续的交感神经和肾素-血管紧张素-醛固酮系统高兴奋性,多种内源性的神经激素和细胞因子的激活与失衡,又造成继发心肌损害,持续性心脏扩大、心肌肥厚,使心肌耗氧量增加,加重心肌的损伤。神经内分泌系统活性增加不断,加重血流动力学紊乱,损伤心肌细胞,导致心排血量不足,出现心力衰竭症状。

(3)心室重构:所谓的心室重构,就是在心脏扩大、心肌肥厚的过程中,心肌细胞、胞外基质、胶原纤维网等均有相应变化,左心室结构、形态、容积和功能发生一系列变化。研究表明,心力衰竭的发生发展的基本机制就是心室重构。由于基础病的不同,进展情况不同和各种代偿机制的复杂作用,有些病人心脏扩大、肥厚已很明显,但临床可无心力衰竭表现。但如基础病病因不能除,随着时间的推移,心室重构的病理变化,可自身不断发展,心力衰竭必然会出现。

从代偿到失代偿,除了因为代偿能力限度、代偿机制中的负面作用外,心肌细胞的能量供应和利用障碍,导致心肌细胞坏死、纤维化也是重要因素。

心肌细胞的减少使心肌收缩力下降,又因纤维化的增加使心室的顺应性下降,心室重构更趋明显,最终导致不可逆的心肌损害和心力衰竭。

【临床表现】

慢性心力衰竭早期可以无症状或仅出现心动过速、面色苍白、出汗、疲乏和活动耐力减低症状等。

1. 左侧心力衰竭

(1)症状

①呼吸困难:劳力性呼吸困难是最早出现的呼吸困难症状,因为体力活动会使回心血量增加,左心房压力升高,肺淤血加重。开始仅剧烈活动或体力劳动后出现症状,休息后缓解,随肺淤血加重,逐渐发展到更轻活动后,甚至休息时,也出现呼吸困难。

夜间阵发性呼吸困难是左侧心力衰竭早期最典型的表现,又称为"心源性哮喘"。是由于平卧血液重新分布使肺血量增加,夜间迷走神经张力增加,小支气管收缩,膈肌位高,肺活量减少所致。典型表现是病人熟睡1～2h,突然憋气而惊醒,被迫坐起,同时伴有咳嗽、咳泡沫痰和(或)哮鸣性呼吸音。多数病人端坐休息后可自行缓解,次日白天无异常感觉。严重者可持续发作,甚至发生急性肺水肿。

端坐呼吸多在病程晚期出现,是肺淤血达到一定程度,平卧回心血量增多,膈肌上抬,呼吸更困难,必须采用高枕卧位、半卧位,甚至坐位,才可减轻呼吸困难。最严重的病人即使端坐床边,下肢下垂,上身前倾,仍不能缓解呼吸困难。

②咳嗽、咳痰、咯血:咳嗽、咳痰早期即可出现,是肺泡和支气管黏膜淤血所致,多发生在夜间,直立或坐位症状减轻。咳白色浆液性泡沫样痰为其特点,偶见谈痰中带有血丝。如发生急性肺水肿,则咳大量粉红色泡沫痰。

③其他症状:倦怠、乏力、心悸、头晕、失眠、嗜睡、烦躁等症状,重者可有少尿,是与心排血量低下,组织、器官灌注不足的有关表现。

(2)体征:①慢性左侧心力衰竭可有心脏扩大,心尖冲动向左下移位。心率加快、第一心音减弱、心尖区舒张期奔马律,最有诊断价值。部分病人可出现交替脉,是左侧心力衰竭的特征性体征。②肺部可闻湿啰音,急性肺水肿时可出现哮鸣音。

2. 右侧心力衰竭

(1)症状:主要表现为体循环静脉淤血。消化道症状如食欲缺乏、恶心、呕吐、水肿、腹胀、肝区胀痛等为右侧心力衰竭的最常见症状。

劳力性呼吸困难也是右侧心力衰竭的常见症状。

(2)体征

①水肿:早期在身体的下垂部位和组织疏松部位,出现凹陷性水肿,为对称性。重者可出现全身水肿,并伴有胸腔积液、腹水和阴囊水肿。胸腔积液是因体静脉压力增高所致,胸腔静脉有一部分回流到肺静脉,所以胸腔积液更多见于全心衰竭时,以双侧为多见。

②颈静脉征:颈静脉怒张是右侧心力衰竭的主要体征,其程度与静脉压升高的程度正相关;压迫病人的腹部或肝,回心血量增加而使颈静脉怒张更明显,称为肝颈静脉回流征阳性,肝颈静脉回流征阳性则更是具有特征性。

③肝大和压痛:可出现肝大和压痛;持续慢性右侧心力衰竭可发展为心源性肝硬化,晚期肝脏压痛不明显,但伴有黄疸、肝功能损害和腹水。

④发绀:发绀是由于供血不足,组织摄取血氧相对增加,静脉血氧降低所致。表现为面部毛细血管扩张、发绀、色素沉着。

3. 全心衰竭 右侧心力衰竭继发于左侧心力衰竭而形成全心衰竭,但当右侧心力衰竭后,肺淤血的临床表现减轻。扩张型心肌病等表现左、右心同时衰竭者,肺淤血症状都不严重,左侧心力衰竭的表现主要是心排血量减少的相关症状和体征。

【辅助检查】

1. X线检查

(1)心影的大小、形态可为病因诊断提供重要依据,根据心脏扩大的程度和动态改变,间接反映心功能状态。

(2)肺门血管影增强是早期肺静脉压增高的主要表现;肺动脉压力增高可见右下肺动脉增宽;肺间质水肿可使肺野模糊;Kerley B线是在肺野外侧清晰可见的水平线状影,是肺小叶间隔内积液的表现,是慢性肺淤血的特征性表现。

2. 超声心动图 超声心动图比X线检查更能准确地提供各心腔大小变化及心瓣膜结构情况。左心室射血分数(LVEF值)可反映心脏收缩功能,正常左心室射血分数值>50%,左心室射血分数值≤40%为收缩期心力衰竭诊断标准。

应用多普勒超声是临床上最实用的判断心室舒张功能的方法,E峰是心动周期的心室舒张早期心室充盈速度的最大值,A峰是心室舒张末期心室充盈的最大值,正常人E/A的比值不小于1.2,中青年应更大。

3. 有创性血流动力学检查 此检查常用于重症心力衰竭病人,可直接反映左心功能。

4. 放射性核素检查 帮助判断心室腔大小,反映左心室射血分数值和左心室最大充盈速率。

【治疗要点】

1. 病因治疗

(1)基本病因治疗:对有损心肌的疾病应早期进行有效治疗,如高血压、冠心病、糖尿病、代谢综合征等;心血管畸形、心瓣膜病力争在发生心脏衰竭之前进行介入或外科手术治疗;对于一些病因不明的疾病亦应早期干预如原发性扩张型心肌病,以延缓心室重构。

(2)诱因治疗:积极消除诱因,最常见的诱因是感染,特别是呼吸道感染,积极应用有针对性的抗生素控制感染。心律失常特别是房颤是引起心脏衰竭的常见诱因,对于快速房颤要积极控制心室率,及时复律。纠正贫血、控制高血压等均可防止心力衰竭发生和(或)加重。

2. 一般治疗 减轻心脏负担,限制体力活动,避免劳累和精神紧张。低钠饮食,少食多餐,限制饮水量。给予持续氧气吸入,流量2~4L/min。

3. 利尿药 利尿药是治疗心力衰竭的常用药物,通过排钠排水减轻水肿、减轻心脏负荷、缓解淤血症状。原则上应长期应用,但在水肿消失后应以最小剂量维持,如氢氯噻嗪25mg,隔日1次。常用利尿药有排钾利尿药如氢氯噻嗪等;襻利尿药如呋塞米、布美他尼(丁脲胺)等;保钾利尿药如螺内酯、氨苯蝶啶等。排钾利尿药主要不良反应是可引起低血钾,应补充氯化钾或与保钾利尿药同用。噻嗪类利尿药可抑制尿酸排泄,引起高尿酸血症,大剂量长期应用可影响胆固醇及糖的代谢,应严密监测。

4. 肾素-血管紧张素-醛固酮系统抑制药

(1)血管紧张素转化酶(ACE)抑制药的应用:ACE抑制药扩张血管,改善淤血症状,更重要的是降低心力衰竭病人代偿性神经-体液的不利影响,限制心肌、血管重构,维护心肌功能,推迟心力衰竭的进展,降低远期病死率。

①用法:常用ACE抑制药如卡托普利12.5~25mg,2/d,培哚普利2~4mg,1/d,贝那普利对有早期肾功能损害病人较适用,使用量是5~10mg,1/d。临床应用一定要从小剂量开始,逐渐加量。

②ACE抑制药的不良反应:有低血压、肾功能一过性恶化、高血钾、干咳等。

③ACE抑制药的禁忌证:无尿性肾衰竭、肾动脉狭窄、血肌酐升高≥225μmol/L、高血压、低血压、妊娠、哺乳期妇女及对此药过敏者。

(2)血管紧张素受体阻滞药(ARBBs)的应用:ARBBs在阻断肾素-血管紧张素系统作用与ACE抑制药作用相同,但缺少对缓激肽降解抑制作用。当病人应用ACE抑制药出现干咳不能耐受,可应用ARBBs类药,常用ARBBs如坎地沙坦、氯沙坦、缬沙坦等。

ARBBs类药的用药注意事项、不良反应除干咳以外,其他均与ACE抑制药相同。

(3)醛固酮拮抗药的应用:研究证明螺内酯20mg,1~2/d小剂量应用,可以阻断醛固酮效应,延缓心肌、血管的重构,改善慢性心力衰竭的远期效果。

注意事项:中重度心力衰竭病人应用时,需注意血钾的监测;肾功能不全、血肌酐异常、高血钾及应用胰岛素的糖尿病病人不宜使用。

5. β受体阻滞药 β受体阻滞药可对抗交感神经激活,阻断交感神经激活后各种有害影响。临床应用其疗效常在用药后2~3个月才出现,但明显提高运动耐力,改善心力衰竭预后,降低病死率。

β受体阻滞药具有负性肌力作用,临床中应慎重应用,应用药物应从小剂量开始,如美托洛尔12.5mg,1/d;比索洛尔 1.25mg,1/d;卡维地洛6.25mg,1/d,逐渐加量,适量维持。

注意事项:用药应在心力衰竭稳定、无体液潴留情况下,小剂量开始应用。

患有支气管痉挛性疾病、心动过缓、二度以上包括二度的房室传导阻滞的病人禁用。

6. 正性肌力药物 是治疗心力衰竭的主要药物,适于治疗以收缩功能异常为特征的心力衰竭,尤其对心腔扩大引起的低心排血量心力衰竭,伴快速心律失常的病人作用最佳。

(1)洋地黄类药物:是临床最常用的强心药物,具有正性肌力和减慢心率作用,在增加心肌收缩力的同时,不增加心肌耗氧量。

①适应证:充血性心力衰竭,尤其伴有心房颤动和心室率增快的心力衰竭是最好指征,对心房颤动、心房扑动和室上性心动过速均有效。

②禁忌证:严重房室传导阻滞、肥厚性梗阻型心肌病、急性心肌梗死 24h 内不宜使用。洋地黄中毒或过量者为绝对禁忌证。

③用法:地高辛为口服制剂,维持量法,0.25mg,1/d。此药口服后 2～3h 血浓度达高峰,4～8h 获最大效应,半衰期为 1.6d,连续口服 7d 后血浆浓度可达稳态。适用于中度心力衰竭的维持治疗。

毛花苷 C 为静脉注射制剂,注射后 10min 起效,1～2h 达高峰,每次 0.2～0.4mg,稀释后静脉注射,24h 总量 0.8～1.2mg。适用于急性心力衰竭或慢性心力衰竭加重时,尤其适用于心力衰竭伴快速心房颤动者。

④毒性反应:药物的治疗剂量和中毒剂量接近,易发生中毒。易导致洋地黄中毒的情况主要有:急性心肌梗死、急性心肌炎引起的心肌损害、低血钾、严重缺氧、肾衰竭等情况。

常见毒性反应有:胃肠道表现如恶心、呕吐;神经系统表现如视物模糊、黄视、绿视;心血管系统表现多为各种心律失常,也是洋地黄中毒最重要的表现,最常见的心律失常是室性期前收缩,多呈二联律。快速房性心律失常伴有传导阻滞是洋地黄中毒特征性的表现。

(2)β受体兴奋药:临床通常短期应用治疗重症心力衰竭,常用静脉滴注多巴酚丁胺、多巴胺。适用于急性心肌梗死伴心力衰竭的病人;小剂量多巴胺 2～5μg/(kg·min)能扩张肾动脉,增加肾血流量和排钠利尿,从而用于充血性心力衰竭的治疗。

【护理措施】

1. 环境与心理护理 保持环境安静、舒适,空气流通;限制探视,减少精神刺激;注意病人情绪变化,做好心理护理,要求病人家属要积极给予病人心理支持和治疗的协助,使病人心情放松情绪稳定,减少机体耗氧量。

2. 休息与活动 一般心功能Ⅰ级:不限制一般的体力活动,但避免剧烈运动和重体力劳动。心功能Ⅱ级:可适当进行轻体力工作和家务劳动,强调下午多休息。心功能Ⅲ级:日常生活可以自理或在他人协助下自理,严格限制一般的体力活动。心功能Ⅳ级:绝对卧床休息,生活需要他人照顾,可在床上做肢体被动运动和翻身,逐步过渡到坐床边或下床活动。当病情好转后,鼓励病人尽早做适量的活动,防止因长期卧床导致的静脉血栓、肺栓塞、便秘和压疮的发生。在活动中要监测有无呼吸困难、胸痛、心悸、疲劳等症状,如有不适应停止活动,并以此作为限制最大活动量的指征。

3. 病情观察

(1)观察水肿情况:注意观察水肿的消长情况,每日测量并记录体重,准确记录液体出入量。

(2)保持呼吸道通畅:监测病人呼吸困难的程度、发绀情况、肺部啰音的变化以及血气分析和血氧饱和度等变化,根据缺氧的轻重程度调节氧流量和吸氧方式。

(3)注意水、电解质变化及酸碱平衡情况:低钾血症可出现乏力、腹胀、心悸、心电图出现 u 波增高及心律失常,并可诱发洋地黄中毒。少数因肾功能减退,补钾过多而致高血钾,严重者可引起心搏骤停。低钠血症表现为乏力、食欲缺乏、恶心、呕吐、嗜睡等症状。如出现上述症状,要及时通报医师及时给予检查、纠正。

4. 保持排便通畅 病人常因精神因素使规律性排便活动受抑制,排便习惯改变,加之胃肠道淤血、进食减少、卧床过久影响肠蠕动,易致便秘。应帮助病人训练床上排便习惯,同时饮食中增加膳食纤维,如发生便秘,应用小剂量缓泻药和润肠药,病情许可时扶患者坐起使用便器,并注意观察患者的心率、反应,以防发生意外。

5. 输液的护理 根据病人液体出入情况及用药要求,控制输液量和速度,以防诱发急性肺水肿。

6. 饮食护理 给予高蛋白、高维生素的易消化清淡饮食,注意补充营养。少量多餐,避免过饱;限制水、钠摄入,每日食盐摄入量少于5g,服利尿药者可适当放宽。

7. 用药护理

(1)使用利尿药的护理:遵医嘱正确使用利尿药,并注意有关不良反应的观察和预防。监测血钾及有无乏力、腹胀、肠鸣音减弱等低钾血症的表现,同时多补充含钾丰富的食物,必要时遵医嘱补充钾盐。口服补钾宜在饭后或将水剂与果汁同饮;静脉补钾时每 500ml 液体中氯化钾含量不宜超过1.5g。

应用保钾利尿药需注意有无胃肠道反应、嗜睡、乏力、皮疹,高血钾等不良反应。

利尿药的应用时间选择早晨或日间为宜,避免夜间排尿过频而影响病人的休息。

(2)使用洋地黄的护理

①给药要求:严格遵医嘱给药,发药前要测量病人脉搏 1min,当脉搏<60/min 或节律不规则时,应暂停服药并通知医生。静脉给药时务必稀释后缓慢静脉注射,并同时监测心率、心律及心电图变化。

②遵守禁忌:注意不与奎尼丁、普罗帕酮(心律平)、维拉帕米(异搏定)、钙剂、胺碘酮等药物合用,以免降低洋地黄类药物肾排泄率,增加药物毒性。

③用药后观察:应严密观察病人用药后毒性反应,监测血清地高辛浓度。

④毒性反应的处理:立即停用洋地黄类药;停用排钾利尿药;积极补充钾盐;快速纠正心律失常,血钾低者快速补钾,不低的可应用力多卡因等治疗,但一般禁用电复律,防止发生室颤;对缓慢心律失常,可使用阿托品 0.5～1mg 皮下注射或静脉注射治疗,一般不用安置临时起搏器。

(3)肾素-血管紧张素-醛固酮系统抑制药使用的护理:应用 ACE 抑制药时需预防直立性低血压、皮炎、蛋白尿、咳嗽、间质性肺炎等不良反应的发生。应用 ACE 抑制药和(或)ARBBs 期间要注意观察血压、血钾的变化,同时注意要小剂量开始,逐渐加量。

8. 并发症的预防与护理

(1)感染:室内空气流通,每日开窗通风 2 次,寒冷天气注意保暖,长期卧床者鼓励翻身,协助拍背,以防发生呼吸道感染和坠积性肺炎;加强口腔护理,以防发生由于药物治疗引起菌群失调导致的口腔黏膜感染。

(2)血栓形成:长期卧床和使用利尿药引起的血流动力学改变,下肢静脉易形成血栓。应鼓励病人在床上活动下肢和做下肢肌肉收缩运动,协助病人做下肢肌肉按摩。每天用温水浸泡足以加速血液循环,减少静脉血栓形成。当病人肢体远端出现局部肿胀时,提示有发生静脉血栓可能,应及早与医师联系。

(3)皮肤损伤:应保持床褥柔软、清洁、干燥,病人衣服柔软、宽松。对于长期卧床病人应加强皮肤护理,保持皮肤清洁、干燥,定时协助病人更换体位,按摩骨突出处,防止推、拉、扯强硬动作,以免皮肤完整性受损。如需使用热水袋取暖,水温不宜过高,40～50℃为宜,以免烫伤。

对于有阴囊水肿的男病人可用托带支托阴囊,保持会阴部皮肤清洁、干燥;水肿局部有液体外渗情况,要防止继发感染;注意观察皮肤有无发红、破溃等压疮发生,一旦发生压疮要积极给予减少受压、预防感染、促进愈合的护理措施。

9. 健康教育

(1)治疗病因、预防诱因:指导病人积极治疗原发心血管疾病,注意避免各种诱发心力衰竭的因素,如呼吸道感染、过度劳累和情绪激动、钠盐摄入过多、输液过多过快等。育龄妇女注意避孕,要在医师的指导下妊娠和分娩。

(2)饮食要求:饮食要清淡、易消化、富营养,避免饮食过饱,少食多餐。戒烟、酒,多食蔬菜、水果,防止便秘。

(3)合理安排活动与休息:根据心功能的情况,安排适当体力活动,以利于提高心脏储备力,提高活动耐力,同时也帮助改善心理状态和生活质量。但避免重体力劳动,建议病人进行散步、练气功、打太极拳等运动,掌握活动量,以不出现心悸、气促为度,保证充分睡眠。

(4)服药要求:指导病人遵照医嘱按时服药,不要随意增减药物,帮助病人认识所服药物的注意事项,如出现不良反应及时就医。

(5)坚持诊治:慢性心力衰竭治疗过程是终身治疗,应嘱病人定期门诊复诊,防止病情发展。

(6)家属教育:帮助家属认识疾病和目前治疗方法、帮助病人的护理措施和心理支持的技巧,教育其要给予病人积极心理支持和生活帮助,使病人树立战胜疾病信心,保持情绪稳定。

三、急性心力衰竭

急性心力衰竭是指心肌遭受急性损害或心脏负荷突然增加，使心排血量急剧下降，导致组织灌注不足和急性淤血的综合征。以急性左侧心力衰竭最常见，多表现为急性肺水肿或心源性休克。

【病因及发病机制】

急性广泛心肌梗死、高血压急症、严重心律失常、输液过多过快等原因。使心脏收缩力突然严重减弱，心排血量急剧减少或左心室瓣膜性急性反流，左心室舒张末压迅速升高，肺静脉回流不畅，导致肺静脉压快速升高，肺毛细血管压随之升高，使血管内液体渗入到肺间质和肺泡内，形成急性肺水肿。

【临床表现】

突发严重呼吸困难为特征性表现，呼吸频率达 $30\sim40/min$，病人被迫采取坐位，两腿下垂，双臂支撑以助呼吸，极度烦躁不安、大汗淋漓、口唇发绀、面色苍白。同时频繁咳嗽、咳大量粉红色泡沫痰。病情极重者可以出现意识模糊。

早期血压可以升高，随病情不缓解血压可降低直至休克；听诊可见心音较弱，心率增快，心尖部可闻及舒张期奔马律；两肺满布湿啰音和哮鸣音。

【治疗要点】

1. 体位　置病人于两腿下垂坐位或半卧位。

2. 吸氧　吸入高流量（$6\sim8L/min$）氧气，加入 $30\%\sim50\%$ 乙醇湿化。对病情严重病人可采用呼吸机持续加压面罩吸氧或双水平气道加压吸氧，以增加肺泡内的压力，促进气体交换，对抗组织液向肺泡内渗透。

3. 镇静　吗啡 $3\sim10mg$ 皮下注射或静脉注射，必要时每 15 分钟重复 1 次，可重复 $2\sim3$ 次。老年病人须酌情减量或肌内注射。伴颅内出血、神志障碍、慢性肺部疾病时禁用。

4. 快速利尿　呋塞米 $20\sim40mg$ 静脉注射，在 2 min 内推注完，每 4 小时可重复 1 次。呋塞米不仅有利尿作用，还有静脉扩张作用，利于肺水肿的缓解。

5. 血管扩张药　血管扩张药应用过程中，要严密监测血压，用量要根据血压进行调整，收缩压一般维持在 100mmHg 左右，对原有高血压的病人血压降低幅度不超过 80mmHg 为度。

（1）硝普钠应用：硝普钠缓慢静脉滴注，扩张小动脉和小静脉，初始用药剂量为 $0.3\mu g/(kg\cdot min)$，根据血压变化逐渐调整剂量，最大剂量为 $5\mu g/(kg\cdot min)$，一般维持量 $50\sim100\mu g/min$。因本药含有氰化物，用药时间不宜连续超过 24h。

（2）硝酸甘油应用：硝酸甘油扩张小静脉，降低回心血量。初始用药剂量为 $10\mu g/min$，然后每 10 分钟调整 1 次，每次增加初始用药剂量为 $5\sim10\mu g$。

（3）酚妥拉明应用：酚妥拉明可扩张小动脉及毛细血管。静脉用药以 $0.1mg/min$ 开始，每 $5\sim10$ 分钟调整 1 次，增至最大用药剂量为 $1.5\sim2.0mg/min$。

6. 洋地黄类药物　可应用毛花苷 C$0.4\sim0.8mg$ 缓慢静脉注射，2h 后酌情再给 $0.2\sim0.4mg$。近期使用过洋地黄药物的病人，应注意洋地黄中毒。对于急性心肌梗死在 24h 内不宜使用，重度二尖瓣狭窄患者禁用。

7. 平喘　氨茶碱可以解除支气管痉挛，并有一定的正性肌力及扩血管利尿作用。氨茶碱 0.25mg 加入 100ml 液体内静脉滴注，但应警惕氨茶碱过量，肝肾功能减退患者、老年人应减量。

【护理措施】

1. 保证休息　立即协助病人取半卧位或坐位休息，双腿下垂，以减少回心血量，减轻心脏前负荷。注意加强皮肤护理，防止因被迫体位而发生的皮肤损伤。

2. 吸氧　一般吸氧流量为 $6\sim8L/min$，加入 $30\%\sim50\%$ 乙醇湿化，使肺泡内的泡沫表面张力降低破裂，增加气体交换的面积，改善通气。要观察呼吸情况，随时评估呼吸困难改善的程度。

3. 饮食　给予高营养、高热量、少盐、易消化清淡饮食，少量多餐，避免食用产气食物。

4. 病情观察

（1）病情早期观察：注意早期心力衰竭表现，一旦出现劳力性呼吸困难或夜间阵发性呼吸困难，心率增快、失眠、烦躁、尿量减少等症状，应及时与医师联系，并加强观察。如迅速发生极度烦躁不安、大汗淋漓、口唇发绀等表现，同时胸闷、咳嗽、呼吸困难、发绀、咳大量白色或粉红色泡沫痰，应警惕急性肺水肿发生，立即配合抢救。

（2）保持呼吸道通畅：严密观察病人呼吸频率、深度，观察病人的咳嗽情况，痰液的性质和量，协助病人咳嗽、排痰，保持呼吸道通畅。

（3）防止心源性休克：观察病人意识、精神状态，观察病人血压、心率的变化及皮肤颜色、温度变化。

(4)防止病情发展:观察肺部啰音的变化,监测血气分析结果。控制静脉输液速度,一般为每分钟20～30滴。准确记录液体出入量。

(5)心理护理:病人常伴有濒死感,焦虑和恐惧,应加强床旁监护,给予安慰及心理支持,以增加战胜疾病信心。医护人员抢救时要保持镇静,表现出忙而不乱,操作熟练,以增加病人的信任和安全感。避免在病人面前议论病情,以免引起误会,加剧病人的恐惧。必要时可留亲属陪伴病人。

(6)用药护理:应用吗啡时注意有无呼吸抑制、心动过缓;用利尿药要准确记录尿量,注意水、电解质和酸碱平衡情况;用血管扩张药要注意输液速度、监测血压变化;用硝普钠应现用现配,避光滴注,有条件者可用输液泵控制滴速;洋地黄制剂静脉使用时要稀释,推注速度宜缓慢,同时观察心电图变化。

(宋书梅)

第16章

心 律 失 常

一、概 述

心脏的传导系统由产生和传导冲动的特殊分化的传导组织构成。包括窦房结、结间束、房室结、希氏束、左右束支及浦肯野纤维网。

冲动由窦房结产生,沿结间束和心房肌传递,到达房室结及左心房,冲动此时传递速度极慢,当冲动传递到希氏束后传递速度再度加速,左右束支及浦肯野纤维网传递速度极快捷,使整个心室几乎同时被激动,最终冲动到达心外膜,完成一次完整的心动周期。

心脏传导系统也接受迷走神经和交感神经的支配,迷走神经兴奋性增加会使窦房结的自律性和传导性抑制,延长窦房结和周围组织的不应期,减慢房室结的传导,延长了房室结的不应期。交感神经作用与迷走神经相反。

各种原因引起心脏冲动频率、节律、起源部位、冲动传导速度和次序的异常均可引起心脏活动的规律发生紊乱,称为心律失常。

【分类】

临床上根据心律失常发作时心率的快慢可分为快速性心律失常和缓慢性心律失常。心律失常按其发生原理可分为冲动形成异常和冲动传导异常两大类。

1. 冲动形成异常

(1)窦性心律失常:由窦房结发出的冲动频率过快、过慢或有明显不规则形成的心律失常,如窦性心动过速、窦性心动过缓、窦性心律不齐、窦性停搏。

(2)异位心律:起源于窦房结以外(异位)的冲动,则形成期前收缩、阵发性心动过速、扑动、颤动以及逸搏心律等心律失常。

2. 冲动传导异常

(1)生理性:干扰及房室分离。

(2)病理性:传导阻滞常见的有窦房传导阻滞、房室传导阻滞、房内传导阻滞、室内传导阻滞(左、右束支及左束支分支传导阻滞)。

(3)房室间传导途径异常:预激综合征。

【发病机制】

心律失常有多种不同机制,如折返、异常自律性、后除极触发激动等,主要心律失常的电生理机制主要包括冲动形成异常、冲动传导异常以及两者并存。

1. 冲动形成异常

(1)正常自律性状态:窦房结、结间束、冠状窦口周围、房室结的远端和希氏束-浦肯野系统的心肌细胞均有自律性。自主神经系统兴奋性改变或心脏传导系统的内在病变,均可导致原有正常自律性的心肌细胞发放不适当的冲动。如窦性心律失常、逸搏心律。

(2)异常自律性状态:正常情况下心房、心室肌细胞是无自律性的快反应细胞,由于病变使膜电位降低$-50\sim-60mV$时,使其出现异常自律性,而原本有自律性的快反应细胞(浦肯野纤维)的自律性也增高,异常自律性从而引起心律失常,如房性或室性快速心律失常。

(3)后除极触发激动:当局部儿茶酚胺浓度增高、低血钾、高血钙、洋地黄中毒及心肌缺血再灌注时,心房、心室与希氏束-浦肯野组织在动作电位后可产生除极活动,被称为后除极。若后除极的振幅增高并抵达阈值,便可引起反复激动,可导致持续性快速性心律失常。

2. 冲动传导异常 折返是所有快速性心律失常最常见的发病机制,传导异常是产生折返的基本条件。传导异常包括:①心脏两个或多个部位的传导性与应激性各不相同,相互连接形成一个有效的折返环路;②折返环的两支应激性不同,形成单向传导阻滞；③另一通道传导缓慢，使原先发生阻滞的通道有足够时间恢复兴奋性；④原先阻滞的通道再次激动，从而完成一次折返激动。冲动在环内反复循环，从而产生持续而快速的心律失常。

【辅助检查】

1. 心电图检查　心电图检查是诊断心律失常最重要、最常用的无创性检查技术。需记录12导联，并记录显示P波清楚导联的心电图长条，以备分析，往往选择Ⅱ或V_1导联。

心电图分析主要包括：①心房、心室节律是否规则，频率如何；②P-R间期是否恒定；③P波、QRS波群形态是否正常，P波与QRS波的相互关系等。

2. 长时间心电图记录

(1)动态心电图：动态心电图检查是在病人日常工作和活动情况下，连续记录病人24h的心电图。其作用是：①了解病人症状发生如心悸、晕厥等，是否与心律失常有关；②明确心律失常或心肌缺血的发作与活动关系、昼夜分布特征；③帮助评价抗心律失常药物的疗效、起搏器、埋藏式心脏复律除颤器的效果和功能状态。

(2)事件记录器：①事件记录器。应用于间歇、不频繁发作的心律失常病人，通过直接回访、电话、互联网将实时记录的发生心律失常及其发生心律失常前后的心电图传输至医院。②埋植皮下事件记录器。这种事件记录器可埋于病人皮下，记录器可自行启动、监测和记录心律失常，应用于发作不频繁，可能是心律失常所致的原因不明晕厥的病人。

3. 运动试验　运动试验用于运动时出现心悸的病人以协助诊断。但运动试验的敏感性不如动态心电图，须注意正常人进行运动试验时亦可出现室性期前收缩。

4. 食管心电图　将食管电极导管插入食管并置于心房水平位置，能记录心房电位，并能进行心房快速起搏和程序电刺激。其作用为：①有助于对常见室上性心动过速发生机制的判断，帮助鉴别室上性心动过速；②可以诱发和终止房室结折返性心动过速；③有助于不典型预激综合征的诊断；④评价窦房结功能；⑤评价抗心律失常药物的疗效。

5. 临床心电生理检查

(1)心电生理检查的临床作用

①诊断性应用：确立心律失常诊断及类型，了解心律失常起源部位及发生机制。

②治疗性应用：a. 以电刺激终止心动过速发作，评价某些治疗措施（如起搏器、置入式心脏复律除颤器、导管消融、手术治疗、药物治疗等）能否防止电刺激诱发心动过速；b. 通过电极导管进行消融如射频、冷冻，达到治愈心动过速的目的。

③判断预后：通过电刺激确定病人是否易于诱发室性心动过速，有无发生猝死的危险。

(2)心电生理检查适应证：①窦房结功能测定；②房室与室内传导阻滞；③心动过速；④不明原因晕厥。

二、窦性心律失常

心脏的正常起搏点位于窦房结，其冲动产生的频率是60～100/min，产生的心律称为窦性心律。心电图特征P波在Ⅰ、Ⅱ、aVF导联直立，aVR导联倒置，P-R间期0.12～0.20s。窦性心律的频率因年龄、性别、体力活动等不同有显著的差异。

(一)窦性心动过速

成人窦性心律100～150/min，偶有高达200/min，称窦性心动过速。窦性心动过速通常逐渐开始与终止。刺激迷走神经可以使其频率减慢，但刺激停止有加速原来的水平。

【病因】

多数属生理现象，健康人常在吸烟，饮茶、咖啡、酒，剧烈运动或情绪激动等情况下发生。在某些病时也可发生，如发热、甲状腺功能亢进、贫血、心肌缺血、心力衰竭、休克等。应用肾上腺素、阿托品等药物亦常引起窦性心动过速。

【心电图特征】

窦性P波规律出现，频率＞100/min，P-P间期＜0.6s（图16-1）。

【治疗要点】

一般不需特殊治疗。祛除诱发因素和针对原发病做相应处理。必要时可应用β受体阻滞药如美托洛尔，减慢心率。

(二)窦性心动过缓

成人窦性心律频率＜60/min，称窦性心动过缓。常同时伴发窦性心律不齐（不同P-P间期的差异＞0.12s）。

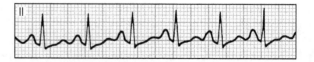

图16-1　窦性心动过速

【病因】

多见于健康的青年人、运动员、睡眠状态,为迷走神经张力增高所致。亦可见于颅内压增高、器质性心脏病、严重缺氧、甲状腺功能减退、阻塞性黄疸等。服用抗心律失常药物如 β 受体阻滞药、胺碘酮、钙通道阻滞药和洋地黄过量等也可发生。

【心电图特征】

窦性 P 波规律出现,频率＜60/min,P-P 间期＞1s(图 16-2)。

【临床表现】

一般无自觉症状,当心率过分缓慢,出现心排血量不足,可出现胸闷、头晕,甚至晕厥等症状。

【治疗原则】

窦性心动过缓一般无症状,也不需治疗;病理性心动过缓应针对病因采取相应治疗措施。如因心率过慢而出现症状者则可用阿托品、异丙肾上腺素等药物,但不宜长期使用。症状不能缓解者可考虑心脏起搏治疗。

(三)病态窦房结功能综合征

病态窦房结功能综合征,简称病窦综合征,是由于窦房结的病变导致功能减退,出现多种心律失常的表现。病窦综合征常合并心房自律性异常,部分病人可有房室传导功能障碍。

【病因】

某些疾病如甲状腺功能亢进、伤寒、布氏杆菌病、淀粉样变、硬化与退行性变等,在病程中损害了窦房结,导致窦房结起搏和传导功能障碍;窦房结周围神经和心房肌的病变,减少窦房结的血液供应,影响其功能;迷走神经张力增高、某些抗心律失常药物抑制窦房结功能,亦可导致窦房结功能障碍。

【心电图特征】

主要表现为:①非药物引起的持续的窦性心动过缓,心率＜50/min;②窦性停搏与窦房传导阻滞;③窦房传导阻滞与房室传导阻滞同时并存;④心动过缓与房性快速心律失常交替发作。

其他表现还可为:①心房颤动病人自行心室率减慢,或发作前后有心动过缓和(或)一度房室传导阻滞;②房室交界区性逸搏心律。

【临床表现】

发作性头晕、黑矇、乏力,严重者可出现晕厥等,与心动过缓有关的心、脑血管供血不足的症状。有心动过速症状者,还可有心悸、心绞痛等症状。

【治疗要点】

对于无心动过缓有关供血不足的症状病人,不必治疗,定期随访,对于有症状的病人,应用起搏器治疗。心动过缓-心动过速综合征病人应用起搏器后,仍有心动过速症状,可应用抗心律失常药物,但避免单独使用抗心律失常药物,以免加重心动过缓症状。

三、期 前 收 缩

根据异位起搏点部位的不同,期前收缩可分为房性、房室交界区性和室性期前收缩。期前收缩起源于一个异位起搏点,称为单源性,起源于多个异位起搏点,称为多源性。

临床上将偶尔出现期前收缩称偶发性期前收缩,但期前收缩每分钟＞5 个称频发性期前收缩。如每一个窦性搏动后出现一个期前收缩,称为二联律;每两个窦性搏动后出现一个期前收缩,称为三联律;每一个窦性搏动后出现两个期前收缩,称为成对期前收缩。

【病因】

各种器质性心脏病如冠心病、心肌炎、心肌病、风湿性心脏病、二尖瓣脱垂等可引起期前收缩。电解质紊乱、应用某些药物亦可引起期前收缩。另外,健康人在过度劳累、情绪激动、大量吸烟饮酒、饮浓茶、进食咖啡因等可引起期前收缩。

【心电图特征】

1. 房性期前收缩　P 波提早出现,其形态与窦性 P 波不同,P-R 间期＞0.12s,QRS 波群形态与正常窦性心律的 QRS 波群相同,期前收缩后有不完全代偿间歇(图 16-3)。

2. 房室交界性期前收缩　提前出现的 QRS 波群,其形态与窦性心律相同;P 波为逆行型(在 Ⅱ、Ⅲ、aVF 导联中倒置)出现在 QRS 波群前,P-R 间期＜0.12s。或出现在 QRS 波后,R-P 间期＜0.20s。也可出现在 QRS 波之中。期前收缩后大多有完全代偿间歇。

3. 室性期前收缩　QRS 波群提前出现,形态宽大畸形,QRS 时限＞12s,与前一个 P 波无相关;T 波常与 QRS 波群的主波方向相反;期前收缩后有完全代偿间歇(图 16-4)。

【临床表现】

偶发期前收缩大多无症状,可有心悸或感到 1 次心搏加重或有心搏暂停感。频发期前收缩使心排血量降低,引起乏力、头晕、胸闷等。

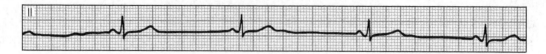

图 16-2　窦性心动过缓

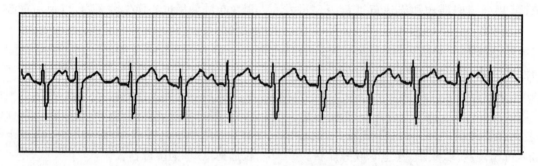

图 16-3　房性期前收缩

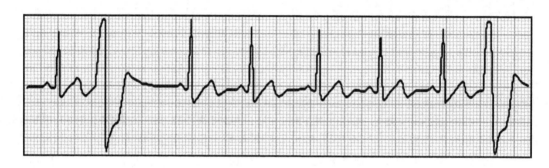

图 16-4　室性期前收缩

　　脉搏检查可有脉搏不齐,有时期前收缩本身的脉搏减弱。听诊呈心律失常,期前收缩的第一心音常增强,第二心音相对减弱甚至消失。

【治疗要点】

　　1. 病因治疗　积极治疗病因,消除诱因。如改善心肌供血,控制炎症,纠正电解质紊乱,防止情绪紧张和过度疲劳。

　　2. 对症治疗　偶发期前收缩无重要临床意义,不需特殊治疗,亦可用小量镇静药或 β 受体阻滞药;对症状明显、呈联律的期前收缩需应用抗心律失常药物治疗,如频发房性、交界区性期前收缩常选用维拉帕米、β 受体阻滞药等;室性期前收缩常选用利多卡因、美西律、胺碘酮等;洋地黄中毒引起的室性期前收缩应立即停用洋地黄,并给予钾盐和苯妥英钠治疗。

四、阵发性心动过速

　　阵发性心动过速是指阵发性、快速而规则的异位心律,由 3 个以上包括 3 个连续发生的期前收缩形成。根据异位起搏点部位的不同,可分为房性、交界区性和室性三种,房性与交界区性心动过速有时难以区别,故统称为室上性心动过速,简称室上速。阵发性室性心动过速简称室速。

【病因】

　　1. 室上速病因　常见于无器质性心脏病的正常人,也可见于各种心脏病患者,如冠心病、高血压、风心病、甲状腺功能亢进、洋地黄中毒等病人。

　　2. 室速病因　多见于器质性心脏病患者,最常见于冠心病急性心肌梗死,其他如心肌病、心肌炎、风湿性心脏病、电解质紊乱、洋地黄中毒、Q-T 延长综合征、药物中毒等。

【心电图特征】

　　1. 室上速心电图特征　连续 3 次或以上快而规则的房性或交界区性期前收缩(QRS 波群形态正常),频率为 150～250/min,P 波为逆行性(Ⅱ、Ⅲ、aVF 导联倒置),常埋藏于 QRS 波群内或位于其终末部分,与 QRS 波群保持恒定关系,但不易分辨(图 16-5)。

2. 室速心电图特征　连续 3 次或 3 次以上室性期前收缩;QRS 波形态畸形,时限>0.12s,有继发性 ST-T 改变,T 波常与 QRS 波群主波方向相反;心室率 140~220/min,心律可以稍不规则;一般情况下 P 波与 QRS 波群无关,形成房室分离;常可见到心室夺获或室性融合波,是诊断室速的最重要依据(图 16-6)。

【临床表现】

1. 室上速临床表现特点　心率快而规则,常达 150~250/min。突发突止,持续数秒、数小时甚至数日不等。发作时病人可有心悸、胸闷、乏力、头晕、心绞痛,甚至发生心力衰竭、休克。症状轻重取决于发作时的心率及持续时间。

2. 室速临床表现特点　发作时临床症状轻重可因发作时心率、持续时间、原有心脏病变而各有不同。非持续性室速(发作持续时间少于 30s,能自行终止)病人,可无症状;持续性室速(发作持续时间长于 30s,不能自行终止)由于快速心率及心房、心室收缩不协调而致心排血量降低,血流动力学明显障碍,心肌缺血,可出现呼吸困难、心绞痛、血压下降、晕厥、少尿、休克甚至猝死。听诊心率增快 140~220/min,心律可有轻度失常,第一心音强弱不一。

【治疗要点】

1. 室上速治疗　发作时间短暂,可自行停止者,不需特殊治疗。

持续发作几分钟以上或原有心脏病病人应采取:①刺激迷走神经的方法:刺激咽部引起呕吐反射、Valsalva 动作(深吸气后屏气,再用力做呼气动作)、按压颈动脉窦、将面部浸没于冰水中等。②抗心律失常药物:首选维拉帕米,其他可选用艾司洛尔、普罗帕酮等药物。③对于合并心力衰竭的病人,洋地黄可作首选药物,毛花苷 C 静脉注射。但其他病人洋地黄目前已少用。④应用升压药物:常用间羟胺、去甲肾上腺素等。

对于药物效果不好病人可采用食管心房起搏,效果不佳可采用同步直流电复律术。

对于症状重、频繁发作、用药物效果不好的病人,可应用经导管射频消融术进行治疗。

2. 室速治疗　无器质性心脏病病人非持续性室速,又无症状者,无需治疗。

持续性发作时治疗首选利多卡因静脉注射,首次剂量为 50~100mg,必要时 5~10min 后重复。发作控制后应继续用利多卡因静脉滴注维持 24~48h,维持量 1~4mg/min 防止复发。其他药物有普罗帕酮、索他洛尔、普鲁卡因胺、苯妥英钠、胺碘酮、溴苄胺等。

如应用药物无效,或患者已出现低血压、休克、心绞痛、充血性心力衰竭、脑血流灌注不足时,可用同步直流电复律。洋地黄中毒引起的室速,不宜应用电复律。

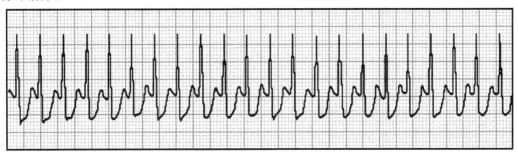

图 16-5　室上性心动过速

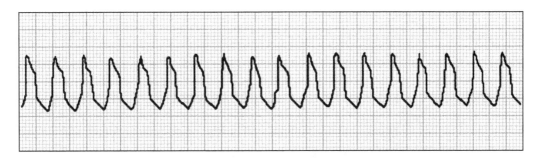

图 16-6　室性心动过速

五、扑动与颤动

当异位搏动的频率超过阵发性心动过速的范围时,形成的心律称为扑动或颤动。可分为心房扑动(简称房扑)、心房颤动(简称房颤)、心室扑动(简称室扑)、心室颤动(简称室颤)。房颤是仅次于期前收缩的常见心律失常,比房扑多见,是心力衰竭最常见的诱因之一。室扑、室颤是极危重的心律失常。

(一)房扑与房颤

心房内产生极快的冲动,心房内心肌纤维极不协调地乱颤,心房丧失有效的收缩,心排血量比窦性心律减少25%以上。

【病因】

房扑、房颤病因基本相同,常发生于器质性心脏病患者,如风湿性心瓣膜病、冠心病、高血压性心脏病、甲状腺功能亢进、心力衰竭、心肌病等。也可发生于健康人情绪激动、手术后、急性酒精中毒、运动后。

【心电图特征】

1. 房扑心电图特点　P波消失,呈规律的锯齿状扑动波(F波),心房率250~350/min,F波与QRS波群成某种固定的比例,最常见的比例为2:1房室传导,心室率规则或不规则,取决于房室传导比例,QRS波群形态一般正常,伴有室内差异性传导或原有束支传导阻滞者QRS波群可宽大变形(图16-7)。

2. 房颤心电图特点　为窦性P波消失,代之以大小形态及规律不一的f波,频率350~600/min,R-R间期完全不规则,心室率极不规则,通常在100~160/min。QRS波群形态一般正常,伴有室内差异性传导或原有束支传导阻滞者QRS波群可宽大变形(图16-8)。

【临床表现】

房扑与房颤的临床症状取决于心室率的快慢,如心室率不快者可无任何症状。房颤心室率<150/min,病人可有心悸、气促、心前区不适等症状,心室率极快者>150/min,可因心排血量降低而发生晕厥、急性肺水肿、心绞痛或休克。持久性房颤,易形成左心房附壁血栓,若脱落可引起动脉栓塞。

房颤心脏听诊第一心音强弱不一致,心律绝对不规则。脉搏表现为快慢不均,强弱不等,发生脉搏短绌现象。

房扑心室率如极快,可诱发心绞痛和心力衰竭。

【治疗要点】

1. 房扑治疗　针对原发病进行治疗。应用同步直流电复律术转复房扑是最有效的方法。普罗

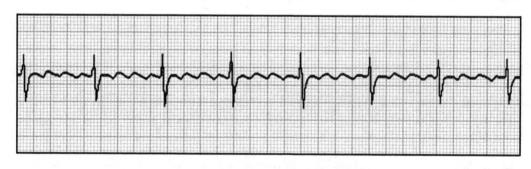

图 16-7　心房扑动

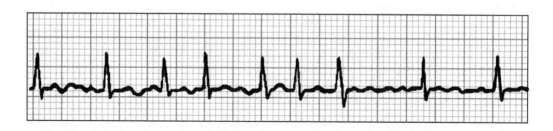

图 16-8　心房颤动

帕酮、胺碘酮对转复、预防房扑复发有一定疗效。洋地黄类制剂是控制心室率首选药物,钙通道阻滞药对控制心室率亦有效。部分病人可行导管消融术治疗。

2. **房颤治疗**　积极查出房颤的原发病及诱发原因,并给予相应的处理。急性期应首选电复律治疗。心室率不快,发作时间短暂者无需特殊治疗;如心率快,且发作时间长,可用洋地黄减慢心室率,维拉帕米、地尔硫䓬等药物终止房颤。对持续性房颤病人,如有恢复正常窦性心律指征时,可用同步直流电复律或药物复律。也可应用经导管射频消融进行治疗。

(二)室扑与室颤

心室内心肌纤维发生快而微弱的,不协调的乱颤,心室完全丧失射血能力,是最严重的心律失常,相当于心室停搏。

【病因】

急性心肌梗死是最常见病因,洋地黄中毒、严重低血钾、心脏手术、电击伤以及胺碘酮、奎尼丁中毒等也可引起。是器质性心脏病和其他疾病危重病人临终前发生的心律失常。

【临床表现】

室颤一旦发生,表现为迅速意识丧失、抽搐、发绀,继而呼吸停止,瞳孔散大甚至死亡。查体心音消失、脉搏触不到,血压测不到。

【心电图特征】

1. **室扑心电图特征**　QRS-T 波群消失,带之以相对规律均齐的快速大幅波动,频率为 150～300/min(图 16-9)。

2. **室颤心电图特征**　QRS 波群与 T 波消失,呈完全无规则的波浪状曲线,形状、频率、振幅高低各异(图 16-10)。

【治疗要点】

室颤可致心搏骤停,一旦发生立即做非同步直流电除颤,同时胸外心脏按压及人工呼吸,保持呼吸道通畅,迅速建立静脉通路,给予复苏和抗心律失常药物等抢救措施。

六、房室传导阻滞

冲动从心房传至心室的过程中发生障碍,冲动传导延迟或不能传导,称为房室传导阻滞,按其阻滞的程度,分为三度:一度房室传导阻滞、二度房室

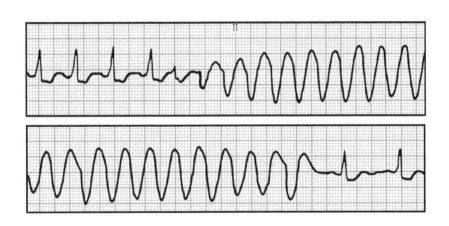

图 16-9　心室扑动

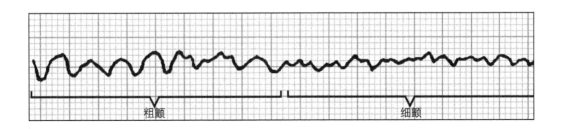

图 16-10　心室颤动

传导阻滞,三度房室传导阻滞。一度、二度又称为不完全性房室传导阻滞,三度则为完全性房室传导阻滞,此时全部冲动均不能被传导。

【病因】

多见于器质性心脏病,如冠心病、心肌炎、心肌病、高血压病、心内膜炎、甲状腺功能低下等。另外,电解质紊乱、药物中毒、心脏手术等也是引发房室传导阻滞的病因。偶见正常人在迷走神经张力增高时可出现不完全性房室传导阻滞。

【临床表现】

一度房室传导阻滞病人除有原发病的症状外,一般无其他症状。

二度房室传导阻滞又分为Ⅰ型和Ⅱ型,Ⅰ型又称文氏现象或莫氏Ⅰ型,二度Ⅰ型病人常有心悸和心搏脱落感,听诊第一心音强度逐渐减弱并有心搏;二度Ⅱ型又称莫氏Ⅱ型,病人心室率较慢时,可有心悸、头晕、气急、乏力等症状,脉律可不规则或慢而规则,但第一心音强度恒定。此型易发展为完全性房室传导阻滞。

三度房室传导阻滞的临床症状轻重取决于心室率的快慢,如病人心率30～50/min,则出现心搏缓慢,脉率慢而规则,有心悸、头晕、乏力的感觉,出现晕厥、心绞痛、心力衰竭和脑供血不全等表现。当心率<20/min,可引起阿-斯综合征,甚至心搏暂停。

【心电图特征】

一度房室传导阻滞 P-R 间期 > 0.20s,无 QRS 波群脱落(图 16-11)。

二度房室传导阻滞莫氏Ⅰ型(文氏现象)的特征为:P-R 间期逐渐延长,直至 QRS 波群脱落;相邻的 R-R 间期逐渐缩短,直至 P 波后 QRS 波群脱落,之后 P-R 间期又恢复以前时限,如此周而复始;包含 QRS 波群脱落的 R-R 间期比 2 倍正常窦性 P-P 间期短;最常见的房室传导比例为 3:2 或 5:4(图 16-12)。

莫氏Ⅱ型的特征为 P-R 间期固定(正常或延长),有间歇性 P 波与 QRS 波群脱落,常呈 2:1 或 3:1 传导;QRS 波群形态多数正常(图 16-13)。

三度房室传导阻滞,心房和心室独立活动,P 波与 QRS 波群完全脱离关系;P-P 距离和 R-R 距离各自相等;心室率慢于心房率;QRS 波群形态取决于阻滞部位(图 16-14)。

【治疗要点】

一度及二度Ⅰ型房室传导阻滞如心室率不慢且无症状者,一般不需治疗。心室率<40/min 或症状明显者,可选用阿托品、异丙肾上腺素,提高心室率。但急性心肌梗死病人应慎用,因可导致严重室性心律失常。二度Ⅱ型和三度房室传导阻滞,心

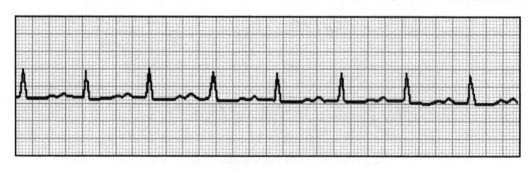

图 16-11 一度房室传导阻滞

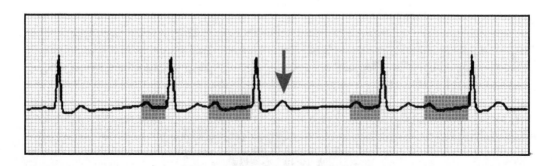

图 16-12 二度房室传导阻滞莫氏Ⅰ型

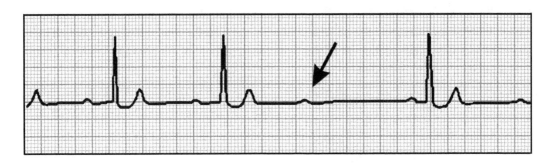

图 16-13　二度房室传导阻滞莫氏 Ⅱ 型

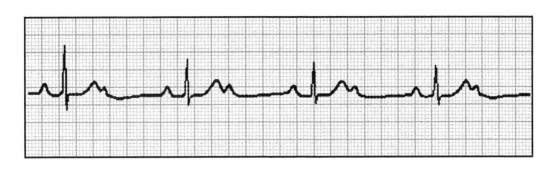

图 16-14　三度房室传导阻滞

室率缓慢,伴有血流动力学障碍,出现阿-斯综合征时,应立即按心搏骤停处理。对反复发作、曾有阿-斯综合征发作的病人,应及时安装临时或埋藏式心脏起搏器。

七、心律失常病人的护理措施

1. **休息与活动**　影响心功能的心律失常病人应绝对卧床休息,以减少心肌耗氧量和对交感神经的刺激。协助做好生活护理,保持排便通畅,减少和避免任何不良刺激,以利于身心休息。对于伴有呼吸困难、发绀等症状时,给予氧气吸入。

功能性和轻度器质性心律失常血流动力学改变不大的病人,应注意劳逸结合,避免感染,可维持正常工作和生活,积极参加体育运动,改善自主神经功能。

2. **心理护理**　给予必要的解释和安慰,加强巡视,给予必要的生活护理,增加病人的安全感。

3. **饮食护理**　给予低脂、易消化、营养饮食,不宜饱食,少量多餐,避免吸烟、酗酒、刺激性饮料和食物。

4. **病情观察**

(1)观察生命体征:密切观察脉搏、呼吸、血压、心率、心律,以及神志、面色等变化,同时应注意病人的电解质及酸碱平衡情况变化。

(2)心电监护:严重心律失常病人应实行心电监护,注意有无引起猝死的危险征兆,如心律失常频发性、多源性、成联律、RonT 室性期前收缩、阵发性室上性心动过速、房颤、二度Ⅱ型及三度房室传导阻滞等。如发现上述情况,立即报告医师进行处理,同时做好抢救,如吸氧、开放静脉通道、准备抗心律失常药物、除颤器、临时起搏器等。

5. **用药护理**

(1)正确、准确使用抗心律失常药物:口服药应按时按量服用,静脉注射及静脉滴注药物速度要严格按医嘱执行,用药过程及用药后要注意观察病人心律、心率、血压、脉搏、呼吸和意识,必要时行心电监测,判断疗效和有无不良反应。

(2)观察药物不良反应:利多卡因对心力衰竭、肝肾功能不全、酸中毒、老年病人,药物半衰期明显延长,应用时须注意减量。另外静脉注射利多卡因不可过快、过量,以免导致中枢神经系统毒性反应,如嗜睡、感觉异常、眩晕、视物不清,甚至谵妄、昏迷等。还可以引起心血管系统不良反应,如传导阻滞、低血压、抽搐,甚至呼吸抑制和心脏停搏。

奎尼丁药物有较强的心脏毒性作用,使用前测血压、心率,用药期间应观察血压、心电图,如有明显血压下降、心率减慢或不规则,心电图示 Q-T 间期延长时,须暂停给药,并给予处理。

胺碘酮的最严重的心外毒性为肺纤维化,应严密观察病人的呼吸状态及早发现肺损伤的情况。

6. 心脏电复律护理　详见内科学心律失常介入治疗与护理。

7. 心脏起搏器安置术后护理　详见《内科护理学高级教程》心律失常介入治疗与护理。

8. 健康教育

(1)向病人及家属讲明心律失常的病因、诱因和防治知识。

(2)注意休息,劳逸结合,防止增加心脏负担。无器质性心脏病的病人应积极参加体育运动,改善自主神经功能;器质性心脏病患者可根据心功能适当活动和休息。

(3)积极治疗原发病,避免诱因如发热、寒冷、睡眠不足等。

(4)按医嘱服用抗心律失常药物,不可自行增减和撤换药物,注意药物不良反应,如有不良反应及时就医。

(5)饮食应选择低脂、易消化、富营养,少量多餐。应避免吸烟、酗酒、饱食、刺激性饮食、含咖啡因饮料以免引起心律失常。

(6)教会病人及家属测量脉搏和心律的方法,每天至少 1 次,每次至少 1min。对于反复发生严重心律失常的病人家属,要教会其心肺复苏术以备急救。

(7)对于有晕厥史的病人要避免从事驾驶、高空作业等危险工作,当出现头晕、黑矇时,立即平卧,以免晕厥发作时摔倒。

(8)定期门诊复诊,复查心电图。

(宋书梅)

第17章

冠状动脉粥样硬化性心脏病

冠状动脉粥样硬化性心脏病是冠状动脉粥样硬化后造成管腔狭窄、阻塞和(或)冠状动脉功能性痉挛,导致心肌缺血、缺氧引起的心脏病,简称冠心病,又称缺血性心脏病,是动脉硬化引起器官病变的最常见类型,也是严重危害人们健康的常见病。本病发病多在40岁以后,早期男性发病率多于女性。

【分型】

根据本病的病理解剖和病理生理变化的不同和临床表现特点,1979年世界卫生组织将冠状动脉粥样硬化性心脏病分为:隐匿型冠心病、心绞痛型冠心病、心肌梗死型冠心病、缺血性心肌病及猝死型冠心病五种临床类型。

近年来临床专家将冠状动脉粥样硬化性心脏病分为急性冠状动脉综合征和慢性缺血综合征两大类。急性冠状动脉综合征类型中包括不稳定型心绞痛、非ST段抬高性心肌梗死、ST抬高性心肌梗死、猝死型冠心病。慢性缺血综合征类型中包括稳定型心绞痛、冠状动脉正常的心绞痛(X综合征)、无症状性心肌缺血、缺血性心肌病。

本章仅述心绞痛及急性心肌梗死两型。

一、心 绞 痛

心绞痛临床分型分为稳定型心绞痛和不稳定型心绞痛。稳定型心绞痛是指在冠状动脉粥样硬化的基础上,由于心肌负荷增加,发生冠状动脉供血不足,导致心肌急剧暂时的缺血、缺氧所引起的临床综合征。

【病因与发病机制】

当冠状动脉的供血与心肌需血量之间发生矛盾时,冠状动脉血流量不能满足心肌细胞代谢需要,造成心肌暂时的出现缺血、缺氧,心肌在缺血、缺氧情况下产生的代谢产物,刺激心脏内的传入神经末梢,经1~5胸交感神经节和相应的脊髓段,传入大脑,再与自主神经进入水平相同脊髓段的脊神经所分布的区域,即胸骨后、胸骨下段、上腹部、左肩、左臂前内侧与小指,产生疼痛感觉。由于心绞痛不是躯体神经传入,因此不能准确定位,常不是锐痛。

正常心肌耗氧的多少主要取决心肌张力、心肌收缩强度、心率,因此常用"心率×收缩压",作为评估心肌耗氧的指标。心肌能量的产生需要心肌细胞将血液中大量的氧摄入,因此,当氧供需增加的时候,就难从血液中摄入更多的氧,只能增加冠状动脉的血流量提供。在正常情况下,冠状动脉血流量是随机体生理需要而变化,在剧烈体力活动、缺氧等情况时,冠状动脉就要扩张,使血流量增加,满足机体需要。

当冠状动脉粥样硬化所致的冠脉管腔狭窄和(或)部分分支闭塞时,冠状动脉扩张能力减弱,血流量减少,对心肌供血处于相对固定状态,一般休息状态可以无症状。当心脏负荷突然增加时,如劳累、情绪激动等,使心肌张力增加、心肌收缩力增加、心率增快,都可以引起心肌耗氧量增加,冠状动脉不能相应扩张以满足心肌需血量,引起心绞痛发作。另外如主动脉瓣膜病变、严重贫血、肥厚型心肌病等,由于血液携带氧的能力降低或是肥厚的心肌使心肌耗氧增加,或是心排血量过低/舒张压过低,均可造成心肌氧的供需失衡,心肌缺血、缺氧,引发心绞痛。各种原因引起冠状动脉痉挛,不能满足心肌需血量,亦可引发心绞痛。

稳定型心绞痛常发生于劳累、激动的当时,典型心绞痛在相似的情况下可重复出现,但是同样的诱因情况,可以只是在早晨而不在下午出现心绞痛,提示与早晨交感神经兴奋性增高等昼夜节律变化有关。当发作的规律有变化或诱因强度降低仍诱发心绞痛发作,常提示病人发生不稳定型心绞痛。

【临床表现】

1. 症状 阵发性胸痛或心前区不适是典型心绞痛的特点。

(1)疼痛部位:胸骨体中上段、胸骨后可波及心前区,其至整个前胸,边界表达不清。可放射至左肩、左臂内侧,甚至可达左手环指和小指,也可向上放射可至颈、咽部和下颊部,也可放射至上腹部甚至下腹部。

(2)疼痛性质:常为压迫感、发闷、紧缩感也可为烧灼感,偶可伴有濒死、恐惧感。病人可因疼痛而被迫停止原来的活动,直至症状缓解。

(3)持续时间:1~5min,一般不超过 15min。

(4)缓解方式:休息或含服硝酸甘油后几分钟内缓解。

(5)发作频率:发作频率不固定,可数天或数周发作 1 次,也可 1d 内多次发作。

(6)诱发因素:有体力劳动、情绪激动、饱餐、寒冷、吸烟、休克等情况。

2. 体征 发作时可有心率增快,暂时血压升高。有时出现第四或第三心音奔马律。也可有心尖部暂时性收缩期杂音,出现交替脉。

【辅助检查】

1. 心电图检查 心电图检查是发现心肌缺血,诊断心绞痛最常用的检查方法。

(1)静息心电图检查:缓解期可无任何表现。心绞痛发作期特征性的心电图可见 ST 段压低＞0.1mV,T 波低平或倒置,ST 段改变比 T 波改变更具有特异性。少部分病人发作时有低平、倒置的 T 波变为直立,也可以诊断心肌缺血。T 波改变对于心肌缺血诊断的特异性不如 ST 段改变,但发作时的心电图与发作前的心电图进行比较有明显差别,而且发作之后心电图有所恢复,有时具有诊断意义。

部分病人发作时可出现各种心律失常,最常见的是左束支传导阻滞和左前分支传导阻滞。

(2)心电图负荷试验:心电图负荷试验是最常用的运动负荷试验。心绞痛病人在运动中出现典型心绞痛,心电图有 ST 段水平型或下斜型压低≥0.1mV,持续 2min 即为运动负荷试验阳性。

2. 超声心动图 缓解期可无异常表现,心绞痛发作时可发现节段性室壁运动异常,可有一过性心室收缩、舒张功能障碍的表现。

超声心动图负荷试验是诊断冠心病的方法之一,敏感性和特异性高于心电图负荷试验,可以识别心肌缺血的范围和程度。

3. 放射性核素检查 ^{201}TI(铊)静息和负荷心肌灌注显像,在静息状态可以见到心肌梗死后瘢痕部位的铊灌注缺损的显像。负荷心肌灌注显像是在运动诱发心肌缺血时,显示出冠状动脉供血不足而导致的灌注缺损。

4. 冠状动脉造影 冠状动脉造影目前是诊断冠心病的金标准。可发现冠状动脉系统病变的范围和程度,当管腔直径缩小 75％以上时,将严重影响心肌供血。

【治疗要点】

心绞痛治疗的主要目的,一预防心肌梗死及猝死,改善预后;二是减轻症状,提高生活质量。

1. 心绞痛发作期治疗

(1)休息:发作时立刻休息,一般在停止活动后 3~5min 症状即可消失。

(2)应用硝酸酯类药物:硝酸酯类药物是最有效、作用最快终止心绞痛发作的药物,如舌下含化硝酸甘油 0.3~0.6mg,1~2min 开始起效,作用持续 30min 左右,或舌下含化硝酸异山梨醇酯 5~10mg,2~5min 起效,作用持续 2~3h。

2. 缓解期治疗

(1)去除诱因:尽量避免已确知的诱发因素,保持体力活动,调整活动量,避免过度劳累;保持平和心态,避免心情紧张、情绪激动;调整饮食结构,严禁烟酒,避免饱餐。

控制血压,将血压控制在 130/80mmHg 以下;改善生活方式,控制体重;积极治疗糖尿病,控制糖化血红蛋白≤7％。

(2)应用硝酸酯制剂:硝酸酯制剂可以扩张容量血管,减少静脉回流,同时对动脉也有轻度扩张,降低心脏后负荷,进而降低心肌耗氧量。硝酸酯制剂可以扩张冠状动脉,增加心肌供血,改善需血氧与供血氧的矛盾,缓解心绞痛症状。

①硝酸甘油:舌下含服,起效快,常用于缓解心绞痛发作。

②硝酸甘油气雾剂:也常可用于缓解心绞痛发作,作用方式如同舌下含片。

③2％硝酸甘油贴剂:适用于预防心绞痛发作,贴在胸前或上臂,缓慢吸收。

④二硝酸异山梨醇酯:二硝酸异山梨醇酯口服,每次 5~20mg,3/d,服用后 30min 起效,作用维

持3～5h。舌下含服2～5min起效,每次可用5～10mg,维持时间为2～3h。

硝酸酯制剂不良反应有头晕、头部跳痛感、面红、心悸等,静脉给药还可有血压下降。硝酸酯制剂持续应用可以产生耐药性。

(3)应用β受体阻滞药:β受体阻滞药是冠心病二级预防的首选药,应终身服用。如普萘洛尔、阿替洛尔、美托洛尔等。使用剂量应个体化,在治疗过程中以清醒时静息心率不低于50/min为宜。从小剂量开始,逐渐增加剂量,以达到缓解症状,改善预后目的。如果必须停药应逐渐减量,避免突然停药引起症状反跳,甚至诱发急性心肌梗死。对于心动过缓、房室传导阻滞病人不宜使用。慢性阻塞性肺疾病、支气管哮喘、心力衰竭、外周血管病患者均应慎用。

(4)应用钙离子拮抗药:钙离子拮抗药抑制心肌收缩,扩张周围血管,降低动脉压,降低心脏后负荷,减少心肌耗氧量。还可以扩张冠状动脉,缓解冠状动脉痉挛,改善心内膜下心肌的供血。临床常用制剂有硝苯地平、地尔硫䓬等。

常见不良反应有胫前水肿、面色潮红、头痛、便秘、嗜睡、心动过缓、房室传导阻滞等。

(5)应用抑制血小板聚集的药物:冠状动脉内血栓形成是急性冠心病事件发生的主要特点,抑制血小板功能对于预防事件、降低心血管死亡具有重要意义。临床常用肠溶阿司匹林75～150mg/d,主要不良反应是胃肠道症状,严重程度与药物剂量有关,引发消化道出血的年发生率为1‰～2‰。如有消化道症状及不能耐受、过敏、出血等情况,可应用氯吡格雷和质子泵抑制药如奥美拉唑,替代阿司匹林。

3. 介入治疗　详见本章急性心肌梗死部分。

【护理措施】

1. 一般护理　发作时应立即休息,同时舌下含服硝酸甘油。缓解期可适当活动,避免剧烈运动,保持情绪稳定。秋、冬季外出应注意保暖。对吸烟病人应鼓励戒烟,以免加重心肌缺氧。

2. 病情观察　了解病人发生心绞痛的诱因、发作时疼痛的部位、性质、持续时间、缓解方式、伴随症状等。发作时应尽可能描记心电图,以明确心肌供血情况。如症状变化应警惕急性心肌梗死的发生。

3. 用药护理　应用硝酸甘油时,嘱咐病人舌下含服,或嚼碎后含服,应在舌下保留一些唾液,以利于药物迅速溶解而吸收。含药后应平卧,以防低血压的发生。服用硝酸酯类药物后常有头涨、面红、头晕、心悸等血管扩张的表现,一般持续用药数天后可自行好转。对于心绞痛发作频繁或含服硝酸甘油效果不好的病人,可静脉滴注硝酸甘油,但注意滴速,需监测血压、心率变化,以免造成血压降低。青光眼、低血压者禁忌。

4. 饮食护理　给予低热量、低脂肪、低胆固醇、少糖、少盐、适量蛋白质、丰富的维生素饮食,宜少食多餐,不饮浓茶、咖啡,避免辛辣刺激性食物。

5. 健康教育

(1)饮食指导:告诉病人宜摄入低热量、低动物脂肪、低胆固醇、少糖、少盐、适量蛋白质食物,饮食中应有适量的纤维素和丰富的维生素,宜少食多餐,不宜过饱,不饮浓茶,咖啡,避免辛辣刺激性食物。肥胖者控制体重。

(2)预防疼痛:寒冷可使冠状动脉收缩,加重心肌缺血,故冬季外出应注意保暖。告诉病人洗澡不要在饱餐或饥饿时进行,洗澡水温不要过冷或过热,时间不宜过长,不要锁门,以防意外。有吸烟习惯的病人应戒烟,因为吸烟产生的一氧化碳影响氧合,加重心肌缺氧,引发心绞痛。

(3)活动与休息:合理安排活动和休息缓解期可适当活动,但应避免剧烈运动(如快速登楼、追赶汽车),保持情绪稳定,避免过劳。

(4)定期复查:定期检查心电图、血脂、血糖情况,积极治疗高血压、控制血糖和血脂。如出现不适疼痛加重,用药效果不好,应到医院就诊。

(5)按医嘱服药:平时要随身携带保健药盒(内有保存在深色瓶中的硝酸甘油等药物)以备急用,并注意定期更换。学会自我监测药物的不良反应,自测脉率、血压,密切观察心率血压变化,如发现心动过缓应到医院调整药物。

二、急性心肌梗死

急性心肌梗死是在冠状动脉硬化的基础上,冠状动脉血供应急剧减少或中断,使相应的心肌发生严重持久的缺血导致心肌坏死。临床表现为持久的胸前区疼痛、发热、血白细胞计数增多、血清心肌坏死标记物增多和心电图进行变化,还可发生心律失常、休克或心力衰竭三大并发症,亦属于急性冠状动脉综合征的严重类型。

【病因与发病机制】

基本病因是冠状动脉粥样硬化,造成一支或多支血管狭窄,在侧支循环未建立时,使心肌供血不足。也有极少数病人由于冠状动脉栓塞、炎症、畸形、痉挛和冠状动脉口阻塞为基本病因。

在冠状动脉严重狭窄的基础上,一旦心肌需血量猛增或冠状动脉血供锐减,使心肌缺血达20～30min或以上,即可发生急性心肌梗死。

研究证明,多数心肌梗死是由于粥样斑块破溃、出血、管腔内血栓形成,使管腔闭塞。还有部分病人是由于冠状动脉粥样斑块内或其下出血或血管持续痉挛,也可使冠状动脉完全闭塞。

促使粥样斑块破裂、出血、血栓形成的诱因有:①机体交感神经活动增高,应激反应性增强,心肌收缩力加强、心率加快、血压增高;②饱餐,特别在食用大量脂肪后,使血脂升高,血黏稠度增高;③剧烈活动、情绪过分紧张或过分激动、用力排便或血压突然升高,均可使左心室负荷加重;④脱水、出血、手术、休克或严重心律失常,可使心排血量减少,冠状动脉灌注减少。

急性心肌梗死发生并发症,均可使冠状动脉灌注量进一步降低,心肌坏死范围扩大。

【临床表现】

1. 先兆表现 50%以上的病人发病数日或数周前有胸闷、心悸、乏力、恶心、大汗、烦躁、血压波动、心律失常、心绞痛等前驱症状。以新发生的心绞痛,或原有心绞痛发作频繁且程度加重、持续时间长、服用硝酸甘油效果不好为常见。

2. 主要症状

(1)疼痛:为最早、最突出的症状,其性质和部位与心绞痛相似,但程度更剧烈,伴有烦躁、大汗、濒死感。一般无明显的诱因,疼痛可持续数小时或数天,经休息和含服硝酸甘油无效。少数病人症状不典型,疼痛可位于上腹部或颈背部,甚至无疼痛表现。

(2)全身症状:一般在发生疼痛24～48h或以后,出现发热、心动过速。一般发热体温在38℃左右,多在1周内恢复正常。可有胃肠道症状如恶心、呕吐、上腹胀痛,重者可有呃逆。

(3)心律失常:有75%～95%的病人发生心律失常,多发生于病后1～2d,前24h内发生率最高,以室性心律失常最多见,如频发室性期前收缩,成对出现或呈短阵室性心动过速,常是出现室颤先兆。室颤是急性心肌梗死早期病人死亡的主要原因。

(4)心源性休克:疼痛时常见血压下降,如疼痛

缓解时,收缩压<80mmHg(10.7kPa),同时伴有烦躁不安、面色苍白或发绀、皮肤湿冷、脉搏细速、尿量减少、反应迟钝,则为休克表现,约20%的病人常于心肌梗死后数小时至1周内发生。

(5)心力衰竭:约50%的病人在起病最初几天,疼痛或休克好转后,出现呼吸困难、咳嗽、发绀、烦躁等左侧心力衰竭的表现,重者可发生急性肺水肿,随后可出现颈静脉怒张、肝大、水肿等右侧心力衰竭的表现。右心室心肌梗死病人可发病开始即可出现右侧心力衰竭表现,同时伴有血压下降。

3. 体征 多数病人心率增快,但也有少数病人心率变慢,心尖部第一心音减低,出现第三、四心音奔马律。有10%～20%的病人在发病的2～3d,由于反应性纤维性心包炎,可出现心包摩擦音。可有各种心律失常。

除极早期血压可增高外,随之几乎所有病人血压下降,发病前高血压病人血压可降至正常,而且多数病人不再恢复起病前血压水平。

可有与心律失常、休克、心力衰竭相关体征。

4. 其他并发症 乳头肌功能不全或断裂、心室壁瘤、栓塞、心脏破裂、心肌梗死后综合征等。

【辅助检查】

1. 心电图改变

(1)特征性改变:①面向坏死区的导联,出现宽而深的异常Q波;②在面向坏死区周围损伤区的导联,出现ST段抬高呈弓背向上;③在面向损伤区周围心肌缺氧区的导联,出现T波倒置;④在背向心肌梗死的导联则出现R波增高、ST段压低、T波直立并增高。

(2)动态性改变:起病数小时后ST段弓背向上抬高,与直立的T波连接成单向曲线;2d内出现病理性Q波,R波减低;数日后ST段恢复至基线水平,T波低平、倒置或双向;数周后T波可倒置,病理性Q波永久遗留。

2. 血心肌坏死标记物

(1)肌红蛋白:肌红蛋白敏感性高但特异性不高,起病后2h内升高,12h内达到高峰,24～48h恢复正常。

(2)肌钙蛋白:肌钙蛋白Ⅰ或肌钙蛋白T起病后3～4h升高。肌钙蛋白Ⅰ11～24h达到高峰,7～10d恢复正常。肌钙蛋白T 24～48h达到高峰,10～14d恢复正常。

这些心肌结构蛋白含量增加是诊断心肌梗死的敏感指标。

（3）血清心肌酶：出现肌酸激酶同工酶 CK-MB、肌酸磷酸激酶、门冬氨酸氨基转移酶、乳酸脱氢酶升高，其中肌酸磷酸激酶是出现最早、恢复最早的酶，肌酸激酶同工酶 CK-MB 诊断敏感性和特异性均极高，起病 4h 内增高，16～24h 达到高峰，3～4d 恢复正常。增高程度与梗死的范围呈正相关，其高峰出现时间是否提前有助于判断溶栓治疗是否成功。

（4）血细胞：发病 24～48h 后白细胞升高（10～20）×10⁹/L，中性粒细胞增多，嗜酸性粒细胞减少；红细胞沉降率增快；C 反应蛋白增高。

【治疗要点】

急性心肌梗死治疗原则是尽快恢复心肌血流灌注，挽救心肌，缩小心肌缺血范围，防止梗死面积扩大，保护和维持心功能，及时处理各种并发症。

1. 一般治疗

（1）休息：急性期卧床休息 12h，若无并发症，24h 内应鼓励病人床上活动肢体，第 3 天可床边活动，第 4 天起逐步增加活动量，1 周内可达到每日 3 次步行 100～150m。

（2）监护：急性期进行心电图、血压、呼吸监护，密切观察生命体征变化和心功能变化。

（3）吸氧：急性期持续吸氧 4～6L/min，如发生急性肺水肿，按其处理原则处理。

（4）抗凝治疗：无禁忌证病人嚼服肠溶阿司匹林 150～300mg，连服 3d，以后改为 75～150mg/d，长期服用。

2. 解除疼痛　哌替啶 50～100mg 肌内注射或吗啡 5～10mg 皮下注射，必要时 1～2h 可重复使用 1 次，以后每 4～6 小时重复使用，用药期间要注意防止呼吸抑制。疼痛轻的病人可应用可待因或罂粟碱 30～60mg 肌内注射或口服。也可用硝酸甘油静脉滴注，但需注意心率、血压变化，防止心率增快、血压下降。

3. 心肌再灌注　心肌再灌注是一种积极治疗措施，应在发病 12h 内，最好在 3～6h 进行，使冠状动脉再通，心肌再灌注，使濒临坏死的心肌得以存活，坏死范围缩小，减轻梗死后心肌重塑，改善预后。

（1）经皮冠状动脉介入治疗（PCI）：实施 PCI 首先要有具备实施介入治疗条件，并建立急性心肌梗死急救的绿色通道，病人到院明确诊断之后，即要对病人给予常规治疗，又要做好术前准备的同时将病人送入心导管室。

①直接 PCI 适应证：a. ST 段抬高和新出现左束支传导阻滞；b. ST 段抬高性心肌梗死并发休克；c. 非 ST 段抬高性心肌梗死，但梗死的动脉严重狭窄；d. 有溶栓禁忌证，又适宜再灌注治疗的病人。

注意事项：a. 发病 12 h 以上病人不宜实施 PCI；b. 对非梗死相关的动脉不宜实施 PCI；c. 心源性休克需先行主动脉球囊反搏术，待血压稳定后方可实施 PCI。

②补救 PCI：对于溶栓治疗后仍有胸痛，抬高的 ST 段降低不明显，应实施补救 PCI。

③溶栓治疗再通后 PCI：溶栓治疗再通后，在 7～10d 行冠状动脉造影，对残留的狭窄血管并适宜的行 PCI，可进行 PCI。

（2）溶栓疗法：对于由于各种原因没有进行介入治疗的病人，在无禁忌证情况下，可尽早行溶栓治疗。

①适应证：溶栓疗法适应证有：a. 2 个以上（包括两个）导联 ST 段抬高或急性心肌梗死伴左束支传导阻滞，发病＜12 h，年龄＜75 岁；b. ST 段抬高明显心肌梗死病人，＞75 岁；c. ST 段抬高性心肌梗死发病已达 12～24h，但仍有胸痛、广泛 ST 段抬高者。

②禁忌证。溶栓疗法禁忌证有：a. 既往病史中有出血性脑卒中。b. 近 1 年内有过缺血性脑卒中、脑血管病。c. 颅内肿瘤。d. 近 1 个月有过内脏出血或已知出血倾向。e. 正在使用抗凝药。f. 近 1 个月有创伤史、＞10min 的心肺复苏；近 3 周来有外科手术史；近 2 周内有在不能压迫部位的大血管穿刺术。g. 未控制高血压＞180/110mmHg。h. 未排除主动脉夹层。

③常用溶栓药物。尿激酶（UK）在 30min 内静脉滴注 150 万～200 万 U；链激酶（SK）、重组链激酶（rSK）在 1h 内静脉滴注 150 万 U。应用链激酶须注意有无过敏反应，如寒战、发热等。重组组织型纤溶酶原激活药（rt-PA）在 90min 内静脉给药 100mg，先静脉注射 15mg，继而在 30min 内静脉滴注 50mg，随后 60min 内静脉滴注 35mg。另外，在用 rt-PA 前后均需静脉滴注肝素，应用 rt-PA 前需用肝素 5 000U，用 rt-PA 后需每小时静脉滴注肝素 700～1 000U，持续使用 2d。之后 3～5d，每 12 小时皮下注射肝素 7 500U 或使用低分子肝素。

血栓溶解指标：a. 抬高的 ST 段 2h 内回落 50%；b. 2h 内胸痛消失；c. 2h 内出现再灌注性心律失常；d. 血清 CK-MB 酶峰值提前出现。

4. 心律失常处理 室性心律失常常可引起猝死,应立即处理,首选给予利多卡因静脉注射,反复出现可使用胺碘酮治疗,发生室颤时立即实施电复律;对房室传导阻滞,可用阿托品、异丙肾上腺素等药物,严重者需安装人工心脏起搏器。

5. 控制休克 补充血容量,应用升压药物及血管扩张药,纠正酸碱平衡紊乱。如处理无效时,应选用在主动脉内球囊反搏术的支持下,积极行经皮冠状动脉成形术或支架置入术。

6. 治疗心力衰竭 主要是治疗急性左侧心力衰竭(详见第13章心力衰竭疾病护理)。急性心肌梗死24h内禁止使用洋地黄制剂。

7. 二级预防 预防动脉粥样硬化、冠心病的措施属于一级预防,对于已经患有冠心病、心肌梗死病人预防再次梗死,防止发生心血管事件的措施属于二级预防。

二级预防措施有:①应用阿司匹林或氯吡格雷等药物,抗血小板集聚。应用硝酸酯类药物,抗心绞痛治疗;②预防心律失常,减轻心脏负荷。控制血压在140/90mmHg以下,合并糖尿病或慢性肾功能不全应控制在130/80mmHg以下;③戒烟、控制血脂;④控制饮食,治疗糖尿病,糖化血红蛋白应低于7%,体重指数应控制在标准体重之内;⑤对病人及家属要普及冠心病相关知识教育,鼓励病人有计划、适当地运动。

【护理措施】

1. 身心休息 急性期绝对卧床,减少心肌耗氧,避免诱因。保持安静,减少探视避免不良刺激,保证睡眠。陪伴和安慰病人,操作熟练,有条不紊,理解并鼓励病人表达恐惧。

2. 改善活动耐力 改善活动耐力,帮助病人制订逐渐活动计划。对于有固定时间和情境出现疼痛的病人,可预防性给药。若病人在活动后出现呼吸加快或困难、脉搏过快或停止后3min未恢复、血压异常、胸痛、眩晕应停止活动,并以此作为限制最大活动量的指标。

3. 病情观察 监护5~7d,监测心电图、心率、心律、血压、血流动力学,有并发症应延长监护时间。如心率、心律和血压变化,出现心律失常,特别是室性心律失常和严重的房室传导阻滞、休克的发生,及时报告医师处理。观察尿量、意识改变,以帮助判断休克的情况。

4. 吸氧 前3d给予高流量吸氧4~6L/min,而后可间断吸氧。如发生急性肺水肿,按其处理原则护理。

5. 镇痛护理 遵医嘱给予哌替啶、吗啡、硝酸甘油等镇痛药物,对于烦躁不安的病人可给予地西泮肌内注射。观察疼痛性质及其伴随症状的变化,注意有无呼吸抑制、心率加快等不良反应。

6. 防止便秘护理 向病人强调预防便秘的重要性,食用富含纤维食物。注意饮水,1 500ml/d。遵医嘱长期服用缓泻药,保证排便通畅。必要时应用润肠药、低压灌肠等。

7. 饮食护理 给予低热量、低脂、低胆固醇和高维生素饮食,少量多餐,避免刺激性食品。

8. 溶栓治疗护理 溶栓前要建立并保持静脉通道畅通。仔细询问病史,除外溶栓禁忌证;溶栓前需检查血常规、出凝血时间、血型,配血备用。

溶栓治疗中观察病人有无寒战、皮疹、发热等过敏反应。应用抗凝药物如阿司匹林、肝素,使用过程中应严密观察有无出血倾向。应用溶栓治疗时应严密监测出凝血时间和纤溶酶原,防止出血,注意观察有无牙龈、皮肤、穿刺点出血,观察尿、粪便的颜色。出现大出血时需立即停止溶栓,输鱼精蛋白、输血。

溶栓治疗后应定时记录心电图、检查心肌酶谱,观察胸痛有无缓解。

9. 经皮冠状动脉介入治疗后护理 防止出血与血栓形成,停用肝素4h后,复查全血凝固时间,凝血时间在正常范围之内,拔除动脉鞘管,压迫止血,加压包扎,病人继续卧床24h,术肢制动。同时,严密观察生命体征,有无胸痛。观察足背动脉搏动情况,鞘管留置部位有无出血、血肿。

10. 预防并发症

(1)预防心律失常及护理:急性期要持续心电监护,发现频发室性期前收缩,成对的、多源性的、呈RonT现象的室性期前收缩或发现房室传导阻滞时,应及时通知医师处理,遵医嘱应用利多卡因等抗心律失常药物,同时要警惕发生室颤、猝死。

电解质紊乱、酸碱失衡也是引起心律失常的重要因素,要监测电解质和酸碱平衡状态,准备好急救药物和急救设备如除颤器、起搏器等。

(2)预防休克及护理:遵医嘱给予扩容、纠酸、血管活性药物,避免脑缺血、保护肾功能,让患者平卧位或头低足高位。

(3)预防心力衰竭及护理:在起病最初几天甚至在心肌梗死演变期内,急性心肌梗死的病人可以发生心力衰竭,多表现左侧心力衰竭。因此要严密观察病人有无咳嗽、咳痰、呼吸困难、尿少等症状，观察肺部有无湿性啰音。避免情绪烦躁、饱餐、用力排便等加重心脏负荷的因素。如发生心力衰竭，即按心力衰竭护理进行护理。

11. 健康教育

(1)养成良好生活习惯：调整生活方式，缓解压力，克服不良情绪，避免饱餐、寒冷刺激。洗澡时应注意：不在饱餐和饥饿时洗，水温和体温相当，时间不要过长，卫生间不上锁，必要时有人陪同。

(2)积极治疗危险因素：积极治疗高血压、高血脂、糖尿病、控制体重于正常范围，戒除烟酒。自觉落实二级预防措施。

(3)按时服药：了解所服药物作用、不良反应，随身带药物和保健卡。按时服药、定期复查，终身随诊。

(4)合理饮食：食用低热量、低脂、低胆固醇，总热量不宜过高的饮食，以维持正常体重为度。清淡饮食，少量多餐。避免大量刺激性食品。多食含纤维素和果胶的食物。

（宋书梅）

第18章

原发性高血压

高血压是指动脉收缩压和(或)舒张压持续升高。高血压分为原发性高血压和继发性高血压两种类型。病因不明的高血压，称为原发性高血压，简称为高血压。血压升高是继发某些疾病基础之上的症状，称为继发性高血压。

原发性高血压是以血压升高为主要临床表现，伴有或不伴有多种心血管疾病危险因素的综合征。高血压是心、脑、血管疾病的主要病因和危险因素，影响心、脑、肾的结构和功能，最终导致其功能衰竭，是心血管疾病死亡的主要原因之一。

目前我国采用的是 1999 年世界卫生组织/国际高血压联盟(WHO/ISH)血压分级(表 18-1)。

【病因与发病机制】

病因及发病机制目前尚不清。

1. 病因 可分为遗传因素和环境因素。

(1)遗传因素。高血压具有家族聚集性，60%高血压病人均有高血压家族史，父母均有高血压，子女发病率概率高达 46%。不仅血压升高发生率体现遗传性，在血压高度、并发症发生及相关因素，也有遗传性。

(2)环境因素。①饮食：摄入钠盐较多导致对敏感的人血压升高，摄入盐越多，血压水平和患病率越高；钾的摄入与血压呈负相关；部分研究者认为低钙饮食与高血压发生有关；高蛋白质、饱和脂肪酸、饱和脂肪酸/多不饱和脂肪酸比值较高物质摄入也是升高血压因素；饮酒量与血压水平，尤其与收缩压水平呈线性相关，每天饮酒量超过 50g 的病人，发病率明显提高。②精神应激：长期精神过度紧张、焦虑或长期在噪声、视觉刺激的环境下，可引起高血压，可能与大脑皮质兴奋与抑制的平衡失调有关，以致交感神经兴奋性增强，儿茶酚胺类递质释放增加，使小动脉收缩。同时交感神经兴奋促使肾素释放增多，均促进和维持血压升高。

(3)其他因素。①体重：超重或肥胖是血压升高的重要危险因素，血压与体重指数呈显著正相关，肥胖类型与高血压有密切关系，向心性肥胖者易发生高血压。②避孕药：口服避孕药引起的高血压一般是轻度、可逆转的，停药 6 个月后血压可恢复正常。服用避孕药妇女血压升高发生率及程度与用药时间长短有关，35 岁以上妇女更易出现高血压。

表 18-1　1999 年 WHO/ISH 血压分级

类别	收缩压 kPa(mmHg)	舒张压 kPa(mmHg)
理想血压	16.0(120)	<10.7(80)
正常血压	<17.3(130)	<11.3(85)
正常高限	17.3~18.5(130~139)	11.3~11.9(85~89)
Ⅰ级高血压	18.7~21.2(140~159)	12.0~13.2(90~99)
亚组：临界高血压	18.7~19.9(140~149)	12.0~12.5(90~94)
Ⅱ级高血压	21.3~23.9(160~179)	13.3~14.5(100~109)
Ⅲ级高血压	≥24.0(180)	≥14.7(110)
单纯收缩期高血压	≥18.7(140)	<12.0(90)
亚组：临界收缩期高血压	18.7~19.9(140~149)	<12.0(90)

2. 发病机制

(1)交感神经兴奋性增强:各种病因所致高级神经中枢功能失调,反复过度紧张与精神刺激引起交感神经兴奋、儿茶酚胺分泌增加,使心排血量和外周血管阻力增加。

(2)肾性水、钠潴留:各种原因如交感神经兴奋性增高,使肾血管阻力增加;肾小球结构微小病变;肾排钠激素分泌减少或机体其他器官排钠激素分泌异常等,均可引起肾性水、钠潴留和血容量增加,机体为避免心排血量增高,导致外周血管阻力增高,可使血压增高。

(3)肾素-血管紧张素-醛固酮系统激活:肾素-血管紧张素-醛固酮系统失调,使肾小球球旁细胞分泌肾素增加,激活血管紧张素系统,终使肾上腺髓质分泌去甲肾上腺素增多,导致:①直接收缩小动脉平滑肌,外阻增加;②使交感神经冲动增加;③使醛固酮分泌增加,导致水钠潴留;以上均使血压增高。

近年来研究发现血管壁、心脏、中枢神经、肾、肾上腺等组织,也有肾素-血管紧张素-醛固酮系统各种组成成分,这些肾素-血管紧张素-醛固酮系统成分,对心脏、血管的功能和结构所起的作用,在高血压发生和维持高血压状态可能有很大影响。

(4)细胞膜离子转运异常:各种原因引起细胞膜离子转运异常,可致细胞内钠、钙离子浓度升高,膜电位降低,激活细胞兴奋-收缩耦联,使血管收缩反应性增高和平滑肌细胞增生、肥大,血管阻力增大。

(5)胰岛素抵抗:约有50%的高血压病人存在不同程度的胰岛素抵抗,在高血压、肥胖、血三酰甘油异常、葡萄糖耐量异常同时并存的病人中,有空腹和(或)葡萄糖负荷时血浆胰岛素浓度增高的征象。

有研究认为胰岛素抵抗是非胰岛素依赖型糖尿病(2型糖尿病)和高血压发生的共同病理生理基础。部分研究者认为胰岛素抵抗主要影响胰岛素对葡萄糖的利用效应,但其其他生物学效应仍然保留,继发性高胰岛素血症,使肾脏水钠重吸收增强,交感神经系统兴奋性亢进,动脉弹性减退,以致血压升高。从一定意义来说,胰岛素抵抗增加交感神经兴奋性,机体产热增加,对于肥胖是负反馈调节,但是以血压升高、血脂代谢障碍为代价的。

【临床表现】

1. 症状 起病缓慢,常有头晕、头痛、耳鸣、颈部紧感、眼花、乏力、失眠,有时可有心悸和心前区不适感等症状,紧张或劳累后加重。但约有1/5的病人可无任何症状,在查体或出现心、脑、肾等并发症就诊时发现。

合并脏器受累的高血压病人,还可出现胸闷、气短、心绞痛、多尿等症状。在高血压合并动脉粥样硬化、心功能减退的病人易发生严重眩晕,常是短暂性脑缺血发作或直立性低血压、过度降压。

2. 并发症

(1)高血压危象:高血压危象在高血压早期与晚期均可发生。主要表现有头痛、烦躁、眩晕、心悸、气急、视物模糊、恶心、呕吐等症状,同时可伴有动脉痉挛和累及靶器官缺血症状。

诱因常是紧张、劳累、寒冷、嗜铬细胞瘤发作、突然停用降压药等。

(2)高血压脑病:重症高血压病人易发生。临床表现以脑病症状和体征为特点,严重头痛、呕吐、意识障碍、精神错乱、抽搐,甚至昏迷。

(3)脑血管病:包括短暂性脑缺血发作、脑出血、脑血栓、腔隙性脑梗死等,详见《内科护理学高级教程》神经系统相关章节。

(4)心力衰竭:详见第15章。

(5)肾衰竭:详见第28章。

3. 高血压危险因素 主要危险因素:①年龄男性＞55岁,女性＞65岁;②吸烟;③糖尿病;④高胆固醇血症＞5.75mmol/L;⑤家族早发冠心病史男性＜55岁,女性＜65岁;⑥高敏C反应蛋白≥10mg/L。

次要危险因素:①高密度脂蛋白胆固醇(HDL-C)＜1.0mmol/L;②低密度脂蛋白胆固醇(LDL-C)＞3.3mmol/L;③肥胖,腹围男性≥85cm,女性≥80cm或体重指数＞28kg/m²;④糖耐量异常;⑤缺乏体力活动。

4. 预后 根据高血压水平和危险因素决定预后,见表18-2。

【辅助检查】

相关检查有助于发现相关的危险因素、病情程度和靶器官损害。①检查尿常规;②血生化检查如血糖、血脂、肾功能、血尿酸、血电解质;③检查眼底;④心电图;⑤超声心电图。

【治疗要点】

使血压接近或达到正常范围,预防或延缓并发症的发生是原发性高血压治疗的目的。

1. 改善生活行为 改善生活行为要从多方面做起:①减轻体重,尽量将体重指数控制在＜25;②限制钠盐摄入,每日食盐量不超过6g;③补充钙和钾,每日食用新鲜蔬菜400~500g,牛奶500ml,可

表 18-2 高血压危险分层

危险因素 靶器官损害数量 危险分层 高血压分级	高血压Ⅰ级 (140～159/90～99mmHg)	高血压Ⅱ级 (160～179/100～109mmHg)	高血压Ⅲ级 (≥180/110mmHg)
低危险层	不伴有危险因素		
中危险层	伴有1～2个危险因素	不伴有或伴有1个危险因素	
高危险层	伴有3个危险因素或有靶器官损害		
极高危险层	有靶器官损害或有相关临床表现		仅有Ⅲ级高血压

以补充钾1 000g和钙400mg;④减少脂肪摄入,脂肪量应控制在膳食总热量的25%以下;⑤戒烟、限制饮酒,每日饮酒量不超过50g乙醇的量;⑥进行低、中度等张运动,可根据年龄和身体状况选择运动方式如慢跑、步行,每周3～5次,每次可进行20～60min。

2. 药物治疗

(1)利尿药。利尿药有噻嗪类、襻利尿药、保钾利尿药三类,使用最多是噻嗪类,如氢氯噻嗪12.5mg,1～2/d,氯噻酮20～40mg,1～2/d,主要不良反应有电解质紊乱和高尿酸血症,痛风病人禁用;保钾利尿药可引起高血钾,肾功能不全者禁用,不宜与ACEI、ARB合用;襻利尿药主要用于肾功能不全者。

(2)β受体阻滞药。常用有:美托洛尔25～50mg,2/d;阿替洛尔50～200mg,1～2/d,注意需要从小剂量开始,逐渐增量,主要不良反应有心动过缓和支气管收缩,急性心力衰竭、病窦综合征、房室传导阻滞、外周血管病、阻塞性支气管疾病病人禁用。另外此类药物可以增加胰岛素抵抗,还可以掩盖和延长降糖治疗的低血糖症,必须使用时需要注意。

(3)钙通道阻滞药(CCB)。常用有:硝苯地平5～20mg,3/d;维拉帕米40～120mg,3/d,主要不良反应有颜面潮红、头痛,长期服用硝苯地平可出现胫前水肿。注意需要从小剂量开始,逐渐增量。

(4)血管紧张素转化酶抑制药(ACEI)。此类药物特别适用于伴有心力衰竭、心肌梗死后、糖耐量减退、糖尿病肾病的高血压病人。常用有:卡托普利12.5～25mg,2～3/d;依那普利10～20mg,2/d,主要不良反应有干咳、味觉异常、皮疹等。注意需要从小剂量开始,逐渐增量。高血钾、妊娠、双侧肾动脉狭窄的病人禁用。

(5)血管紧张素Ⅱ受体阻滞药(ARB)。常用的有:氯沙坦50～100mg,1/d;缬沙坦80～160mg,1/d。可以避免ACEI类药物的不良反应。注意需要从小剂量开始,逐渐增量。

3. 并发症的治疗原则 及时正确处理高血压急症十分重要,在短时间内缓解病情,预防进行性或不可逆靶器官损害,降低死亡率。

(1)迅速降血压:在血压严密监测的情况下,静脉给予降压药,根据血压情况及时调整给药剂量。如果病情许可,及时开始口服降压药治疗。

(2)控制性降压:为防止短时间内血压骤然下降,使机体重要器官的血流灌注明显减少,要采用逐渐降压,在24h内降压20%～25%,48h内血压不低于160/100mmHg。如果降压后病人重要器官出现缺血的表现,血压降低幅度应更小些,在随后的1～2周将血压逐渐降至正常。

(3)选择合适降压药:处理高血压急症应要求使用起效快,作用持续时间短,不良反应小的药物,临床上常用有硝普钠、硝酸甘油、尼卡地平、地尔硫䓬、拉贝洛尔等,一般情况下首选硝普钠。

①硝普钠:可扩张动脉和静脉,降低心脏前后负荷。可适用各种高血压急症,静脉滴注10～25μg/min,但需密切观察血压的变化。不良反应比较轻,可有恶心、呕吐、肌肉颤动等,本药不宜长期、大量使用,因长期、大量使用可引起硫氰酸中毒,特别肾功能不好者。

②硝酸甘油:可扩张静脉,选择性扩张冠状动脉和大动脉。主要用于急性心力衰竭或急性冠状动脉综合征时高血压急症,起效快。密切观察血压情况下,静脉滴注5～10μg/min,然后每5～10分钟增加滴速至20～30μg/min。不良反应有心动过速、面色潮红、头痛、呕吐等。

③尼卡地平:本药作用快、持续时间短。在降压的同时还可以改善脑血流量,主要用于高血压危象、急性脑血管病时高血压急症。开始静脉滴注

0.5μg/(kg·min)，逐渐增加剂量至 6μg/(kg·min)。不良反应有心动过速、面色潮红等。

④地尔硫䓬：本药具有降压、改善冠状动脉血流量和控制快速室上性心律失常的作用，主要用于高血压危象、急性冠状动脉综合征。密切观察血压情况下，5～15mg/h 静脉滴注，根据血压变化调整滴速。不良反应有面色潮红、头痛等。

⑤拉贝洛尔：本药起效快，但持续时间长，主要用于妊娠或肾衰竭时高血压急症。开始缓慢静脉注射 50mg，每隔 15 分钟重复注射 1 次，使用总量不超过 300mg。不良反应有头晕、直立性低血压、房室传导阻滞等。

【护理措施】

1. 休息　轻度高血压可通过调整生活节奏、保证休息和睡眠而恢复正常。故高血压初期可不限制一般的体力活动，避免重体力活动，保证足够的睡眠。血压较高、症状较多或有并发症的病人应卧床休息。

2. 控制体重　应限制每日摄入总热量，以达到控制和减轻体重的目的。

3. 运动要求　增强运动如跑步、行走、游泳等。运动量指标为收缩压升高、心率的增快，但舒张压不升高，一段时间后，血压下降，心率增加的幅度下降。

4. 避免诱因　应指导病人控制情绪，避免寒冷，注意保暖。避免蒸汽浴和过热的水洗浴。保持排便通畅，避免剧烈运动和用力。避免突然改变体位和禁止长时间站立。

5. 用药护理　本病需长期服药。

(1)提高病人用药依从性，不得自行增减和撤换药物。

(2)某些降压药物可有直立性低血压不良反应，指导病人在改变体位时要动作缓慢，当出现头晕、眼花时，立即平卧。

(3)用药一般从小剂量开始，可联合数种药物，以增强疗效，减少不良反应，应根据血压的变化，遵医嘱调整剂量。

(4)降压不宜过快、过低，尤其老年人，可因血压过低而影响脑部供血。

(5)应用硝普钠需注意避光使用，调节速度需在严密监测血压情况下进行，连续使用一般不超过 5d，以免引起硫氰酸中毒。注意要防止药物外渗引起局部组织反应。

6. 并发症护理　高血压脑血管意外病人应半卧位，避免活动、安定情绪、遵医嘱给予镇静药。建立静脉通路，血压高时首选硝普钠静脉滴注治疗。

发生心力衰竭时应给予吸氧，4～6L/min；急性肺水肿时 35% 乙醇湿化吸氧，6～8L/min。

7. 健康教育

(1)限制钠摄入：钠摄入<6g/d，可减少水钠潴留，减轻心脏负荷，降低外周阻力，达到降低血压，改善心功能的目的。

(2)减轻体重：血压与体重指数呈正相关，特别是向心性肥胖，可使血容量增加，内分泌失调，是高血压的重要危险因素，应限制患者每日摄入总热量，以达到控制和减轻体重的目的。

(3)运动：运动时(如跑步、行走、游泳)收缩压升高，伴心排血量和心率的增高，但舒张压不升高，一段时间后，静息血压下降，心排血量和心率增加的幅度下降。

(4)坚持合理服药：因人而异确定服药时间、提供药物说明书，注意药物不良反应，并教会患者自己观察用药后的反应。

(5)避免诱因：①避免情绪激动、精神紧张、劳累、精神创伤等可使交感神经兴奋，血压上升，故指导病人自己控制情绪调整生活节奏；②寒冷可使血管收缩，血压升高，冬天外时注意保暖，室温不宜过低；③保持排便通畅，避免剧烈运动和用力咳嗽，以防回心血骤增而发生脑血管意外；④生活环境应安静，避免噪声刺激和引起精神过度兴奋的活动。

(6)行为安全：需要注意的安全事项避免突然改变体位，不用过热的水洗澡和蒸汽浴，禁止长时间站立。

(7)指导病人学会观察技能：自测血压，每日定时、定位测量血压，定期随诊复查，病情变化如胸痛、水肿、鼻出血、血压突然升高、心悸、剧烈头痛、视物模糊、恶心、呕吐、肢体麻木、偏瘫、嗜睡、昏迷等症状立即就医。

(宋书梅)

第 19 章

心脏瓣膜病

心脏瓣膜病是由于多种原因引起的单个或多个瓣膜的结构异常和功能异常,导致瓣口狭窄和(或)关闭不全。同时具有 2 个或 2 个以上瓣膜受损时,称为联合瓣膜病。风湿性心瓣膜病以二尖瓣狭窄伴主动脉瓣关闭不全最常见。

慢性风湿性心瓣膜病,简称风心病,是指急性风湿性心脏炎症反复发作后所遗留的心脏瓣膜病变,最常受累的是二尖瓣,其次是主动脉瓣。

风湿性心瓣膜病与甲族乙型溶血型链球菌反复感染有关,病人感染后对链球菌产生免疫反应,使心脏结缔组织发生炎症病变,在炎症的修复过程中,心脏瓣膜增厚、变硬、畸形、相互粘连致瓣膜的开放受到限制,阻碍血液正常流通,称为瓣膜狭窄;如心脏瓣膜因增厚、缩短而不能完全闭合,称为关闭不全。

一、二尖瓣疾病

(一)二尖瓣狭窄

【病因】

二尖瓣狭窄的最常见病因是风湿热,近 50% 的病人有反复链球菌感染病史如扁桃体炎、咽峡炎等。虽然青霉素在预防链球菌感染的应用,使风湿热、风湿性心瓣膜病的发病率下降,但是风湿性二尖瓣狭窄仍是我国主要的瓣膜病。急性风湿热后,需要 2 年多形成明显二尖瓣狭窄,急性风湿热多次发作较一次发作出现狭窄早。先天性畸形、结缔组织病也是二尖瓣狭窄的病因。

风湿热导致二尖瓣不同部位的粘连融合,导致二尖瓣狭窄,二尖瓣开放受限,瓣口截段面积减少。二尖瓣终呈漏斗状,瓣口常为"鱼口"状。瓣叶钙化沉积常累及瓣环,使其增厚。

慢性二尖瓣狭窄可导致左心房扩大及房壁钙化,尤其在出现房颤时左心耳、左心房内易发生血栓。

【病理生理】

正常二尖瓣口的面积为 $4\sim6cm^2$,当瓣口面积减小到对跨瓣血流产生影响时,即定义为狭窄。二尖瓣狭窄可分为轻、中、重度三个狭窄程度,瓣口面积 $1.5cm^2$ 以上为轻度,$1\sim1.5cm^2$ 为中度,$<1cm^2$ 为重度。测量跨瓣压差可以判断二尖瓣狭窄的程度。重度二尖瓣狭窄跨瓣压差显著增加,可达 20mmHg。

随着瓣口的狭窄,当心室舒张时,血液自左心房进入左心室受阻,使左心房不能正常排空,致左心房压力增高,当严重狭窄时,左心房压可高达 25mmHg,才可使血流通过狭窄的瓣口充盈左心室,维持正常的心排血量。左心房压力升高,致使肺静脉压升高,肺的顺应性减少,出现劳力性呼吸困难、心率增快,左心房压会更高。当有促使心率增快的诱因出现时,急性肺水肿被诱发。

左心房压力增高,肺静脉压升高,使肺小动脉收缩,最终导致肺血管的器质性闭塞性改变产生肺动脉高压、增加右心室后负荷,使右心室肥大,甚至右侧心力衰竭,出现体循环淤血的相应表现。

【临床表现】

1. 症状　最常出现的早期症状是劳力性呼吸困难,常伴有咳嗽、咯血。首次出现呼吸困难常以运动、精神紧张、性交、感染、房颤、妊娠为诱因。随着瓣膜口狭窄加重,可出现阵发性夜间呼吸困难,严重时可导致急性肺水肿,咳嗽、咳粉红色泡沫痰。常出现心律失常是房颤,可有心悸、乏力、疲劳,甚至可有食欲减退、腹胀、肝区疼痛、下肢水肿症状。

部分病人首发症状为突然大量咯鲜血,并能自行止住,常见于严重二尖瓣狭窄病人。

2. 体征　可出现面部两颧绀红、口唇轻度发绀,称"二尖瓣面容"。

心尖部可触及舒张期震颤；心尖部可闻及舒张期隆隆样杂音是最重要的体征；心尖部第一心音亢进及二尖瓣开放拍击音；肺动脉瓣区第二心音亢进、分裂。

3. 并发症

(1)房颤：是早期常见的并发症，亦是病人就诊的首发症状。房颤发生率随左心房增大和年龄增长而增加。发生前常出现房性期前收缩，初始是阵发性房扑和房颤，之后转为慢性房颤。

(2)急性肺水肿：是重度二尖瓣狭窄的严重并发症，如不及时救治，可能致死。

(3)血栓栓塞：约有 20% 的病人发生体循环栓塞，偶尔为首发症状。发生栓塞 80% 的病人是有房颤病史。血栓脱落引起周围动脉栓塞，以脑动脉栓塞常见。左心房带蒂球形血栓或游离漂浮球形血栓可能突然阻塞二尖瓣口，导致猝死。而肺栓塞发生常是房颤或右侧心力衰竭时，右心房的附壁血栓形成脱落所致。

发生血栓栓塞的危险因素有：①房颤；②直径＞55 mm 的大左心房；③栓塞史；④心排血量明显降低。

(4)右侧心力衰竭：是晚期常见并发症，也是二尖瓣狭窄的主要死亡原因。

(5)感染：因本病病人常有肺淤血，极易出现肺部感染。

【辅助检查】

1. X 线 左心房增大，后前卫左缘变直，右缘双心房影。左前斜位可见左主支气管上抬，右前斜位可见食管下端后移等。

2. 心电图 二尖瓣狭窄重者可有"二尖瓣型 P 波"，P 波宽度＞0.12 s，并伴有切迹。

3. 超声心动图 是明确诊断和量化的可靠方法。

4. 心导管检查 当临床表现、体征与超声心动图检查的二尖瓣口面积不一致，而且考虑介入或手术治疗时，可进行心导管检查，正确判断狭窄程度。

【治疗要点】

内科治疗以保持和改善心脏代偿功能、积极预防及控制风湿活动及并发症发生为主。有风湿活动的病人应长期应用苄星青霉素，肌内注射，每个月 120 万 U。无症状者要避免剧烈活动和诱发并发症的因素。

外科手术是治疗本病的根本方法，如二尖瓣交界分离术、人工心瓣膜置换术等。对于中、重度单纯二尖瓣狭窄，瓣叶无钙化，瓣下组织无病变，左心房无血栓的病人，也可应用经皮瓣膜球囊扩张术介入治疗。

(二)二尖瓣关闭不全

【病因】

心脏收缩期二尖瓣的关闭要依靠二尖瓣的瓣叶、瓣环、腱索、乳头肌和左心室的结构及功能的完整性，任何部分出现异常均可导致二尖瓣关闭不全。

1. 瓣叶 风湿热损害最常见，约占二尖瓣关闭不全病人的 1/3，女性为多见。风湿性病变造成瓣膜僵硬、变性，瓣缘卷缩，瓣膜交界处的粘连融合，导致二尖瓣关闭不全。

各种原因所致二尖瓣脱垂，心脏收缩时进入左心房，影响二尖瓣的关闭；感染性心内膜炎、肥厚型心肌病、先天性心脏病心内膜垫缺损均能使瓣叶结构及功能损害，导致二尖瓣关闭不全。

感染性心内膜炎、二尖瓣创伤性损伤、人工瓣损伤等都可造成瓣叶穿孔，发生急性二尖瓣关闭不全。

2. 瓣环 各种原因引起的左心室增大或伴有左侧心力衰竭，都可使瓣环扩大，导致二尖瓣关闭不全。但随心脏缩小、心功能改善，二尖瓣关闭不全情况也会改善。

二尖瓣环钙化和退行性变，多发生于老年女性病人，亦导致二尖瓣关闭不全。严重二尖瓣环钙化累及传导系统，可引起不同程度的房室或室内传导阻滞。

3. 腱索 先天性或各种继发性的腱索病变，如腱索过长、腱索的粘连挛缩或断裂，均可导致二尖瓣关闭不全。

4. 乳头肌 冠状动脉灌注不足致使乳头肌血供不足，使其功能失调，导致二尖瓣关闭不全。如是暂时性乳头肌缺血，出现二尖瓣关闭不全也是短暂的。乳头肌坏死是心肌梗死的常见并发症，会造成永久性二尖瓣关闭不全。虽然乳头肌断裂发生率低，但一旦发生，即可出现严重致命的二尖瓣关闭不全。

乳头肌脓肿、肉芽肿、淀粉样变和结节病等，也是二尖瓣关闭不全的病因。一侧乳头肌缺如、降落伞二尖瓣综合征等先天性乳头肌畸形，也可使二尖瓣关闭不全。

【病理生理】

心室收缩时,二尖瓣关闭不全,部分血液反流入左心房,使左心房承接肺静脉和反流的血液,而使左心房压力增高,心室舒张期左心房有过多的血液流入左心室,左心室压力增高,导致左心房和左心室代偿性肥大。当左心室功能失代偿,不仅心排血量减少,而且加重反流,导致左心房进一步扩大,最后引起左侧心力衰竭,出现急性肺水肿,继之肺动脉高压。持续肺动脉高压又必然导致右侧心力衰竭,最终为全心衰竭。

【临床表现】

1. 症状　轻者可无症状,风心病病人可从首次风湿热后,无症状期常可超过 20 年。重者出现左心功能不全的表现如疲倦、心悸、劳力性呼吸困难等,后期可出现右心功能不全的表现。

急性二尖瓣关闭不全,轻度反流可有轻度的劳力性呼吸困难。重度反流如乳头肌断裂,将立刻发生急性左侧心力衰竭,甚至发生急性肺水肿或心源性休克。

2. 体征　心脏搏动增强并向左下移位;心尖区全收缩期粗糙吹风样杂音是最重要体征,第一心音减弱,肺动脉瓣区第二心音亢进。

3. 并发症　二尖瓣关闭不全的并发症与二尖瓣狭窄的并发症相似,但心力衰竭情况出现较晚。感染性心内膜炎较二尖瓣狭窄常见;房颤、血栓栓塞较二尖瓣狭窄少见。

急性二尖瓣关闭不全,重度反流,可短期内发生急性左侧心力衰竭,甚至发生急性肺水肿或心源性休克,预后差。

【辅助检查】

1. X 线　左心房增大,伴肺淤血。重者左心房、左心室增大,可有间质性肺水肿征。左侧位、右前斜位可见因二尖瓣环钙化而出现的致密、粗的 C 形阴影。

2. 心电图　急性者常见有窦性心动过速。重者可有左心房增大、左心室肥厚,ST-T 非特异改变。也可有右心室肥厚征,常出现房颤。

3. 超声心动图　脉冲式多普勒超声、彩色多普勒血流显像对明确诊断的敏感性高。

4. 放射性核素心室造影　通过左心室与右心室心排血量的比值评估反流程度,当比值>2.5 则提示严重反流。

5. 左心室造影　左心室造影是二尖瓣反流程度的"金标准",通过观察收缩期造影剂反流入左心房的量,评估二尖瓣关闭不全的轻重程度。

【治疗要点】

1. 急性　治疗的目的是降低肺静脉压,增加心排血量,纠正病因。内科治疗一般为术前过渡措施,降低心脏的前后负荷,减轻肺淤血,减少反流,增加心排血量。外科治疗是根本措施,根据病因、病情、反流程度和对药物治疗的反应,进行不同方式手术。

2. 慢性　内科治疗:①无症状、心功能正常者无需特殊治疗,应定期随访。②预防感染性心内膜炎;风心病病人应预防风湿活动。③房颤处理如二尖瓣狭窄,但除因心功能恶化需要恢复窦性心律外,多数只需控制心室率。慢性房颤、有栓塞史或左心房有血栓的病人,应长期抗凝治疗。

外科治疗是恢复瓣膜关闭完整性的根本措施。为保证手术效果,应在发生不可逆的左心室功能不全之前进行。手术方法有瓣膜修补术和人工瓣膜置换术两种。

二、主动脉瓣疾病

(一)主动脉瓣狭窄

【病因】

1. 风心病　风湿性炎症使主动脉瓣膜交界处粘连融合,瓣叶纤维化、钙化、僵硬、挛缩畸形,造成瓣口狭窄。同时伴有主动脉瓣关闭不全和二尖瓣狭窄。

2. 先天性畸形　主动脉瓣先天性二叶瓣畸形是最常见的先天性主动脉瓣狭窄的病因,而且二叶瓣畸形易并发感染性心内膜炎。成年期形成的椭圆或窄缝形狭窄瓣口,是成人孤立性主动脉瓣狭窄的常见原因。

3. 退行性病变　退行性老年钙化性主动脉瓣狭窄,常见于 65 岁以上老年人,常伴有二尖瓣环钙化。

【病理生理】

由于主动脉瓣狭窄,使左心室后负荷加重,收缩期排血受阻而使左心室肥大,导致左心功能不全。

主动脉狭窄严重时可以引起心肌缺血,其机制为:①左心室肥大、心室收缩压升高、射血时间延长,增加心肌耗氧量。②左心室肥大,心肌毛细血管密度相对减少。③心腔内压力在舒张期增高,压迫心内膜下冠状动脉。④左心室舒张末升高使舒张期主动脉-左心室压差降低,冠状动脉灌注压降低。后两条造成冠状动脉血流减少。供血减少,心肌耗氧量增加,如果有运动等负荷因素,就可出现心肌缺血症状。

【临床表现】

1. 症状 劳力性呼吸困难、心绞痛、晕厥是主动脉瓣狭窄的典型三联征。劳力性呼吸困难为晚期肺淤血引起的首发症状,进一步可发生夜间阵发性呼吸困难、端坐呼吸,甚至急性肺水肿。心绞痛常因运动等诱发,休息后缓解。晕厥多数发生于直立、运动中或后即刻,少数也有在休息时发生。

2. 体征 主动脉瓣区可闻及响亮、粗糙的收缩期吹风样杂音是主动脉瓣狭窄最重要的体征,可向颈部传导。主动脉瓣区可触及收缩期震颤。

3. 并发症

(1)心律失常:约 10% 的病人可发生房颤,将导致临床表现迅速恶化,可出现严重的低血压、晕厥、肺水肿。心肌供血不足时可发生室性心律失常。病变累及传导系统可致房室传导阻滞。室性心律失常、房室传导阻滞常是导致晕厥,甚至猝死的原因。

(2)心脏性猝死:一般发生在有症状者。

(3)感染性心内膜炎:虽不常见,但年轻病人较轻的瓣膜畸形也比老年钙化性瓣膜狭窄的病人,发生感染性心内膜炎的危险性大。

(4)心力衰竭:可见左侧心力衰竭。因左侧心力衰竭发生后,自然病程明显缩短,因而少见终末期的右侧心力衰竭。

(5)消化道出血:出血多为隐匿性慢性,多见于老年瓣膜钙化病人,手术根治后出血常可停止。

(6)栓塞:少见。

【辅助检查】

1. X 线 心影正常或左心房、左心室轻度增大,升主动脉根部可见狭窄后扩张。重者可有肺淤血征。

2. 心电图 重度狭窄者左心房增大、左心室肥厚并有 ST-T 改变。可有房颤、房室传导阻滞、室内阻滞及室性心律失常。

3. 超声心动图 是明确诊断、判断狭窄程度的重要方法。特别二维超声心动图探测主动脉瓣异常十分敏感,有助于确定狭窄的病因,但不能准确定量狭窄程度。应用连续波多普勒,测定通过主动脉瓣的最大血流速度,计算出跨膜压和瓣口面积。

4. 心导管检查 当超声心动图不能确定狭窄程度,又要进行外科手术治疗,应进行心导管检查。

常以左心室-主动脉收缩期压差,判断狭窄程度,平均压 > 50mmHg 或峰压 ≥ 70mmHg 为重度狭窄。

【治疗要点】

1. 内科治疗 治疗目的是明确狭窄程度,观察进展情况,选择合理手术时间。

(1)感染:预防感染性心内膜炎;预防风湿热活动。

(2)心律失常:积极治疗心律失常,预防房颤,一旦出现房颤,应及时转为窦性心律。

(3)心绞痛:可用硝酸酯类药治疗心绞痛。

(4)心力衰竭:限制钠盐摄入,谨慎使用洋地黄和利尿药物,不可使用作用于小动脉的血管扩张药,避免使用 β 受体阻滞药等负性肌力药物。

(5)无症状:无症状的轻度狭窄病人要每 2 年复查 1 次。中、重度狭窄的病人每 6～12 个月复查 1 次,同时要避免剧烈体力活动。

2. 介入治疗 经皮球囊主动脉瓣成形术与经皮球囊二尖瓣成形术不同,临床应用范围局限。另外经皮球囊主动脉瓣成形术不能代替人工瓣膜置换术,只对高危病人在血流动力学方面产生暂时的轻微的益处,不能降低病死率。

3. 外科治疗 人工瓣膜置换术是治疗成人主动脉瓣狭窄的主要方法。儿童、青少年的非钙化性先天性主动脉瓣严重狭窄者,可在直视下行瓣膜交界处分离术。

(二)主动脉瓣关闭不全

【病因】

主要由于主动脉瓣及(或)主动脉根部疾病所致。

1. 急性

(1)创伤:造成升主动脉根部、瓣叶的损伤。

(2)主动脉夹层:使主动脉瓣环扩大、一个瓣叶被夹层挤压、瓣环或瓣叶被夹层血肿撕裂,常发生在马方综合征,特发性升主动脉扩张、高血压、妊娠。

(3)感染性心内膜炎:致使主动脉瓣膜穿孔、瓣周脓肿。

(4)人工瓣膜撕裂。

2. 慢性

(1)主动脉瓣疾病:①绝大部分病人的主动脉瓣关闭不全是由于风心病所致,单纯主动脉瓣关闭不全少见,常因瓣膜交界处伴有程度不同狭窄,常合并二尖瓣损害。②感染性心内膜炎是单纯性主动脉瓣关闭不全的常见病因,赘生物使瓣叶损害、穿孔,瓣叶结构损害、脱垂及赘生物介于瓣叶之间,均影响主动脉瓣关闭。即便感染控制,瓣叶纤维化、挛缩也继续发展。临床上表现为急性、亚急性、慢性主动脉瓣关闭不全。③先天性畸形,其中在儿童期出现主动脉瓣关闭不全,二叶主动脉瓣畸形是单纯性主动脉瓣关闭不全的1/4。室间隔缺损也可引起主动脉瓣关闭不全。④主动脉瓣黏液样变,瓣叶舒张期脱垂入左心室,致使主动脉瓣关闭不全。⑤强直性脊柱炎也可瓣叶受损,出现主动脉瓣关闭不全。

(2)主动脉根部扩张疾病:造成瓣环扩大,心脏舒张期瓣叶不能对合。如梅毒性主动脉炎、马方综合征、特发性升主动脉扩张、重症高血压和(或)动脉粥样硬化而导致升主动脉瘤以及强直性脊柱炎造成的升主动脉弥漫性扩张。

【病理生理】

由于主动脉瓣关闭不全,在舒张期左心室接受左心房流入的血液及主动脉反流来的血液,使左心室代偿性肥大和扩张,逐渐发生左侧心力衰竭,出现肺淤血。

左心室心肌重量增加使心肌耗氧量增加,主动脉舒张压低致使冠状动脉血流减少,两方面造成心肌缺血,使左心室心肌收缩功能降低。

【临床表现】

1. 症状 轻者可无症状。重者可有心悸,心前区不适、心绞痛、头部强烈的震动感,常有体位性头晕。晚期可发生左侧心力衰竭。

急性病人重者可出现低血压和急性左侧心力衰竭。

2. 体征 第二主动脉瓣区可听到舒张早期叹气样杂音。颈动脉搏动明显;脉压增大;周围血管征常见,如点头征(De Musset 征)、颈动脉和桡动脉扪及水冲脉、股动脉枪击音(Traube 征)、股动脉听诊可闻及双期杂音(Duroziez 征)和毛细血管搏动征。主动脉根部扩大病人,在胸骨右侧第2、3肋间可扪及收缩期搏动。

3. 并发症 常见的是感染性心内膜炎;发生心力衰竭急性病人出现早,慢性病人则出现于晚期;可出现室性心律失常,但心脏性猝死少见。

【辅助检查】

1. X 线 急性期可有肺淤血或肺水肿征。慢性期左心房、左心室增大,升主动脉继发性扩张。并可累及整个主动脉弓。左侧心力衰竭时可有肺淤血征。

2. 心电图 急性者常见有窦性心动过速和 ST-T 非特异改变,慢性者可有左心室肥厚。

3. 超声心动图 M 型显示二尖瓣前叶或室间隔舒张期纤细扑动,是可靠诊断征象。急性病人可见二尖瓣期前关闭,主动脉瓣舒张期纤细扑动是瓣叶破裂的特征。

4. 放射性核素心室造影 可以判断左心室功能;根据左、右心排血量比值估测反流程度。

5. 磁共振成像 诊断主动脉疾病极为准确,如主动脉夹层。

6. 主动脉造影 当无创技术不能确定反流程度,并准备手术治疗时,可采用选择性主动脉造影,半定量反流程度。

【治疗要点】

1. 急性 外科人工瓣膜置换术或主动脉瓣修复术是根本的措施。内科治疗目的是降低肺静脉压,增加心排血量,稳定血流动力学。

2. 慢性

(1)内科治疗:①积极控制感染;预防感染性心内膜炎;预防风湿热。②应用青霉素治疗梅毒性主动脉炎。③当舒张压>90mmHg 时需用降压药。④左侧心力衰竭时应应用血管紧张素转化酶抑制药和利尿药,需要时可加用洋地黄类药物。⑤心绞痛可使用硝酸酯类药物。⑥积极控制心律失常,纠正房颤。⑦无症状的轻度、中度反流病人应限制重体力活动,每1~2年复查1次。无症状的中度主动脉瓣关闭不全和左心室扩大者,也需使用血管紧张素转化酶抑制药,延长无症状期。

(2)外科治疗:人工瓣膜置换术或主动脉瓣修复术是严重主动脉瓣关闭不全的主要治疗方法,为不影响手术后的效果,应在不可逆心力衰竭发生之前进行,但须遵守手术适应证,避免过早手术。

三、护 理

1. 活动与休息 按心功能分级安排适当的活动,合并主动脉病变者应限制活动,风湿活动时卧床休息,活动出现不适时,应立即停止活动并给予吸氧 3~4L/min。

2. 饮食护理 给予高热量、高蛋白、高维生素易消化饮食,以协助提高机体抵抗力。

3. 病情观察

(1)体温观察:定时观测体温,注意热型,体温超过 38.5 ℃时给予物理降温,30min 后测量体温并记录降温效果。观察有无风湿活动的表现如皮肤出现环形红斑、皮下结节、关节红肿疼痛等。

(2)心脏观察:观察有无心力衰竭的征象,监测生命体征和肺部、水肿、肝大的体征,观察有无呼吸困难、乏力、尿少、食欲减退等症状。

(3)评估栓塞:借助各项检查评估栓塞的危险因素,密切观察有无栓塞征象,一旦发生应立即报告医师,给予溶栓、抗凝治疗。

4. 风湿的预防与护理 注意休息,病变关节应制动、保暖,避免受压和碰撞,可用局部热敷或按摩,减轻疼痛,必要时遵医嘱使用镇痛药。

5. 心力衰竭的预防与护理 避免诱因,积极预防呼吸道感染及风湿活动,纠正心律失常,避免劳累、情绪激动。严格控制入量及输液滴速,如发生心力衰竭置病人半卧位,给予吸氧,给予营养易消化饮食,少量多餐。保持排便通畅。

6. 防止栓塞发生

(1)预防措施:鼓励与协助病人翻身,避免长时间蹲、坐、勤换体位,常活动下肢,经常按摩、用温水泡足,以防发生下肢静脉血栓。

(2)有附壁血栓形成病人护理:应绝对卧床,避免剧烈运动或体位突然改变,以免血栓脱落,形成动脉栓塞。

(3)观察栓塞发生的征兆:脑栓塞可引起言语不清、肢体活动受限、偏瘫;四肢动脉栓塞可引起肢体剧烈疼痛、皮肤颜色及温度改变;肾动脉栓塞可引起剧烈腰痛;肺动脉栓塞可引起突然剧烈胸痛和呼吸困难、发绀、咯血、休克等。

7. 亚急性感染性心内膜炎的护理 应做血培养以查明病原菌;注意观察体温、新出血点、栓塞等情况。注意休息,合理饮食,补充蛋白质和维生素,提高抗病能力。

8. 用药护理 遵医嘱给予抗生素、抗风湿热药物、抗心律失常药物及抗凝治疗,观察药物疗效

和不良反应。如阿司匹林导致的胃肠道反应、柏油样便、牙龈出血等不良反应;观察有无皮下出血、尿血等;注意观察和防止口腔黏膜及肺部有无二重感染;严密观察病人心率、心律变化,准确应用抗心律失常药物。

9. 健康教育

(1)解释病情:告诉病人及家属此病的病因和病程发展特点,将其治疗长期性和困难讲清楚,同时要给予鼓励,建立信心。对于有手术适应证的病人,要劝病人择期手术,提高生活质量。

(2)环境要求:居住环境要避免潮湿、阴暗等不良条件,保持室内空气流通,温暖干燥,阳光充足,防风湿复发。

(3)防止感染:在日常生活中要注意适当锻炼,注意保暖,加强营养,合理饮食,提高机体抵抗力,加强自我保健,避免呼吸道感染,一旦发生,应立即就诊、用药治疗。

(4)避免诱发因素:协助病人做好休息及活动的安排,避免重体力劳动、过度劳累和剧烈运动。要指导病人家属理解病人并给予照顾。

要劝告反复发生扁桃体炎的病人,在风湿活动控制后 2～4 个月可手术摘除扁桃体。在拔牙、内镜检查、导尿、分娩、人工流产等手术前,应告诉医师自己有风心病史,便于预防性使用抗生素。

(5)妊娠:育龄妇女要在医师指导下,根据心功能情况,控制好妊娠与分娩时机。对于病情较重不能妊娠与分娩病人,做好病人及配偶的心理工作,接受现实。

(6)提高病人依从性:告诉病人坚持按医嘱服药的重要性,提供相关健康教育资料。同时告诉病人定期门诊复诊,对于防止病情进展也是重要的。

(宋书梅)

第 20 章

病毒性心肌炎

病毒性心肌炎是病毒感染,尤其是柯萨奇B组病毒,引起的心肌局限性或弥漫性炎症病变。大多数病人可以自愈。部分病人病情迁延而遗留各种心律失常,如期前收缩、房室传导阻滞等,严重者则需安装永久人工心脏起搏器。极少数病人病情演绎为扩张型心肌病,可导致心力衰竭甚至猝死。

病毒性心肌炎可以发生任何年龄段,以儿童、青少年多见。一般发病率以夏季最高,冬季最少。但在居住条件拥挤的地区和国家,病毒性心肌炎的发生季节性不明显。

【病因及发病机制】

各种病毒均可引起,以可引起肠道和呼吸道感染的病毒最常见,如柯萨奇病毒A、柯萨奇病毒B、艾柯病毒、脊髓灰质炎病毒、流感斑疹病毒。尤其是柯萨奇病毒B。

当各种因素所致机体抵抗力降低时,病毒直接侵犯心肌,造成心肌细胞溶解,由于免疫反应主要是T细胞,以及细胞因子和氧化亚氮等介导的心肌损伤和微血管的损害,均使心脏功能和结构受损。组织学特征为心肌细胞的溶解、间质水肿、炎性细胞浸润。

【临床表现】

1. 症状 病前1~3周病人常有发热、疲倦、呕吐、腹泻等呼吸道或肠道感染病史。轻者可无症状,多数病人可有疲乏、胸闷、心悸、心前区隐痛等心肌受累的表现。重症者可发生严重心律失常、心力衰竭、心源性休克,甚至猝死。

2. 体征 可有与体温不成比例的心动过速、各种心律失常。听诊可闻第一心音低钝,心尖区可闻及舒张期奔马律,有交替脉。也可有水肿、颈静脉怒张、可闻及肺部湿啰音、心脏扩大。

【辅助检查】

1. 实验室检查 血清心肌酸激酶增高、肌钙蛋白增高;白细胞增多、红细胞沉降率增快、C反应蛋白增高;病毒中和抗体效价测定恢复期较急性期增高4倍。

2. 心电图检查 常见心电图ST-T段改变和各种心律失常,特别是室性心律失常、房室传导阻滞。

【治疗要点】

1. 一般治疗 急性期卧床休息,注意补充蛋白质、维生素等营养食物。

2. 药物治疗 使用改善心肌营养与代谢的药物如大剂量维生素C、ATP、辅酶A、极化液、复方丹参等。

3. 对症治疗 主要是针对心力衰竭、心律失常等情况,进行治疗。如心力衰竭可使用利尿药、血管紧张素转换化抑制药、血管扩张药等;频发期前收缩或快速心律失常可使用抗心律失常药物;高度房室传导阻滞、快速室性心律失常或是窦房结功能损害,并出现晕厥、低血压时可使用临时心脏起搏器。

【护理措施】

1. 一般护理 活动期或伴有严重心律失常、心力衰竭者要绝对卧床休息4周至2~3个月,限制探视,保证休息和睡眠。待症状消失、化验及体征恢复正常后,方可逐渐增加活动量,同时严密监测活动时心律、心率、血压变化,如果出现心悸、胸闷、呼吸困难、心律失常等,应立即停止活动,这个活动量作为最大活动量的限制指标。

2. 饮食护理 给予高蛋白质、富含维生素和易消化的饮食,尤其补充维生素C的食物如新鲜蔬菜、水果,以促进心肌代谢与修复。心力衰竭者限制钠盐摄入,避免刺激性食物,戒烟、酒。

3. 病情观察

(1)预防心律失常:注意有无心律失常的改变,

必要时进行心电监护,注意心率、心律及心电图变化,做好急救物品的准备。

（2）预防心力衰竭:密切观察生命体征、意识、尿量、皮肤黏膜颜色,注意观察有无呼吸困难、咳嗽、咳痰、易疲劳、颈静脉怒张、水肿症状,注意检查有无肺部啰音、心脏有无奔马律的体征。一旦发生,立即报告医师,及时处理。

4. 健康教育　①注意休息,一年内避免重体力劳动;②指导病人尽量避免呼吸道感染、剧烈运动、情绪激动、饱餐、妊娠、寒冷、用力排便等诱因;③要食用高蛋白质、富含维生素和易消化的饮食,多食新鲜蔬菜、水果等高维生素 C 的食物;④坚持药物治疗,定期随访。

（宋书梅）

第21章

胃　炎

胃炎(gastritis)是指任何病因引起的胃黏膜炎症,常伴有上皮损伤和细胞再生,是最常见的消化道疾病之一。按临床发病的缓急和病程的长短,可分为急性胃炎和慢性胃炎。

一、急性胃炎

急性胃炎(acute gastritis)是多种原因引起的急性胃黏膜炎症。临床常急性发病,可有明显上腹部症状,内镜检查可见胃黏膜充血、水肿、出血、糜烂、浅表溃疡等一过性的急性病变。急性胃炎主要包括:急性幽门螺杆菌(Helicobacter pylori,H.pylori)感染引起的急性胃炎、除幽门螺杆菌之外的病原体感染及其毒素对胃黏膜损害引起的急性胃炎和急性糜烂出血性胃炎。后者是指由各种病因引起的、以胃黏膜多发性糜烂为特征的急性胃黏膜病变,常伴有胃黏膜出血和一过性浅溃疡形成。

【病因与发病机制】

引起急性糜烂出血性胃炎的常见病因有以下几种。

1.药物　常见的有非甾体类抗炎药(non-steroid anti-inflammatory drug,NSAID)如阿司匹林、吲哚美辛等,某些抗肿瘤药、口服氯化钾及铁剂等。

2.应激　严重创伤、大面积烧伤、大手术、颅内病变、败血症及其他严重脏器病变或多器官功能衰竭等均可使机体处于应激状态而引起急性胃黏膜损害。

3.乙醇　由乙醇引起的急性胃炎有明确的过量饮酒史,乙醇有亲脂性和溶脂能力,高浓度乙醇可直接破坏胃黏膜屏障,引起上皮细胞损害、黏膜出血和糜烂。

【临床表现】

1.症状　急性糜烂出血性胃炎通常以上消化道出血为主要表现,一般出血量较少,呈间歇性,可

自止,但也可发生大出血引起呕血和(或)黑粪。部分 H.pylori 感染引起的急性胃炎病人可表现为一过性的上腹部症状。不洁食物所致者通常起病较急,在进食污染食物后数小时至 24h 发病,表现为上腹部不适、隐痛、食欲减退、恶心、呕吐等,伴发肠炎者有腹泻,常有发热。

2.体征　多无明显体征,个别病人可有上腹轻压痛。

【辅助检查】

1.内镜检查　胃镜检查最具诊断价值,急性胃炎内镜下表现为胃黏膜局限性或弥漫性充血、水肿、糜烂、表面覆有黏液和炎性渗出物,以出血为主要表现者常可见黏膜散在的点、片状糜烂,黏膜表面有新鲜出血或黑色血痂。

2.粪便隐血检查　以出血为主要表现者,粪便隐血试验阳性。

【治疗要点】

1.针对病因,积极治疗原发疾病。

2.去除各种诱发因素。嗜酒者宜戒酒,如由非甾体类抗炎药引起,应立即终止服药并用抑制胃酸分泌药物来治疗,如患者必须长期使用这类药物,则宜同时服用抑制胃酸分泌药物。

3.对症治疗:可用甲氧氯普胺(胃复安)或多潘立酮(吗丁啉)止吐,用抗酸药或 H_2 受体拮抗药如西咪替丁、雷尼替丁或法莫替丁等以降低胃内酸度,减轻黏膜炎症。保护胃黏膜可用硫糖铝、胶体铋等。

【护理措施】

1.基础护理

(1)休息:病情较重者应卧床休息,注意胃部保暖。急性大出血者绝对卧床休息。

(2)环境:保持安静、舒适,保证病人睡眠。

(3)饮食:以无渣、温凉半流或软饭为宜,提倡

少量多餐,避免辛辣、生冷食物;有剧烈呕吐、呕血者禁食。

(4)心理护理:由于严重疾病引起出血者,尤其当出血量大、持续时间较长时,病人往往精神十分紧张、恐惧。护士应关心体贴病人,耐心加以解释,缓解病人紧张情绪,解除其恐惧心理,使病人积极配合治疗,促进身体早日康复。

2. 疾病护理

(1)对症护理:观察腹痛的程度、性质及腹部体征的变化;呕吐物及排便的次数、量及性质;观察有无水、电解质酸碱平衡紊乱的表现等。有上消化道出血者更要注意出血量和性状、尿量等的观察。

(2)专科护理:遵医嘱用药,观察药物疗效及不良反应,具体用药护理参见第 22 章"消化性溃疡"。有消化道出血者配合医师采取各种止血措施。

3. 健康教育

(1)注意饮食卫生,进食规律,避免过冷过热及不洁的食物。

(2)尽可能不用非甾体类抗炎药、激素等药物,如必须服用者,可同时服用抗酸药。

(3)嗜酒者劝告其戒酒。

(4)对腐蚀剂要严格管理,以免误服或被随意取用。

二、慢 性 胃 炎

慢性胃炎系指不同病因引起的胃黏膜的慢性炎症或萎缩性病变,是一种十分常见的消化道疾病,占接受胃镜检查病人的 $80\%\sim90\%$,男性多于女性,随年龄增长发病率逐渐增高。根据病理组织学改变和病变在胃的分布部位,将慢性胃炎分为非萎缩性、萎缩性和特殊类型三大类。

【病因与发病机制】

1. 幽门螺杆菌(Helicobacter pylori, H. pylori)感染　目前认为 H. pylori 感染是慢性胃炎主要的病因。

2. 饮食和环境因素　长期 H. pylori 感染增加了胃黏膜对环境因素损害的易感性;饮食中高盐和缺乏新鲜蔬菜及水果可导致胃黏膜萎缩、肠化生以及胃癌的发生。

3. 自身免疫　胃体萎缩为主的慢性胃炎病人血清中常能检测出壁细胞抗体和内因子抗体,尤其是伴有恶性贫血的病人检出率相当高。

4. 其他因素　机械性、温度性、化学性、放射性和生物性因子,如长期摄食粗糙性与刺激性食物、酗酒、咸食、长期服用非甾体类抗炎药或其他损伤胃黏膜的药物、鼻咽部存在慢性感染灶等。

【临床表现】

1. 症状　大多数慢性胃炎患者无任何症状。有症状者主要表现为非特异性的消化不良症状,如上腹部隐痛、进食后上腹部饱胀、食欲缺乏、反酸、嗳气、呕吐等。少数患者有呕血与黑粪,自身免疫胃炎可出现明显厌食和体重减轻,常伴贫血。

2. 体征　本病多无明显体征,有时可有上腹部轻压痛,胃体胃炎严重时可有舌炎和贫血的相应体征。

【辅助检查】

1. 胃镜及胃黏膜活组织检查　是最可靠的确诊方法,并常规做幽门螺杆菌检查。

2. 幽门螺杆菌检测　包括侵入性(如快速尿素酶测定、组织学检查等)和非侵入性(如 ^{13}C 或 ^{14}C 尿素呼气试验等)方法检测幽门螺杆菌。

【治疗要点】

1. 消除或削弱攻击因子

(1)根除 H. pylori 治疗:目前根除方案很多,但可归纳为以胶体铋药为基础和以质子泵抑制药为基础的两大类,具体根除方案见第 22 章"消化性溃疡"。

(2)抑酸或抗酸治疗:适用于有胃黏膜糜烂或以胃烧灼感、反酸、上腹饥饿痛等症状为主者,根据病情或症状严重程度,选用抗酸药。

(3)针对胆汁反流、服用非甾体类抗炎药等作相关治疗处理。

2. 增强胃黏膜防御　适用于有胃黏膜糜烂出血或症状明显者,药物包括兼有杀菌作用的胶体铋,兼有抗酸和胆盐吸收的硫糖铝等。

3. 动力促进药　可加速胃排空,适用于上腹饱胀,早饱等症状为主者。

4. 中医中药　辨证施治,可与西药联合应用。

5. 其他　应用抗抑郁药,镇静药。适用于睡眠差,有精神因素者。

【护理措施】

1. 基础护理

(1)休息与体位:急性发作或症状明显时应卧床休息,以病人自觉舒适体位为宜。平时注意劳逸结合,生活有规律,避免晚睡晚起或过度劳累,保持心情愉快。

(2)饮食:注意饮食规律及饮食卫生,选择营养丰富易于消化的食物,少量多餐,不暴饮暴食。避免刺激性和粗糙食物,勿食过冷过热易产气的食物和饮料等。养成细嚼慢咽的习惯,使食物和唾液充分混合,以帮助消化。胃酸高时忌食浓汤、酸味或烟熏味重的食物,胃酸缺乏者可酌情食用酸性食物如山楂等。

(3)心理护理:因腹痛等症状加重或反复发作,病人往往表现出紧张、焦虑等心理,有些病人因担心自己所患胃炎会发展为胃癌而恐惧不安。护理人员应根据病人的心理状态,给予关心、安慰,耐心细致地讲授有关慢性胃炎的知识,指导病人规律的生活和正确的饮食,消除病人紧张心理,使病人认真对待疾病,积极配合治疗,安心养病。

2.疾病护理

(1)疼痛护理:上腹疼痛时可给予局部热敷与按摩或针灸合谷、足三里等穴位,也可用热水袋热敷胃部,以解除胃痉挛,减轻腹痛。

(2)用药护理:督促并指导病人及时准确服用各种灭菌药物及制酸药等,以缓解症状。具体药物参见第 22 章"消化性溃疡"。

3.健康教育

(1)劳逸结合,适当锻炼身体,保持情绪乐观,提高免疫功能和增强抗病能力。

(2)饮食规律,少食多餐,软食为主;应细嚼慢咽,忌暴饮暴食;避免刺激性食物,忌烟戒酒、少饮浓茶咖啡及进食辛辣、过热和粗糙食物;胃酸过低和有胆汁反流者,宜多吃瘦肉、禽肉、鱼、奶类等高蛋白低脂肪饮食。

(3)避免服用对胃有刺激性的药物(如水杨酸钠、吲哚美辛、保泰松和阿司匹林等)。

(4)嗜烟酒者与病人、家属一起制订戒烟酒的计划并督促执行。

(5)经胃镜检查肠上皮化生和不典型增生者,应定期门诊随访,积极治疗。

(林　征　顾则娟)

第 22 章

消化性溃疡

消化性溃疡(peptic ulcer,PU)主要指发生在胃和十二指肠壶腹部的慢性溃疡,由于溃疡的形成与胃酸及胃蛋白酶的消化作用有关,故称为消化性溃疡,凡是能与酸接触的胃肠道任何部位均可发生溃疡,但以胃溃疡(gastric ulcer,GU)和十二指肠溃疡(duodenal ulcer,DU)多见,其中十二指肠溃疡更为常见。消化性溃疡在人群中发病率约为10%,可发病于任何年龄,以中年人多见。DU好发于青壮年,GU好发于中老年,男性患病较女性多见。

【病因与发病机制】

PU的病因及发病机制迄今尚不完全清楚,比较一致的观点是:PU的发生是多种因素相互作用,尤其是对胃十二指肠黏膜有损害作用的侵袭因素与黏膜自身防御/修复因素之间失去平衡所致。当侵袭因素增强和(或)防御/修复因素削弱时,就可能出现溃疡,这是溃疡发生的基本机制。GU和DU发病机制各有侧重,前者着重于防御/修复因素的削弱而后者则侧重于侵袭因素的增强。

1. 胃十二指肠黏膜防御和修复机制 ①胃黏膜屏障;②黏液-碳酸氢盐屏障;③黏膜的良好血液循环和上皮细胞强大的再生能力;④外来及内在的前列腺素和表皮生长因子等。

一般而言,只有当某些因素损害了这一机制才可能发生胃酸/胃蛋白酶侵袭黏膜而导致溃疡形成。

2. 胃十二指肠黏膜损害机制 近年的研究已明确,幽门螺杆菌(H. pylori)感染和非甾体类抗炎药(NSAID)是损害胃十二指肠黏膜屏障导致PU的最常见病因。

(1)幽门螺杆菌感染:胃黏膜受H. pylori感染,在其致病因子如尿素酶、细胞空泡毒素及其相关蛋白等作用下,出现局部炎症反应及高促胃液素血症,生长抑素合成、分泌水平降低,胃蛋白酶及胃酸水平升高,造成胃、十二指肠黏膜损伤引起炎症,进而发展成溃疡。

(2)非甾体类抗炎药:NSAID除了降低胃、十二指肠黏膜的血流量,对胃黏膜的直接刺激和损伤作用外,还可抑制环氧化酶活性,从而使内源性前列腺素合成减少,削弱胃黏膜的保护作用。

(3)胃酸和胃蛋白酶:消化性溃疡的最终形成是由于胃酸/胃蛋白酶对黏膜的自身消化所致。胃蛋白酶是主细胞分泌的胃蛋白酶原经盐酸激活转变而来,它能降解蛋白质分子,对黏膜有侵袭作用,其活性受到胃酸制约,胃酸的存在是溃疡发生的决定因素。

(4)其他因素:吸烟、遗传、胃十二指肠运动异常、应激和精神因素、饮食失调等。

【临床表现】

典型的PU具有以下特点:①慢性过程;②发作呈周期性;③发作时上腹部疼痛呈节律性。

1. 症状

(1)上腹痛:是消化性溃疡的主要症状,性质可为钝痛、灼痛、胀痛或剧痛,但也可仅为饥饿样不适感。一般不放射,范围比较局限,多不剧烈,可以忍受。GU疼痛多位于剑突下正中或偏左,DU多位于上腹正中或稍偏右。节律性疼痛是消化性溃疡的特征性临床表现,GU多在餐后0.5~1h疼痛,下次餐前消失,表现为进食—疼痛—缓解的规律;而DU疼痛常在两餐之间发生(饥饿痛),直到再进餐时停止,规律为疼痛—进食—缓解,疼痛也可于睡前或午夜出现,称夜间痛。

(2)部分病例无上述典型疼痛,而仅表现为上腹隐痛不适、反酸、嗳气、恶心、呕吐等消化不良的症状,以GU较DU为多见。病程较长的患者因影响摄食和消化功能而出现体重减轻,或因慢性失血而有贫血。

2. 体征 发作期于上腹部有一固定而局限的压痛点,缓解期无明显体征。

3. 并发症

(1)出血:是消化性溃疡最常见的并发症,DU比GU易发生。出血量与被侵蚀的血管大小有关,可表现为呕血与黑粪,出血量大时甚至可排鲜血便,出血量小时,粪便隐血试验阳性。

(2)穿孔:当溃疡深达浆膜层时可发生穿孔,若与周围组织相连则形成穿透性溃疡。穿孔通常是外科急诊,最常发生于十二指肠溃疡。表现为腹部剧痛和急性腹膜炎的体征。当溃疡疼痛变为持续性,进食或用抗酸药后长时间疼痛不能缓解,并向背部或两侧上腹部放射时,常提示可能出现穿孔。此时腹肌紧张,呈板状腹,有压痛、反跳痛,肝浊音界缩小或难以叩出,肠鸣音减弱或消失,X线平片可见膈下游离气体。

(3)幽门梗阻:见于 2%～4% 的病例,主要由DU或幽门管溃疡周围组织充血水肿所致。表现为餐后上腹部饱胀,频繁呕吐宿食,严重时可引起水和电解质紊乱,常发生营养不良和体重下降。

(4)癌变:少数GU可发生癌变,尤其是 45 岁以上的患者。

【辅助检查】

1. 胃镜及胃黏膜活组织检查 是确诊PU的首选检查方法,胃镜下可直接观察胃和十二指肠黏膜并摄像,还可以直视下取活组织做幽门螺杆菌检查和组织病理检查,对诊断消化性溃疡和良恶性溃疡的鉴别准确性高于X线钡剂检查。

2. X线钡剂检查 适用于对胃镜检查有禁忌或不愿接受胃镜检查者。多采用钡剂和空气双重对比造影方法。

3. 幽门螺杆菌检测 可分为侵入性和非侵入性两大类。侵入性方法需经胃镜取胃黏膜活组织进行检测,目前常用的有快速尿素酶试验、组织学检查和幽门螺杆菌培养,其中快速尿素酶试验操作简便、快速、费用低,是侵入性检查中诊断 H. pylori 感染的首选方法。非侵入性检查主要有 ^{13}C 或 ^{14}C——尿素呼气试验、血清学检查和粪便 H. pylori 抗原检测等,前者检测 H. pylori 感染的敏感性和特异性高,可作为根除 H. pylori 治疗后复查的首选方法。

4. 胃液分析 GU患者胃酸分泌正常或稍低于正常,DU患者则常有胃酸分泌过高。但溃疡患者胃酸分泌水平个体差异很大,与正常人之间有很大的重叠,故胃酸测定对PU诊断的价值不大,目前临床已较少采用。

5. 粪便隐血试验 活动性DU或GU常有少量渗血,使粪便隐血试验阳性,经治疗 1～2 周转阴。若GU患者粪便隐血试验持续阳性,应怀疑有癌变可能。

【治疗要点】

消化性溃疡以内科治疗为主,目的是消除病因、控制症状,促进溃疡愈合、防止复发和避免并发症的发生。目前根除 H. pylori 和抑制胃酸的药物是治疗溃疡病的主流,黏膜保护药物也起重要的作用。

1. 药物治疗

(1)降低胃酸药物:包括抗酸药和抑制胃酸分泌药两类。

①抗酸药。为一类弱碱药物,口服后能与胃酸作用形成盐和水,能直接中和胃酸,并可使胃蛋白酶不被激活,迅速缓解溃疡的疼痛症状。常用药物有氢氧化铝凝胶、铝碳酸镁、复方氢氧化铝(胃舒平)、乐得胃等。

②抑制胃酸分泌的药物。a. H$_2$受体拮抗药(H$_2$RA):能阻止组胺与其 H$_2$受体相结合,使壁细胞分泌胃酸减少。常用药物有西咪替丁、雷尼替丁和法莫替丁。不良反应较少,主要为乏力、头晕、嗜睡和腹泻。b. 质子泵抑制药(PPI):作用于壁细胞分泌胃酸终末步骤中的关键酶 H^+-K^+-ATP 酶(质子泵),使其不可逆失活,从而有效地减少胃酸分泌,其抑酸作用较 H$_2$RA 更强而持久,是已知的作用最强的胃酸分泌抑制药。常用的药物有奥美拉唑、兰索拉唑、泮托拉唑、雷贝拉唑和埃索美拉唑等。

(2)保护胃黏膜药物

①枸橼酸铋钾(colloidal bismuch subcitrate,CBS):在酸性环境中,通过与溃疡面渗出的蛋白质相结合,形成一层防止胃酸和胃蛋白酶侵袭的保护屏障。CBS还能促进上皮分泌黏液和碳酸氢盐,并能促进前列腺素的合成;此外,CBS还具有抗 H. pylori 的作用。一般不良反应少,但服药能使粪便成黑色。为避免铋在体内过量的蓄积,不宜长期连续服用。

②硫糖铝:其抗溃疡作用与CBS相仿,但不能杀灭 H. pylori。由于该药在酸性环境中作用强,故应在三餐前及睡前 1h 服用,且不宜与制酸剂同服,不良反应轻,主要为便秘。

③米索前列醇:具有抑制胃酸分泌、增加胃十二指肠黏膜的黏液和碳酸氢盐分泌和增加黏膜血流等作用。常见不良反应为腹泻,因可引起子宫收缩,孕妇忌服。

(3)根除幽门螺杆菌治疗:根除 H. pylori 可使大多数 H. pylori 相关性溃疡病人完全达到治疗目的。目前推荐以 PPI 或胶体铋为基础加上两种抗生素的三联治疗方案(表 22-1),疗程 1 周,H. pylori 根除率 90% 以上。对于三联疗法失败者,一般用 PPI+铋剂+两种抗生素组成的四联疗法。

表 22-1 根除 H. pylori 的三联疗法方案

PPI 或胶体铋剂	抗菌药物
奥美拉唑 40mg/d	克拉霉素 500~1 000mg/d
兰索拉唑 60mg/d	阿莫西林 1 000~2 000mg/d
枸橼酸铋钾 480mg/d	甲硝唑 800mg/d
选择一种	选择两种
上述剂量分 2 次服,疗程 7d	

2. 手术治疗 适用于伴有急性穿孔、幽门梗阻、大量出血经内科积极治疗无效者和恶性溃疡等并发症的消化性溃疡患者。

【护理措施】

1. 基础护理

(1)休息与活动:病情较重、溃疡有活动者应卧床休息,病情较轻者可边工作边治疗,注意生活规律和劳逸结合,避免剧烈活动以降低胃的分泌及蠕动。保持环境安静、舒适,减少探视,保证患者充足的睡眠。

(2)饮食:溃疡活动期每日进 4~5 餐,少量多餐可中和胃酸,减少胃酸对溃疡面的刺激。每餐不宜过饱,以免胃窦部过度扩张,刺激胃酸分泌。进餐时宜细嚼慢咽,咀嚼可增加唾液分泌,以利于稀释和中和胃酸。选择营养丰富、质软、易消化的食物,如稀饭、面条、馄饨等。脂肪摄取应适量。避免粗糙、过冷过热和刺激性食物及饮料如浓茶、咖啡、香辣调料等。

(3)心理护理:消化性溃疡的发生发展与精神紧张、不良情绪反应及个性特点与行为方式等心理社会因素均有一定的关系。通过帮助病人认识压力与溃疡疼痛发作的关系,教会病人放松技巧,自觉避免精神神经因素的影响。

2. 疾病护理

(1)疼痛护理:向患者解释疼痛的原因和机制,

指导祛除病因及缓解疼痛的方法,解除焦虑、紧张情绪。观察并评估疼痛的诱发因素和缓解因素;观察上腹痛的规律、性质、程度及部位。遵医嘱用药缓解疼痛。

(2)用药护理:遵医嘱正确服用质子泵抑制药、组胺 H_2 受体拮抗药、抗酸药及抗 H. pylori 药物,观察药物的疗效及不良反应。

①抗酸药:应在餐后 1h 和睡前服用,以延长中和胃酸作用的时间及中和夜间胃酸的分泌。片剂应嚼碎后服用,乳剂服用前充分混匀。避免与奶制品、酸性食物及饮料同服以免降低药效。氢氧化铝凝胶能阻碍磷的吸收,引起磷缺乏症,表现为食欲缺乏、软弱无力等;镁剂可致腹泻。

②H_2 受体拮抗药:常于餐中及餐后即刻服用,或睡前服用;若需同时服用抗酸药,则两药应间隔 1h 以上;静脉给药需控制速度,速度过快可引起低血压和心律失常;不良反应一般为乏力、头痛、腹泻和嗜睡;吸烟可降低其疗效故应鼓励患者戒烟。

③质子泵抑制药:奥美拉唑用药初期可引起头晕,嘱患者服药后避免开车、高空作业等需注意力集中之事。

④保护胃黏膜药物:胶体铋制剂与硫糖铝在酸性环境中作用强,故多在三餐前 30min 或睡前 1h 服用,且不宜与抗酸药同服;铋剂有积蓄作用,故不能连续长期服用,服药过程中可使牙、舌变黑,可用吸管直接吸入,部分患者服后出现便秘和黑粪,停药后可自行消失;硫糖铝能引起便秘、皮疹、嗜睡等,有肾衰竭者不宜服用。

⑤抗 H. pylori 药物:阿莫西林服用前应询问患者有无青霉素过敏史,用药过程中注意观察有无过敏反应;甲硝唑可引起胃肠道反应,宜餐后服用。

(3)并发症护理

①上消化道大出血:严密监测是否有出血征象,如血压下降、脉搏速率加快、皮肤湿冷、脸色苍白、排黑粪或呕血等。措施参见原发性肝癌"上消化道出血"护理相关部分。

②穿孔:一旦发现穿孔征象,应建立静脉通道,输液以防止休克;做好术前准备急诊手术。

③幽门梗阻:应准确记录出入量,行血清钾、钠、氯测定和血气分析,及时补充液体和电解质,保证尿量在每日 1 000~1 500ml。插入胃管连续 72h 胃肠减压,抽吸胃内容物和胃液。病人病情好转后可进流食,但同时要测量胃内潴留量,记录潴留物的颜色、性质和气味。禁止病人吸烟、饮酒和进食

刺激性食物,禁用抗胆碱能药物,如阿托品等,以防减少胃、肠蠕动,加重梗阻症状。

④癌变:一旦确诊,需手术治疗,做好术前准备。

3. 健康教育

(1)指导患者注意有规律的生活和劳逸结合,包括体力和精神休息。

(2)指导患者规律进餐和合理的营养,减少机械性和化学性刺激对胃黏膜的损害。咖啡、浓茶、油煎食物及过冷过热、辛辣等食物均可刺激胃酸分泌增加,应避免食用。

(3)向患者进行戒烟酒的健康教育,与患者共同制订戒烟酒计划,并争取家庭的重视和支持。

(4)帮助患者认识压力与溃疡疼痛发作的关系,教会患者放松技巧,自觉避免精神神经因素的影响。

(5)指导患者要按时服完全疗程的药物,并定期复查。教患者识别溃疡复发及出血、穿孔、幽门梗阻等并发症出现时的症状和体征,包括疼痛、头晕、呕血、黑粪、苍白、虚弱等,以便及时就诊。

(林　征　顾则娟)

第23章

肝 硬 化

肝硬化(hepatic cirrhosis)是一种以肝组织弥漫性纤维化、假小叶和再生结节形成特征的慢性肝病。临床上常以肝功能损害和肝门静脉高压为主要表现,晚期常出现消化道出血、肝性脑病等严重并发症。本病是我国常见疾病和主要死亡病因之一。发病高峰年龄在 35～48 岁,男女比例为(3.6～8):1。

【病因与发病机制】

肝硬化由多种病因引起,我国以病毒性肝炎为主要原因,国外以酒精中毒多见。

1.病毒性肝炎 通常由慢性病毒性肝炎逐渐发展而来,主要见于乙型、丙型和丁型肝炎病毒重叠感染。而甲型、戊型病毒性肝炎不演变为肝硬化。

2.酒精中毒 长期大量酗酒,乙醇、乙醛(乙醇中间代谢产物)的毒性作用引起酒精性肝炎,可逐渐发展为酒精性肝硬化。

3.血吸虫病 长期或反复感染血吸虫,虫卵沉积在汇管区,引起纤维组织增生,导致肝纤维化和肝门静脉高压症。

4.胆汁淤积 肝外胆管阻塞或肝内胆汁淤积持续存在时,可引起原发性或继发性胆汁性肝硬化。

5.循环障碍 慢性充血性心力衰竭、缩窄性心包炎等可致肝长期淤血,肝细胞缺氧、坏死和纤维组织增生,逐渐发展为肝硬化。

6.其他 患慢性炎症性肠病、长期营养不良可引起肝细胞脂肪变性和坏死;某些代谢障碍疾病可引起代谢产物沉积在肝脏,也损害肝细胞,久之可发展为肝硬化。长期反复接触化学毒物如四氯化碳、磷、砷等,可引起中毒性肝炎,最终演变为肝硬化。

【临床表现】

本病一般起病隐匿,病程发展缓慢,潜伏可达3～5 年或更长。临床上将肝硬化分为肝功能代偿期和失代偿期,但两期界限常不清。

1.代偿期 症状轻且无特异性,常以疲乏无力、食欲减退为主要表现,可伴腹胀、恶心、轻微腹泻等。多因劳累或发生其他疾病时症状明显,休息或治疗后可缓解。轻度肝大,质变硬,轻度脾大。

2.失代偿期 主要表现为肝功能减退和肝门静脉高压症。

(1)肝功能减退的表现

①全身症状:营养状况较差,消瘦乏力,可有低热,皮肤干枯,面色灰暗无光泽(肝病面容)。

②消化道症状:食欲明显减退,可有厌食,进食后常感上腹饱胀不适、恶心、呕吐;稍进油腻肉食易引起腹泻。

③出血倾向和贫血:有皮肤紫癜、鼻出血、牙龈出血或胃肠出血等倾向,这与肝合成凝血因子减少、脾功能亢进和毛细血管脆性增加等有关。患者常有贫血,与营养不良、肠道吸收障碍、脾功能亢进以及胃肠道失血等因素有关。

④内分泌紊乱:由于肝功能减退,肝对雌激素灭活能力减退,雌激素在体内蓄积,抑制垂体的分泌功能,使雄激素分泌减少。雌激素增多、雄激素减少时,男性患者可有性欲减退、睾丸萎缩、乳房发育等;女性有月经失调、闭经等。患者面颈、上胸、上肢部位可见蜘蛛痣;在手掌大小鱼际及指端腹侧有红斑,称为肝掌,这些均与雌激素增多有关。

由于肝功能减退,醛固酮和抗利尿激素灭活作用减弱,可致继发性醛固酮和抗利尿激素增多,使水钠潴留,对腹水形成起重要促进作用。

(2)肝门静脉高压症的表现:脾大、侧支循环的建立和开放、腹水是肝门静脉高压的三大表现,其中侧支循环开放对诊断肝门静脉高压有重要意义。

①脾大:多为轻、中度肿大,由于脾淤血所致。

晚期脾大常伴白细胞、血小板和红细胞计数减少，称为脾功能亢进。

②侧支循环的建立和开放。临床上有3支重要的侧支开放：a. 食管和胃底静脉曲张，是由于肝门静脉系的胃冠状静脉和腔静脉系的食管静脉等开放沟通。当肝门静脉压力明显增高，粗糙坚硬食品的机械损伤或剧烈咳嗽、呕吐致腹内压突然增高时，可引起曲张静脉破裂导致出血。b. 腹壁和脐周静脉曲张，是由于肝门静脉高压时脐静脉重新开放，表现为脐周与腹壁纤曲的静脉。c. 痔静脉扩张，是肝门静脉系的直肠上静脉与下腔静脉的直肠中、下静脉沟通，可扩张形成痔核，破裂时引起便血。

③腹水：是肝硬化最突出的临床表现。病人常有明显腹胀感，大量腹水时可出现呼吸困难、脐疝及双下肢水肿，腹部膨隆呈蛙腹状，腹壁皮肤绷紧发亮，叩诊有移动性浊音，部分病人还可出现胸腔积液。

（3）肝触诊：早期肝表面尚光滑，质地变硬；晚期可触及结节或颗粒状，一般无压痛，伴有肝细胞坏死或炎症时可有轻压痛。

3. 并发症 包括上消化道出血、肝性脑病、感染、功能性肾衰竭、原发性肝癌以及水、电解质、酸、碱平衡紊乱及肝肺综合征。

【辅助检查】

1. 血常规 代偿期多正常，失代偿期可有贫血，脾功能亢进时白细胞和血小板计数减少。

2. 尿常规 黄疸时尿胆红素阳性，有时可有管型尿、血尿、尿蛋白阳性。

3. 肝功能检查 代偿期各项指标可正常或轻度异常。失代偿期丙氨酸氨基转移酶（ALT）增高、清蛋白降低、球蛋白增高，凝血酶原时间延长。重症者血胆红素可增高。

4. 免疫学检查 免疫球蛋白 IgG 增高最为显著，50%以上的患者 T 淋巴细胞低于正常，部分患者体内出现自身抗体如抗核抗体。

5. 腹水检查 呈漏出液，若合并原发性腹膜炎时，可呈渗出液。

6. 其他检查 食管吞钡 X 线检查可见食管或胃底静脉曲张。肝穿刺活组织检查可确诊为肝硬化，腹腔镜检查可见肝表面呈结节状改变，取活体组织可协助确诊。内镜检查可见静脉曲张部位及其程度，并可进行止血和预防止血治疗。超声波检查可示肝脾大小及外形、肝门静脉有无高压等。

【治疗要点】

本病关键在于早期诊断，针对病因和症状进行治疗，以缓解和延长代偿期，对失代偿期患者主要是对症治疗、改善肝功能及并发症治疗。

1. 支持治疗 失代偿期患者进食不佳，应静脉输入高渗葡萄糖，并加维生素 C、胰岛素、氯化钾等，必要时可应用复方氨基酸、人血白蛋白或输新鲜血。

2. 药物治疗 目前尚无特效药物，平日可用多种维生素（包括维生素 K）及消化酶，也可采用中西药联合治疗。

3. 腹水的治疗

（1）限制钠、水的摄入：进水量限制在 1 000ml/d 左右，盐的摄入限制在 1.2~2g/d，对部分病人可产生利尿、腹水消退作用。

（2）增加钠、水的排泄：目前主张螺内酯和呋塞米联合应用，螺内酯为保钾利尿药，氢氯噻嗪或呋塞米为排钾利尿药，可起协同作用，并减少电解质紊乱。利尿不宜过猛，以每天体重减轻不超过0.5kg为宜，以避免诱发肝性脑病、肝肾综合征。

（3）放腹水并输注人血白蛋白：大量腹水引起腹胀、呼吸困难、行走困难时，为减轻症状可做穿刺放腹水。单纯放腹水只能临时改善症状，因放腹水会丢失蛋白质，短期内腹水又迅速复原，故同时静脉输注人血白蛋白，可提高疗效。

（4）提高血浆胶体渗透压：每周定期输注新鲜血或人血白蛋白、血浆，对恢复肝功能和消退腹水有帮助。

（5）腹水浓缩回输：放出腹水，通过浓缩处理后再静脉回输，不但可消除水、钠潴留，还能提高血浆清蛋白浓度及有效血容量，并能改善肾血液循环，对顽固性腹水的治疗提供一种较好的方法。不良反应有发热、感染、电解质紊乱等。但有感染的腹水不可回输。

4. 手术治疗 各种分流术和脾切除术；经颈静脉肝内门体分流术（TIPS）等。

5. 肝移植手术 是晚期肝硬化的最佳治疗方法，可提高患者存活率。

【护理措施】

1. 基础护理（包括生活、饮食、环境、心理护理以及护患沟通等）

（1）休息：代偿期应适当减少活动，可参加轻工作；失代偿期应以卧床休息为主。大量腹水者可取半卧位，以使膈肌下降，减轻呼吸困难。

(2)饮食:给予高热量、高蛋白质、高维生素、易消化食物。肝功能损害显著或有肝性脑病先兆时,应限制或禁食蛋白质;腹水者应限盐或无盐饮食;避免进食粗糙、坚硬食物,禁酒、禁用损害肝脏药物。

(3)心理护理:肝硬化是一种慢性病,症状不易改善,出现腹水后,一般预后较差,患者及家属易产生悲观情绪,护理人员应予以理解、同情和关心,鼓励病人倾诉并耐心解答所提出问题,向病人、家属说明治疗、护理有可能使病情趋于稳定,保持身心休息有利于治疗,教会其配合治疗的方法。

2. 疾病护理

(1)病情观察:定时测量生命体征、监测尿量,有无呕血及黑粪,性格行为有无异常,若出现异常,应及时报告医生,以便及时处理。

(2)皮肤护理:每日可用温水轻轻擦浴,保持皮肤清洁,衣着宜宽大柔软,经常更换体位,骨隆突处可用棉垫或气圈垫起,以防发生压疮。

(3)避免腹压突然增加:剧烈咳嗽、用力排便可使腹腔压力增加,易诱发曲张静脉破裂出血,同时便秘可诱发肝性脑病,应积极治疗咳嗽及便秘。

(4)腹腔穿刺放腹水的护理:术前向患者解释治疗目的、操作过程及配合方法,测体重、腹围、生命体征,排空膀胱以免误伤;术中及术后监测血压、脉搏、呼吸,了解病人有无不适。术后用无菌敷料覆盖穿刺部位,缚紧腹带,以防止腹穿后腹内压骤降;记录抽出腹水的量、颜色浑浊或清亮,将标本及时送化验室检查。

3. 健康教育

(1)宣传酗酒的危害,教育病毒性肝炎患者积极治疗、避免发生肝硬化。

(2)讲解疾病的知识、自我护理方法,依病情安排休息和活动、合理的营养,保持愉快的心情,生活起居有规律,做好个人卫生,预防感染。

(3)定期门诊复查,坚持治疗,按医师处方用药,避免随意加用药物,以免加重肝脏负担。

(4)教会患者及家属识别肝硬化常见并发症,例如当病人出现性格、行为改变等可能为肝性脑病的前驱症状,有呕血、黑粪时可能为上消化道出血,应及时就诊。

(林 征 顾则娟)

第 24 章

原发性肝癌

肝癌高发于东亚、东南亚、东非、中非和南非等。我国属肝癌高发区，居世界首位，我国的沿海（福建同安、广东顺德）和广西扶绥地区发病率明显高于西北和内陆地区。部分城市和农村的肝癌发病率相比较，农村的发病率较高。肝癌病死率在我国占恶性肿瘤死亡的第 2 位，男性仅次于胃癌居第 2 位，女性次于胃癌和食管癌居第 3 位。

原发性肝癌（primary liver cancer，PLC）为全球第五大常见恶性肿瘤，每年约有 50 万新发肝癌患者，病死率位居恶性肿瘤的第 3 位。我国肝癌的病死率居恶性肿瘤的第 2 位，占全世界肝癌死亡人数的 45%。

资料表明，高发区肝癌中位年龄较低，低发区则较高，说明致肝癌因素在严重流行区主要作用在幼年阶段，经 20～40 年而发病，故肝癌是侵犯中壮年的主要恶性肿瘤之一。

肝癌病程进展较快，肝细胞癌早期诊断率低，确诊时多已到中晚期，如不给予积极治疗，自然病程较短。巴塞罗那临床肝细胞癌分期：早期 5 年生存率为 20%，中期、晚期和终末期自然病程分别为 16 个月、6 个月和 3～4 个月。早期肝癌手术切除后，5 年生存率可达 79.8%～85.3%，所以早期诊断和积极治疗必将改善肝癌患者的预后。

【病因学】

原发性肝癌的病因至今尚不十分清楚，依据流行病学调查、临床观察和试验研究发现，可能与以下因素有关。

1. 病毒性肝炎、肝硬化与肝癌　临床研究发现，肝硬化发生肝癌的概率为 9.9%～16.6%。乙型和丙型肝炎病毒感染与肝癌关系密切，我国肝癌患者血中约 90% 可查出乙肝标记物，查出丙肝抗体为 10%～30%。甲型肝炎基本上与肝癌无关。

2. 黄曲霉毒素与肝癌　现已证实，黄曲霉毒素是迄今发现的最强的致肝癌物，富含于发霉的花生和玉米中，这种物质耐热，煮沸也难破坏。肝癌高发区患者多有吃花生类制品和霉变玉米的生活情况。

3. 其他因素　农村中饮水污染（饮用沟塘水）、吸烟、饮酒、遗传、微量元素（低硒、钼、锰、锌和高镍、砷）等因素都与肝癌发生率存在关联。

尽管肝癌的病因尚未完全清楚，但针对上述初步发现，对肝癌的一级预防仍是"改水、防霉、防肝炎"的七字预防方针。

【分子生物学】

肝癌的发生发展是一个多因素、多阶段的过程。其根本的变化是多种基因导致肝细胞遗传学特征的改变。可能有多个癌基因在不同时期的激活，并可能有多个抑癌基因的失活。肝癌发生的分子生物学基础包括：染色体畸变、癌基因的激活、生长因子及其受体的异常、抑癌基因的失活等。肝癌已发现的癌基因激活包括 N-ras、H-ras、C-myc、c-fos、c-ets-2。已发现的抑癌基因失活包括 p53、TRR、CDKN2 等。

【病理】

原发性肝癌的大体分型可分为以下四型。

1. 结节型　最为常见，多伴有肝硬化。通常肿瘤直径<5cm，又可分为单结节、融合结节和多结节三个亚型。单结节指单个癌结节，边界清楚，有包膜，周边常见小卫星结节；融合结节指边界不规则，周围结节散在；多结节指癌结节分散于肝脏各处，边界清楚或不规则。

2. 块状型　肿瘤直径>5cm，其中>10cm 者为巨块型。较少伴有肝硬化或硬化程度较轻微。

3. 弥漫型　癌结节小，成弥漫分布，全肝满布无数灰白色点状结节，肉眼难以和肝硬化区别。

4. 小癌型　单个癌结节直径<3cm，或相邻两

个癌结节直径<3cm,通常边界清楚,常有明确包膜。

从病理组织上可分为三类:肝细胞型、胆管细胞型和两者同时出现的混合型,我国绝大多数原发性肝癌是肝细胞肝癌,占90%以上。另外,近年发现一种特殊组织学类型的肝细胞肝癌——纤维板层肝癌,多见于青年人,单个结节,生长较慢,少有

HBV感染,少合并肝硬化,预后较好,西方国家多见。

【临床分期】

对肝癌的最新分期方案为国际上公认的TNM分期法(表24-1,表24-2),有统一评判疗效的重要价值。

表 24-1　TNM 分级

分级	形态学
T	肿瘤
T_1	单个肿瘤,无血管侵犯
T_2	单个肿瘤,有血管侵犯,或多个肿瘤但无病灶>5cm
T_3	多个肿瘤,任一病灶>5cm,或肿瘤侵犯肝门静脉或肝静脉的任一分支
T_4	肿瘤直接侵犯邻近器官,除外胆囊或脏腹膜的突破
N	区域淋巴结
N_X	不能评估的区域淋巴结转移
N_0	无区域淋巴结转移
N_1	有区域淋巴结转移
M	远处转移
M_X	不能评估的远处转移
M_0	无远处转移
M_1	有远处转移

表 24-2　TNM 分期

分期		形态学		
早期	I 期	T_1	N_0	M_0
中早期	II 期	T_2	N_0	M_0
中晚期	IIIa 期	T_3	N_0	M_0
	IIIb 期	T_4	N_0	M_0
	IIIc 期	T任何级	N_1	M_0
晚期	IV 期	T任何级	N任何淋巴状态	M_1

【临床表现】

在肝癌的早期,多无任何自我感觉,通常是通过甲胎蛋白检测普查发现而作出诊断。中晚期肝癌患者才有明显的自我感觉,其起病症状以肝区疼痛为最多,其次是上腹发现肿块、食欲减退、发热、消瘦、乏力、腹胀、急腹痛等。如发现上腹巨块型或多结节肿块、上腹肝区疼痛、食欲减退、体重减轻和乏力等,则要考虑肝癌的可能。

1. 肝区疼痛　有50%以上的患者以此为首发症状,多为持续性钝痛、刺痛或胀痛。主要是由于肿瘤迅速生长使肝包膜迅速增加所致。位于肝右叶顶部的癌肿累及横膈,则疼痛可牵涉至右肩背

部。当肝癌结节发生坏死、破裂引起腹腔内出血时,则表现为突然引起右上腹剧痛或压痛,出现腹膜刺激征等急腹症表现。

2. 全身和消化道症状　早期常不引起注意,主要表现为乏力、消瘦、食欲减退、腹胀等。部分患者可伴有恶心、呕吐、发热、腹泻等症状。晚期则出现贫血、黄疸、腹水、下肢水肿、皮下出血及恶病质等。

3. 肝大　为中晚期肝癌最常见的主要体征,约占95%。肝大呈进行性,质地坚硬,边缘不规则,表面凹凸不平呈大小结节或巨块。癌肿位于肝右叶顶部者可使膈肌抬高,肝浊音界上升。在不少情况下,肝大或肝区肿块是患者自己偶然扪及而成为肝癌的首发症状的。肝大显著者可充满整个右上腹或上腹,右季肋部明显隆起。

【诊断要点】

采用甲胎蛋白检测和B超等现代影像学检查,诊断正确率可达90%以上,有助于早期发现,甚至可检出无症状或体征的极早期小肝癌病例。

1. 定性诊断

(1)血清甲胎蛋白测定:本法对诊断肝细胞癌有相对的专一性。应用琼脂扩散法或对流免疫电泳法等低敏的检测方法,阳性率约为70%。采用高敏方法,如火箭电泳自显影或反向间接血细胞凝集

法测定,可提高阳性率,并可广泛应用于普查以发现无症状的早期患者,但出现假阳性的机会也随之增加。如高低敏检测方法配合对照并做动态观察,诊断的正确率可达 90% 以上,如 a-FP 对流免疫电泳法持续阳性或定性＞500μg/L,并能排除妊娠、活动性肝病、生殖腺胚胎性肿瘤等,应考虑为肝细胞癌。

(2)血液酶学及其他肿瘤标记物检查:肝癌患者血清中-谷氨酰转肽酶、碱性磷酸酶和乳酸脱氢酶同工酶等可高于正常。此外,原发性肝癌患者血清中 5′-核苷酸磷酸二酯酶等的阳性率亦较高。但由于缺乏特异性,多作为辅助诊断。

2. 定位诊断

(1)超声检查:采用分辨率高的超声显像仪检查,可显示肿瘤的大小、形态、所在部位以及肝静脉或肝门静脉内有无癌栓等,其诊断符合率可达 84%,能发现直径 2cm 或更小的病变,是目前有较好定位价值的非侵入性检查方法。

(2)放射性核素肝扫描:对肝癌诊断的阳性符合率为 85%～90%。但对于直径＜3cm 的肿瘤,不易在扫描图上表现出来。采用放射性核素发射计算机体层扫描(ECT)则可提高诊断符合率,可分辨 1～2cm 病变。

(3)CT 检查:可检出直径 2cm 左右的早期肝癌,应用增强扫描可提高分辨率,有助于鉴别血管瘤。对肝癌的诊断符合率可达 90%。

(4)选择性腹腔动脉或肝动脉造影检查:对血管丰富的癌肿,其分辨率低限约 1cm,对＜2cm 的小肝癌其阳性率可达 90%,是日前小肝癌定位诊断检查方法中最优者。

(5)X 线检查:腹部透视或平片可见阴影扩大。肝右叶的癌肿常可见右侧膈肌升高、活动受限或呈局限性凸起。位于肝左叶或巨大的肝癌,X 线钡剂检查可见胃和横结肠被推压现象。

(6)磁共振成像(MRI):诊断价值与 CT 相仿。

(7)肝穿刺行针吸细胞学检查:有确诊意义,目前多采用在 B 超引导下行细针穿刺,有助于提高阳性率,但有出血、肿瘤破裂和针道转移等危险。对经过各种检查仍不能诊断,但又高度怀疑或已经定性诊断为肝癌的患者,必要时应做剖腹探查。

【治疗要点】

1. 肝癌的外科治疗

(1)手术适应证:随着外科技术的不断改进、提高及相关学科的进步,肝癌切除手术的风险已经逐步下降,各种手术的死亡率平均为 5% 以下,为了降低手术死亡率及并发症的发生、提高疗效,临床应严格掌握手术适应证。

①肝有实质性占位病变:依据 B 超、CT、MRI 等影像学检查中任何一项提示肝确实存在实质性占位病变,并且具有切除指征。强调各种影像学检查的结论应该一致或近似,因各自均有一定的局限性,故各种检查相互配合,并配合实验室检查结果明确术前诊断。

②临床诊断不能排除肝癌,个别肝癌并无典型表现,甚至酷似良性病变。但当怀疑恶性肿瘤时,不应等待观察,应探查切除,以免延误治疗时机。

③肿瘤单发或局限:一般单发肿瘤手术效果最好,可考虑以段为单位切除。如肿瘤 2 个以上,但局限于半肝之内,可考虑行半肝或行大半肝切除。如肿瘤位于两处,相距甚远且较局限,也可考虑行两处段切除。但肿瘤多个且广泛者,通常手术将加速病情发展。

④肝硬化 Child A 级:严重肝硬化往往伴肝萎缩、肝功能欠佳及肝门静脉高压,此类患者不能耐受肝切除时出血、输血、肝门阻断等对肝的打击。故对此类患者,甚至小肝癌只需小块肝切除者也应极为慎重。

⑤肝功能正常:A/G＞1.5,总蛋白＞65g/L,血清总胆红素(TB)＜25μmol/L,凝血酶原时间(PTT)＞75%。

⑥胆碱酯酶正常或接近正常、肾功能正常、无肝门静脉主干癌栓、无远处多发转移、腹水量少(＜500ml)等皆为肝癌手术适应证。

(2)手术禁忌证:在一些情况下,手术风险加大、死亡率高,并不能延长生存期。下列情况不宜手术:严重肝硬化或肝萎缩、严重肝功能异常、肝细胞性黄疸、腹水、肿瘤过大余肝较少、肿瘤广泛播散或散在多结节型、肝门静脉主干及肝内门静脉同时有癌栓、远处多发转移、其他严重心肺肾等疾病。

对部分条件较差的患者可积极准备条件,待时机成熟,再行手术切除。但对绝大多数患者,应果断放弃手术,改用其他姑息性外科或非手术方案。

(3)术前检查与准备:充分地术前检查及准备是减少手术并发症及提高疗效的重要因素之一。

①术前常规检查:血常规、出凝血时间及血小板计数、尿常规、粪常规及隐血、肝功能、血清 AFP、病毒指标、肝肿瘤标记物、血糖、胸部 X 线片、心电图等。

②肝功能的半定量检测：除了肝的常规功能检测外，还有一些肝的半定量功能检测也可从不同程度反映肝的功能。如吲哚氰绿试验（ICG）、利多卡因代谢试验（MEGX）、氨基比林呼吸试验、口服葡萄糖耐量试验和胰高血糖素负荷试验、半乳糖清除能力试验等已在临床上应用，其中 ICG 和 MEGX 在临床研究较多，日本、欧美等国家和中国香港地区将其与总胆红素或肝残余体积测定结合，用于临床上肝功能的评估。

ICG 是一种色素，静脉注射后选择性地被肝细胞摄取，在逐步排入胆汁中，它不从肾排泄，也不参加肝肠循环，是反映肝储备功能的理想指标。此试验能够客观地反映肝储备功能，对外科术式的选择、手术时机的确定有较高的价值。ICGR 15 正常值＜12.1％，ICGR＞40％ 或 ICGRmax＜0.4mg/（kg·min）禁忌各类肝切除术。

（4）术式的选择：应根据患者全身情况、肝硬化程度、肿瘤大小和部位以及肝代偿功能等而定。可分为肝叶切除、半肝切除、三叶切除、肝段或次肝段或局部切除。肝切除手术中一般至少要保留正常肝组织的 30％，对有肝硬化者肝切除量不应超过 50％。

（5）肝移植在肝肿瘤的应用：Ring 总结肝癌肝移植术后 5 年生存率仅为 15.2％。由于慢性排异、感染和外科并发症，仅有少数病例可长期生存。对晚期、进展期肝癌是否行肝移植有待进一步探讨。

2. 肝癌的综合治疗　肝癌的综合治疗在肝癌的治疗中占有重要地位。尽管肝癌的外科治疗取得了显著的进步，但 50％以上的肝癌仍不能应用外科手术切除，除外科治疗外还包括介入治疗、生物治疗、中医药治疗、放射治疗、全身化疗、激素治疗和基因治疗等，对晚期肝癌可以起到姑息性治疗的作用，提高生存质量和延长生存期。

（1）肝癌的介入治疗：以往治疗对象主要为不能手术的中晚期肝癌，近几年来对小肝癌的治疗也取得一定进展。而且，介入治疗已经从单一的动脉灌注化疗栓塞发展成一个多种方法并举、标本兼治的较完整的治疗系统。

①动脉化疗栓塞的适应证：主要依据肿瘤的分期、肝功能情况以及患者的体质而定，肝功能 child-pugh 分类法应该作为介入治疗评价危险性及预测疗效的一项重要指标。适应证为：小肝癌；肿瘤较大不宜行 I 期根治手术，可先行介入治疗，待肿瘤缩小后行 II 期根治性手术切除；肝癌根治术后行肝动脉化疗栓塞治疗预防复发，主要作用是进一步清除肝内可能残存的肝癌细胞，首次可在术后 4～6 周进行，间隔 2～4 个月重复；由于部位特殊，如肿瘤邻近大血管不宜手术者；中晚期肝癌合并肝门静脉瘤栓，作为姑息性治疗以减轻疼痛，延长生命。

②动脉灌注化疗原理：动脉灌注化疗与全身化疗相比，前者实际上是局部化疗，可显著提高肿瘤组织药物浓度，全身循环浓度明显降低。由于治疗是将导管选择性插入靶器官的动脉内注射药物，因此到达局部的药物浓度为 100％，通过靶器官代谢消耗一部分药物，其余部分经过靶器官静脉回流进入体循环，这时相当于药物从静脉注入，药物以一定的百分比再次进入病变器官，由于药物进入器官时不断地分解排泄，随着不断循环，药物浓度逐渐降低，直到全部清除。

③动脉栓塞原理及栓塞剂的选择：正常肝组织由肝动脉和肝门静脉供血，其中 70％～75％的血来源于肝门静脉。肝癌血供的 95％来自肝动脉，而有包膜的肝癌完全由肝动脉供血，非包膜的病灶及浸润性病变同时接受周边肝窦及肝门静脉供血。栓塞肝动脉可以阻断肿瘤的血供，控制肿瘤的生长，使肿瘤坏死缩小，而对正常肝组织影响小。

常用的栓塞剂。a. 碘化油：是治疗肝癌最常用的栓塞剂，常与化疗药物如 MMC、ADM 等混合使用，虽不一定增加栓塞部位的药物浓度，但可使药物延迟释放形成化学性栓塞。碘化油常用剂量为 10～20ml。笔者认为在治疗中应多使用超液化碘油，它除了有栓塞剂的功能外，还因含有罂粟籽油而具有较强的镇痛作用，克服了国产 40％碘化油在肝癌栓塞中的疼痛难忍的不良反应。b. 吸收性明胶海绵：属中效类栓塞剂，7～21d 可吸收，安全、无毒、价廉，常用于控制出血。c. 不锈钢圈：由不锈钢丝制成簧状并盘曲附带织物，主要用来栓塞大分支的动静脉瘘，以及肿瘤破裂出血作肝动脉主干的栓塞。d. 放射性微球：必备的条件为肿瘤血供丰富，微球能够在肿瘤内大量积聚；正常肝组织内微球分布均匀，以减少因局部放射性核素积聚而造成的肝坏死。

④不良反应及处理原则：经动脉灌注化疗后出现的不良反应通常比全身化疗轻，常见的反应有轻度恶心、呕吐、食欲缺乏、白细胞下降、脱发、乏力。有效的止吐药物，如昂丹司琼（枢复宁）、格雷司琼（康泉）等可减轻消化道反应；集落刺激因子的应用可以缓解骨髓抑制，提高白细胞。

肝动脉栓塞后最常见的反应是栓塞综合征,上述的症状有可能加重,除此之外还可见发热、腹痛、黄疸、腹水、麻痹性肠梗阻、非靶器官栓塞。上述反应多为一次性,对症处理即可。发热多为肿瘤坏死吸收热,其程度与肿瘤大小、坏死范围相关,并随时间改变而改变,体温可至 $38\sim39℃$,多为 $7\sim14d$。疼痛与所用栓塞剂的种类、用量以及患者对疼痛的敏感程度有关,如影响睡眠及日常活动则必须给予强力镇痛治疗。此外,还可以在短期内给予一定剂量的地塞米松缓解肿瘤水肿及发热,吲哚美辛(消炎痛)栓对缓解发热也有一定的作用。动脉栓塞后肿瘤内发生液化坏死,在坏死组织内有细菌增殖,术后应给予抗感染治疗,尤其使用甲硝唑类抗生素可有效防止感染。

(2)肝癌的其他局部治疗:经皮乙醇注射治疗(PEI)、冷冻治疗、射频热治疗技术(RFA)。

(3)肝癌的生物治疗:包括免疫治疗和基因治疗。

免疫治疗包括细胞因子疗法、肝癌抗肿瘤抗体疗法、肝癌抗肿瘤效应细胞疗法和肝癌肿瘤疫苗疗法。

基因治疗是将 DNA 转染到细胞中,以获得独特的治疗性蛋白的表达。通过使用转基因治疗肝癌有 3 个途径:免疫刺激、细胞毒作用和基因校正。转基因的潜力是无限的,但目前的研究只是初步的,治疗的效果有待临床确认。

【护理措施】

1. 术前护理

(1)心理护理:有研究表明绝大多数肝癌患者发现即为晚期、多有乙肝病史和腹水体征等,因而有不同程度的恐惧、愤怒、抑郁、焦虑、孤独等心理障碍,对健康极为不利。因此,实行全面的身心护理意义重大。护士应掌握心理护理有关知识和基本方法,从整体护理观念出发护理患者,多与患者接触,了解病情及各种心理变化,进行针对性的指导,给患者精神、心理上的支持,使尽快解脱心理负担,树立战胜疾病的信心,维持机体的正常功能状态,提高自身免疫功能,增进治疗所取得的效果。

(2)提高患者对手术的耐受能力:在确定诊断和手术适应证的同时,要全面了解患者的各项检查结果。由于多数患者合并肝硬化,可伴有低蛋白血症或凝血功能障碍。补充蛋白质及改善凝血功能,提高机体对手术的耐受力,预防并发症,加快手术后的康复。同时术前应给予抗生素,预防或控制感染。

(3)呼吸道准备:术后患者常因切口疼痛不敢咳嗽,使呼吸道分泌物难以咳出,术前戒烟可减少呼吸道刺激和分泌物形成;训练患者做深呼吸和有效咳嗽,即深呼吸后再咳嗽,将痰液咳出,以改善或增加肺通气。

(4)皮肤准备:术前备皮是清除手术区域皮肤的毛发和污垢,避免切口感染的重要措施。术前一日进行手术区域的皮肤准备,操作应仔细,切勿割伤皮肤,并注意清洁脐部,必要时用松节油除去油脂性污垢。

(5)胃肠道准备:术前一日进流质饮食,当晚 8 时开始禁食,术前 $4\sim6h$ 禁饮水,术前日晚进行灌肠。

2. 术后专科护理 手术对人体是一种创伤,术后难免有痛感、创伤后反应和某种程度的功能障碍,而且可能发生某些并发症。手术后的护理就是要保证患者修养,防止术后并发症和尽早恢复生理功能,达到手术治疗的预期效果。

(1)一般护理

①密切观察有无出血情况。严密监测生命体征的变化,如出现血压下降、脉搏细数、在排除补液不足的情况下,应首先考虑到出血,及时通知医师并协助处理;同时需密切观察引流量,如引流管堵塞,血液可流入腹腔,需定时监测脉搏、血压、指端血管充盈情况等。必要时行再次手术止血。

②安置体位和协助患者活动。去枕平卧、头偏向一侧,以便口腔内呕吐物或分泌物流出,必要时吸痰,防止舌后坠,确保呼吸道通畅。患者清醒后如血压稳定,取半卧位,减轻腹壁张力,以利于呼吸和血液循环,防止形成膈下脓肿。为防止术后肝断面出血,一般不鼓励患者早期下床活动。术后 24h 内卧床休息,避免剧烈咳嗽。病情稳定后制订活动计划,合理安排,鼓励并协助患者逐渐增加活动量。接受半肝以上切除患者,间断吸氧 $3\sim4d$。

③密切观察有无感染征象。肝癌术后的感染是多方面的,监测体温、血常规及切口情况,及时向医生汇报。

④对肝功能不良伴腹水者,积极保肝治疗,严格控制水和钠盐的摄入量,准确记录 24h 出入量。每天观察、记录体重及腹围。

(2)术后并发症的观察及护理、肝叶切除范围愈大,原有肝功能愈差,术后发生并发症的可能性愈大,术后早期观察及护理至关重要。

肝切除术后常见的并发症包括术后出血、上消化道出血、胸腔积液、胆瘘、膈下感染、切口感染和肺炎等,发生率可高达 40%～60%。肝硬化患者术后并发症发生率是非肝硬化患者的 3～5 倍。并发症不但增加患者痛苦,加重经济负担,而且会导致患者死亡。因此,术后及时发现并正确处理各种并发症,对降低术后 30d 病死率和提高肝癌肝切除治疗效果有重要意义。

①腹腔内出血。常见原因为血管性活动性出血、凝血功能障碍。

a. 血管性活动性出血:肝脏手术后监护的重点之一是患者血流动力学稳定情况和腹腔内有无活动性出血。肝切除后在肝下或膈下放置的腹腔引流管,一般均有淡血性液体引出,液量应逐渐减少,一般 3～5d 可拔出。肝创面渗血,其引流液的颜色逐渐变浅淡,量逐渐减少。术后的腹水、渗出液均表现为大量的血性引流液,血色淡,无凝血块。引流管内和引流管周围发现有凝血块时,应是活动性出血,且多是动脉性,往往不能自止;肝静脉、肝门静脉支的压力低,出血容易自止。

b. 凝血功能障碍:多为去纤维蛋白综合征引起,后者有多为弥散性血管内凝血引起。发生去纤维蛋白综合征的常见情况是:肝疾病情况下,手术时间长,创伤大,出血多,大量输血(一般＞4 000ml);患者曾行体外循环或体外静脉-静脉转流术;严重感染,内毒素破坏等。

发生去纤维蛋白综合征的患者表现为切口渗血不止,创面出血,甚至广泛皮下出血。检测出血时间、凝血时间、凝血酶原时间、部分凝血活酶时间均延长,血小板减少,纤维蛋白原减少。

处理原则:纠正血容量不足;补充凝血物质,如纤维蛋白原,凝血酶原复合物,冷沉淀,浓缩血小板等,并输注新鲜血、血浆;氨基己酸或对羧基苄胺静脉滴注。

护理:做好患者及家属的心理护理,稳定患者情绪;密切观察生命体征变化。观察伤口敷料,腹腔引流液的量、色、性质等情况;保持输液通畅,遵医嘱给予补液、止血药物,必要时输血,并给予吸氧;指导患者卧床休息,出血停止后根据具体情况鼓励患者在床上或床边活动;无消化道出血时,指导患者进流食、半流食或软食,避免冷硬食物;观察尿量,准确记录 24h 出入量;做好基础护理,预防肺部感染、压疮等的发生。

②上消化道出血:肝手术后可发生应激性溃疡出血和食管下段胃底静脉曲张破裂出血,多发生在术后 2 周内,重者可发生失血性休克。临床表现为:胃肠减压管引流出血性或咖啡色胃液或出现呕血、黑粪,可反复发生;出血严重者可引起心率加快和血压下降;患者少有腹痛。

处理原则:重视预防,术后立即用 H_2 受体阻断药,如西咪替丁或奥美拉唑;禁食,留置胃肠减压,避免胃扩张;疑为静脉曲张破裂出血时,插入三腔两囊管压迫止血,并加用生长抑素;出血量大导致血压不稳定和经上述处理 48h 后仍有出血者,应考虑行手术止血。

护理:做好心理护理,稳定患者情绪,及时清除呕吐物,保持床单位的清洁,减少对患者的不良刺激;密切观察生命体征的变化,胃肠减压引流出血性或咖啡色胃液,或出现呕血、黑粪等,应协助医生紧急处理;保持呼吸道通畅,及时清除口腔内的物质,昏迷患者头偏向一侧,防止误吸,床边备好负压吸引器,做好紧急处理的准备;输液通畅,记录 24h 出入量。

③肝性脑病:详见本书第 25 章肝性脑病。

④胆汁瘘:原因有肝断面小胆管渗漏或胆管结扎线脱落、胆管损伤、胆囊管残端结扎线脱落。

处理原则:严密观察有无腹部压痛、反跳痛,腹腔引流物内有无胆汁等;如引流物内有胆汁而无腹膜炎的症状与体征,应保持引流管通畅,一般一周左右肝断面被纤维蛋白组织封闭瘘口可自愈;如发生胆汁性腹膜炎,可出现明显的腹痛、腹部压痛和反跳痛,心率加快和体温升高,腹腔穿刺可吸出胆汁样液体,病情严重者可出现血压下降甚至危及生命。应尽早手术探查,彻底清理和冲洗腹腔,寻找原因妥善处理后安放引流管;时间较久的胆汁瘘,应了解胆总管下端是否有梗阻存在,如无胆管梗阻,可使用生长抑素,加强营养支持,促进组织生长和瘘口愈合。

护理:术后应严密观察有无腹部压痛、反跳痛及心率加快和体温升高等胆汁性腹膜炎症状;观察切口敷料有无胆汁渗出,如有应及时更换敷料,并注意保护切口周围的皮肤,必要时局部涂氧化锌软膏;保持引流管的通畅,观察引流物的色、量、性质并准确记录;做好患者及家属的心理护理,稳定患者情绪;疼痛剧烈时,可给予双氯芬酸钠等镇痛药。

⑤膈下脓肿:膈下脓肿是肝手术后的严重并发症之一,多继发于各种原因的胆瘘、术后积液引流不全和肝脓肿破溃到膈下等。表现多不典型,常伴

有发热。肝上型膈下脓肿可出现下胸痛，肝浊音界升高，刺激性咳嗽，上腹部压痛和肌紧张。胸部X线片示患侧膈肌升高，可伴有气液面。患侧胸腔多有积液和（或）肺不张。左侧的膈下脓肿可并发纵隔炎、心包炎。肝下型膈下脓肿多出现上腹的压痛和反跳痛，B超和CT检查多可明确诊断。

处理原则：右侧膈下脓肿可反复在B超引导下穿刺抽脓后注射有效抗生素而治愈；较大的左侧脓肿或肝下型膈下脓肿应经上腹肋缘下切口切开引流。

护理：严密观察体温变化，高热者给予冷敷、乙醇擦浴等物理降温，鼓励患者多饮水，必要时应用药物降温；加强营养，鼓励患者多进食高热量、富含维生素的食物，据患者的口味和需要制订食谱，合理调配饮食，保证营养素的供给；鼓励患者取半坐位，以利于呼吸和引流。保持呼吸道通畅，鼓励患者行有效咳嗽和深呼吸训练；遵医嘱合理使用抗生素；穿刺过程中注意患者有无头晕、心悸、恶心、口唇发绀等症状，如发生应立即停止穿刺并积极处理，抽液量每次不超过1 000ml，抽液完毕指导患者卧床休息；做好基础护理，协助患者定时翻身和肢体活动，预防压疮的发生。

3. 健康教育

（1）遵医嘱定期复查，2年内每3个月复查1次；第2～5年每6个月1次；5年后每年1次；如有不适，及时就医。

（2）术后恢复期应选择高热量、高维生素、高纤维素的饮食，少食多餐。

（3）保证充足的睡眠，每日不少于10h。

（4）可在切口拆线2周后开始淋浴，平时可用温水擦浴。

（5）适当参加体育锻炼，避免剧烈运动，如散步、慢跑、打太极拳等。

（6）保持良好的心境，愉快的心情有利于机体康复，避免情绪进展和激动。

（徐　波）

■ 参考文献

[1] 汤钊猷.现代肿瘤学.2版.上海：复旦大学出版社,2003.

[2] 吴孟超,陈汉,沈锋.原发性肝癌的外科治疗(附5524例报告).中华外科杂志.2001,39:25-27.

[3] 高勇,彭南海.围手术期营养支持的护理.肠外与肠内营养,2006,13(3):190-191.

[4] 樊俭,王裕珍,江菊,等.肝癌患者社会支持状况的调查.分析及护理.护理研究,2006,20(11A):2858.

[5] 张智坚,杨甲梅,吴孟超.肝细胞癌根治性切除术标准的探讨.肝胆外科杂志,1999,7:180-182.

[6] 蔡汝珠,文朝阳,陈秀云.饮食护理干预对肝癌患者介入术后并发症的影响.护理学报,2007,14(4):71-72.

[7] Song TJ, Ip EW, Fong Y. Hepatocellular carcinoma: current surgical management. Gastroenterology, 2004, 127(5 Suppl 1):S248-260.

[8] 赵宇宏.营养护理的重要性及方法探讨.现代预防医学,2008,35(2):386-387.

[9] Clavien PA, Emond J, Vauthey JN, Belghiti J, Chari RS, Strasberg SM. Protection of the liver during hepatic surgery. J Gastrointest Surg,2004,8(3):313-327.

[10] 简志祥.原发性肝癌治疗的进展及展望.实用医学杂志,2007,23(6):773-775.

[11] Ribero D, Curley SA, Imamura H, et al. Selection for resection of hepatocellular carcinoma and surgical strategy: indications for resection, evaluation of liver function, portal vein embolization, and resection. Ann Surg Oncol, 2008,15(4):986-992.

[12] 张吉芝,唐红.恶性肿瘤患者的饮食护理.医学信息.2007,20(3):482-483.

[13] Miyazaki M, Kimura F, Shimizu H, et al. Surgical treatment for liver cancer. Current issues. Dig Surg. 2007, 24(2):120-125.

[14] Llovet JM. Updated treatment approach to hepatocellular carcinoma. J Gastroenterol. 2005,40(3):225-235.

[15] 樊嘉,王征.原发性肝癌的外科治疗进展.消化外科,2006,5(6):397-400.

[16] 闰玲,姜永亲,王瑛.对249例癌症患者症状的调查.中华护理杂志,2005,40(4):283-285.

[17] Aaronson NK, Ahmedzai S, Bergman B, et a1. The European organization for research and treatment of cancer QOL-C30: a quality of life instrument for usein international clinical trial in oncology. J Nail Cancer Inst, 1993,85(5):365-376.

[18] 李亚洁,刘雪琴,袁方,等.肝癌患者的社会支持状况及其护理对策.实用护理杂志,2000,16(5):3.

[19] 张玉红,何虹.护理干预对肝癌介入治疗患者生存质量的影响.齐鲁护理杂志,2010,(02):18-19.

[20] 吴美琴,李一桔,黄健捷.肝癌手术治疗营养护理的探讨.齐齐哈尔医学院学报,2009,(22):2834-2835.

[21] 金伟红,张卫国.巨大肝癌患者的围手术期护理.当代护士,2007,3:16-18.

第25章

肝 性 脑 病

肝性脑病（hepatic encephalopathy，HE），又称肝昏迷（hepatic coma），是严重肝病引起、以代谢紊乱为基础的中枢神经系统功能失调的综合征，以意识障碍、行为失常和昏迷为主要临床表现。

【病因与发病机制】

1. 病因　肝性脑病主要见于各型肝硬化（肝炎后肝硬化最多见），也可由门体分流手术引起。肝性脑病尤其是门体分流性脑病常有明显的诱因，常见的有上消化道出血；大量排钾利尿、放腹水；高蛋白饮食；感染；药物；便秘及其他（腹泻、外科手术、尿毒症、分娩等）。

2. 发病机制　肝性脑病的发病机制迄今未完全明了。一般认为产生肝性脑病的病理生理基础是肝细胞功能衰竭和肝门腔静脉之间有手术造成的或自然形成的侧支分流。来自肠道的许多毒性代谢产物，未被肝解毒和清除，经侧支进入体循环，透过血-脑脊液屏障而至脑部，引起大脑功能紊乱。肝性脑病时体内代谢紊乱是多方面的，脑病的发生可能是多种因素综合作用的结果，但含氮物质包括蛋白质、氨基酸、氨硫醇的代谢障碍，和抑制性神经递质的积聚可能起主要作用，糖和水、电解质代谢紊乱以及缺氧可干扰大脑的能量代谢，而加重脑病，脂肪代谢异常，特别是短链脂肪酸的增多也起重要作用，此外，慢性肝病患者大脑敏感性增加也是重要因素。

【临床表现】

一般根据意识障碍程度、神经系统表现和脑电图改变，将肝性脑病分为四期：

1. 一期（前驱期）　轻度性格改变和行为失常，如欣快激动或淡漠少言，衣冠不整或随地便溺。病人应答尚准确，但有时吐词不清且较缓慢。可有扑翼（击）样震颤，也称肝震颤，即嘱患者两臂平伸，肘关节固定，手掌向背侧伸展，手指分开时，可见到手向外侧偏斜，掌指关节、腕关节、甚至肘与肩关节急促而不规则地扑击样抖动。脑电图多数正常。此期历时数日或数周，有时症状不明显，易被忽视。

2. 二期（昏迷前期）　以意识错乱、睡眠障碍、行为失常为主。前一期症状加重，定向力和理解力均减退，对时、地、人的概念混乱，不能完成简单计算和智力构图（如搭积木）。可有言语不清，举止反常，多有睡眠时间倒错，昼睡夜醒，甚至有幻觉、恐惧、狂躁。此期患者有明显神经系统体征，如腱反射亢进、肌张力增高、巴宾斯基征阳性。有扑翼样震颤，脑电图有特征性异常。患者可出现不随意运动及运动失调。

3. 三期（昏睡期）　以昏睡和精神错乱为主。各种神经体征持续存在或加重，患者大部分时间呈昏睡状态，但可唤醒，醒时可应答问话，但常有神志不清和幻觉。扑翼样震颤仍可引出，脑电图有异常表现，锥体束征常呈阳性。

4. 四期（昏迷期）　神志完全丧失，不能唤醒。浅昏迷时，对疼痛刺激有反应，腱反射和肌张力仍亢进；由于患者不能合作，扑翼样震颤无法引出。深昏迷时，各种反射消失，肌张力降低，瞳孔散大，脑电图明显异常。

以上各期的分界不很清楚，前后期临床可有重叠。肝功能损害严重的肝性脑病常有明显黄疸、出血倾向和肝臭，易并发各种感染，肝肾综合征和脑水肿等情况，使临床表现更加复杂。

【辅助检查】

1. 血氨　慢性肝性脑病尤其是门体分流性脑病患者多有血氨增高。急性肝功能衰竭所致脑病的血氨多正常。

2. 脑电图检查　肝性脑病前驱期脑电图正常，昏迷前期到昏迷期，脑电图明显异常。典型的改变为节律变慢，出现每秒 4～7 次的 θ 波和每秒 1～3

次的 δ 波。

3. 诱发电位　是体外可记录的电位,由各种外部刺激经感觉器传入大脑神经元网络后产生的同步放电反应,可用于亚临床或临床肝性脑病的诊断。

4. 简单智力测验　目前认为心理智能测验对于诊断早期肝性脑病包括亚临床脑病最有用。内容包括数数字、数字连接、简单计算、书写、构词、画图、搭积木、用火柴杆搭五角星等,其中以数字连接试验最常用,其结果容易计量,便于随访。

【治疗要点】

1. 消除诱因　尽量避免使用麻醉、镇痛、安眠、镇静等类药物,可减量使用(常量的 1/2 或 1/3)地西泮、东莨菪碱,并减少给药次数,或用异丙嗪、氯苯那敏(扑尔敏)等抗组胺药代替。必须及时控制感染和上消化道出血,避免快速和大量的排钾利尿和放腹水。注意纠正水、电解质和酸碱平衡失调。

2. 减少肠内毒物的生成和吸收

(1)饮食:限制蛋白质摄入量。

(2)灌肠或导泻:保持排便通肠,清除肠内积食、积血或其他含氮物质以减少氨的生成和吸收。可用 0.9% 氯化钠溶液或弱酸溶液(0.9% 氯化钠溶液 500ml 加食醋 50g)灌肠,或用 50% 山梨醇 10～20ml 或 25% 硫酸镁 40～60ml 导泻。

(3)抑制肠菌生长:口服新霉素,每日 4g,或先用氨苄西林、卡那霉素等,可抑制大肠埃希菌生长而减少氨的产生,同时用甲硝唑 0.2g,每日 4 次,可望收到更好效果。

(4)乳果糖(lactulose):是一种合成的双糖,口服后不被吸收,在结肠内细菌分解为乳酸和醋酸,使肠内呈酸性而减少氨的形成和吸收。在有肾功能损害或听觉障碍、忌用新霉素时,或需长期治疗者,乳果糖为首选药物。不良反应有饱胀、腹痛、恶心、呕吐等。

3. 促进有毒物质的代谢与清除,纠正氨基酸代谢的紊乱

(1)降氨药物。①谷氨酸钾或谷氨酸钠:其机制是与游离氨结合形成谷氨酰胺,从而降低血氨。每次用 4 支加入葡萄糖注射液中静脉滴注,每天 1～2 次。该药偏碱性,碱中毒时要慎用。根据电解质情况选钠盐或钾盐。本药静脉滴注过快可引起呕吐、流涎及面部潮红。②精氨酸:可与氨合成尿素和鸟氨酸,从而降血氨。该药酸性,适用于碱

中毒时,常用剂量为 10～20g 加入葡萄糖注射液中静脉滴注,每天 1 次。

(2)纠正氨基酸代谢紊乱。静脉滴注支链氨基酸混合液,每次用量 500～1 000ml,提高支链氨基酸芳香族氨基酸比值,使之恢复到 3 左右。

(3)纠正假性神经递质。左旋多巴,本品能通过血-脑脊液屏障变为多巴胺,进而形成去甲肾上腺素,恢复中枢神经系统的正常兴奋性递质,以恢复神志。一般每日 2～4g,分次口服或鼻饲,或以 200～500mg 加入葡萄糖注射液中静脉滴注,疗效不肯定。

(4)苯二氮䓬受体拮抗药。氟马西尼(flumazenil)是第一个特异性苯二氮䓬(BZ)类药物的拮抗药,通过与中枢 BZ 受体结合,逆转其中枢药理作用。一般认为氟马西尼治疗肝性脑病具有作用快、时间短、治疗指数高的特点,无明显不良反应,只是部分患者在静脉注射后可引起轻微和短暂的恶心、呕吐,无明显的心肺后遗症。

4. 人工肝和肝移植　用药用炭、树脂等进行血液灌注或用聚丙烯腈进行透析,清除血氨和其他毒物,对急、慢性肝性脑病有一定疗效。原位肝移植为各种终末期肝病患者提供了新的治疗途径。

5. 其他对症治疗

(1)纠正水、电解质和酸碱平衡失调:每日入液总量以不超过 2 500ml 为宜。肝硬化腹水患者的入液量一般控制在 1 000ml 内。

(2)保护脑细胞功能:用冰帽降低颅内温度,以减少能量消耗,保护脑细胞功能。

(3)保持呼吸道通肠:深昏迷者,应做气管切开排痰吸氧。

(4)防治脑水肿:积极利尿,20% 甘露醇 250ml 静脉快速滴注或推注为目前较多采用的脱水治疗措施。50% 葡萄糖静脉推注或口服 50% 甘油可作为辅助脱水方法。

(5)防止出血与休克:有出血倾向者,可静脉滴注维生素 K_1 或输鲜血,以纠正休克,缺氧和肾前性尿毒症。

【护理措施】

1. 基础护理

(1)饮食护理

①热量:昏迷不能进食者可经鼻胃管供食,鼻饲液最好用 25% 的蔗糖或葡萄糖溶液。胃不能排空时应停鼻饲,改用深静脉插管滴注 25% 葡萄糖注射液维持营养。

②蛋白质:a. 开始数日内禁食蛋白质,避免氨基酸在肠道内分解产氨。b. 神志清楚后可逐渐增加蛋白质饮食,每天 20g,以后每隔 3~5d 增加 10g/d,短期内不超过 40~60g/d。c. 以植物蛋白质为主,因植物蛋白质含蛋氨酸、芳香族氨基酸少,含支链氨基酸较多,且能增加粪氮排泄。此外,植物蛋白含非吸收性纤维,被肠菌酵解产酸有利于氨的排除,且有利于通便,适合于肝性脑病。

③脂肪可延缓胃的排空宜少用。

④维生素:饮食中应有丰富维生素,尤其是维生素 C、维生素 B、维生素 E、维生素 K 等。

(2)加强心理护理和家属支持:重视患者及家属心理状态的改变,及时、耐心地向家属解释疾病的诱因及其转归,以取得家属的配合,促进患者的康复。对患者的不正常行为,采取体谅、宽容的态度,切忌嘲笑,态度和蔼镇定、动作轻快从容,以同情理解的态度和家属进行沟通,得到家属的积极配合共同参与护理。

2. 疾病护理

(1)病情观察:严密观察和记录患者的意识、性格、智能等方面的细微变化,如睡眠规律的改变,言语、性格,自我照顾能力,扑翼样震颤等,以便及时发现、及时处理以控制病情的发展。记录 24h 出入液量,每日总入量以不超过 2 500ml 为宜。遵医嘱定期按需测定血电解质、血氨、尿素氮等,维持水、电解质、酸碱平衡。

(2)对症护理:昏迷患者按昏迷常规进行护理,患者仰卧位,头偏向一侧,保持呼吸道通畅,防止舌后坠阻塞呼吸道,必要时吸氧。用床挡保护患者,防止坠床。做好口腔、皮肤、呼吸道、泌尿道等的护理,以免发生压疮、吸入性肺炎和其他感染而加重肝性脑病。给患者做肢体的被动运动,防止静脉血栓形成和肌肉萎缩。必要时用冰帽降低颅内温度,以减少脑细胞消耗,保护脑细胞功能。

(3)用药护理:注意观察药物的疗效与不良反应。尿少时少用谷氨酸钾,明显腹水和水肿时慎用谷氨酸钠。精氨酸静脉滴注速度不宜过快,以免产生流涎、面色潮红和呕吐等不良反应。长期服新霉素的患者中少数出现听力或肾功能减损,故服用新霉素不宜超过 1 个月。乳果糖应用中应注意有无饱胀、腹绞痛、恶心、呕吐等不良反应。

3. 健康教育

(1)疾病知识指导:帮助病人及家属了解病因及诱发因素,并加以避免。一旦有诱发因素存在,及时就诊。

(2)饮食及生活指导:嘱病人养成良好的生活习惯,保持大便通畅。平时注意保暖,防止感冒。使病人能了解减少饮食中蛋白质的重要性,从而能自觉遵守。

(3)用药指导:教育病人严格遵医嘱服药,以利于尽早康复。

(4)照顾者指导:指导家属学会观察病人的思维过程、性格行为、睡眠等方面的改变,确保及时发现及早治疗。

(林 征 顾则娟)

第 26 章

急性胰腺炎

急性胰腺炎（acute pancreatitis，AP）是指胰腺分泌的消化酶被激活后对胰腺及其周围组织自身消化所引起的急性化学性炎症。临床以急性上腹痛、恶心、呕吐、发热及血、尿淀粉酶增高为特点，是常见的消化系统急症之一。本病多见于青壮年，女性多于男性。

【病因与发病机制】

急性胰腺炎的病因很多，但多数与胆道疾病和饮酒有关。在我国，胆道疾病是主要病因，占50%以上；在西方国家，大量饮酒是主要病因。

1. 胆道疾病　包括胆石症、胆系感染和胆道蛔虫等，约2/3的急性胰腺炎病人有胆结石，以女性多见，又称为胆源性急性胰腺炎。

2. 暴饮暴食和酗酒　急性胰腺炎患者在发病前常有饮食过度或同时饮酒的情况。

3. 胰管阻塞　各种原因（如胰管结石、炎症、肿瘤、狭窄等）引起的胰管阻塞造成胰液排泄障碍，胰管内压力增高，可使胰腺泡破裂，胰液溢入间质，引起急性胰腺炎。

4. 手术与创伤　腹腔手术特别是胰胆或胃手术、腹部钝挫伤等可直接或间接损伤胰腺组织与胰腺的血液供应引起胰腺炎。ERCP检查后，少数可因重复注射造影剂或注射压力过高而发生胰腺炎。

5. 其他　十二指肠乳头邻近部位的病变，某些内分泌和代谢疾病（如高脂血症、高钙血症等），感染（如流行性腮腺炎、巨细胞病毒等），某些药物（如硫唑嘌呤、噻嗪类利尿药、四环素、肾上腺皮质激素等）均与急性胰腺发病有关。

引起急性胰腺炎的病因虽有不同，但却具有共同的发病过程，即各种消化酶被激活所致的胰腺自身消化。

【临床表现】

根据临床表现、有无并发症及临床转归，将急

性胰腺炎分为轻型和重症两种类型。轻型急性胰腺炎（mild acute pancreatitis，MAP）是指仅有很轻微的脏器功能紊乱，临床恢复顺利，没有明显腹膜炎体征及严重代谢紊乱等临床表现者。重症急性胰腺炎（severe acute pancreatitis，SAP）是指急性胰腺炎伴有脏器功能障碍，或出现坏死、脓肿或假性囊肿等局部并发症，或两者兼有。

1. 症状

（1）腹痛：腹痛是急性胰腺炎的主要症状，多数为急性腹痛，常在胆石症发作不久、大量饮酒或饱餐后发生。腹痛常位于中上腹部，也可偏左或偏右，常向腰背部呈带状放射。疼痛性质、程度轻重不一，轻者上腹钝痛，多能忍受；重者呈绞痛、钻痛或刀割样痛，疼痛剧烈而持续，可有阵发性加剧。进食后疼痛加重，且不易被解痉药缓解，弯腰或上身前倾体位可减轻疼痛。

（2）恶心、呕吐与腹胀：多数患者有恶心、呕吐，有时颇为频繁，常在进食后发生。呕吐物常为胃内容物，剧烈呕吐者可吐出胆汁或咖啡渣样液体，呕吐后腹痛无缓解。

（3）发热：轻型胰腺炎可有中度发热，一般持续3～5d。重症者发热较高，且持续不退，尤其在胰腺或腹腔有继发感染时，常呈弛张高热。

（4）低血压或休克：重症胰腺炎常发生低血压或休克，可在起病数小时突然发生，表现为烦躁不安、脉搏加快、血压下降、皮肤厥冷、面色发绀等，甚至可因突然发生的休克而导致死亡，提示胰腺有大片坏死。

（5）水、电解质、酸碱平衡及代谢紊乱：轻型患者多有程度不等的脱水，呕吐频繁者可有代谢性碱中毒。重症胰腺炎常有明显脱水和代谢性酸中毒。30%～60%的重症胰腺炎患者可出现低钙血症，当血钙<1.75mmol/L，且持续数天，多提示预后不

良。

2. 体征

(1)急性轻型胰腺炎:一般情况尚好,腹部体征轻微,往往与主诉腹痛程度不相称。表现为上腹轻度压痛,无腹紧张与反跳痛,可有不同程度的腹胀和肠鸣音减少。

(2)急性重症胰腺炎:患者表情痛苦、烦躁不安、皮肤湿冷、脉细速、血压降低,甚至呼吸加快。上腹压痛明显,并有肌紧张和反跳痛。胰腺与胰周大片坏死渗出或并发脓肿时,上腹可扪及明显压痛的肿块,肠鸣音减弱甚至消失,呈现麻痹性肠梗阻的表现,可出现移动性浊音。少数患者因血液、胰酶及坏死组织液穿过筋膜与肌层渗入腹壁下可在脐周或两侧腹部皮肤出现灰紫色斑,分别称为 Cullen 征和 Grey-Turner 征。黄疸可于发病后 1～2d 出现,常为暂时性阻塞性黄疸,主要由于肿大的胰头部压迫胆总管所致,多在几天内消退;如黄疸持续不退且加深者,则多由于胆总管或壶腹部嵌顿性结石所致。

3. 并发症 急性轻型胰腺炎很少有并发症发生,而急性重症胰腺炎则常出现多种并发症。

(1)局部并发症:包括胰腺脓肿和假性囊肿。胰腺脓肿多于起病后 4～6 周发生,因胰腺及胰周坏死继发感染而形成脓肿,常表现为高热不退、持续腹痛,伴白细胞计数持续升高,出现上腹肿块和中毒症状。假性囊肿常在起病 3～4 周后形成,为由纤维组织,或肉芽组织囊壁包裹的胰液积聚,腹部检查常可扪及肿块,并有压痛。

(2)全身并发症:坏死型胰腺炎可并发多种并发症和多脏器官衰竭,如急性呼吸窘迫综合征、急性肾衰竭、心律失常和心力衰竭、消化道出血、败血症、胰性脑病、弥散性血管内凝血、高血糖和多脏器功能衰竭等,常常危及生命。

【辅助检查】

1. 白细胞计数 几乎所有急性胰腺炎的病人在早期均可出现白细胞计数增多,中性粒细胞明显增多。

2. 血、尿淀粉酶测定 是诊断急性胰腺炎最常用的实验室指标。血清淀粉酶于起病后 6～12h 开始升高,48h 开始下降,持续 3～5d。血清淀粉酶超过正常值的 3 倍可确诊为本病。尿淀粉酶一般在发病后 12～24h 开始升高,3～4d 达高峰,下降较慢,持续 1～2 周。

3. 血清脂肪酶测定 发病后 24～72h 开始上升,持续 7～10d,特异性较高。对发病后就诊较晚的急性胰腺炎患者有诊断价值。

4. 血生化检查 部分患者暂时性血糖升高,血清钙常轻度下降,低血钙的程度与临床严重程度平行,血钙低于 2.0mmol/L,常提示重症胰腺炎。少数患者可有血脂增高及高胆红素血症,血清转氨酶、乳酸脱氢酶和碱性磷酸酶也可有一过性增高。严重病例血清蛋白降低,血尿素氮升高,均提示预后不良。

5. 腹部 B 超检查 应作为常规初筛检查,一般在入院 24h 内进行。

6. CT 检查 对急性胰腺炎的诊断和鉴别诊断、评估胰腺炎的严重程度具有重要价值。检查可见胰腺增大、边缘不规则、胰内低密度区、胰周脂肪炎症改变、胰内及胰周积液乃至有气体出现等改变。增强 CT 是目前诊断胰腺坏死的最佳方法。

【治疗要点】

急性胰腺炎治疗目标是抑制胰液分泌、抑制胰酶活性及减少其并发症的发生。

1. 轻症急性胰腺炎

(1)禁食及胃肠减压以减少胃酸与食物刺激胰液分泌,减轻呕吐与腹胀。

(2)静脉输液,积极补足血容量,维持水、电解质及酸碱平衡。

(3)解痉镇痛,疼痛剧烈者可用哌替啶。

(4)抗生素。

(5)抑酸治疗:以往强调常规使用 H_2 受体拮抗药或质子泵抑制药以抑制胃酸的分泌,进而减少促胰液素和胆囊收缩素的分泌,减少胰液的分泌,现在认为作用不大,并非必要。

2. 重症急性胰腺炎 重症胰腺炎必须采取综合性措施,积极抢救治疗,除上述措施外,还包括以下几种。

(1)内科治疗

①监护:所有急性胰腺炎病人都应加强护理与观察。中型或重型胰腺炎则要重点护理,必要时进入重症监护病房(ICU),针对器官功能衰竭及代谢紊乱采取相应的措施。

②抗休克与维持水、电解质及酸碱平衡:对所有病人都应给予静脉补液并酌情补充血浆、人血白蛋白及全血。补液速度及量视中心静脉压与治疗反应加以调整。一般为每 24 小时补充 2 500～3 500ml,同时每日应补给氯化钾 3.0g,以满足正常的生理需要。血钙低时可给 10% 葡萄糖酸钙注射

液 10～30ml/d 加入适量葡萄糖注射液静脉推注或静脉滴注。有代谢性酸中毒时,应酌情应用 5% 碳酸氢钠溶液予以纠正。在纠正水、电解质紊乱时,最初补液不能过分强调热量的供应,以免造成高渗性脱水。

③镇痛、解痉:一般首选抗胆碱能药,具有解痉镇痛、抑制胰腺分泌的作用。常用的镇痛药如山莨菪碱、阿托品。疼痛剧烈者可给予哌替啶 50mg 肌内注射,同时加用阿托品 1mg 肌内注射,以免引起 Oddi 括约肌痉挛。

④营养支持:早期多选用全胃肠外营养(TPN),以减少胰腺分泌、减轻胃肠负担并达到补充代谢的需要。在营养素底物的搭配上,可让脂肪乳供应总热量的 60%,氨基酸供应 10%,葡萄糖供应 30%。如无肠梗阻情况,宜尽早过渡到空肠插管进行肠内营养(EN),以维持肠道黏膜功能,防止肠内细菌移位引起的胰腺坏死合并感染。

⑤减少胰液分泌:生长抑素类具有抑制胰液及胰酶分泌,抑制胰酶合成的作用,并能减轻腹痛、减少局部并发症,缩短住院时间。常用药物有奥曲肽、施他宁等,该药半衰期短,需持续静脉维持。

⑥抑制胰酶活性:如用抑肽酶或加贝酯静脉滴注,目前用于重症急性胰腺炎的早期,持续大剂量静脉滴注疗效较好,但其不良反应较大,而且该药不能减少急性胰腺炎的并发症和病死率。

⑦控制感染:对伴有感染的胆源性急性胰腺炎和胰腺脓肿等,应及时应用抗生素,因为这种感染常导致多器官衰竭,病死率占重症急性胰腺炎的 80%。

(2)内镜下 Oddi 括约肌切开术(EST):对胆源性胰腺炎,可用于胆道紧急减压、引流和去除胆石梗阻,作为一种非手术疗法,起到治疗和预防胰腺炎发展的作用。

(3)中医中药:单味中药,如生大黄,和复方制剂如清胰汤、大承气汤等被临床实践证明有效。

(4)外科治疗:内科治疗无效、壶腹部有结石嵌顿或胆总管有结石梗阻以及胰腺炎并发脓肿、假性囊肿或肠麻痹时可考虑手术治疗。

【护理措施】

1. 基础护理

(1)休息与体位:患者绝对卧床休息,减少探视,提供安静环境以保证其睡眠。指导患者采取适当姿势(如侧卧位,以一枕头压向腹部的膝胸卧位,或采取躯干屈曲的坐姿),协助背部按摩、松弛技巧,以减轻疼痛。剧痛或辗转不安者要防止坠床。卧床期间做好生活护理,满足其生理需要。

(2)饮食护理:患者禁食禁饮,做好口腔护理。明显腹胀者予以胃肠减压,注意保持胃管的在位通畅。当腹痛完全缓解、腹部压痛消失、肠鸣音恢复正常、淀粉酶下降后可从少量低脂、低糖流质(水、米汤、藕粉)开始,逐渐增加浓度和容量,直至恢复正常饮食,进食流质期间注意补充维生素和电解质。

(3)心理护理:解释引起疼痛的原因及主要治疗护理措施,安慰患者,帮助其减少或去除腹痛加剧的因素,指导并协助患者采取松弛疗法、分散注意力等非药物镇痛手段,保持情绪稳定,积极配合治疗护理,严格遵守饮食、治疗方案。

2. 疾病护理 仔细观察疼痛的部位、持续时间、性质、程度和反射部位;注意疼痛时的体位;疼痛与体位变化及进食的关系;有无伴随症状等。注意有无恶心、呕吐、腹胀等消化系统其他症状的变化。注意神志及腹部体征的变化,了解有无腹肌紧张、压痛及反跳痛,有无腹水。监测生命体征变化,记录 24h 出入量,注意血尿淀粉酶的动态变化以了解病情的进展,及早发现并发症,配合医生予以积极处理。

3. 用药护理 遵医嘱给予解痉及镇痛药,如山莨菪碱(654-2)、阿托品,并观察用药效果,禁用吗啡。注意观察镇痛效果及药物不良反应,效果不佳时报告医师以便进一步处理。

4. 健康教育

(1)帮助病人及家属了解本病的诱发因素,指导病人合理的饮食。

(2)限制饮酒、茶、咖啡、调味食物,避免暴饮暴食。让病人了解少量多餐以及高蛋白、低脂肪、适量或高糖类食物的优点。

(3)有胆道疾病者,应积极采取治疗措施。剧烈疼痛发作时应立即就诊。

(林 征 顾则娟)

第27章

肾盂肾炎

　　肾盂肾炎是由细菌（极少数可由真菌、原虫、病毒）直接侵袭所引起的上尿路感染。肾盂肾炎又分为急性肾盂肾炎和慢性肾盂肾炎，好发于女性。

【病因与发病机制】

　　非复杂性尿路感染80％由大肠埃希菌引起，10％～15％由葡萄球菌和克雷白杆菌引起，仅2％～5％是由变性杆菌所致。而复杂性尿路感染的细菌谱则要广得多，大肠埃希菌仍为主要致病菌，但许多其他的革兰阴性细菌如变性杆菌、沙雷菌属、克雷白菌及假单胞菌属等，均可导致复杂性尿路感染。在糖尿病病人或免疫力低下的病人中，真菌的感染日益增多。急性肾盂肾炎可单侧或双侧肾受累，表现为局限或广泛的肾盂肾盏黏膜充血、水肿，表面有脓性分泌物，黏膜下可有细小脓肿，于一个或几个肾乳头可见大小不一、尖端指向肾乳头、基底伸向肾皮质的楔形炎症病灶。病灶内可见不同程度的肾小管上皮细胞肿胀、坏死、脱落，肾小管腔中有脓性分泌物。肾间质水肿，内有白细胞浸润和小脓肿形成。炎症剧烈时可有广泛性出血，较大的炎症病灶愈合后局部形成瘢痕。肾小球一般无形态学改变。合并有尿路梗阻者，炎症范围常广泛。慢性肾盂肾炎双侧肾病变常不一致，肾体积缩小，表面不光滑，有肾盂肾盏粘连、变形，肾乳头瘢痕形成，肾小管萎缩及肾间质淋巴-单核细胞浸润等慢性炎症表现。

【临床表现】

　　1. 急性肾盂肾炎　可发生于各年龄段，育龄女性最多见。临床表现与感染程度有关，通常起病较急。

　　(1)全身症状：发热、寒战、头痛、全身酸痛、恶心、呕吐等，体温多在38.0℃以上，多为弛张热，也可呈稽留热或间歇热。部分病人出现革兰阴性杆菌败血症。

　　(2)泌尿系症状：尿频、尿急、尿痛、排尿困难、下腹部疼痛、腰痛等。腰痛程度不一，多为钝痛或酸痛。部分病人下尿路症状不典型或缺如。

　　(3)体格检查：除发热、心动过速和全身肌肉压痛外，还可发现一侧或两侧肋脊角或输尿管点压痛和(或)肾区叩击痛。

　　2. 慢性肾盂肾炎　临床表现复杂，全身及泌尿系统局部表现均可不典型。50％以上的病人可有急性肾盂肾炎病史，后出现程度不同的低热、间歇性尿频、排尿不适、腰部酸痛及肾小管功能受损表现，如夜尿增多、低比重尿等。病情持续可发展为慢性肾衰竭。急性发作时病人症状明显，类似急性肾盂肾炎。

　　3. 并发症

　　(1)肾乳头坏死：指肾乳头及其邻近肾髓质缺血性坏死，常发生于伴有糖尿病或尿路梗阻的肾盂肾炎，为其严重并发症。主要表现为寒战、高热、剧烈腰痛或腹痛和血尿等，可同时伴发革兰阴性杆菌败血症和(或)急性肾衰竭。当有坏死组织脱落从尿中排出，阻塞输尿管时可发生肾绞痛。

　　(2)肾周围脓肿：为严重肾盂肾炎直接扩展而致，多有糖尿病、尿路结石等易感因素。致病菌常为革兰阴性杆菌，尤其是大肠埃希菌。除原有症状加剧外，常出现明显的单侧腰痛，且在向健侧弯腰时疼痛加剧。超声波、腹部X线片、CT等检查有助于诊断。治疗主要是加强抗感染治疗和(或)局部切开引流。

【辅助检查】

　　1. 尿液检查　尿液常浑浊，可有异味。常规检查可有白细胞尿、血尿、蛋白尿。尿沉渣镜检白细胞＞5个/HP称为白细胞尿；部分尿感病人有镜下血尿，尿沉渣镜检红细胞数多为3～10个/HP，呈均一性红细胞尿。部分肾盂肾炎病人尿中可见白细胞管型。

2. 细菌学检查

(1)涂片细菌检查:清洁中段尿沉渣涂片,革兰染色用油镜或不染色用高倍镜检查,计算 10 个视野细菌数,取其平均值,若每个视野下可见 1 个或更多细菌,提示尿路感染。

(2)细菌培养:可采用清洁中段尿、导尿及膀胱穿刺尿做细菌培养,其中膀胱穿刺尿培养结果最可靠。中段尿细菌定量培养 $\geqslant 10^5/ml$,称为真性菌尿,可确诊尿路感染;如 $<10^5/ml$,可能为污染。耻骨上膀胱穿刺尿细菌定性培养有细菌生长,即为真性菌尿。

3. 亚硝酸盐还原试验

其原理为大肠埃希菌等革兰阴性细菌可使尿内硝酸盐还原为亚硝酸盐,此法诊断尿路感染的敏感性 70% 以上,特异性 90% 以上。一般无假阳性,但球菌感染可出现假阴性。该方法可作为尿路感染的过筛试验。

4. 血液检查

(1)血常规:急性肾盂肾炎时血白细胞计数常增多,中性粒细胞增多,核左移。红细胞沉降率可增快。

(2)肾功能:慢性肾盂肾炎肾功能受损时可出现肾小球滤过率下降,血肌酐升高等。

5. 影像学检查

影像学检查如 B 超、腹部 X 线片、静脉肾盂造影(IVP)、排尿期膀胱输尿管反流造影、逆行性肾盂造影等,目的是为了解尿路情况,及时发现有无尿路结石、梗阻、反流、畸形等导致尿路感染反复发作的因素。尿路感染急性期不宜做静脉肾盂造影,可做 B 超检查。

【治疗要点】

1. 一般治疗 急性期注意休息,多饮水,勤排尿。发热者给予易消化、高热量、富含维生素饮食。膀胱刺激征和血尿明显者,可口服碳酸氢钠片 1g,3/d,以碱化尿液、缓解症状、抑制细菌生长、避免形成血凝块,对应用磺胺类抗生素者还可以增强药物的抗菌活性并避免尿路结晶形成。尿路感染反复发作者应积极寻找病因,及时祛除诱发因素。

2. 抗感染治疗 用药原则:①选用致病菌敏感的抗生素。无病原学结果前,一般首选对革兰阴性杆菌有效的抗生素,尤其是首发。治疗 3d 症状无改善,应按药敏结果调整用药。②抗生素在尿和肾内的浓度要高。③选用肾毒性小,不良反应少的抗生素。④单一药物治疗失败、严重感染、混合感染、耐药菌株出现时应联合用药。⑤不同类型的尿

路感染治疗时间不同。

肾盂肾炎首次发生的急性肾盂肾炎的致病菌 80% 为大肠埃希菌,在留取尿细菌检查标本后应立即开始治疗,首选对革兰阴性杆菌有效的药物。72h 显效者无需换药;否则应按药敏结果更改抗生素。

3. 疗效评定 ①治愈症状消失,尿菌阴性,疗程结束后 2 周、6 周复查尿菌仍阴性。②治疗失败治疗后尿菌仍阳性,或治疗后尿菌阴性,但 2 周或 6 周复查尿菌转为阳性,且为同一种菌株。

【护理措施】

1. 基础护理

(1)休息与睡眠:急性期应卧床休息,各项操作集中进行,避免过多地干扰病人。注意保暖,及时更换衣服,保持皮肤清洁、干燥。病室应阳光充足、定时开窗保持空气新鲜、安全、安静,温度、湿度适宜。

(2)饮食护理:病情较轻者,进食清淡、高营养、高维生素的饮食。重症病人应给予流质或半流质饮食,指导病人尽量多摄入水分,每日在 2 000ml 以上。

(3)心理护理:本病发病急,病人对疾病认识不足出现焦虑与紧张情绪。应尽量多关心病人、巡视病人,及时询问病人的需要并予以解决。

2. 疾病护理

(1)观察病情:观察病人的生命体征、全身情况及肾区局部症状,尿路刺激症状的程度及全身和肾区局部情况。监测体温的变化并做好记录。

(2)用药的护理:使用药物时注意观察疗效和不良反应。向病人解释有关药物的作用、疗程、注意事项。合理应用抗生素,口服复方磺胺期间注意多饮水和同时服用碳酸氢钠,以增加疗效、减少磺胺结晶的形成。

(3)高热的护理:高热卧床休息,密切观察病情变化。体温在 39℃ 以上应每 4 小时测体温 1 次,39℃ 以下每日测 4 次,体温超过 39℃,给予物理降温或给药。并注意观察和记录降温的效果。

(4)肾区疼痛护理:卧床休息,指导病人采用屈曲位,避免站立或坐位,因为肾下移受到牵拉,加重疼痛。炎症控制后疼痛消失。

(5)尿路刺激征护理:病情允许时嘱病人多饮水,分散病人的注意力,如听音乐、与人交谈等,避免情绪紧张,缓解排尿。做好病人皮肤护理。

3. 健康教育

(1)注意个人清洁卫生:尤其会阴部及肛周皮

肤的清洁,特别是女性月经期、产褥期、女婴尿布卫生。不穿紧身裤,环境保持居室空气新鲜,不到人群密集的场所,避免受凉、感冒、劳累和剧烈活动。

(2)避免诱因:注意劳逸结合,坚持体育运动,增强机体的抵抗力。

(3)心理疏导:应保持豁达开朗的心态,对疾病治疗的信心。

(4)饮食护理:鼓励病人进食高热量、高维生素、适量优质蛋白质和脂肪的低盐饮食。

(5)多饮水、勤排尿:是最简便而有效的预防尿路感染的措施。

(6)定期门诊随访,了解尿液检查的内容、方法和注意事项。

(陈湘玉)

第28章

急性肾衰竭

急性肾衰竭(acute renal failure,ARF)是由各种原因引起的肾功能在短时期内(数小时至几周)急剧、进行性减退而引起的临床综合征。主要表现为少尿或无尿、氮质血症、高钾血症和代谢性酸中毒。

【病因和分类】

ARF有广义和狭义之分,广义的ARF可分为肾前性、肾性和肾后性三类。狭义的ARF是指急性肾小管坏死(acute tubular necrosis,ATN)。肾前性ARF常见病因包括血容量减少、有效动脉血容量减少和肾内血流动力学改变等。肾后性ARF的特征是急性尿路梗阻,梗阻可发生在尿路从肾盂到尿道的任一水平。肾性ARF有肾实质损伤,常见的是肾缺血或肾毒性物质(包括外源性毒素,如生物毒素、化学毒素、抗菌药物、造影剂等;内源性毒素,如血红蛋白、肌红蛋白等)损伤肾小管上皮细胞(如ATN)。在这一类中包括肾小球病、血管病和小管间质病导致的。本章主要以急性肾小管坏死为代表进行叙述。

【发病机制】

1. 肾小管阻塞学说:毒物、毒素等可直接损害肾小管上皮细胞,其病变均匀分布,以近端小管为主。坏死的肾小管上皮细胞及脱落上皮细胞和微绒毛碎屑、细胞管型或血红蛋白、肌红蛋白等阻塞肾小管,导致阻塞部近端小管腔内压升高,继使肾小球囊内压力升高,当后者压力与胶体渗透压之和接近或等于肾小球毛细管内压时,遂引起肾小球滤过停止。

2. 肾血流动力学改变:肾缺血既可通过血管作用使入球微动脉细胞内钙离子增加,从而对血管收缩刺激和肾自主神经刺激敏感性增加,导致肾自主调节功能损害、血管舒缩功能紊乱和内皮损伤,也可产生炎症反应。血管内皮损伤和炎症反应均可引起血管收缩因子产生过多,而血管舒张因子,主要为氧化亚氮、前列腺素合成减少。这些变化可进一步引起血流动力学异常,包括肾血浆流量下降,肾内血流重新分布表现为肾皮质血流量减少,肾髓质充血等,这些均可引起肾小球滤过率(GFR)下降。

3. 返漏学说:指肾小管上皮损伤后坏死、脱落,肾小管壁出现缺损和剥脱区,小管管腔可与肾间质直接相通,致使小管腔中原尿液反流扩散到肾间质,引起肾间质水肿,压迫肾单位,加重肾缺血,使肾小球滤过率更降低。

4. 弥散性血管内凝血(DIC)、败血症、严重感染、流行性出血热、休克、产后出血、胰腺炎和烧伤等原因引起ATN,常有弥漫性微血管损害。

【临床表现】

急性肾小管坏死是ARF最常见的类型。临床表现在原发病、急性肾功能代谢紊乱和并发症等三方面。急性肾衰竭根据临床表现和病程的共同规律,一般分为少尿期、多尿期和恢复期三个阶段:

1. 少尿或无尿期 一般持续5～7d,有时可达10～14d。

(1)尿量减少:尿量骤减或逐渐减少,每天尿量持续<400ml者称为少尿,<50ml者称为无尿。

(2)进行性氮质血症:由于肾小球滤过率降低引起少尿或无尿,致使排出氮质和其他代谢废物减少,血浆肌酐和尿素氮升高,其升高速度与体内蛋白分解状态有关。

(3)水、电解质紊乱和酸碱平衡失常

①水过多:见于水分控制不严格,摄入量或补液量过多,出水量如呕吐、出汗、伤口渗透量等估计不准确以及液量补充时忽略计算内生水。随少尿期延长,易发生水过多,表现为稀释性低钠血症、软组织水肿、体重增加、高血压、急性心力衰竭和脑水

肿等。

②高钾血症：ATN 少尿期由于尿液排钾减少，若同时体内存在高分解状态，如挤压伤时肌肉坏死、血肿和感染等，热量摄入不足所致体内蛋白分解、释放出钾离子，酸中毒时细胞内钾转移至细胞外，有时可在几小时内发生严重高钾血症。高钾血症可无特征性临床表现，或出现恶心、呕吐、四肢麻木等感觉异常、心率减慢，严重者出现神经系统症状，如恐惧、烦躁、意识淡漠，直到后期出现窦室或房室传导阻滞、窦性静搏、室内传导阻滞甚至心室颤动。

③代谢性酸中毒：急性肾衰竭时，由于酸性代谢产物排出减少，肾小管泌酸能力和保存碳酸氢钠能力下降等，致使每天血浆碳酸氢根浓度有不同程度下降。高分解状态时降低更多、更快。

④其他：高镁、高磷、低钙、低钠、低氯血症等。

（4）心血管系统表现

① 高血压：除肾缺血时神经体液因素作用促使收缩血管的活性物质分泌增多因素外，水过多引起容量负荷过多可加重高血压。

② 急性肺水肿和心力衰竭：是少尿期常见死亡原因。它主要为体液潴留引起，但高血压、严重感染、心律失常和酸中毒等均为影响因素，是严重型 ATN 的常见死因。

③心律失常：除高钾血症引起窦房结暂停、窦性静搏、窦室传导阻滞、不同程度房室传导阻滞和束支传导阻滞、室性心动过速、心室颤动外，尚可因病毒感染和应用洋地黄等而引起室性期前收缩和阵发性心房颤动等异位心律发生。

④心包炎：年发生率为 18%，采取早期透析后降至 1%。多表现为心包摩擦音和胸痛，罕见大量心包积液。

⑤消化系统表现：是 ATN 最早期表现。常见症状为食欲显著减退、恶心、呕吐、腹胀、呃逆或腹泻等。上消化道出血是常见的晚期并发症。

⑥神经系统表现：轻型病人可无神经系统症状；部分病人早期表现疲倦、精神较差。若早期出现意识淡漠、嗜睡或烦躁不安，甚至昏迷，提示病情重笃，不宜拖延透析时间。

⑦ 血液系统表现：ATN 早期罕见贫血，其程度与原发病因、病程长短、有无出血并发症等密切相关。严重创伤、大手术后失血、溶血性贫血因素、严重感染和急症 ATN 等情况，贫血可较严重。若临床上有出血倾向、血小板减少、消耗性低凝血症

及纤维蛋白溶解征象，已不属早期 DIC。

2. 多尿期　每天尿量达 2.5L 称多尿，ATN 利尿早期常见尿量逐渐增多，如在少尿或无尿后 24h 内尿量出现增多并超过 400ml 时，可认为是多尿期的开始，多尿期大约持续 2 周时间，每天尿量可成倍增加，利尿期第 3～5 天可达 1 000ml，随后每天尿量可达 3～5L；进行性尿量增多是肾功能开始恢复的一个标志，但多尿期的开始阶段尿毒症的症状并不改善，甚至会更严重，且 GFR 仍在 10ml/min 或以下；当尿素氮开始下降时，病情才逐渐好转。多尿期早期仍可发生高钾血症，持续多尿可发生低钾血症、失水和低钠血症。此外，此期仍易发生感染、心血管并发症和上消化道出血等。

3. 恢复期　当血尿素氮和肌酐明显下降时，尿量逐渐恢复正常。除少数外，肾小球滤过功能多在 3～6 个月恢复正常。但部分病例肾小管浓缩功能不全可持续 1 年以上。若肾功能持久不恢复，可能提示肾有永久性损害。

【辅助检查】

1. 血液检查　可有轻度贫血、血肌酐和尿素氮进行性上升，血肌酐每日平均增加 $\geq 44.2\mu mol/L$，血清钾浓度升高（常 > 5.5mmol/L）。血 pH < 7.35。碳酸氢根离子浓度多 > 20mmol/L。血清钠浓度正常或偏低。血钙降低，血磷升高。

2. 尿液检查　尿蛋白多为 ±～++，常以小分子蛋白为主。尿沉渣检查可见肾小管上皮细胞、上皮细胞管型和颗粒管型及少许红、白细胞等；尿比重降低且较固定，多在 1.015 以下，因肾小管重吸收功能损害，尿液不能浓缩所致；尿渗透浓度 < 350mmol/L，尿与血渗透浓度之比 < 1.1；尿钠含量增高，多在 20～60mmol/L，肾衰竭指数和滤过钠分数常 > 1。

3. 影像学检查　影像学检查包括 B 超、肾区腹部 X 线片、CT、尿路造影、放射性核素扫描等，有时常需配合膀胱镜、逆行肾盂造影或静脉肾盂造影等检查结果来判断。

4. 肾活检　是重要的诊断手段。在排除了肾前性及肾后性原因后，没有明确致病原因（肾缺血或肾毒素）的肾性 ARF 都有肾活检指征。活检结果可确定包括急性肾小球肾炎、系统性血管炎、急进性肾炎及急性过敏性间质性肾炎等肾疾病。

【治疗要点】

1. 少尿期的治疗　治疗重点为调节水、电解质及酸碱平衡，控制氮质潴留，给予足够营养和治疗

原发病。

(1)预防及治疗基础病因:主要采取纠正全身循环血流动力学障碍,以及避免应用和处理各种外源性或内源性肾毒性物质两大类措施。

(2)营养疗法:口服补充营养成分,对于不能口服的病人,可采用鼻饲和胃肠道外营养疗法。

(3)控制水、钠摄入:应按照"量出为入"的原则补充入液量。在有透析支持的情况下,可适当放宽入液量。

(4)高钾血症的处理:最有效方法为血液透析或腹膜透析。血钾轻度升高(5.2~6.0mmol/L)仅需密切随访,严格限制含钾药物和食物的摄入,并使用阳离子交换树脂。当血钾超过 6.5mmol/L,心电图表现为 QRS 波增宽等明显的变化时,则需马上采取紧急措施。具体包括:①在心电图监护下,给予 10% 葡萄糖酸钙 10~20ml 稀释后静脉慢推注;②5% 碳酸氢钠静脉滴注,尤其适用于伴有酸中毒的病人;③静脉注射 50% 葡萄糖注射液加普通胰岛素;④乳酸钠静脉注射;⑤透析疗法适用于以上措施无效和伴有高分解代谢的急性肾衰竭病人,后者尤以血液透析治疗为宜。还有积极控制感染,消除病灶及坏死组织等措施。

(5)低钠血症的处理:一般仅需控制水分摄入即可。如出现定向力障碍、抽搐、昏迷等水中毒症状,则须给予高渗盐水滴注或透析治疗。

(6)代谢性酸中毒的处理:非高分解代谢的少尿早期,补充足够热量,减少体内组织分解,代酸并不严重。高分解代谢型酸中毒往往发生早,程度严重。可根据情况选用 5% 碳酸氢钠治疗,对于顽固性酸中毒病人,宜立即进行透析治疗。

(7)低钙血症、高磷血症的处理:出现症状性低钙血症,可临时给予静脉补钙。中重度高磷血症可给予氢氧化铝凝胶。

(8)心力衰竭的治疗:以扩血管药物应用为主,尤以扩张静脉、减轻前负荷的药物为佳。透析疗法应尽早施行。

(9)贫血和出血的处理:中重度贫血治疗以输血为主。急性肾衰竭时消化道大量出血的治疗原则和一般消化道大量出血的处理原则相似,可参考上消化道出血的处理。

(10)感染的预防和治疗:权衡利弊选用抗生素,要密切观察临床表现。

(11)透析疗法:保守疗法无效,出现下列情况者,应进行透析治疗:①急性肺水肿。②高钾血症,血钾在 6.5mmol/L 以上。③血尿素氮 21.4mmol/L 以上或血肌酐 442μmol/L 以上。④高分解代谢状态,血肌酐每日升高超过 176.8μmol/L 或血尿素氮每日超过 8.9mmol/L,血钾每日上升 1mmol/L 以上。⑤无明显高分解代谢,但无尿 2d 以上或少尿 4d 以上。⑥酸中毒,二氧化碳结合力 < 13mmol/L,pH<7.25。⑦少尿 2d 以上,伴有下列情况任何一项者:体液潴留,如眼结膜水肿、心音呈奔马律、中心静脉压增高;尿毒症症状,如持续呕吐、烦躁、嗜睡;高血钾,血钾>6.0mmol/L,心电图有高钾改变。

2. 多尿期的治疗 治疗重点为维持水、电解质和酸碱平衡,控制氮质血症,治疗原发病和防治各种并发症,可适当增加蛋白质摄入,并逐渐减少透析次数直至停止透析。

3. 恢复期的治疗 一般无需特殊处理,定期随访肾功能,避免使用肾毒性药物。对从肾排泄的药物应根据内生肌酐清除率进行调整,以防其毒性反应。

【护理措施】

1. 基础护理

(1)环境:病室应定时开窗通风、保持空气新鲜、安静,温度、湿度适宜。尽量将病人安置在单人房间,做好病室的消毒,做好保护性隔离,预防感染和感冒。

(2)休息与睡眠:病人绝对卧床休息,可减少代谢产物的形成。注意保暖,及时更换衣服,保持皮肤清洁、干燥。

(3)饮食护理:ARF 早期给补充热量以糖为主,蛋白质给予高生物效价的优质蛋白,早期限制在 0.5g/(kg·d),并适量补充必需氨基酸,限制钾、钠、镁、磷的摄入,如不宜吃香蕉、桃子、菠菜、油菜、蘑菇、木耳、花生等,优质蛋白限制在 0.50~75g/(kg·d)。

(4)心理护理:本病起病较急,症状多,因此思想负担大,注意做好保护性医疗,以鼓励为主,安慰病人,解除其顾虑和恐惧心理。如需做腹膜透析和血液透析时,跟病人讲清治疗的意义和注意事项,使之积极配合。

2. 疾病护理

(1)观察病情:密切观察病人的神志、生命体征、脑水肿,尿量、尿常规、肾功能,注意电解质如钠、钾、磷、血感染的前驱症状,观察有无出血倾向(如鼻腔、口腔、皮肤黏膜),注意观察血电解质如钾、钠、钙、磷、pH 的变化情况,观察有无头晕、乏力、心悸、胸闷、气促等高血压、急性左侧心力衰竭征象;有无出现水中毒或稀释性低钠血症的症状,如头痛、嗜睡、意识障碍、共济失调、昏迷、抽搐等。严格控制出入量,量出为入,宁少勿多。应准确记录出入量。掌握水、电解质平衡。

(2)用药护理:正确遵医嘱使用药物,尤其是利尿药,并观察治疗疗效及不良反应。严格控制输液速度,有条件监测中心静脉压。

(3)皮肤、口腔护理:卧床者定时翻身叩背,防止压疮和肺部感染的发生。由于病人病情较重、卧床时间较长,协助做好口腔护理,保持口腔清洁、舒适。养成良好习惯,餐前、餐后漱口,防止压疮和口腔感染。

3. 健康教育

(1)环境:指导病人做好保护性隔离,预防感染和感冒。

(2)饮食指导:指导少尿期应严格控制水、钠的摄入量,保证机体代谢需要;恢复期要营养,供给高热量、高维生素、优质低蛋白饮食,并适当锻炼。

(3)避免诱因:注意劳逸结合,坚持体育运动,增强机体的抵抗力。

(4)心理疏导:应保持精神愉悦,乐观开朗。

(5)日常活动:指导病人饮食有节,讲究卫生,做好口腔护理,保持皮肤清洁,避免外邪侵袭。

(6)定期门诊随访:指导病人遵医嘱用药,定期复查,发现疲倦、嗜睡、呼吸异常等,及时就诊。

(陈湘玉)

第 29 章

白 血 病

白血病是一类起源于造血干细胞的克隆性恶性疾病,其克隆的白血病细胞失去进一步分化成熟的能力,而滞留在细胞发育的不同阶段,在骨髓和其他造血组织中异常增生,并广泛浸润其他组织和器官,而正常造血功能受抑制。临床上以进行性贫血,持续发热或反复感染,出血和组织浸润等为表现,外周血中出现幼稚细胞为特征。国内白血病发病率为 2.76/10 万,急性白血病比慢性白血病发病率高(约 5.5:1),在恶性肿瘤死亡中,白血病居第 6 位(男性)和第 8 位(女性),在儿童及 35 岁以下成人则居第 1 位。

【病因与发病机制】

1. 病毒 已证实成人 T 淋巴细胞白血病(ATL)是由人类 T 淋巴细胞病毒 I 型(HTLV-I)所引起。该病毒是一种 C 型反转录 RNA 病毒,具有传染性,可通过哺乳。性生活及输血而传播。目前已能从 ATL 患者的恶性 T 细胞分离出该病毒,并从患者血清中均可发现 HTLV-I 抗体。

2. 射线 电离辐射有致白血病作用,且与剂量呈正相关。包括 α 射线、γ 射线及电离辐射。短期内接受大剂量,尤其是对年轻人具有更大危险性。日本广岛、长崎发生原子弹爆炸后,受严重辐射地区的发病率是未受辐射地区的 17~30 倍。电离辐射可使骨髓抑制和机体免疫受损,染色体发生断裂和重组,染色体上 DNA 断裂。

3. 化学因素 苯的致白血病作用已经肯定,接触含苯的黏合剂的制鞋工人发病率高于正常人群 3~20 倍。亚乙胺类的衍生物乙双吗啉可致细胞微核及染色体畸变。抗肿瘤药如氮芥、环磷酰胺、丙卡巴肼(甲基苄肼)、依托泊苷等都有致白血病作用。氯霉素、保泰松、磺胺类等药物抑制骨髓,可诱发白血病。

4. 遗传因素 家族性白血病约占白血病的 7/1 000,如果一人发生白血病,另一人的发病概率为 20%。一些常染色体隐性遗传疾病如 Bloom 综合征、Fanconi 贫血均易发生白血病。唐氏综合征(21-三体综合征)患儿由于 21 号染色体 3 体改变,其白血病发病率达 50/10 万,比正常人群高 20 倍。

5. 其他血液病 骨髓增生异常综合征、淋巴瘤、多发性骨髓瘤等都可能发展为白血病。

正常造血白细胞恶性转变的机制尚未完全阐明。但大量研究,特别是分子生物计数在血液学中的广泛应用,已证实上述因素导致染色体异常在肿瘤发生机制中占重要作用。原癌基因的变异和基因异常表达可导致细胞无节制的生长,另外抑癌基因失活,也是肿瘤发生发展的重要环节。

【分类】

1. 按病程和白血病细胞的成熟度分类

(1)急性白血病:起病快,进展快,病程短,仅为数月。细胞分化停滞在较早阶段,骨髓和外周血中以原始和早期幼稚细胞为主。

(2)慢性白血病:起病缓,进展慢,病程长,可达数年。细胞分化留在较慢阶段。骨髓和外周血中多为粒细胞和成熟淋巴细胞。

2. 按白细胞计数分类 多数病人白细胞增多,超过 $10 \times 10^9/L$,称为白细胞增多性白血病;若超过 $100 \times 10^9/L$,称为高白细胞性白血病;部分病人白细胞计数在正常水平或减少,称为白细胞不增多性白血病。

一、急性白血病

急性白血病是造血干细胞克隆性恶性疾病,骨髓中异常的原始细胞(白血病细胞)丧失分化、成熟的能力并异常增生,浸润各种组织、器官,正常造血功能受抑制。临床表现有贫血、出血、脾肝及淋巴结肿大和继发感染等。

【分类】

急性白血病分为急性淋巴细胞白血病(急淋白血病)及急性非淋巴细胞白血病(急非淋白血病)两大类。这类又分多种亚型。

1. 急性非淋巴细胞白血病分为 $M_0 \sim M_7$ 等亚型。

M_0:急性髓细胞白血病微分化造型。

M_1:急性粒细胞白血病未分化型。

M_2:急性粒细胞白血病部分分化型。

M_3:急性早幼粒细胞白血病。

M_4:急性粒-单核细胞白血病。

M_5:急性单核细胞白血病。

M_6:急性红白血病。

M_7:急性巨核细胞白血病。

2. 急性淋巴细胞白血病,共分三型如下。

L_1:原始和幼淋巴细胞以小细胞(直径$\leqslant 12\mu m$)为主。

L_2:原始和幼淋巴细胞以大细胞(直径$> 12\mu m$)为主。

L_3:原始和幼淋巴细胞以大细胞为主,大小较一致,细胞内有明显空泡,胞质嗜碱性,染色体。

【临床表现】

1. 贫血 常为首先症状,呈进行性加重。贫血的原因主要是骨髓中的白细胞极度增生,白细胞增殖受干扰而抑制,造成红细胞生成减少。部分病人存在红细胞寿命及出血等原因。

2. 发热 发热时急性白血病最常见的症状,体温达39℃以上时,可伴畏寒、出汗。大多数发热时继发感染引起,但白血病本身也能引起发热,即肿瘤性发热。

继发感染是导致白血病病人死亡最常见原因之一。感染的原因是机体免疫功能下降,包括正常白细胞增殖受抑、粒细胞减少、细胞免疫功能低下等。此外,当患者应用化疗药物及糖皮质激素促使机体免疫功能进一步下降,更易感染,严重时可发生败血症。最常见的致病菌是革兰阴性杆菌,如克雷白杆菌、铜绿假单胞菌、大肠埃希菌和产气杆菌等;长期化疗,糖皮质激素和大量广谱抗生素的应用,易继发二重感染。感染可发生机体任何部位,以口腔黏膜、牙龈、咽喉部最常见,其次是呼吸道和肛周皮肤等。

3. 出血 出血的原因主要是血小板减少,其次为白血病细胞浸润、凝血因子减少、血小板功能异常、感染等。出血可见于全身各部位,多表现皮肤瘀点、瘀斑、鼻出血、月经量过多等。发生颅内出血往往后果严重,也是白血病常见的致死原因。

4. 器官和组织浸润的表现

(1)骨和关节:胸骨下段局部压痛,提示髓腔内白血病细胞过多增生。骨骼和关节疼痛时白血病常见的症状,尤以儿童多见。急性粒细胞白血病病人由于骨膜受累,可在眼眶、肋骨及其他扁平骨的骨面形成粒细胞肉瘤(绿色瘤),以眼眶部位最常见,可引起眼球突出,复视或失明。

(2)肝、脾和淋巴结:急性白血病可有轻、中度肝脾大,主要与白血病细胞浸润及新陈代谢增高有关。淋巴结肿大多见于急性淋巴细胞白血病。除非慢性粒细胞白血病急性变,巨脾罕见。

(3)中枢神经系统白血病(CNSL):由于化疗药物难以通过血-脑屏障,隐藏在中枢神经系统的白血病细胞不能被有效杀死,因而引起 CNSL。CNSL可发生在疾病的各个时期,但多数发生在疾病缓解期,出现脑膜或中枢神经系统症状,表现为头痛、呕吐、视盘水肿、视物模糊、颈项强直、重者抽搐、昏迷,但不发热,脑脊液压力增高。

(4)口腔和皮肤:皮肤浸润表现为弥漫性丘疹、结节性红斑等;牙龈可增生、肿胀。

(5)睾丸:睾丸受浸润表现为无痛性肿大,多为一侧性。睾丸白血病多见于急性淋巴细胞白血病化疗缓解后的幼儿和青年。

【辅助检查】

1. 血常规 外周血白细胞计数高低不一,大多数患者白细胞数增多,为$(10 \sim 50) \times 10^9/L$,少数$< 5 \times 10^9/L$或$> 100 \times 10^9/L$,白细胞数过高或过低者预后较差。血涂片可见原始和(或)幼稚细胞,一般达30%~90%。非白血病性白血病则很难找到原始细胞。病人常有不同程度的正常细胞性贫血,可找到幼红细胞;50%以上的病人血小板$< 60 \times 10^9/L$。

2. 骨髓常规 是急性白血病的必查项目和确诊的主要依据。多数病例骨髓常规显示有核细胞增生明显活跃或极度活跃,以有关系列的原始细胞和(或)幼稚细胞为主。当较成熟中间阶段粒细胞缺如,并残留少量成熟粒细胞时,即形成所谓"裂孔"现象。若原始细胞占全部骨髓有核细胞的30%以上,可作出急性白血病的诊断。此外,正常的巨核细胞核幼红细胞减少。Auer 小体仅见于急性非淋巴细胞白血病,有助于鉴别急性淋巴细胞白血病与急性非淋巴细胞白血病。

3. 细胞化学 通过过氧化酶,糖原PAS反应,非特异性酯酶,中性粒细胞碱性磷酸酶的测定可鉴别急性淋巴细胞白血病,急粒白血病和急性单核细胞白血病。

4. **免疫学检查**　采用特意的单克隆抗体,可将急性淋巴细胞白血病与非急性淋巴细胞白血病,T 细胞和 B 细胞急性淋巴细胞白血病加以区别。

5. **染色体和基因检查**　白血病常伴有特异的染色体和基因改变。如 M_3 白血病,其 15 号染色体上有早幼粒白血病基因,17 号染色体上有维 A 酸受体基因。这是 M_3 发病及用维 A 酸治疗有效的分子基础。

6. **血液生化检查**　化疗期间,血清尿酸浓度增高。CNSL 时,脑脊液压力升高,脑脊液中可见白细胞计数增多,涂片可见白血病细胞。

【治疗要点】

随着化疗水平提高,新的抗白血病药物的出现,支持治疗的改善,化疗使成人急性淋巴细胞白血病与非急性淋巴细胞白血病的完全缓解(CR)率分别达到 72%～77% 和 60%～85%。骨髓移植的开展使 15 年存活率可达 45%～70%。

1. **一般治疗**

(1)防治感染:应加强基础护理,强调口咽、肛门周围和饮食的清洁卫生。继发感染可选用氨基糖苷类及 β-内酰胺类药物或氧氟沙星等联合应用。无效可改用第三代头孢菌素,或其他强有力的广谱抗生素。并发真菌感染,可用氟康唑或两性霉素 B 等。如病毒感染可用阿诺洛韦或 α-干扰素。

(2)控制出血:补充血小板是较有效的措施,使周围血小板数维持在 $30×10^9/L$ 左右,同时可选用卡巴克洛(安络血)、酚磺乙胺(止血敏)等止血药。如出血系 DIC 引起,应给予适当的抗凝治疗。

(3)纠正贫血:严重贫血可输注红细胞悬液或全血,改善病人明显缺氧情况。争取白血病缓解是纠正贫血最有效的方法。

(4)高尿酸血症处理:血尿酸＞420mg/L 时,给予别嘌醇 100mg,3/d,以抑制尿酸生成。口服碳酸氢钠碱化尿液;补充液体以保持足够的尿量。

2. **化学治疗**　是目前治疗白血病最重要首先采用的方法。

(1)化学治疗的策略:化疗的目的是杀灭白血病细胞,达到完全缓解(CR)并延长生存期。所谓 CR,即白血病的症状和体征消失;血常规:Hb＞100g/L(男性)或 90g/L(妇女及儿童),中性粒细胞绝对值＞$1.5×10^9/L$,血小板＞$100×10^9/L$,外周血白细胞分类无白血病细胞;骨髓常规:原粒细

胞＋早幼粒细胞≤5%,红细胞及巨核细胞系列正常。所以急性白血病化疗总体采用诱导缓解治疗和缓解后强化维持治疗两个阶段。

①诱导缓解:通过联合化疗,迅速、大量地杀灭白血病细胞,恢复机体正常造血功能,使病人尽可能在较短的时间内获得完全缓解(CR)。

②缓解后强化维持:急性白血病未治疗时体内白血病细胞估计为 $10^{10}～10^{13}$ 个,经诱导缓解治疗达到 CR 后体内仍有相当于 $10^8～10^9$ 个白血病细胞,所以必须实施强化巩固治疗,以进一步杀灭残存、隐蔽的白血病细胞,防止复发,延长缓解期和无病生存期。

(2)化疗药物:药物的组成遵循的原则是:①作用于细胞周期不同阶段的药物;②各药物间有相互协同作用;③各药物不良反应不重叠,减少对重要脏器的损伤。常用化疗药物,见表 29-1。

(3)联合化疗方案:方案的选择,剂量的确定,用药疗程等,应结合病人的整体情况,如白血病类型、骨髓增生情况、病人年龄、身体状况等综合考虑。目前常用化疗方案,见表 29-2。

3. **中枢神经系统白血病的防治**　常选用甲氨蝶呤 10mg,鞘内注射,同时加用地塞米松 5～10mg,每周 2 次,共 3 周。也可选用阿糖胞苷 30～$50mg/m^2$ 靶内注射。

4. **造血干细胞移植**　目前主张移植的时机:年龄在 45 岁以下的急性白血病患者在第 1 次完全缓解时进行。

5. **细胞因子治疗**　粒细胞集落刺激因子(G-CSF)和粒-单集落刺激因子(GM-CSF)与化疗同时应用或化疗后应用,可减轻化疗所致的粒细胞缺乏,缩短粒细胞恢复时间,提高病人对化疗的耐受性。

【护理措施】

1. **休息与饮食**

(1)贫血、感染、出血或化疗期间应注意休息,缓解期和化疗间歇期坚持每天适当活动。散步、打太极拳,饮食起居规律,保证充足休息,睡眠和营养。活动后应注意观察心率、心律、呼吸变化,如有异常,应卧床休息。脾大明显者,可争取左侧卧位以减轻不适,避免弯腰和碰撞腹部,防止脾破裂。骨、关节疼痛者保持卧位舒适,白天可通过与病人交谈、读书、听音乐等分散其注意力,晚间可适当应用镇痛药,保证病人休息,减少体力消耗。

(2)饮食指导:给予高热量、富含维生素、适量纤维素、清淡、易消化饮食。避开化疗前后 1～2h

表 29-1 治疗急性白血病常用化疗药物

种类	药名	缩写	药理作用	主要不良反应
抗叶酸代谢	甲氨蝶呤	MTX	干扰 DNA 合成	口腔、胃肠道黏膜溃疡,肝功能损害,骨髓抑制
抗嘌呤代谢	巯嘌呤	6-MP	阻碍 DNA 合成	胃肠道反应,骨髓抑制,肝功能损害
	硫代嘌呤	6-TG	阻碍 DNA 合成	
抗嘧啶代谢	阿糖胞苷	Ara-C	阻碍 DNA 合成	口腔溃疡,胃肠道反应,脱发,骨髓抑制
生物碱类	长春新碱	VCR	抑制 RNA 和脂质合成	末梢神经炎,胃肠道反应,脱发
	三尖杉碱	H	干扰核糖体功能	骨髓抑制,胃肠道反应,心脏损害
烷化剂	环磷酰胺	CTX	破坏 DNA 合成	骨髓抑制,胃肠道反应,脱发,出血性膀胱炎
抗生素类	柔红霉素	DAUN	抑制 DNA、RNA 合成	骨髓抑制,心脏损害,胃肠道反应
	多柔比星(阿霉素)	AND	抑制 DNA、RNA 合成	骨髓抑制,心脏损害,胃肠道反应
	阿克拉霉素	ACM	抑制 DNA、RNA 合成	骨髓抑制,心脏损害,胃肠道反应
酶类	门冬酰胺酶	L-ASP	影响瘤细胞蛋白质合成	肝功能损害,高尿酸血症,过敏反应,高血糖,胰腺炎,氮质血症
激素类	泼尼松	P	破坏淋巴细胞	类库欣综合征,易感染,高血压,糖尿病
肿瘤细胞诱导分化剂	维 A 酸	ATRA	使白血病细胞分化为具有正常表型功能的白细胞	皮肤黏膜干燥,胃肠道反应,口角破裂,头晕,关节痛,肝功能损害
其他类	依托泊苷	VP-16	干扰 DNA、RNA 合成	骨髓抑制,胃肠道反应,脱发

表 29-2 急性白血病常用联合化疗方案

治疗方案	药物剂量(mg)	用法	说明
急性淋巴细胞白血病			
VP	VCP 1~2	第 1 天,每周 1 次,静脉注射	
	P 40~60	每日分次口服	完全缓解率 74%
CDP	VCP 1~2	第 1 天,每周 1 次,静脉注射	
	DNR 30~40	第 1~3 天,静脉注射	完全缓解率 72%
	P 40~60	每日分次口服	
VAP	VCP 1~2	第 1 天,每周 1 次,静脉注射	
	L-ASP 5 000~10 000(U)	每日 1 次,共 10d,静脉滴注	
	P 40~60	每日分次口服	
VMP	VCP 1~2	第 1 天,每周 1 次,静脉注射	
	6-MP 150	每日分次口服	
	P 40~60	每日分次口服	
急性非淋巴细胞白血病			
DA	DNR 30~40	第 1~3 天,静脉注射	每一个疗程为 7d
	Ara-c 150	第 1~7 天,每日 1 次静脉滴注	间歇 1~2 周
HOAP	H 4~6	第 1~7 天,每日 1 次,静脉滴注	完全缓解率 60%
	VCP 2	第 1 天,静脉注射	
	Ara-c 150	第 1~7 天,静脉滴注	
	P 30~40	每日分次口服	

进餐,鼓励病人多饮水,每天饮水量在 2 000ml 以上,以预防尿酸性肾病。

2. 病情观察 注意生命体征的变化,观察并记录体温变化及热型,有无感染,皮肤黏膜淤血或出血点,有无头痛、恶心、呕吐、颈强直、意识障碍等颅内出血表现,注意浅表淋巴结,肝脾的大小,有无骨、关节疼痛。注意了解血象和骨髓象的检查结果。

3. 预防感染 注意保暖,避免受凉,讲究个人卫生,少去人群拥挤的地方;在化疗诱导缓解期间病人很容易发生感染。当成熟粒细胞绝对值≤$0.5×10^9$/L 时,发生感染的可能性更大,应做好保护性隔离。若无层流室应置病人于单人病房,定时对病房进行空气和地面消毒,谢绝探视避免交叉感染。同时加强口腔、皮肤及肛周护理。一旦有感染征象,协助医师做好各项检查和遵医嘱给予抗感染治疗。

4. 口腔护理 指导病人在进餐前后,睡前应漱口。一般情况可选 0.9%氯化钠溶液,复方硼砂溶液;疑为口腔厌氧菌感染可选 1%~3%过氧化氢溶液;真菌感染可选 1%~4%碳酸氢钠溶液、1:2 000氯己定(洗必泰)溶液或复方氯己定含漱(口泰)溶液。每次含漱时间 15~20min,每天 3 次。

5. 用药护理

(1)静脉类及组织坏死预防与护理 某些化疗药物如多柔比星、柔红霉素、长春新碱等都具有较强局部刺激,多次注射可引起疼痛和静脉炎,严重者可出现血管闭锁,若药液外渗可引起周围组织坏死。

①合理选用静脉:反复多次化疗者,最好采用中心静脉或深静脉留置导管供注射用。使用浅表静脉则选择有弹性且直的大血管。

②避免药液外渗:化疗前,先用 0.9%氯化钠溶液冲管,静脉注射时要边抽回血边注药,以保证药液无外渗;若有数种药物时,先用刺激性强的药物;药物输完后给予 0.9%氯化钠溶液 10~20ml 冲洗后拔针。

③化疗药物外渗的处理:输注时疑有化疗药物外渗应立即停止输注,边回抽边退针;局部用 0.9%氯化钠溶液加地塞米松多处皮下注射;亦可遵医嘱选用相应的拮抗药,如硫代硫酸钠拮抗氮芥、丝裂霉素、放线菌素 D 等,8.4%碳酸氢钠可用于拮抗多柔比星、长春新碱等。

④静脉炎处理:局部血管禁止静脉注射,患处

勿受压。使用类肝素(喜疗妥)等药物外敷,鼓励病人多做肢体活动,以促进血液循环。

(2)胃肠道反应的护理:大多数化疗药物均可引起恶心、呕吐、食欲缺乏等不良反应,反应程度和持续时间与药物种类及剂量有关,同时也与病人较大的个体差异有关。若用致吐作用较强的药时,使用前 30min 可给予止吐药物,必要时 6~8h 重复给药。化疗期间要保证病人休息,避免噪声及异味等不良刺激。若反应严重,呕吐频繁,应注意观察有无水、电解质紊乱。

(3)骨髓抑制的护理:多数化疗药具有抑制骨髓作用,一般化疗后 7~14d 血象可降至最低点,之后 5~10d 逐渐恢复。故从化疗开始至结束后 2 周应加强预防出血和感染的护理,定期复查血常规,化疗结束后再行骨髓穿刺,以便了解骨髓抑制情况及评价疗效,并根据病情给予对症支持治疗。

(4)肝肾功能损害的护理:甲氨蝶呤、巯嘌呤、门冬酰胺酶对肝功能有损害作用,故用药期间应观察病人有无黄疸,定期监测肝功能。环磷酰胺可引起血尿,输注期间应保证输液量,并鼓励病人多饮水,每天补水 4 000ml,以稀释尿中药物浓度,防止出血性膀胱炎。遵医嘱口服别嘌醇,以抑制尿酸的合成。观察尿的颜色和量,一旦发生血尿,应停止使用,同时检查肾功能。

(5)心脏毒性护理:如多柔比星、柔红霉素、三尖杉碱等药可引起心肌及心脏传导损害,使用前应检查心电图及心功能。对于老年或有心脏疾病的病人,注意调整药物剂量和种类。并要缓慢注入药物,必要时给予心电监护。

(6)其他:甲氨蝶呤可引起口腔黏膜溃疡;长春新碱可引起末梢神经炎而出现手足麻木,停药后可消失,个别可引起自主神经功能紊乱,出现腹胀、便秘及肠麻痹甚至肠梗阻,应注意观察及时处理。某些药物可引起脱发,要加强心理护理,一般脱发后 1~2 个月可再生。

6. 健康教育

(1)疾病预防:避免接触能对骨髓造血系统有损害的理化因素。

(2)生活指导:饮食、休息和活动的安排。

(3)用药指导:说明急性白血病用药的方案和可能的不良反应。

(4)预防感染和出血。

(5)心理调适指导。

二、慢性白血病

慢性白血病分慢性粒细胞白血病,慢性淋巴细胞白血病,慢性单核细胞白血病三型,我国以慢性粒细胞白血病多见。

(一)慢性粒细胞白血病

慢性粒细胞白血病的病程缓慢,持续性外周白细胞增多,脾大,好发于中年人。早期常无自觉症状。常因体检时发现白细胞数增高或脾大而被确诊。

【临床表现】

病程缓慢可经历慢性期,加速期和急变期。

1. 慢性期 早期无症状,随病情发展出现乏力、低热、多汗或盗汗、体重减轻等代谢亢进的表现。巨脾为本期最突出的表现,初诊时可达脐平面,甚至盆腔;脾质硬,常有明显切迹,表面光滑,无压痛。如发生脾梗死可突发局部剧烈疼痛和明显压痛。大多数病人有胸骨中下段压痛。50%左右病人可有肝中度大,浅表淋巴结多无肿大。病程一般 1~4 年。

2. 加速期 发病后 1~4 年约 80%慢粒白血病病人可进入加速期,主要表现为不明原因高热、体重下降、虚弱、脾迅速肿大,骨、关节痛以及逐渐出现的贫血、出血。白血病细胞对原来有效的药物产生耐药。

3. 急变期 加速期从几个月到 1~2 年即进入急变期,多数为急性粒细胞变,20%~30%淋巴细胞变。

【辅助检查】

1. 外周血常规 可见各阶段的中性粒细胞,以中幼、晚幼和杆状粒细胞为主,常高于 20×10^9/L,晚期最高可达 100×10^9/L。嗜酸性粒细胞和嗜碱粒细胞增多,血小板降低和贫血时病情恶化。

2. 骨髓常规 增生明显或极度活跃。以粒细胞为主,其中中性中幼、晚幼和杆状粒细胞明显增多;原粒细胞<10%。巨核细胞正常或增多,随病情进展而减少。

3. 染色体检查 ph¹ 染色体,t(q;22)(q34;q11)是慢性白血病的特征性标志。

【治疗要点】

1. 化学治疗

(1)羟基脲:是治疗慢性粒细胞白血病的首选药。为 S 期特异性药物,抑制 DNA 合成。作用快,但持续时间短。用法 3g/d,3/d,口服,待白细胞数降至 20×10^9/L 左右,剂量减半;降至 10×10^9/L 时小剂量(0.5~1.0g/d)维持。

(2)白消安:系烷化剂类药物,杀伤或抑制造血干细胞。初始剂量为 4~6mg/d,口服,待白细胞降至 20×10^9/L 时减量,稳定后改小剂量维持,使白细胞数维持在 7×10^9/L。用药过量会造成严重骨髓抑制,且恢复较慢。

(3)靛玉红:为我国独创,从中药提取的药品,150~300mg/d,3/d,口服。用药 20~40d 白细胞数下降,约 2 个月降至正常水平。

(4)α-干扰素:初始剂量 300 万 U/d,皮下注射或肌内注射,每周 2~3 次,以后逐渐增至 600 万~900 万 U/d,持续用 1~2 年。与羟基脲或小剂量阿糖胞苷合用可提高疗效。

(5)伊马替尼(格列卫):近年临床应用较多,疗效可达 95%~98%。

2. 骨髓移植 在慢性期缓解后尽早进行。

3. 慢粒白血病急性变的治疗 基本同急性白血病治疗。

4. 其他 白细胞淤滞可使用白细胞分离机,单采清除过高的白细胞;化疗时应加用别嘌醇,碱化尿液并保持尿量在 1 500ml 以上,预防高尿酸血症。

(二)慢性淋巴细胞白血病

【临床表现】

本病多发生在老年人,90%的患者在 50 岁以上。起病缓慢,约 25%的患者在查体或其他疾病就医时才被发现。随病情进展可出现乏力、消瘦、低热、盗汗及贫血等症状。淋巴结浸润遍及全身,初始多见颈部、腋下、腹股沟处淋巴结肿大。多数有轻至中度脾大。晚期血小板减少,贫血明显。因免疫功能低下,极易发生反复感染。

【检查检查】

1. 血常规 持续性淋巴细胞增多。白细胞>10×10^9/L,淋巴细胞占 50%以上,以形态成熟的小淋巴细胞为主。

2. 骨髓常规 有核增生活跃,淋巴细胞>40%,以成熟淋巴细胞为主。

3. 免疫学检查 淋巴细胞具有单克隆性,免疫分型中本病 95%以上为 B 细胞来源。60%患者有低丙种球蛋白血症。

【治疗要点】

1. 化疗治疗 常用药物为氟达拉滨和苯丁酸氮芥。前者效果较好,常用剂量为 25~30mg/

$(m^2 \cdot d)$,连续静脉滴注 5d,每 4 周重复 1 次。其他嘌呤类药物有喷司他丁、克拉屈滨,烷化剂有环磷酰胺。

2. 放射治疗　用于淋巴结肿大有压迫症状或化疗后淋巴结、脾缩小不满意者。

3. 其他治疗　α-干扰素、单克隆抗体、骨髓移植。

(三)慢性白血病的护理措施

1. 缓解疼痛

(1)脾胀痛:将病人安置于安静、舒适的环境中,尽量卧床休息,减少活动,并取左侧卧位,以减轻不适感。尽量避免弯腰和碰撞腹部,避免脾破裂。遵医嘱协助病人做脾放射治疗,以减轻脾胀痛。鼓励病人少量多次进餐、饮水以减轻腹胀。

(2)病情监测:每日监测脾的大小、质地、有无压痛并做好记录。密切监测有无脾栓塞或脾破裂的发生,主要表现为突发脾区疼痛、发热、多汗以致休克,脾区有明显触痛拒按、可闻及摩擦音,脾可进行性肿大,甚至产生血性腹水。

2. 预防尿酸性肾病

(1)供给充足的水分:鼓励病人多饮水,每日饮水量 3 000ml 以上,以利于尿酸和化疗药降解产物的稀释和排泄,并减少对泌尿系统的化学刺激。

(2)病情监测:化疗期间定期检查血和尿中尿酸的含量以及沉渣检查、白细胞计数等。记录 24h 出入量,注意观察有无腰痛或血尿发生。

(3)合理用药:遵医嘱口服别嘌醇,以抑制尿酸的形成。化疗给药前、后的一段时间里遵医嘱给予利尿药,可及时稀释排泄的降解药物。注射药液后多饮水、勤排尿,有助于降解产物的排出。

3. 化疗药物毒性不良反应护理　白消安的不良反应主要是骨髓抑制、血小板或全血细胞减少及皮肤色素沉着、阳萎、停经等。用药前应向病人说明,用药期间经常要复查血常规,不断调整剂量。靛玉红主要不良反应有腹泻、腹痛、便血等,使用时要慎重,注意观察病人粪便的性质,干扰素不良反应有发热、恶心、食欲缺乏、血小板减少及肝功能异常,应定期检查血常规和肝功能。

(张培生)

第 30 章

甲状腺功能亢进症

甲状腺功能亢进症(tyrotoxicosis,简称甲亢)是指血液循环中甲状腺激素过多,引起以神经、循环、消化等系统兴奋性增高和代谢亢进为主要表现的一组临床综合征。临床上以 Graves 病(Graves disease,GD)最常见。

Graves 病又称弥漫性毒性甲状腺肿,GD 是甲状腺功能亢进症的最常见病因,占全部甲亢的 80%~85%。西方国家报道本病的患病率为 1.1%~1.6%,我国学者的报道是 1.2%,女性显著高发[女:男(4~6):1],高发年龄为 20~50 岁。

【病因】

1. 遗传因素 本病有显著的遗传倾向,同卵双生相继发生 GD 者达 30%~60%,异卵双生为 3%~9%。

2. 自身免疫 GD 患者的血清中存在针对甲状腺细胞 TSH 受体的特异性自身抗体,称为 TSH 受体抗体(TSH receptor antibodies,TRAb),也称为 TSH 结合抑制性免疫球蛋白。TRAb 有两种类型,即 TSH 受体刺激性抗体(TsHR stimulation antibody,TSAb)和 TSH 受体刺激阻断性抗体(TsHR stimtlation-blcking antibody,TSBAb)。TSAb 与 TSH 受体结合,激活腺苷酸环化酶信号系统,导致甲状腺细胞增生和甲状腺激素合成、分泌增加。所以 TSAb 是 GD 的致病性抗体。

3. 环境因素 环境因素可能参与了 GD 的发生,如细菌感染、性激素、应激等对本病的发生和发展都有影响。

【临床表现】

1. 症状 典型表现为甲状腺激素分泌过多综合征,主要为交感神经兴奋性增高和代谢增强的表现。

(1)高代谢综合征:甲状腺激素分泌增多导致交感神经兴奋性增高和新陈代谢加速,患者常有疲乏无力、怕热多汗、皮肤潮湿、多食善饥、体重显著下降等。

(2)精神神经系统:多言好动、紧张焦虑、焦躁易怒、失眠不安、思想不集中、记忆力减退、手和眼睑震颤。

(3)心血管系统:心悸气短、心动过速、第一心音亢进。收缩压升高、舒张压降低、脉压增大。合并甲状腺毒症心脏病时,出现心动过速、心律失常、心脏增大和心力衰竭。以心房颤动等房性心律失常多见,偶见房室传导阻滞。

(4)消化系统:稀便、排便次数增加,重者可有肝大、肝功能异常,偶有黄疸。

(5)肌肉骨骼系统:主要是甲状腺毒症性周期性瘫痪。20~40 岁亚洲男性好发,发病诱因包括剧烈运动、高糖类饮食、注射胰岛素等,病变主要累及下肢,有低钾血症。TPP 病程呈自限性,甲亢控制后可以自愈。少数患者发生甲亢性肌病,肌无力多累及近心端的肩胛和骨盆带肌群。另有 1%GD 伴发重症肌无力,该病和 GD 同属自身免疫病。

(6)造血系统:循环血淋巴细胞比例增加,单核细胞增加,但是白细胞总数减低。可以伴发血小板减少性紫癜。

(7)生殖系统:女性月经减少或闭经。男性阳萎,偶有乳腺增生(男性乳腺发育)。

2. 体征

(1)甲状腺肿:大多数患者有不同程度的甲状腺肿大。甲状腺肿为弥漫性、对称性,质地不等,无压痛。甲状腺对称性肿大伴杂音和震颤为本病特征之一。少数病例甲状腺可以不肿大。

(2)眼征:GD 的眼部表现分为两类:一类为单纯性突眼,病因与甲状腺毒症所致的交感神经兴奋性增高有关;另一类为浸润性眼征,发生在 Graves 眼病(近年来称为 Graves 眶病),病因与眶周组织的自身免疫炎症反应有关。单纯性突眼包括下述表现:①轻度突眼:突眼度 19～20 ram。②Stellwag 征:瞬目减少,炯炯发亮。③上睑挛缩,睑裂增宽。④VonGraefe 征:双眼向下看时,由于上眼睑不能随眼球下落,显现白色巩膜。⑤Joffroy 征:眼球向上看时,前额皮肤不能皱起。⑥Mobius 征:双眼看近物时,眼球辐辏不良。浸润性眼征患者自诉眼内异物感、胀痛、畏光、流泪、复视、斜视、视力下降;检查见突眼(眼球凸出度超过正常值上限 4mm,欧洲人群的正常值上限是 14mm),眼睑肿胀,结膜充血水肿,眼球活动受限,严重者眼球固定,眼睑闭合不全、角膜外露而发生角膜溃疡、全眼炎,甚至失明。

【特殊的临床表现和类型】

1. 甲状腺危象　也称甲亢危象,是甲状腺毒症急性加重的一个综合征,发生原因可能与循环内甲状腺激素水平增高有关。多发生于较重甲亢未予治疗或治疗不充分的患者。常见诱因有感染、手术、创伤、精神刺激等。临床表现有:高热、大汗、心动过速(140/min 以上)、烦躁、焦虑不安、谵妄、恶心、呕吐、腹泻,严重患者可有心力衰竭、休克及昏迷等。

2. 甲状腺毒症性心脏病　甲状腺毒症性心脏病的心力衰竭分为两种类型。一类是心动过速和心排血量增加导致的心力衰竭。主要发生在年轻甲亢患者。此类心力衰竭非心脏泵衰竭所致,而是心高排血量后失代偿引起,称为"高排血量型心力衰竭",常随甲亢控制,心功能恢复。另一类是诱发和加重已有的或潜在的缺血性心脏病发生的心力衰竭,多发生在老年患者,此类心力衰竭是心脏泵衰竭。心房纤颤也是影响心脏功能的因素之一。甲亢患者中 10%～15%发生心房纤颤。甲亢患者发生心力衰竭时,30%～50%与心房纤颤并存。

3. 淡漠型甲亢　多见于老年患者。起病隐袭,高代谢综合征、眼征和甲状腺肿均不明显。主要表现为明显消瘦、心悸、乏力、震颤、头晕、晕厥、神经质或神志淡漠、腹泻、厌食。可伴有心房颤动和肌病等,70%的患者无甲状腺肿大。临床中患者常因明显消瘦而被误诊为恶性肿瘤,因心房颤动被误诊为冠心病,所以老年人不明原因的突然消瘦、新发生心房颤动时应考虑本病。

4. T$_3$型甲亢　由于甲状腺功能亢进时,产生 T$_3$和 T$_4$的比例失调,T$_3$产生量显著多于 T$_4$所致。发生的机制尚不清楚。Graves 病、毒性结节性甲状腺肿和自主高功能性腺瘤都可以发生 T$_3$型甲状腺功能亢进。碘缺乏地区甲状腺功能亢进患者中 12%为 T$_3$型甲亢。老年人多见。实验室检查 TT$_4$、FT$_4$正常甚至偏低,TT$_3$、FT$_3$升高,^{131}I 摄取率增加。

5. 妊娠期甲状腺功能亢进症　妊娠期甲亢有其特殊性,需注意以下几个问题:①妊娠期甲状腺激素结合球蛋白(TBG)增高,引起血清 TT$_4$和 TT$_3$增高,所以妊娠期甲亢的诊断应依赖血清 FT$_4$、FT$_3$和 TSH。②妊娠一过性甲状腺毒症(GTT):绒毛膜促性腺激素(hCG)在妊娠 3 个月达到高峰。③新生儿甲状腺功能亢进症:母体的 TSAb 可以透过胎盘刺激胎儿的甲状腺引起胎儿或新生儿甲亢。④产后由于免疫抑制的解除,GD 易于发生,称为产后 GD。⑤如果患者甲亢未控制,建议不要怀孕;如果患者正在接受抗甲状腺药物(ATD)治疗,血清 TL 达到正常范围,停 ATD 或者应用 ATD 的最小剂量,可以怀孕;如果患者为妊娠期间发现甲亢,如继续妊娠,则选择合适剂量的 ATD 治疗和妊娠中期甲状腺手术治疗。有效地控制甲亢可以明显改善妊娠的不良结果。

6. 胫前黏液性水肿　与 Grayes 眼病同属于自身免疫病,约 5%的 GD 患者伴发本症,白种人中多见。多发生在胫骨前下 1/3 部位,也见于足背、踝关节、肩部、手背或手术瘢痕处,偶见于面部,皮损大多为对称性。早期皮肤增厚、变粗,有广泛大小不等的棕红色或红褐色或暗紫色突起不平的斑块或结节,边界清楚,直径 5～30mm,连片时更大,皮肤损害周围的表皮稍发亮,薄而紧张,病变表面及周围可有毳毛增生、变粗、毛囊角化,可伴感觉过敏或减退,或伴痒感;后期皮肤粗厚,如橘皮或树皮样,皮损融合,有深沟,覆以灰色或黑色疣状物,下肢粗大似橡皮腿。

7. Graves 眼病　本病男性多见,甲状腺功能亢进与 Graves 眼病发生顺序的关系是:43%两者同时发生;44%甲状腺功能亢进先于 GD 发生;有 5%的患者仅有明显突眼而无甲状腺功能亢进症状,TT$_3$、TT$_4$在正常范围,称之为甲状腺功能正常的 GD。单眼受累的病例占 10%～20%。

【辅助检查】

1. 血清总甲状腺素(TT$_4$)　T$_4$全部由甲状腺产生,每天产生 80～100μg。血清中 99.96%的 T$_4$与蛋白结合,其中 80%～90%与 TBG 结合,是诊断甲状腺功能亢进的最基本的筛选指标。

2. 血清总三碘甲腺原氨酸（TT_3）　血清中 99.6% 的 T_3 以与蛋白结合的形式存在,所以本值同样受到 TBG 含量的影响。TT_3 为早期 GD、治疗中疗效观察及停药后复发的敏感指标,亦是诊断 T_3 型甲亢的特异指标。

3. 血清游离甲状腺素（FT_4）、游离三碘甲腺原氨酸（FT_3）　游离甲状腺激素是实现该激素生物效应的主要部分。但它们与甲状腺激素的生物效应密切相关,所以是诊断临床甲状腺功能亢进的首选指标。

4. 促甲状腺激素（TSH）测定　血清促甲状腺激素的变化是反映下丘脑-垂体-甲状腺轴功能最敏感的指标。

5. 甲状腺^{131}I摄取率　^{131}I摄取率是诊断甲亢的传统方法,目前已经被激素测定技术所代替。

6. 甲状腺刺激性抗体（TSAb）　是鉴别甲状腺功能亢进病诊断 GD 的指标之一。有早期诊断意义,可判断病情活动、复发,还可以作为治疗停药的重要指标。

7. 影像学检查　超声、眼部 CT 和 MRI 可以排除其他原因所致的突眼,评估眼外肌受累的情况。

8. 甲状腺放射性核素扫描　对于诊断甲状腺自主高功能腺瘤有意义。肿瘤区浓聚大量核素,肿瘤区外甲状腺组织和对侧甲状腺无核素吸收。

【治疗要点】

目前尚不能对 GD 进行病因治疗。针对甲状腺功能亢进有三种疗法,即抗甲状腺药物（antithyroid drugs,ATD）、^{131}I 和手术治疗。ATD 的作用是抑制甲状腺合成甲状腺激素,^{131}I 和手术则是通过破坏甲状腺组织、减少甲状腺激素的产生来达到治疗目的。

1. 抗甲状腺药物　ATD 治疗是甲状腺功能亢进的基础治疗,但是单纯 ATD 治疗的治愈率仅有 50% 左右,复发率高达 50%～60%。ATD 也用于手术和^{131}I治疗前的准备阶段。常用的 ATD 分为硫脲类和咪唑类,硫脲类包括丙硫氧嘧啶（propylthioLlracil,PTU）和甲硫氧嘧啶等;咪唑类包括甲巯咪唑（mehimazole,MMI）和卡比马唑（carbimazole）等。普遍使用 MMI 和 PTU。两药比较:MMI 半衰期长,血浆半衰期为 4～6h,可以每天单次使用;PTU 血浆半衰期为 1h,具有在外周组织抑制 T_4 转换为 T_3 的独特作用,所以发挥作用较 MMI 迅速,控制甲状腺功能亢进症状快,但是必须保证

每 6～8 小时给药 1 次。PTU 与蛋白结合紧密。

(1)适应证:①病情轻、中度患者;②甲状腺轻、中度肿大;③年龄<20 岁;④孕妇、高龄或由于其他严重疾病不适宜手术者;⑤手术前和^{131}I治疗前的准备;⑥手术后复发且不适宜^{131}I治疗者。

(2)剂量与疗程(以 PTU 为例,如用 MMI 则剂量为 PTU 的 1/10):①初治期:300～450mg/d,分 3 次口服,持续 6～8 周,每 4 周复查血清甲状腺激素水平 1 次。②减量期:每 2～4 周减量 1 次,每次减量 50～100mg/d,3～4 个月减至维持量。③维持期:50～100mg/d,维持治疗 1～1.5 年。近年来提倡 MMI 小量服用法。即 MMI 15～30mg/d,治疗效果与 40mg/d 相同。

(3)不良反应:①粒细胞减少:外周血白细胞低于 $3×10^9$/L 或中性粒细胞低于 $1.5×10^9$/L 时应当停药;②皮疹:发生率为 2%～3%。可先试用抗组胺药,皮疹严重时应及时停药,以免发生剥脱性皮炎;③中毒性肝病:发生率为 0.1%～0.2%,多在用药后 3 周发生,表现为变态反应性肝炎。

(4)停药指标主要依据临床症状和体征。目前认为 ATD 维持治疗 18～24 个月可以停药。预示甲状腺功能亢进可能治愈:①甲状腺肿明显缩小;②TSAb(或 TRAb)转为阴性。

2. ^{131}I治疗

(1)治疗效果和不良反应的评价治疗机制是甲状腺摄取^{131}I后释放出 J_3 射线,破坏甲状腺组织细胞。

(2)适应证和禁忌证

适应证:①成人 Graves 甲状腺功能亢进伴甲状腺肿大二度以上;②ATD 治疗失败或过敏;③甲状腺功能亢进手术后复发;④甲状腺毒症心脏病或甲亢伴其他病因的心脏病;⑤甲状腺功能亢进合并白细胞和(或)血小板减少或全血细胞减少;⑥老年甲亢;⑦甲状腺功能亢进合并糖尿病;⑧多结节毒性甲状腺肿;⑨自主功能性甲状腺结节合并甲亢。

相对适应证:①青少年和儿童甲亢,用 ATD 治疗失败、拒绝手术或有手术禁忌证;②甲状腺功能亢进合并肝、肾等脏器功能损害;③Graves 眼病,对轻度和稳定期的中、重度病例可单用^{131}I治疗甲亢,对病情处于进展期患者,可在^{131}I治疗前后加用泼尼松。

禁忌证:妊娠和哺乳期妇女。

(3)并发症^{131}I治疗甲状腺功能亢进后的主要并发症是甲状腺功能减退。

3. 手术治疗

(1)适应证:①中、重度甲状腺功能亢进,长期服药无效,或停药复发,或不能坚持服药者。②甲状腺肿大显著,有压迫症状。③胸骨后甲状腺肿。④多结节性甲状腺肿伴甲亢。手术治疗的治愈率为95%左右,复发率为0.6%～9.8%。

(2)禁忌证:①伴严重Graves眼病;②合并较重心脏、肝、肾疾病,不能耐受手术;③妊娠初3个月和第6个月以后。

(3)手术方式:通常为甲状腺次全切除术,两侧各留下2～3g甲状腺组织。主要并发症是手术损伤导致甲状旁腺功能减退症和喉返神经损伤,有经验的医师操作时发生率为2%,普通医院条件下的发生率达10%左右。

4. 其他治疗　减少碘剂摄入是甲亢的基础治疗之一。过量碘的摄入会加重和延长病程,增加复发的可能性,所以甲亢患者应当食用无碘食盐,忌用含碘药物。复方碘化钠溶液仅在手术前和甲状腺危象时使用。

5. 甲状腺危象的治疗　①针对诱因治疗。②抑制甲状腺激素合成:首选PTU 600mg口服或经胃管注入,以后每6小时给予250mg,口服,待症状缓解后减至一般治疗剂量。③抑制甲状腺激素释放:口服PTU 1h后再加用复方碘口服溶液5滴、每8小时1次,或碘化钠1.0g加入10%葡萄糖盐水注射液中静脉滴注24h,以后视病情逐渐减量,一般使用3～7d。如果对碘剂过敏,可改用碳酸锂0.5～1.5g/d,3/d,连用数日。④普萘洛尔20～40mg、每6～8小时口服1次,或1mg稀释后静脉缓慢注射。⑤氢化可的松50～100mg加入5%～10%葡萄糖注射液静脉滴注,每6～8小时1次。⑥经上述常规治疗效果不满意时,可选用腹膜透析、血液透析或血浆置换等措施迅速降低血浆甲状腺激素浓度。⑦降温:高热者予物理降温,避免用乙酰水杨酸类药物。⑧其他支持治疗。

6. Graves眼病的治疗　GD的治疗首先要区分病情程度。

(1)轻度GD病程一般呈自限性,不需要强化治疗。治疗以局部和控制甲亢为主。①畏光:戴有色眼镜;②角膜异物感:人工泪液;③保护角膜:夜间遮盖;④眶周水肿:抬高床头;⑤轻度复视:棱镜矫正;⑥强制性戒烟;⑦有效控制甲亢是基础性治疗,因为甲亢或甲状腺功能减退都可以促进GD进展,所以甲状腺功能应当维持在正常范围之内;

⑧告知患者轻度GD是稳定的,一般不发展为中度和重度GD。

(2)中度和重度GD在上述治疗基础上强化治疗。治疗的效果要取决于疾病的活动程度。对处于活动期的病例,治疗可以奏效,例如新近发生的炎症、眼外肌障碍等。相反,对于长期病例、慢性突眼、稳定的复视,治疗效果不佳,往往需要做眼科康复手术矫正。视神经受累是本病最严重的表现,可以导致失明,需要静脉滴注糖皮质激素和眶减压手术的紧急治疗。

①糖皮质激素:泼尼松40～80mg/d,分次口服,持续2～4周。然后每2～4周减量2.5～10mg/d。如果减量后症状加重,要减慢减量速度。糖皮质激素治疗需要持续3～12个月。静脉途径给药的治疗效果优于口服给药(前者有效率80%～90%;后者有效率60%～65%),局部给药途径不优于全身给药。常用的方法是甲泼尼龙500～1 000mg加入0.9%氯化钠注射液静脉滴注冲击治疗,隔日1次,连用3次。但需注意已有甲泼尼龙引起严重中毒性肝损害和死亡的报道,发生率为0.8%,可能与药物的累积剂量有关,所以糖皮质激素的总剂量不宜超过4.5～6.0g。早期治疗效果明显则提示疾病预后良好。

②放射治疗:适应证与糖皮质激素治疗基本相同。有效率为60%,对近期的软组织炎症和近期发生的眼肌功能障碍效果较好。

③眶减压手术:目的是切除眶壁和(或)球后纤维脂肪组织,增加眶容积。

④控制甲亢:近期有3项临床研究证实甲亢根治性治疗可以改善GD的治疗效果。

7. 妊娠期甲亢的治疗

(1)ATD治疗:妊娠时可以给予ATD治疗。因为ATD可以通过胎盘影响胎儿的甲状腺功能,尽可能地使用小剂量的ATD实现控制甲亢的目的。首选PTU,因该药不易通过胎盘。PTU初治剂量300mg/d,维持剂量50～150mg/d对胎儿是安全的。需要密切监测孕妇甲状腺激素水平,血清TT_4、FT_4应当维持在妊娠期正常范围的上限水平。不主张ATD治疗同时合用,因为后者可能增加ATD的治疗剂量。

(2)产后GD:在妊娠的后6个月,由于妊娠的免疫抑制作用,ATD的剂量可以减少。分娩以后免疫抑制解除,GD易于复发,ATD的需要量也增加。

（3）手术治疗：发生在妊娠初期的甲亢，经 PTU 治疗控制甲亢症状后，可选择在妊娠 4～6 个月时做甲状腺次全切除。

（4）哺乳期的 ATD 治疗：因为 PTU 通过胎盘和进入乳汁的比例均少于 MMI，故 PTU 应当首选，一般认为 PTU 300mg/d 对哺乳婴儿是安全的。

8. 甲状腺毒症心脏病的治疗

（1）ATD 治疗：立即给予足量抗甲状腺药物，维持甲状腺正常功能。

（2）^{131}I 治疗：经 ATD 控制甲状腺毒症症状后，尽早给予大剂量的 ^{131}I 破坏甲状腺组织。为防止放射性损伤后引起的一过性高甲状腺激素血症加重心脏病变，给予 ^{131}I 的同时需要给予 β 受体阻断药保护心脏，^{131}I 治疗后 2 周继续给予 ATD 治疗，等待 ^{131}I 发挥其完全破坏作用；^{131}I 治疗后 12 个月内，调整 ATD 的剂量，严格控制甲状腺功能在正常范围；如果发生 ^{131}I 治疗后甲状腺功能减退，应用尽量小剂量的 L-T$_4$ 控制血清 TSH 在正常范围，避免过量 L-Td 对心脏的不良反应。

（3）β 受体阻断药：普萘洛尔可以控制心动过速，也可以用于由于心动过速导致的心力衰竭。为了克服普萘洛尔引起的抑制心肌收缩的不良反应，需要同时使用洋地黄制剂。

（4）处理甲亢合并的充血性心力衰竭的措施与未合并甲亢者相同。但是纠正的难度加大。洋地黄的用量也要增加。

（5）心房纤颤可以通过普萘洛尔和（或）洋地黄控制。控制甲亢后可以施行电转律。

【护理措施】

1. 基础护理

（1）环境：保持环境安静、避免嘈杂。病人因基础代谢亢进，常怕热多汗，应安排通风良好、室温适宜的环境。

（2）体重监测：每日测量体重，评估病人的体重变化。

（3）休息与活动：评估病人的活动量、活动和休息方式，与病人共同制订日常活动计划。活动时以不疲劳为度，维持充足的睡眠，防止病情加重。病情危重或合并有心力衰竭应卧床休息。

（4）皮肤护理：对出汗较多的病人，应及时更换衣服及床单，协助沐浴，防止受凉。

（5）饮食护理：高糖类、高蛋白、高维生素饮食，满足高代谢需要。成人每日总热量应在 12 552kJ 以上，约比正常人提高 50%。蛋白质每日 1～

2g/kg，膳食中可以各种形式增加奶类、蛋类、瘦肉类等优质蛋白以纠正体内的负氮平衡。餐次以一日六餐或一日三餐间辅以点心为宜。主食应足量。每日饮水 2 000～3 000ml，补偿因腹泻、大量出汗及呼吸加快引起的水分丢失，有心脏疾病者除外，以防水肿和心力衰竭。忌食生冷食物，减少食物中粗纤维的摄入，改善排便次数增多等消化道症状。多摄取蔬菜和水果，禁止摄入刺激性的食物及饮料，如浓茶或咖啡等，以免引起病人精神兴奋。病人腹泻时应食用含维生素少且容易消化的软食。慎用卷心菜、花椰菜、甘蓝等致含碘丰富的食物。

（6）心理护理：指导患者克服不良心理，解除身心因果关系的恶性循环，重建心理平衡，通过机体生理生化反应，促使患者恢复健康。

2. 专科护理

（1）药物护理：有效治疗可使体重增加，应指导病人按时按量规则服药，不可自行减量或停服。密切观察药物不良反应。①粒细胞减少：主要表现为突然畏寒、高热、全身肌肉或关节酸痛、咽痛、红肿、溃疡和坏死。要定期复查血象，在用药第 1 个月，每周查 1 次白细胞，1 个月后每 2 周查 1 次白细胞。若外周血白细胞低于 $3×10^9$/L 或中性粒细胞低于 $1.5×10^9$/L，考虑停药，并给予利血生、鲨肝醇等促进白细胞增生药物，进行保护性隔离，并预防交叉感染。②严重不良反应：如中毒性肝炎、肝坏死、精神病、胆汁淤滞综合征、狼疮样综合征、味觉丧失等，应立即停药并给予相应治疗。③药疹：可用抗组胺药控制症状，不必停药。若皮疹加重，应立即停药，以免发生剥脱性皮炎。

（2）放射性 ^{131}I 的治疗护理：空腹服 ^{131}I 2h 以后方可进食，以免影响碘的吸收。在治疗前后 1 个月内避免服用含碘的药物和食物，避免用手按压甲状腺，避免精神刺激，预防感染，密切观察病情变化，警惕甲状腺危象、甲状腺功能减退、放射性甲状腺炎、突眼恶化等并发症的发生。

（3）眼部护理：指导病人保护眼睛，外出戴深色眼镜，减少光线、异物的刺激。睡前涂抗生素眼膏，眼睑不能闭合者覆盖纱布或眼罩，眼睛勿向上凝视，以免加剧眼球突出和诱发斜视。指导病人减轻眼部症状的方法：0.5% 甲基纤维素或 0.5% 氢化可的松溶液滴眼，减轻眼睛局部刺激症状；高枕卧位和限制钠盐摄入减轻球后水肿，改善眼部症状；每日做眼球运动以锻炼眼肌，改善眼肌功能。定期眼科角膜检查以防角膜溃疡造成失明。

（4）甲状腺危象的护理

①立即配合抢救，立即建立静脉通道，给予氧气吸入。

②及时、准确、按时遵医嘱用药。注意 PTU 使用后 1h 再用复方碘溶液，严格掌握碘剂用量，注意观察有无碘剂中毒或过敏反应。按规定时间使用 PTU、复方碘溶液、β 受体阻滞药、氢化可的松等药物。遵医嘱及时通过口腔、静脉补充液体，注意心率过快者静脉输液速度不可过快。

③休息：将病人安排在凉爽、安静、空气流通的环境内绝对卧床休息，呼吸困难时取半卧位。

④降温：高热者行冰敷或乙醇擦浴等物理降温和（或）药物降温（异丙嗪＋哌替啶）。

⑤密切监测病情：观察生命体征、神志、出入量、躁动情况，尤其要密切监测体温和心率变化情况，注意有无心力衰竭、心律失常、休克等严重并发症。

⑥安全护理：躁动不安者使用床挡加以保护，昏迷者按照昏迷常规护理。做好口腔护理、皮肤护理、会阴护理。保持床单平整、干燥、柔软，防止压疮。

⑦避免诱因：告知病人家属甲状腺危象的诱因，并尽量帮助减少和避免诱因，如感染、精神刺激、创伤、用药不当。

3. 健康教育

（1）指导病人保持身心愉快，避免精神刺激和过度劳累。

（2）指导病人每日清晨卧床时自测脉搏，定期测量体重，脉搏减慢、体重增加是治疗有效的重要标志。

（3）告知病人有关甲亢的疾病、用药知识，指导病人学会自我护理。指导病人上衣领不宜过紧，避免压迫肿大的甲状腺，严禁用手挤压甲状腺以免甲状腺激素分泌过多，加重病情。

（4）向病人解释长期服用药的重要性，指导病人按时服药，定期到医院复查，如服用甲状腺药物者应每周查血常规 1 次，每隔 1～2 个月进行甲状腺功能测定。讲解使用甲状腺素抑制药的注意事项，如需定期检查甲状腺的大小、基础代谢率、体重、脉压、脉率，密切注意体温的变化，观察咽部有无感染如出现高热、恶心、呕吐、腹泻、突眼加重等应及时就诊。

（5）妊娠期甲亢病人，在妊娠期间及产后力争在对母亲及胎儿无影响的情况下，使甲状腺恢复正常，妊娠期不宜用放射性 ^{131}I 和手术治疗，抗甲状腺药物的剂量也不宜过大，由于甲状腺药物可从乳汁分泌，产后如需继续服用，则不宜哺乳。

（陈湘玉）

■ 参考文献

[1] 陆再英,钟南山.内科学.7 版.北京：人民卫生出版社,2007.

[2] 尤黎明.内科护理学.4 版.北京：人民卫生出版社,2006.

[3] 周秀华.内外科护理学.北京：北京科学技术出版社,2000.

[4] 夏泉源.内科护理学.北京：人民卫生出版社,2004.

[5] 张光珍.内分泌诊疗精要.北京：军事医学科学出版社,2006.

[6] 夏泉源.临床护理.北京：人民卫生出版社,2002.

[7] 赵相印.医学临床多选题集.北京：中国协和医科大学出版社,2000.

第 31 章

糖 尿 病

糖尿病(diabetes mellitus,DM)是多种病因引起的胰岛素分泌缺陷和(或)作用缺陷所致的以慢性高血糖为特征的代谢综合征,同时伴有脂肪、蛋白质、水、电解质等代谢紊乱。目前全球已有 1.5 亿以上的糖尿病病人,我国的糖尿病病人已越 9 千万,患病率居世界第 1 位,尤其是非胰岛素依赖型糖尿病发病率明显升高,且正趋向低龄化。

【糖尿病分型】

1. 胰岛素依赖型糖尿病(1 型糖尿病) 是指由于胰岛 B 细胞破坏导致的胰岛素分泌绝对不足。分为免疫介导性和特发性。

2. 非胰岛素依赖型糖尿病(2 型糖尿病) 由于胰岛素分泌相对不足和胰岛素抵抗引起。

3. 其他特殊类型糖尿病 指病因已明确的和各种继发性的糖尿病。

4. 妊娠期糖尿病 指妊娠过程中初次发现的糖尿病。一般在妊娠后期发生,分娩后大部分可恢复正常。

【病因】

1. 遗传因素 不论 1 型或 2 型糖尿病,目前认为均与遗传因素有关,有家族性。1 型糖尿病与某些特殊 HLA 类型有关。2 型糖尿病具有更强的遗传倾向,目前一致认为是多基因疾病。

2. 病毒感染 病毒感染是最重要的因素之一,病毒感染可直接损伤胰岛组织引起糖尿病,也可损伤胰岛组织后,诱发自身免疫反应,进一步损伤胰岛组织引起糖尿病。与 1 型糖尿病发病有关的病毒有脑炎、心肌炎病毒,腮腺炎病毒,风疹病毒,柯萨奇 B_4 病毒,巨细胞病毒等。

3. 自身免疫 细胞免疫和体液免疫在 1 型糖尿病发病中起重要作用。目前发现 80% 新发病的 1 型糖尿病病人循环血液中有多种胰岛细胞自身抗体。

【临床表现】

1. 典型症状 出现糖、蛋白质、脂肪代谢紊乱综合征,以"三多一少"(多饮、多食、多尿和体重减轻)为其特征性表现。

(1)多尿、多饮:由于血糖升高引起渗透性利尿作用,病人每日尿量常在 2～3L 或以上,继而因口渴而多饮。

(2)多食:因失糖、糖分未能充分利用,机体能量缺乏,食欲常亢进,易有饥饿感。

(3)体重下降:由于机体不能利用葡萄糖,蛋白质和脂肪消耗增加,引起体重减轻、消瘦、疲乏。

(4)其他症状:有四肢酸痛无力、麻木、腰痛、性欲减退、阳萎不育、月经失调、外阴瘙痒、精神委靡等。

2. 体征 应评估病人的精神神志、体重、面色、心率、心律、呼吸的变化,并注意观察视力有无减弱、有无水肿和高血压、足部有无感染或溃疡、有无肢端感觉异常、肌张力及肌力有无减弱等。

3. 急性并发症

(1)糖尿病酮症酸中毒(diabetic ketoacidosis,DKA):是指在各种诱因影响下胰岛素严重不足,引起糖、脂肪、蛋白质及水、电解质和酸碱平衡失调,以高血糖、高血酮和代谢性酸中毒为主要表现的临床综合征。①常见诱因:感染、胰岛素治疗中断或不适当减量、饮食不当、创伤、手术、妊娠和分娩,有时亦可无明显诱因。②临床表现:早期仅有烦渴多饮、多尿、疲乏等糖尿病症状加重;失代偿期病情迅速恶化,极度口渴、多尿,食欲减退、恶心、呕吐,常伴头痛、烦躁、嗜睡、呼吸深大(Kussmaul 呼吸),部分病人呼气中有烂苹果味;后期出现严重失水、少尿、脉细速、血压下降、四肢厥冷等休克,心、肾功能不全的表现;晚期各种反射迟钝甚至消失,甚至昏迷。③实验室检查:尿糖、尿酮体强阳性,血糖多在

16.7～33.3mmol/L、血酮体多在 4.8mmol/L 以上,二氧化碳结合力降低等。

(2)高渗性非酮症糖尿病昏迷(hyperosmolar nonketotic diabetic coma,HNC):简称高渗性昏迷,是因高血糖引起的以血浆渗透压增高、严重脱水和进行性意识障碍为主要表现的临床综合征。多见于老年人,好发年龄 50～70 岁,约 2/3 的病人无糖尿病病史或仅有轻度症状。本病病情重,病死率高。①常见诱因:感染、创伤、手术、脑卒中、脱水、摄入高糖以及应用某些药物如糖皮质激素、噻嗪类利尿药等。②临床表现:起病缓慢,症状逐渐加重。常先有多尿、多饮,随着脱水逐渐加重,出现神经精神症状,如嗜睡、幻觉、定向障碍、一过性偏瘫、癫痫样抽搐等。③实验室检查:尿糖强阳性,但无酮症。血糖常在 33.3mmol/L 以上,血钠升高可在 155mmol/L 以上,血浆渗透压显著增高,常在 350 mmol/L 以上。

(3)感染:糖尿病病人常反复发生疖、痈等皮肤化脓性感染,严重时可致败血症或脓毒败血症。皮肤真菌感染如足癣、甲癣、体癣也常见,女性还可合并真菌性阴道炎和巴氏腺炎。尿路感染尤其多见于女性,反复发作,可转为慢性。合并肺结核的发生率也较高,且病情严重。

4. 慢性并发症

(1)大血管病变:糖尿病人群中动脉粥样硬化患病率高,年龄轻,进展快。主要侵犯主动脉、冠状动脉、脑动脉、肾动脉和肢体动脉,引起冠心病、缺血性或出血性脑血管病、肾动脉和肢体动脉硬化等。心脑血管疾病是目前糖尿病的主要死亡原因之一。

(2)微血管病变:微血管病变是糖尿病的特征性病变。糖尿病微血管病变主要累及视网膜、肾、神经和心肌组织,尤以肾病和视网膜病最为重要。糖尿病肾病临床表现为蛋白尿、水肿、高血压、肾衰竭,是 1 型糖尿病的主要死因。糖尿病视网膜病变可引起失明。

(3)神经病变:主要累及周围神经,通常为对称性,由远至近缓慢进展,下肢较上肢重。表现为肢端感觉障碍呈手套袜子型分布,伴麻木、烧灼、针刺感等,随后有肢体疼痛,呈隐痛、刺痛等,后期累及运动神经,可引起弛缓性瘫痪和肌萎缩,以四肢远端明显。自主神经病变也较常见,表现为瞳孔改变、排汗异常、直立性低血压、心动过速、便秘、腹泻以及尿潴留、尿失禁、阳萎等。

(4)眼部病变:除视网膜微血管病变外,糖尿病还可引起白内障、青光眼、屈光改变、虹膜睫状体病变、黄斑病等,导致视力减退、失明。

(5)糖尿病足:指由于糖尿病病人下肢远端神经异常和不同程度的周围血管病变,引起足部感染、溃疡和(或)深层组织破坏,是糖尿病病人截肢致残的主要原因。

【辅助检查】

1. 尿糖测定 尿糖阳性为诊断糖尿病的重要线索。24h 尿糖定量,可作为判断疗效指标和调整降糖药物剂量的参考。但尿糖阴性不能排除糖尿病的可能。

2. 血糖测定 血糖升高是诊断糖尿病的重要依据,也是监测糖尿病病情变化和治疗效果的主要指标。有糖尿病症状且随机血糖≥11.1mmol/L(200mg/dl),或空腹血糖≥7.0mmol/L(126mg/dl),即可诊断糖尿病。

3. 葡萄糖耐量试验(OGTT) 血糖高于正常范围又未达到糖尿病上述诊断标准时,需进行 OGTT 试验。在 OGTT 试验中 2h 血糖<7.7mmol/L 为正常糖耐量;7.8～11.0mmol/L 为糖耐量减低;≥11.1mmol/L(200mg/dl),即可诊断糖尿病。

4. 糖化血红蛋白 A_1(GHB A_1)和糖化血浆清蛋白(FA)测定 作为糖尿病控制的监测指标之一,不作为诊断依据。糖化血红蛋白 A_1(GHB A_1)测定可反映抽血前 8～12 周的血糖状况,糖化血浆清蛋白测定可反映糖尿病病人近 2～3 周血糖总的水平。

5. 血浆胰岛素和 C-肽测定 有助于评价胰岛 B 细胞的储备功能,并指导治疗。

6. 其他 病情未控制的糖尿病病人,可有三酰甘油升高、胆固醇升高、高密度脂蛋白胆固醇降低。

【治疗要点】

1. 治疗原则 早期、长期、综合、个体化治疗的原则。治疗目标不仅是纠正代谢紊乱,消除症状,防止或延缓并发症,维持健康与劳动(学习)能力,保障儿童生长发育,延长寿命,降低病死率。

2. 治疗措施 饮食控制、运动疗法、血糖监测、药物治疗和糖尿病教育。

(1)饮食治疗:是糖尿病的一项基础治疗,必须严格执行并长期坚持。饮食治疗对 1 型糖尿病人有利于控制高血糖、防止低血糖发生,保证未成年人的正常生长发育。对 2 型糖尿病病人有利于减轻体重,改善高血糖、高血压和脂代谢紊乱,延缓并发症的发生,减少降血糖药的使用剂量。

(2)运动锻炼:适当的运动可以使糖尿病病人减轻体重,增加胰岛素敏感性,促进糖的利用,改善血糖、血脂水平。

(3)口服药物治疗

①促进胰岛素分泌剂:主要作用机制是刺激 B 细胞释放胰岛素。主要适用于饮食和运动治疗不能有效控制血糖的 2 型糖尿病病人。

a. 磺脲类:第一代药物有甲苯磺丁脲、氯磺丙脲、醋磺己脲、妥拉磺脲等,第二代药物有格列本脲、格列吡嗪、格列齐特、格列波脲、格列喹酮等。治疗应从小剂量开始,并按治疗需要每数天增加剂量 1 次,或改为早、晚餐前两次服药,直至病情控制。

b. 非磺脲类:常用药物有瑞格列奈和那格列奈。

②双胍类:主要作用机制是促进肌肉等外周组织摄取葡萄糖,加速无氧酵解,抑制糖异生及糖原分解。对血糖在正常范围者无降血糖作用,单独用药不引起低血糖,与磺脲类联合使用可增强降血糖作用。常用药物主要有二甲双胍、苯乙双胍(降糖灵)。

③α-糖苷酶抑制药:作用机制是抑制小肠黏膜上的 α-糖苷酶,延缓糖类的吸收,降低餐后高血糖。药物有阿卡波糖(拜糖平)、伏格列波糖。

④噻唑烷二酮类:作用机制是使靶组织对胰岛素的敏感性增强,减轻胰岛素抵抗,故又称为胰岛素增敏药。常用药物有罗格列酮、吡格列酮。

(4)胰岛素治疗

①适应证:1 型糖尿病;2 型糖尿病口服药物治疗未达良好控制者;糖尿病急性或严重并发症;糖尿病严重合并症;手术、妊娠及分娩。

②剂型:按来源不同分为猪、牛、基因重组人胰岛素;按作用时间一般分为速(短)效、中效、长(慢)效,见表 31-1。

目前又研制出一些胰岛素类似物。一类是快速胰岛素制剂,可在餐后迅速起效。赖脯胰岛素皮下注射后 15min 起效,30~60min 达峰,持续 4~5h;门冬胰岛素注射后 10~20min 起效,40min 达峰,持续 3~5h。另一类是长效胰岛素类似物,如甘精胰岛素皮下吸收慢,持续 24h。

胰岛素吸入是一种新的给药方式,主要有经肺、经口腔黏膜、经鼻腔黏膜吸收 3 种方式,有干粉状和可溶性液态 2 种。

③使用原则和剂量调节:胰岛素治疗应在一般治疗和饮食治疗的基础上进行,并按病人反应情况和治疗需要做适当调整。对 2 型糖尿病病人,可选中效胰岛素,每天早餐前 30min 皮下注射 1 次,首次剂量约为 4~8U,根据血糖和尿糖结果来调整。1 型糖尿病病人,常选短效、中效胰岛素配合使用。

(5)胰腺和胰岛细胞移植:胰腺和胰岛细胞移植技术也取得重要进展,有望从根本上控制糖尿病的发生和发展。

(6)糖尿病酮症酸中毒的治疗

①输液:输液是抢救 DKA 首要的、极其关键的措施。不仅纠正脱水,还有助于降低血糖和清除酮体。常先补 0.9% 氧化钠注射液,当血糖降至 13.9mmol/L(250 mg/dl)左右时改用 5% 葡萄糖注射液,并加入速效胰岛素(每 3~4g 葡萄糖加 1U 胰岛素)。补液总量按脱水程度而定,为 4 000~5 000ml/d,严重失水者可达 6 000~8 000ml/d。宜先快后慢,并根据血压、心率、尿量、末梢循环情况、中心静脉压等调整输液量和速度。

表 31-1 各种胰岛素制剂的特点

作用类别	制剂	注射时间	注射途径	作用时间(h)		
				开始	高峰	持续
短效	普通(正规)胰岛素	餐前 0.5h	静脉	即刻	0.5	2
			皮下	0.5~1	2~4	6~8
中效	低精蛋白胰岛素	早餐(晚餐)前 1h	皮下	1~3	6~12	18~26
	慢胰岛素锌混悬液					
长效	精蛋白锌胰岛素	早餐或晚餐前 1h	皮下	3~8	14~24	28~36
	特慢胰岛素锌混悬液					

②胰岛素治疗:常用小剂量胰岛素疗法,可用普通胰岛素加入 0.9%氯化钠注射液中持续静脉滴注、间歇静脉注射或间歇肌内注射,剂量均为 0.1U/(kg·h),当血糖降至 13.9mmol/L 时,改输 5%葡萄糖注射液并加入速效胰岛素。用药过程中需每 1~2 小时监测血糖、血钾、血钠和尿糖、尿酮等,酌情调节剂量。

③纠正电解质及酸碱平衡失调:轻症病人经输液和注射胰岛素后,酸中毒可逐渐纠正,不必补碱。重度酸中毒 pH<7.1 或二氧化碳结合力(CO_2CP)为 4.5~6.7mmol/L 时可用 5%碳酸氢钠稀释至等渗溶液(1.25%)后静脉滴注。应避免与胰岛素使用同一通路,以防降低胰岛素效价。治疗过程中需定时监测血钾水平,结合心电图、尿量,及时补钾,并调整补钾量和速度。

④祛除诱因和防治并发症:如休克、感染、心力衰竭、肾衰竭等。

(7)高渗性非酮症糖尿病昏迷的治疗:治疗原则与酮症酸中毒相似。因脱水严重应积极补液。可先输 0.9%氯化钠注射液和胶体溶液,尽快纠正休克,同时以 0.1U/(kg·h)的速度静脉滴注胰岛素。当血糖下降至 16.7mmol/L 时,可输注 5%葡萄糖注射液并加入胰岛素,监测血钾水平,结合心电图、尿量,及时补钾,并调整补钾量和速度。

【护理措施】

1. 基础护理

(1)饮食护理:护理人员应向病人介绍饮食治疗的目的、意义,并与病人和家属共同制订护理计划,并指导病人饮食。

①计算理想体重:按病人年龄、性别、身高查表或用简易公式推算理想体重[理想体重(kg)=身高(cm)-105]。

②计算每日所需总热量:根据理想体重和工作性质,计算出每日总热量。成年人休息状态下,每日每千克理想体重给予热量 105~125.5kJ(25~30kcal),轻体力劳动 125.5~146kJ(30~35kcal),中体力劳动 146~167kJ(35~40kcal),重体力劳动 167kJ(40kcal)以上。儿童、孕妇、乳母、营养不良及消耗性疾病者应酌情增加,肥胖者酌减,使体重逐渐下降至理想体重的 5%左右。

③糖类、蛋白质、脂肪的分配:a. 糖类占食物总热量的 50%~60%。b. 蛋白质占总热量的 12%~15%,成人每日每千克理想体重给予 0.8~1.2g,儿童、孕妇、乳母、慢性消耗性疾病者等可增至 1.5~

2.0g,伴肾功能不全者应限制在 0.8 g。c. 脂肪占总热量的 30%左右。

④热量分布:在确定总热量以及糖类、脂肪、蛋白质组成后,把热量换算成食物重量,每克糖类、蛋白质均产热 16.7kJ(4kcal),每克脂肪产热 37.7kJ(9kcal),然后制定食谱。三餐热量分布大概为 1/5,2/5,2/5 或 1/3,1/3,1/3,或分成四餐为 1/7,2/7,2/7,2/7,可按病人生活习惯、病情及配合治疗的需要来调整。

⑤糖尿病病人饮食注意事项:a. 定时进食。口服降血糖药物及注射胰岛素者应在用药后按时进食。b. 定量进食。饮食中的主、副食数量应基本固定,要严格按照医护人员制订的食谱,避免随意增减。每餐应将计划饮食吃完,如果不能吃完全餐,须当天补足未吃完食物的热量与营养素。c. 限制甜食。提倡食用粗制米面和杂粮,忌食葡萄糖、蔗糖、蜜糖及其制品,忌食含糖分高的水果。d. 增加纤维素。含纤维素的食物包括豆类、蔬菜、粗谷物、含糖分低的水果。每日饮食中食用纤维含量以不少于 40g 为宜。

(2)适量运动:根据年龄、性别、体力、病情及有无并发症、胰岛素治疗及饮食治疗等情况决定运动的方式和强度。运动的方式和强度,应因人而异、循序渐进、量力而行、持之以恒,切忌随意中断,提倡"有氧运动",并随身携带糖尿病卡片和食品以防低血糖的发生。

①运动锻炼的方式:最好做有氧运动,以达到重复大肌肉运动,加强心肺功能,改善循环、降低血糖的目的。如步行、慢跑、骑自行车、做广播操、太极拳、游泳、跳交谊舞、打乒乓球等,其中以步行为首选的锻炼方式。

②运动的注意事项:a. 选择合适的时间。运动应尽量避免恶劣天气,不在酷暑及炎热的阳光下或严冬凛冽的寒风中运动。运动时间最好在餐后 1h 后,以免空腹运动发生低血糖。b. 达到适当的运动强度。合适的运动强度,可根据病人的具体情况而定,运动强度须逐渐增加,以不感到疲劳为度。一般为每日 1 次。肥胖病人可适当增加活动次数。c. 病情变化时应及时停止运动并就诊。运动中出现饥饿感、心悸、出冷汗、头晕及四肢无力或颤抖等,表明已出现低血糖,应休息并进食;运动中出现胸闷、胸痛、视物模糊时,应就地休息,联系就诊。d. 携带卡片,结伴而行。运动时随身携带糖尿病卡片和糖果,以备急用。结伴运动,既可以调节情

绪,又可相互照应。

2. **疾病护理**

(1)使用口服降糖药病人的护理

①遵医嘱按时按量服药:磺脲类药应在餐前30min服。非磺脲类:瑞格列奈,从小剂量开始于餐前或进餐时口服,按病情逐渐调整剂量,不进餐不服药;那格列奈,一般餐前口服。双胍类药应在餐前或餐中服。α-糖苷酶抑制药应与每餐第一口饭同时嚼服。

②密切观察药物的不良反应:磺脲类药物不良反应主要是低血糖反应,以及胃肠道反应、皮肤瘙痒、肝功能损害、血细胞减少等。双胍类不良反应有胃肠道反应,如口苦、金属味、恶心、呕吐、腹泻等。α-糖苷酶抑制药不良反应为胃肠道反应,如腹胀、腹泻或排气增多。胰岛素增敏药噻唑烷二酮类不良反应轻微、少见,主要是水肿、肝功能损害。

(2)胰岛素治疗的护理

①注射部位和方法:在上臂三角肌、腹壁、大腿前侧、臀部轮换注射,以腹壁注射吸收最快。长、短效胰岛素混合使用时,应先抽吸短效胰岛素,再抽吸长效胰岛素,然后混匀,而不可相反,以免将长效胰岛素混入短效胰岛素而影响其速效性。目前市场上有各种比例的预混制剂,可按病人要求选用,最常用的是含30%短效和70%长效的制剂。

可选用胰岛素专用注射器或笔型胰岛素注射器。有条件时可采用持续皮下胰岛素输注(俗称胰岛素泵),是指放置速效胰岛素的容器通过导管分别与针头和泵连接,针头置于腹部皮下组织,用可调程序的微型电子计算机控制胰岛素输注,模拟胰岛素的持续基础分泌(通常为 0.5～2U/h)和进餐时的脉冲式释放,胰岛素剂量和脉冲式注射时间均可通过计算机的程序调整来控制。要求定期更换导管和注射部位以避免感染和针头堵塞。

②胰岛素制剂保存:保存在低于 25℃室温内 1个月,效价不会受到影响,保存在 2～8℃时,活力可维持 2～3年。不能冰冻保存,应避免温度过高、过低(不宜<2℃或>30℃)及剧烈晃动。

③胰岛素疗效的观察及护理:对采用强化胰岛素治疗或 2 型糖尿病应用胰岛素者应加强观察有无低血糖反应和早晨空腹血糖较高的情况(如"黎明现象",即夜间血糖控制良好,仅于黎明一段时间出现高血糖;"Somogyi 现象",即在夜间曾有低血糖,在睡眠中未被察觉,继而发生低血糖后的反跳性高血糖)。发现以上情况应及时报告医师,配合

医师进行夜间多次血糖测定并遵医嘱调整晚间胰岛素的用量。部分 1 型糖尿病病人在胰岛素治疗一段时间内病情可部分或全部缓解,胰岛素用量可减少或完全停用,称"糖尿病蜜月期",但缓解是暂时的,其持续时间自数周至数月不等,一般不超过 1年。对这种病人应加强对其病情的动态观察。

④胰岛素的不良反应及护理:a. 低血糖反应,临床常见,是糖尿病致死原因之一,多发生于夜间,可表现为头晕、心悸、多汗、面色苍白、强烈的饥饿感甚至昏迷。对低血糖反应者,及时检测血糖,根据病情可进食糖果、含糖饮料或静脉推注 50%葡萄糖注射液 20～30ml。b. 胰岛素过敏,主要表现为注射部位瘙痒、荨麻疹,对胰岛素过敏者,立即更换胰岛素种类并抗过敏治疗。c. 注射部位皮下脂肪萎缩或增生,停止使用该部位后可缓慢自然恢复。

(3)专科护理

①预防感染

皮肤护理:a. 注意个人卫生,便后洗手。鼓励病人勤洗澡,勤换衣服,勤剪指甲,保持皮肤清洁、完整,以防皮肤化脓感染。b. 指导病人选择质地柔软、宽松的衣裤,避免使用松紧带和各种束带。c. 护理操作时应严格无菌技术。d. 如有外伤或皮肤感染时,不可任意用药,应由医师处理。

呼吸道、口鼻腔护理:a. 保持呼吸道通畅,避免与呼吸道感染者接触,如肺炎、感冒、肺结核等;b. 指导病人保持口腔清洁,做到睡前、晨起后刷牙,餐后漱口;c. 重症病人,护士应每日给予特殊口腔护理,防治口腔疾病。

泌尿道护理:应注意会阴部的干燥、清洁,勤换内衣,女病人经期应增加清洗的次数。如有尿潴留尽量避免插入导尿管以免感染,可采用人工诱导排尿、膀胱区热敷或按摩等方法,以上方法无效时,应在严格无菌操作下行导尿术。

足部护理:a. 首先保持皮肤清洁,每天睡前用温水(最好是 38℃左右)浸泡双足 15～20min,仔细擦干。应每天检查足部,观察足部皮肤颜色、温度改变、神经感觉。b. 注意保暖,尤其是在冬天,穿棉袜、棉鞋且要宽松、舒适。每天穿鞋时先用手检查鞋内有无硬物,以防损伤足部皮肤。c. 教会病人从趾尖向上按摩足部及下肢,以达到恢复和提高足部感觉功能的目的。d. 对于易于干燥的足,可使用薄薄的一层润滑油脂,例如婴幼儿润肤露。e. 指导病人学会正确修剪趾甲,不要把趾甲剪得过短,不要随意修剪足上的鸡眼或结痂。f. 如果已发生

足部溃疡,应及时与医生联系,及早治疗。

②酮症酸中毒、高渗性昏迷的护理:a. 立即建立 2 条静脉通路,遵医嘱补液,给予有关治疗用药。b. 病人绝对卧床休息,专人护理。c. 严密观察和记录病人生命体征、神志、瞳孔的变化以及液体出入量。d. 监测并记录尿糖、血糖、血酮、尿酮水平以及动脉血气分析和电解质的变化。e. 昏迷者按昏迷常规护理。

3. 健康教育

(1)介绍糖尿病防治的基本知识,指导高危人群积极预防和控制危险因素,如改变不健康的生活方式、不吸烟饮酒、少吃盐、合理膳食、积极参加适当的运动锻炼、减少肥胖等,均可降低 2 型糖尿病的发生。

(2)介绍糖尿病饮食配制的具体要求和措施,指导病人自己烹调。介绍运动锻炼的方式和注意事项。指导病人平时注意个人卫生,生活规律,学会足部护理的方法。

(3)通过教育,使病人及家属认识到糖尿病是终身疾病,治疗需持之以恒。指导家属应关心和帮助病人,协助病人遵守饮食计划,并给予精神支持和生活照顾。指导病人学会尿糖测定,以及便携式血糖计的使用,并能正确地判断检查结果,告之血糖控制的标准。使用胰岛素的病人应学会消毒方法、注射方法、胰岛素剂量计算方法和保存方法。

(4)介绍口服降糖药的不良反应和低血糖反应的症状,指导病人及家属尽早识别病情变化及其并发症的发生,如发生低血糖反应立即进食糖类食物或饮料,并休息 10～15min,如低血糖反应持续发作,应及时就诊。并定期门诊复查。

(5)随身携带病人识别卡,以便病人发生病情变化时及时得到救治。

(陈湘玉)

■ 参考文献

[1] 陆再英,钟南山. 内科学. 7 版. 北京:人民卫生出版社,2007.

[2] 尤黎明. 内科护理学. 4 版. 北京:人民卫生出版社,2006.

[3] 周秀华. 内外科护理学. 北京:北京科学技术出版社,2000.

[4] 夏泉源. 内科护理学. 北京:人民卫生出版社,2004.

[5] 张光珍. 内分泌诊疗精要. 北京:军事医学科学出版社,2006.

[6] 夏泉源. 临床护理. 北京:人民卫生出版社,2002.

[7] 赵相印. 医学临床多选题集. 北京:中国协和医科大学出版社,2000.

第 32 章

系统性红斑狼疮

系统性红斑狼疮(systemic lupus erythematosus,SLE)是一种累及多系统多器官的自身免疫性疾病,以青年女性多见,其中育龄妇女占 90%～95%。临床上有典型的蝶形红斑或盘块状红斑皮损,并可累及各种脏器,病程迁延,不易缓解,反复发作可加重病情。

【病因与发病机制】

原因迄今不明,可能是多种因素互相综合作用引起机体免疫调节功能紊乱所致。

1. 遗传因素　其发病有家族聚集倾向,同卵双生子的发病率达 23%～69%。目前认为 HLA-Ⅱ类分子与 SLE 的易感性和自身抗体的形成有关联,也有研究提示 SLE 的易感性是多基因的。

2. 性激素　大部分 SLE 是育龄妇女,妊娠可诱发本病或使病情加重。经检测 SLE 患者体内雌酮羟基化产物增高。

3. 环境因素　40% SLE 患者对日光过敏,紫外线照射可使皮肤的 DNA 转化为胸腺嘧啶二聚体,角质细胞产生白介素,使抗原性增强。某些药物如苯妥英钠、肼苯达嗪、青霉胺等可引起药物性狼疮,停药后症状可消失。在动物实验中还提示病毒感染、饮食物改变可能和本病发生有关。

【临床表现】

起病可为暴发性、急性或隐匿性,先累及一个系统,然后累及到多系统损害,但无固定模式,也可开始多系统同时受累。日光照射、妊娠、药物、感染、食物等可诱发本病。

1. 全身症状　80% 的患者有发热、全身不适、乏力、食欲缺乏、体重减轻,少数有无痛性淋巴结肿大。

2. 皮肤黏膜表现　80% 的患者有皮肤损害,皮肤暴露部位可见对称性皮疹,典型的皮疹在面部双颊及鼻梁部位呈蝶形红斑,为不规则水肿性红斑,疾病缓解时可消退,留有棕黑色素沉着。在 SLE 患者的面部及四肢躯干,也可见到盘状红斑,常呈不规则圆形,边缘稍凸起,红斑上有鳞屑或光滑。部分患者有雷诺现象,可因寒冷、吸烟、情绪改变而诱发。

3. 关节、肌肉表现　80% 以上的患者均可累及关节,表现为关节痛,不伴有关节畸形,最容易受累的关节为近端指间关节、腕、膝、踝关节,大多呈对称性、游走性,有压痛、晨僵表现,长期应用肾上腺糖皮质激素治疗者可发生股骨头无菌性坏死。50% 的患者可有肌痛、肌无力。

4. 肾　50% 的病人有临床狼疮性肾炎,表现为急、慢性肾炎,肾病综合征,尿毒症,远端肾小管酸中毒。病人可出现不同程度的蛋白尿、血尿、水肿、高血压,最终导致肾衰竭。

5. 心、肺、胸膜　10% 的病人可发生心肌炎、30% 的病人有心包炎,并产生相应临床症状,同时伴有肾功能不全者易引起心力衰竭。

6. 消化系统　表现为食欲缺乏、恶心、呕吐、腹痛腹泻,少数可发生急腹症,如急性腹膜炎、胃肠道穿孔、出血或梗阻等。

7. 神经精神症状　大脑损害常见癫痫样发作、蛛网膜下腔出血、偏瘫、精神障碍,出现幻想、妄想、过度兴奋或忧郁症,产生自杀倾向和行为。

【辅助检查】

1. 一般检查　常有贫血,少数有溶血性贫血时 Coombs 试验阳性,约 50% 的病人白细胞减少、血小板减少、红细胞沉降率增快、蛋白尿、管型尿等。

2. 免疫学检查　抗核抗体是 SLE 的标准筛选试验,其阳性率为 95%,但特异性小。抗双链 DNA 抗体特异性高,阳性率约 60%。抗 Sm 抗体为 SLE 标记抗体,阳性率为 20%～30%,该抗体与 SLE 活动性无关。补体成分(CH_{50})、C_3 含量降低,间接提示循环免疫复合物含量增加。常用免疫病理检测方法有肾活组织检查,以确定淋巴细胞的亚型及沉积物成分。皮肤狼疮带试验 SLE 阳性率为 50%~70%。

【治疗要点】

1. 一般治疗 SLE 活动期患者应卧床休息,慢性期病情平稳时应适当锻炼或参加轻工作。避免日晒及使用诱发本病的药物,有感染或其他并发症时应积极治疗。

2. 药物治疗

(1)非甾体类抗炎药:如阿司匹林、吲哚美辛、布洛芬等可减轻发热、关节酸痛等症状,肾炎者慎用。

(2)抗疟药:氯喹能抑制 DNA 与抗 DNA 抗体的结合,具有抗光敏和控制 SLE 皮疹的作用,主治红斑狼疮的皮肤损害。氯喹衍生物,如临床常用羟基氯喹排泄慢,若体内蓄积可影响视网膜,需要定期做眼底检查。

(3)肾上腺糖皮质激素:是治疗 SLE 的主要药物,适用于急性暴发性狼疮、明显的脏器损害、溶血性贫血等。常用泼尼松,根据病情药物剂量可加减,待病情控制后逐步减量,多数病人需长期服用维持量。该激素不良反应大,须严密观察。

(4)免疫抑制药:适用于重型或易复发而因严重不良反应不能用激素控制者,常用环磷酰胺、硫唑嘌呤、长春新碱。上述药物可引起骨髓抑制、脱发、出血性膀胱炎、肝病等不良反应。

(5)中草药:某些中药治疗可获得一定效果,雷公藤制剂对狼疮肾炎有较好效果。

【护理措施】

1. 基础护理

(1)观察病情

①一般观察及护理:观察体温变化,有无发热及伴随症状;观察皮肤损伤的分布、大小范围及特征性改变,做好皮肤护理,预防感染;观察关节疼痛的部位及性质,保护关节免受损伤,维持正确姿势以保持关节活动度。

②观察和维护肾功能:观察尿量、尿色变化,定期测量体重和血压,注意血电解质及血肌酐、尿素氮值的改变,若有肾功能不全应注意限制水钠和蛋白质摄入。

③观察及维护心肺功能:观察心率、心律、心音变化,注意肢体末梢循环有无发冷、发绀,观察有无呼吸困难、气促等症状。心功能不全者应卧床休息,给予吸氧,严格控制静脉滴入液体的速度和量,遵医嘱给予强心、利尿药物,观察药物疗效和不良反应。

④观察精神和意识状态:注意有无情绪不稳定、精神障碍或意识不清、抽搐等症状,做好急救护理及安全措施,防止外伤、自伤等意外发生。

(2)合理安排休息与活动:急性活动期护理的重点是保护脏器功能,维持生命体征的平稳,需卧床休息,减少机体消耗和预防并发症。缓解期护理重点在巩固疗效,逐步恢复锻炼。病情完全稳定后,鼓励病人从家庭走向社会,参加文娱活动或轻工作,避免劳累和诱发因素。

(3)饮食:根据病情变化调整营养,一般情况下给予高蛋白质和高维生素的食物。肾功能不全者给予低盐、低蛋白饮食,心力衰竭者给予低盐、低热量饮食,意识障碍者给予鼻饲流质。忌食芹菜、无花果、蘑菇及烟熏、辛辣等刺激性食物。

(4)心理护理:由于 SLE 可引起重要多脏器功能损害,尤其在疾病反复发作的活动期,病人感到生命受到威胁,可产生紧张、焦虑不安、恐惧心理,此时应给予安慰,耐心解答病人的各种提问,帮助病人减轻心理负担,鼓励其积极配合治疗和护理。此外疾病的迁延不愈也可使病人产生悲观情绪,护理时可与病人一起回顾已取得的进步,并制订主要的康复目标,在病情许可下鼓励病人进行自我护理,以增强信心,克服不良心理状态。

2. 疾病护理

(1)对症护理

①发热的护理:a. 遵医嘱服用退热药、非甾体抗炎药;b. 嘱病人多饮水;c. 高热者给予物理降温。

②肌肉、关节疼痛的护理:a. 指导患者保持舒适的体位,以缓解疼痛。b. 遵医嘱给予非甾体抗炎药,如阿司匹林、吲哚美辛等。此类药物可引起胃肠道反应,影响肾血流灌注,宜餐后服用,有肾功能损害者慎用。c. 根据病情选用理疗,如热敷、热水浴、红外线等,减轻疼痛。d. 指导病人应用放松术、分散注意力等方法缓解疼痛。e. 必要时遵医嘱使用非麻醉性镇痛药。

③皮肤黏膜的护理:a. 病室温湿度适宜,病床清洁舒适、外出做好防晒措施,避免日光照射。b. 保持皮肤清洁卫生,皮肤损伤处可用清水冲洗,30℃左右温水湿敷红斑处,每日 3 次,每次 30min,可促进血液循环,有利于鳞屑脱落。忌用碱性肥

皂、化妆品等化学刺激物。c. 保持口腔清洁,晨起、睡前及进食后均用消毒液漱口,以防感染。口腔溃疡:避免刺激性食物,漱口后可用中药冰硼散或锡类散等涂敷。口腔感染:针对不同病因,选用合适的漱口液。d. 每周温水洗头 2 次,边洗边按摩。避免烫发、染发。建议剪短发。可用头巾、帽子、假发掩盖脱发。e. 雷诺现象的护理:指导患者避免在寒冷空气中暴露时间过长,注意肢体末梢保暖。禁烟,不饮咖啡,尽量避免使用收缩血管的药物,以免加重血管收缩,必要时遵医嘱使用血管扩张药。f. 遵医嘱使用抗疟药,如羟基氯喹、磷酸氯喹。如果长期服用应定期检查眼底及心电图。

④贫血的护理:a. 注意休息,限制探视。b. 进食含蛋白质、铁质、维生素多的食物,如肝、牛肉、蛋黄、鸡肉、牛奶、深色蔬菜等,少食多餐,避免热食及辛辣食物。c. 保持呼吸道通畅,及时发现和纠正缺氧症状。d. 预防感染,注意观察有无体温上升、咽喉痛等感染的初期征兆,保持环境清洁,注意个人卫生,养成良好的洗手习惯。e. 预防出血。使用软毛牙刷刷牙,避免牙龈损伤;保持排便通畅,注意病人安全,避免意外损伤发生。f. 两餐之间口服铁剂,可以和果汁一同饮用,帮助铁质吸收。不可饮茶,茶会破坏铁质。在服用铁剂期间,大便变黑为正常反应,告知患者不必焦虑。有必要输血时要注意输血速度,密切观察病人病情变化。

(2)专科护理:SLE 可损害多系统,其中以肾多见,病人可出现不同程度的蛋白尿、血尿、水肿、高血压等,还可能累及心脏、神经系统等。

①心肾损害的护理。a. 休息:疾病的急性活动期应卧床休息,以减少消耗,保护脏器功能,预防并发症发生。b. 营养支持:给予适量蛋白、高维生素、低盐饮食。有严重心、肾衰竭,明显水肿者应给予低盐、优质低蛋白饮食,限制水钠摄入。意识障碍者,鼻饲流质饮食。必要时遵医嘱给予静脉补充足够的营养。c. 病情监测:定时测量生命体征、体重,观察水肿的程度,记录 24h 出入水量,观察尿色、尿液检查结果的变化,监测血清电解质、血肌酐、血尿素氮的改变。d. 注意输液、输血时的速度,防止发生急性肺水肿。e. 如有肾衰竭、心力衰竭者给予相应处理。

②高血压的护理:a. 指导患者按医嘱正确服药,以减轻药物不良反应引起的不适。勿自行增减药物或停药。指导患者服药后若出现软弱无力、晕厥、恶心或血压下降等,立即平卧,抬高下肢,以促

进静脉回流。最好在休息状态下服药,改变体位时应慢慢移动,由平躺、坐起再站立,以避免眩晕及直立性低血压的发生。b. 监测血压并记录。c. 进食低胆固醇、低盐、低热量饮食,烹饪时尽量少使用含钠盐的调味品(每天用氯化钠不超过 6g),且应用植物油,以减少胆固醇、脂肪的摄入。d. 避免过量饮水,以防增加血容量引起血压增高。e. 多吃蔬菜、水果,防止便秘,必要时应用开塞露等润滑剂。f. 指导病人调整生活习惯,保证睡眠充足,戒烟,少饮咖啡或酒。不可洗热水浴、蒸汽浴。保持心情愉快,避免情绪过激、紧张,身心方面的调整有助于缓解病情。

③神经系统损害的护理:a. 注意观察患者的精神状态及神经系统活动,及早发现精神障碍及神经系统受损的表现,及时通知医师处理。b. 当患者出现精神障碍、神经损害时由专人护理,移走室内潜在的危险物品,减少环境刺激,为患者提供安全、良好的环境和护理。c. 遵医嘱给予糖皮质激素、免疫抑制药。

④用药的护理:严格按医嘱给药,严密观察各种药物的不良反应,如皮疹、口腔溃疡、消化道反应、血尿常规变化、内分泌功能紊乱等,及时提供治疗中需要的信息,并观察其疗效。鼓励病人多饮水,促使药物代谢产物排出体外;餐后服药可减少胃肠道反应;向病人讲解药物常见的不良反应、观察方法以尽早发现病情变化并及时处理。服用肾上腺糖皮质激素,应定期测量血压,观察血糖、尿糖变化;做好皮肤和口腔黏膜的护理;注意病人情绪变化;强调按医嘱服药的重要性,不能自行停药或减量过快,以免使病情"反跳"。长期应用氯喹可引起视网膜退行性变,应定期检查眼底。

3. 健康教育　SLE 病人早期诊断及有效治疗可使预后得到改观,并发感染、肾衰竭及中枢神经系统病变是导致病人死亡的主要原因,因此对病人加强健康宣教及随访非常重要。

(1)指导病人要避免一切可能诱发疾病的因素。告诉病人控制疾病的基本知识,本病虽不易根治,但若能注意避免诱因,认真配合治疗,可延长缓解期,达到长期控制。

(2)指导病人提高生活质量,缓解期应适当锻炼,增强体质,可参加轻工作,儿童尽可能复学。

(3)指导生育。青年女性在病情平稳、心肾功能正常下可结婚、生育,但应尽可能减少妊娠次数,且不宜服用雌激素类避孕药。妊娠病人应加强随

访,停用除肾上腺糖皮质激素外的一切药物,加强围生期母亲和胎儿的观察。哺乳期不宜用大量激素,可选用非甾体类抗炎药治疗。

(4)病人需长期用药、定期随访,不可擅自改变药物剂量或突然停药,避免使用肾毒性药物。

(曹文媚 刘笑兰)

参考文献

[1] 宋友民.内科实习医师手册.北京:人民军医出版社,2005.

[2] 车文芳,郑水利.护理常规.北京:科学出版社,2008.

[3] 章正福.内科护理.南京:东南大学出版社,2010.

[4] 蔡晋,江景芝.内科护理.北京:科学出版社,2007.

[5] 唐省三.实用医学概要.北京:化学工业出版社,2009.

[6] 方圻.现代内科学.北京:人民军医出版社,1995.

[7] 何国平,喻坚.实用护理学.北京:人民卫生出版社,2005.

[8] 陈灏珠.实用内科学.12版.北京:人民卫生出版社,2005.

[9] 巫向前.临床专科护理(中册).上海:上海科技教育出版社,2006.

[10] 张传汉,田玉科.临床疼痛治疗指南.北京:中国医药科技出版社,2008.

[11] 尤黎明.内科护理学.3版.北京:人民卫生出版社,2006.

第33章

病毒性肝炎

病毒性肝炎(viral hepatitis)是由多种肝炎病毒引起的,以乏力、食欲减退、恶心、呕吐、黄疸、肝脾大及肝功能异常为主要表现的一组传染病。根据病原不同可分为甲、乙、丙、丁、戊型肝炎。有些非肝炎病毒如 EB 病毒、巨细胞病毒、疱疹病毒、出血热病毒等也可引起肝功能损害,但属于继发性病变,不属于病毒性肝炎的范畴。

甲型和戊型肝炎多表现为急性感染;乙型、丙型、丁型肝炎大多呈慢性感染,少数病例发展为肝硬化或肝细胞癌。

【病原学】

1. 甲型肝炎病毒(hepatitis A virus,HAV) 属微小 RNA 病毒科嗜肝病毒属。在体外抵抗力强,将含有 HAV 粪便涂于塑料表面,25℃ 30d 仍有 0.4% 存活。在贝壳类动物、污水、淡水、海水、泥土中能存活数月。因 HAV 无脂蛋白包膜,故对溶液有抵抗力。对酸、碱、乙醚能耐受,但加热 60℃ 1h 不能完全灭活,80℃ 5min、98℃ 1min 可完全灭活。HAV 对紫外线敏感,一般照射 1~5min 可灭活,游离氯 1mg/L 30min。

2. 乙型肝炎病毒(hepatitis B virus,HBV) 属 DNA 病毒。HBV 各种抗原抗体在病人血清内的动态变化及意义如下。

(1)表面抗原(HBsAg):成人感染 HBV 后最早 1~2 周,最迟 11~12 周血中首先出现 HBsAg。急性自限性 HBV 感染时血中 HBsAg 大多数持续 1~6 周,最长可达 20 周。在无症状携带者和慢性病人中 HBsAg 可持续存在多年,甚至终身。HBsAg 本身只有抗原性,无传染性。

(2)表面抗体(抗-HBs):表面抗体是中和性抗体,在急性感染后期,HBsAg 转阴后一段时间开始出现,在 6~12 个月逐步上升至高峰,可持续多年但滴度会逐步下降;约 50% 病例的抗-HBs 在 HB-sAg 转阴后数月才可检出;少数病例 HBsAg 转阴后始终不产生抗-HBs。抗-HBs 阳性说明机体对 HBV 感染有了免疫力,见于乙型肝炎恢复期、过去感染及乙肝疫苗接种者。

(3)核心抗原(HBcAg):外周血中无游离的 HBcAg,主要存在于 Dane 颗粒的核心,一般实验室无法监测。阳性表示有传染性且强。

(4)核心抗体(抗-HBc):抗-HBc 不是保护性抗体。血清中抗-HBc 出现于 HBsAg 出现后 3~5 周,当时抗-HBs 尚未出现,HBsAg 已消失,只检出抗-HBc 和抗-HBe,此阶段为窗口期。抗-HBc 分为抗-HBcIgM 和抗-HBcIgG 两种,抗-HBcIgM 在急性乙肝滴度很高,而在慢性乙肝滴度很低;抗-HBcIgG 在急性乙肝时常出现较晚,滴度较低,慢性乙肝及慢性 HBsAg 携带者则滴度很高,且可以长期存在,是既往感染的标志。

(5)e 抗原(HBeAg):HBeAg 只存在于 HBsAg 阳性感染者的血液中,急性 HBV 感染时 HBeAg 的出现时间略晚于 HBsAg 而消失较早,如果 HBeAg 持续存在预示趋向慢性。HBeAg 阳性表示体内有 HBV 复制,有很强的传染性。

(6)e 抗体(抗-HBe):抗-HBe 紧接着 HBeAg 的消失而出现于血液中,抗-HBe 阳性表示两种可能:一是表示 HBV 复制减少、传染性降低;二是表示前 C 基因发生变异。可根据临床表现和血清 HBV DNA 检测结果来判断。

(7)HBV DNA:HBV DNA 是病毒复制和传染性的重要标志。定量检测 HBV DNA 对于判断病毒复制程度,传染性大小,抗病毒药物疗效等有重要意义。

HBV 在体外的抵抗力很强,对热、低温、干燥、紫外线一般浓度的消毒剂均能耐受。一20℃贮存 15 年,在室温可存活 6 个月,能耐受 60℃ 4h。煮沸

10min,高压蒸汽消毒或 2% 过氧乙酸 2min 可灭活。

3. 丙型肝炎病毒(hepatitis C virus, HCV) HCV 为黄病毒科。感染 HCV 后可产生抗体,但抗-HCV 不是保护性抗体,是 HCV 感染的标志。HCV RNA 阳性是病毒感染和复制的直接标志。HCV 对有机溶剂敏感,10% 氯仿可杀灭 HCV,1:1 000 甲醛溶液 37℃ 96h,100℃ 5min 或 60℃ 10h 可灭活。

4. 丁型肝炎病毒(hepatitis D virus, HDV) HDV 是一种缺陷性病毒,必须有 HBV 或其他嗜肝 DNA 病毒的辅助才能复制、表达抗原及引起肝损害。HDV 感染者的血清可查出 HDVAg,其抗体有抗-HDVIgM 和抗-HDVIgG。血清抗-HDVIgM 阳性提示有近期病毒复制,抗-HDVIgG 阳性时既往感染标志,慢性 HDV 感染时两种抗体长期存在。

HDV 对外界的抵抗力类似 HBV。

5. 戊型肝炎病毒(hepatitis E virus, HEV) HEV 为单股正链 RNA 病毒。属 HEV 相应的抗体有抗-HEVIgM 和抗-HEVIgG,前者提示急性感染,后者属保护性抗体,是既往感染的标志。

HEV 对外界的抵抗力不强,在 4℃ 下保存易裂解,常用的化学消毒剂可灭活。

【流行病学】

1. 传染源

(1)甲型和戊型肝炎传染源为急性病人及亚临床感染者,病人自潜伏期末至发病后 10d 传染性较强,主要通过粪便排出病毒。

(2)乙型肝炎的主要传染源是急、慢性病人和病毒携带者,其次是慢性肝炎合并肝硬化或肝癌的 HBsAg 阳性病人,特别以慢性病毒携带者和症状较轻的慢性肝炎病人作为传染源有更重要的临床意义。HBeAg 阳性或 HBV DNA 阳性者传染性较强。

(3)丙型肝炎:丙型肝炎的传染源与乙型肝炎相似,是急、慢性丙型肝炎病人和病毒携带者,抗-HCV 阳性,特别是伴有 HCV RNA 阳性者,一般都具有传染性。

(4)丁型肝炎:丁型肝炎的传染源是 HDVAg 阳性的各种临床类型的乙型肝炎病人和乙型肝炎病毒携带者。

2. 传播途径 根据传播途径可将病毒性肝炎分为两类,一类主要是经肠道传播,包括甲肝和戊肝;另一类主要经血源传播,包括乙型肝炎、丙型肝炎、丁型肝炎。

(1)甲型和戊型肝炎主要通过污染的手、水、食物和食具等经粪-口途径传播,散发病例以日常生活接触为主要传播方式,水源或食物被严重污染可导致暴发流行。

(2)乙型肝炎主要通过血液和血制品传播。可通过血液、体液传播,输入污染的血液、血浆、白蛋白和凝血因子等血制品,或使用不洁的注射器、针头、采血器械、针灸针、剃须刀等,或经血液透析、体外循环、内镜检查、牙科治疗等医疗性措施等均可感染乙肝病毒。乙肝病毒也可通过性接触传播。乙肝病毒也存在于唾液、尿液等体液中,如牙龈炎、消化道溃疡等损伤,在日常生活接触中可经消化道传播。乙肝也可发生母婴垂直传播,一般有三种方式,即宫内传播、分娩过程中传播和婴儿出生后抚养,如哺乳过程中传播。

(3)丙型肝炎:丙型肝炎主要经血源传播,尤以输入血液及血制品后感染率高;长期血透、静脉内滥用毒品、使用污染注射器、针灸、文眉、文身等都可导致丙型肝炎传播。丙型肝炎也可因性接触和母婴传播,但不是主要传播途径。

(4)丁型肝炎:丁型肝炎的传播方式类似乙型肝炎,主要经过血源传播。

3. 人群易感性 甲型肝炎主要发生于儿童和青少年,无性别差异,感染 HAV 后可获持久免疫力。抗-HBs 阴性者均对乙肝病毒易感,特别是 HBsAg 阳性者的家属、反复输血及血制品者(如血友病患者)、血液透析者、多个性伴侣者、静脉药瘾者、接触血液的医务工作者等。人类对 HCV 普遍易感。丁型肝炎一般在慢性 HBV 感染者中发生重叠感染。人群对 HEV 普遍易感,感染后能产生一定的免疫力,但是不持久,故幼年感染后至成人仍可发生感染。

4. 流行特征 各型病毒性肝炎散发流行无明显季节性。但甲型肝炎和戊型肝炎的暴发流行多发生于秋冬季节和雨水多、洪水泛滥后的季节。甲型肝炎和戊型肝炎主要在发展中国家流行,发达国家仅有少数散发病例;乙肝在亚洲国家和亚洲后裔中发病率较高;发达国家中的丙型肝炎发病率较高。

【发病机制】

1. 甲型肝炎 目前认为 HAV 经口进入体内,先在肠道中增殖,然后经过一阶段病毒血症定位于肝。推测可能是通过机体的免疫反应，引起肝损伤。

2.乙型肝炎 一般认为肝细胞的损伤是由人体对 HBV 的免疫应答引起的肝细胞免疫损伤，造成肝组织的炎症和坏死病变。急性乙型肝炎患者，机体免疫状况多为正常，引起肝细胞坏死的免疫反应是一过性的，随着病毒被清除，疾病可痊愈。慢性乙型肝炎患者，免疫调节功能紊乱，不能产生充足的保护性抗体，病毒和引起肝细胞损伤的免疫反应持续存在，只是疾病迁延不愈。重型乙型肝炎患者，机体的强免疫应答是肝细胞大部分坏死的重要原因，非特异性因素如过劳、情绪障碍、妊娠病毒重叠感染、病毒变异等和继发因素如内毒血症、微循环障碍等可加重肝细胞的损伤。HBsAg 携带者的发生可能和感染年龄幼小，免疫功能尚不健全、家族遗传基因等因素有关，常为免疫应答低下，长时间、持续呈免疫耐受状态。

3.丙型肝炎 发病机制目前尚不清楚，可能与以下因素有关：①HCV 直接肝细胞损伤作用；②HCV 感染后诱导的免疫病理损伤；③HCV 感染后诱导了自身免疫病理损伤。

4.丁型肝炎 丁型肝炎的发病原理可能是病毒的直接作用所致，但最近大量研究表明丁型肝炎的发病可能也与宿主的免疫反应有关。HBV 合并 HDV 急性感染，是急性重型肝炎的发生原因之一。HDV 重叠于慢性 HBV 感染，可促使乙肝慢性活动或重型化。

5.戊型肝炎 HEV 进入人体后，从潜伏期后半段开始，HEV 开始在胆汁中出现，并持续至起病后 1 周左右。引起肝损害的原因可能主要由免疫应答介导。

【病理生理】

1.黄疸 主要由于胆小管壁上的肝细胞坏死，导致管壁破裂，胆汁反流入肝窦。肿胀的肝细胞压迫胆小管，胆小管内胆栓形成、炎症细胞压迫肝内小胆管等可导致淤胆。肝细胞膜通透性增加及胆红素的摄取、结合、排泄等功能障碍都可引起黄疸。

2.肝性脑病 血氨及其他毒性物质的淤积、血浆支链氨基酸/芳香族氨基酸的比值降低，以及其他诱发因素，如利尿药引起低钾、低钠血症，消化道大出血，高蛋白饮食，以及感染、应用镇静药、大量放腹水等。

3.出血 肝细胞坏死导致多种凝血因子缺乏、血小板减少，重型肝炎时 DIC 导致凝血因子和血小板消耗等因素可引起出血。

4.急性肾功能不全 由于内毒素血症、肾血管收缩、肾缺血、有效血容量下降等因素导致肾小球滤过滤和肾血流量降低而引起。

5.肝肺综合征 慢性病毒性肝炎患者可出现气促、呼吸困难、肺水肿、间质性肺炎、盘状肺不张、胸腔积液和低氧血症。其主要问题是出现低氧血症和高动力循环症。患者的动脉血氧分压(PaO_2）常低于 9.5mmHg(10.6kPa)，临床上可出现胸闷、气促、胸痛、发绀、头晕等症状，严重者可致晕厥与昏迷。

6.腹水 钠潴留是早期腹水产生的原因。后期肝门脉高压、低蛋白血症是促进腹水增多的原因。

【临床表现】

1.潜伏期 甲型肝炎 2～6 周，平均 4 周；乙型肝炎 1～6 个月，平均 3 个月；丙型肝炎 2 周～6 个月，平均 40d。丁型肝炎 4～20 周；戊型肝炎 2～9 周，平均 6 周。重症肝炎并发感染体温升高。

2.发热 甲、戊型肝炎起病急，可有畏寒、发热，体温在 38～39℃，一般不超过 3d；乙、丙、丁型肝炎起病相对较缓，仅少数有发热；急性无黄疸型肝炎有少数患者有短暂发热。

3.乏力 患者普遍感到乏力。急性黄疸型和重症肝炎可出现极度乏力。乏力程度随着病情的发展逐渐加重。

4.消化道症状 食欲减退，厌油、恶心、呕吐、腹胀、肝区疼痛等。不同肝炎类型其表现程度不同。急性黄疸型肝炎、重症肝炎、妊娠期肝炎症状严重。急性重型肝炎可出现中毒性鼓肠、少量腹水；慢性重型肝炎腹水出现早且量大。消化道症状随着病情的发展逐渐加重。淤胆型肝炎粪便颜色变浅。

5.皮肤改变 黄疸型肝炎和重型肝炎皮肤、巩膜黄染，皮肤瘙痒。

6.出血 重型肝炎、黄疸逐渐加深≥171μmol/L、凝血酶原活动度低于 40% 时可并发出血，表现为皮肤、黏膜紫癜和瘀斑，自发性牙龈出血和鼻出血，或消化道出血。妊娠期肝炎产后大出血多见。

7.精神神经症状 一般患者的精神状况与病情呈正相关。重型肝炎出现不同程度的肝性脑病症状，甚至发生脑水肿、脑疝。

8. 呼吸系统改变　慢性肝炎患者可出现胸闷、气促、胸痛、发绀、头晕等症状,严重者可致晕厥与昏迷。

9. 心血管表现　急性黄疸型肝炎心动过缓等梗阻性黄疸样表现。

10. 内分泌改变　肝炎合并糖尿病时可出现糖尿病临床表现,如消瘦、口渴等。

11. 泌尿系改变　黄疸型肝炎尿黄,重者尿呈酱油色。重型肝炎可出现尿量减少甚至无尿。

12. 实验室检查　肝功能改变主要是血清丙氨酸转氨酶(SALT)升高,急性肝炎时明显增高,重型肝炎时可出现黄疸迅速加深而 SALT 反而下降。肝细胞损伤严重时凝血酶原活动度可逐渐降低。慢性肝炎白蛋白降低或白/球比值异常。

13. 并发症

(1)肝性脑病:详见第 25 章肝性脑病相关内容。

(2)脑水肿:头痛、头晕、呕吐、肌张力增强、视力减退、视物模糊、心动过缓、血压升高、呼吸变浅变慢、颅内压增高。

(3)出血:皮肤、黏膜紫癜和瘀斑,自发性牙龈出血和鼻出血,部分患者可出现咯血、呕血、便血或尿血,甚至上消化道出血。

凝血因子减少,出血时间延长,凝血酶原活动度降低。

(4)肝肾综合征:恶心、呕吐、表情淡漠、昏睡、尿量减少或无尿。血尿素氮、肌酐增高。

(5)感染:①肺部感染。发热或不发热,脉率与体温不相吻合,只有 50% 的患者出现咳嗽、咳痰及肺部啰音,常伴有全身状况恶化,如呼吸加快、缺氧征象、黄疸加深、凝血酶原活动度下降。②原发性细菌性腹膜炎。可有发热,多数为低热,近 50% 的患者右腹部压痛及反跳痛,便次增加、尿少、腹水增多。③肠道感染。④泌尿道感染。⑤败血症。

【治疗要点】

1. 急性肝炎　以对症支持治疗为主。早期卧床休息,症状逐级逐年改善后再逐渐增加活动。

2. 慢性肝炎

(1)抗病毒治疗。如 α-干扰素(α-IFN)、长效干扰素(PEG-IFN)、拉米夫定(LAM)、阿德福韦(ADV)、恩替卡韦(ETV)、替比夫定(LDT)等。

(2)抗肝细胞损害的药物。①改善和恢复肝功能:维生素类、还原性谷胱甘肽、氨基酸、磷脂酰胆碱(易善复)等;②降酶药:五味子类(联苯双酯等)、

山豆根类(苦参碱等)、甘草提取物(甘草甜素、甘草酸苷等)、垂盆草等;③退黄药:门冬氨酸钾镁、腺苷蛋氨酸、皮质激素等。

(3)免疫调节。胸腺素 α_1,一般而与拉米夫定或 α-干扰素联合应用。胸腺喷丁。

(4)抗肝纤维化。可用冬虫夏草、丹参等活血化瘀的中草药制剂。

3. 重型肝炎

(1)支持疗法:监护生命体征、电解质、凝血酶原时间、血糖等,早期发现和正确处理并发症。

(2)促进肝细胞再生:促肝细胞生长素和前列腺素 E_1。

(3)并发症的防治

①肝性脑病:用肠道抗菌剂、乳果糖口服和采用保留灌肠等方法减轻肠源性内毒素血症。静脉可用醋谷胺、谷氨酸钠、精氨酸等。补充富含支链氨基酸溶液。

②脑水肿:限制水的输入量。可用甘露醇、50% 葡萄糖注射液。并发肝肾综合征时,为防止血容量过高宜改用呋塞米(速尿)静脉注射。

③出血:预防出血可用雷尼替丁、法莫替丁等,有消化道溃疡者可用奥美拉唑;补充维生素 K、维生素 C;输注凝血酶原复合物、新鲜血液或血浆等。出血时可口服凝血酶、去甲肾上腺素、云南白药等,也可静脉滴注垂体后叶素、生长抑素等。必要时内镜下直接止血。

④肝肾综合征:禁用肾毒性药物。严格限制入水量,用大剂量呋塞米。血液透析治疗仅有暂时疗效。最近报道用特利加压素或鸟氨酸加压素加人血白蛋白输注治疗肝肾综合征疗效较佳。

⑤继发感染:感染多发生于胆道、腹膜、呼吸和泌尿系统等。一旦出现,应及早用抗生素,根据细菌培养结果选择。警惕真菌感染的发生。

⑥肝移植:高价乙型肝炎免疫球蛋白和拉米夫定可预防术后 HBV 再感染。

4. 淤胆型肝炎　早期治疗同急性黄疸型肝炎,黄疸持续不退时,可加用泼尼松,40～60mg/d,口服,或静脉滴注地塞米松,10～20mg/d,2 周后如血清胆红素显著下降,则逐步减量。

5. 慢性乙肝和丙型肝炎病毒携带者　可照常工作,但应定期检查,随访观察,并动员其做肝活检,以便进一步确诊和做相应治疗。

【护理措施】

1. 隔离方式

(1)甲型肝炎和戊型肝炎实施肠道隔离。

(2)乙型肝炎、丙型肝炎、丁型肝炎实施血液-体液隔离。

2. 休息和活动　根据病情适当休息。静卧可增加肝的血流量,减轻肝的负担,有助于肝细胞修复和再生。休息可以根据病人的乏力程度和肝功能检查值来决定休息的需要量,如果肝功能值胆红素(Bil)<2mg,ALT<200,患者无明显乏力,可不特别限制,以免患者自觉病重而心生焦虑、抑郁。胆红素和 ALT 较高时,病人出现乏力,可适当休息。重型肝炎者,以及向重型肝炎转化的患者(黄疸持续升高,凝血酶原时间逐渐延长,活动度持续下降,恶心和乏力症状逐渐加重)应绝对卧床休息,一切生活护理应由护理人员完成。随着疾病的恢复和乏力症状的改善,从床上生活活动,逐步过渡到自行如厕、洗漱、室内活动等。在逐步恢复活动的过程中,应密切关注病人的反应以及试验室指标,以防因活动不当引起病情变化。

3. 饮食

(1)急性肝炎或慢性肝炎活动期:若食欲尚可则不必严格控制饮食,可食用适量高蛋白、低脂肪、足量糖类饮食。肥胖者根据具体情况适当限制热能、控制饮食,避免影响肝功能的恢复和脂肪肝的发生。食欲差、进食量少的患者,应准确记录进食量。

(2)采用少量多餐。三餐饮食量的分配,早餐可多些,因为肝炎患者食欲缺乏的情形是越晚越重。

(3)蛋白质应占总热量的 16%,90～130g/d。蛋白质以鱼类、蛋类、奶制品、大豆及其制品较好。

(4)脂肪的供应量应占总热能的 20% 左右,约60g/d。黄疸期间给予低脂肪饮食。

(5)糖类的供应占总热能的 60% 左右,一般310～360g/d。鼓励患者多摄取糖类和饼干,即可减少恶心感,还可增进可利用的热量。

(6)多食新鲜蔬菜,水果等维生素丰富的食品。

(7)重型肝炎:重型肝炎病人由于肝脏严重受损,糖代谢异常,经常发生低血糖,除了静脉内补充高渗糖外,饮食上应增加糖的摄入,特别是夜间,睡前可以饮用蜂蜜水、巧克力等,可以有效防止夜间低血糖的发生。

(8)进食前协助做好口腔护理,增进患者食欲。

4. 一般护理

(1)观察精神状况、乏力、恶心、呕吐程度及其进展、饮食量。

(2)观察肝区疼痛的部位、性质,腹痛和腹胀的程度。

(3)慢性重型肝炎病人观察腹水情况,腹水量较大时,测量尿量和腹围。

(4)急性黄疸型肝炎及高黄疸患者定时测量脉搏或心率,观察有无心动过缓表现。

(5)皮肤瘙痒时,可指导患者经常洗澡,保持身体清洁,使用碳酸氢钠洗澡,可减轻瘙痒。剪短指甲并磨平,避免用手抓挠,可用手背或手掌轻擦或轻拍痒处,晚上睡觉时可戴手套。可给予止痒乙醇外用。

(6)胆红素较高患者观察尿液和粪便颜色。

(7)慢性肝炎患者应观察有无气促、胸闷、胸痛、呼吸困难等,以早期发现间质性肺炎、盘状肺不张、胸腔积液和低氧血症等肝肺综合征。

(8)观察有无饥饿感、四肢无力,以及交感神经兴奋而发生的面色苍白、心悸、出冷汗,甚至烦躁不安、意识不清、大汗淋漓等低血糖反应。特别要加强夜间巡视。有低血糖倾向者告知患者可在两餐之间,特别是睡前饮用一杯蜂蜜水,在随手可以取到处备一些甜食,防止低血糖发生。当发生低血糖时,及时静脉注射葡萄糖或口服补糖,或进食一些甜食纠正症状。

5. 并发症护理

(1)肝性脑病:详见第 25 章肝性脑病相关内容。

(2)脑水肿:发生Ⅲ～Ⅳ期肝性脑病时,约80% 可伴有脑水肿,脑部病变程度与昏迷持续时间及严重程度有相关性。

①观察:重型肝炎或伴有缺氧、高碳酸血症、低血压、低蛋白、低钾、低钠及内毒素血症患者,应观察有无全头性胀痛或跳痛、呃逆和哈欠、呕吐、嗜睡、意识朦胧、兴奋、烦躁不安、谵妄、瞳孔变化,同侧眼睑斜视、眼球结膜水肿、呼吸浅慢、血压上升等。定时测量血压。当收缩压 > 150mmHg(20kPa)时及时报告。

②给予头高脚低位,头部抬高 30°～50°。有呕吐或口腔分泌物较多时,头偏向一侧,防止误吸。

③保持患者安静,降低耗氧量。躁动或抽搐者做好预防损伤的护理。

④保证供氧。保证呼吸道通畅,氧气吸入,定时监测氧饱和度。暂时的过度通气($PaCO_2$ 30～50mmHg)可使脑血管短期轻度收缩,脑血流减少,

降低颅内压。

⑤亚低温治疗时防止寒战。

⑥动态观察24h出入量。根据情况保持出入平衡或出大于入。

⑦静脉脱水治疗15min后开始观察尿量。脱水治疗时应观察有无电解质紊乱及血压情况。

⑧巴比妥盐治疗时防止误吸。

⑨加强皮肤护理预防压疮。最好使用气垫床,可以减少搬动患者次数。

(3)出血:重型肝炎、肝功能衰竭和凝血机制差的患者可并发出血。

①观察:应定期观察皮肤、黏膜有无紫癜和瘀斑、牙龈出血和鼻出血,观察患者有无呃逆和胃部烧灼感、呕吐物和粪的颜色,以及早发现出血,以便与鼻出血、吞咽血液、咯血及服用某些药物所致的黑粪鉴别。观察出血的范围、出血的特征、出血是否停止以及出血量的评估。一般成年人每日消化道出血量超过5ml时,粪便隐血试验即出现阳性;每日出血量50～100ml时,出现黑粪;出血量超过400ml以上可呕血,并可出现头晕、心悸、乏力及血压降低症状;出血量为1 000ml时,粪便为鲜红色。有出血的临床表现应定期测量血压。妊娠期肝炎可发生产后大出血,还应定期观察有无阴道出血,并定期测量血压。必要时观察休克临床表现。

②根据病人凝血机制损伤和出血程度定时测量血压。

③出血活动期应禁食、水。出血停止后可逐渐恢复进食,可先吃冷流食,如未再次出血可逐步过渡,忌饱餐、热饮、坚硬和刺激食物。可选择维生素K含量丰富的食物,如:菠菜、圆白菜、菜花。

④卧床休息,使患者安静。出血量较多者应绝对卧床休息,避免过多搬动和打扰患者。呕血者抬高床头10°～15°,保持头侧位,防止血液吸入呼吸道。

⑤迅速建立良好的静脉通道,保证液体快速顺利输入。必要时建立2条静脉通道。为了尽快补充血容量,可适当加快补液速度。在快速补液时应观察心率和血压,判断补液的效果,并避免补液量大引起肺水肿或再次出血。

⑥有休克的临床表现时,应每小时测量尿量。

⑦可用食醋清洁灌肠,减少肠道内氨的吸收。

⑧如实施内镜下止血或三腔两囊管或手术治疗,做好相应的准备和相应护理。

(4)肝肾综合征:肝肾综合征常发生在重型肝炎晚期。

①急性期应卧床休息,保持安静,目的是降低新陈代谢率,减少体内废物产生和肾负担。当尿量增加,病情好转,可逐渐增加活动量。若因活动而病情变化,应回复前一天的工作量,甚至卧床休息。

②观察有无水肿(包括眼睑)、恶心、呕吐、腹胀、表情淡漠、昏睡、意识障碍、抽搐、急促而深的临床表现。

③定时测量血压、脉搏、呼吸,观察其变化。

④24h动态尿量观察,注意是否有夜间尿量增多和进行性少尿以及使用利尿药后的效果,以早期发现肝肾综合征。如已经出现肝肾综合征应严格准确记录出入量,包括:所有注入体内的液体、进食量、饮水量、尿液、粪便量、引流液、呕吐物、出汗等,每小时观察尿量,根据情况量入而出或控制进入量。

⑤观察是否出现血钾过高(急性期),如焦虑、虚弱、腹胀及麻痹、心电图T波高尖等。是否出现血钾过低(利尿期),如有无强烈利尿,以及患者是否有渐进性虚弱、反射减弱、表情淡漠、食欲缺乏、恶心、呕吐、心律失常、心电图出现U波等表现。

⑥每日测量体重,了解水分存留情形。

⑦根据病人情况、医嘱要求及中心静脉压(CVP)数值准确补液。每天扩容治疗后若尿量达30ml/h以上,或超过补液前尿量继续补液时,观察CVP数值,或肺部有无啰音,防止补液过多导致肺水肿。可参考下面原则实施补液护理:急性期应增加液体摄入量;肾衰竭者每天液体输入量,以其尿量加上500～800ml为宜,为避免心肺负荷过重,应使患者每天体重减轻113.4～227g(0.25～0.5磅);利尿期每天液体输入量为前一天尿量乘以2/3,再加上720ml为宜。

⑧给予高热量食物,维持基本热量。可给予足够的糖类和热量,以减少体内蛋白质被破坏。

限制蛋白质的摄取量。中轻度氮质血症患者不限制蛋白质摄入,以维持体内正氮平衡,特别是每日丢失蛋白量较多的患者。急性期如BUN太高,应给予无蛋白饮食,如果已经采取透析治疗,可放宽蛋白质的摄取量。当对大量蛋白尿伴轻度氮质血症时可增加植物蛋白如大豆等。重度氮质血症或近期内进行性氮质血症者适当限制蛋白质摄入。

急性期应限制含钾高的食物,如橘子、香蕉等。利尿期应补充含钾高的食物。利尿期不必限制钠盐摄取,以防止钠盐排出过多发生低钠和脱水。

⑨实施特别口腔护理,以除去唾液中尿素引起

的口腔不适。

⑩保持皮肤清洁,减轻瘙痒。

⑪意识障碍时,应根据情况给予床挡或约束带保护,避免碰撞,以防伤害。出现抽搐时应避免刺激患者,并保护好舌头以防咬伤。利尿期之后,常有肌肉软弱无力,下床时注意防止意外损伤。

(5)感染:①安排单独病室,防止交叉感染。②定时测量体温,及早发现感染表现。③鼓励患者定时实施深呼吸和有效咳嗽、叩背;意识障碍者定期翻身、叩背,防止呼吸道感染。④观察有无咳嗽、咳痰、肺部啰音、呼吸加快和缺氧征象,脉率与体温是否吻合等肺部感染表现。有无腹泻、腹痛、腹部压痛等肠道感染表现。有无尿急、尿频、尿痛等泌尿道感染的表现。

6. 特殊用药护理　干扰素治疗时,观察有无发热、寒战、头痛、肌肉酸痛和乏力等流感样综合征表现;有无忧郁、妄想症、重度焦虑等精神病症状;有无听力下降、间质性肺炎等表现。

7. 健康教育

(1)一般预防:①不饮生水,防止水源被粪便污染;②进食分餐制;③依据病原菌对外界的抵抗力,做好餐具和被血液、体液污染物品的消毒;④避免共用接触血液和体液的用物和用具,如剃刀、牙刷、针头等;⑤避免不必要输血;⑥不直接接触他人体液和血液,接触后充分洗手。

(2)疫苗预防

①甲肝减毒活疫苗:接种对象为 1～16 岁易感人群,以及高危人群,如饮食服务行业和托儿所幼儿园工作人员等。接种剂量为 1ml,皮下或肌内注射 1 次,免疫 4 周后甲肝抗体阳转率均可达到 95% 以上,2 个月后注射第 2 次阳性率可达 100%,保护期至少 10 年。

②乙肝疫苗:新生儿接种。母亲为 HBsAg 和 HBeAg 双阳性的新生儿最好是联合应用乙肝疫苗和乙肝免疫球蛋白(HBIG)。对双阳性的母亲所生的新生儿建议出生时即刻注射 HBIG 1ml(200U/ml),1 个月再注射同剂量 HBIG;2 个月、3 个月、6 个月分别肌内注射(上臂三角肌)重组乙肝疫苗 10µg,其保护率可达 95% 以上。如单独注射重组乙肝疫苗(0、1、6)各 10µg 共 3 针,其保护率亦可达 85%。

母亲为 HBsAg 阳性,HBeAg 阴性的新生儿:单用乙肝疫苗就可取得较好的效果。应用重组乙肝疫苗在出生时、出生后 1 个月和 6 个月各 10µg 肌内注射。

母亲 HBsAg 阴性的新生儿:重组乙肝疫苗可在出生时、出生后 1 个月和 6 个月分别肌内注射 5µg,有同样的保护率。

阻断宫内传播。孕妇产前 3 个月注射 HBIG 200U,每半个月至 1 个月 1 次,新生儿出生后常规免疫。

未接种过乙肝疫苗的学龄前儿童应进行补种。剂量可采用重组乙肝疫苗 5µg×3(0 个、1 个、6 个月)的方案。

成人中危险人群(HBsAg 阳性者的配偶、密切接触血液的人员、医护人员、血液透析病人等)也应接种乙肝疫苗。剂量为重组乙肝疫苗 5µg×3(0 个、1 个、6 个月)的方案。

(3)自我护理

①适当休息。病情较重、乏力明显、肝功能未恢复时应卧床休息。随着病情的好转慢慢增加活动量,以不觉疲劳为度,循序渐进。饭前活动可增加食欲,饭后最好卧床休息 30min。待自觉症状消失、肝脏各项检查指标恢复正常,可进行适当体力活动,体力活动从半日过渡到全日。但半年内不能参加繁重的体力劳动,避免过度疲劳。

②饮食。恢复期的肝炎病人应逐渐恢复正常饮食,但慢性肝炎的病人在饮食上应有所禁忌,以减少对肝的损伤或减轻肝的负担。a. 绝对禁止饮酒。b. 不食刺激性食物。如食用辣椒、葱蒜(生吃)和芥末等,可能加重或诱发肝区痛。此外,含咖啡因较多的浓茶、咖啡、可可有较强的兴奋作用,不宜多用;可可还含胆固醇,有高血压及动脉硬化者不宜用。c. 尽量避免油腻煎炸食物。因其不易消化,同时易生湿生热,不利于疾病恢复。d. 尽量不食合成添加剂的食品及附着农药的食物。因这些食物中或多或少都有一些人工合成的色素、防腐剂或残留农药等,具有一定的毒性。肝炎时,肝的解毒能力减弱,容易中毒。e. 黄疸时忌食辛热之品,如韭菜、羊肉、狗肉、八角茴香、丁香、胡椒等。f. 如有腹胀,少用牛奶、豆浆、蔗糖及其他产气食物,蔗糖可用葡萄糖代替。慢性肝炎的病人应少食甜食,并限制高脂肪、高胆固醇食物。如肥肉、蛋黄、动物内脏、鳗鱼、鱿鱼等。

③尽量少用药物,不随便服药,到医院看病时应告知医师自己是肝炎患者,或感染过肝炎,以提醒医师避免给予肝毒性的药物。

④慢性肝炎患者应定期去医院检查。

(于丽莎)

第 34 章

伤　　寒

伤寒(typhoid fever)是指由伤寒杆菌引起的急性肠道传染病,其基本病理变化是小肠淋巴组织增生、肿胀、坏死,临床特征是持续发热,相对缓脉,神经系统中毒症状(伤寒病容)、脾大、玫瑰疹及白细胞减少。少数病例可并发肠出血、肠穿孔、伤寒性肝炎。

【病原学】

伤寒杆菌系沙门菌属 D 群;革兰染色阴性短杆菌(图 34-1)。伤寒杆菌除含有菌体"O"抗原及鞭毛"H"抗原外,部分菌株尚含有体表毒力"Vi"抗原,三者都能产生相应的抗体,测定"O"及"H"抗体有辅助临床诊断意义。

伤寒杆菌在自然环境中抵抗力颇强,在水中可生存2～3周,在粪便中可生存1～2个月。耐低温,冰冻环境可维持数月,但对光、热、干燥及消毒剂抵抗力较弱,加热 60℃ 30min、5％苯酚(石炭酸)溶液及 70％乙醇 5min 均可将其杀死,日光直射数小时即死亡,消毒饮用水余氯达 0.2～0.4mg/L 时迅速杀灭。

【流行病学】

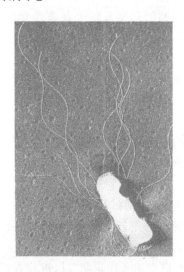

图 34-1　伤寒杆菌

1. 传染源　患者及带菌者。患者从潜伏期即可从粪便排菌,发病后 2～4 周传染性最强。恢复期排菌少,2％～5％的患者可持续排菌 3 个月以上,称为慢性带菌者。少数可在胆囊带菌终身。

2. 传播途径　粪-口途径。病菌随粪便排出体外,通过污染水源、食物、手、苍蝇或蟑螂而传播,日常生活传播是散发流行的主要方式,水源污染往往造成暴发流行。

3. 人群易感性　普遍易感。发病以青年与儿童为多。病后能获得持久的免疫力,很少有第 2 次发病者。

4. 流行特征　全世界均可发生,以温带及热带地区为多。终年可见,以夏秋季为多。

【发病机制与病理】

伤寒杆菌进入小肠后,侵入肠黏膜,部分病原菌被吞噬细胞吞噬后并在其胞质内繁殖;另一部分经淋巴管进入回肠淋巴结并在其中繁殖,然后由胸导管进入血流,引起短暂的菌血症。此阶段相当于临床上的潜伏期。伤寒杆菌随血流进入肝、脾和其他网状内皮系统继续大量繁殖,再次进入血流,引起第 2 次菌血症,相当于病程第 1～2 周,释放强烈的内毒素,引起毒血症状。病程第 2～3 周,伤寒杆菌经肠道穿过小肠黏膜再次侵入肠壁淋巴组织,使原已致敏的淋巴组织发生严重炎症反应,引起该处组织坏死、溃疡。若病变波及血管可引起出血,若溃疡深达浆膜则致肠穿孔。病菌也可在其他组织引起化脓性炎症如:胆囊炎、心包炎、骨髓炎。病程第 4～5 周,逐渐痊愈。约有 3％可成为慢性带菌者,少数患者由于免疫功能不足等原因引起复发(图 34-2)。

【临床表现】

1. 典型伤寒　潜伏期 7～23d,一般 1～2 周。临床经过可分为 4 期(图 34-3)。

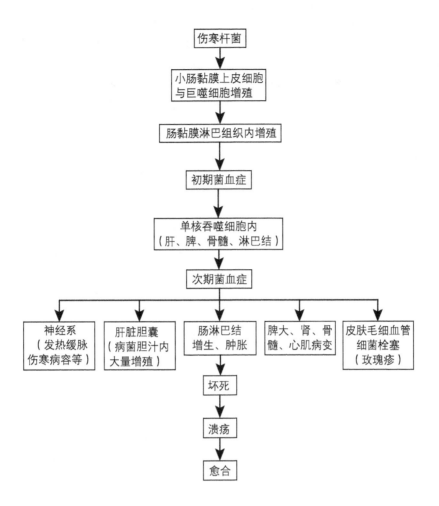

图 34-2　伤寒发病机制

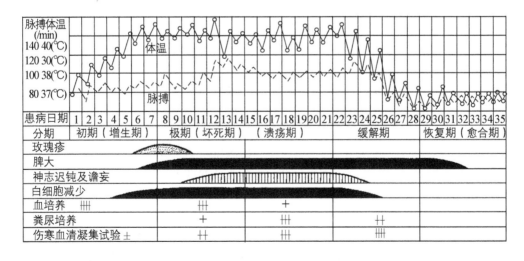

图 34-3　伤寒的病程及病理示意图

（1）初期：病程第 1 周。起病缓慢，发热，体温呈阶梯样上升，逐渐达到 39℃ 或以上，伴畏寒，偶有寒战、全身不适、乏力、食欲减退、咳嗽和咽痛等。

（2）极期：病程第 2～3 周。高热，以稽留热为主，少数呈弛张热或不规则热，持续 10～14d，免疫功能低下者可长达 1～2 个月。

①玫瑰疹：病程 5～14d，部分病人皮肤出现直径 2～4mm 淡红色小斑丘疹，压之褪色，多在 10 个

以下,分批出现,常见于胸腹部,2～4d消退。

②循环系统:可出现相对缓脉或重脉。并发心肌炎时相对缓脉不明显。

③消化系统:食欲减退、腹胀、便秘,部分病人出现腹泻。右下腹可有轻压痛。

④神经系统:部分病人出现表情淡漠、呆滞、重听、反应迟钝、谵妄等神经精神症状。合并脑膜炎时,可出现脑膜刺激征。

⑤肝脾大:可有压痛。并发中毒性肝炎时,ALT升高,黄疸。

(3)缓解期:病程第3～4周。体温逐渐下降,食欲好转,肿大的肝脾开始回缩。少数病人可出现肠出血、肠穿孔。

(4)恢复期:病程第5周。体温恢复正常,症状消失,食欲好转。

2. 非典型伤寒

(1)轻型:全身毒血症状较轻,体温38℃左右,病程短,1～2周痊愈。

(2)暴发型:起病急骤,中毒症状重,高热、畏寒、休克、中毒性脑病、中毒性心肌炎、中毒性肝炎、DIC等。

(3)迁延型:发热持续时间长,可达5周以上,甚至数月。间歇热型或弛张热型,肝脾大较显著。伴有血吸虫病的伤寒患者常见此型。

(4)逍遥型:毒血症状较轻,患者可照常工作。可以肠出血或肠穿孔为首发症状。

【辅助检查】

1. 细菌培养阳性。

2. 伤寒血凝集试验O和H抗体增高。

3. 血白细胞计数偏低或正常,中性粒细胞减少,嗜酸性粒细胞减少或消失。

【治疗要点】

1. 卧床休息。

2. 给予高热量、高蛋白、高糖类、适量脂肪、充足维生素、易消化的无渣饮食。

3. 降温。

4. 药物治疗。①喹诺酮类抗生素:诺氟沙星(氟哌酸)、氧氟沙星、环丙沙星、利复星;②头孢菌素。

5. 并发症治疗

(1)肠出血:禁食。少量出血可内科非手术治疗,用一般止血药,必要时输血。适当应用镇静药。大量出血内科治疗无效,考虑手术治疗。

(2)肠穿孔:禁食。胃肠减压,静脉补液维持水电解质平衡及热量供给,抗生素控制腹膜炎,手术治疗。

(3)中毒性肝炎:保肝治疗。

(4)中毒性心肌炎:卧床休息,抗生素治疗。

(5)溶血性尿毒综合征:抗生素治疗,输血补液,肾上腺皮质激素治疗,抗凝治疗,必要时腹膜透析或血液透析。

6. 慢性带菌者治疗:氨苄西林与丙磺舒联合治疗,或喹诺酮类药物治疗。

【护理措施】

1. 给予肠道隔离方式。隔离治疗至粪便培养2次阴性。

2. 卧床休息。控制随意活动,防止过度用力诱发肠出血和穿孔。发热期卧床休息,高热患者绝对卧床休息,以减少热量和营养物质的消耗。退热后2～3d,床上稍做活动。一般卧床至病程第5周才能逐渐恢复活动。

3. 测量体温和脉搏,观察发热的程度、热型变化、与脉率的相关性(相对缓脉的程度),以及发热的伴随症状。

4. 高热时给予物理降温,如温水、乙醇擦浴、头部冰敷。

5. 口腔护理,4/d,保持口腔清洁,防止口腔感染及化脓性腮腺炎。

6. 饮食:热量按35～55kcal/(kg·d),蛋白质按1.5～2g/(kg·d),糖类食物为400g左右、液体饮料(如去油肉汤、蜂蜜水)按2 000～3 000ml/d供给。适量多餐,每日可进食5～6次,既减轻肠道负担又可保障营养供应。忌用一切生菜、水果。即使少渣软饭中所选用的粗纤维含量低的食品也要切碎、切细、煮软、嚼烂。少用牛奶、蔗糖、豆浆等,预防腹胀。如有腹泻,应减少饮食中的脂肪量。病情缓解和允许进食时,先用小勺喂温开水或冰开水,每日总量不超过200～300ml,之后再逐渐给予淡果汁、牛奶等流食。如病情进一步好转,可用普通流食,加用蒸蛋羹、蛋花汤等。1周后病情允许,可改用伤寒病高热量、高蛋白质、高糖类、少渣半流饮食,进而改吃伤寒病高热量、高蛋白质、高糖类、少渣软饭饮食。进食过程中要密切观察,防止意外。这时吃水果要去皮、核,切丁或小块煮成水果羹。食盐应限制在3～5g/d。成人伤寒食谱举例,见表34-1,表34-2。

表34-1　成人伤寒病高热量高蛋白高糖少渣半流食谱(一日六餐)举例

餐次	食 谱
早餐	甜牛奶冲蛋花汤(牛奶300ml,白皮鸡蛋1个,白糖15g),甜面包2个(100g)
加餐	蜂蜜水(蜂蜜30g,白糖5g,开水加至300ml)1碗,饼干50g
午餐	馄饨(瘦猪肉50g,小白菜50g,花生油13ml,食盐2g,富强粉100g)2碗
加餐	果子水(橘子汁50ml,白糖5g,开水加至300ml)1碗,饼干50g
晚餐	肝泥细面条(猪肝50g,碎小白菜50g,花生油7ml、食盐2.5g、龙须面100g)2碗
加餐	蒸蛋羹(白皮鸡蛋2个,食盐0.5g)1碗,咸面包干25g

表34-2　成人伤寒病高热量高蛋白高糖少渣软饭食谱(一日四餐)举例

餐次	食 谱
早餐	大米粥(粳米标三50g)1大碗　蜂糕1块(富强粉50g,白糖5g)
午餐	烩三鲜黄瓜(瘦猪肉50g,水浸海参50g,虾仁40g,黄瓜50g,花生油10ml,食盐1.5g)　西红柿豆腐汤(西红柿50g,北豆腐50g,花生油5ml,食盐1g)1碗,大米饭(粳米标三50g)
晚餐	炒猪肝加胡萝卜(猪肝100g,胡萝卜40g,花生油15ml,食盐1.5g),小白菜虾皮汤(小白菜50g,干虾皮5g,花生油5ml,食盐0.5g)1碗,馒头3个(富强粉150g)
加餐	冲藕粉(藕粉20g,白糖15g,开水冲至300ml)1碗,饼干50g

7. 观察粪颜色,如有无柏油样或果酱样粪便;有无头晕、心悸、出冷汗、体温骤降、烦躁不安、面色苍白等,及早发现肠出血。

8. 观察有无突然持续腹痛、疼痛的部位和性质、呃逆、恶心、呕吐、腹壁紧张、大汗淋漓、脉细速、呼吸快、腹膜刺激征等肠穿孔表现。

9. 观察有无表情淡漠、重听、反应迟钝、谵妄、脑膜刺激征等脑膜炎症状。

10. 防止和解除便秘。可口服液状石蜡等润滑剂。便秘者不可用力排便,禁用泻药,可用肥皂头或安钠素栓,或开塞露肛内注入。如无效,酌情用300~500ml生理盐水低压慢速灌肠。切忌高压灌肠,以防使肠腔充盈、扩大、肠壁变薄诱发肠出血和肠穿孔。腹胀时宜用肛管排气,松节油腹部热敷,不宜用新斯的明。

卧床期间,鼓励患者咳嗽,进行咳嗽训练,定时翻身,改变体位,防止压疮和坠积性肺炎。

11. 并发症护理

(1)肠出血:①轻度肠出血者禁食24h,以后根据病情给予少量流质,以免因饥饿引起肠蠕动增强促使出血加重。出血较多者应禁食卧床休息、保持镇静,必要时给予镇静药。②建立、保留静脉通道,至出血停止。③观察面色、脉搏和血压变化,观察粪性状和量。④严禁灌肠,以免加重出血。

(2)肠穿孔:①禁食;②实施胃肠减压;③建立、保留静脉通道,保证液体供给;④观察腹痛进展情况;⑤做好手术准备。

(3)中毒性肝炎:详见第33章肝炎护理措施。

(4)中毒性心肌炎:①观察脉搏速率和节律;②心电图有无低电压、传导异常、ST段及T波改变等;③卧床休息,避免激动,保持安静,减轻心脏负担。

(5)溶血性尿毒综合征:抗生素治疗,输血补液,肾上腺皮质激素治疗,抗凝治疗,必要时腹膜透析或血液透析。

12. 用药护理:①喹诺酮类抗生素用药期间多饮水;②左氧氟沙星静脉注射时,速度要慢,每分钟20滴,防止血栓性静脉炎。

13. 健康教育

(1)预防:①不饮生水,不生食水产品及海产品。肉类、蛋类食物烧熟煮透,防止病从口入。②不吃不洁食品。③饭前便后洗手。④做好餐具消毒。⑤饮用水消毒时,余氯应达0.2~0.4mg/L。⑥接触患者及其呕吐物须洗手。患者用过的物品、被患者粪便和呕吐物污染的物品,如碗筷、杯子、脸盆、便器等可煮沸消毒,或用3%含氯消毒剂浸泡1h。患者呕吐物、粪便用等量20%含氯消毒剂澄清液混合2h,方可处理。⑦做好粪便和污水的管理。⑧疫苗预防:流行区居民以及到流行区旅行者、清洁工人、实验室工作人员、带菌者家属等可口服伤寒菌苗预防。

(2)自我护理:①按照医生要求使用抗生素,以保证其效果。②给予肠道隔离方式。隔离治疗至粪便培养2次阴性。③卧床休息,控制随意活动。

高热患者绝对卧床休息,退热后2~3d,床上稍做活动。一般卧床至病程第5周才能逐渐恢复活动。④高热期间早、晚及餐后刷牙,保持口腔清洁,必要时加用淡盐水漱口。⑤发热时应尽量多饮水,保证饮食。⑥选用高蛋白、高淀粉、适量脂肪、粗纤维含量低的少渣饮食。适量多餐,每日可进食5~6次,以减轻肠道负担和保障营养供应。忌用一切生菜、水果。选用的食品要切碎、切细、煮软、嚼烂。少用牛奶、蔗糖、豆浆等,预防腹胀。如有腹泻,应减少饮食中的脂肪量。病情缓解和允许进食时,先用小勺喂温开水或冰开水,每日总量不超过200~300ml,之后,再逐渐给予淡果汁、牛奶澄清流食。待病情进一步好转,从流食,如蒸蛋羹、蛋花汤等逐渐过渡到半流食,如面条、面片等,再过渡到软饭,如米饭、馒头、营养易消化的炒菜、西红柿鸡蛋汤、馄饨等。进食时应注意观察身体有无异常,粪颜色有无改变。⑦观察粪颜色,有无柏油样或果酱样粪便。⑧当出现腹痛、恶心、呕吐、头晕、出冷汗、心悸等症状及时告知医务人员。⑨每日定时排便,防止和解除便秘。可口服液状石蜡等润滑剂。便秘者不可用力排便,禁用泻药,可用肥皂头或安钠素栓,或开塞露肛内注入。腹胀时可用松节油腹部热敷,或肛管排气。⑩卧床期间,每天定时咳嗽、改变体位,防止坠积性肺炎。

(3)出院指导:①休息1~2周后逐渐增加活动量和工作量。②定期门诊随访,及时送粪便培养。③2周内,少渣软食。

(于丽莎)

第 35 章

艾滋病

艾滋病即获得性免疫缺陷综合征（acquired immunodeficiency syndrome，AIDS），是人体感染人类免疫缺陷病毒（human immunodeficiency virus，HIV）后，机体免疫功能不断遭到 HIV 破坏，使人体对威胁生命的各种病原体丧失了抵抗能力，从而发生多种感染或肿瘤，最后导致死亡的一种严重传染病。人体感染 HIV 后终身携带。HIV 在人体内的潜伏期长短不一，在发展成艾滋病病人以前，外表看上去正常，可以没有任何症状地生活和工作很多年。一旦进入艾滋病期，病死率高，几乎无救治成功的病例。

【病原学】

HIV 属反转录病毒科慢病毒亚科。迄今已发现 HIV 有两种血清型：HIV-1 型和 HIV-2 型。HIV-1 型是世界各地的主要流行株，HIV-2 型主要流行于非洲，特别是西非。HIV-1 型比 HIV-2 型的致病力更强。

在室温下，液体环境中的 HIV 可以存活 15d，被 HIV 污染的物品至少在 3d 内有传染性。病毒含量低的血液，经过自然干涸 2h 后，活力才丧失；而病毒含量高的血液，即使干涸 2～4h，一旦放入培养液中，遇到淋巴细胞，仍然可以进入其中，继续复制。所以，含有 HIV 的离体血液可以造成感染。HIV 对热敏感，56℃、30min 能灭活。一般消毒剂，如 70% 乙醇、0.2% 次氯酸钠、含氯消毒剂、5%～8% 甲醛溶液及 $5\,000\times10^{-6}$ 的有机氯溶液等均能灭活病毒。

【流行病学】

1. 传染源　无症状 HIV 感染者及艾滋病患者为本病传染源。

2. 传播途径

（1）性接触传播：是本病的主要传播途径。包括同性、异性和双性性接触。

（2）血液传播：注射传播：共用感染针头，如药瘾者共用针头；输注污染的血或血制品；感染血液和体液通过皮肤破损伤口感染。

（3）母婴传播：为婴儿 HIV 感染最主要的途径。感染本病的孕妇可以通过胎盘、产程中及产后血性分泌物或喂奶等传播给婴儿。

（4）其他途径：应用病毒携带者的器官进行移植，人工授精、被污染针头刺伤等。

3. 易感人群　人群普遍易感，但与个人的生活方式、卫生习惯及社会因素的影响等有关。成人高危人群包括：静脉注射吸毒者，同性恋、性滥交或卖淫嫖娼者，血友病或经常接受输血、血制品患者，器官移植者，非法采供血者、意外暴露者（如在高发区包括文身、穿耳洞等会造成皮肤破损的活动）。发病年龄主要为 40 岁以下的青壮年。

4. 流行特征　在 210 多个国家和地区造成流行，至少有 4 000 万名 HIV 感染者。目前全球艾滋病的流行以非洲为主，欧、美等发达国家的 HIV 感染率已趋于下降，而亚洲地区的感染率和发病率近年迅速增加。

【发病机制】

据目前的研究，可能与以下机制有关。

1. HIV 感染引起的免疫反应，使 HIV 感染者长期处于无症状状态。

2. HIV 对 CD_4^+ T 细胞（包括辅助性 T 细胞、单核细胞及巨噬细胞等）有特殊的亲嗜性。T 细胞感染 HIV 后引起的免疫抑制，导致 T 细胞数量减少，当 CD_4^+ T 细胞数量减少至 $0.2\times10^9/L$ 以下时，则易发生机会性感染或肿瘤。单核-巨噬细胞感染 HIV 后，成为 HIV 病毒贮存仓库，并在携带病毒通过血-脑脊液屏障到达中枢神经系统的过程中起了重要作用。HIV 还可能感染 B 细胞，使体液免疫出现异常，从而出现对抗原刺激的抗体反应异常及自身免疫现象。

3. 机体感染 HIV 后,在 HIV 病毒复制过程中会产生大量的变异株,HIV 变异株能逃避特异的体液及细胞免疫的攻击。此外,在感染过程中变异株的毒力也在由低毒力向高毒力转变,由此可能影响疾病的进程及严重性。

4. 其他因素的影响。HIV 感染常潜伏多年而不发展成 AIDS,却可能在某个时候病情迅速进展,此可能与机体受到某些因素的刺激,如毒品、巨细胞病毒、EB 病毒或其他的病毒感染等有关。此外,遗传、行为、环境因素也可能影响发展成 AIDS 的速度。

5. 病理变化呈多样性、非特异性。主要表现有机会性感染引起的病变,淋巴结病变及中枢神经系统病变。

【临床表现】

HIV 感染可分为急性 HIV 感染、无症状 HIV 感染和 AIDS 三期。其中对急性 HIV 感染期、无症状 HIV 感染期的患者统称为 HIV 感染者,对 AIDS 期的患者称为艾滋病病人。

1. 急性 HIV 感染期　通常发生在接触病毒后 7~10d,表现为类似感冒或单核细胞增多症的感染症状。出现发热、肌肉关节酸痛、咽喉炎、淋巴结肿大等全身症状,部分患者可出现皮疹、恶心或呕吐、腹泻、脑膜炎或外周神经病变等。经过对症处理甚至未经治疗,2~3 周后可以恢复正常。

实验室检查:①HIV 抗原测定阳性;②抗体测定,在"窗口期"(感染后 4~6 周)抗体可能测不出;③T 细胞检查,初期 CD_4^+ T 淋巴细胞的数目减少或正常,CD_8^+ T 淋巴细胞的数目增加而导致 CD_4/CD_8 比例倒置,在未经治疗的情况下,T 细胞数目和比例可以恢复到正常。

2. 无症状 HIV 感染期　此期又称为临床潜伏期,一般为 2~10 年,平均 6~8 年。常无任何症状及体征,但可有全身淋巴结肿大。

实验室检查:①T 淋巴细胞缓慢下降;②血中病毒量基本维持低水平并缓慢增加。

3. 持续性全身淋巴结肿大综合征　主要表现除腹股沟淋巴结以外,全身其他部位两处或两处以上淋巴结肿大。淋巴结肿大直径在 1cm 以上,质地柔韧,无压痛,无粘连能自由活动。一般持续肿大 3 个月以上,部分患者肿大 1 年后逐步消散,也有再次肿大者。

4. AIDS 期　表现有以下几方面。

(1)体质性疾病:发热、乏力、不适、盗汗、厌食、体重下降、慢性腹泻和易感冒等症状。

(2)神经系统症状:头痛、癫痫、进行性痴呆、下肢瘫痪等。

(3)严重的临床免疫缺陷:出现各种机会性病原体感染(表 35-1),而且常多种病原混合感染。主要包括蠕虫、原虫、病毒、真菌及细菌等的感染。90% 以上的艾滋病病人存在巨细胞病毒感染,并且经常影响两个或多个器官。

(4)继发性肿瘤:卡波西肉瘤、非霍奇金病等。

(5)免疫缺陷病发其他疾病:慢性淋巴性间质肺炎等。

(6)常见机会性感染和继发性肿瘤的临床表现,见表 35-2。

【辅助检查】

1. 血常规白细胞和血红蛋白下降。

2. T 细胞检查:$CD4^+$ T 淋巴细胞减少,CD_4/CD_8 比例下降,常<1.0(正常为 1.75~2.1)。

3. 可找到上述各种合并感染的病原学或肿瘤的病理依据。

【治疗要点】

1. 一般治疗　对 HIV 感染者可保持正常的工作和生活,但应进行病原治疗,并密切监测病情变化。

2. 抗病毒治疗　①核苷类反转录酶抑制药齐多夫定、双脱氧胞苷、双脱氧肌苷、拉米夫定、司坦夫定;②非核苷类逆反录酶抑制药:奈非雷平;③蛋白酶抑制药:沙奎那韦、茚地那韦、奈非那韦、利托那韦。

表 35-1　AIDS 常见机会性感染的病原体

分　类	蠕　虫	原　虫	病　毒	真　菌	细　菌
病原体	类圆线虫	弓形虫	带状疱疹	白假丝酵母菌	鸟分枝杆菌
	隐孢子虫	单纯疱疹	卡氏肺孢菌	军团菌	
	微孢子虫	巨细胞病毒	组织胞浆菌	放线菌	
			曲霉菌		
			隐球菌		

表 35-2 常见感染及临床表现

部位	常见感染和肿瘤	临床表现
呼吸系统	卡氏肺孢菌肺炎* 细菌性肺炎 肺结核 肺部卡波西肉瘤 巨细胞病毒性肺炎	发热、干咳，或咳嗽、咳痰、呼吸增快、呼吸困难、发绀、胸痛、通气功能障碍，动脉血氧分压降低（X线检查、支气管镜或气管内膜活检有助诊断）
消化系统	口腔溃疡 口腔、食管念珠菌病 腹泻、隐孢子虫感染** 细菌性肠炎 急、慢性肝炎，肝硬化 胃、肝、肠道等卡波西肉瘤	吞咽痛、吞咽困难及胸骨后烧灼感；消瘦、长期腹泻、脓血便或水样便；发热、厌油、右上腹不适、肝大（粪检查、X线、肠道纤维镜检或肠黏膜活检有助诊断）
中枢神经系统	脑淋巴瘤 艾滋病性痴呆综合征 隐球菌性脑膜炎 病毒性脑炎 肾损害	头晕、头痛、进行性痴呆、幻觉、癫痫、肢体瘫痪、痉挛性共济失调、膀胱直肠功能障碍及脑神经炎等（脑脊液检查、头部X线、CT检查有助诊断）
泌尿系统	HIV相关肾病	少尿或无尿，蛋白尿，尿毒症
眼部	巨细胞病毒视网膜炎 急性视网膜坏死	患者自觉眼内有漂浮物感，侧视野丧失及视力下降

* 卡氏肺孢菌肺炎是艾滋病的常见死因，病死率90%～100%；** 隐孢子虫感染引起的腹泻，病死率＞50%

强调联合用药，常用一种蛋白酶抑制药加两种核苷类反转录酶抑制药，或两种蛋白酶抑制剂加一两种核苷类反转录酶抑制药，这样能同时抑制 HIV 复制过程的多个环节，可高效抑制 HIV 复制，最大限度降低耐药性，提高患者生活质量和存活率，显著降低母婴垂直传播的危险性等。

3. 调节机体免疫功能　应用免疫增强药，如胸腺素、白细胞介素-2 等。

4. 并发症治疗

(1) 卡氏肺孢子虫肺炎：应用喷他脒（戊烷脒）、复方磺胺异噁唑。

(2) 卡氏肉瘤：应用 AZT 与 α 干扰素联合治疗或联合化疗。

(3) 隐孢子虫感染：应用螺旋霉素。

(4) 弓形虫病：应用螺旋霉素、克林霉素、乙胺嘧啶。

(5) 巨细胞病毒感染：应用更昔洛韦。

(6) 隐球菌脑膜炎：应用氟康唑。

5. 支持及对症治疗　输血、营养支持、补充维生素特别是维生素 B$_{12}$ 和叶酸。

6. 预防性治疗　①结核菌素试验阳性者：用异烟肼；②CD$_4^+$ T 淋巴细胞少于 0.2×10^9/L 者，应接受肺孢子虫肺炎预防：用喷他脒气雾剂、TMP-SMZ；③被污染针头刺伤或实验室意外者 ZAT 治疗。

【护理措施】

1. 隔离措施。血液体液隔离，免疫力极度低下者实行保护性隔离。

2. 病室应为单间、通风、光线充足，保持病室清洁，根据病人情况和病室条件定时实施空气消毒和物体表面消毒，必要时用空气净化器。

3. 适当活动和休息。如病情允许可室外活动甚至适当锻炼，提高机体抵抗力。病情较重或严重并发症应限制活动或绝对卧床休息。

4. 饮食护理

(1) 对于成人 AIDS 患者，维持体重需增加20%～30% 的能量，对体重下降的儿童需增加50%～100% 的能量。在增加热量的同时，可按照推荐每日营养素供给量（RDA）的水平补充多种微量营养素。

(2) 为了增加能量，建议使用高热量、高蛋白、富有维生素的饮食，除正规的三餐之外，增加吃点心或零食的次数。

(3) 应摄取足够的水分，牛奶、果汁或巧克力等饮料可以当水来喝;喝热汤时可加入肉类或面条或蛋类来增加汤的总热量以达到增加或维持体重的效果。

(4)适量的蔬菜及水果,每日维持4~5份。多摄取蛋白质丰富的食物,例如肉类、蛋、奶油花生等。

(5)进食维生素 B_{12} 和叶酸含量丰富的食品。

(6)腹泻患者应补充足量的水分,增加含有丰富钾离子的食物如香蕉、马铃薯、鱼和肉类。有些食物对止泻有帮助,例如白饭、吐司、白面包、水煮白面条等。尽量保持正常饮食次数,或维持少量多餐,食物温度要适中,忌高油脂食物,如油炸食品;忌辛辣、生冷食物;忌易胀气食物,如牛奶、豆类食物。

(7)恶心、呕吐患者,也要设法进食,可采取少量多餐的方式。应选择咸的食物,避免吃过甜的食物;选择简单且尽量是较干的食物如面包、饼干、米饭,或布丁、冰淇淋、优酪乳等。进餐应选择空气流通的环境,症状严重时,不要选择平时最喜爱的食物。

(8)口腔、食管溃疡,因疼痛而吞咽困难的患者,除对症治疗外,应保持口腔清洁,温盐水漱口以减轻疼痛,改善食物的酸碱度、温度、软硬度、食品味,有助于进食的耐受。可选择流质或半流质饮食,如蘑菇马铃薯浓汤、鸡蓉玉米汤、冰淇淋、香蕉泥、优酪乳、燕麦粥或其他粥品类,以及婴儿用食品等。注意食物的温度,可选择温凉或棒冰类的冷冻食品可能会减轻吞咽疼痛。忌喝橙、葡萄、番茄或其他果汁,避免果汁的酸性刺激口腔。

(9)对于严重营养不良、不能进食、应给予鼻饲或全静脉营养。

5. 病情观察

(1)根据情况,定时测量生命体征。

(2)定期测量体重。

(3)观察乏力程度,发热时观察热型及伴随症状,食欲和进食量、有无咳嗽咳痰、呼吸困难和缺氧症状,有无吞咽困难,观察口腔是否有白斑,排尿和排便情况,尿量,排便的次数和性状,有无头晕、头痛、进行性痴呆、幻觉、癫痫、肢体瘫痪、痉挛性共济失调,有无皮肤、牙龈出血、脑出血等表现。

6. 预防感染

(1)不去人多和空气流通不良场所,如必要去应戴口罩。

(2)保护性隔离患者其衣被应消毒后使用。不吃不洁食品,做好餐具的清洁或消毒。

(3)保护皮肤,黏膜,防止破损和感染。

(4)做好口腔护理。每天定时尽量采取正确刷牙方法清洁口腔,餐后刷牙,不能刷牙者行漱口或口腔擦拭,必要时可用漱口水刷牙和漱口。发现口腔白斑做涂片或培养。真菌感染可用2%碳酸氢钠溶液漱口;制霉菌素2片磨散加甘油制成悬液局部涂擦;鹅口疮可用克霉唑或酮康唑粉剂涂擦口腔。

(5)卧床患者定时翻身、叩背,实施咳嗽训练。

(6)做好肛门和会阴部护理。长期腹泻或肛周感染的患者,应注意肛周皮肤清洁、干燥,可涂无菌凡士林或扑以少量滑石粉,防止皮肤溃疡引起多重感染。定期行会阴冲洗,防止泌尿道感染。

7. 有呼吸困难者,给予半卧位,及时给予氧气吸入,根据病情和血气分析值采取不同的给氧方式和浓度。如痰多黏稠,可用糜蛋白酶雾化吸入。排痰过多时,适当补充水分。

8. 腹泻次数和量较多时,应尽量准确记录排便量,根据排除情况鼓励病人进食、饮水,防止脱水和电解质紊乱。

9. 意识障碍者加床挡或约束带,防止坠床。肌力减退者下床应由人搀扶,或用助行器以防跌倒,严重者禁止下床。

10. 肌力减弱者协助生活护理,适量进行被动运动,保证肢体在功能位置。

11. 精神支持

(1)不要表现出害怕感染的行为,以免增加患者的心理负担。

(2)充分与患者沟通,了解其想法和需求。通过倾听与回应,建立起信任的良好关系。

(3)联系家属,定时看望患者,给予精神安慰和支持。

(4)可由心理学家对患者进行心理支持。

(5)患者可以在治疗过程中分小组在一系列体验互动与自助方法的过程中,面对现实、接纳自己、减轻孤独感,从而达到相互支持、重建生活信心、提高生活质量的目的。

(6)寻找一部分各方面状况较好的患者向其他患者提供心理支持服务,帮助他们接受现实,并提供最符合他们需要的信息,从而达到医护人员不能达到的良好效果。

12. 对症护理。

13. 健康教育

(1)感染者和患者

①加强营养,维持和增加体重:告知患者营养缺乏可导致身体的免疫功能进一步恶化,并影响其他生理功能,营养良好就可延长病人的生存时间;另外,足够的蛋白质储备和充足的微量营养素对许多治疗药物的疗效好坏也是十分必要的。a. 一般HIV感染者,如果未出现任何症状,则保持正常的饮食,适当增加15%的能量摄入即可;HIV感染者,如果出现轻微症状,应重视自己的饮食情况,不能因为食欲不佳而影响摄取量或均衡的食物种类,可以选择自己喜欢的食物尽量多吃,以维持体重;HIV感染者,已经出现严重症状或已经进入AIDS期,则需要增加能量以纠正已经出现的体重下降情况,并设法选择合适的食物,使体重不出现进一步的下降。b. 在食物选择上,应选择高能量、高蛋白食物,如肉类、蛋、牛奶、豆制品等;多种蔬菜和新鲜水果,保证每餐进食5种以上食物。注意饮食卫生,饭前便后洗手,肉类应煮熟煮透,防止摄入微生物而引起机会感染。c. 长期服用抗病毒药物的患者,应注意脂肪的摄入量不宜过高,避免高胆固醇食物和饱和脂肪酸的摄入,如动物内脏、动物脂肪等。增加蔬菜和水果的摄入,以及不饱和脂肪酸的摄入,如鱼类、植物油等。

②休息与活动:一般HIV感染者,日常生活、休息和活动基本不受限制,可适当进行锻炼,增强抵抗力。如出现轻微症状,应及时治疗和用药,注意适当休息,减少活动,症状好转应开始锻炼肌肉的力量。进入AIDS期,应限制活动,卧床休息,要注意保护肌肉及关节的功能,进行被动锻炼,勤翻身,按摩受压部位,保持皮肤卫生等。

③预防感染,详见本章护理措施。

④用药指导:a. 因为药品价格昂贵、不良反应大、患者需在每天的不同时间服用许多药,依从性差。告知患者一旦不能完全遵守治疗方案,治疗效果就会变差,或可出现有抗药性的HIV毒株,一旦停药,血液中HIV病毒载量短期内可以反弹。因此,按要求服药,遵守服用剂量和时间。b. 注意观察药物的不良反应,定期做实验室检测。如齐多夫定,引起贫血或粒细胞减少。服药期间应定期检测血常规,最初3个月至少每2周1次。中性粒细胞过低($<0.75×10^9/L$)或血红蛋白过低($<75g/L$)者禁用。

茚地那韦:不良反应有转氨酶升高、血脂升高、血糖升高等。一般不需停药。长期应用可引起脂肪过多综合征,表现为腹部、颈部脂肪大量积聚,此即所谓HIV脂肪重新分布综合征,又称脂肪营养不良综合征。个别可引起肾结石,服用时应嘱患者每日至少饮8杯水。艾法韦仑的不良反应有皮疹、头晕、恶心、头痛和乏力,发生于治疗开始的最初2周。

以上抗病毒药物常被选为联合用药,及时、合理和正确地选取多种药物的联合治疗可以显著延长患者的生命和降低病死率。

⑤由于紫外线可激活HIV,因此HIV感染者应减少紫外线照射。

⑥HIV感染者无论是否有症状,都应每3个月检查1次CD_4^+T淋巴细胞计数和HIV-RNA病毒定量,出现下列控制结果时应考虑开始抗病毒治疗:CD_4^+T淋巴细胞计数$<0.35×10^9/L$;CD_4^+T淋巴细胞在$(0.35～0.5)×10^9/L$,但快速减少者;无论CD_4^+T淋巴细胞计数的多少,只要血浆中HIV-RNA$>10 000$拷贝/ml者;艾滋病病人(继发感染被控制后)。

⑦艾滋病的死亡原因主要是机会性感染,因此早期发现、早期预防和治疗机会性感染就显得十分重要。对CD_4^+T淋巴细胞计数$<0.2×10^9/L$的艾滋病病人要常规口服复方磺胺甲噁唑预防卡氏肺孢菌肺炎和弓形虫脑病。对结核菌素试验阳性的患者应及时进行抗结核治疗。

⑧指导患者密切注意自身身体的变化,哪怕是一些微细的和无痛性的改变;熟悉AIDS的主要临床表现:发热、咳嗽、咳痰、食欲下降、体重减轻、腹泻、头痛、头晕、排便及排尿功能失调,肢体感觉及运动异常,皮疹、皮肤及口腔溃疡,口腔黏膜白斑,外阴及眼部的感染等。一旦出现上述症状应及时就诊。

⑨HIV感染者应节制性生活,在进行性行为时要使用双层避孕套。被诊断为HIV感染后无论有无症状,都应以适当的方式通知其配偶或性伴侣。

⑩患者和HIV感染者生活中发现皮肤、黏膜损伤要妥善包扎处理。不要让自己的血液(包括经血)污染物品。

⑪患者和HIV感染者应禁止捐献全血、血浆、器官、组织或精液。

⑫男女双方中任何一方HIV阳性者,即使没有症状都应避孕;怀孕者应早期终止妊娠。

(2)社会人群

①不直接用手接触他人的血液和体液。接触他人血液和体液时应戴手套。如果直接接触他人

血液和体液后,应洗手。皮肤有破损,禁止破损处直接接触他人的血液和体液。

②被他人血液、体液污染处和物品,应执行先消毒后清洗的原则。如确认是污染血、体液污染,严格执行该原则。

③不与他人共用可接触到血液和体液的用品,如牙刷、剃头刀、刮脸刀片、指甲剪、注射器等物品,除非实施消毒后。

④禁止性乱交。必要时戴避孕套。

⑤如果明确被HIV污染无污染,如被HIV污染的针头刺伤,皮肤黏膜破损处接触了含有HIV物质等,应立即挤压伤口,让血液流出,用清水、肥皂水冲洗伤口,再用10%的碘伏或50%的乙醇擦拭消毒伤口,并及时到医院咨询处理。

(张红娣 于丽莎)

第 36 章

有机磷杀虫药中毒

有机磷杀虫药对人畜的毒性主要是对乙酰胆碱酯酶的抑制，使乙酰胆碱不能水解而蓄积，从而使胆碱能神经受到持续冲动，出现先兴奋后衰竭的一系列毒蕈碱样、烟碱样和中枢神经系统等症状；重者可因昏迷和呼吸衰竭而死亡。其基本化学结构，见图36-1。R 和 R′为烷基、芳基、羟基或其他基因，X 为烷氧基、丙基或其他取代基，Y 为氧或硫。

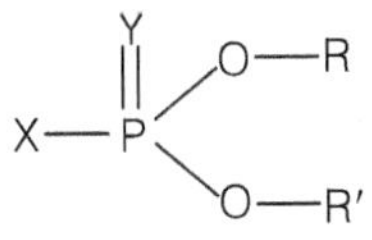

图 36-1　有机磷基本化学结构

我国生产的有机磷杀虫药根据毒性分为四类。①剧毒类：如甲拌磷（3911）、内吸磷（1059）、对硫磷（1605）、丙氟磷、毒鼠磷、治螟磷、特普等；②高毒类：如甲基对流磷、甲胺磷、敌敌畏、磷胺（大灭虫）、马拉氧磷、水胺硫磷（羟胺磷）、稻瘟净、亚砜（保棉丰）、谷硫磷（保棉磷、谷赛昂）等；③中度毒类：如乐果、碘依可酯（乙硫磷）、美曲磷脂（敌百虫）、久效磷（永伏虫）、乙酰甲胺磷（高灭磷）、除草磷、除线磷、二嗪农（地亚农）、倍硫磷（百治屠、番硫磷）、杀螟松（速灭虫）等；④低毒类：如马拉硫磷（马拉赛昂、4049）、辛硫磷（肟硫磷、腈硫磷）、氯硫磷、四硫特普等。

【病因】

1. 生产性中毒　在生产过程中生产者的手套破损或衣服口罩污染；也可因生产设备密闭不严，化学物泄漏，或在事故抢修过程中，杀虫药污染手和皮肤或吸入呼吸道所致。

2. 使用性中毒　在使用过程中施药人员喷洒杀虫药时，药液污染皮肤以及吸入空气中的杀虫药所致；配药浓度过高或手直接接触杀虫药原液也可

引起中毒。

3. 生活性中毒　主要由于误服、自服，或饮入被杀虫药污染的水或食物；也可因滥用有机磷杀虫药治疗皮肤病或驱虫而发生中毒。

【毒物的吸收和代谢】

有机磷杀虫药主要经胃肠道、呼吸道、皮肤和黏膜吸收，在肝内进行代谢。有机磷杀虫药排泄较快，吸收后 6～12h 血中浓度达高峰，24h 内通过肾脏由尿排泄，48h 后完全排出到体外。

【发病机制】

有机磷杀虫药的毒性作用主要是抑制胆碱酯酶。有机磷酸酯进入人体后，其磷原子迅速与乙酰胆碱酯酶解部位的丝氨酸上的氧原子形成共价键结合，同时酯键断裂，磷酰基与胆碱酯酶结合，形成稳定的磷酰化胆碱酯酶，从而抑制胆碱酯酶活性，丧失水解乙酰胆碱能力，使乙酰胆碱大量积聚引起一系列毒蕈碱样、烟碱样和中枢神经系统症状。

【临床表现】

急性中毒发病时间与毒物种类、剂量和侵入途径有关。皮肤吸收中毒常在接触 2～6h 或以后发病，口服中毒在 10min 至 2h 内发病，且病情发展迅速。临床分为三级：①轻度中毒：有头晕、头痛、恶心、呕吐、多汗、胸闷、视物模糊、无力、瞳孔缩小；②中度中毒：除上述症状外，还有肌纤维颤动、瞳孔明显缩小、轻度呼吸困难、流涎、腹痛、腹泻、步态蹒跚，意识清楚；③重度中毒：除上述表现外，并出现昏迷、肺水肿、呼吸麻痹、脑水肿。

1. 毒蕈碱样表现　主要是副交感神经末梢兴奋所致的平滑肌痉挛和腺体分泌增加的表现。有瞳孔缩小，恶心、呕吐、腹泻、腹痛，尚有流泪、流涕、流涎、尿频、排尿和排便失禁，心跳减慢。支气管痉挛和分泌物增加，咳嗽、气促，严重者出现肺水肿。

2. 烟碱样表现　乙酰胆碱在横纹肌神经肌肉

接头处过多蓄积和刺激,使面、眼睑、舌、四肢和全身骨骼肌发生肌纤维颤动或强直性痉挛。而后发生肌力减退和瘫痪,呼吸肌麻痹引起周围性呼吸衰竭。

交感神经节受乙酰胆碱刺激,其节后交感神经纤维末梢释放儿茶酚胺使血管收缩,引起血压增高、心率加快和心律失常。

3. 中枢神经系统　中枢神经系统受乙酰胆碱刺激后有头晕、头痛、疲乏、共济失调、烦躁不安、谵妄、抽搐和昏迷。

(1)乐果和马拉硫磷口服中毒,经急救后临床症状好转,可在数日至一周后突然再次昏迷,甚至发生肺水肿或突然死亡。症状复发可能与残留在皮肤和胃肠道的有机磷杀虫药重新吸收或解毒药停用过早有关。

(2)个别急性中毒患者在重度中毒症状消失后2～3周可发生迟发性脑病。主要累及肢体末端,且可发生下肢瘫痪、四肢肌肉萎缩等症状。

(3)少数患者在急性中毒症状缓解后和迟发性脑病发生前,在急性中毒后24～96h突然发生死亡,称"中间型综合征"。其发病机制与胆碱酯酶受到长期抑制,影响神经-肌肉接头处突触后的功能有关。死亡前可先有颈、上肢和呼吸肌麻痹。累及脑神经者,出现睑下垂、眼外展障碍和面瘫。

4. 局部损害　敌敌畏、美曲磷脂、对硫磷、内吸磷接触皮肤后可引起过敏性皮炎,并可出现水疱和剥脱性皮炎。有机磷杀虫药滴入眼部可引起结膜充血和瞳孔缩小。

【辅助检查】

1. 全血胆碱酯酶活力测定　是诊断有机磷杀虫药中毒、中毒程度轻重、疗效判断和预后估计的重要指标。以正常人血胆碱酯酶活力值为100%,急性中毒者,胆碱酯酶活力值在70%～50%为轻度中毒;50%～30%为中度中毒;30%以下为重度中毒。

2. 尿中有机磷杀虫药分解产物测定　对硫磷和甲基对硫磷在体内氧化分解生成对硝基酚由尿中排出,而美曲磷脂中毒时在尿中出现三氯乙醇,均可反映毒物吸收,有助于有机磷杀虫药中毒的诊断。

【治疗要点】

1. 迅速清除毒物　立即离开现场,脱去污染的衣服,用肥皂水清洗污染的皮肤、毛发和指甲。口服中毒者用清水、2%碳酸氢钠溶液(美曲磷脂忌

用)或1:5 000高锰酸钾溶液(对硫磷忌用)反复洗胃,直到洗清为止。然后再用硫酸钠导泻,20～40g溶于20ml水,一次口服,观察30min无导泻作用则再追加水500ml口服。眼部污染可用0.9%氯化钠溶液和2%碳酸氢钠溶液冲洗。同时,应及早使用有机磷解毒药治疗中毒。

2. 特效解毒药的应用

(1)胆碱酯酶复活剂:肟类化合物能使被抑制的胆碱酯酶恢复活性。常用的药物有碘解磷定(PAM,解磷定)和氯解磷定(PAM-Cl),此外还有双复磷(DMO$_4$)和双解磷(TMB$_4$)、甲磺磷定(P$_4$S)等。

氯解磷定的不良反应有短暂的眩晕、视物模糊和复视等。碘解磷定用量较大时,有口苦、咽干、恶心、呕吐、血压升高。注射速度过快可导致暂时性呼吸抑制。双复磷不良反应较明显,口周、四肢及全身麻木和灼热感,恶心、呕吐、颜面潮红。剂量过大可引起室性心律失常和传导阻滞。个别患者可发生中毒性肝病。目前常用氯解磷定和双复磷,疗效高,不良反应较碘解磷定小。

(2)抗胆碱药阿托品:抗胆碱药能与乙酰胆碱争夺胆碱受体,起到阻断乙酰胆碱的作用。阿托品能阻断乙酰胆碱对副交感神经和中枢神经系统毒蕈碱受体的作用,对缓解毒蕈碱样症状和对抗呼吸中枢抑制有效,但对烟碱样症状和胆碱酯酶活力的恢复无效。阿托品剂量可根据病情每10～30分钟或1～2小时给药1次,指导出现"阿托品化"为止。阿托品化即出现瞳孔较前扩大、口干、皮肤干燥和颜面潮红、肺湿啰音消失及心率加快。此时应减少阿托品剂量或停用。如出现瞳孔扩大、神志模糊、烦躁不安、抽搐、昏迷和尿潴留等,提示阿托品中毒,应停用阿托品。对有心动过速及高热患者,应慎用阿托品。在阿托品应用过程中应密切观察患者的症状和瞳孔大小,并随时调整剂量。

3. 对症治疗　有机磷杀虫药中毒主要的死亡原因是呼吸衰竭、休克、急性脑水肿、中毒性心肌炎、心搏骤停等。因此治疗应以:①维持正常心肺功能位重点,保持呼吸道通畅,正确氧疗及应用人工呼吸机。肺水肿用阿托品。②脑水肿应用脱水药和糖皮质激素。③心律失常及时应用抗心律失常药物,休克用升压药。④危重患者可用输血疗法。⑤预防感染,适当选用抗生素。⑥为了防止病情复发,中毒症状缓解后应逐步减少解毒药用量,直至症状消失后停药,并观察3～7d。

【护理措施】

1. **病情观察** 定时测量生命体征,观察神志状态、瞳孔大小及肺部啰音、尿量及呼吸困难、发绀情况,全血胆碱酯酶活力测定结果,以便及时了解治疗、护理效果,写出病情报告。

2. **清除未吸收毒物的护理** 洗胃后若保留胃管,注意洗出液体有无蒜臭味以决定胃管保留时间。喷洒农药中毒者除脱去衣物用肥皂清洗皮肤外,注意指甲缝隙、头发是否清洗过,若未做须再补做,否则可引起病情反复。

3. **保持呼吸道的通畅** 昏迷者肩部要垫高,以保持颈部伸展,或头偏一侧,防止舌根后坠,定时吸痰。松解紧身内衣,减少呼吸运动的障碍,一旦出现呼吸肌麻痹,应及时报告医生并准备人工呼吸机。

4. **吸氧** 根据呼吸困难程度调节氧气流量,并给予持续吸氧。

5. **药物治疗的护理** 遵医嘱给予阿托品及胆碱酯酶复能药,用药过程中要注意其不良反应,对阿托品化、阿托品中毒的表现应该会区分,怀疑阿托品中毒时应提醒医生,做好给药、输液及药物反应的记录。

6. **预防感染** 对昏迷病人要做好口腔、皮肤清洁、定时翻身的护理。吸痰时要注意吸痰管一次性操作,定期消毒吸痰管,避免交叉感染。

7. **健康教育**

(1)普及预防有机磷农药中毒的有关知识:向生产者、使用者特别是农民要广泛宣传各类有机磷农药都可通过皮肤、呼吸道、胃肠道吸收进入体内而中毒。喷洒农药时应遵守操作规程,加强个人防护。农药盛具要专用,严禁装食品、牲口饲料等。

有机磷肥厂,生产设备应经常进行检修,防止外溢有机磷化合物。工人应定期体检,测定全血胆碱酯酶活力。

(2)患者出院时应向家属交代,病人需要在家休息2~3周,按时服药不可单独外出,以防发生迟发性神经症。一般无后遗症。

(3)因自杀致中毒者出院时,病人要学会如何对应激原的方法,并争取社会支持。

(张培生)

第 37 章

急性一氧化碳中毒

在生产和生活中,含碳物质燃烧不完全,可产生一氧化碳。吸入过量一氧化碳后可发生急性一氧化碳中毒。

【病因】

分职业性中毒如煤气、炼钢、炼焦、烧窑等生产过程中煤气管道漏气;生活性中毒如家庭室内使用煤炉取暖及煤气加热淋浴器因通风不良均可造成一氧化碳中毒。

【发病机制】

一氧化碳与 Hb 的亲和力比氧与 Hb 的亲和力大 240 倍,吸入较低浓度一氧化碳即可产生大量碳氧血红蛋白(COHb)。COHb 无携氧能力,且不易解离,比氧合血红蛋白(O_2Hb)解离速度慢 3 600 倍。COHb 的存在还能使血红蛋白氧解离曲线左移,血氧不易释放给组织而造成细胞缺氧。此外,一氧化碳还可与含二价铁的肌球蛋白结合,影响氧从毛细血管弥散到细胞内的线粒体,损害线粒体功能。同时一氧化碳与还原型的细胞色素氧化酶的二价铁结合,抑制细胞色素氧化酶的活性,影响细胞呼吸和氧化过程,阻碍对氧的利用。

一氧化碳中毒时,主要是引起组织缺氧,大脑和心脏对缺氧最敏感,易遭受损害,脑内小血管迅速麻痹、扩张。脑内三磷腺苷在无氧代谢下迅速耗尽,钠泵运转障碍,钠离子蓄积于细胞内而诱发脑水肿。缺氧使血管内皮细胞发生肿胀而造成脑血管循环障碍。血管通透性增加,脑细胞间质水肿。脑血管循环障碍可发生脑血栓形成、脑皮质和基底节局灶性缺血性坏死以及广泛的脱髓鞘病变,致使少数患者发生迟发脑病。缺氧使脑内酸性代谢产物增多,心肌缺氧使心肌损伤并出现心律失常。

【临床表现】

一氧化碳中毒程度与空气中一氧化碳和血液中 COHb 浓度呈正比关系。血液中碳氧血红蛋白浓度与空气中一氧化碳浓度及接触时间有密切关系,即空气中一氧化碳浓度愈高、接触时间愈长,则血液中 COHb 浓度愈高。

1. **轻度中毒** 可出现搏动性剧烈头痛、头晕、恶心、呕吐、无力、嗜睡、心悸、意识模糊等。血液 COHb 浓度在 10%～20%,此时若及时脱离中毒环境,吸入新鲜空气,症状可较快消失。

2. **中度中毒** 除上述症状加重外,常出现神志不清多为浅昏迷,面色潮红,口唇呈樱桃红色,脉快、多汗。血液中 COHb 浓度 30%～40%,如能及时脱离中毒环境,积极抢救,多在数小时后清醒。一般无明显并发症。

3. **重度中毒** 病人出现深昏迷、抽搐、呼吸困难、面色苍白、四肢湿冷、全身大汗、血压下降。最后因脑水肿,呼吸、循环衰竭而死亡。血液 COHb 浓度可高于 50%。

4. **迟发性脑病(神经精神后发症)** 急性一氧化碳中毒病人在清醒后,经过 2～60d 的"假愈期",可能出现下列临床表现。

(1)精神意识障碍:出现幻视、幻听、忧郁、烦躁等精神异常,少数可发展为痴呆。

(2)锥体外系神经障碍:出现震颤麻痹综合征,部分病人逐渐发生表情缺乏,肌张力增加,肢体震颤及运动迟缓。

(3)锥体系神经损害及大脑局灶性功能障碍:可发生肢体瘫痪、排便失禁、失语、失明等。

【辅助检查】

1. 血液 COHb 测定。

2. 脑电图检查:可见弥漫性低波幅慢波,与缺氧性脑病进层相平衡。

3. 头部 CT 检查:脑水肿时可见脑部有病理性密度减低区。

【治疗要点】

迅速将患者转移到空气新鲜的地方,纠正缺氧和防治脑水肿及并发症。

1. 迅速纠正缺氧状态 高压氧治疗可增加血液中溶解氧,提高动脉血氧分压,使毛细血管内的氧容易向细胞内弥散,迅速纠正组织缺氧的有效率达95%～100%。呼吸停止时,应及时进行人工呼吸,或用呼吸机维持呼吸。危重患者可考虑血浆置换。

2. 防治脑水肿 严重中毒后,脑水肿可在24～48h发展到高峰。应采用脱水疗法。常用20%甘露醇,静脉快速滴注。待2～3d后颅内压增高现象好转时减量。如有频繁抽搐、脑性高热或昏迷时间超过10～20h者,目前首选药是地西泮,10～20mg静脉注射,抽搐停止后可实施人工冬眠疗法。

3. 促进脑细胞代谢 应用能量合剂,常用药物有ATP、辅酶A、细胞色素C、大量维生素C。

4. 防治并发症和后发症 定时翻身以防发生压疮和肺炎。注意营养,必要时鼻饲。高热能影响脑功能,可采用物理降温方法,使体温保持在32℃左右。如降温过程中出现寒战或体温下降困难时,可用冬眠药物。如有后遗症,给予相应的治疗,严防神经系统和心脏后症的发生。为有效控制肺部感染,应选用广谱抗生素。临床尽可能严密观察2周。

【护理措施】

1. 昏迷者要防止舌后坠,使颈部伸展,保持呼吸道通畅。应迅速用鼻导管给高浓度氧(60%),流量8～10L/min,有条件可用高压氧舱治疗。呼吸停止者应做人工呼吸,必要时做气管切开。

2. 惊厥者用镇静药如地西泮等,注意口内放置开口器或压舌板,严防舌咬伤。高热者给予物理降温。

3. 鼻饲营养应进高热量维生素饮食。做好口腔、皮肤护理,定时翻身拍背,以防压疮和肺部感染。

4. 清醒后仍要休息2周,并向病人及家属解释可能发生迟发性脑病及其病因,使之主动配合。

5. 健康教育

(1)加强预防一氧化碳中毒的宣传。居室用火炉要装烟囱,保持室内通风。

(2)厂矿要认真执行安全操作规程,煤气管道要维修,应有专人负责矿井空气中一氧化碳浓度的检测和报警,进入高浓度一氧化碳的环境,要戴好一氧化碳防毒面具,系好安全带。我国规定车间空气中一氧化碳最高容许浓度为30mg/m³。

(张培生)

第38章

休　克

休克是机体受到有害因素的强烈侵袭,迅速导致神经、内分泌、体液代谢和循环功能障碍,全身有效循环血量明显下降,引起组织器官灌注量急剧减少,导致组织细胞缺氧以及器官功能障碍的临床病理生理过程。有效循环血量明显下降和组织器官低灌注是休克的血流动力学特征。组织缺氧,以致造成毛细血管交换功能障碍和细胞受损是休克的本质。目前休克研究在细胞因子、炎性介质的改变及相互关系,细胞内基因的修饰、核转录表达调控等方面迅速发展。

【病因和分类】

出于临床治疗的需要,多年来休克按病因分类,如出血性休克、过敏性休克、感染性休克、心源性休克,一目了然地指明了休克的临床来源。但近年来国内外趋于一致的新认识是:将休克按发生原因的病理生理改变分类,是人们对休克的认识已从临床描述向病理生理水平过渡的必然结果,新分类法能为更好理解和治疗休克提供直接的依据。

1. 心源性休克　心源性休克是由于心脏泵功能衰竭,心排血量下降,动脉系统血流量减少,静脉系统回流受阻,心脏前负荷增加,导致左侧心力衰竭,出现急性肺水肿。在治疗上以减少前负荷进行容量调节为目的。常见于心肌收缩力减弱,如大范围急性心肌梗死(梗死范围超过左心室体积的40%)、重症心肌炎;心脏机械结构异常,如心脏压塞、严重二尖瓣关闭不全;严重心律失常,尤其是室性心律失常。

2. 低容量性休克　因各种原因导致的患者血管内容量不足是这类休克的主要临床病理生理改变。快速大量失血、大面积烧伤所致的大量血浆丧失、大量出汗、严重腹泻或呕吐、内脏器官破裂、穿孔等情况引起的大量血液或体液急剧丧失都可引起血容量急剧减少而导致低血容量休克。失血性

休克、创伤性休克属于此类。

3. 分布性休克　这类休克的共同特点是外周血管扩张及阻力血管小动脉扩张使大血管内压力损失,容量血管扩张使回心血量锐减,这两种情况可以单独或合并存在,血液在毛细血管和(或)静脉中潴留,或以其他形式重新分布,而微循环中有效灌注不足。引起血管扩张的因素包括感染、过敏、中毒、脑损伤、脊髓损伤、剧烈疼痛等。过敏性休克、神经源性休克、内分泌性休克、感染性休克都属于这一类。

4. 阻塞性休克　这类休克的基本发病机制是血流的主要通道受阻,根据梗阻的部位分为心内梗阻性和心外梗阻性休克。临床见于主干内肺栓塞、原发性肺动脉高压、主动脉夹层动脉瘤等。阻塞性休克的血流动力学特点因梗阻的部位不同而不同,但基本改变大都是血液回流或输出受阻,导致心排血量减少、氧输送量减少、组织灌注不足、缺血、缺氧。

【病理生理】

休克的病理生理过程是一个连续发展的过程,创伤、骨折、出血作为休克的始动因子,导致一系列休克介导因子的参与,近年来对内皮细胞和因子功能的研究初步揭示,机体自身反应可能导致组织细胞进一步损伤,从而导致休克病因和治疗进一步复杂化。

1. 休克时微循环的变化　导致休克的病理生理改变是有效循环血量不足,外周血管阻力增高及微循环的改变。休克时微循环变化,大致可分为三期,即微循环缺血期、微循环淤血期和微循环凝血期。但是,休克的发展过程实际上是渐进的、连续的、无法完全分隔的,各期可以交叉存在。

(1)微循环缺血期(缺血性缺氧期)。微循环变化的特点是:①微动脉、后微动脉和毛细血管前括

约肌收缩,微循环灌流量急剧减少,压力降低;②微静脉和小静脉对儿茶酚胺敏感性较低,收缩较轻;③动静脉吻合支可能有不同程度的开放,血液从微动脉经动静脉吻合支直接流入小静脉。

(2)微循环淤血期(淤血性缺氧期)。微循环变化的特点是:①后微动脉和毛细血管前括约肌舒张(因局部酸中毒,对儿茶酚胺反应性降低),毛细血管大量开放,有的呈不规则囊形扩张(微血池形成),而使微循环容积扩大。②微静脉和小静脉对局部酸中毒耐受性较大,儿茶酚胺仍能使其收缩(组胺还能使肝、肺等微静脉和小静脉收缩),毛细血管后阻力增加,而使微循环血流缓慢。③微血管壁通透性升高,血浆渗出,血流淤滞。④由于血液浓缩,血细胞比容增大,红细胞聚集,白细胞嵌塞,血小板黏附和聚集等血液流变学的改变,可使微循环血流变慢甚至停止。⑤由于微循环淤血,压力升高,进入微循环的动脉血更少(此时小动脉和微动脉因交感神经作用仍处于收缩状态)。由于大量血液淤积在微循环内,回心血量减少,使心排血量进一步降低,加重休克的发展。

(3)微循环凝血期(弥散性血管内凝血)。从微循环的淤血期发展为微循环凝血期是休克恶化的表现。其特点是:在微循环淤血的基础上,微循环内(特别是毛细血管静脉端、微静脉、小静脉)有纤维蛋白性血栓形成,并常有局灶性或弥散性出血;组织细胞因严重缺氧而发生变性坏死。

2. 休克时主要脏器功能改变

(1)中枢神经系统:休克早期,通过代偿和血液重新分布,以及脑血流的自身调节作用,除因应激反应而有兴奋性升高外,一般没有明显的脑功能障碍。休克进一步发展,全身动脉压进一步降低而使心排血量减少和血压降低,不能维持脑的血液供给,同时脑的耗氧率增高。严重的缺氧和酸中毒还能使脑的微循环血管内皮细胞和小血管周围的神经胶质细胞肿胀,致脑微循环狭窄或阻塞,动脉血灌流更加减少。在微循环凝血期,脑循环内可以有血栓形成和出血。大脑皮质对缺氧极为敏感,当缺氧逐渐加重,将由兴奋转为抑制(表情淡漠),甚至发生惊厥和昏迷。

(2)心:除心源性休克伴有原发性心功能障碍外,其他各类型休克也都可引起心功能改变。休克因素作用后,先由于代偿导致心率加快、心肌前负荷代偿性增加、心肌收缩力增加,使心排血量无减少,血压维持正常;后来由于心率增加、心肌耗氧量增加、冠状动脉血流量不足和分布异常,造成心肌缺氧、能量代谢障碍、酸中毒,进而影响心肌的舒缩功能,甚至可出现心力衰竭。

(3)肺:随着休克的发展,肺功能也发生不同程度的改变。在休克早期,由于呼吸中枢兴奋,呼吸加快加深,通气过度,导致低碳酸血症和呼吸性碱中毒;继之,由于交感-儿茶酚胺系统兴奋和其他血管活性物质的作用,使肺血管阻力升高;如果肺低灌流状态持续较久,则可引起肺淤血、水肿、出血、局限性肺不张、微循环血栓形成和栓塞以及肺泡内透明膜形成等重要病理改变,最终导致通气血流比值失调(正常值 0.8),此即所谓休克肺(shock lung)的病理学基础。在灌流不足的情况下,通气尚好的肺泡难以获得良好的气体交换,出现"死腔通气"。肺泡萎陷又使毛细血管内的血流得不到更新,产生肺内分流。这些都会加重患者的缺氧状态,在临床上表现为进行性呼吸困难,即急性呼吸窘迫综合征(ARDS)。呼吸频率在 20/min 以上,进行性低氧血症及呼吸性碱中毒,肺顺应性降低,X线检查双肺呈弥漫性毛玻璃样改变。一旦发生ARDS,后果极为严重,死亡率很高。

(4)肝:休克早期,由于交感神经-肾上腺髓质系统兴奋,肝动脉和门脉血管收缩,肝总血流量减低,将肝内血液投入有效血液循环中以维持血压,发挥代偿作用;休克晚期,血液流速减慢、黏度增加,血液淤滞在肝微循环之中,组织缺氧可以诱发肝损伤。造成肝能量代谢、解毒和合成功能障碍,无氧酵解增加,脂肪动员加速,乳酸、酮体堆积,清除毒素能力减弱,凝血-纤溶系统失衡,严重的最终发展为肝衰竭。

(5)肾:肾是休克时最容易损伤的靶器官,因为肾是高血流量器官,约占心排血量的1/4,对缺血非常敏感。肾功能的改变在休克早期就可发生,这时发生的是功能性的急性肾衰竭,因为它还不伴有肾小管坏死,此时肾功能的变化是可逆的。一旦休克逆转,血压恢复,肾血流量和肾功能即可恢复正常,尿量也将随之而恢复正常。故尿量变化是临床判断休克预后和疗效的重要指标。当休克持续时间较长时,可引起急性肾小管坏死,发生器质性的肾衰竭。临床出现排钠过少,少尿或无尿,处理乳酸能力下降,代谢性酸中毒,代谢产物清除力下降,血电解质紊乱,含氮代谢物蓄积,出现肾衰竭。

(6)胃肠:正常小肠血流量500~1 000ml/min。各种原因发生休克时,由于血液的重新分布和血容量不足,肠血流量明显减少。失血 15%,肠血流量可以减少 40%,首先使肠绒毛顶部出现血氧供给障碍,黏膜细胞更新减慢,甚至坏死、脱落,随之出现黏膜通透性增加,肠吸收与分泌功能受影响,肠黏膜屏障破坏,易导致内毒素与肠道内细菌移位,造成机体感染,发生炎性反应综合征。

【临床表现】

按照休克的病程演变,其临床表现可分为两个阶段,即休克代偿期和休克抑制期,或称休克早期和休克期,各期表现特点不同。休克的临床表现,见表 38-1,表 38-2,表 38-3。

【辅助检查】

1. 实验室检查

(1)血、尿和粪常规检查:红细胞计数、血红蛋白值降低可提示失血,反之则提示失液;血细胞比容增高提示有血浆丢失。白细胞计数和中性粒细胞比例增高常提示感染的存在。尿比重增高常表明血液浓缩或容量不足。消化系统出血时粪便隐血阳性或呈黑粪。

(2)血生化检查:包括肝、肾功能检查、心肌酶学指标、血糖、血电解质等检查,可了解患者是否合并多器官功能衰竭,以及了解细胞缺氧及酸碱平衡

表 38-1　休克各期的临床表现要点

| 分期 | 程度 | 神志 | 口渴 | 皮肤黏膜 | | 脉搏 | 血压 | 体表血管 | 尿量 | 估计失血量 |
				色泽	温度					
休克代偿期	轻度	神志清楚,伴有痛苦表情,精神紧张	口渴	开始苍白	正常或发凉	100/min 以下,尚有力	收缩压正常或稍升高,舒张压增高,脉压缩小	正常	正常	20% 以下(800ml 以下)
休克抑制期	中度	神志尚清楚,表情淡漠	很口渴	苍白	发冷	100~120/min	收缩压为 90~70mmHg 脉压小	表浅静脉塌陷,毛细血管充盈迟缓	尿少	20%~40%(800~1 600ml)
	重度	意识模糊,甚至昏迷	非常口渴,可能无主诉	显著苍白,肢端发绀	厥冷(肢端更明显)	速而细弱,或摸不清	收缩压在 70mmHg 以下或测不到	表浅静脉塌陷,毛细血管充盈非常迟缓	尿少或无尿	40% 以上(1 600ml 以上)

表 38-2　感染性休克的两种临床表现

临床表现	冷休克(低排高阻型)	暖休克(高排低阻型)
意识	躁动、淡漠或嗜睡	清醒
皮肤色泽	苍白、发绀或花斑	淡红或潮红
皮肤温度	湿冷或冷汗	温暖、干燥
脉搏	细速	慢、有力
尿量	<25ml/h	>30ml/h

表 38-3　失血性休克的分级

| 级别 | 失血量(ml)(占全血量%) | 临床表现 | | | | | | |
		心率(次/min)	血压	脉压	毛细血管充盈试验	呼吸(次/min)	尿量(ml/h)	意识
Ⅰ级	<750(<15)	<100	—	一或↑	—	14~20	>30	轻度躁动
Ⅱ级	750~1 500(15~30)	>100	↓	↓	+	20~30	20~30	焦虑不安
Ⅲ级	1 500~2 000(30~40)	>120	↓	↓	+	30~40	5~15	模糊
Ⅳ级	>2 000(>40)	>140	↓	↓	+	>35	无	昏迷

失调的程度等。

(3)凝血机制:包括血小板、出凝血时间、凝血因子Ⅰ、凝血酶原时间及其他凝血因子。当血小板$<80×10^9/L$,凝血因子Ⅰ$<1.5g/L$,凝血酶原时间较正常延长3s以上时应考虑DIC的发生。

(4)动脉血气分析:有助了解酸碱平衡状况。休克时,因缺氧和乏氧代谢,可出现pH和PaO_2降低,而$PaCO_2$明显升高。若$PaCO_2$为45~50mmHg而通气良好,提示严重肺功能不全。$PaCO_2$高于60mmHg,吸入纯氧后仍无改善,提示有ARDS。其中还值得提出的是BE的监测。BE不受呼吸的影响,是表明液体复苏后组织灌注不足程度与持续时间的一种方便而敏感的测定方法,正常值可作为复苏的终极指标,单纯反应代谢性酸碱平衡失调状况。

(5)血乳酸:严重感染与感染性休克时组织缺氧使乳酸生成增加。在常规血流动力学监测指标改变之前,已经存在组织低灌注和缺氧,乳酸水平也已升高。因此,乳酸可作为评估疾病严重程度及预后的指标之一。但单纯血乳酸水平尚不能充分反映组织氧合状态。因此,动态监测乳酸水平变化和计算乳酸清除率可能是更好的监测方法。

2.其他

(1)影像学检查:创伤者,应视受伤部位做相应部位的影像学检查以排除骨骼、内脏或颅脑的损伤。

(2)B超检查:有助于发现部分患者的感染灶和引起感染的原因。

(3)阴道后穹穿刺:育龄妇女有停经史时应做后穹穿刺,可抽得不凝血液。

【治疗要点】

强调休克治疗的时间性原则,无论患者自身怎样代偿,休克一定会对机体造成损害。休克早期或程度轻微,组织细胞损伤或死亡的数量较少,如在50%以内,则脏器功能损害还可能限制在一定范围内,病程可以逆转;随着休克持续,细胞缺氧损伤程度加重,范围扩大,最终将不可避免地造成脏器功能的不可逆损害,不论是可逆还是不可逆损害临床表现都是多器官功能障碍综合征(MODS)。各型休克虽病因各异,但共同的救治原则是:就地抢救,不宜搬动,吸氧保暖,消除病因,补液扩容,正确使用血管活性药物,防止水、电解质、酸碱失衡,防止并发症等综合治疗。

1.纠正循环衰竭 足够的血容量可以纠正休克,即使不能,也是使后续治疗有效的基础。过早使用血管活性药物可能掩盖病情,或使之恶化。

(1)首先调整前负荷的原则:除分布性休克是以血流分布异常为主要发生机制外,其他几类休克都是以心排血量减少为特征,休克的共同结局是有效血容量减少。所以休克治疗首先应该是判断和调整前负荷,应用液体疗法或血管扩张药、利尿药等手段,使前负荷相对应于心肌收缩力处于最佳范围。为加快复苏,临床需要积极的液体疗法,由于时间性的要求,治疗强调力度,液体速度常很快,液体种类的选择也倾向于晶体液。快速大量的扩容治疗不仅要根据局部丢失的液体量,而且要考虑由于血管扩张导致的循环容量相对不足和毛细血管通透性增加而形成的循环容量向组织间的移动。应该指出,即使承担一定程度的组织水肿(如脑水肿、肺水肿等)也应坚决维持有效循环容量。此时,两害相较取其轻。

(2)调整前负荷与药物疗法兼用的原则:单纯调整前负荷效果有限,休克救治中常需兼用心血管活性药物,如正性肌力药、血管扩张和血管收缩药。每种药物都有局限性和不良反应,为扬长避短,每种都尽量用小剂量,可同时联用几种(如2~4种),种类配伍根据需要选择。血管扩张药在近年休克治疗中越来越受重视,因为它改善心肌顺应性和心肌做功,增加心排血量,有助于更好地输入液体和改善微循环,对合并心功能不全患者尤其适合。临床应用最多的是小剂量硝酸甘油,因为它主要扩张容量血管,也有扩张冠状血管的作用,并使液体疗法更加安全和使回心血量的调节更易进行。纯血管收缩药如甲氧明、间羟胺(阿拉明)、去甲肾上腺素等在抢救时临床已较少应用,但并不排斥,有时仍为必要。休克复苏很重视动脉血压,因为维持一定的灌注压是必要的,但在治疗中还更应看重循环灌注的血流量,单纯α兴奋作用提高血压通常是以进一步牺牲脏器灌注血流量为代价的,因此需要在血压和血流量之间寻找适当平衡,休克治疗追求的是压力和血流量两者同时得到恢复。

2.纠正呼吸衰竭 休克患者常合并低氧血症,严重的低氧血症如未能及时纠正可加重组织缺氧,加重器官功能衰竭,重症患者可出现二氧化碳潴留和呼吸衰竭,也可由于卧床、意识不清而导致排痰困难和气道不畅,这些都会加重休克的病情,必须积极予以纠正。现代休克治疗要求争分夺秒尽快恢复组织细胞的供氧,休克和可能休克的患者要立即大量吸氧,必要时还应积极选用气管内插管进行机械通气,目的是保持 SaO_2 在一定水平。

3. 纠正酸中毒和电解质平衡紊乱

(1)纠正酸中毒:组织器官的低灌注状态,是休克患者酸中毒的根本原因,而因应激反应所释放的儿茶酚胺又促进了酸中毒的发展,因此纠正酸中毒最好的方法在于恢复组织的灌注量。对轻度休克或休克早期,经输液后可迅速改善微循环状况,一般不必过早输注碱性药物。只有当休克比较严重,抗休克措施处理较晚以及复苏较困难的患者,才考虑给予适当的碱性药物,如 5% 碳酸氢钠。因此,对休克患者须结合临床情况及时发现与处理代谢性酸中毒与可能发生的呼吸性碱中毒或呼吸性酸中毒,并及时处理。

(2)维持电解质平衡:休克时血钾变动较大,少尿和组织破坏容易造成血钾过高,应限制摄入。在休克治疗过程中尿量增多又易出现血钾过低和缺钾,需及时补充。严重休克引起急性肾衰竭而有进行性高血钾者需及时采用高渗含钠药物、胰岛素与葡萄糖注射液治疗,必要时行透析疗法。

4. 保护肾功能 休克患者应常规留置导尿以观察排尿情况。要求每小时尿量不少于 $20\sim30ml$,若低于此量,提示肾血流量不足,肾功能受损。在血容量补足而尿量仍少的情况下,可行利尿治疗。上述治疗无效时应按急性肾衰竭处理,行血液透析或持续血液滤过,有助于缓解病情。

5. 纠正导致或加重休克的诱因

(1)呼吸系统诱因:应保持休克患者气道通畅,并积极纠正低氧血症。休克患者可出现低氧血症,而低氧血症又可加重休克,呈恶性循环。如吸氧和一般治疗不能纠正低氧血症,应考虑早期选择气管内插管,人工机械通气。对过敏性休克并喉头水肿者要及时行气管切开。

(2)感染:根据不同致病菌合理选用敏感抗菌药物,控制原发感染。可先根据原发病的临床表现加以估计,在经验性使用抗生素的同时积极寻找病原体,如行血培养、引流液培养等,并做药物敏感试验,根据药敏结果有针对性地使用抗生素。

(3)加重休克的心律失常:休克患者因严重的低氧血症可导致严重的心律失常,而严重的心律失常又可引起心排血量减低,加重休克。当患者出现明显低氧血症时,首先应纠正低氧血症,吸入纯氧;若纠正低氧血症仍不满意,应考虑使用机械通气。低氧血症纠正后,心律失常多可消失。

6. 其他治疗

(1)激素的应用:感染性休克、毒血症显著而感染一时难以控制者,可应用肾上腺皮质激素治疗,静脉滴注氢化可的松 $100\sim200mg$ 或静脉注射地塞米松 $5\sim10mg$。此外,激素也可用于急性心肌炎、过敏性休克。大剂量时可能引起感染扩散、水电解质平衡失调等不良作用,有溃疡病或糖尿病者忌用。

(2)抗凝治疗:对出现 DIC 的休克患者,抗凝治疗可使血液处于低凝状态而防止新的微血栓形成。宜早期用肝素 $1mg/kg$,4h 后查凝血时间延长程度而调整剂量,应用 $3\sim7d$ 后逐步停药。有未愈合的创伤、咯血、溃疡病出血或脑出血者忌用肝素。当在肝素等治疗后出血量较多时,可补充凝血因子,适当输入血浆、新鲜血或纤维蛋白原。

【护理措施】

1. 一般护理

(1)专人护理:休克患者病情严重,应置于重症监护室进行治疗,并设专人护理。

(2)卧位:为利于休克患者血液循环,畅通气道和便于呕吐物流出,防止窒息及吸入性肺炎,应将患者头躯干抬高 $20°\sim30°$,抬高下肢 $15°\sim20°$。可防止膈肌及腹腔脏器上移而影响心肺功能,并促进静脉回流,增加回心血量(疑有脊柱损伤时禁用此体位)。并注意尽量减少对患者的搬动,保持安静。

(3)吸氧:休克患者均存在不同程度的低氧血症,通常以鼻导管吸氧或面罩供氧,必要时可建立人工气道给予呼吸机辅助呼吸。如有痰液,应及时吸痰,以保持呼吸道通畅,保证氧疗效果。

(4)及早建立静脉通道:快速建立有效的静脉输液通道是扩充血容量的先决条件,并可同时抽血进行血型检查及配血。一般应选用粗针头或套管针,建立 2 条或 2 条以上的静脉通道,以保障扩容治疗和各类药物的及时使用,其中一条应为深静脉,以供监测中心静脉压。

(5)记录出入量:输液时,尤其在抢救过程中,应有专人准确记录输入液体的种类、数量、时间、速度等,并详细记录 24h 出入量以作为后续治疗的依据。

(6)调节体温:①密切观察体温变化。②保暖。休克时体温降低,注意四肢和躯干的保暖,适当加盖棉被、毛毯。低血容量休克时,快速输入低温库存血,易使患者体温降低,故输血前应注意将库存血复温后再输入。③降温。感染性休克高热时,应以物理降温为主,以免因药物降温导致出汗过多而加重休克,尤其对低血压和低血容量者绝对忌用药物降温。头部可置冰帽,以降低脑代谢,保护脑细胞。

(7)镇静镇痛:剧烈疼痛可引起和加重休克,因此,对创伤性休克、神经源性休克、急性心肌梗死引起的心源性休克等患者,应注意及时控制剧烈疼痛,遵医嘱使用相应药物。

(8)预防意外损伤:对于烦躁或意识不清的患者,应加床旁护栏以防坠床,必要时,予以约束带固定。

2. 休克的监护　在现代休克治疗中应用高技术手段的趋向越来越突出,血流动力学和多脏器、多生命体征的监测,多种治疗仪器的普及使用在临床已较为常见。在监测的基础上,又产生了治疗目标的概念,即在理解病理生理的基础上,医师们对重要的生理参数设定一定的治疗目标。如维持平均动脉压(MAP)在 60mmHg,HR 在 80～120/min,动脉血氧饱和度(SaO₂)在 90%,肺动脉楔压(PCWP)维持在 10～18mmHg,心排血指数(CI)在非感染性休克中应 >2.2L/(min・m²),感染性休克时应维持在 4.0L/(min・m²)。监护已经成为贯穿休克护理、治疗全过程的必需措施。

(1)一般监测

①意识:患者的意识状况常反映神经中枢的血液灌注。在休克早期,脑组织缺血缺氧尚不明显,常表现为烦躁不安、紧张、激动等自主神经兴奋症状;此时需耐心劝慰患者,使之积极配合治疗护理。若休克进一步发展,脑组织严重缺血缺氧,神经细胞功能受到抑制,则可表现为表情淡漠、意识模糊甚至昏迷;此时应给予适当约束,加用床挡以防坠床。

②肤色:皮肤颜色由红润转为苍白是休克的重要体征,反映外周血管收缩,血流量减少;若口唇和(或)甲床发绀则说明微循环淤滞,休克在继续恶化;皮肤有出血点或瘀斑,提示可能发生 DIC。肤色的改变往往出现在血压、脉搏变化之前,而恢复则在其后,应注意仔细观察。

③肢端温湿度:肢端温度降低和肢端与躯体温差加大,是因周围血管收缩,血流量减少所致。休克早期,仅有手足发凉、干燥或潮湿,若温度降低范围扩大,延及肘及膝部以上,四肢湿冷或伴出冷汗,表示休克程度加重。温差的缩小或加大,可作为判断周围循环血液灌注状态的参考。

④受伤部位、数目、大小、出血情况:由于休克患者病情危重,护士常忙于抢救而忽视对伤口的细致观察。值得注意的是,不少休克患者,其休克本身,与伤口的继发性出血、大量渗血、化脓感染、骨折端压迫疼痛等有直接因果关系。因此,应注意仔细检察患者的受伤部位、数目及大小,经常观察伤口有无出血、肿胀,分泌物颜色、气味,有无气泡等,发现异常,及时报告医生。

(2)呼吸功能监测:观察呼吸的频率及节律,休克早期由于缺氧和代谢性酸中毒,呼吸深快;晚期由于呼吸中枢受抑制,呼吸浅慢甚至不规则。听呼吸音和呼吸道通畅情况,反映患者的呼吸道有无梗阻、痰堵、误吸,呼吸音低表明休克加重。

监测血气分析,包括 PaO₂、PaCO₂、HCO₃⁻、BE 等。

临床上可以利用肺动脉漂浮导管测得心排血量(CO),采得肺动脉内的混合静脉血,同时结合动脉血气分析和血红蛋白(Hb),就可计算出氧输送量(DO₂)、氧耗量(VO₂)和氧摄取率(O₂ext)等氧相关指标。应用上述 3 项氧相关指标可对机体的氧供、氧耗和氧需状况进行客观的量化评定。其临床意义及影响因素可概括为:①DO₂反映氧供状况,为单位时间通过循环系统向全身组织细胞输送的氧量。DO₂取决于两大因素,即 CO 和动脉血氧含量(CaO₂)。CO 取决于前后负荷、心率和心肌收缩力;CaO₂取决于 Hb、SaO₂ 和 PaO₂。由此可知,在氧的输送过程中,3 大系统发挥着主要作用:心血管系统保证组织灌注,呼吸系统使血液得到充分氧合,血液系统提供足够的 Hb 以携氧。②VO₂和 O₂ext 均反映组织细胞利用氧的状况。③临界氧输送(CDO₂)为维持组织细胞有氧代谢的最低氧需求量。在正常情况下,VO₂并不根据 DO₂的多少来决定,而是依赖组织代谢需要来调整。当 DO₂下降时,组织细胞通过增加 O₂ext 而使 VO₂保持不变,说明组织细胞不存在缺氧;当 DO₂下降超过一定限度时,即使 O₂ext 成倍增加,VO₂仍将随 DO₂下降而下降,呈现 VO₂对 DO₂的依赖关系,称供需依赖,为组织细胞缺氧的表现。VO₂由不依赖 DO₂转为依赖 DO₂的临界点被称为 CDO₂。

(3)循环功能监测

①脉搏:休克时脉率增快常出现在血压下降之前,随着病情恶化,脉率加速,脉搏变为细弱甚至触不到。若脉搏逐渐增强,脉率转为正常,脉压由小变大,提示病情好转。

②血压:低血压是诊断休克的一个重要指标,但不是一个早期指标。休克早期血压变化不明显,收缩压尚能维持在正常范围内;但由于周围血管收缩,舒张压升高更为明显,因而脉压减小,这是休克早期特征性的血压变化。当休克进入失代偿期,血压明显下降。

③心肌供血及节律:心电监护、定时行 12 导联心电图检查,可实时判断心电活动状态,了解心肌供血情况,及早发现心律失常及其先兆,指导应用合适的治疗药物,评价药物应用的疗效,防范药物的不良反应和中毒。

④前负荷:常用的指标有中心静脉压(CVP)、肺毛细血管楔压(PCWP)。CVP 代表右心房或上、下腔静脉近右心房处的压力。通常升高见于右侧心力衰竭或补液量过多过快,降低见于血容量不足。PCWP 反映左房平均压及左室舒张末期压,升高代表左心功能不全、心源性休克、补液过多,降低代表血容量不足。

⑤后负荷:常用的指标有肺循环的总阻力(PVR)、外周血管阻力(SVR)。PVR 代表心室射血期作用于右心室肌的负荷,增高代表有肺血管病变。SVR 代表心室射血期作用于左心室肌的负荷。当血管收缩药使休克等使心排血量减低时 SVR 增加,相反,血管扩张药、贫血、中度低氧血症可致外周血管阻力降低,SVR 下降。

⑥心肌收缩力:常用的指标有心排血量(CO)、心排血指数(CI)。CO 指左或右心室每分钟射入主动脉或肺动脉的血容量。降低意味着组织低灌注,极度降低可以出现心源性休克。CI 降低意味着组织低灌注,极度降低可以出现心源性休克,增高见于某些高动力性心力衰竭。

(4)肾功能监测

①尿量:尿量的监测是护理工作中观察、判断肾毛细血管灌流量的一项重要指标之一。患者在治疗中应放置导尿管,每小时测量尿量。如经抢救治疗后尿量>0.5ml/(kg·h)时,是休克缓解的一个重要指标。

②尿钠:增多为急性肾小管坏死,减少为肾前性氮质血症。

③尿相对密度、尿渗透压:尿渗压、尿相对密度升高见于肾前性氮质血症、急性肾小球肾炎等,降低见于急性肾小管坏死。

④血肌酐、尿素氮:当肾小球滤过率下降到正常 1/3 时血肌酐才上升,下降到正常的 1/2 时血尿素氮才升高。尿肌酐/血肌酐>30 常表明是肾前性氮质血症,<20 多为急性肾小管坏死。

3. 液体复苏的护理 液体复苏时护士不仅需遵医嘱迅速建立输液通道并保持输液通畅,准确记录出入量,密切观察输液反应等,尚需在液体复苏中加强临床监测,及时发现或避免液体复苏的并发症。

(1)穿刺部位的选择:在抢救休克时需合理选择穿刺部位。尽量避免在伤部或伤肢补液,尤其是腹部多脏器伤时不宜做下肢静脉穿刺或插管,一般可选上肢或颈部静脉;若上肢、头部有创伤者,则选用下肢静脉,否则可能会加重出血。必要时可选择桡动脉或股动脉穿刺,一方面监测动脉压,一方面可经动脉加压输血输液。

(2)补液速度:在复苏过程中不仅需选择合适的液体,还需以适当的速度输入,才能取得满意的效果。一般原则是先快后慢,先晶后胶。但对于非控制性失血性休克患者,在进行彻底止血前补液速度应缓慢,一般以维持组织基本灌流为宜。总之,补液的同时必须根据各项监测指标随时调整输液速度及评估补液效果,并注意观察患者有无肺水肿及心力衰竭的临床表现。

(3)补液的量:补液虽遵医嘱执行,但护士应明确补液原则。现代观点认为休克时需“适当地超量补充”。但在高原或患者存在肺功能不全的情况下,过度的容量复苏可导致肺水肿,因此在液体复苏过程中护士必须密切监测患者的病情变化。一般可根据患者血压、脉搏、脉压及尿量等的改变情况来判断有效循环血量是否已补足,并及时报告医师,随时加以调整。

4. 改善组织灌注 休克时常应用血管活性药物以提升血压,改善微循环。使用时从低浓度、慢速度开始。根据血压逐渐加量,血压平稳后,经逐渐降低药物浓度,减慢速度后撤除,以防突然停药引起不良反应。尽量使用微量泵,因其可以准确泵入药物。在输液过程中,严密观察患者的局部皮肤,严防药物外渗,若注射部位出现红肿、疼痛,应立即更换滴注部位,患处用 0.25% 普鲁卡因封闭,以免发生皮下组织坏死。

5. 增强心肌功能 对于心功能不全的患者,应遵医嘱给予增强心肌功能的药物,用药过程中,注意心律的变化及药物的不良反应。如果使用洋地黄类药物应监测其血药浓度。

6. 保持呼吸道通畅 观察呼吸形态、监测动脉血气、了解缺氧程度。病情许可时,鼓励患者做深、慢呼吸及有效咳嗽。协助患者做双上肢运动,促进肺的扩张,改善缺氧状况。严重呼吸困难者,可行气管内插管或气管切开,并尽早使用呼吸机辅助呼吸。昏迷患者,头应偏向一侧或使用口咽通气道,以免舌后坠或呕吐物误吸。有气道分泌物时需及时清除。

7. 预防感染 休克时机体免疫功能下降,容易继发感染,应注意预防。在操作前,必须洗手并严格执行无菌技术操作规程。遵医嘱应用有效抗生素。协助患者咳嗽、咳痰。当痰液及分泌物堵塞呼吸道时,及时予以清除,防止肺部感染的发生。观察与感染有关的征象,做好血、尿标本的收集和送检,监测白细胞计数和分类情况,做好伤口、静脉留置导管、导尿管、气管内插管、气管切开等的护理。

(王 玥 张海燕)

■ 参考文献

[1] 王志红,周兰妹.危重症护理学.北京:人民军医出版社,2008.

[2] 徐丽华,钱培芬.重症护理学.北京:人民卫生出版社,2008.

[3] 陈孝平.外科学.北京:人民卫生出版社,2005.

[4] 曹伟新,李乐之.外科护理学.北京:人民卫生出版社,2006.

第 39 章

烧　伤

烧伤(burns)是指由热力所引起的组织损伤,包括由火焰、热液(水、汤、油)、热蒸汽、热金属液体或固体(钢水、钢锭等)所引起的损伤。因电、化学物质所引起的损伤其特性不同,本节暂不论述。

【病理生理】

根据烧伤病理生理特点,一般将烧伤临床发展分为四期,各期之间相互交错,烧伤越重,其关系越密切。

1. 急性渗出期　烧伤后无论烧伤深浅或面积大小,迅速发生体液渗出。体液渗出的速度,一般伤后 6～12h 最快,持续 24～36h,严重烧伤可延至48h 以上。较小面积的浅度烧伤,体液渗出量有限,一般对有效循环血量无明显影响。当烧伤面积较大,体液的渗出量较多,机体代偿不足,循环血量明显下降,可发生休克,因此此期又称为休克期。

2. 急性感染期　烧伤后皮肤黏膜屏障功能受损,机体免疫功能受抑,抵抗力下降,机体对致病菌的易感性增加,通常在休克的同时即可继发局部和全身性感染。近年来,实验研究证明,在严重烧伤时,内源性感染是早期全身性感染的重要来源,细菌可以通过呼吸道、肠道等进入血液循环,播散至各脏器,严重者可引起多器官功能障碍综合征。

3. 创面修复期　创面修复过程在伤后不久即开始。一度烧伤,生发层存在,再生能力强,3～7d痊愈,脱屑,无瘢痕;浅二度烧伤,2 周左右痊愈,不留瘢痕;深二度烧伤,3～4 周愈合,可产生瘢痕;三度烧伤或严重的深二度烧伤,因皮肤及其附件已全部烧毁,无上皮再生的来源,创面纤维化不可避免,形成瘢痕或挛缩,导致肢体畸形和功能减退。

4. 康复期　深度创面愈合后,可形成瘢痕,严重者影响外观和功能。瘢痕可分为瘢痕增生、痛性瘢痕、瘢痕疙瘩,瘢痕畸形等,均需进行功能锻炼。

【临床表现】

1. 烧伤面积和深度估计

(1)烧伤面积的计算:是指皮肤烧伤区域占全身体表面积的百分数。

①中国九分法:将全身体表面积划分为若干9%的等份(表 39-1)。

表 39-1　中国九分法

部　位		占成人体表面积(%)		占儿童体表面积(%)
头颈	发部	3		
	面部	3	9×1	9+(12-年龄)
	颈部	3		
双上肢	双上臂	7		
	双前臂	6	9×2	9×2
	双手	5		
躯干	躯干前	13		
	躯干后	13	9×3	9×3
	会阴	1		
双下肢	双臀	5		
	双大腿	21	9×5+1	9×5+1-(12-年龄)
	双小腿	13		
	双足	7		

为便于计算和记忆,临床总结出九分法面积估计口诀即头三面三颈三,双手五双上臂六双前臂七,身躯前十三后十三会阴一,两侧臀部一个五,双足七双小腿十三,双大腿二十一。

②手掌法:无论成人或儿童,将五指并拢,其一掌面积为体表面积的1%。

(2)烧伤深度的估计:目前采用三度四分法。

①一度烧伤(first degree burns)为表皮角质层、透明层、颗粒层的损伤。表现为局部红肿,又称红斑性烧伤,有疼痛和烧灼感,皮温稍高,3~5d愈合,不留瘢痕。

②二度烧伤(second degree burns)局部出现水疱,又称水疱性烧伤,分为浅二度和深二度。

a. 浅二度烧伤(superficial partial thickness burns):伤及真皮表层,即生发层健在。局部红肿,有大小不等水疱。创面质地较软,温度较高,剧烈疼痛,痛觉敏感。约2周痊愈。不留瘢痕,皮肤功能好。

b. 深二度烧伤(deep partial thickness burns):伤及真皮乳头层以下,仍残留部分网状层,局部肿胀,间或有较小水疱,感觉迟钝,温度较低,有拔毛感疼痛。接近浅二度的,3~4周可自行愈合;接近深二度烧伤,愈合后可有瘢痕和瘢痕收缩,引起局部功能障碍。

c. 三度烧伤(third degree burns)全层皮肤烧伤,可深达肌肉甚至骨、内脏等器官。皮肤坏死、脱水后形成焦痂,硬如皮革,干燥、无渗液,发凉,针刺或拔毛无痛觉。若创面小,3~4周焦痂脱落后,周围健康皮肤生长可将其覆盖;若创面大者,需要手术植皮,愈合后形成瘢痕,正常皮肤功能丧失,常造成畸形。

2. 烧伤严重程度

(1)轻度烧伤(mild degree burns)面积在9%以下的二度烧伤。

(2)中度烧伤(moderate degree burns)总面积在10%~29%的二度烧伤,或三度烧伤面积不足10%。

(3)重度烧伤(severe degree burns)烧伤面积在30%~49%,或三度烧伤面积在10%~19%,或烧伤面积不足30%,但有以下情况之一者:①全身情况较重或已有休克;②较重的复合伤;③中、重度吸入性损伤。

(4)特重烧伤(major burns)总面积在50%以上;或三度烧伤面积在20%以上。

【烧伤现场抢救】

烧伤的现场急救是去除致伤原因,脱离热源,抢救危及患者生命的损伤,如大出血、窒息、开放性气胸、中毒等。

1. 迅速脱离热源　尽快扑灭火焰、脱去着火或沸液浸渍的衣服,或就地翻滚压灭火焰,并用湿衣物扑打或覆盖灭火;若有水源可用大量冷水淋洗或浸入水中(水温一般为15~20℃)或用冷水浸湿的毛巾、纱垫敷于创面。

2. 保持呼吸道通畅　火焰、烟雾可致吸入性损伤,引起呼吸窘迫,可放置通气管,必要时行气管内插管或气管切开,保持呼吸道通畅,同时给予氧气吸入。合并一氧化碳吸入者应移至通风处,并吸氧。

3. 保护创面　保护好创面,防止创面再损伤和污染。对于手、足部的烧伤用冷水或冰水浸泡0.5~1h,以减轻疼痛和损伤程度;裸露的创面用无菌敷料、干净布类覆盖或行简单包扎后送往医院,若烧伤面积较大者,伤后不能在2h送到附近医院,应在原单位给予抗休克治疗,待休克被控制后再转运;协助患者调整体位,避免创面受压;避免涂有色的外用药,以免影响对烧伤深度的判断。

【烧伤处理】

1. 烧伤早期处理

(1)轻度烧伤的早期处理

①一般处理:疼痛明显者,遵医嘱给予镇痛药;禁食者给予静脉补液,无禁忌者可以酌情进食;并遵医嘱给予抗生素和注射破伤风抗毒素。

②创面初期处理:a.根据烧伤面积、深度、部位及污染或感染情况选择包扎、暴露或半暴露治疗;烧伤面积大者趋向于暴露,烧伤面积小者趋向于包扎。b. 对患者包扎时,要保持其功能位。

③包扎处理:包扎具有保护创面,防止创面干燥及再损伤、减轻疼痛、减少污染和及时引流创面渗液的作用。

④暴露疗法:使创面的渗液和坏死组织干燥成痂,以暂时保护创面。要求室内清洁,温度28~32℃,湿度50%~60%,接触创面的用品应无菌。

(2)中、重度烧伤的早期处理

一般处理:询问病史,了解伤前体重;清洁创面,评估烧伤面积和深度,测量生命体征,检查有无复合伤、中毒或吸入性损伤,保证呼吸道通畅;进行血常规、肝功能、肾功能等相关检查,并使用广谱抗生素。

烧伤休克的防治：根据体液丢失情况给予补液。

①估算液体量。根据烧伤早期体液渗出的规律估算液体总量。国内通用按烧伤面积和体重计算补液量和补液方案。a.伤后第 1 个 24h：成人每 1％二、三度烧伤面积每千克体重补充体液 0.5ml 和电解质 1ml，另加 0.9％氧化钠注射液 2 000ml（小儿按体重或年龄计算）。b.伤后第 2 个 24h：电解质和胶体为第 1 个 24h 液体量的一半，另加 0.9％氧化钠注射液 2 000ml。c.伤后第 3 个 24h：视患者病情变化而定。

②补液的种类。胶体液：包括血浆、血浆代用品，如右旋糖酐、羟乙基淀粉等。如补液后休克不明显好转，大面积深度烧伤或深度电烧伤，红细胞破坏不严重，可考虑输全血。电解质：选用平衡盐溶液，可按 2 份 0.9％氧化钠注射液和 1 份等渗碳酸钠溶液的比例补充或给予乳酸林格液。水分：5％～10％葡萄糖注射液、0.9％氧化钠注射液。

③补液速度：输液速度先快后慢。伤后 8h 内输入第 1 个 24h 总量的 5％，另 5％于以后 16h 内输完。

2. 烧伤创面的处理　主要目的是保护创面、减轻损伤和疼痛；防止感染，及时封闭创面，促进愈合。

(1)浅度创面处理：一度烧伤创面主要是镇痛和防止再损伤；浅二度烧伤创面除镇痛外，主要防止感染，促其早日愈合。可采用暴露、半暴露或包扎疗法。特殊部位，如头、面、颈、会阴部不便包扎，可采用暴露或半暴露疗法，趋于愈合或小片植皮的创面亦可采用半暴露疗法。创面的水疱可以保留，也可用无菌注射器将液体抽出，破裂的疱皮应予清创，表面用凡士林纱布覆盖。包扎疗法，创面用 0.9％氧化钠注射液、0.1％苯扎溴铵溶液或碘伏等消毒创面，涂烧伤软膏，厚层纱布覆盖创面。

(2)深度创面处理：一般采用切痂、削痂或植皮（游离皮片移植）等方法，促使创面愈合。

(3)感染创面处理：导致烧伤创面感染的常见菌种为铜绿假单胞菌、金黄色葡萄球菌、大肠埃希菌、白色葡萄球菌等。近年来真菌感染逐渐增多，并有克雷白杆菌、无芽孢厌氧菌感染。应加强无菌管理，定时翻身，避免长时间受压，充分暴露创面，局部可用 1％磺胺嘧啶银霜剂或溶液，也可用碘伏处理。全身应用抗生素，可先合理选用两种抗菌药物联合抗感染，以后再根据创面细菌培养和药敏试

验结果加以调整，并配合营养支持治疗。

【护理措施】

1. 维持有效呼吸　及时清理呼吸道分泌物，鼓励患者自行咳嗽咳痰，对气道分泌物较多者，定时翻身、拍背，改变体位或雾化吸入以利于分泌物排出。

(1)若经以上措施分泌物不能排出，呼吸道黏膜水肿，呼吸困难，呼吸频率增快，血氧饱和度下降、血氧分压下降时，协助医生积极做好气管内插管或气管切开。

(2)呼吸道烧伤患者多有不同程度的缺氧，一般给予鼻导管或面罩吸氧，及时改善低氧状态。

(3)针对气管内切开的患者，严格执行无菌操作，给予雾化吸入保持呼吸道湿润，稀释痰液，正确吸痰，预防肺部并发症。

(4)针对气管插管呼吸机辅助呼吸时：①吸痰前给予高浓度或纯氧，每次吸痰不超过 15s，吸痰过程中密切观察生命体征，若氧分压（SPO_2）一时不能上升，可给予间断吸氧、吸痰；②持续湿化气道，及时补充湿化瓶内的水，不低于警戒线，其中水的吸入温度在 33～35℃，湿度 70％～90％。

2. 补充液体，维持有效循环血量

(1)迅速建立 2～3 条静脉输液通道，保证各种液体及时输入，遵循先晶后胶、先盐后糖、交替输入、先快后慢的原则合理安排输液种类和速度。

(2)根据尿量、中心静脉压、心率、末梢循环、精神状态等判断液体复苏的效果。成年人一般应维持尿量＞30ml/h，老年人为 20～30ml/h，小儿为 15～20ml/h，维持舒张压 60mmHg（8.0kPa）以上，脉压 20.25mmHg（2.7kPa）以上，心率 120/min 之内（小儿 140/min）。若尿量过少，血压偏低，心率过快说明有效循环血量不足，应加快输液速度，反之则减慢输液速度。

3. 加强创面护理，促进愈合，防止发生感染

(1)抬高患肢：肢体烧伤者，将患肢抬高，密切观察患肢皮肤温度、颜色、肿胀动脉搏动等情况。保持关节功能位，适当进行患肢功能锻炼。对于躁动或意识障碍的患者，适当予以肢体的约束，防止损伤创面。

(2)保持敷料清洁干燥：根据创面情况给予相应敷料包扎创面，有渗出、异味时及时更换；定时为患者翻身，避免创面受压时间过长。协助医师做创面细菌培养和药物敏感试验，合理使用抗生素，并观察用药效果及不良反应。

(3)病室环境:病室环境清洁,通风好,每日紫外线空气消毒 2 次,床单位用含氯消毒液每日擦拭,温度适宜在 28～32℃,相对湿度 50％～60％。

(4)特殊烧伤部位的护理

①眼:化学烧伤者早期应反复彻底冲洗以降低化学物质在眼部的浓度,一般选用生理盐水,酸烧伤可用 2％碳酸氢钠,碱烧伤可用 3％～4％硼酸液起到中和作用。分泌物较多者,白天用氯霉素滴眼液滴眼,晚间用红霉素眼药膏涂在眼部。眼睑闭合不全者,用油纱布覆盖以保护眼球。

②耳部烧伤护理:保持耳部干燥,及时清理分泌物,在外耳道入口处放置无菌干棉球,并经常更换;耳周烧伤用无菌纱布铺垫,避免耳郭受压,并防止发生中耳炎或软骨炎。

③鼻:保持鼻腔清洁、温润、通畅,有分泌物时及时清理,防止鼻腔干燥出血,合并感染用庆大霉素等抗菌药物滴鼻。

④口腔:口腔烧伤早期由于水肿可致口唇外翻,呈鱼口状,为防止黏膜干燥,用湿棉签湿润口腔黏膜,拭去脱落的黏膜组织。能进流食者可用吸管吸入,以防食物残渣污染口腔创面,能进半流食或软食者,进食后要保持口腔创面清洁,进食后清洁口腔,用 0.9％氧化钠注射液或硼酸水漱口或做口腔护理,必要时给予静脉营养。

⑤会阴:多采用湿润暴露疗法。剃净阴毛清创后,无菌操作留置尿管。及时清理创面分泌物,保持创面清洁、干燥;用油纱布隔开阴唇,防止因粘连而畸形愈合;每次排便时先在创面涂一些药物(膏),避免大便污染创面,排便后冲洗消毒创面再涂药。定时放尿,每日定时会阴擦洗,预防尿路及会阴部感染。

(5)心理护理:烧伤大多数由意外事故引起,患者完全缺乏心理准备,躯体和精神都受到巨大的摧残,在整个抢救治疗过程中,由于他们担心生命安危,担心遗留瘢痕,毁容、畸形或残疾,担心医疗费用,加上创面疼痛,全身暴露疗法等原因,容易产生恐惧、焦虑、悲伤、抑郁、自卑、羞涩等心理,医务人员应耐心倾听,充分了解分析每个患者不同的心理特点,做到心理护理个性化、科学化,使患者增强信心,发挥其主观能动性;耐心解释创面愈合和治疗的过程;遵医嘱镇痛,请有亲身经历的康复者与患者交流,增加患者治疗的信心和安全感。

(6)康复护理:功能锻炼对防治烧伤后关节僵直、肌肉萎缩、肌腱粘连,提高神经肌肉反应能力,增加免疫力有重要作用。指导和协助患者进行功能锻炼:①维持功能体位;②鼓励伤员进行功能锻炼;③制订并实施个体化康复治疗计划;④避免对瘢痕性创面机械性刺激,如搔抓等;⑤防止紫外线与红外线照射受伤部位,因其可促使瘢痕增生。

(孔祥燕　张海燕)

第 40 章

气　胸

气胸(pneumothorax)是指胸膜腔内积气。胸膜腔由胸膜壁层和脏层构成,是不含空气的密闭的潜在性腔隙。任何原因使胸膜破损,空气进入胸膜腔,称为气胸。此时胸膜腔内压力升高,甚至负压变成正压,使肺脏压缩,静脉回心血流受阻,产生不同程度的肺、心功能障碍。最常见的气胸是因肺部疾病使肺组织和脏层胸膜破裂,或者靠近肺表面的肺大疱、细小气泡自行破裂,肺和支气管内空气逸入胸膜腔,称为自发性气胸。根据气胸的性质,气胸可分为闭合式气胸(closed pneumothorax),张力式气胸(tension pneumothorax)及开放式气胸(open pneumothorax)。

【临床表现】

1. 闭合式气胸　闭合式气胸是指在呼气肺回缩时使脏层胸膜破口自行封闭,空气不再漏入胸膜腔。此时,胸膜腔内测压显示压力有所增高但仍低于大气压。其临床表现则根据胸膜腔积气量多少以及出现肺萎陷程度而有所不同。胸膜腔内积气量可分为小量(肺萎陷在 30% 以下)、中量(肺萎陷在 30%~50%)和大量(肺萎陷在 50% 以上)。小量积气时,患者呼吸、循环系统所受影响较小,常无特殊症状。随着胸膜腔积气量的增多,肺萎陷面积逐渐增加,继而影响肺的通气和换气功能,使通气血流比值失调。患者可出现胸闷、胸痛、呼吸困难等临床表现。查体可见气管向健侧移位,伤侧胸部叩诊呈鼓音,呼吸音明显减弱或消失,少部分伤员可出现皮下气肿,位置与受伤部位相关。

2. 开放性气胸　开放性气胸是指胸壁破口持续开启,患者在吸气和呼气时,空气自由进出胸膜腔。患侧胸膜腔内压力为 0 上下。双侧胸腔压力失衡,进而出现纵隔扑动,患者症状可表现为呼吸困难、发绀和休克。体格检查时可见胸壁有明显创口通入胸腔,并可听到空气随呼吸进出的"嘶-嘶"声音。伤侧叩诊鼓音,呼吸音消失,有时可听到纵隔扑动声。

3. 张力性气胸　张力性气胸是指胸膜破口形成活瓣性阻塞,吸气时开启,空气漏入胸膜腔,呼气时关闭,胸膜腔内气体不能再经破口返回呼吸道而排出体外。其结果是胸膜腔内气体愈积愈多,形成高压,使肺受压。由于肺萎陷严重,纵隔向健侧移位,循环受到障碍。患者常表现有严重呼吸困难、发绀,伤侧胸部叩诊高调鼓音,听诊呼吸音消失。若用注射器在第 2 或第 3 肋间穿刺,针栓可被空气顶出。查体可发现脉搏细弱,血压下降,气管显著向健侧偏移,伤侧胸壁饱满,肋间隙变平,呼吸动度明显减弱。患者可出现皮下气肿,多见于胸部、颈部和上腹部,严重时可扩展至面部、腹部、阴囊及四肢。

【辅助检查】

1. 影像学检查　胸部 X 线检查是诊断气胸的主要方法,可以显示肺萎缩的程度,肺内病变情况以及有无胸膜粘连、胸腔积液和纵隔移位等。气胸线以外透亮度增高,无肺纹可见。大量气胸时,肺向肺门回缩,外缘呈弧形或分叶状。纵隔旁出现透光带提示有纵隔气肿。

2. 诊断性穿刺　胸腔穿刺既能明确有无气胸存在,同时通过抽出气体达到减轻胸膜腔内压、缓解症状的目的。

【治疗要点】

根据气胸的不同类型适当进行排气,以解除胸腔积气对呼吸、循环所造成的障碍,使肺尽早复张,恢复呼吸功能。

1. 闭合性气胸　小量气胸一般可在 1~2 周自行吸收,不需特别处理,但应注意观察其发展变化。中、大量气胸需行胸腔穿刺,或放置胸腔闭式引流,促使肺尽早膨胀。

2. 开放性气胸　需尽快封闭胸壁伤口,变开放性气胸为闭合性气胸。可用多层清洁布块或凡士林纱布,在患者深呼气末敷盖伤口并使用胶布或绷带包扎固定。要求封闭敷料够厚以避免漏气,但不能往伤口内填塞;范围应超过创缘 5cm 以上包扎固定牢靠。进一步处理需根据患者的不同情况给予输血、补液和吸氧等治疗,纠正呼吸和循环功能紊乱。待患者呼吸循环稳定后,在气管内插管麻醉下进行清创术并留置胸腔闭式引流管。如果怀疑有胸内重要脏器、血管损伤、活动性出血或异物存留,应尽早剖胸探查处理。

3. 张力性气胸　张力性气胸最首要的急救在于迅速行胸腔排气解压。可用大号针头在锁骨中线第 2 肋间刺入胸膜腔,即刻排气减压。将针头用止血钳固定后,在其尾端接上乳胶管,连于水封瓶,若未备有水封瓶,可将乳胶管末端置入留有 100～200ml 盐水的输液瓶内底部,并用胶布固定于瓶口以防滑出,做成临时胸腔闭式引流。紧急时可在穿刺针尾端缚一橡皮指套、气球或避孕套等,其顶端剪一约 1cm 的小口制成活瓣排气针,以阻止气体进入,便于气体排出。

患者经急救处理后,置患者于斜坡半坐位,在胸腔最高位置胸腔引流管接水封瓶持续排气减压,如有需要可接负压吸引。若肺已充分复张,可于漏气停止后 24～48h 拔除胸引管。若肺不能充分复张,应追查原因。疑有严重的肺裂伤或支气管断裂者,应进行开胸探查手术。

【护理措施】
护理人员要积极与医师配合,在现场暂无医师的情况下,护理人员要进行及时有效的处理。

1. 急性期应嘱患者绝对卧床休息,保持情绪稳定以减少心、肺脏器的活动强度。同时给予吸氧、补充血容量、纠正休克等措施缓解并改善临床症状。

2. 密切观察患者有无气促、呼吸困难、发绀和缺氧等症状,观察患者的呼吸频率、节律和幅度有无异常,观察患者有无皮下气肿和气管移位等情况,早期发现异常,早报告、早治疗。

3. 胸腔闭式引流的观察和护理

(1)保持管道的密闭:①随时检查引流装置各个连接处是否连接完好,有无松脱或脱落现象;②定期观察并保持水封瓶长玻璃管在水下 3～4cm 处,防止空气进入胸腔;③在患者活动或被搬移以及需要更换胸引瓶时,应双重夹闭引流管。

(2)保持管道通畅:①定期观察引流管内的水柱波动情况,正常的水柱上下波动 4～6cm,若引流管内的水柱随呼吸上下移动,或在深呼吸或咳嗽时有气泡逸出或液体流出,则表明管道通畅。若停止了波动可能提示患者肺组织复张或胸腔引流管被堵塞。如出现气胸或张力气胸的早期症状,首先应怀疑引流管被血块堵塞,设法捏挤引流管使其通畅,并立即报告医师处理。②定期挤压引流管:初期每 30～60min 就要向水封瓶方向挤压引流管 1 次,及时检查管路是否有打折、受压、扭曲、滑落及堵塞等现象。③鼓励患者多活动,增加呼吸强度,也可依靠重力作用促进引流。

(3)妥善固定好引流管:将引流管留出足够长的一段以方便患者翻身活动,避免因体位变化时牵拉引流管,发生引流管的移位或脱落。

(4)严格无菌操作,防止逆行感染:①观察伤口有无渗血和液体,如果伤口渗出较多,应及时通知医师及时更换敷料。②引流瓶不应高于患者胸部,必须处于患者胸腔以下 60～100cm 的位置,尽可能靠近地面或是贴紧床边放稳妥。移动时一定夹闭管路,严防瓶内液体倒流到胸腔。③更换引流瓶时要严格各接头的消毒。

(5)密切观察并准确记录引流液的颜色、量及性质。做好交接班工作。

(6)做好心理护理和健康教育,消除患者紧张情绪,积极配合治疗:①指导患者适当的运动翻身,并进行深呼吸和咳嗽,或是吹气球,有利于促进肺组织的扩张;②指导患者不食辛辣刺激性强的食物,多进粗纤维的食物,如芹菜、竹笋、蔬菜、水果等易消化食物,避免便秘的发生;③在气胸痊愈的 1 个月内,不要剧烈运动,如打球、跑步、抬提重物、剧烈咳嗽、屏气等。

(张静华　孟　蕾　温焕舜　张海燕)

第41章

颅内压增高

成人的颅腔是一个骨性的半封闭的体腔,借枕骨大孔和颈静脉与颅外相通,其容积是固定不变的。颅内容物包括脑组织、脑脊液和血液,三者与颅腔容积相适应,使颅内保持相对稳定的压力。颅腔内容物对颅腔壁所产生的压力称颅内压(intracranial pressure,ICP),正常颅内压是保证中枢神经系统内环境稳定和完成各种生理功能的必要条件。

由于颅内的脑脊液介于颅腔壁和脑组织之间,一般以脑脊液的静水压代表颅内压,通过侧卧位腰椎穿刺或直接脑室穿刺来获得该压力数值,正常值为 $70\sim200mmH_2O(0.7\sim2.0kPa)$,儿童为 $50\sim100mmH_2O(0.5\sim1.0kPa)$。当颅腔内容物的体积增加或颅腔容积缩小超过颅腔可代偿的容量,使颅内压持续高于 $200mmH_2O(2kPa)$,并出现头痛、呕吐和视盘水肿等临床表现时,即称为颅内压增高(increased intracranial pressure)。颅内压增高是神经内外科常见表现,也是重危病症,如不及时解除引起颅内压增高的病因,或采取降低颅内压力的措施,往往导致脑疝而危及患者生命。

【病因与发病机制】

1. 病因

(1)颅内容物体积增加:以脑水肿最为常见,如脑的创伤、炎症及脑缺血缺氧、中毒所致脑组织水肿,因脑的体积增大引起颅内压增高;脑脊液分泌或吸收失衡所致脑积水;二氧化碳蓄积和高碳酸血症时引起脑血管扩张,使颅内血容量急剧增多。

(2)颅内占位性病变:如颅内血肿、肿瘤、脓肿等在颅腔内占据一定体积导致颅内压增高。

(3)颅腔容积缩小:如凹陷性骨折、先天性畸形、颅骨异常增生症等使颅腔变小。

2. 发病机制 颅腔内容物在正常生理情况下,脑组织体积比较恒定,当发生颅内压增高时,首先是一部分脑脊液被挤入椎管内,同时通过脑脊液分泌减少、吸收增加来代偿,其次是减少脑血流量来缓冲。只要颅腔内容物体积或容量的增加不超过颅腔容积的 $8\%\sim10\%$,就不会出现颅内压增高;但超过这一调节限度时,即产生颅内压增高。

当颅内压增高到 $35mmHg(4.67kPa)$ 以上或接近动脉舒张压水平,脑灌注压在 $40mmHg(5.33kPa)$ 以下[正常为 $92mmHg(10.27\ kPa)$]时,脑血流减少到正常值的 $1/2$,脑处于严重缺血缺氧状态。为了改善脑缺氧,机体一方面通过脑血管扩张,脑血流量增加;另一方面全身周围血管收缩,使血压升高,伴心率减慢,使得心搏出量增加,同时呼吸减慢加深,以提高血氧饱和度,这种全身性血管加压反应,也称为库欣(Cushing)反应。当颅内压力继续升高时,脑血管自身调节失效,脑血流量即迅速下降,严重脑缺氧造成的脑水肿,进一步加重颅内压增高,造成恶性循环。当颅内压升至接近平均动脉压水平时,颅内血流几乎停止,脑细胞活动也随之停止。

【影响颅内压增高病程的因素】

1. 年龄 婴幼儿及小儿颅缝未完全闭合,老年人脑组织萎缩,均可使颅腔的代偿能力增加,延缓病情的进展。

2. 病变进展速度 病变进展速度越快,颅内压的调节能力越小。颅内压调节功能存在一个临界点,超过该点以后,细微的容量增加即可引起颅内压骤然上升。

3. 病变部位 位于颅中线和颅后窝的病变,容易阻塞脑脊液循环通路而导致脑积水;位于颅内大静脉附近的病变,容易阻塞颅内静脉的回流和脑脊液的吸收,两者均可导致颅内压增高。

4. 颅内病变伴脑水肿的程度 炎症性病变,如脑脓肿、弥漫性脑膜炎等均可伴有明显的脑水肿;

脑转移性癌的体积并不大而伴有脑水肿却较严重，导致早期出现颅内压增高。

5. 全身情况　呼吸道梗阻或呼吸中枢衰竭造成脑缺氧和高碳酸血症，继发脑血管扩张和脑水肿，导致颅内压增高。严重的系统性疾病，如尿毒症、肝性脑病、各种毒血症可引起脑水肿，高热也会加重颅内压增高。

【临床表现】

1. 颅内压增高"三主征"　即头痛、呕吐和视盘水肿三项颅内压增高的典型表现。头痛是颅内压增高最常见的症状，由颅内压增高使脑膜血管和神经受刺激或牵拉引起。常在晨起或夜间时出现，咳嗽、低头、用力时加重，头痛部位常在前额、两颞侧。呕吐是因迷走神经受激惹所致，常在头痛剧烈时出现，呈喷射性，可伴有恶心，与进食无直接关系。视盘水肿是颅内压增高的重要客观体征，常为双侧性。眼底检查可见视盘充血水肿，边缘模糊，中央凹陷消失，视网膜静脉怒张，严重者可见出血。早期多不影响视力，存在时间较久者有视力减退，严重者失明。

2. 生命体征改变　病情急剧发展时，全身性血管加压反应出现血压升高，脉压增大，脉搏慢而有力，呼吸深而慢（二慢一高）。随着病情加重，晚期失代偿时出现血压下降、脉搏快而弱、呼吸浅促或潮式呼吸，最终呼吸、心跳停止。

3. 意识障碍　急性颅内压增高时，常有进行性意识障碍，由嗜睡、淡漠逐渐发展成昏迷。慢性颅内压增高患者，表现为意识淡漠、反应迟钝和呆滞，症状时轻时重。

4. 其他症状与体征　颅内压增高还可以引起一侧或双侧展神经麻痹、复视、黑矇、头晕、猝倒、反应迟钝、智力减退等症状。若病变位于功能区，还可伴有相应的体征出现。

【辅助检查】

1. 腰椎穿刺　可以直接测量颅内压力，同时取脑脊液做化验。但颅内压增高明显时，有促成枕骨大孔疝的危险，应避免进行。

2. 影像学检查　电子计算机X线断层扫描（CT）、磁共振成像（MRI）能显示病变部位、大小和形态，对判断引起颅内压增高的原因有重要参考价值。脑血管造影和数字减影血管造影（DSA）检查，主要用于脑血管畸形等疾病的诊断。

【治疗要点】

最根本的治疗方法是祛除病因，如手术切除颅内肿瘤、清除颅内血肿、处理大片凹陷性骨折、控制颅内感染等；若病变不能切除而颅内压比较高者可行去骨瓣减压术。对原因不明或一时不能解除病因者，先采取限制液体入量，应用脱水剂、糖皮质激素，冬眠低温等治疗，以减轻脑水肿达到降低颅内压的目的。对有脑积水的患者，先穿刺侧脑室做外引流术，缓慢放出脑脊液少许，以暂时降低颅内高压，待病因诊断明确后再手术治疗。

【护理措施】

1. 一般护理

（1）体位：床头抬高15°～30°的斜坡位，有利于颅内静脉回流，减轻脑水肿。昏迷患者取侧卧位，便于呼吸道分泌物排出。

（2）饮食与补液：不能进食者，成人每天静脉输液量在1 500～2 000ml，其中0.9%氯化钠注射液不超过500ml，保持每日尿量不少于600ml，并且应控制输液速度，防止短时间内输入大量液体，加重脑水肿。意识清醒者给予普通饮食，但要限制钠盐摄入量。

（3）吸氧：通过持续或间断吸氧，可以降低$PaCO_2$使脑血管收缩，减少脑血流量，达到降低颅内压的目的。

（4）心理护理：劝慰患者安心养病，避免因情绪激动、血压升高，增加颅内压力。

2. 对症护理　可用适量的镇静药缓解疼痛，但禁用吗啡类镇痛药，避免抑制呼吸中枢。高热可加重脑缺氧，应采取有效降温措施。昏迷躁动不安者应加保护措施，避免意外损伤，但切忌强制约束，以免患者挣扎导致颅内压增高。有视力障碍者单独行动时，须注意安全；对复视者可戴单侧眼罩，两眼交替使用，以免视神经失用性萎缩；当患者呕吐时，防止呕吐物呛入气管。

3. 防止颅内压骤然升高的护理

（1）卧床休息：保持病室安静，清醒患者不要用力坐起或提重物。稳定患者情绪，避免情绪激烈波动，以免血压骤升而加重颅内压增高。

（2）保持呼吸道通畅：当呼吸道梗阻时，患者用力呼吸、咳嗽，致胸腔内压力增高，由于颅内静脉无静脉瓣，胸腔内压力能直接逆行传导到颅内静脉，加重颅内压增高。同时，呼吸道梗阻使$PaCO_2$增高，致脑血管扩张，脑血容量增多，也加重颅内高压。应预防呕吐物吸入气道，及时清除呼吸道分泌物；有舌根后坠影响呼吸者，应及时安置口咽通气管；昏迷患者或排痰困难者，应配合医师及早行气管切开术。

(3)避免剧烈咳嗽和用力排便：当患者咳嗽和用力排便时胸、腹腔内压力增高，有诱发脑疝的危险。因此，要预防和及时治疗感冒，避免咳嗽。应鼓励能进食者多食富含纤维素食物，促进肠蠕动。已发生便秘者切勿用力屏气排便，可用缓泻药或低压小量灌肠通便，避免高压大量灌肠。

(4)控制癫痫发作：癫痫发作可加重脑缺氧和脑水肿，应遵医嘱按时给予抗癫痫药物，并要注意观察有无癫痫症状出现。

4. 用药的护理

(1)高渗性脱水药：最常用20%甘露醇250ml，在30min内快速静脉滴注，每日2~4次，静注后10~20min颅内压开始下降，维持4~6h，可重复使用。通过减少脑组织中的水分，缩小脑的体积，起到降低颅内压的作用。若同时使用利尿药，降低颅内压效果更好。脱水治疗期间，应准确记录出入量，并注意纠正利尿药引起的电解质紊乱。停止使用脱水药时，应逐渐减量或延长给药间隔，以防止颅内压反跳现象。

(2)应用肾上腺皮质激素：主要通过改善血-脑屏障通透性，预防和缓解脑水肿，使颅内压下降。常用地塞米松5~10mg，每日1~2次，静脉注射。在治疗中应注意防止感染和应激性溃疡。

5. 病情观察　观察意识、生命体征、瞳孔和肢体活动的变化，并按Glasgow昏迷计分法标准进行评分和记录，重症患者应监测颅内压变化。颅内压监测是采用压力传感器和监护仪连续测量颅内压的方法，临床上最常用的是硬脑膜外颅内压监测和脑室内颅内压监测。

6. 冬眠低温疗法的护理　冬眠低温疗法是应用药物和物理方法降低体温，使患者处于亚低温状态，其目的是降低脑耗氧量和脑代谢率，减少脑血流量，增加脑对缺血缺氧的耐受力，减轻脑水肿。适用于各种原因引起的严重脑水肿、中枢性高热患者。但儿童和老年人慎用，休克、全身衰竭或有房室传导阻滞者禁用此法。

冬眠低温疗法前应观察生命体征、意识、瞳孔和神经系统病症并记录，作为治疗后观察对比的基础。先按医嘱静脉滴注冬眠药物，通过调节滴速来控制冬眠深度，待患者进入冬眠状态，方可开始物理降温。使用冰袋、冰帽进行局部降温时要用衬垫保护皮肤；使用降温毯降温时，降温毯应置于患者躯干部，背部及臀部温度较低，血循环减慢，应定时翻身以避免压疮，翻身时动作要轻，防止直立性低血压。降温速度以每小时下降1℃为宜，体温降至肛温31~34℃较为理想，体温过低易诱发心律失常。在冬眠降温期间要严密观察生命体征变化，若脉搏超过100/min，收缩压低于100mmHg，呼吸慢而不规则时，应及时通知医生停药。冬眠低温疗法时间一般为3~5d，停止治疗时先停物理降温，再逐渐停用冬眠药物，任其自然复温。

7. 脑室外引流的护理　侧脑室外引流主要用于脑室出血、颅内压增高、急性脑积水的急救，暂时缓解颅内压增高；还可以通过脑室外引流装置监测颅内压变化、采取脑脊液标本进行化验，必要时向脑室内注药治疗。其护理要点如下。

(1)妥善固定：将引流管及引流瓶(袋)妥善固定在床头，使引流管高于侧脑室平面10~15cm，以维持正常的颅内压。

(2)控制引流速度和量：引流量每日不超过500ml为宜，避免颅内压骤降造成的危害。

(3)保持引流通畅：观察引流管内不断有脑脊液流出，管内的液面随患者呼吸、脉搏上下波动表明引流通畅。

若引流管无脑脊液流出，其常见的原因有：①颅内压低于10~15cmH$_2$O，此时将引流瓶降低能观察到有脑脊液流出；②引流管放入脑室过长而盘曲成角，提请医生对照X线片，将引流管缓慢向外抽出至有脑脊液流出，再重新固定；③管口吸附于脑室壁，可将引流管轻轻旋转，使管口离开脑室壁；④引流管被小血块阻塞，可挤压引流管将血块等阻塞物挤出，或在严格无菌操作下用注射器抽吸，切不可用0.9%氯化钠注射液冲洗，以免管内阻塞物被冲入脑室系统，造成脑脊液循环受阻。

(4)注意观察引流液的量和性质：若引流出大量血性脑脊液提示脑室内出血，脑脊液浑浊提示有感染。

(5)严格的无菌操作：预防逆行感染，每天更换引流袋时先夹住引流管，防止空气进入和脑脊液逆流颅内。

(6)拔管指征：引流时间一般为1~2周，开颅术后脑室引流不超过3~4d；拔管前应行头颅CT检查，并夹住引流管1~2d，夹管期间应注意患者意识、瞳孔及生命体征变化，观察无颅内压增高症状可以拔管，拔管时先夹闭引流管，以免管内液体逆流入颅内引起感染。拔管后要注意观察有无脑脊液漏。

8. 健康教育

(1)及时就诊:若出现原因不明的头痛症状并进行性加重,经一般治疗无效,或头部外伤后有剧烈头痛并伴有呕吐者,应及时到医院做检查以明确诊断。

(2)避免诱发脑疝的因素:颅内压增高的患者要预防剧烈咳嗽、便秘、提重物等使颅内压骤然升高的因素,以免诱发脑疝。

(3)指导患者学习康复的知识和技能:对有神经系统后遗症的患者,要针对不同的心理状态进行心理护理,调动他们的心理和躯体的潜在代偿能力,鼓励其积极参与各项治疗和功能训练,如肌力训练、步态平衡训练、排尿功能训练等,最大限度地恢复其自理生活的能力。

(倪国华)

第 42 章

脑 损 伤

脑损伤是指脑膜、脑组织、脑血管以及脑神经的损伤。根据脑损伤发生的时间和机制分为原发性脑损伤和继发性脑损伤,前者指暴力作用于头部时立即发生的脑损伤,如脑震荡(cerebral concussion)、脑挫裂伤(cerebral contusion);后者指受伤一定时间后,因脑水肿和颅内血肿压迫脑组织引起的损伤。按伤后脑组织与外界是否相通,分为闭合性和开放性脑损伤两类。

【临床表现】

1. 脑震荡 脑震荡是指头部受到撞击后,立即发生一过性神经功能障碍,无肉眼可见的神经病理改变,但在显微镜下可见神经组织结构紊乱。

临床表现为伤后立即出现短暂的意识丧失,一般持续时间不超过 30min,同时伴有面色苍白、出冷汗、血压下降、脉缓、呼吸浅慢,瞳孔改变等自主神经和脑干功能紊乱的表现。意识恢复后对受伤时,甚至受伤前一段时间内的情况不能回忆,而对往事记忆清楚,此称为逆行性健忘。清醒后常有头痛、头晕、恶心呕吐、失眠、情绪不稳定、记忆力减退等症状,一般可持续数日或数周。神经系统检查多无明显阳性体征。

2. 脑挫裂伤 脑挫裂伤是外力造成的原发性脑器质性损伤,既可发生于着力部位,也可在对冲部位。包括脑挫伤和脑裂伤,前者脑组织破坏较轻,软脑膜完整;后者指软脑膜、血管和脑组织都有破裂,伴有外伤性蛛网膜下隙出血。由于两者常同时存在,合称为脑挫裂伤。因受伤的部位和程度不同,其临床表现差别亦大。

(1)意识障碍:是脑挫裂伤最突出的症状,伤后立即出现昏迷,昏迷时间超过 30min,可长达数小时、数日至数月不等,严重者长期持续昏迷。

(2)局灶症状与体征:脑皮质功能区受损时,伤后立即出现相应的神经功能障碍症状或体征,如语

言中枢损伤出现失语,运动区受损伤出现对侧瘫痪等。

(3)头痛、呕吐:与颅内压增高、自主神经功能紊乱或外伤性蛛网膜下隙出血有关。合并蛛网膜下隙出血时可有脑膜刺激征阳性,脑脊液检查有红细胞。

(4)颅内压增高与脑疝:因继发脑水肿和颅内出血引起颅内压增高,出现生命体征改变、意识障碍或偏瘫程度加重,或意识障碍好转后又加重。

(5)CT 或 MRI 检查:可显示脑挫裂伤的部位、范围、脑水肿的程度及有无脑室受压及中线结构移位。

3. 颅内血肿 颅内血肿按症状出现的时间分为急性血肿(3d 内出现症状)、亚急性血肿(3d 至 3周出现症状)、慢性血肿(3 周以上才出现症状)。按血肿所在部位分为硬脑膜外血肿、硬脑膜下血肿、脑内血肿。无论哪一种外伤性颅内血肿,主要表现为头部外伤后,先出现原发性脑损伤的症状,当颅内血肿形成后压迫脑组织,出现颅内压增高和脑疝的表现。但不同部位的血肿有其各自的特点。

(1)硬脑膜外血肿:常因颞侧颅骨骨折致脑膜中动脉破裂所致,大多属于急性型。患者的意识障碍有三种类型:①典型的意识障碍是伤后昏迷有"中间清醒期",即伤后原发性脑损伤的意识障碍清醒后,在一段时间后颅内血肿形成,因颅内压增高导致患者再度出现昏迷。②原发性脑损伤严重,伤后昏迷持续并进行性加重,血肿的症状被原发性脑损伤所掩盖。③原发性脑损伤轻,伤后无原发性昏迷,至血肿形成后始出现继发性昏迷。患者在昏迷前或中间清醒期常有头痛、呕吐等颅内压增高症状,幕上血肿大多有典型的小脑幕切迹疝表现。

CT 检查显示颅骨内板与硬脑膜之间有双凸镜形成或弓形密度增高影,常伴有颅骨骨折和颅内积气。

（2）硬脑膜下血肿：①急性硬脑膜下血肿主要来自脑实质血管破裂所致。因多数与脑挫裂伤和脑水肿同时存在，故表现为伤后持续昏迷或昏迷进行性加重，少有"中间清醒期"，较早出现颅内压增高和脑疝症状。CT 检查急性或亚急性硬脑膜下血肿表现为脑表面有半月形高密度、等密度或混合密度影，多伴有脑挫裂伤和脑受压。②慢性硬脑膜下血肿较少见，好发于老年人，病程较长。临床表现差异很大，多有轻微头部外伤史，主要表现为慢性颅内压增高症状，也可有间歇性神经定位体征，有时可有智力下降、记忆力减退、精神失常等智力和精神症状。CT 检查表现颅骨内板下低密度或等密度的新月形或半月形影。

（3）脑内血肿：多因脑挫裂伤导致脑实质内血管破裂引起，常与硬脑膜下血肿同时存在，临床表现与脑挫裂伤和急性硬脑膜下血肿的症状很相似。CT 检查在脑挫裂伤灶附近或脑深部白质内见到圆形或不规则高密度血肿影，周围有低密度水肿区。

【治疗要点】

脑震荡无需特殊治疗，应卧床休息 1～2 周，用镇静药等对症处理。脑挫裂伤一般采用非手术治疗，如防治脑水肿、支持疗法和对症处理；当病情恶化出现脑疝征象时，需手术去骨瓣减压、开颅清除血肿和坏死脑组织。颅内血肿一经确诊原则上手术治疗，手术清除血肿，并彻底止血。在 CT 的严密监测下，一部分颅内血肿患者可先采用脱水等非手术治疗，可取得良好的疗效，一旦出现颅内压进行性升高、局灶性脑损害或出现脑疝早期症状，即应紧急手术。

慢性硬脑膜下血肿若已经形成完整的包膜，可采用颅骨钻孔放置引流管，排空积液，以利于脑组织膨出消灭死腔。术后患者取平卧位或头低足高患侧卧位，保持体位引流。引流瓶应低于创腔 30cm，术后不使用强力脱水药，亦不严格限制水分摄入，以免颅内压过低影响脑膨出。

【护理措施】

1. 现场急救　首先争分夺秒地抢救心搏骤停、窒息、开放性气胸、大出血等危及患者生命的伤情，颅脑损伤救护时应做到保持呼吸道通畅，注意保暖，禁用吗啡镇痛。无外出血表现而有休克征象者，应查明有无头部以外部位损伤，如合并内脏破裂等。开放性损伤有脑组织从伤口膨出时，在外露的脑组织周围用消毒纱布卷保护，再用纱布架空包扎，避免脑组织受压，并及早使用抗生素和 TAT。记录受伤经过和检查发现的阳性体征，以及急救措施和使用药物。

2. 一般护理

（1）体位：意识清醒者采取斜坡卧位，有利于颅内静脉回流。昏迷患者或吞咽功能障碍者宜取侧卧位或侧俯卧位，以免呕吐物、分泌物误吸。

（2）营养支持：昏迷患者须禁食，应采用胃肠外营养。每天静脉输液量在 1 500～2 000ml，其中含钠电解质 500ml，输液速度不可过快。伤后 3d 仍不能进食者，可经鼻胃管补充营养，应控制盐和水的摄入量。患者意识好转后出现吞咽反射时，可耐心地经口试喂蒸蛋、藕粉等食物。

（3）降低体温：高热使机体代谢增高，加重脑组织缺氧，应及时处理。应采取降低室温、物理降温，遵医嘱给予解热药等降温措施。

（4）躁动的护理：引起躁动的原因很多，如头痛、呼吸道不通畅、尿潴留、便秘、被服被大小便浸湿、肢体受压等，须查明原因及时排除，切勿轻率给予镇静药，以免影响观察病情。对躁动患者不可强加约束，避免因过分挣扎使颅内压进一步增高。

3. 保持呼吸道通畅　意识障碍者容易发生误咽误吸，或因下颌松弛导致舌根后坠等原因引起呼吸道梗阻。必须及时清除咽部的血块和呕吐物，并注意吸痰，舌根后坠者放置口咽通气管，必要时气管内插管或气管切开。保持有效地吸氧，呼吸换气量明显下降者，应采用机械辅助呼吸。

4. 严密观察病情　目的是观察治疗效果和及早发现脑疝，不错失抢救时机。

（1）意识状态：反映大脑皮质功能和脑干功能状态，观察时采用相同程度的语言和痛刺激，对患者的反应做动态的分析，判断意识状态的变化。意识障碍的程度目前通用的格拉斯哥昏迷评分法（Glasgow coma scale，GCS），分别对患者的睁眼、言语、运动 3 个方面的反应进行评分，再累计得分，用量化方法来表示意识障碍的程度，最高为 15 分，总分低于 8 分即表示昏迷状态，分数越低表明意识障碍越严重（表 42-1）。

（2）生命体征：观察生命体征时为了避免患者躁动影响准确性，应先测呼吸，再测脉搏，最后测血压。伤后生命体征出现"两慢一高"，同时有进行性意识障碍，是颅内压增高所致的代偿性生命体征改变；下丘脑或脑干损伤常出现中枢性高热；伤后数日出现高热常提示有继发感染。

表 42-1 格拉斯哥昏迷计分(GCS)

睁眼反应	计分	言语反应	计分	运动反应	计分
自动睁眼	4	回答正确	5	遵嘱活动	6
呼唤睁眼	3	回答错误	4	刺痛定位	5
刺痛睁眼	2	语无论次	3	躲避刺痛	4
不能睁眼	1	只能发声	2	刺痛肢屈	3
		不能发声	1	刺痛肢伸	2
				不能活动	1

(3)瞳孔:注意对比两侧瞳孔的形状、大小和对光反射。伤后立即出现一侧瞳孔散大,是原发性动眼神经损伤所致;伤后瞳孔正常,以后一侧瞳孔先缩小继之进行性散大,并且对光反射减弱或消失,是小脑幕切迹疝的眼征;如双侧瞳孔时大时小,变化不定,对光反射消失,伴眼球运动障碍(如眼球分离、同向凝视),常是脑干损伤的表现;双侧瞳孔散大,对光反射消失、眼球固定伴深昏迷或去大脑强直,多为临终前的表现。另外,要注意伤后使用某些药物会影响瞳孔的观察,如使用阿托品、麻黄碱使瞳孔散大,吗啡、氯丙嗪使瞳孔缩小。

(4)锥体束征:原发性脑损伤引起的偏瘫等局灶症状,在受伤当时已出现,且不再继续加重;伤后一段时间出现或继续加重的肢体偏瘫,同时伴有意识障碍和瞳孔变化,多是小脑幕切迹疝压迫中脑的大脑脚,损害其中的锥体束纤维所致。

(5)其他:剧烈头痛、频繁呕吐是颅内压增高的主要表现,尤其是躁动时无脉搏增快,应警惕脑疝的形成。

5. 减轻脑水肿,降低颅内压 应用高渗脱水药、利尿药、肾上腺皮质激素等药物是减轻脑水肿、降低颅内压的重要环节。观察用药后的病情变化,是调整应用脱水药间隔时间的依据。要避免使颅内压骤然升高的因素。

6. 预防并发症 昏迷患者生理反应减弱或消失,全身抵抗力下降容易发生多种并发症,如压疮、关节僵硬、肌肉挛缩、呼吸道和泌尿系感染。

7. 手术前后的护理 除继续做好上述护理外,应做好紧急手术前常规准备,手术前 2h 内剃净头发,洗净头皮,涂擦 75% 乙醇并用无菌巾包扎。手术后搬动患者前后应观察呼吸、脉搏和血压的变化。小脑幕上开颅手术后,取健侧或仰卧位,避免切口受压;小脑幕下开颅手术后,应取侧卧或侧俯卧位。严密观察并及时发现手术后颅内出血、感染、癫痫以及应激性溃疡等并发症。

手术中常放置引流管,如脑室引流、创腔引流、硬脑膜下引流等,护理时严格注意无菌操作。手术后创腔引流瓶(袋)放置于头旁枕上或枕边,高度与头部创腔保持一致,以保证创腔内一定的液体压力,可避免脑组织移位,当创腔内压力升高时,血性液仍可自行流出。手术 48h 后,可将引流瓶(袋)略放低,以期较快引流出创腔内的液体,使脑组织膨出,以减少局部残腔。引流 3～4d 后,当血性脑脊液转清,即可拔除引流管,以免形成脑脊液漏。

8. 健康教育

(1)对存在失语、肢体功能障碍或生活不能自理的患者,当病情稳定后即开始康复锻炼。要耐心指导患者功能锻炼,制定经过努力容易达到的目标,一旦康复有进步,患者会产生成功感,树立起坚持锻炼和重新生活的信心。

(2)有外伤性癫痫的患者,应按时服药控制症状发作,在医师指导下逐渐减量直至停药。不做登高、游泳等有危险的活动,以防发生意外。

(3)对重度残疾者的各种后遗症采取适当的治疗,应鼓励患者树立正确的人生观,指导其部分生活自理;并指导家属生活护理方法及注意事项。

(倪国华)

第 43 章

乳 腺 癌

乳腺癌(breast cancer)是女性常见的恶性肿瘤之一,发病率占全身恶性肿瘤的7%~10%,近年呈明显上升趋势,部分城市居女性恶性肿瘤之首位。近10年来乳腺癌5年生存率开始有所改善,首先归功于"早期发现、早期诊断、早期治疗",其次是术后综合辅助治疗的不断完善。

【病因】

乳腺癌的病因尚不清楚。雌酮及雌二醇对乳腺癌的发生有直接关系。20岁后本病的发病率迅速上升,绝经期前后的妇女发病率继续上升,可能与年老者雌酮含量增高有关。月经初潮年龄早、绝经年龄晚、未生育、晚生育或未授乳与乳腺癌发病均有关。一级亲属中有乳腺癌病史者,发病危险性是普通人群的2~3倍;乳腺小叶上皮高度增生或不典型增生可能与乳腺癌发病有关;另外,营养过剩、肥胖、高脂饮食可加强或延长雌激素对乳腺上皮细胞的刺激,从而增加发病机会。

【分子生物学】

自1987年Slamon和Alex首次发现HER-2基因以来,该研究不断深入。HER-2/neu基因,也称HER-2或c-erbB2基因,是一种原癌基因,定位于人染色体17q21,编码由1 255个氨基酸残基组成,分子质量为185kD的跨膜糖蛋白,故又称p185蛋白,是细胞膜上的一种受体。其胞内域具酪氨酸激酶活性,是人类表皮生长因子受体EGFR家族的第2个成员。在许多组织中都能发现HER-2基因,它参与调节复杂的信号传导系统,控制乳腺导管上皮生长和分化。当HER-2基因过度表达时,细胞膜上会产生大量受体,造成细胞快速生长,甚至如同癌细胞一般。p185蛋白在乳腺癌、卵巢癌、肺癌、胃癌、前列腺癌等十余种癌症中均显示部分患者有过量表达,其作为一个重要的肿瘤表面标记蛋白,尤其对于乳腺癌已被国际公认是重要的临床指标。

30%的晚期乳腺癌患者肿瘤有HER-2基因的扩增或过度表达,其扩增倍数>5的患者,肿瘤易早期复发且患者生存期缩短。在有淋巴结转移者中HER-2阳性乳腺癌患者预后差于HER-2阴性者。目前已有免疫组化Herceptest试剂盒和Herceptin药物用于检测和靶向治疗乳腺癌。

【病理】

1. 病理类型　乳腺癌分型方法较多,目前我国分为非浸润性癌、早期浸润性癌、浸润性特殊癌、浸润性非特殊癌、其他罕见癌。浸润性非特殊癌是乳腺癌中最常见的类型,约占80%,一般分化低,预后较差,包括浸润性小叶癌、浸润性导管癌、硬癌、髓样癌(无大量淋巴细胞浸润)、单纯癌、腺癌等。

2. 转移途径

(1)直接蔓延:癌细胞沿导管或筋膜间隙蔓延,继而侵及Cooper韧带和皮肤。

(2)淋巴转移:可循乳房淋巴液的4条输出途径扩散。原发癌灶位于乳房外侧,易向腋窝淋巴结转移,然后扩散到锁骨下及锁骨上淋巴结。位于乳房内侧者,常向胸骨旁淋巴结转移,继而达锁骨上淋巴结。癌细胞也可通过逆行途径转移到对侧腋窝或腹股沟淋巴结。

(3)血行转移:多发生在晚期,但有些乳腺癌早期已有血供转移。癌细胞可经淋巴途径进入静脉或直接侵入血循环而发生远处转移。一般易侵犯肺、骨骼和肝。

【临床表现】

早期表现为患侧乳房出现无痛、单发的小肿块,多位于乳房的外上象限,肿块质硬,表面不光滑,边缘不整齐,与周围组织分界不清,乳房内不易被推动。

随着肿瘤增大,可引起乳房局部隆起;若侵犯连接腺体与皮肤的 Coopor 韧带,使之收缩,导致皮肤凹陷,称为"酒窝征";邻近乳头或乳晕的癌肿侵犯大乳管,可将乳头牵向癌肿一侧,使乳头偏移、抬高或内陷;癌肿继续增大,皮下淋巴管被癌细胞堵塞时出现淋巴水肿,皮肤呈"橘皮样"改变。少数患者乳头溢出血性液体。乳癌晚期侵犯胸肌和胸壁,使肿块固定不易推动,有时癌肿破溃形成菜花样溃疡,有恶臭的血性分泌物。在肿瘤周围皮肤可出现多个散在的癌结节。

乳腺癌淋巴结转移多见于同侧腋窝,开始为少数散在的淋巴结肿大、质硬、无压痛,尚可推动。随后肿大的淋巴结增多,并融合成团,甚至与皮肤和深部组织粘连。当累及腋窝神经丛时,患侧上肢出现麻木或疼痛;如果堵塞腋窝主淋巴管,则发生上肢淋巴水肿;压迫腋静脉时出现上肢发绀、水肿。晚期可有锁骨上淋巴结转移及肺、肝、骨等远处转移症状。

特殊类型乳癌有炎性乳腺癌和乳头湿疹样乳癌,其临床表现与一般乳腺癌不同。炎性乳腺癌并不多见,多在妊娠期或哺乳期发病,发展迅速,局部皮肤呈炎症样表现,无明显的局限性肿块,很快扩展到整个乳房,腋窝淋巴结常有肿大,预后差。乳头湿疹样乳腺癌较少见,恶性程度低,发展慢。初起乳头有瘙痒、灼痛,以后乳头、乳晕的皮肤变粗糙、糜烂和渗出,有时覆盖黄褐色鳞屑样结痂等湿疹样改变;较晚发生腋窝淋巴结转移。

【辅助检查】

1. 影像学检查　X 线钼靶摄片和干板照相检查,对区别乳房肿块性质有一定的价值,可用于乳腺癌的普查;超声显像能发现直径在 1cm 以上的肿瘤,属无损伤性检查,主要用于鉴别囊性肿块与实质性肿块。

2. 病理学检查　可用细针穿刺细胞学检查。对疑为乳腺癌者,将肿块连同周围乳腺组织一并切除,术中做快速冰冻病理学检查,不宜做切取活检。乳头溢液未扪及肿块者,可做乳腺导管内镜及乳腺溢液涂片细胞学检查。

手术切除的乳腺癌标本除了病理检查外,还检测雌激素受体(ER)。

3. 基因检测

(1)蛋白水平的检测:最常用的方法是免疫组织化学法(IHC),检测组织中的 p185 蛋白,能对 HER22/neu 癌基因进行定位,阳性者的细胞膜上出现棕黄色颗粒。此方法简便易行,价格便宜,适用于常规甲醛溶液固定的石蜡包埋组织,便于进行回顾性研究。

(2)mRNA 和 DNA 水平的检测:常用的方法是 NFORM 基因检测系统(FISH),可以处理长期被石蜡包埋的组织块及细针穿刺的标本。IHC、FISH 两种方法的检测结果比较一致。

【诊断要点】

根据病史、肿块特点及配合必要的辅助检查,乳腺癌可得出诊断。乳房疾病常以肿块症状出现,乳腺癌应与下列疾病鉴别。

1. 浆细胞性乳腺炎　是乳腺组织的无菌性炎症,炎症细胞中以浆细胞为主,60％的患者呈急性炎症表现,肿块大时皮肤可呈"橘皮样"改变,40％患者开始即为慢性炎症,表现为乳晕旁肿块,边界不清,可有皮肤粘连和乳头凹陷。

2. 乳房结核　是由结核杆菌所致乳腺组织的慢性炎症,好发于中、青年女性。病程较长,发展较慢,局部表现为乳房内肿块,肿块边界不清,活动度可受限。

3. 纤维腺瘤、囊性增生病、乳管内乳头状瘤与乳腺癌的鉴别,见表 43-1。

表 43-1　几种常见乳房肿块的鉴别

项　目	纤维腺瘤	囊性增生病	乳管内乳头状瘤	乳腺癌
年龄	20～25 岁	25～40 岁	40～50 岁	40～60 岁
病程	缓慢	缓慢	缓慢	快
疼痛	无	周期性乳房胀痛	无	早期无
肿块数目	常为单个	大小不等结节状	常为单个	常为单个
肿块边界	清楚	不清楚	清楚	不清楚
乳头溢液	无	有	有	有
移动度	不受限	不受限	不受限	受限
转移病灶	无	无	无	淋巴结或血行转移

为了制订乳腺癌的治疗方案,比较治疗效果以及判断预后,需要有统一的分期法。国际抗癌联盟(UICC)制定的 TNM 分期是目前常用的临床分期方法。

1. 原发肿瘤(T)分期

T_0:原发肿瘤未查出

T_{is}:原位癌(非浸润性癌及未查到肿块的乳头湿疹样癌)

T_1:肿瘤最大直径≤2cm

T_2:肿瘤最大直径>2cm,≤5cm

T_3:肿瘤最大直径>5cm

T_4:肿瘤任何大小,但侵犯胸壁或皮肤,炎性乳腺癌亦属之

2. 区域淋巴结(N)分期

N_0:同侧腋窝淋巴结未扪及

N_1:同侧腋窝淋巴结肿大,尚可活动

N_2:同侧腋窝淋巴结肿大互相融合,或与其他组织粘连

N_3:有同侧胸骨旁淋巴结转移

3. 远处转移(M)分期

M_0:无远处转移

M_1:有同侧锁骨上淋巴结转移或远处转移

4. 临床分期

0 期:$T_{is}N_0M_0$

Ⅰ期:$T_1N_0M_0$

Ⅱ期:$T_{0\sim1}N_1M_0$,$T_2N_{0\sim1}M_0$,$T_3N_0M_0$

Ⅲ期:$T_{0\sim2}N_2M_0$,$T_3N_{1\sim2}M_0$,T_4 任何 NM_0,任何 TN_3M_0

Ⅳ期:包括 M_1 的任何 TN

【治疗要点】

以手术治疗为主,辅以化学药物、内分泌、放射治疗和生物治疗等综合治疗。随着人类对乳腺癌生物学特性的认识,树立了乳腺癌是全身性疾病的观点,肿瘤的综合性治疗愈显重要。

1. 手术治疗 手术方式有乳腺癌根治术、扩大根治术、改良根治术、单纯乳房切除术和保留乳房的乳腺癌切除术。手术方式的选择应根据病理分型、临床分期及辅助治疗的条件而定。对Ⅰ、Ⅱ期乳腺癌采用乳腺癌根治术或改良根治术。

(1)根治性手术:乳腺癌根治术的手术范围上自锁骨,下至腹直肌上段,外至背阔肌前缘,内至胸骨旁,将整个乳房、胸肌、腋下和锁骨下淋巴结整块切除;如在上述手术中,保留胸肌,称作乳腺癌改良根治术,是目前常用的手术方式。如在乳腺癌根治术中同时切除胸廓内动、静脉及其周围的淋巴结称扩大根治术。

(2)单纯乳房切除术:切除整个乳房,包括腋尾部及胸大肌筋膜。适用于原位癌、微小癌及年迈体弱不宜做根治性手术或晚期乳腺癌尚能局部切除者。

(3)保留乳房手术(保乳术):手术完整切除肿块加清扫同侧腋淋巴结。肿块切除时要求肿块周围包裹适量正常乳腺组织,确保切缘无肿瘤细胞浸润,是减少术后复发的前题与保证,术后必须辅以放疗、化疗。临床统计保乳术与根治术比较,其3、5、10年生存率和远处转移率以及局部复发率没有差异,但残乳满意率、生活质量和幸福指数,前者明显占优。早期乳腺癌有向保乳手术方向发展的趋势,应在患者自愿接受的基础上开展。

2. 化学药物治疗 乳腺癌是实体肿瘤中应用化疗最有效的肿瘤之一,在整个治疗中占重要地位。常用的有 CMF 方案(环磷酰胺、甲氨蝶呤、氟尿嘧啶),可在术后 1 周内开始用药。肿瘤分化差、分期晚的病例应用 CAF 方案(环磷酰胺、多柔比星、氟尿嘧啶),应用多柔比星者要注意心脏毒性。

3. 放射治疗 手术后放疗可以减少早期乳腺癌患者的局部复发率,根治性手术后不做常规放疗。

4. 内分泌治疗 绝经前妇女采用手术切除卵巢或用放射线照射卵巢的方法,以消除体内雌激素的来源,称为去势治疗,以达到抑制乳腺癌及其转移灶生长的目的。近 30 年以来,三苯氧胺(tamoxifen)在激素受体(ER)阳性乳腺癌患者的内分泌治疗中一直处于"金标准"地位。

近年临床使用的芳香化酶抑制药如来曲唑,能抑制肾上腺分泌的雄激素转变为雌激素过程中的芳香化环节,从而降低雌二醇,达到治疗乳腺癌的目的,但也给患者带来骨质疏松和骨折的风险。

5. 生物治疗 近年来推广使用的曲妥珠单抗注射液(赫赛汀),对 C-erbB-2 过度表达的乳腺癌患者有一定效果。

【护理措施】

1. 心理护理 女性乳腺癌患者除了有与其他癌症患者相似的情感障碍外,还因乳房是女性标志之一,一侧缺如导致患者抑郁、自卑心理。应取得家属和工作单位的密切配合,给予情感支持,以帮助患者重新认识和评价现状。介绍手术的必要性,让治疗成功的病例现身说教,以解除来自疾病及治

疗不良反应的压力。高学历、职业女性失去乳房会自尊心下降，更注重自我形象及配偶态度、生活质量和社会状况，容易出现"自我形象紊乱"，护理人员应有计划地做好情感干预及自我修饰指导，如戴义乳、穿宽松衣服等，有要求修复胸壁外形的患者，可介绍隆胸手术或乳房再造手术，以提高患者的生活质量。

2. 手术治疗护理

(1)手术前护理：按术前常规护理，术前一天沐浴更衣，术晨常规备皮，如需植皮者，要做好供皮区的皮肤准备。妊娠期或哺乳期的乳腺癌患者，前者应立即终止妊娠，后者应断乳，以免因体内激素水平活跃而加快癌肿发展。

(2)手术后护理：术后待血压平稳后取半卧位，以利于引流和改善呼吸功能，给予营养丰富的饮食。根治性手术后皮瓣坏死、切口感染及患侧手臂水肿是常见的并发症，常因此而影响化疗和放疗的时机。发生皮下积液、皮瓣坏死的原因与止血不彻底、大的淋巴管未结扎、脂肪液化、感染渗出、皮下积气和包扎欠妥等因素有关。为预防皮瓣坏死及患侧手臂水肿，术后护理措施如下。

①保持引流通畅：皮瓣下引流管做持续负压吸引，使皮瓣下的潜在间隙始终保持负压状态，有利于创面渗液的排出，也使皮瓣均匀地附着于胸壁，便于皮瓣建立新的血液循环。负压维持在 22.5～45mmHg(3～6kPa)为宜，并保持引流通畅，负吸器充盈 1/3～1/2 时应及时清除。术后引流 3～5d 渗出基本停止，每日引流量<15ml，且为清亮血浆样液体时即可拔除引流管并更换敷料，更换敷料时发现皮瓣下积液，应在无菌操作下穿刺抽吸，然后再加压包扎；若发现皮瓣边缘发黑坏死时，应及时报告医师并协助将其剪除，待创面自行愈合，或待肉芽生长良好后再植皮。

②防止皮瓣移动：术后切口覆盖多层敷料并用胸带(或绷带)包扎，使胸壁与皮瓣紧密贴合。包扎松紧度要适当，包扎过紧会影响皮瓣血液循环，若患侧上肢脉搏摸不清、肢端发绀、皮温降低，提示腋部血管受压，应调整绷带松紧度。术后 3d 内患侧肩部制动，以免腋窝皮瓣移动而影响愈合，患侧上肢保持内收、紧贴腋窝，下床活动时用健侧手扶托患肢，他人扶持时只能扶健侧，避免牵拉引起皮瓣滑动。

③预防患侧手臂水肿：因腋淋巴结切除后，上肢淋巴回流受阻，或因组织粘连压迫静脉等原因，

可出现患侧上肢水肿。术后卧床患者，患侧肘部轻度屈曲，上肢用软枕垫高，并进行上肢远心端的按摩，以促进静脉和淋巴的回流。避免术侧上肢长时间下垂或用力，绝对禁止在术侧手臂测血压、注射或抽血，以免加重循环障碍。

3. 化疗或放疗的护理 参见第 13 章肺癌患者的放化疗护理。

4. 内分泌治疗的护理 现多应用抗雌激素制剂三苯氧胺(tamoxifen)，其结构式与雌激素相似，在靶器官内与雌激素争夺 ER，三苯氧胺与 ER 复合物能影响 DNA 基因转录，从而抑制肿瘤细胞生长，达到降低乳腺癌复发和转移的目的，特别是对 ER 阳性的绝经后妇女疗效更为明显。三苯氧胺的用量为每天 20mg，至少服用 3 年，该药的不良反应有潮热、恶心、呕吐、静脉血栓形成、阴道干燥或分泌物多；长期应用后个别病例可能发生子宫内膜癌，应注意观察，但后者发病率低且预后良好。

5. 生物治疗的护理 曲妥珠单抗(trastuzumab,商品名称：Herceptin 赫赛汀)是第一个基因靶向治疗乳腺癌的药物。Herceptin 是重组 DNA 衍生的人源化单克隆抗体，选择性作用于肿瘤细胞 HER-2 上，降低 HER-2 蛋白的过度表达，从而导致肿瘤细胞增生减少，另外它也可以经由调节一种抗体依赖型细胞媒介细胞毒性作用来杀死肿瘤细胞。曲妥珠单抗适用于治疗 HER-2 过度表达的转移性乳腺癌，与许多化疗药物有协同和叠加的作用。单独使用曲妥珠单抗的常见不良反应为：寒战、发热、恶心、呕吐、头痛等，症状较轻，通常 1～2h 消失。曲妥珠单抗与蒽环类药(阿霉素)和环磷酰胺合用，可出现中至重度的心功能减退，心射血分数降低。选择使用本药治疗的患者应进行全面的基础心功能评价，在护理患者用药过程中，若出现左心室功能减退表现，应考虑停用曲妥珠单抗(赫赛汀)。

6. 健康教育

(1)患侧上肢功能锻炼：早期功能锻炼是减少瘢痕牵拉，恢复术侧上肢功能的重要环节，应教会患者功能锻炼的方法。术后 24h 患侧肩部制动，以免腋窝皮瓣移动而影响愈合，患者可做伸指、握拳、屈腕活动。术后 1～3d，进行上肢肌肉等长收缩，开始肘关节伸屈活动；术后第 4 天患者应开始做肩关节小范围活动，开始练习患侧手打对侧肩部及同侧耳朵的动作，切口愈合拆线后，循序渐进地增加肩部功能锻炼，如逐渐抬高患侧肘关节，手掌从触摸

对侧肩部到颈后。鼓励患者用患侧的手梳头或洗脸,尽量恢复患侧上肢功能,有利于消除患者的思想顾虑,增强治疗的信心。

(2)出院患者的指导:指导患者自我心理调节,保持豁达开朗的心境和稳定的情绪。介绍出院后化疗、放疗的方案及复查日期。手术后5年内应避免妊娠,因妊娠可促使乳腺癌复发。

(3)普及妇女自查乳房知识。

(倪国华)

参考文献

[1] 华彬,韦军民.乳癌 HER-2 基因研究的进展与现状.中国医刊,2006,41(1):46-48.

[2] 王弦,谢小强,曹亮.HER22/neu 基因在乳腺癌中的研究进展.生物学杂志,2008,25(1):5-8.

[3] DeLaurentiisM,Cancello G,Zinno L,et al. Targeting HER2 as a therapeutic strategy for breast cancer:a paradig2matic shift of drug development in oncology[J]1 Oncol,2005,16 Supp 14:7-13.

[4] Dendukuri N,Khetani K,et al. Testing for HER2-positivebreast cancer:a systematic review and cost2effectiveness analysis[J].CMAJ,2007,176(10).

[5] 张超杰,唐利力,贺达仁,等.乳腺癌保乳术与根治术的比较.医学与哲学(临床决策论坛版),2006,27(8):20-23.

[6] 孙旭东.乳癌保留乳房手术研究进展.青岛大学医学院学报,2008,44(5):468-470.

[7] 高月平,陈画华,田真,等.乳癌保留手术与根治术患者的情感研究.护理学杂志,2007,22(7):11-13.

[8] 郑树森.外科学.北京:人民卫生出版社,2006:298-302.

[9] (美)哈里斯,等.王永胜、于金明、叶林主译.乳腺病学.济南:山东科学技术出版社,2006:205-431.

第44章

食　管　癌

食管癌80%～85%的病例分布在发展中国家，以鳞状上皮癌为主。食管癌患者就诊时65%～70%病情已到晚期，因此早发现、早诊断、早治疗仍是目前食管癌防治的重点。

【流行病学】

1. 发病率、病死率及流行趋势

（1）发病率：据 D. M. Parking 报道（2002年）世界上食管癌发病率居恶性肿瘤发病的第8位，其中男性世界标化发病率11.5/10万，居第6位，女性世界标化发病率4.7/10万，居第9位。我国处于世界上食管癌相对高发的地带，但不同地区食管癌发病率相差悬殊，1993—1997年河北省磁县男性世界标化发病率是广西省扶绥县的52倍。

（2）病死率：D. M. Parking 报道（2002年）显示，世界上食管癌病死率居恶性肿瘤死亡的第6位，其中男性病死率9.6/10万，居第5位，女性病死率3.9/10万，居第8位。我国是世界上食管癌病死率最高的国家之一，据我国卫生部《2009中国卫生统计年鉴》，2004—2005年我国食管癌病死率达15.21/10万，居恶性肿瘤病死率第4位，其中男性病死率为20.65/10万，女性病死率为9.51/10万。

（3）流行趋势：我国自20世纪60年代末开始在食管癌高发区先后建立了一些防治现场，经过几十年的积极防治，近几年高发区磁县、林州、盐亭县等防治现场食管癌发病率和病死率均有下降趋势。近30年来，西方国家食管腺癌发病率明显上升，认为与 Barrett 食管有关。

2. 人群分布

（1）年龄：发病率随年龄的增长而增高，40岁以下者罕见，40岁以上呈直线上升趋势，80%在50岁以上发病，70岁达到高峰。

（2）性别：发病率和病死率一般为男性高于女性，但在高发地区，男女发病率并无明显差异。

（3）种族：不同种族的发病率有明显差异。美国的黑种人高于白种人；亚洲的中国人、日本人高于欧洲人、美洲人；犹太人比较少见。我国新疆哈萨克族居民的食管癌发病率最高。除此之外，我国食管癌发生的组织学也与西方国家存在明显差别，我国食管恶性肿瘤90%以上为食管鳞状细胞癌，而西方国家的食管恶性肿瘤多为食管腺癌。

3. 地理分布　食管癌高发区一般位于水源缺乏、土地贫瘠、饮食缺乏营养的贫困地区。我国有几个食管癌高发区：①华北三省交界的太行山区（河南林县、河北磁县、山西阳城县）；②川北地区（四川盐亭县）；③苏北地区（江苏扬中县）；④鄂皖交界的大别山区（潢县、麻城县）；⑤秦岭高发区（丹凤县、嵩县等）；⑥闽粤交界地区（广东汕头、福建南安县）；⑦新疆哈萨克族居住地区（里托县）。

4. 分子流行病学　我国学者在食管癌高发区做了大量工作，认为食管癌和其他癌症一样，是由于相互作用的多基因变异所引起的复杂性疾病，这种疾病可能还是环境差异的反映以及基因-环境相互作用的结果。一些研究结果证明，叶酸生物转化基因、致癌物代谢基因、DNA 修复基因和细胞周期控制基因的遗传变异涉及食管癌的发生或发展。这些食管的分子流行病学研究为了解低外显度基因遗传多态在食管癌病因学上的作用做出了重要的贡献，需要进一步研究。

【病因学】

到目前为止，食管癌的确切病因尚未阐明，但根据流行病学的大量资料和近年来实验室的广泛研究，已取得很大进展，特别是对高发区人体内外环境的研究，对提示病因和发病条件，提供了越来越多的线索和科学依据。

1. 社会经济状况　包括收入水平、受教育程度、职业 3 个层面。社会经济状况越低的人群，患食管癌的风险越大。高发区大都是在发展中国家的贫困地区，自然条件艰苦。

2．生活行为方式

（1）吸烟、饮酒：1990 年 WHO 的报道《膳食、营养与慢性病预防》指出"流行病学研究清楚地表明饮酒与食管癌的发生有关，吸烟也能引起食管癌。"吸烟是直接起作用，主要是烟雾和焦油中含有多种致癌物质。乙醇在人体内的代谢产物乙醛是比较肯定的致癌物，或者作为致癌物的溶剂起作用。国外有研究表明，大量饮酒与食管癌的发生密切相关，然而我国食管癌高发区，如林县，数代人无饮酒习惯，故乙醇在我国食管癌发病学中的作用程度尚需进一步研究。

（2）饮食习惯：不良饮食习惯可加重对食管黏膜的物理刺激并造成损伤，使之发生炎症甚至可能引起不典型增生。

（3）烫食：国际癌症研究中心评审结果认为，饮用温度很高的饮料会增加患食管癌的危险性，其作用机制可能是通过烫伤上皮组织，造成癌的易感和促进因素。我国晋中地区常喝热粥的居民的食管癌发病率明显高于无此习惯者。

（4）腌制食品：酸菜、腌肉等腌制食品制作过程中产生的 N-亚硝基化合物是致癌和促癌因素。我国高发区河南林县、四川盐亭和江苏扬中等地普遍食用腌酸菜。此外，酸菜中含有大量的白地霉菌，霉菌可促进硝酸盐还原为亚硝酸盐。

（5）营养：①膳食结构单一。主要为新鲜蔬菜或水果摄入少、谷物占的比例大、优质蛋白质摄入少。谷物本身并未增加患食管癌的危险性，但由于谷物作为主食摄入比例大，造成副食种类少、数量少，来自蔬菜、水果、肉类、奶类、豆类的营养素摄入相应减少，导致某些必需营养素缺乏。②微量元素缺乏。我国华北地区食管癌高发区的土壤、饮水和粮食作物中微量元素钼、锌、铁、铜、铅、钛、镁、氟等的含量都相对较低，而这些微量元素是某些氧化酶和亚硝酸盐还原酶的重要组成部分，对生长发育、组织的创伤修复有一定的影响。

3．遗传因素　食管癌的发生有家族聚集现象。在我国高发区山西阳城，遗传度达到 49.20%，可以看出，如果亲代患食管癌，其子代患食管癌的风险增高。但是高发区食管癌的遗传度差别却很大（18%～93%），提示在共同环境暴露的情况下，易感的基因对食管癌的发生有一定的作用。一般

来说，家庭成员有共同的生活环境和相似的生活习惯，环境和遗传的作用很难区分，可以说是外环境与机体交互作用的结果。

【病理学】

1．大体分型　指对原发瘤大体标本外观形态学的肉眼分型，因其不考虑肿瘤侵犯的深度、组织学分类及有无淋巴结转移等，故不能作为预后因素。早期食管癌指的是原位癌和早期浸润癌，病变往往比较局限，按其形态可分为隐伏型、糜烂型、斑块型和乳头型。中晚期食管癌的按肉眼型态可分为髓质型、蕈伞型、溃疡型、缩窄型和腔内型。其中髓质型所占比率最高。少数中晚期食管癌不能归入上述各型者，称为未定型。

2．组织学分型　食管癌在组织学上有鳞状细胞癌、腺癌、小细胞癌及腺鳞癌等类型，其中以鳞状细胞癌最多见，约占食管癌的 90% 以上，腺癌次之。大部分腺癌的发生多起源于 Barrett 食管化生的腺上皮，其发生与长期反流性食管炎有关，极少数来自食管黏膜下腺体。原发性食管腺癌在我国少见，欧美文献报道比我国高。早期食管癌组织学表现主要是由鳞状上皮的不典型增生演发为原位癌，进而演进为早期浸润癌。中晚期食管癌为浸润性癌，癌组织浸润肌层或穿破纤维膜向外侵犯邻近脏器或有局部、远处转移。判断浸润癌的分化程度，通常采用三级分法：Ⅰ级称为高分化，癌组织分化良好，恶性度低；Ⅱ级称为中分化，癌组织分化较Ⅰ级差，恶性度高；Ⅲ级称为低分化，癌组织分化较Ⅱ级更差，恶性度更高。

【扩散与转移】

1．直接蔓延　上段癌可侵入喉部、气管和颈部软组织；中段癌多侵入支气管、肺；下段癌常侵入贲门、膈和心包等处。受浸润的器官可发生相应的并发症，如大出血、化脓性炎及脓肿、食管-支气管瘘等。

2．淋巴转移　上段癌常转移到食管旁、喉后、颈部及上纵隔淋巴结；中段癌多转移到食管旁及肺门淋巴结；下段癌常转移到食管旁、贲门及腹腔淋巴结，有 10% 的病例可转移到颈深和上纵隔淋巴结。值得注意的是，侵入食管黏膜下层的癌细胞可通过淋巴管网在管壁内扩散，在远离原发灶的黏膜下形成微小转移灶。

3．血行转移　主要见于晚期食管癌患者，以转移至肺及肝最为常见。

【临床表现】

1．早期症状　多数早期食管癌无症状，或偶尔

出现神经刺激症状,常为一过性。一般肿瘤侵犯小于1/3食管周径时,患者可进普食,但大口吞咽时会发噎。常见以下4组症状:①进食时有轻微的哽噎感;②进食时时胸骨后疼痛;③进食时食管内异物感;④胸骨后闷胀、隐痛、烧灼感或不能详述的不适。以上症状常间断出现,可呈缓慢地、进行性加重,有些可持续数年。

2. **进展期症状** 在食管癌的进展期,因肿瘤进一步增大,超过食管周径的2/3以上时,会引发一系列症状:①进行性吞咽困难是最常见也是最典型的临床表现,占95%,开始时哽噎症状间断出现,但很快逐渐加重,发展至进半流质、流质饮食甚至滴水不入;②下咽时胸骨隐痛、灼痛较为常见;③进食后呕吐;④体重减轻。

3. **晚期症状** 多由食管癌引起的并发症或出现转移所引起,如肿瘤侵犯喉返神经引起声嘶、侵犯膈神经或膈肌引起呃逆、压迫气管引起呼吸困难等。相邻器官并发穿孔时,可发生食管支气管瘘、纵隔脓肿、肺炎、肺脓肿及主动脉穿孔大出血。骨转移、肝转移、胸腹腔转移时出现骨骼疼痛、肝大、黄疸及胸腹腔积液等。

【辅助检查】

1. **食管拉网细胞学检查** 主要用于食管癌高发区无症状人群普查,结合细胞涂片检查,可使诊断阳性率增加10%。

2. **食管钡剂造影** 是食管癌早期诊断的重要手段,方法简便,患者痛苦小。

3. **食管内镜检查** 通过纤维食管镜可对食管黏膜进行观察,直视病变部位,通过刷检细胞学和病理切片活检,可确诊食管癌。如果中晚期食管癌病变位于胸上段或颈段,应在做食管镜检查的同时做纤维支气管镜检查,以观察气管、支气管有无受侵。

4. **超声内镜检查**(endoscopic ultrasonography,EUS) 可对早期食管癌病灶较准确地判断浸润深度,正确鉴别黏膜内癌和黏膜下癌,及其有无周围淋巴结转移等情况,是选择内镜治疗或外科手术治疗的重要参考指标。同时,EUS可准确判断进展期食管癌病变浸润深度、周围器官侵及和淋巴结转移情况,对于手术方案的选择、预后判断和随访等有重要意义。

5. **CT** 对于判定病变范围、淋巴结受累及转移情况,癌肿与周围组织关系有所帮助。

6. **B超** 用于发现肝、脾等脏器有无转移、腹膜后有无转移淋巴结等。

7. **放射性核素检查** 目前多采用PET-CT,是正电子发射型计算机断层显像(PET)和X线计算机断层扫描(CT)两种技术融合在一起的产物,是核医学分子影像与CT影像相结合的高科技结晶,其对食管癌的诊断灵敏度和特异度均达90%以上,提高了对食管癌患者分期的准确度。

【治疗要点】

1. **手术治疗** 内镜下黏膜切除术(EMR)是发展较快且应用较为广泛的一种早期食管癌的治疗方法。这种方法可以为病理提供完整切除标本,便于术后病理的进一步诊断以决定是否需要进一步治疗。EMR治疗早期食管癌的随访结果表明,5年生存率为95%~100%。但EMR治疗食管癌前病变的长期效果仍有待于进一步的长期随访观察结果。此外,EMR仍存在一定的局限,如何术前准确判断病变的浸润深度和淋巴结转移,如何减少术后病变的复发,仍是目前较难解决的问题。近年来,内镜超声的应用可以有效判断病变的浸润深度,可以对EMR的治疗起到一定的指导作用,但内镜超声对淋巴结转移诊断的准确率仍较低,早期病变术前诊断的技术与方法仍需要进一步的改进。

手术切除是食管癌治疗的主要手段,手术常用路径包括:①左胸后外侧切口食管切除术,适用于下段食管癌(主动脉弓下吻合)及气管隆突平面以下的中段食管癌(主动脉弓上吻合),是最常采用的经典术式;②左颈、左胸切口食管切除术,适用于食管中、上段癌(肿瘤上界一般在距门齿28cm处以上)需行颈部吻合的病例;③右胸后外侧、上腹二切口食管切除术,适用于胸中段食管癌(肿瘤上界一般在距门齿28cm处以下)可行胸内吻合的病例;④左颈、右胸、上腹三切口食管切除术,适用于食管中、上段癌;⑤结肠代食管术,适用于胃不能利用(如胃大部切除后等),再次手术(如胃代食管手术失败等),以及肿瘤位于上段食管;⑥空肠移植食管重建术,适用于胃或结肠有器质性疾病而不能用以替代食管者;⑦非开胸食管切除术,包括食管内翻拔脱术和经裂孔食管切除术,主要适用于较小的颈段、腹段食管癌以及胸段的早期食管癌有开胸禁忌证者,此种手术方式不能进行胸内淋巴结清扫,对于是否适合于食管恶性肿瘤的外科治疗,一直存在着争议。

随着外科技术的发展及手术设备的改进,现代微创外科已成功应用于食管癌的诊断及治疗。已有报道表明,电视辅助胸腔镜食管癌切除,特别是同时联合经腹腔镜游离胃时,可以明显降低心肺并发症的发生率,减少手术死亡率。

2. 综合治疗 国际上综合治疗还处于临床试验阶段,国内迄今尚无大协作、大规模和有计划的前瞻性临床随机试验。食管癌的综合治疗包括以下几方面:

(1)术前放疗:可使肿瘤缩小,与周围器官的癌性粘连转为纤维性粘连,局部淋巴结转移得到控制,从而提高手术切除率。

(2)术前化疗:又称"新辅助化疗",目的是降低肿瘤活性,消除微小转移灶,降低肿瘤 T 及 N 分期,提高手术切除率。但是术前化疗药物选择的盲目性和不良反应,以及围术期死亡也是棘手的问题。

(3)新辅助治疗——术前联合放化疗:目前,食管癌辅助治疗中,同期放化疗所取得的效果最为显著。首先放化疗可同时兼顾肿瘤局部和可能存在的微转移灶,其次化疗药物如 DDP 和 5-FU 等具有增加肿瘤细胞对放疗的敏感性,同期使用可加强局部控制的力度,减少放疗剂量以减低毒性反应,提高治疗依从性和治疗效果。

(4)术后放疗和化疗:对Ⅲ期患者于术后 3～6 周行放疗,有助于加强局部控制,减少复发机会,比单一手术生存率提高。对于预防和治疗肿瘤局部复发和全身转移来说,化疗是目前唯一确切有效的方法,但是对食管癌进行系统性的术后辅助化疗的临床研究报道甚少。

【护理措施】

1. 专科护理评估 食管癌患者多由于吞咽困难和疾病消耗,存在不同程度的营养不良,入院后应评估患者吞咽困难的程度、当前饮食情况及营养情况,并根据病情合理安排患者饮食,提供高蛋白、高热量、高维生素、易消化的流食或半流食。对吞咽困难严重者应遵医嘱给予肠外营养治疗,改善机体营养状况,提高患者的手术耐受力。

2. 呼吸道护理 评见第 13 章肺癌相关护理。

3. 胃肠道护理

(1)术前特殊准备

①冲洗食管:对于有明显食管梗阻的患者,术前 3d 开始每日置胃管后,以温 0.9%氯化钠溶液或 3%～5%碳酸氢钠溶液冲洗食管,以减轻局部感染和水肿,利于术后吻合口的愈合。

②结肠代食管者一般术前 3d 即开始给予少渣饮食,同时口服肠道不吸收的抗生素,以减少肠道细菌。便秘者可给予甘油灌肠剂通便。术前 1d 禁食水,给予聚乙二醇电解质溶液口服,注意观察排便的次数及性状,达到排出液至清水为止。若患者有严重吞咽困难,亦可给予清洁灌肠,以完成消化道的彻底清洁。

(2)胃肠减压:术后胃肠蠕动减慢,胃内容物滞留,易导致胃扩张,影响吻合口愈合。术日及次日需每 2～4 小时用 0.9%氯化钠溶液冲洗胃管 1 次,每次注入不超过 20ml,并能相应吸出;术后第 2 天起,于交接班时进行冲洗,每日 2～4 次。护士须保证胃管通畅及处于负压状态,观察胃液的量和性质是否正常。

4. 胸腔闭式引流护理 一般来说,食管手术者常于开胸侧放置 1 根胸腔引流管。引流管的固定、挤压和观察同肺癌章节。

5. 输液护理 食管手术术后静脉输液治疗的目的主要为抗炎、补液、营养支持,当输入高渗溶液(>900mOsm/L)时,推荐使用中心静脉输注。重力滴注的方法影响因素较多,滴速难以控制,有条件时使用输液泵控制输液速度。液体输注期间,护士应勤巡视,及时调节输液速度,防止输液过程中发生意外情况。

6. 饮食营养 食管癌手术范围广、创伤大,对心肺功能影响明显,机体应激反应强烈,由此引起的高分解代谢不仅加重了患者的营养不良,而且还可引起患者机体免疫功能抑制和急性炎性损伤,严重影响患者术后的恢复,增加并发症的发生率和病死率。因此,合理有效地提供营养支持有着积极意义。

(1)鼻饲:有研究发现,长期肠外营养支持会导致肠黏膜绒毛萎缩、屏障功能损害、细菌或毒素移位、导致相关感染和代谢紊乱并发症增加以及费用昂贵等问题。有研究证实,食管癌术后早期应用肠内营养较静脉营养能更好地改善患者的营养状况,增加了机体免疫力,减轻炎性反应,缩短住院时间,降低住院费用。故术后早期即应从空肠营养管中鼻饲营养液,鼻饲时患者应取半卧位或坐位,避免营养液反流污染吻合口甚至误吸。营养液的温度为 38～40℃,滴注速度为 100ml/h。护士应注意观察患者滴注营养液后的反应,如有恶心、腹胀、腹泻,应减慢滴速或停止滴注。营养液中酌情加入阿片酊 0.5ml 可减轻腹泻症状。

(2)经口进食:术后第 6 天胃管拔除后,无吻合口瘘的症状,可先试饮少量温开水,若无呛咳、吞咽困难等,自我感觉良好,即严格遵守从流食→少渣半流食→半流食→普通软食的程序。开始进食时宜小口慢咽,流质饮食可每2小时1次,每次50～100ml,注意观察患者进食后的反应,若出现胸闷、气促、心率快、发热等表现,应警惕吻合口瘘的发生,及时通知医生。根据食物在食管内受地心吸引力作用的原理,应尽量避免各种卧位进食。为防止反流性食管炎的发生,进食后应取高坡卧位,平时(包括夜间)取斜坡卧位。进食后不能立即躺下或睡觉,应散步或轻微活动,利于胃内容物及时排空。

(3)EMR后,患者需禁食3～4d,无出血者4d后可进流质饮食,逐渐过渡到半流质及软食。少量多餐,避免辛辣刺激性或粗糙食物。饮食不宜过热,要细嚼慢咽,以免食管梗阻或穿孔。

7. 体位护理　术日,患者麻醉未清醒前取去枕平卧位,头偏向一侧,以避免舌后坠或呕吐物、分泌物误吸入呼吸道引起窒息。清醒后应给予垫枕并抬高床头30°,可减轻疼痛,有利于呼吸及引流。术后第1天起,患者应取坐位、半坐卧位或不完全健侧卧位,避免手术侧卧位,以促进开胸侧肺组织复张,同时注意定时变换体位,预防压疮的发生。

8. 疼痛护理、术后活动、皮肤护理　详见第13章肺癌相关护理。

9. 心理护理　研究表明,食管癌患者围术期均存在不同程度的心理问题,以抑郁和焦虑症状最为明显。张照莉等对148例食管癌患者进行了心理评估,结果89.5%的患者有不同程度的焦虑、抑郁,主要担心手术失败、术后疼痛、经济负担过重、害怕术前安置各种管道等。护士应通过与患者的认真沟通,有针对性地进行特异性指导,纠正认识上的误区,帮助患者减轻焦虑不安或害怕的程度。同时可请手术成功的患者现身说法,帮助消除患者对手术的恐惧,在保护性医疗的前提下,给患者及家属讲解手术的过程及手术前后的配合方法,带领患者参观监护室环境及各种抢救设备,同时亲人给予感情的支持,经济上的保障,消除患者的后顾之忧。

10. 并发症的观察

(1)出血、肺栓塞、肺不张:详见第13章肺癌相关并发症观察。

(2)吻合口瘘:高龄、术前全身营养状况差、免疫功能较差者是发生吻合口瘘的高危人群。颈部吻合口瘘,主要表现为颈部皮下感染、蜂窝织炎,较少出现全身中毒症状。胸部吻合口瘘,主要表现为高热、心率增快、胸闷、胸痛、呼吸困难等全身中毒症状,严重者可产生中毒性休克甚至突然死亡。胸部X线检查可见胸腔积液或液气胸。胸腔穿刺可抽出浑浊液体,有时带有臭味。口服亚甲蓝后,胸腔引流液或胸腔穿刺液是否变蓝,是诊断吻合口瘘的常用且简便的方法。

根据吻合口的部位、瘘口大小、发生时间对吻合口瘘进行处理。颈部吻合口瘘一般经过敞开换药、勤换敷料即可,多数患者仍可经口进食,或经胃肠内营养或静脉高营养,多于2周左右愈合。对于瘘口较大、胸部吻合口瘘或伴有胃坏死时,处理比较复杂,少数患者甚至需要2次开胸清创处理。

在吻合口瘘进行保守治疗期间,护士应协助医师做到:①充分引流,控制感染;②给予肠内或胃肠外营养支持,准确记录出入量;③防治其他并发症,主要为注意防治肺部并发症。此外,还应做好基础护理工作,保证皮肤清洁与完整,指导并鼓励患者进行带管活动,预防压疮的发生。

(3)乳糜胸:乳糜胸是由于胸导管及其属支破裂所致。术后每日引流量在1 000ml以上,血色不深或呈乳白色为乳糜胸的典型表现,可行胸腔积液苏丹Ⅲ染色,若为阳性,可诊断乳糜胸。

乳糜胸总的治疗原则为,先采取保守治疗,效果不好时再进行手术治疗,结扎胸导管。非手术治疗期间应严密观察引流液的颜色及量,鼓励患者活动,促进肺复张,同时遵医嘱给予肠外营养支持治疗。

11. 健康教育　患者出院后饮食应做到:

(1)正常情况下,进食应由稀到干,量逐渐增加。术后1个月内以流质、半流质饮食为主;术后1～2个月可过渡为软食;术后2～3个月后即可恢复普通饮食。

(2)进食以少食多餐为原则,进高蛋白、高热量、高维生素、少渣、易消化饮食。每次不要吃得过饱,可在每日正常三餐外另加餐2次。

(3)饮食要规律,避免刺激性食物及生冷食物,避免进食过快、过量、过热、过硬,药片、药丸应研碎溶解后服用,以免导致吻合口瘘。

(4)饭后不要立即卧床休息,要有适当的运动,促进胃排空;睡眠时将枕头垫高,以半坐位或低半卧位为佳;裤带不宜系得太紧;进食后避免有低头弯腰的动作。

出院后仍需关注进食后的反应,出现胸闷、气促、发热等症状及时就诊。

(徐 波)

■参考文献

[1] 高宗人,赫捷.食管癌.北京:北京大学医学出版社,2008:22-143.

[2] 王士杰,等.食管癌与贲门癌.北京:人民卫生出版社,2008,8:202-285,509-523.

[3] 刘奇,刘会宁,彭忠民.实用胸部肿瘤外科学.北京:军事医学科学出版社,2007,3:18-68,339-470.

[4] 邹小农.食管癌流行病学.中华肿瘤防治杂志,2006,13(18):1-4.

[5] 戈峰,Ming Liu,李琦.基础胸外科学.北京:中国协和医科大学出版社,2003.9:136-180.

[6] 张惠兰,陈荣秀.肿瘤护理学.天津:天津科学技术出版社,1999,8:368-377.

[7] 刘睿,等.心胸外科术后患者呼吸道感染的原因分析及护理进展.解放军护理杂志,2008,25(4A):50-51.

[8] 周琨,王丽娟,赵秋月,等.肺癌术后复发患者再次行余肺切除术后护理[J].中华护理杂志,2004,39(10):758-761.

[9] 艾华,郭庆风,孙桂芝.护理干预对恶性胸腔积液术后患者疼痛症状及呼吸功能的影响[J].中国临床康复,2004,8(32):709l-7092.

[10] 寇荣誉,马林红.刺激排痰法对65例肺部感染患者护理效果观察[J].国医论坛,2006,2l(2):22.

[11] 张瑞玲.肺切除术后两种排痰法患者感受调查[J].护理研究,2006,20(5):1245.

[12] 王丽娟,等.肺切除术后患者对排痰护理感受的调查分析[J].中华护理杂志,2002,37(11):857-858.

[13] 王玉春,李冰梅.胸心外科术后患者有效排痰方法的探讨.实用全科医学,2008,6(6):652-653.

[14] 朱建英,韩文军.现代临床外科护理学.北京:人民军医出版社,2008,8:62-68,537-562.

[15] 曹伟新,等.外科护理学.北京:人民卫生出版社,2006,8:420-427.

[16] 李泽坚.实用临床胸外科学.北京:科学技术文献出版社,2007,10:543-565.

[17] 任光国,等.胸外科手术并发症的预防和治疗.北京:人民卫生出版社,2004:158-180.

[18] 陆小英,等.术前备皮对胸腔手术后切口感染发生的影响.解放军护理杂志,2002,19(6):12-13.

[19] 王菊吾,等.改进术前备皮法的效果分析.中华护理杂志,2007,42(11):1039-1040.

[20] 张照莉,等.食管癌术后心理护理干预的对照研究.重庆医学,2009,37(9):1134-1135.

[21] 张惠芳,等.心理干预对食管癌患者手术预后的影响.广东医学,2010,31(2):185-188.

[22] 付茂勇,等.冷冻肋间神经对食管癌术后镇痛效果的观察.肿瘤预防与治疗,2009,22(4):398-400.

[23] 刘国英,卢学法.肋间神经阻滞用于食管癌术后镇痛效果观察.山东医药,2007,47(21):85-86.

[24] 银瑞,赵方.开胸术后肋间神经冷冻与患者自控静脉镇痛效果的临床比较.中国医师进修杂志,2007,30(12):52-54.

[25] 高虹,杨澜.食管癌手术患者皮肤护理的研究.当代护士,2008(5):3-4.

[26] 蔺国霞.食管癌、贲门癌患者术后的康复指导.齐鲁护理杂志,2003,9(6):473-474.

[27] 张毅,等.食管癌患者术后早期肠内营养支持的作用.肠外与肠内营养,2007,14(5):282-285.

[28] 梁继娟,等.食管癌患者围手术期饮食指导及心理护理.外科护理研究,2007,21(6):1550-1551.

[29] 王耀鹏,等.食管癌患者术后早期肠内营养的临床研究.中国胸心血管外科临床杂志,2006,13(2):94-96.

[30] 蔡秋月.食管癌术后患者出院后的健康指导.中华现代中西医杂志,2005,3(19):1812.

[31] 张萍.食管癌术后的饮食管理.解放军护理杂志,2005,22(12):23-24.

[32] 李红晨,汪卫平.术后早期肠内营养在食管癌患者中的应用.现代实用医学,2010,22(1):67-69.

[33] 刘志爽,等.下肢深静脉血栓形成的高危因素及其预防和护理.当代护士,2010,1:5-8.

[34] 李岩,段长虹.心胸外科疾病围手术期下肢深静脉血栓形成的预防.医学信息手术学分册,2008,21(2):164-165.

[35] 郝敬铎,岑雪英.间歇加压充气装置预防术后下肢深静脉血栓形成的观察.Modern Practical Medicine,2009,21(12):1348.

第 45 章

常见内脏损伤的特点及处理

一、肝、脾破裂

脾是腹部内脏中最容易受损伤的器官,脾破裂的发生率占各种腹部损伤的 20%～40%。已有病理改变(门静脉高压、血吸虫病、疟疾、淋巴瘤等)的脾更易破裂。按病理解剖脾破裂可分为:中央型破裂(破在脾实质深部)、被膜下破裂(在脾实质周边部)和真性破裂(破损累及被膜)。以真性破裂多见,约占 85%。破裂部位较多见于脾上极及膈面,出血量较大。撕裂脾蒂者可迅速发生出血性休克,甚至未及抢救而死亡。脾被膜下和实质内破裂者,因被膜完整,出血量受到限制,形成血肿可自行吸收,临床因无明显内出血征象而不易被发现。但有些被膜下血肿,在某些微弱外力的作用下致被膜破裂大出血,导致诊治中措手不及的严重后果。

肝破裂在各种腹部损伤中占 15%～20%,右肝破裂较左肝破裂多见。肝破裂的致伤因素、病理类型和临床表现都与脾破裂极为相似。

【临床表现与诊断】

肝、脾破裂主要表现为腹腔内出血和失血性休克。脾破裂时血性腹膜炎所致的腹膜刺激征多不明显。但肝破裂后可能有胆汁溢入腹腔,因此,腹痛和腹膜刺激征常较脾破裂者明显。肝破裂后,血液有时通过胆管进入十二指肠,患者出现黑粪或呕血。B超检查是诊断肝、脾破裂的首选方法。

【治疗与护理】

对脾破裂口小而浅,出血量少,生命体征平稳,无其他腹腔脏器合并伤者可行非手术治疗,包括绝对卧床、禁食、输血输液、止血等处理,并密切观察随时准备手术。观察中发现继续出血或发现合并有其他脏器损伤,应紧急手术处理。可根据病情,采用生物胶粘合止血、物理凝固止血、单纯缝合修补、脾切除术等方法。

脾是体内最大的淋巴器官,是人体免疫系统的重要组成部分。在坚持"抢救生命第一,保留脾脏第二"的原则下,应尽量保留脾,尤其是儿童。脾切除后人体免疫系统功能的完整性遭到破坏,对病菌的抵抗力下降,容易发生严重感染。在护理过程中要做到及早、准确地发现病情变化,及时报告医师协助处理。

肝破裂以手术治疗为主,原则是彻底清创、止血,消除胆汁溢漏和建立通畅的引流。手术治疗和非手术治疗的指征与脾破裂相似。

二、胰腺损伤

胰腺损伤占腹腔脏器损伤的 1%～2%,常系上腹部强力挤压,暴力将胰腺挤压到腰椎体上,造成胰腺的挫裂伤或断裂,约 90% 的胰腺损伤患者伴有其他邻近脏器损伤。胰腺损伤后的出血及外溢的胰液多局限于腹膜后间隙,临床症状轻微,损伤后不易发现。损伤后常并发胰瘘,因胰液侵蚀性强,又影响消化功能,故胰腺损伤者的死亡率高达 20%左右。

【临床表现和诊断】

胰腺损伤后,胰液积聚于网膜囊内而表现出上腹部明显压痛和肌紧张,可因膈肌受刺激伴有肩部放射痛。胰液经网膜孔进入腹腔,可出现弥漫性腹膜炎。若未及时发现和处理,漏出的胰液被局限在网膜囊内,日久可形成具有纤维壁的胰腺假性囊肿。

腹腔积液和血清淀粉酶升高对诊断有一定参考价值,腹部外伤后若血清淀粉酶明显升高,或在连续监测中呈进行性升高趋势,可提示胰腺损伤。B超检查可发现胰腺回声不均和周围积血、积液;上腹部CT检查对胰腺损伤的早期诊断具有重要的参考价值。

【治疗与护理】

高度怀疑或诊断为胰腺损伤者,应立即手术治疗,原则是全面探查,彻底清创、止血,控制胰腺外分泌及处理合并伤。"损伤控制性手术"治疗此类损伤,首先控制出血,胆道和胰腺损伤采用外引流,维持患者内环境的相对稳定,48～96h 后再处理胰十二指肠损伤。

胰腺手术后容易并发胰瘘,一般发生在术后3～7d。因为有些胰瘘要在 1 周以后才表现出来,所以腹腔内烟卷引流可在数日后拔除,乳胶引流管需放置 10d 以上。术后 3d 内,每天采集标本做血、尿淀粉酶检查 1 次,以后根据具体情况而定。当患者出现腹痛、腹胀、高热及腹腔引流量增多且呈米汤样,查腹腔引流液淀粉酶含量增高,应考虑发生胰瘘。若发生胰瘘,应保证引流通畅,禁食并给予肠外营养支持,应用生长抑素(善得定、施他宁)可明显减少胰液分泌量,有利于胰瘘的愈合。一般多在 4～6 周自愈。

三、十二指肠损伤

十二指肠大部分位于腹膜后,位置较深,损伤的发生率仅占腹部外伤的 3.7%～5%。但由于其周围解剖关系复杂,一旦损伤,处理较其他脏器的损伤更为困难,伤后早期死亡原因主要是严重合并伤,后期死亡多因为诊断不及时和处理不当,引起十二指肠瘘致感染、出血和器官衰竭。

【临床表现和诊断】

十二指肠损伤多发生于二、三部。如发生在腹腔内部分,破裂后胰液和胆汁流入腹腔,腹膜炎症状和体征明显,故早期发现不难。若十二指肠破裂发生在腹膜后,早期症状和体征不明显,临床出现持续性右上腹和腰部疼痛,且进行性加重,并可向右肩和右睾丸放射,右上腹和腰部有明显的固定压痛,腹部体征相对轻微而全身情况不断恶化。部分患者可有血性呕吐物。血清淀粉酶升高。直肠指检有时可在骶前扪及捻发音,提示气体已达到盆腔腹膜后组织。

早期腹部 X 线平片可见腰大肌轮廓模糊,有时可见腹膜后有气泡;从胃管注入水溶性碘造影剂后,X 线检查可见十二指肠周围有碘外溢。必要时可行 CT 检查,以助诊断。

【治疗与护理】

全身抗休克和及时剖腹探查处理是两大关键。手术时应仔细探查,方式包括单纯修补术、带蒂肠片修补术、损伤肠段切除吻合术、浆膜切开血肿清除术。术后应将胃肠减压管置于十二指肠上段,或十二指肠造口;空肠造口供术后肠内营养;腹膜后破裂者,需在修补处附近放置引流物,以减少术后并发症。

术后保持有效的十二指肠减压和引流,做好营养支持及抗感染治疗,加强基础护理,重视心理护理,都是患者康复的关键。因为十二指肠血供差,如果胃液、胆汁胰液等消化液没有顺利排入空肠或者经造口管引流不畅,会导致十二指肠腔内压升高,再加上消化液的侵蚀,从而不利于修补处的愈合,所以,保持胃肠减压、十二指肠造口管的引流通畅,使肠腔处于空虚状态非常重要。术后要识别每根引流管并做上标记,分别接上吸引器和引流器,妥善固定防止脱落。烦躁不安或意识不清的患者应予约束,防止引流管扭曲、折叠、受压,尤其应注意翻身时牵扯脱落。

四、小肠破裂

小肠占据中、下腹的大部分空间,受外伤的机会比较多。小肠破裂后可在早期即产生明显的腹膜炎,诊断并不困难。小肠破裂后,只有少数患者有气腹,若无气腹表现,并不能否定小肠穿孔的诊断。部分小肠裂口不大或穿破后被食物残渣、纤维蛋白甚至突出的黏膜所堵塞,故患者可能无弥漫性腹膜炎的表现。

小肠破裂的诊断一旦确定,应立即手术治疗。手术方式以简单修补为主,但肠段损伤严重、肠管有多处破裂、大部分或完全断裂、肠壁内或系膜缘有大血肿、肠系膜损伤使肠管血供障碍者,应做部分小肠切除吻合术。

五、结 肠 破 裂

结肠损伤的发生率较小肠为低。因为结肠内容物液体成分少而细菌数量多,所以腹膜炎虽出现得较晚,却较严重。部分结肠位于腹膜后,受伤后容易漏诊,常导致严重的腹膜后感染。

由于结肠壁薄、血液供应差、细菌数量多,故结肠破裂的治疗不同于小肠破裂。除少数裂口小、腹腔污染轻、全身情况良好的患者可以考虑一期修补或一期结肠切除吻合外,大部分患者应先行肠造口术或肠外置术处理,3～4 周或以后待患者情况好转,再行关闭瘘口术。对于比较严重的损伤一期修复后,宜在修补或吻合近端行结肠造口术,以确保肠内容物不再进入远端。

六、直肠损伤

直肠上段在盆腔腹膜反折之上,下段在反折之下,损伤后的表现有所不同。损伤在腹膜反折以上,其临床表现与结肠破裂基本相同;如破裂在腹膜反折以下,则将引起严重的直肠周围感染,并不表现为腹膜炎,容易延误诊断。

直肠上段破裂,宜剖腹进行修补或肠切除后端-端吻合术,同时行乙状结肠双筒造口术,2~3个月后闭合造口。直肠下段破裂者应充分引流直肠周围间隙,并行乙状结肠造口术,使粪便改道直至直肠伤口愈合。

(倪国华)

第46章

胃、十二指肠溃疡

胃、十二指肠溃疡(gastroduodenal ulcer)是指胃十二指肠壁的局限性圆形或椭圆形全层黏膜缺损。因溃疡的形成与胃酸、蛋白酶的消化作用有关,也称为消化性溃疡。十二指肠溃疡与胃溃疡的比例为(3～4):1;约5%胃溃疡发生癌变。大部分患者经内科治疗可以痊愈,部分胃、十二指肠溃疡患者因穿孔、出血、瘢痕性幽门梗阻以及癌变等并发症需要外科手术治疗。

【病因病理】

胃、十二指肠溃疡并非单一致病因素所致,是多个因素综合作用的结果。其中最主要的致病因素是胃酸分泌过多与胃黏膜屏障受损。幽门螺杆菌(Hp)感染导致消化性溃疡的原因,是感染引起的胃黏膜炎症削弱了胃黏膜的屏障功能,释放胃泌素的反馈抑制机制发生障碍,并且抑制生长抑素释放,促进胃酸分泌增加。

其他因素,如持续强烈的精神紧张、忧虑、过度脑力劳动、吸烟、不良饮食习惯、遗传因素,以及使用非甾体类消药、肾上腺皮质激素等都与溃疡病的发生有关系。

十二指肠溃疡好发于壶腹部,胃溃疡好发于胃小弯,以胃角多见。溃疡一般为单个,也可多个,呈圆形或椭圆形,十二指肠溃疡直径多小于10mm,胃溃疡比十二指肠溃疡稍大。溃疡边缘光整,底部洁净,由肉芽组织构成,上面覆盖有灰白或灰黄纤维渗出物,活动性溃疡周围黏膜常有炎性水肿。溃疡浅至黏膜肌层,深者可累及肌层甚至浆膜层,可引起出血或穿孔。幽门处较大溃疡愈合后形成瘢痕,可导致幽门狭窄和梗阻。

【临床表现】

上腹痛是主要症状,性质为钝痛、灼痛、胀痛或饥饿样不适感,多位于中上腹部,一般为较轻或中度持续性疼痛。腹痛具有以下临床特点:①慢性过程:常有数月甚至数年的反复发作史。②周期性:病程中常出现发作期与缓解期的相互交替;发作有季节性,常发生于秋冬或冬春之交。③节律性:腹痛与饮食具有明显的相关性和节律性。十二指肠溃疡的腹痛常在餐后3～4h,持续不缓解,至下餐进食或服制酸药物方可缓解,称为空腹痛;部分患者可发生半夜疼痛,称为夜间痛。胃溃疡的腹痛常在餐后0.5～1h发生,经1～2h后逐渐缓解,至下次进食后再重复出现上述节律,称为餐后痛。

患者可伴有反酸、嗳气、流涎、恶心、呕吐等胃肠道症状。此外,还可有自主神经功能失调表现如失眠、多汗等。

发作期若无并发症,十二指肠溃疡右上腹有压痛,胃溃疡压痛点可位于上腹剑突与脐中点或略偏左;缓解期则无明显体征。疼痛影响进食者可有消瘦、营养不良和贫血。

【辅助检查】

上消化道钡剂造影检查可在胃、十二指肠部位显示龛影。胃镜检查可明确溃疡部位,并可经活检做病理及Hp检查。迷走神经切断术前、术后测定胃酸,对评估迷走神经切断的效果有帮助。

【常见并发症】

1. 胃、十二指肠溃疡急性穿孔　活动期胃、十二指肠溃疡向深部侵蚀,穿破浆膜发生穿孔后,具有强烈刺激性的胃、十二指肠消化液及食物进入腹腔,引起化学性腹膜炎;数小时后细菌繁殖逐渐发展为细菌性腹膜炎。

(1)临床表现和诊断:既往有溃疡病史,穿孔前数日溃疡病症状加重。可因饮食过量、精神过度紧张或劳累等因素诱发。表现为突然的持续性上腹刀割样剧痛,很快扩散至全腹,常伴恶心、呕吐,面色苍白,出冷汗,四肢厥冷。查体:腹式呼吸减弱或消失,全腹有腹膜刺激征,腹肌紧张呈"板样"强直,肝浊音界缩小或消失;肠鸣音减弱或消失。全身可出现发热、脉快,甚至肠麻痹、感染性休克。立位X线腹部透视多数有膈下游离气体。腹腔穿刺抽出黄色混有食物残渣的液体。

(2)治疗要点:空腹状态下溃疡小穿孔,症状轻,腹膜炎较局限,患者一般情况好,可采用非手术治疗;若经非手术治疗6~8h病情不见好转反而加重者,应改手术治疗。手术是胃、十二指肠溃疡急性穿孔的主要方法,根据患者情况和手术条件选择单纯穿孔修补或胃大部切除手术。

2.胃、十二指肠溃疡大出血 溃疡侵蚀基底血管致破裂出血后,因血容量减少、血压降低、血管破裂处血块形成等原因,出血多能自行停止;部分病例可发生再次出血。

(1)临床表现和诊断:主要症状是突然大量呕血或排柏油样便,常有头晕、目眩、无力、心悸甚至昏厥。当失血量超过800ml时,可出现出冷汗、脉搏细速、呼吸浅快、血压降低等休克现象。腹部体征可有轻度压痛,肠鸣音亢进。纤维胃镜检查可鉴别出血的原因和部位。实验室检查红细胞、血红蛋白和血细胞比容,若短期内反复测定可见进行性下降。

(2)治疗要点:大多数胃、十二指肠溃疡大出血可经非手术治疗止血,或行急诊胃镜止血。手术指征为:①严重大出血,短期内出现休克;②经非手术治疗出血不止或暂时止血又复发;③60岁以上的老年患者,血管硬化,难以自止;④近期曾发生过类似大出血;⑤同时存在溃疡穿孔或幽门梗阻。大多数溃疡出血的患者行胃大部切除术,在病情危急时,可采用溃疡底部贯穿缝扎术止血。

3.胃、十二指肠溃疡瘢痕性幽门梗阻 幽门附近的溃疡反复发作形成瘢痕狭窄,合并幽门痉挛水肿引起幽门梗阻。

(1)临床表现和诊断:有长期的溃疡病史,主要表现为腹痛和反复发作的呕吐。最初患者进食后上腹不适、饱胀感及阵发性胃收缩痛,随之出现食欲减退、嗳气,恶心与呕吐。呕吐是最为突出的症状,常发生在下午或晚间,呕吐量大,呕吐物为宿食,伴有腐败酸臭味,但不含胆汁。呕吐后自觉胃部舒适,故患者自行诱发呕吐,以期缓解症状。腹部检查上腹可见胃型和胃蠕动波,晃动上腹部可闻及振水声。梗阻严重者,有营养不良性消瘦、脱水、电解质紊乱和低钾低氯性碱中毒症状。上消化道钡剂造影检查可见胃扩大,张力减低,排空延迟。

胃镜检查可见胃内大量潴留的胃液和食物残渣。

(2)治疗要点:先行禁食、胃肠减压、胃肠外营养和静脉给予制酸药治疗,如是幽门痉挛水肿引起幽门梗阻,症状能够解除。瘢痕性幽门梗阻需要胃大部切除手术解除梗阻。

【手术适应证】

胃、十二指肠溃疡急性穿孔;胃、十二指肠溃疡大出血;胃、十二指肠溃疡瘢痕性幽门梗阻;胃溃疡恶变者;内科治疗无效的顽固性溃疡。

【手术方式】

1.胃大部切除术 是最常用的方法。手术切除胃的远侧2/3~3/4,包括胃体的远侧部分、胃窦部、幽门和十二指肠球部的近侧。胃大部切除术治疗溃疡的依据是:①切除了胃窦部,消除了由G细胞分泌胃泌素引起的胃酸分泌;②切除大部分胃体,减少了分泌胃酸、胃蛋白酶的壁细胞和主细胞的数量;③切除了溃疡的好发部位;④切除了溃疡本身。

胃切除后胃肠道重建术式:①Billroth Ⅰ毕Ⅰ式胃大部切除术。胃大部切除后,将残胃与十二指肠吻合。优点是重建后的胃肠道接近正常解剖生理状态,多适用于治疗胃溃疡。②Billroth Ⅱ毕Ⅱ式胃大部切除术:即切除远端胃大部后,缝闭十二指肠残端,残胃与上段空肠吻合。适用于各种胃十二指肠溃疡,特别是十二指肠溃疡。优点是即使胃切除较多,胃-空肠吻合也不致张力过大,术后溃疡复发率低;十二指肠溃疡切除困难时可行溃疡旷置。缺点是胃-空肠吻合改变了正常的解剖生理关系,术后发生胃肠道功能紊乱的可能性较毕Ⅰ式多。

2.迷走神经切断术 主要用于治疗十二指肠溃疡病,其原理是通过阻断迷走神经对壁细胞刺激,消除神经性胃酸分泌;消除迷走神经引起的胃泌素分泌,减少体液性胃酸分泌,术后胃酸分泌量大大下降。手术有三种类型。

(1)迷走神经干切断术:在食管裂孔水平切断左、右腹腔迷走神经干,使肝、胆、胰、胃、和小肠完全失去迷走神经的支配。其缺点是术后可引起腹腔器官功能紊乱,如胃排空障碍、小肠运动减退、顽固性腹泻等。

(2)选择性迷走神经切断术:在迷走神经前干分出肝支,后干分出腹腔支后切断迷走神经。此术式虽避免了术后发生肝、胆、小肠功能的紊乱,但可引起术后胃蠕动的张力减退,需同时加幽门成形术或胃-空肠吻合术。

(3)高选择性迷走神经切断术：仅切断前、后迷走神经分布至胃底、体的分支，保留肝支、腹腔支及分布至胃窦的"鸦爪"。该手术消除了胃酸分泌，不会引起胃潴留，不需附加引流手术，保留了幽门括约肌的功能，减少了胆汁反流发生的机会。由于迷走神经的解剖变异、手术切断不彻底以及迷走神经再生等因素，术后复发率仍高达 20%～30%。

【护理措施】

1. 术前护理

(1)一般护理：术前向家属及患者介绍术前准备的必要性和方式，以及术后预防并发症的措施，使患者能积极配合治疗和护理。择期手术患者饮食应少量多餐，给予高蛋白、高热量、富含维生素、易消化、无刺激性的食物。遵医嘱按时服用减少胃酸分泌、解痉及抗酸的药物，观察药物疗效。

(2)急性穿孔患者的护理：禁食禁水、胃肠减压、及时补充血容量、应用抗生素，严密观察病情，做好急症手术准备。

(3)合并出血患者的护理：经输血输液，应用止血药物等非手术治疗，若出血仍在继续者，应急症手术。在原有高血压病、冠心病、慢性支气管炎合并肺气肿、糖尿病和慢性肾炎等疾病基础上，上消化道大出血时易发生器官功能衰竭，因此，术前、术中和术后均应密切观察和预防多器官功能障碍综合征的发生。

(4)合并幽门梗阻患者的护理：非完全性梗阻者可进无渣半流质。完全性梗阻者须禁食、输液、输血，纠正营养不良及低氯、低钾性碱中毒。术前3d，每晚用 300～500ml 温 0.9%氯化钠溶液洗胃，以减轻胃壁水肿和炎症，有利于术后吻合口愈合。

(5)准备行迷走神经切断术患者的护理：手术前测定患者的胃酸，包括夜间 12h 分泌量、最大分泌量及胰岛素试验分泌量，便于手术前后对比，以了解手术效果。

(6)手术前常规护理。

2. 术后护理

(1)一般护理：血压平稳后取低半卧位，禁食、胃肠减压、输液及应用抗生素。观察生命体征以及胃肠减压和引流管吸出液的量和性质。待肠蠕动恢复，拔除胃管后当日可少量饮水或米汤，第 2 日进半量流质饮食。鼓励患者术后早期活动，有报道胃穿孔修补术后 1d 内下床活动，胃大部分切除术后 2d 内下床活动，术后腹胀、肺部感染、切口愈合

不良等并发症明显减少，住院天数平均缩短 2d。

(2)胃大部切除术后并发症的观察和护理

①术后出血。a. 腹腔内出血：术后患者有失血的临床表现，腹腔引流管有较多鲜血引出可诊断为腹腔内出血，非手术治疗多难奏效，应做好紧急手术的准备。b. 胃出血：术后短期内从胃管引流出大量鲜血，甚至呕血和黑便者提示术后胃出血。多由旷置溃疡、十二指肠球后溃疡遗漏、感染等因素引起。先采用积极扩容、输血、冰 0.9%氯化钠溶液洗胃、止血药物及胃镜下止血等措施，多数出血停止，少数大出血者需手术止血。

现在胃大部切除术后大出血早期，临床上采用超选择动脉造影及栓塞治疗，此方法具有创伤小、可重复进行、治愈率高的优点。

②十二指肠残端破裂。是毕 Ⅱ 式胃大部切除术后早期的严重并发症。原因与十二指肠溃疡大、瘢痕水肿严重，十二指肠残端处理不当；或因胃肠吻合口输入段梗阻，使十二指肠腔内压力升高而致残端破裂。一般多发生在术后 24～48h。表现为右上腹突发剧痛、发热、腹膜炎体征和血白细胞数升高。应立即手术处理，分别于十二指肠裂口内置管和腹腔引流，术后予以持续负压引流，同时，纠正水、电解质的失衡；应用抗生素抗感染。给予肠外营养或术中行空肠造口，术后予以肠内营养。

③胃肠吻合口破裂或瘘。多发生在术后 5～7d。多数因吻合处张力过大、低蛋白血症、组织水肿等致组织愈合不良而发生。早期发生的吻合口破裂有明显的腹膜炎症状和体征，以及引流管引出混浊含胃肠内容物的液体。须立即行手术处理。后期可形成局限性脓肿或向外穿破而发生肠外瘘，则行局部引流、胃肠减压和积极的支持治疗，吻合口瘘一般在数周后常能自行愈合。

④残胃蠕动无力或称胃排空延迟。发生在术后 7～10d，多数是进流食数日，情况良好的患者，在改进半流食或不易消化的食物后突然发生上腹饱胀、钝痛，继而呕吐带有食物的胃液和胆汁。处理包括禁食、胃肠减压，肠外营养支持，纠正低蛋白血症，维持水、电解质和酸碱平衡，应用促胃动力药物：如甲氧氯普胺、多潘立酮。轻者 3～4d 自愈，严重者可持续 20～30d，一般均能经非手术治疗治愈。

⑤术后梗阻。根据梗阻部位分为吻合口梗阻、输入襻梗阻和输出襻梗阻。

a. 吻合口梗阻：常由于吻合口过小或吻合时胃肠壁翻入过多，或输出段逆行套叠堵塞吻合口等引

起。患者表现为进食后上腹饱胀,呕吐;呕吐物为食物,不含胆汁。X线检查可见造影剂完全停留在胃内,若吻合口过小需再次手术扩大吻合口。

b. 输入襻梗阻:见于毕Ⅱ式胃大部切除术后,可分为两类:一类是急性完全性输入襻梗阻,属闭襻性肠梗阻。典型症状是突然发生上腹部剧痛、频繁呕吐,呕吐物量少,不含胆汁,呕吐后症状不缓解。上腹偏右有压痛,甚至扪及包块。血清淀粉酶升高,有时出现黄疸,可有休克症状。应紧急手术治疗。第二类是慢性不完全性梗阻:多由于输入襻太长扭曲,或输入襻太短在吻合口处形成锐角使输入段内胆汁、胰液和十二指肠液排空不畅而滞留。进食后消化液分泌明显增加,积累到一定量时,潴留液克服梗阻,涌入残胃而致呕吐。临床表现为进食后30min左右,上腹突然胀痛或绞痛,并喷射状呕吐大量不含食物的胆汁样液体,呕吐后症状消失。若症状在数周或数月内不能缓解,需手术治疗。

c. 输出襻梗阻:见于毕Ⅱ式胃大部切除术后,多因粘连、大网膜炎性肿块压迫等所致。表现为上腹饱胀,呕吐食物和胆汁。若非手术治疗不能自行缓解,应手术解除梗阻。

⑥倾倒综合征

a. 早期倾倒综合征:多发生在餐后30min内,因胃容积减少及失去对胃排空的控制,多量高渗食物快速进入十二指肠或空肠,大量细胞外液转移至肠腔,循环血量骤然减少。同时,肠遭受刺激后释放多种消化道激素,如5-羟色胺、缓激肽样多肽、血管活性肽、神经紧张素、血管活性肠肽等,引起一系列血管舒缩功能的紊乱。表现为上腹饱胀不适,恶心呕吐、肠鸣频繁,可有绞痛、腹泻;全身无力、头昏、面色苍白、大汗淋漓、心悸、心动过速等,症状持续60min后自行缓解。多数患者经少食多餐,避免过甜、过咸、过浓流质,宜进低糖类、高蛋白饮食,进餐后平卧20min,症状可减轻或消失。多数患者在术后半年到1年内能逐渐自愈。

b. 晚期倾倒综合征又称低血糖综合征:为高渗含糖食物迅速进入小肠,快速吸收后血糖升高,使胰岛素大量释放,继而发生反应性低血糖。表现为餐后2~4h,患者出现心慌、无力、眩晕、出汗、手颤、嗜睡,也可导致虚脱。出现症状时稍进饮食,尤其是糖类即可缓解。饮食中减少糖类含量,增加蛋白质比例,少量多餐可防止其发生。

(3)迷走神经切断术后并发症的观察和护理

①吞咽困难:多见于迷走神经干切断术后,因食管下段局部水肿、痉挛或神经损伤引起,使食管松弛障碍所致。出现于术后早期开始进固体食物时,下咽时有胸骨后疼痛。上消化道钡剂造影检查见食管下段狭窄、贲门痉挛。多于术后1~2个月能自行缓解。

②胃潴留:系迷走神经切断使胃失去了神经支配,术后胃张力减退所致。表现为术后3~4d,拔除胃管后出现上腹不适、饱胀、呕吐胆汁和食物。上消化道钡剂造影见胃扩张、大量潴留而无蠕动。治疗包括禁食、持续胃肠减压、用温热盐水洗胃,输液补钾。也可用新斯的明皮下或肌内注射。症状一般于术后10~14d逐渐自行消失。

③胃小弯缺血坏死:多见于高选择性迷走神经切断术后,与胃小弯前后分离过深、过广破坏了局部血供或胃壁有关。一旦发生,患者突然出现上腹部剧烈疼痛和急性腹膜炎症状,须立即进行手术治疗。

④腹泻:以迷走神经干切断术后最为多见,与肠道转运时间缩短、肠吸收减少、胆汁酸分泌增加以及刺激肠蠕动的体液因子释放有关;或因胃酸少致胃内食物发酵和细菌繁殖所致。注意饮食或口服抑制肠蠕动的药物洛哌丁胺(易蒙停)等,多数患者症状逐渐减轻或消失。

3. 健康教育

(1)避免工作过于劳累,注意劳逸结合,戒烟酒,避免刺激性食物。

(2)与患者讨论并制订治疗性饮食。胃大部切除术后1年内胃容量受限,宜少量多餐,进食营养丰富的饮食,以后逐步过渡至均衡饮食。饮食宜定时定量,少食腌、熏食品,避免过冷、过烫、过辣及油煎炸食物。

(3)讲解手术后期并发症的表现和防治方法。

①碱性反流性食管炎:多发生于术后数月至数年,由于碱性十二指肠液、胆汁反流入胃,破坏了胃黏膜的屏障作用,导致胃黏膜充血水肿、糜烂等改变。主要临床表现有:上腹和胸骨后烧灼痛,进食后加重,制酸剂无效;呕吐胆汁样液,体重减轻。治疗可服用胃黏膜保护剂、胃动力药及胆汁酸结合药物考来烯胺(消胆胺)。

②吻合口溃疡:多发生在术后2年内,主要症状为溃疡病症状重现,纤维胃镜检查可明确诊断,可行手术治疗。

③营养性并发症:由胃肠道吸收功能紊乱或障

碍引起,常见有营养不良、贫血、脂肪泻、骨质疏松等。应注意调节饮食,补充缺乏的营养素,必要时可用药物预防和治疗。

④残胃癌:指因良性疾病行胃大部切除术 5 年以上,残胃发生的原发癌。多发生于术后 20～25 年,与残胃常有萎缩性胃炎有关。患者有胃癌的症状,纤维胃镜及活检可以确诊,应采用手术治疗。

（倪国华）

第 47 章

胃 癌

胃癌是我国最常见的恶性肿瘤之一,病死率居恶性肿瘤首位。男女之比为 2:1。

【病因病理】

病因尚不完全清楚,目前认为与胃溃疡、萎缩性胃炎、胃息肉恶变有关。胃幽门螺杆菌感染也是重要因素之一;环境、饮食及遗传因素、免疫机制失调、原癌基因和抑癌基因突变、重排和缺失等变化都与胃癌的发生有一定关系。

胃癌好发于胃窦部。胃癌的大体类型分为早期胃癌和进展期胃癌。早期胃癌分为隆起型、浅表型和凹陷型。进展期胃癌分为息肉型、溃疡型、溃疡浸润型和弥漫浸润型。按组织类型分为上皮性肿瘤和类癌两种,前者分为腺癌(占绝大多数)、腺鳞癌、鳞状细胞癌、未分化癌和未分类癌。

胃癌直接蔓延侵袭至相邻器官,是主要转移方式之一;淋巴转移是主要的远处转移途径,发生较早;血行转移一般发生在晚期,最常见的转移部位是肝,其次是肺、脑、肾、骨等;癌细胞脱落种植于肠壁和盆壁。

【临床表现】

早期无明显症状。50%的患者较早出现上腹隐痛,食后饱胀不适,容易被误认为"胃炎或消化性溃疡",一般服药后可暂时缓解。病情进一步发展,出现上腹疼痛加重、食欲缺乏、消瘦、贫血,甚至消化道出血(呕血、黑粪)症状。当胃窦梗阻时有恶心、呕吐宿食,贲门部癌可有进食梗阻感。晚期患者出现恶病质。

早期无明显体征,或仅有上腹部深压痛;晚期可扪及上腹部肿块;出现肝或淋巴转移时,可有肝大、腹水、锁骨上淋巴结肿大;发生直肠前凹种植转移时,直肠指诊可触到肿块。

【辅助检查】

1. 上消化道气钡双重造影检查 应用气钡双重对比法检查,可发现较小而表浅的病变。

2. 内镜检查 纤维胃镜是诊断早期胃癌的有效方法,可直接观察病变部位,并做活检确定诊断。超声胃镜能观察到胃癌的浸润深度,以及胃周围淋巴结转移的图像,还可以引导对淋巴结的针吸活检。

3. 胃癌微转移的检查 胃癌微转移是指治疗时已存在,但目前病理学诊断技术还不能确定的转移。现在利用连续病理切片、免疫组化、流式细胞术、免疫细胞化学、反转录聚合酶链反应(RT-PCR)等技术,检测淋巴结、骨髓、周围静脉血及腹腔内的微转移灶,检查阳性率明显高于普通病理检查。胃癌微转移的检查对帮助医师判断预后及选择治疗方法提供依据。

【治疗要点】

早期发现、早期诊断和早期治疗是提高胃癌疗效的关键。手术是首选的方法,辅以化疗、放疗及免疫治疗等以提高疗效。

1. 手术治疗 根治性手术是整块切除胃的全部或大部、大小网膜和区域淋巴结,并重建消化道。近年来胃癌的微创手术已日趋成熟,对胃癌早期黏膜隆起型直径<2cm,边界清楚者,可在胃镜下行高频电凝切除术;对隆起型胃癌直径<2.5cm,凹陷型癌直径<1.5cm,无溃疡者,可实施腹腔镜下的胃楔形切除、胃部分切除术。晚期癌肿浸润并广泛转移者,行姑息性切除术、胃-空肠吻合术可以解除症状。

2. 化学疗法 目的是在外科手术的基础上,杀灭亚临床癌灶或脱落的癌细胞。联合用药优于单一用药。晚期胃癌化疗主要是缓解症状。腹腔内化疗可在门静脉内、肝内和腹腔内获得较高的药物浓度,而外周血中药物浓度较低,以减少抗癌药物的毒性反应;其方法有:经皮腹腔内置管,术中皮下放置置入式腹腔泵或 Tenckhoff 导管。

3. 放射治疗 胃癌对放射线敏感性较低,一般不主张放疗,术中放疗有助于防止癌复发。

放射性粒子组织内置入近距离治疗肿瘤,是近几年来国内外开展的新技术之一,主要用于肺癌、肝癌、前列腺癌、乳腺癌、食管癌、胃癌的内放疗。通过术中置入完全封闭的放射源^{125}I 粒子,使之持续发射小剂量的 γ 射线、X 射线杀灭肿瘤细胞,持续 56d 后进入半衰期,^{125}I 放射性粒子辐射直径只有 2cm,穿透力 1.7cm,正常组织受到辐射剂量很小。粒子置入术后的并发症有局部疼痛、出血和感染,一般给予抗感染及止血等治疗后症状消失。

4. 生物治疗 包括某些药物、细胞因子、基因治疗等正在研究中,并已取得初步成果。

【护理措施】

1. 基础护理

(1)休息:保持安静、整洁和舒适的环境,有利于睡眠和休息。早期胃癌病人经过治疗后可从事一些轻工作和锻炼,应注意劳逸结合。中晚期胃癌病人需卧床休息,以减少体力消耗。恶病质病人做好皮肤护理,定时翻身并按摩受压部位。做好生活护理和基础护理,使病人能心情舒畅地休息和接受治疗。

(2)饮食:以合乎病人口味,又能达到身体基本热量的需求为主要目标。给予高热量、高蛋白、丰富维生素与易消化的食物,宜少量多餐。化疗病人往往食欲减退,应多鼓励进食。如有合并症需禁食或进行胃肠减压者,予以静脉输液以维持营养需要。恶心、呕吐的病人,进行口腔护理。

(3)心理护理:病人情绪上常表现出否认、悲伤、退缩和愤怒,甚至拒绝接受治疗,而家属也常出现焦虑、无助,有的甚至挑剔医护工作。护理人员应给予病人及家属心理上的支持。根据病人的性格、人生观及心理承受能力来决定是否告知事实真相。耐心做好解释工作,了解病人各方面的要求并予以满足,调动病人的主观能动性,使之能积极配合治疗。对晚期病人,应予以临终关怀,使病人能愉快地度过最后时光。

2. 改善患者的营养状况

(1)术前营养支持:胃癌患者的术前准备的主要任务之一是营养支持。患者因营养摄入不足,加上肿瘤本身的消耗及出血等因素,往往有不同程度的营养不良。轻度营养不良患者,术前给予高蛋白、高热量、高维生素、低脂肪、易消化和少渣饮食;

对于严重营养不良患者术前输血浆、人血白蛋白、氨基酸、脂肪乳剂等改善营养状况。对不能进食者行静脉内营养。考虑患者术前需营养支持、术后需较长时间禁食、输液,可能还需要化疗,一般术前予以中心静脉置管。

(2)术后营养支持:术后早期高能量静脉营养可提高患者体质,有利于耐受化疗,预防和减少术后并发症。对术中放置空肠喂养管的胃癌根治术患者,一般在术后 48h 开始肠内营养,不足部分应由静脉补给。术后 5d 患者可经口进流质饮食后,一般进食量少,还应由营养管滴入营养液,以弥补经口摄入量不足。进食原则是少量多餐,进清淡易消化的半流食,逐渐过渡到普食。如出现腹胀、腹痛应暂停进食,观察有无梗阻症状。

有的患者胃癌根治术后会出现胃瘫,这是由于残胃失神经支配和胃肠道激素变化所引起,应用胃肠动力药,待残胃蠕动恢复后才能拔除胃管和进食。

3. 手术前后常规护理

(1)疼痛护理:疼痛是晚期胃癌病人的主要痛苦,可采用转移注意力或松弛疗法,如听音乐、洗澡等,以减轻病人对疼痛的敏感性,增强其对疼痛的耐受力。疼痛剧烈时,可按医嘱予以镇痛药,观察病人反应,防止药物成瘾。如果病人要求镇痛药的次数过于频繁,除了要考虑镇痛药的剂量不足外,也要注意病人的情绪状态,多给他一些倾诉的时间。在治疗性会谈的同时,可给予背部按摩或与医师商量酌情给予安慰剂,以满足病人心理上的需要。

(2)化疗的护理:化疗中严密观察药物引起的局部及全身反应,如恶心、呕吐、白细胞降低及肝、肾功能异常等,及时与医师联系,及早采取处理措施。化疗期间保护好血管,避免药液外漏引起血管及局部皮肤损害。一旦发生静脉炎,立即予以 2% 利多卡因局部封闭或 50% 硫酸镁湿敷,局部还可行热敷、理疗等。如有脱发,可让病人戴帽或用假发,以尽量满足其对自我形象的要求。

(3)加强病情观察,预防并发症发生:观察病人生命体征的变化,观察腹痛、腹胀及呕血、黑粪的情况,观察化疗前后症状及体征改善情况。晚期胃癌病人抵抗力下降,身体各部分易发生感染,应加强护理与观察,保持口腔、皮肤的清洁。长期卧床病人,要定期翻身、按摩,指导并协助进行肢体活动,以预防压疮及血栓性静脉炎的发生。

4. 健康教育

(1)指导病人注意饮食卫生,多食含有维生素C的新鲜蔬菜、水果。食物加工要得当,粮食和食物贮存适当,少食腌制品及熏制食物、油煎及含盐高的食物,不食霉变食物。避免刺激性食物,防止暴饮暴食。

(2)告知病人及家属与发生胃癌有关的因素。患有与胃癌相关的疾病者(如胃息肉、萎缩性胃炎、胃溃疡等)应积极治疗原发病。

(3)嘱病人定期随访进行胃镜及 X 线检查,以及时发现癌变。

(倪国华)

第 48 章

结、直肠癌

结肠和直肠癌简称为结、直肠癌或大肠癌。世界各地结直肠癌发病率差异可达 20 倍以上。北欧、西欧、北美发达国家及新西兰等结直、肠癌发病率比较高。亚洲、非洲和大多数不发达国家的发病率比较低。经济发展的差异可能是居民结、直肠癌发病率高低的一个重要因素。

结、直肠癌发病率呈上升趋势，是我国九大常见恶性肿瘤之一。我国结、直肠癌年发病率为 5.49/10 万，因结、直肠癌死亡者，男性居恶性肿瘤死亡的第 5 位，女性居第 6 位。

【病因学】

流行病学调查与实验室研究表明，饮食类型与营养习惯是对结、直肠癌的发生起决定性作用的因素。目前一致认为，动物脂肪和蛋白质摄入过高，食物纤维摄入不足，是结、直肠癌，尤其是结肠癌的主要高危因素；而饮食中的其他营养素包括维生素 A、维生素 C、维生素 D 和钙等是有益的因素。

1. 饮食因素　大量数据表明，结、直肠癌的发病率与加工过的肉类和动物饱和脂肪酸有明显的相关性，与总脂肪摄取、植物脂肪则无明确关系。高总蛋白摄入与结、直肠癌发病率增高有关，特别是动物蛋白，动物蛋白是肉类的主要成分，尤其是红肉，有文献显示，肉的消费是结、直肠癌发生的危险因素。

研究表明，纤维的大量摄入可降低结、直肠癌的发病率，并具有抗癌作用。其机制为：通过吸收水分增加粪便的体积和重量，对肠道中多种致癌物具有稀释作用并利于它们的排出；缩短粪便在肠道通过的时间；提高各种脂肪酸的浓度，减低结直肠内容物的 pH，不利于致癌过程。

有证据表明，维生素 A 至少能对抗结、直肠癌在内的 8 种癌症。另外，胡萝卜素、维生素 C、维生素 B_2、维生素 D 均能降低结、直肠癌发病的相对危险度。

Tuyns 研究了食盐量与胃癌，结、直肠癌发病的关系，发现高盐摄入组两种癌症的相对危险度均增高，尤其是食用腌制食品多的人群。

许多研究表明，常食葱蒜类食品可降低胃肠恶性肿瘤的发生率，其机制可能是减少致癌物对胃肠黏膜的损伤。

2. 环境因素　大量研究表明，地区土壤中缺钼、硒，血吸虫患者，石棉工人，频繁接触农药的农民与结、直肠癌高发有一定关系。

3. 心理因素　大量流行病学资料提示，受长期沮丧、焦虑、苦闷、恐惧、悲观甚至绝望等不良情绪刺激的人好发肿瘤，主要由于不良情绪会造成肾上腺素和肾上腺皮质激素分泌增加，引起心率加快、血管收缩、血压升高、胃肠蠕动减慢，造成食物残渣在结肠停留时间延长，使更多的致癌物被吸收而致肠癌。另外，长期过度的精神刺激可能导致大脑皮质兴奋、抑制功能失调，使抵御肿瘤的免疫能力减弱而形成肿瘤。

4. 遗传因素　结、直肠癌与遗传关系不是很密切，约有 10% 结、直肠癌患者与遗传因素有关。

【分子遗传学】

大多数结、直肠癌的发展是从上皮细胞 APC（腺瘤性息肉病基因）肿瘤抑制基因突变失活开始。一些抑制基因的失活是由于部分或全部的染色体缺失引起的。结肠癌中由于染色体的不稳定引起染色体基因的缺失有很高的发生率，但具体靶基因尚不清楚。微卫星不稳定（MSI）：在一些的肿瘤细胞 DNA 中存在着广泛的、多片段的、内源性的、不稳定的核苷酸重复序列的插入或缺失，称为微卫星不稳定。目前推荐采用 5 个已经命名的微卫星点作为诊断结、直肠癌的参考标准。≥2 个标记点称为高度微卫星不稳定（MSI-H），MSI-H 是遗传性非息肉性结肠癌综合征的特征。

【癌前病变】

1. 慢性溃疡性结肠炎 该病患者发生结、直肠癌的概率比正常人高 5～10 倍,且病程愈长结、直肠癌发生率愈高。

2. 结、直肠腺瘤 研究表明,腺瘤发展至癌约需 10 年。在估计结直、肠腺瘤恶变危险时有以下几个因素可供参考。①体积:腺瘤愈大恶变概率愈大;②外形:广基腺瘤较有蒂者易于恶变;③病理类型:管状腺瘤的癌变机会较小,为 3.3%～8.3%,绒毛状腺瘤癌变机会较大,文献中报告可达 10%～55.6%;④间变严重者,癌变机会增加;⑤位置:右半结肠的腺瘤恶变机会小,乙状结肠、直肠的腺瘤恶变机会大。

【病理】

1. 大体观 分为外生性、内生性/溃疡性和弥漫性/皮革样三种。大多数呈溃疡型,边缘隆起、外翻,受累肠管狭窄或梗阻。

2. 组织病理学

(1)腺癌:肿瘤细胞由柱状和杯状细胞组成,肿瘤出现腺样结构的百分比可作为肿瘤分级的依据,>95% 为高分化,50%～95% 为中分化,5%～50% 为低分化。

(2)黏液腺癌:>50% 的肿瘤组织由黏液组织构成时可诊断为黏液腺癌,占结、直肠腺癌的 10%～15%。这种肿瘤的特征是在大量的黏液湖中漂浮着恶性上皮细胞。常呈外生性生长,就诊时临床分期一般已较晚,具有较广泛的结、直肠周围扩散,淋巴结受累常见,预后较差。

(3)印戒细胞癌:典型的印戒细胞具有大的黏液空泡充满整个胞质并推挤细胞核,形成印戒样的外观。其生物学行为较为凶险,常累及年轻人。

(4)小细胞癌:较少见,约占结、直肠癌的 1%,多位于右半结肠。形态与肺的小细胞癌相同,预后差,多数病例在就诊时已有淋巴结和肝转移。

(5)腺鳞癌/鳞癌:少见,较常见于盲肠,既有鳞癌的特点,又有腺癌的特点,预后与临床分期有关。

(6)髓样癌:较少见,特征是在具有泡状核、显著的核仁和粉染胞质的恶性细胞周围有丰富的淋巴细胞浸润。

(7)未分化癌:形态学上由较一致的中等细胞及大细胞形成界限较清楚的细胞团。

3. 转移途径

(1)直接蔓延:结、直肠癌可向 3 个方向浸润扩散,即肠壁深层、环状浸润和沿纵轴浸润。直接浸润可穿透浆膜层侵入邻近脏器如肝、肾、子宫、膀胱等。下段直肠癌由于缺乏浆膜层的屏障作用,易向四周浸润,如前列腺、精囊、阴道、输尿管等。

(2)淋巴转移:为主要转移途径。引流结肠的淋巴结分为四组:结肠上淋巴结、结肠旁淋巴结、中间淋巴结、中央淋巴结。通常淋巴转移呈逐渐扩散。直肠癌的淋巴转移分为 3 个方向:向上沿直肠上动脉、腹主动脉周围的淋巴结转移;向侧方经直肠下动脉旁淋巴结引流到盆腔侧壁的髂内淋巴结;向下沿肛管动脉、阴部内动脉旁淋巴结到达髂内淋巴结。淋巴转移途径是决定直肠癌手术方式的依据。

(3)血行转移:癌肿侵犯静脉后延门静脉转移至肝,也可转移至肺、骨和脑等。结、直肠癌手术时有 10%～20% 的病例已经发生肝转移。

(4)种植:腹腔内播散,最常见为大网膜的结节和肿瘤周围壁腹膜的散在沙粒状结节,亦可融合成团,继而全腹腔播散。腹腔内种植播散后易产生腹水,结、直肠癌如出现血性腹水多为腹腔内播散转移。

【临床表现】

结、直肠癌早期无明显症状,肿瘤生长到一定程度,依其生长部位不同而有不同的临床表现。

1. 右半结肠癌的临床表现

(1)腹痛:右半结肠癌有 70%～80% 患者有腹痛,多为隐痛。

(2)贫血:因癌灶的坏死、脱落、慢性失血而引起,有 50%～60% 的患者血红蛋白 <100mg/L。

(3)腹部肿块:可触及右下腹肿块,主要是由于肿瘤本身所引起,其次是由于肿瘤侵及肠壁全层后引起肠周炎症反应而与邻近组织或器官粘连形成,肿瘤不断增大引起肠梗阻后也可出现腹部肿块。

2. 左半结肠癌的临床表现

(1)便血、黏液血便:70% 以上的患者可出现便血或黏液血便。

(2)腹痛:约 60% 出现腹痛,可为隐痛,当出现肠梗阻时可表现为腹部绞痛。

(3)腹部肿块:40% 左右的患者可触及左下腹肿块。

3. 直肠癌的临床表现

(1)直肠刺激症状:便意频繁,排便习惯改变,便前有肛门下坠感,伴里急后重,排便不尽感,晚期有下腹痛。

（2）肠腔狭窄症状：癌肿侵犯致肠管狭窄，初时粪变形、变细，严重时出现肠梗阻表现。

（3）癌肿破溃感染症状：粪表面带血及黏液，甚至脓血便。

直肠癌症状出现的频率依次为便血 80%～90%，便频 60%～70%，便细 40%，黏液便 35%，肛门痛 20%，里急后重 20%，便秘 10%。癌肿侵犯前列腺、膀胱时，可出现尿频、尿痛、血尿等表现。侵犯骶前神经时可出现骶尾部持续性剧烈疼痛。

【诊断要点】

1. 粪隐血检查　大规模普查时或对高危人群作为结直肠癌的初筛手段，阳性者需做进一步检查。

2. 肿瘤标记物　对结、直肠癌诊断和术后监测较有意义的肿瘤标记物是癌胚抗原（CEA）。但 CEA 对诊断早期结、直肠癌价值不大，主要用于监测复发。

3. 直肠指诊　是诊断直肠癌最重要的方法。我国直肠癌中约 75% 为低位直肠癌，大多能在直肠指检中触及。因此，凡遇到患者有便血、排便习惯改变、粪变形等症状均应行直肠指检。

4. 内镜检查　包括直肠镜、乙状结肠镜和结肠镜检查。内镜检查时可取活检明确病变性质。一般主张行全结肠镜检查，可避免遗漏同时性多源性癌和其他腺瘤的存在。直肠指检和纤维全结肠镜检是结直肠癌最基本的检查手段。

5. 影像学检查

（1）钡灌肠造影：是结肠癌的重要检查方法，但对低位直肠癌的诊断意义不大。

（2）腔内超声：用腔内超声探头可探测癌肿浸润肠壁的深度及有无侵犯邻近脏器。

（3）计算机体层摄影（CT）：可了解直肠和盆腔内扩散情况，以及有无侵犯膀胱、子宫及盆壁，是术前常用的检查方法。也可判断肝、腹主动脉旁淋巴结是否有转移。

（4）磁共振成像（MRI）：对直肠癌术后盆腔、会阴部复发的诊断较 CT 优越。

结、直肠癌筛查常规项目为粪常规加隐血、采静脉血查肿瘤标志物，但筛查的发现率仍然较低。2003 年美国胃肠病协会更新了结、直肠癌的筛查和监测指南。新的指南提出：对高危人群应增加气钡双重造影及结肠镜检查的频率，5 年内对有息肉病史的高危人群重复进行结肠镜检查，可提高癌前病变和早期癌的发现率。

【治疗要点】

1. 外科治疗　结肠癌手术切除的范围应包括肿瘤在内的足够的两端肠段，一般要求距肿瘤边缘 10cm。低位直肠癌的下切缘距肿瘤 2cm 即可。

（1）结、直肠癌的内镜治疗：包括电切、套圈切除、黏膜切除和经肛内镜显微外科手术等。

（2）结肠癌的根治性手术：可根据癌肿部位及淋巴引流区做整块广泛切除。常用手术包括右半结肠切除术、横结肠切除术、左半结肠切除术、乙状结肠切除术。

（3）直肠癌的根治性手术：根据其部位、大小、活动度、细胞分化程度等有不同的手术方式。包括局部全层直肠癌切除术、腹会阴联合直肠癌切除术（Miles 术）、直肠低位前切除术（Dixon 术）、经腹直肠癌切除、近端造口、远端封闭手术（Hartmann 术）。

①Miles 术：适合于直肠下段癌。缺点是需要做永久性乙状结肠造口，给患者生活带来不便。

②Dixon 术：可保留肛门括约肌，适于直肠上段癌、中段癌及部分下段癌。位于距肛门 6cm 以上的下段直肠癌，可在不影响根治肿瘤的原则下争取保肛手术。

③局部全层直肠癌切除术：直肠癌距肛缘 8cm 以内，达到以下标准者可进行全层直肠切除术：肿瘤直径＜3cm，类型为隆起型，高分化腺癌，肿瘤局限于黏膜层或黏膜下层，无淋巴结转移。手术范围包括肿瘤及周围 2cm 正常肠壁全层整块切除，多经肛门或骶前切除。

④经腹直肠切除、结肠造口术：适合于肿瘤位于腹膜反折或以上部位直肠癌。患者一般情况差，吻合后可能出现瘘的情况。

2. 辅助治疗

（1）化疗：结、直肠癌对化疗不敏感。氟尿嘧啶自 1957 年应用于临床，现为结、直肠癌标准化疗的基础。包括术前化疗、术中化疗（肠腔化疗、门静脉化疗、术中温热灌注化疗）、术后化疗。

（2）放疗：放射治疗是结、直肠癌综合治疗的一种手段。病理类型为基底细胞癌或鳞癌的直肠癌对放疗较敏感，如无淋巴结转移，应术前放疗，可提高手术切除率，减少复发率。尤其是直肠癌晚期，不宜手术者，放疗常有较满意的疗效。主要针对直肠癌而言，目前常用的方法是"三明治"疗法，即术前外照射＋手术＋术后外照射，临床上取得了满意效果。

【护理措施】

1. 术前准备

(1)评估和改善患者的营养状态,纠正液体和电解质的平衡。营养状况和水电解质平衡与手术成功和术后恢复有直接关系。由于肿瘤的消耗和肠道梗阻等情况,患者往往营养不良和水电解质紊乱,体重下降,应鼓励患者进食高营养、易消化的半流食或流质食物,以利于检查和肠道的排空,为手术做准备。对于严重营养不良和水电解质紊乱者,应予以胃肠外营养治疗。

(2)治疗贫血:据统计,结、直肠癌患者多半伴有贫血症状,术前补血可减少术中、术后并发症的发生。将血红蛋白为90g/L定为最低限度,此点对老年人尤为重要。

(3)适应性训练:指导患者术前和术后必须实施的活动,如深呼吸、有效的咳嗽、翻身及肢体运动等,以减少手术后并发症的发生。

(4)肠道准备:有效的肠道准备和应用抗生素可明显减少毒血症和吻合口瘘的发生。一个好的肠道准备应该安全、迅速、经济、简便、使患者痛苦小,对肿瘤刺激小,肠道清洁度高。由于患者个体差异较大,术前可根据患者情况选择合适的方法进行肠道准备。包括清洁灌肠、全消化道灌洗,口服泻药(舒泰清或恒康正清)等。肠道准备期间,应注意补充水分及各种电解质,以免发生脱水和电解质紊乱。

①清洁灌肠:适用于不完全梗阻的患者,手术前晚清洁灌肠,至排出澄清液为止。

②全消化道灌洗:全消化道灌洗液是一种与血浆渗透压近似的电解质溶液。在单位时间内由胃管内灌注,剂量为10 000ml左右,时间为4~5h。原理为刺激肠蠕动,将肠内容物稀释并迅速排出体外,起到清洁肠道作用。此方法由胃肠近端清洗至远端,故全消化道均可受到彻底清洗。应同时给予静脉补液,以免引起电解质紊乱。在灌洗中如出现恶心、呕吐,可肌内注射甲氧氯普胺,也可做短时间休息。对肠道梗阻患者禁用此法。

③口服泻药:目前临床上常用的为舒泰清。术前14:00开始进行肠道准备,取A、B两剂各1包,同溶于125ml水中成溶液,每次250ml,每隔10~15分钟服用1次,直至排出清水样便,最多口服3 000ml,一般2~3h可完成清洁肠道,患者痛苦小,不影响晚间休息,为目前临床首选。

(5)心理准备:当结、直肠癌患者准备进行手术治疗时,其从生理上和心理上都对手术有一个适应的过程。术前医护人员对患者做好解释工作尤其重要,通过与患者的接触,就手术可能发生的意外、疾病的转归和术后恢复过程中应注意的事项向其介绍,如对麻醉与手术的不安和恐惧心理、担心手术带来的疼痛、对生命的保障、对经济负担的考虑,以消除患者的疑虑及恐惧心理,取得患者的信任,使其主动与医护人员配合。因此,对手术患者提供及时有效的相关信息,可提高患者对手术的心理适应性、手术的耐受性以及对健康的意识性,并能有效地防止并发症、促进患者早日康复。

(6)结肠造口的术前护理

①心理准备:在明确诊断和确定手术方案后,造口治疗师或护士进行术前访视,向家属了解患者对手术方式的知情程度,了解患者对结肠造口手术的接受程度,明确造口手术的重要性。使患者保持最佳身心状态接受手术治疗,积极配合医护实施术前准备和术后的康复治疗。

除了造口治疗师或护士术前访视外,也可安排造口访问者进行访问,即指一位曾有造口手术经历的患者,访问即将或新近进行造口手术的患者。通过患者间相互帮助、情感支持、心理交流等方式,帮助新近接受造口的患者尽快在生理、心理、社会等各方面恢复健康。

②生理准备:结肠造口术前的一般准备同其他部位手术相似,特殊准备为肠道准备,清洁肠腔内的粪便,以减少肠道内的致病菌以及术中污染腹腔的机会,从而使手术感染率降到最低限度,以确保手术的成功。理想的肠道准备是结肠完全空虚;安全、迅速;肠腔内细菌数减少;不影响水电解质平衡;对肿瘤刺激小;患者痛苦小;价廉。目前临床采用肠道准备法具体为:a. 饮食。术前3d低渣半流质饮食,主食稀饭或面条,忌粗纤维饮食。术前1d流质饮食,牛奶、豆浆等。目的是减少粪便量,空虚肠腔。b. 口服泻药。对年老、体弱、不完全性肠梗阻者,用要素饮食加小计量缓泻药,准备时间可延长。

③术前定位:a. 术前定位目的。便于自我照顾,便于造口用品的使用,预防并发症的发生,尊重患者生活习惯。b. 定位基本原则。患者取不同体位都能看到造口,尤其是半卧位、坐位、站立位,便于患者自我护理;造口位于平整皮肤中央,皮肤健康,无瘢痕、皱褶、皮肤凹陷、骨性突出,便于造口袋的粘贴;造口位于腹直肌内,以预防术后并发症;生活中每个人的生活习惯、穿戴习惯、工作习惯、身体

状况、宗教信仰均不相同,定位时应尊重患者的要求,不改变生活习惯。c.定位方法:回肠、升结肠造口——右下腹;降结肠、乙状结肠造口——左下腹;横结肠——右或左上腹。预计造口位置。患者取平卧位,暴露腹部皮肤,冬天注意保暖。回肠造口或横结肠造口时操作者站在患者右侧,乙状结肠造口时操作者站在患者左侧。腹部造口位置区域为脐向左、右髂前上棘划连线,再由左、右髂前上棘向耻骨划连线联合形成的菱形区为最佳造口位置区。取脐与髂前上棘连线中上 1/3 交界处为预计造口位置。实际造口位置。确定预计造口位置后,再让患者取半卧位、坐位、站立位、下蹲位观看自己的造口,以能看清为原则,操作者观察造口与不同体位的关系,调整造口位置,即为实际造口位置。造口标记。选用耐擦、耐水的油性记号笔在造口处做标记,并记录在病历上,供术者术中使用。

2.术后护理

（1）一般护理

①卧位:患者清醒后生命体征平稳给予半卧位,床头抬高 45°,以利于会阴部引流,并可使腹腔内脏下坠,有利于会阴部切口愈合。

②胃肠减压:持续胃肠减压,保持通畅,至结肠造口开放或肛门排气。

③术后饮食:结、直肠癌患者术后均应禁食,何时开始饮食,应根据患者的具体情况和不同的手术来决定。原则上肠蠕动恢复后,肛门开始排气、停止胃肠减压后方可进食。饮食应逐步过渡,开始可清流饮食,如无特殊情况发生,3d 后给予流质饮食,1 周后改半流质,2 周后改进普食。

④尿管护理:结肠术后 24～48h 拔出尿管;直肠手术患者,因会阴部创面大,损伤会阴部神经,需术后 7d 拔出尿管。术后 4d 夹闭尿管,每 4 小时开放进行膀胱训练。拔出尿管后注意观察患者有无排尿困难、尿潴留。

⑤会阴部切口护理:观察会阴切口缝合情况,引流管保持通畅,观察引流液性质和量。密切观察切口敷料浸湿情况,必要时更换外层敷料。会阴部敷料用丁字带固定,应保持丁字带清洁、干燥。术日如引流量＞300ml、暗红色、血压下降,提示有出血倾向,及时汇报医师。会阴部敷料取出后,创面开放,需坐浴,每日 2～3 次,以保持切口肉芽清洁、促进愈合。出院患者,会阴部切口未愈合者,应教会家庭坐浴方法。

⑥活动指导:提倡术后早期活动,有利于胃肠

功能早期恢复;预防肠粘连;有利于膀胱功能早日恢复,减少尿潴留的发生;改善全身血液循环,加速切口愈合;减少下肢静脉血流淤滞,防止血栓形成;减少肺部并发症的发生,增加肺活量,促进痰液的排出;还可改善患者的心理状态,使患者感到自己术后很快恢复,有利于术后康复。

（2）常见不良反应的护理

①发热:术后 3～5d 如体温在 38.5℃ 以上,要考虑是否有感染的存在。超过 5d 以后的发热,要考虑是否有严重并发症的发生,如腹部脓肿形成,吻合口瘘等。护理上第一,遵医嘱补液,纠正发热时机体消耗的水分和电解质;第二,物理降温,促使体温下降;第三,遵医嘱药物退热;第四,在积极对症处理的同时,查找发热原因,并做相应处理。

②疼痛:患者一般在术后 48h 内疼痛最为剧烈,以后逐渐减轻。术后胃肠功能恢复需要一定的过程,一般在术后 12～24h 蠕动消失,24～48h 蠕动局部恢复,但为不规则蠕动,患者可感到有窜痛,属于内脏神经痛,定位不准,蠕动影响到切口时,切口疼痛明显,待胃肠蠕动功能完全恢复后,内脏神经痛即消失。目前习惯于术后给予患者应用镇痛泵,药物维持 3d 左右。

③腹胀:是腹部手术后特有的症状,结、直肠癌术后同样具有此症状。其主要原因是胃肠功能受抑制,肠腔内积气过多。随着胃肠功能恢复,肛门排气后即可缓解。术后如腹胀明显则继续胃肠减压处理。术后数日仍未排气,有腹胀同时未闻及肠鸣音,要考虑腹膜炎的可能。术后胃肠功能恢复后再次出现腹胀,并伴有肛门停止排气,考虑肠梗阻的存在,应给予胃肠减压处理及其他检查治疗。

④恶心、呕吐:结、直肠癌术后经常会出现恶心、呕吐症状,其原因为麻醉反应、手术刺激和电解质紊乱,应针对原因及时治疗。

⑤尿潴留:为结、直肠癌患者术后常见症状,其原因是部分患者不习惯在床上排尿;麻醉后排尿反射受抑制;疼痛引起膀胱括约肌痉挛;术中损伤支配膀胱收缩的神经。处理上可给予夹闭尿管,锻炼膀胱括约肌功能,同时可给予针灸治疗。

（3）结肠造口的护理

①术后要严密观察,预防造口早期并发症的发生。结肠造口一般在术后 48h 内开放,粘贴一件式透明造口袋,并排空空气。在最初 2d 内只有少量的血性分泌物而无气体和粪便排出,术后第 3 天后才会有气体排出,肠功能已恢复。结肠造口的直径

为 2.5~3.5cm,高度为略高于皮肤 1.5cm 或皮肤平面,便于粘贴造口袋及保护造口周围皮肤。结肠造口黏膜正常颜色为红色或粉红色,类似正常人嘴唇的颜色,表面光滑湿润,如颜色异常及时与医师取得联系。手术后的几天内,造口出现一些水肿现象无需处理,几天后水肿就会逐渐消退,如无消退迹象通知医生查明原因,及时纠正。

②更换造口袋的方法:术后 24h 内无需更换造口袋,除非有渗漏。更换造口袋的基本步骤如下。a. 用物准备:垃圾袋或旧报纸、纸巾、纱布、温水、造口袋、剪刀、造口测量尺、防漏膏等。b. 心理辅导:消除患者对造口的恐惧,鼓励其认真观察,参与造口护理的全过程。c. 去除旧造口袋:撕旧造口袋时要一手按压皮肤,一手轻揭造口袋,自上而下慢慢将底板揭掉,如有困难可用湿纱布浸湿底板再揭掉。d. 观察造口黏膜周围皮肤的情况:检查造口周围皮肤是否有红疹、皮损、溃烂、过敏,观察排泄物的色、质、量及气味,观察造口袋底板渗漏溶解的部位与方向及造口周围皮肤是否平坦。e. 清洁造口及周围皮肤:清洁造口可用纱布或纸巾浸湿温水后由外向内轻轻擦洗,不能用力过大以免损伤造口黏膜而引起出血。造口清洗后,用同样方法清洗造口周围的皮肤,然后用纸巾或纱布吸干皮肤上的水分。f. 粘贴造口袋:造口袋底板剪裁的大小应以造口的形状或大小为标准,周围再加 1~2mm。剪裁合适后,可用手指将底板的造口圈磨光,以免剪裁不齐的边缘损伤了造口。然后将贴在底板上的保护纸揭去,造口圈旁可适当加用防漏膏对准造口贴上,并轻轻按压造口边上的底板,以免湿润的分泌物流至底板下,影响使用的效果。有皮肤不平整或小肠造口的患者,必须使用防漏膏,以减少渗漏。术后早期,患者是以卧位为主,造口袋的开口可向一侧床边。术后恢复期的患者自行换袋,坐或行走的机会增多,造口袋的开口应向下对着自己的腿部。g. 整理用物并详细记录。

(4)术后并发症的护理

①大出血:结、直肠癌术后,应密切观察生命体征的变化,警惕大出血的可能。术后早期如患者出现心率加快、脉搏细数、血压下降、面色苍白、四肢湿冷等情况,提示出血的可能。如再出现大量呕血或便血,从引流管引出大量血性液体,或每小时尿量<25ml,中心静脉压<3.75mmHg,则提示大出血的可能。

术后出血的主要原因是手术区域止血不彻底、

结扎线脱落,凝血功能障碍,围手术期的严重感染造成的弥散性血管内出血也是术后大出血的原因之一。

处理上一般先保守观察,积极进行输血、补液等抗休克治疗。如出血量持续增加或休克症状不能改善,则须再次探查止血。腹腔引流管是观察有无出血的重要渠道,要妥善保护,防止脱落。

②输尿管损伤:输尿管是直肠癌手术中最容易损伤的器官。输尿管损伤的治疗原则是重建排尿通路,保护肾功能。通常术中能够发现,及时采用双 J 管引流。若发现不及时,可暂时做尿流改道,待感染控制后择期行输尿管移植或代替手术。输尿管损伤的患者注意做好尿管的维护工作:a. 妥当固定导尿管,避免翻身时牵拉引起尿道黏膜损伤出血;避免导管受压引起引流不畅、尿液潴留,增加易感因素;保持导尿管位于膀胱水平位以下,尤其是搬运患者或患者起床活动时应夹闭尿管,防止尿液逆流。b. 做好会阴的清洁护理:常规每日 0.05% 碘伏消毒 2 次,患者排便后及时清洁,以蘸消毒液的棉球从近导尿管处以旋转方式向外擦拭,不可来回涂擦,避免再污染。各种护理前护士应严格洗手也是关键。c. 尿袋中尿液应及时倾倒:一般不能>700ml,且尿袋出口处应随时关闭,即应保持密闭的引流系统。尿袋不可接触地面。尿管与尿袋的接口不可松脱,以防受污染。d. 保持患者足够的入水量:使尿量达到 1 500ml 以上;鼓励进食富含维生素 C 的新鲜水果等,减少尿液沉淀结晶。护士应注意观察尿液的性状和颜色,对患者做好配合方面的宣教。

③吻合口瘘:吻合口瘘是结肠癌术后严重的并发症之一,如不及时处理病死率极高。国外报道发生率为 4%~25%,国内报道为 5%~10%。

吻合口瘘发生与全身状况、术前肠道准备、手术操作、吻合口血供和张力、吻合质量、盆腔感染及引流不畅等因素有关。常发生于术后 4~9d,左半结肠由于血供较差,粪便中含有较多细菌,术后吻合口瘘多见,右侧结肠相对少见。

术者认真对待每一个影响吻合口愈合的因素就能减少吻合口瘘的发生。充分的肠道准备是预防吻合口瘘的最主要措施。吻合口瘘一旦确诊,应积极采取有效的措施尽早治疗:a. 首先改善患者全身状况,加强营养支持疗法;b. 因吻合口瘘引起腹腔感染大多为混合感染,故提倡联合使用抗生素,尤其应使用抗厌氧菌药物;c. 积极治疗各种合并疾病,特别是控制好血糖水平;d. 严格禁止使用各种影响患者免疫功能的抗癌药物;e. 右半结肠切除即使发生肠瘘,大多能用非手术治疗的方法治愈;f. 左半结肠发生的吻合口瘘,腹腔内污染重,炎症突出,如抗生素治疗后不见好转,症状加重,应及时做近端肠造口术,通过远端进行冲洗,以清洁瘘口促进愈合。

④术后切口感染、裂开:结、直肠癌手术,术中结、直肠内容物可能溢出,术后切口感染率在5%~10%,是术后最常见的并发症。

切口感染大多发生在拆线后1~2d,导致切口感染的原因主要有营养不良、合并糖尿病等慢性病、手术时间延长、切口局部血液循环障碍、术后引流管放置时间过长造成逆行感染、肥胖患者切口脂肪液化、假肛胶片使用不当等。

术前纠正贫血、低蛋白血症,妥善处理并发症,术后保持通畅的胃肠减压,腹带妥善包扎,减少诱发腹腔内压力骤然升高的因素可降低切口感染的发生。

⑤肠梗阻:术后肠梗阻为结、直肠癌根治术常见并发症,且多为单纯性粘连性肠梗阻,预防较为困难,其形成主要和手术有关。

预防和处理措施:术中仔细操作,关腹前用大量0.9%氧化钠溶液冲洗术区。术后鼓励和督促患者适当翻身和早期下床活动等措施都有利于减少肠梗阻的发生。麻痹性肠梗阻一般可通过保守治疗缓解,措施主要有禁食水、静脉补液、抗感染、胃肠减压等。机械性肠梗阻根据血供情况来决定是否需再次手术探查。

3. 放射治疗护理　应注意保护放射野的皮肤,并密切观察胃肠道反应及血常规的变化。直肠癌放疗常出现放射性直肠炎反应,如腹泻,一般4周左右发生,应在放疗前向患者解释清楚,减少其恐惧心理。遵医嘱给予止泻药,并给予相应的饮食指导。

4. 化学治疗护理　化疗给药后可引起轻度消化道反应,减缓肠蠕动,推迟拔除胃管时间及进食时间,还可有全身乏力或血常规变化。因此应注意加强患者卧床期的早期活动,以促进肠蠕动。如有恶心、呕吐可给甲氧氯普胺10mg肌内注射,并应观察血象变化。

5. 健康教育

(1)规律饮食,少食多餐。注意饮食卫生,禁食生、冷、硬、刺激性食物,宜选用蒸、煮、炖、烩等方法,不宜爆炒、干炸、煎、生拌等方法,进食要细嚼慢咽,防止消化不良和腹泻。应每日补充维生素,可选各种果汁代水饮。

(2)养成定时排便的习惯。宜进食富含粗纤维及润肠的食物,如蜂蜜、新鲜水果等,并保证每日充足的饮水量;在病情允许的情况下适当增加活动量;促进肠蠕动,每日定时顺肠蠕动方向按摩腹部;必要时遵医嘱使用缓泻药。

(3)注意休息,劳逸结合。定期复查,如有不适,及时就医。

(4)结肠造口患者的出院指导

①饮食指导:无论何种造口患者,原则上不需要忌口,只需要均衡饮食即可。多食新鲜蔬菜水果,保持排便通畅。不易消化、产气较多或有刺激性的食物尽量避免食用,如糯米类的粽子、汤圆(不易消化),壳类的瓜子、花生、赤豆、绿豆等(易产气,不易消化),啤酒、可乐、汽水(易产气),辣椒、咖喱、洋葱等(引起异味)。就餐时,应细嚼慢咽,尝试新品种的食物时,应逐样增加,以免引起腹泻。

②日常生活指导:造口患者经过医院的治疗,其原发病得到了治疗,但因造口带来的心理、生理上的变化,影响了造口患者的生活质量,因此帮助造口患者做好日常护理,恢复做人尊严,使他们尽快回归社会至关重要。

首先,是日常沐浴指导。造口者一旦切口愈合就能沐浴。如果患者使用的是一件式造口袋或是一次性造口袋,可以除去造口袋洗澡。如果是二件式造口袋,只需在底板与皮肤接触处贴一圈防水胶布,就可安心沐浴,浴后揭去胶布即可。沐浴时最好选用无香精的中性沐浴液,洗净后擦干,尤其是造口周围的皮肤,然后换上新的造口袋。

其次,是工作和旅行的指导。造口患者术后半年即可恢复原有工作,而且无需担心因造口而影响正常的工作,只需避免过重的体力劳动,注意劳逸结合。坚持定期复查,一般2年内3个月复查1次,2~5年每半年复查1次,发现异常及时就诊。

造口者在体力恢复后,同样可以外出旅游,领略大自然风光。外出旅游注意以下几点:造口袋放在随身行李中,随时更换;外出时带足造口用品,无法清洗时可丢弃;旅途中注意饮食卫生,防止腹泻。

(徐　波)

■ 参考文献

[1] 罗成华.结、直肠癌肿瘤.北京:科学技术文献出版社,2005,10-14,170-175.

[2] Miettinen M, Lasota J. Gastrointestinal stromal tumors-definition, clinical, histological, immunohistochemial, and molecular geneic fetures and differential dagnosis. Vichows Arch. 2001, 438:1-2.

[3] 钱晶,蒋春雷,钱友庆.腹腔镜与开腹手术治疗结肠癌疗效比较[J].南方医科大学学报,2006,26(10):1533-1534.

[4] 杨世昆,方登华,刘斌.腹腔镜直肠癌根治术的应用[J].中周内镜杂志,2002,6(8):109-110.

[5] Miettinen M, Sarlomo Rikala M, Sobin LH, et al. gastrointestinal stromal tumors and leiomyosarcomas I the colon: a clinicopathologic, innunohistochemical, znd moleculargentic study of 44cases. Am J Surf Pathol, 2000, 20: 1339-1352.

[6] 黄锐锋,官伟军.急诊左半结肠一期切除吻合25例治疗体会[J].中国现代医学杂志,2006,16(3):428-430.

[7] 曹月敏.腹腔镜外科学[M].石家庄:河北科学技术出版社,1999:79.

[8] Das G, Gupta S, Shukla PJ, et al. Anorectal melanoma: a large clinicopathologic study from India. Int surg. 2003, 88(1):21-24.

[9] Yap LB, A comparison of wide local excision with abdominoperineal resection in anorectal melanoma. Neary P. Melanoma Res, 2004, 14 (2): 147-150.

[10] 李廷坚,吴佩雁,郭予涛.急诊一期切除吻合治疗结肠癌急性梗阻[J].中国基层医药,2004,11(4):422-423.

[11] 周哲,刘放,王辉.梗阻性左半结肠癌术中结肠灌洗一期切除吻合68例体会[J].辽宁医学杂志,2006,20(1):24-25.

[12] 杨少华,陈少逸,文军,等.结、直肠癌并急性肠梗阻的外科处理附285例Ⅰ临床报告[J].医师进修杂志,2005,28(3):27-28.

[13] 唐振华,汤恢焕,邓震宇.改良式顺行结肠灌洗法在梗阻性左半结肠癌术中的应[J].中国普通外科杂志,2008,17(4):331-332.

[14] 李苏пи,陈占斌.邓伟均,等.大肠癌致肠梗阻的外科处理[J].中原医刊,2006,33(6):34-35.

[15] 陈晋湘,陈子华,陈志康.大肠癌并发急性肠梗阻的外科治疗[J].中国普通外科杂志,2003,12(7):520-522.

[16] 李小平.腹腔镜下结、直肠癌根治术的围手术期护理[J].中国护理杂志,2007,12:82.

[17] 包莉萍,魏红梅.腹腔镜下直肠癌根治术围手术期护理相关[J].国际护理学杂志,2007,26(6):591.

[18] 黄金明,毛立义,郭建功,等.Mile术中乙状结肠造口并发症的防治探析[J].中原医刊,2004,31(4):17.

[19] 丁飚.健康教育对直肠癌结肠造口术患者焦虑状况的影响.解放军护理杂志,2007,24(7B):24-63.

[20] 吴玲,高国昀,王桂,等.健康教育对直肠癌结肠造口术后患者生活质量影响的研究.现代护理,2008,14(4):425-427.

[21] 刘金燕.60例直肠癌患者术后健康教育及康复护理.公共卫生与预防医学,2006,17(3):80-81.

[22] 李长艳,陈亚红,胡海霞,等.直肠结肠造口患者生活质量及其影响因素的研究进展.护理学杂志,2008,23(2):79-81.

[23] 李旭,杨家林.国内外护理新进展[M].长春:吉林人民出版社,2004:158-160.

[24] 卢美秀.护理伦理学[M].北京:北京医科大学出版社,2000:58-64.

[25] 王抑扩.知情权与医疗保护[J].中国卫生政策,2000,16(5):48-50.

[26] 潘孟昭.护理学导编[M].北京:人民卫生出版社,1999:142-159.

[27] 张华.腹腔镜下结、直肠癌根治术32例围手术期护理齐鲁护理杂理,2006,7(12)7:622-623.

[28] 张惠兰,陈荣秀.肿瘤护理学.天津:天津科学技术出版社,1999:393-400.

第 49 章

胰腺癌和壶腹部周围癌

胰腺癌是一种发病隐匿、进展迅速、治疗效果及预后极差的消化道恶性肿瘤。目前胰腺癌居常见癌症死因的第 4 位，居消化道癌症死因的第 2 位，仅次于大肠癌，男性发病率略高于女性。我国目前尚缺乏大规模的胰腺癌流行病学调查资料，但近 20 余年来我国城市胰腺癌发病率大幅度上升。

壶腹周围癌系指发生于胆总管末端、壶腹部及十二指肠乳头附近的癌肿，主要包括壶腹癌、胆总管下端癌和十二指肠癌。在临床上与胰腺癌有很多共同之处，但壶腹周围癌恶性程度低于胰头癌，若能较早明确诊断，手术切除率和 5 年生存率明显高于胰头癌。

【病因】

导致胰腺癌的直接原因目前尚不清楚，下列因素可能参与了胰腺癌的形成。

1. 吸烟　在胰腺癌致癌因素中，吸烟是唯一公认的危险因素，并且随每天吸烟支数和吸烟年限的增加而增高。

2. 饮食　高蛋白、高胆固醇饮食可促进胰腺癌的发生，吃西餐和营养过度增加了患胰腺癌的风险。

3. 糖尿病　糖尿病是胰腺癌的早期症状还是胰腺癌的病因目前尚无定论。

4. 慢性胰腺炎　慢性胰腺炎通常被认为是胰腺癌的危险因素，主要由于两者经常共存，且有相同的致病因素，如吸烟和大量饮酒。

5. 乙醇、咖啡与茶　流行病学研究结果显示乙醇对胰腺癌的作用存在争议，推论认为长期酗酒可以经过慢性胰腺炎而致癌。咖啡与茶对胰腺癌的作用也无定论，有报道茶与胰腺癌发生呈负相关。

6. 职业和环境因素　胰腺癌极少发生在除人类以外的其他哺乳动物中，这说明长期的职业和环境暴露可能是胰腺癌的致病因素。在职业方面，长期接触油剂、杀虫剂、放射剂、石棉、铬酸盐和合成树脂者胰腺癌的发病率较高。

【病理生理】

胰腺导管腺癌占胰腺恶性肿瘤的 95％，其 5 年存活率为 1％～5％，是预后最差的恶性肿瘤之一。我们通常所说的胰腺癌均指导管腺癌。胰腺癌的发生部位，一般以胰头部最多见，占 60％～70％，其次是胰体尾部，全胰癌较少见。胰头癌和胰体尾癌的淋巴结转移多发生在胰头后、前、肠系膜上静脉旁、肝动脉旁、肝十二指肠韧带、脾动、静脉和脾门的淋巴结。胰腺癌最常见的远处转移部位是肝和腹膜。

壶腹周围癌的组织类型绝大多数为乳头状腺癌和管状腺癌。淋巴结转移是壶腹部癌最主要的转移方式，胰头后淋巴结是最常见的转移部位，晚期，肿瘤还可发生肝转移和腹膜种植性转移。壶腹部癌的手术切除率为 52.1％～91.7％，5 年生存率达 28％～61％，均明显高于胰头癌。影响壶腹部癌预后的主要因素为肿瘤的浸润范围，与组织学类型无关。

【临床表现】

绝大多数的胰腺癌在早期没有任何自觉症状，只有在肿瘤发展增大到一定程度时才开始出现症状，所以绝大多数的胰腺癌在其就诊时已为晚期。当胰腺癌肿块增大到开始产生症状时，其首先出现的临床症状均无特异性，在胰腺癌的首发症状中，以上腹部疼痛和(或)上腹部饱胀不适、黄疸、食欲降低和消瘦最为多见，是胰腺癌最常见的三大主要症状。

1. 症状

(1)腹痛：腹痛是胰腺癌的常见或首发症状，出现在 2/3 以上的患者中，腹痛通常表现为上腹部持续性疼痛。发生腹痛的主要原因是由于肿块压迫胰管，使胰管呈不同程度的梗阻、扩张、扭曲及压力增高，引起上腹部持续性或间歇性疼痛。典型的胰腺癌的腹痛症状常在仰卧时加重，夜间尤为明显，而弯腰或屈膝位可减轻疼痛，此可能是由于癌肿浸润压迫腹腔神经丛之故。

（2）黄疸：约50%以上的胰腺癌患者可以出现黄疸，可与腹痛同时或在疼痛发生后不久出现。大多数病例的黄疸是由于胰头癌压迫或浸润胆总管所致。黄疸的特征为肝外阻塞性黄疸，持续性进行性加深，同时伴有皮肤瘙痒，尿色加深，粪便呈陶土色或颜色变浅。

（3）消瘦：绝大多数的胰腺癌患者都有不同程度的体重减轻，其虽非胰腺癌的特异性表现，但其发生频率高于腹痛和黄疸，故应给予足够的重视。

（4）消化道症状：胰腺癌患者最常见的消化道症状是食欲缺乏和消化不良，还可以有恶心、呕吐、腹胀、腹泻、便秘等，晚期可以出现脂肪泻。

（5）精神神经症状：以抑郁最为常见，可能与顽固性腹痛、失眠等有关。

（6）糖尿病：在老年人中，突然发生的糖尿病可能是中晚期胰腺癌的信号，特别是糖尿病合并有食欲下降和体重减轻者更高度提示可能存在有胰腺癌。

（7）其他表现：多数胰腺癌患者有持续或间歇性低热，胰腺癌患者还可有急腹症的表现，以突然发作的上腹或右上腹疼痛、发热、恶心、呕吐等为主要表现；晚期胰腺癌患者可发生血栓性静脉炎或动静脉血栓形成。

2. 体征

（1）肝大：胰腺癌患者出现梗阻性黄疸后约50%左右会出现不同程度的肝大，主要由于肝外胆管梗阻，胆汁淤积，肝内胆管和毛细胆管扩张致肝淤胆性肿大，晚期可演变为胆汁淤积性肝硬化。

（2）胆囊肿大：约50%的胰腺癌患者可触及肿大的胆囊，这通常与胆道下段梗阻有关。临床上对梗阻性黄疸伴有胆囊增大而无压痛者称为库瓦西耶征（Courvoisier），此对胰头癌尤具诊断意义。

（3）腹部肿块：胰为腹膜后位器官通常难以触及，若胰腺癌时已经可以触及肿块则多数为晚期。

（4）腹水：腹水一般出现在胰腺癌的晚期，多为肿瘤腹膜转移所致，亦可由肿瘤或转移的淋巴结压迫门静脉或因门静脉、肝静脉发生血栓而引起腹水，胰腺癌时营养不良、低蛋白血症也可引起腹水。

腹水性质一般为淡黄色的漏出液或血性的渗出液，黄疸严重时腹水可呈深黄色。

（5）脾大：当胰肿瘤压迫脾静脉而导致脾静脉回流受阻或脾静脉血栓形成时，可出现脾大及胰源性门静脉高压的表现，以胰体尾癌多见，此时多提示肿瘤为中晚期。

【辅助检查】

1. 实验室检查

（1）血、尿、粪常规检查：胰腺癌患者早期血、尿、粪常规检查多无异常发现，部分病例可出现贫血、尿糖阳性、粪隐血阳性，或由于胰外分泌功能减退而在粪便中出现未消化的脂肪和肌纤维。出现梗阻性黄疸后尿胆红素为强阳性。

（2）血、尿淀粉酶和脂肪酶检查：胰腺癌导致胰管梗阻的早期血、尿淀粉酶和脂肪酶可升高，对胰腺癌早期诊断有一定价值。

（3）血糖和糖耐量检查：由于肿瘤破坏胰岛细胞，胰腺癌患者中约40%可出现血糖升高及糖耐量异常。

（4）肝功能检查：胰头癌继发胆道梗阻或出现肝转移等情况时，常出现肝功能异常。梗阻性黄疸患者的血清胆红素常超过 $256.5\mu mol/L$，高于胆石症、慢性胰腺炎所致的胆道梗阻。

（5）胰外分泌功能检查：当静脉注射胰泌素后，若胰分泌量减少，碳酸氢钠浓度正常，应考虑胰腺癌合并胰管堵塞；若胰分泌量和碳酸氢钠浓度均减少，则提示胰功能的广泛性损害，如慢性胰腺炎或胰腺癌晚期等疾病。

（6）肿瘤标记物检查 CA19-9 被认为是胰恶性肿瘤最有用的标记物。血清或胰液中的 CA 19-9 水平可用于胰腺癌的分期，判断有无远处转移以及肿瘤的可切除性，并用于疗效判定、术后随访、监测术后肿瘤的复发以及评估预后。但其早期诊断胰腺癌的敏感性低，难以独立解决早期诊断问题。如果结合临床症状和影像学结果，并联合其他肿瘤标记物 CA 125、CEA 的检测，可以成为胰腺癌较好的参考指标。

2. 影像学检查

（1）传统 X 线检查：传统 X 检查包括平片、胃肠钡剂、胆道造影检查，是胰病变诊断的基本检查方法。胰腺癌大多发生在胰头部。胰头癌早期胆总管中下段出现局限性压迹，病变持续发展，则胆总管渐变窄、不规则，呈圆钝或鸟嘴样狭窄，狭窄上方的胆总管扩张、胆囊增大。胃肠造影显示胰头癌对周围器官结构的推压、移位、侵蚀、阻塞等间接征象时，提示肿瘤已属中、晚期。十二指肠环受胰头癌压迫，可见十二指肠环内缘出现双重阴影，锯齿状黏膜皱襞变钝、消失，甚至紊乱破坏。当胰头癌侵犯到胆总管壶腹部周围时，在十二指肠第二段内缘出现凸面向右的反"3"字征，晚期可出现十二指肠狭窄乃至梗阻。

普通 X 线在检查诊断胰腺癌时，不能直接显示胰的轮廓及病变，只能通过胰周围消化道器官的影像学形态改变间接提示胰的病变及性质，诊断限度较大。胃肠钡剂造影检查阴性时，不能排除早期胰腺癌，此时需进一步做敏感性较高的其他影像技术检查。

（2）超声检查：超声诊断胰腺癌的直接依据是胰的形态变化和实质内异常回声区。小胰腺癌轮廓光滑，边缘规则、清楚。弥漫性胰腺癌轮廓不规则，边缘凹凸不整。胰腺癌内部回声与肿瘤大小有关，小胰腺癌以低回声型多见，较大的胰腺癌则可有多种回声表现。超声诊断胰癌的间接依据是胰管和（或）胆道扩张以及周围血管和脏器受压、浸润或转移等。由于胆道梗阻后的胆管扩张早于临床黄疸的出现，因此，超声检查可于临床出现黄疸前发现胆道扩张，可能有助于胰头癌的早期诊断。近年来，常规经腹二维超声对胰腺癌的检出率有了明显提高。三维彩超诊断胰腺占位性病变，除能获得与二维超声相似的结构断面外，还能显示二维超声无法看到的肿物整体观及其内部的细微结构。术中超声定位活检可迅速明确诊断。

（3）电子计算机断层扫描（CT）检查：CT 检查作为一种无创的影像学方法，具有良好的密度分辨率和空间分辨率，在造影剂的辅助下，可清楚地显示胰的轮廓和内部结构，对胰腺癌的诊断准确性高，是诊断胰腺癌以及进行分期的重要影像学手段。

胰腺癌的 CT 表现为直接征象、间接征象和周围浸润征象。肿块是胰腺癌 CT 表现的直接征象。如胰头增大，钩突圆钝变形，高度提示胰头癌。胰管和胆总管扩张是胰头癌的间接征象。胰头癌早期可压迫和侵蚀胆总管壶腹部，表现为肿块局部的胆管管壁不规则，管腔变窄阻塞，出现胆总管、胰管远端扩张，即"双管征"。胰腺癌周围浸润的 CT 表现包括：①肿瘤侵犯血管：螺旋 CT 双期扫描可以更好地显示胰头血管的受侵情况；②胰周脂肪层消失；③胰周围结构的侵犯：胰腺癌侵犯腹膜可引起

腹水，CT 表现为肝、脾外周的新月形低密度带；④淋巴转移：常发生在腹腔动脉和肠系膜上动脉周围，表现为直径＞1cm 的软组织小结节或模糊软组织影；⑤血行转移：胰腺癌易发生早期血行转移，常转移至肝和肺，呈小结节或粟粒样，晚期可转移至骨骼和中枢神经系统。

CT 诊断胰腺癌的准确性很高，文献报道可达98.8%，可列为胰腺癌患者的首选影像学检查手段。

（4）磁共振成像（MRI）检查：MRI 诊断胰腺癌的敏感性和特异性较高。磁共振胰胆管造影（MRCP）可无创性地显示胰胆管扩张、梗阻情况。MR 三维成像能使病变范围和周围结构的关系显示更为清楚。

（5）内镜逆行胰胆管造影（ERCP）：ERCP 对胰腺癌有重要的诊断价值。胰位于腹膜后，位置较深，症状、体征缺乏特异性，目前 B 超、CT、MRI 发现直径＜2cm 的胰腺癌有一定困难。ERCP 检查不但能够提供胰腺癌影像学的间接征象，如主胰管狭窄、管壁僵硬、扩张、中断、移位及不显影或造影剂排空延迟等，诊断率达 90% 以上，而且还能够直接观察十二指肠乳头及其周围情况，并可以收集胰液做脱落细胞学检查。

（6）介入放射学检查：①经皮经肝胆管穿刺造影及引流（PTC 及 PTCD）：主要用于梗阻性黄疸患者。PTC 主要作为了解胆总管远段形态的补充手段，其主要作用是术前进一步了解梗阻部位的解剖和病理关系，另外，作为经皮经肝的介入放射治疗技术，如胆管引流、胆总管内支架、结石套取等的重要引导步骤。PTCD 的目的是引流胆道梗阻者的胆汁、减轻黄疸，保护肝、肾等脏器的功能。经 PTC 证实胆道完全梗阻、病情严重的梗阻性黄疸或伴发胆管感染者，如不宜手术可采用 PTCD 进行姑息治疗。PTCD 诊断胰头肿瘤多为间接的，靠排除胆道结石、胆管肿瘤和壶腹癌来诊断胰头癌。②胰血管造影：胰血管造影可作为胰腺癌的补充诊断手段，对已诊断为胰腺癌的患者可了解局部血管解剖及其与肿瘤的关系，进一步确定手术的可能性。

（7）正电子发射型计算机断层成像（PECT）：PECT 被认为是目前最具潜力的影像学技术。PECT 可显示早期的胰腺癌，并可显示肝及远处器官的转移，腹部可检测出小至 0.5cm 的转移淋巴结，其鉴别肿瘤复发与手术后改变的情况优于 CT，但在术前评估肿瘤可切除方面不及 CT。

(8)放射性核素扫描:放射性核素扫描可同时观察胰腺的形态和功能,为诊断胰腺癌提供了一种简便、无创的方法,若与其他检查方法相配合,对胰腺癌的早期诊断有肯定价值。

【治疗要点】

1. 手术治疗 迄今,根治性手术切除是唯一有望治愈胰腺癌的治疗方法。因绝大多数胰腺癌患者就诊时已属晚期,失去根治性手术的机会,所以,胰腺癌术前可切除性评估对合理地选择治疗方法,提高手术切除率,降低手术死亡率,提高患者生存质量具有重要意义。

胰腺癌术前可切除性的评估是基于对肿瘤大小、胰周围组织器官浸润和转移的预测以及主要大血管受侵犯情况的综合评估。术前判断胰腺癌可切除的一般标准为:①肿瘤局限于胰腺内、或仅直接侵犯胆总管、十二指肠、脾或胃;②肿瘤没有侵犯周围的大血管;③没有明显的淋巴结转移;④没有肿瘤的腹膜种植、肝或其他远处转移。总体而言,胰头癌手术仍然存在着手术切除率低、并发症多、死亡率较高以及远期效果差等诸多问题。目前几种胰头癌的根治性术式有以下几种。

(1)胰十二指肠切除术:适用于肿瘤位于胰头、无肝门、腹腔动脉周围、肠系膜根部及远处的淋巴结转移,无肠系膜上动脉或下腔静脉的侵犯,未侵及或仅局部侵及门静脉,无脏器转移的胰肿瘤。能否施行胰十二指肠切除术的关键是探查肿瘤是否浸及门静脉和肠系膜上静脉。切除范围:①肝总管中部以下的胆道及周围淋巴结;②肝总动脉和腹腔动脉旁淋巴结;③远端 1/2 胃,十二指肠和 10cm 空肠;④胰头颈部,在门脉左侧 1.5cm 处切断胰腺;⑤肠系膜上动脉右侧的软组织;⑥肠系膜及肠系膜根部淋巴结;⑦下腔静脉及部分腹主动脉前的腹膜及软组织,如肿瘤仅局部浸及门静脉,可切除部分门静脉。

(2)保留幽门的胰头、十二指肠切除术:胰头及其周围的良性病变是它的主要适应证。保留幽门的胰头、十二指肠切除术保留全胃、幽门及十二指肠壶腹部,其最主要的优点就是缩短了手术时间,减少了术中出血,使患者术后能够更快恢复,但同时也使患者术后胃溃疡和胃排空障碍的发生有所增加。

(3)扩大的胰十二指肠切除术:①联合血管切除与重建的术式;②区域性淋巴结廓清术;③区域性扩大切除术。

2. 姑息性手术治疗 对于晚期胰腺癌患者,以下三种临床症状需积极进行姑息治疗:梗阻性黄疸、胃输出道梗阻和疼痛。术前准确的临床分期是正确选择姑息性手术治疗的前提。对不能手术切除或不能耐受手术的患者,可行内引流术,如胃-空肠或胆囊-空肠吻合术,以解除胆管梗阻;伴有十二指肠梗阻者可做胃-空肠吻合,以保证消化道通畅;腹腔神经丛封闭有助于减轻疼痛。

3. 非手术治疗

(1)化学治疗:氟尿嘧啶和吉西他滨在胰腺癌的化疗中,具有里程碑的意义。

(2)放射治疗。

(3)光动力治疗。

(4)其他:基因治疗、免疫治疗、细胞信号传导抑制剂、高强度聚集超声治疗。

【护理措施】

1. 术前护理

(1)心理护理:胰腺癌恶性度高、手术切除率低、预后差,因此患者对治疗缺乏信心,很难接受诊断,常会出现否认、悲哀、畏惧和愤怒等不良情绪,护理人员应予以理解,多与患者沟通,了解患者的真实感受,满足患者的精神需要。同时根据患者掌握知识的程度,有针对性的介绍与疾病和手术相关的知识,使患者能配合治疗与护理,促进疾病的康复。

(2)术前减黄治疗:当血清胆红素水平超过 $200\mu mol/L$ 时,肾小管和集合管受损明显,而肾功能损害是造成梗阻性黄疸患者术后发生并发症和手术死亡的主要原因。因此,缩短胆管梗阻时间及降低血胆红素含量对避免术后发生急性肾衰竭是极为有益的。对于黄疸较重者,术前应及时行经皮经肝胆管引流术(PTCD)。

(3)皮肤护理:梗阻性黄疸患者可出现皮肤瘙痒,应注意勤洗澡更衣,不要搔抓,以免造成感染。

(4)改善肝功能:长期营养不良或阻塞性黄疸均可引起肝功能损害。对有阻塞性黄疸者,如静脉给予维生素 K 治疗不能使凝血酶原时间好转,往往意味着肝代谢功能不良。可给予保肝药、复合维生素 B 等;静脉输注高渗葡萄糖加胰岛素和钾盐,有利于增加肝糖原储备,并纠正低钾。

(5)加强营养支持:伴阻塞性黄疸的胰头癌患者单靠饮食很难改善其营养状况,必须依靠肠内或肠外营养。应尽可能选用肠内营养,留置鼻肠营养管,滴注安素等营养液和 PTCD 回收的胆汁,一般应用 10～14d,与此同时纠正水、电解质失衡、贫血和低蛋白血症,以维持机体血流动力学的稳定,增强耐受手术的能力。护理中应注意保持营养管的通畅,应每 8 小时脉冲冲管 1 次,肠内营养制剂可经泵连续滴注,喂养的速率必须使患者在初期有足够的时间去适应,一般需要 3～4d 的启动期;喂养的浓度,开始时宜用等渗的,速率宜慢,以后每日增加 25ml/h,直至液体量能满足需要。喂养过程中应监测患者对胃肠内营养的耐受性。患者不能耐受的表现为腹胀、腹痛、恶心,严重者可以呕吐、腹泻、肠鸣音亢进。在开始喂养阶段,应每 4～6 小时巡视患者 1 次,询问及检查有无以上症状出现。以后可每日检查 1 次患者,如患者有不能耐受的症状,则应查明是浓度过高,还是速率过快或其他原因,针对原因给予及时处理。

(6)疼痛护理:胰腺癌患者的疼痛远比其他癌症患者的疼痛更为严重。有些患者的疼痛非常严重,以至于他们在所有清醒的时间里都需要进行疼痛治疗,这导致他们的生活质量很差。胰腺癌的疼痛治疗分四步:①对乙酰氨基酚;②复合镇痛药物;③吗啡;④介入治疗。护理人员应遵医嘱及时给予有效的镇痛,并评估镇痛药的效果。

2. 术后护理

(1)术后出血:术后密切观察生命体征、切口渗血及引流液,准确记录出入量。术后 1～2d 和 1～2 周时均可发生出血,表现为经引流管引流出血性液、呕血、便血等,患者同时有出汗、脉速、血压下降等现象。出血量少者可给予静脉补液,应用止血药、输血等治疗,出血量大者需手术止血。

(2)维持血容量,保持血压稳定:CVP 可反映循环血量及心功能。CVP 的正常值为 8～12cmH$_2$O,低于 8cmH$_2$O 提示血容量不足,应加快补液速度,必要时应增加输注液体中的胶体成分,以尽快补足血容量。超过 12～15cmH$_2$O 则提示血容量过多或心功能不全,此时应限制输液量并加用强心药物。若血压低需遵医嘱应用血管活性药物,当血容量补足后仍尿少,可应用利尿药,必要时重复使用并加大用量。

(3)维持水、电解质和酸碱平衡:应根据每日尿量、消化液排出量、流量等,结合年龄和心肺功能等,调节每日液体和电解质等的入量。大手术后醛固酮分泌增多,术后呕吐及各种引流液的丢失,在静脉输注葡萄糖注射液后,特别是在应用外源性胰岛素时,易使钾转入细胞内,造成低钾血症的发生,

故应注意钾的补充。

(4)密切观察引流液的量和性质:特别注意对腹腔出血、胰瘘、胆瘘和肠瘘等并发症的观察和护理,保持引流管的通畅,定时挤压,勿打折和弯曲。

(5)血糖控制:在术后早期患者禁食卧床期间,应用静脉注射泵均匀泵入胰岛素,并动态监测血糖水平,血糖应控制在 8.4～11.2mmol/L(150～200mg/dl)。

(6)术后镇痛:术后 24～48h 疼痛最为明显,以后逐渐减轻。近几年采用镇痛泵作为镇痛措施的做法很普遍。镇痛泵具有患者自控镇痛功能,由于药量小,一般不会影响循环系统功能,但连续使用肯定会影响术后胃肠道蠕动和排尿功能的恢复。

(7)并发症的观察与护理

①胰瘘:胰瘘是胰十二指肠切除术后最常见的并发症和导致死亡的主要原因。胰瘘经非手术治疗多能自行闭合;长期不愈合需再行手术治疗。如患者情况稳定,应予以非手术治疗,包括禁食、全胃肠外营养以及保持腹腔引流通畅。此外,遵医嘱应用生长抑素类似物奥曲肽有可能促进胰瘘愈合,并减少胰液及淀粉酶和碳酸氢盐成分,对高流量胰瘘患者可考虑应用。

②防治感染:腹腔感染的预防十分重要,主要措施有麻醉后即静脉输注广谱抗生素,术中注意无菌操作,避免胃肠道内容物溢入腹腔;消化道重建前、后用温 0.9%氯化钠溶液冲洗腹腔,保持腹腔引流管通畅等。

③胆瘘:胆瘘发生率在 10%以下。往往发生在术后 5～7d,表现为自引流管流出大量胆汁。每日数百毫升至 1 000ml 不等。只要术后引流管内有黄色内容物出现就应测定胆红素含量及酸碱度。术后早期发生高流量胆瘘者应及时再手术并放置 T 管引流。在胆瘘发生期间应注意维持水和电解质平衡。

④胃排空延迟:胃排空延迟是指术后 10d 以后仍不能规律进食,或需胃肠减压者。处理原则是祛除病因,应用动力药物及营养支持。多数患者经非手术治疗 3～6 周或以后能恢复。胃造口术有利于保证胰、十二指肠切除术后胃内充分减压,如果患者并发胃排空障碍,则可以长期保留胃造瘘而无需留置鼻胃管。

⑤肺炎和肺不张:术后患者出现高热、呼吸急促等异常应怀疑有胸部并发症。胸部 X 线可明确诊断。处理方法为鼓励患者咳痰、使用化痰措施

［静脉用痰液稀释药如氨溴索（沐舒坦）、超声雾化吸入］、选用敏感的抗生素等。

（8）健康指导：①年龄在 40 岁以上，短期内出现持续性上腹部疼痛、腹胀、食欲减退、消瘦等症状时，应注意对胰做进一步检查；②饮食宜少量多餐，以均衡饮食为主；③按计划放疗或化疗放、化疗期间定期复查血常规；④术后每 3～6 个月复查 1 次，若出现进行性消瘦、贫血、乏力、发热等症状，及时到医院复诊。

（马玉芬）

■参考文献

[1] 赵玉沛.胰腺病学.北京:人民卫生出版社,2007:494-547.

[2] 沈魁,钟守先,张圣道.胰腺外科.北京:北京科学技术出版社,2000:406-427.

[3] 临床胰腺病学.赵玉沛主译.天津:天津科技翻译出版公司,2007:271-381.

[4] 曹伟新,李乐之.外科护理学.4 版.北京:人民卫生出版社,2008:337-338.

[5] 吴孟超,吴在德.黄家驷外科学.7版.北京:人民卫生出版社,2008:418-426.

第50章

动脉硬化性闭塞症

动脉硬化性闭塞症(arteriosclerosis obliterans,ASO)是全身性动脉粥样硬化在外周动脉的表现,是全身性动脉内膜及其中层呈退行性、增生性改变,使动脉壁增厚、僵硬、纤曲和失去弹性,继发性血栓形成,引起动脉管腔狭窄,甚至发生阻塞,使肢体出现相应的缺血症状的疾病。ASO 是常见的周围血管疾病之一,近年来,尤其在我国,随着人民生活水平的提高,饮食结构改变及人口老龄化进程的加速,发病率逐年提高。

【病因】

动脉硬化性闭塞症的发病基础是动脉粥样硬化,目前研究动脉硬化性闭塞症的病因主要是从"影响动脉粥样硬化形成"入手。动脉粥样硬化形成确切病因目前尚不清楚。大量流行病学调查发现,有些因素与其发生有明显的统计学关系,但未必是因果关系,因而把这些因素称为危险因子。目前公认的最重要的危险因子为高血压、高血脂、吸烟及糖尿病。次要的危险因子如肥胖、精神社会因素、内分泌、遗传等因素。数个危险因子可综合起来作用,经过长期深入研究,认为该病的发病原因是多方面的,许多因素在患病过程中起到一定作用。

1. 年龄 动脉硬化性闭塞症临床上绝大多数为 45 岁以上的中老年患者,男性患者平均年龄为 60 岁,女性 65 岁左右。动脉硬化性闭塞症的发病基础是动脉粥样硬化。而后者与年龄的关系十分明显,老年人动脉发生退行性病变,内膜不断受到损害,内皮细胞屏障功能降低,抗凝物质减少,促凝物质增多,故容易发生动脉硬化性闭塞症。

2. 性别 在动脉硬化性闭塞症患者中,男性明显多于女性,统计国内文献资料男女比例为(6~8):1;发病年龄女性比男性晚 5~10 年,这可能与雌激素保护血管的作用有关。

3. 血脂 动脉粥样硬化的发生与食物中过多的饱和脂肪酸有关,所以膳食中动物脂肪多的国家和地区,动脉粥样硬化及硬化性闭塞症的发病率较高。另外,脂质代谢紊乱性疾病,如糖尿病、肾病综合征、黏液性水肿和遗传性脂蛋白代谢异常等,动脉硬化发病率都比较高、出现的年龄比较早,病变的程度也比较重。

4. 吸烟 动脉粥样硬化患者中有吸烟史者占 80% 以上。吸烟对脂质的正常代谢产生有害的影响,加速动脉硬化性闭塞症的形成。

5. 高血压 是动脉粥样硬化形成的一个重要因素,同时也是 ASO 的常见并发症之一。高压力血流对动脉壁产生张力性机械损伤,内膜的生理屏障功能降低,动脉结构发生变化,有利于动脉粥样硬化的形成。50%~70% 的动脉粥样硬化患者伴有高血压。

6. 其他 维生素 C 缺乏、遗传因素、感染等因素均可以使血管内膜通透性增强,使血浆内的蛋白质、类脂质、钙质透过内膜,沉积在血管壁;锌、铬摄入量的减少,锌、铜比例失调及镉、铅等摄入量增加都对血管壁产生不利影响,加速本病的发生。另外,心理因素也是本病的发病原因之一。

【临床表现】

1. 症状 ASO 临床症状的轻重主要取决于肢体缺血的发展速度和程度。主要有以下症状:①肢体怕冷、沉重感、麻木、刺疼感,甚至灼热感,这些症状主要是缺血性神经炎所致;②静息痛,为本病最突出的临床表现之一,也是患者就医的主要原因,最初多发生在患者刚刚入睡后 10~15min 时,为肢体动脉已经闭塞,缺血加重的表现。

2. 体征 ①肢体动脉搏动减弱或消失;②动脉血管杂音;③溃疡和坏疽;④肌肉、皮肤及指甲缺血、缺氧的表现,如肌肉萎缩、指甲变厚、皮肤干燥等。

3. 临床分期 国内外曾有多种分期方法来描述其缺血表现,而以 Fontaine 和 Rutherford 分期方法应用最多。Fontaine 具体分期如下:

Ⅰ期:无症状。

Ⅱ期(局部缺血期):Ⅱa 期,轻微跛行;Ⅱb 期,中重度跛行。

Ⅲ期(营养障碍期):病情进展出现缺血性静息痛。皮肤苍白,跛行距离缩短,跛行疼痛加重。下肢皮肤干燥、皱缩、汗毛稀疏,趾甲生长缓慢,粗糙、变形,常合并甲沟炎或甲下感染,末梢动脉搏动消失。

Ⅳ期(坏疽期):病情晚期。缺血严重,肢端出现溃疡或坏疽,可合并感染。根据坏死范围分 3 级。1 级:坏死(坏疽)仅限于足部或掌指关节远端;2 级:坏死(坏疽)超越上述关节以上;3 级:坏死(坏疽)扩大到踝或腕关节以上。

【辅助检查】

1. 全身检查 包括血脂测定、心电图、心功能及眼底检查等。

2. 局部检查 ①脉搏:腹主动脉、髂动脉闭塞性病变时,根据病变的不同程度及侧支循环建立的情况,双侧股动脉搏动可以有不同程度减弱,甚至消失。②血管杂音:由于血流通过狭窄的管腔引起震颤,故临床上可以听到血管杂音。在腹股沟处听到血管杂音多提示髂动脉处的病变,脐周听到的血管杂音多为腹主动脉处的病变。

3. 无创性血管检查 通过无创性血管检查不但可以确定对动脉硬化性闭塞症的诊断,而且可以对病变的严重程度进行定量的评价。①彩色超声多普勒检查:可以直接确定病变位置及范围。该项检查有助于动脉硬化性闭塞症的早期诊断。②踝肱指数(ankle brachial index,ABI)是通过测量踝部胫后动脉或胫前动脉以及肱动脉的收缩压,得到踝部动脉压与肱动脉压之间的比值。正常人休息时踝肱指数的范围为 $0.9 \sim 1.3$,<0.8 预示着中度疾病,<0.5 预示着重度疾病。

4. CTA 或 MRA 为无创性检查,对于判断下肢动脉病变程度、部位以及侧支循环建立的情况很有帮助,也可以作为确定治疗方案包括手术方案的重要依据,目前应用渐多。

5. 血管造影 血管造影一直被作为 ASO 诊断的"金标准",经动脉穿刺插管造影术可以提示动脉病灶的确切范围、是否为多发性以及动脉阻塞程度,也可了解侧支循环建立的情况,是制定手术方案所不可缺少的检查。

6. 特殊检查 血浆内皮素、一氧化氮水平等血浆内皮细胞活性因子水平的检测对本病的诊断有一定的辅助作用。

【治疗要点】

本病多发于中老人,病情复杂,并发症多,治疗比较困难,截肢率和病死率高。治疗动脉硬化性闭塞症的原则是:①改善肢体血液循环,控制病情发展,降低血液高凝状态,促使动脉粥样斑块消退;②积极内科治疗、控制并发症;③配合有效的手术治疗,挽救肢体。

1. 降血脂疗法 动脉硬化性闭塞症的发病因素中,脂质代谢异常占主要地位。患者的血脂含量多高于正常,应用药物治疗降低血脂含量,对于延缓血管病变的发生和发展有积极的作用,成为临床上常用的辅助治疗。

2. 解痉疗法 应用血管扩张药,解除血管痉挛,促进侧支循环建立,从而改善肢体血供,缓解疼痛,防止坏疽的发生,也是临床常用的预防和治疗方法之一。常用药物有前列腺素 E_1(PGE_1),这是一类有生物活性的不饱和脂肪酸,具有明显的扩张外周血管的作用,能使肾血流量和冠状动脉血流量增加,并具有抑制血小板凝聚、血栓素 A_2 生成、动脉粥样脂质斑块形成及免疫复合物作用,可产生镇痛和调节神经作用。作为一种治疗 ASO 的辅助治疗方法,值得推广使用。

3. 祛聚疗法 应用血小板抑制药,抗血小板聚集,防治血栓形成。常用药物:①阿司匹林 $25 \sim 75mg$,口服;②双嘧达莫(潘生丁)$50mg$,3/d,口服;③己酮可可碱是一种抗血小板聚集和扩血管药物,可改善血液流体性质和增加末梢组织的血液流量。新的抗血小板功能为主的治疗 ASO 药物相继在临床上推广。例如 5-HT 受体制剂的萘呋胺(来必循宁)和沙格雷酯(安扑拉、安布乐克),广谱血小板拮抗药的噻氯匹定(邦解清胶囊和天新利博)及增殖 CAMP 和抑制血小板强度大的西洛他唑(培达片)等。

4. 去纤和溶栓疗法 这类药物主要是降低纤维蛋白原浓度,预防血栓形成,以及溶解纤维蛋白,使已形成的血栓得以溶解。主要对血液高凝状态、血栓形成、急性动脉栓塞等有效。常用药物有:①尿激酶 20 万～30 万 U 加入 5%葡萄糖注射液或生理盐水 $250 \sim 500ml$ 中静脉滴注,1/d,连续应用 5～

7 d;②巴曲酶 5BU 加入 0.9％氯化钠注射液 300ml 中,静脉滴注,隔日 1 次,6 次为 1 个疗程,2 个疗程间隔 10～15d。

5. 抗凝疗法　常用药物有肝素等,小剂量肝素皮下注射,安全可靠,50～150mg/d,每 8～12 小时 1 次。术后用 3～5d,然后改口服抗凝药。或用肝素 100mg 溶于 5ml0.9％氯化钠注射液中,雾化吸入,每周 1 次。连用 5～20 周。口服抗凝剂主要有双香豆素、华法林、醋硝香豆素(新抗凝)等,均须服用 1～6 个月。目前临床使用超低分子肝素治疗血栓性疾病,取得理想的疗效,且不良反应少。

6. 其他治疗　由于动脉硬化性闭塞症患者多是中老年人,病程较长,病情复杂,并发症较多,临床上亦常配合应用其他治疗方法。如抗生素治疗、支持疗法和并发症治疗。

7. 手术治疗　动脉硬化性闭塞症多属阶段性阻塞,而位置较高,在患者全身情况允许的情况下,通过动脉造影检查,对血管阻塞部位、范围、程度、侧支循环建立状况和远侧流出道状况进行充分了解后,可施行血管重建手术。如果肢体已经发生溃疡和坏疽,就应施行相应的坏死组织切除或截肢术。常用手术为以下几种。

(1)血管重建术:血管重建术是通过手术来重建病变肢体动脉血液循环的一种积极的治疗方法,包括:①动脉旁路血管移植术;②解剖外动脉旁路移植术;③原位大隐静脉旁路移植术;④静脉动脉化;⑤腔内血管外科技术,包括:经皮腔内气囊导管形成术(PTA)、激光血管成形术、动脉粥样硬化斑块切除术、血管镜等。

(2)动脉血栓内膜剥脱术:此手术主要适用于闭塞性动脉硬化症,局限性、短动脉严重狭窄或完全闭塞,范围在 5～6cm。或在直视下切除,或采用半开放式剥脱器取出血栓内膜。据报道,此手术 5 年通畅率为 60％左右。如在此手术基础上,再应用 PTA 技术,扩张远侧动脉,消除狭窄,可提高手术治疗效果。

(3)动脉血栓取出术:闭塞性动脉硬化症并发急性动脉栓塞或血栓时,肢体严重缺血可发生广泛性坏疽。应尽早施行动脉血栓取出术,一般认为动脉栓塞后 6～8h 是手术取栓的最佳时机。若病程较长,肢体已有肢端坏死,但无明显大面积坏死,仍可试用取栓术,以达到降低截肢平面的目的。若肢体肌肉已坏死,取栓不能挽救肢体,或全身状况较差,处于濒死状态,则是取栓术的禁忌证。

【护理措施】

1. 一般护理

(1)饮食护理:原则上给予患者易消化、高蛋白、高维生素、低脂肪饮食,禁食生冷、辛辣等刺激性、难消化饮食。如:多食新鲜蔬菜、水果、粗粮、豆类,尤其是绿叶菜、海带、海蜇、紫菜、木耳、洋葱、大蒜等,各种蔬菜及瓜果含有维生素 C 和维生素 B_6,茶叶及豆类食物都含有丰富的微量元素铬、锰,能起到抗动脉硬化的作用。少吃含高胆固醇和高脂肪的食物,忌食辣椒、胡椒、酒类、肥肉、动物油、动物内脏、奶油、巧克力等食物。饮食不宜过咸。

(2)患肢护理:寒冷会使血管痉挛,使肢体营养障碍加重,因此,应避免患肢直接暴露于寒冷环境中。可以通过穿棉袜、棉鞋、增加棉被、提高房间温度等措施来保暖患肢。但由于温度过高使组织耗氧量增加,而患肢又处于供血不足状态,会使组织更加缺氧,致患肢疼痛加剧,因此,不可使用热水袋、电热毯等给患肢直接加温或者将患肢直接浸泡于 50℃以上的热水中。鞋袜宜宽松,不宜过紧,避免血流受阻穿着松、软、暖的棉袜,以免磨破皮肤,预防摩擦以免造成溃破而不易愈合。

(3)功能锻炼:由于局部疼痛,患者常弯膝抱足而坐,彻夜难眠,使血管长时间受压,血液阻滞加重,应指导患者放平肢体,保持肢体正常功能。指导患者进行功能锻炼:患者仰卧,抬高患肢呈 45°停留 1～2min,水平放置 2min,再做踝关节旋转和足趾屈伸数次,约 2min 后,重复上述动作,反复 5 次,每天锻炼 4～5 次。另外可适当下地走动,3/d,每次 15～20min,逐渐增加活动量。

(4)心理护理:病程比较缓慢,临床上表现为周期性加剧,且难治疗,易反复,患者往往表现出精神抑郁、悲伤、焦虑。特别是截肢患者,护理人员要关心、体贴患者的痛苦,耐心解释,正确引导,使其配合医护人员积极治疗,树立战胜疾病的信心。

2. 手术护理

(1)术前护理:鉴于 ASO 可致组织灌注减少,故术前护理措施主要从改善全身状况,避免血管进一步痉挛,保护患肢等方面着手进行。

①督促患者戒烟,少饮或不饮含咖啡因类的饮料,避免交感神经兴奋,导致血管收缩。

②坚持低脂饮食。

③严重供血不足的患者应避免用热水洗浴,以免增加组织代谢,加重症状。

④下肢或足趾有溃疡形成者,在给予高维生

素、高蛋白饮食加强营养,促进伤口愈合的同时应积极换药,控制创面感染,干性坏疽的部位应保持干燥。

⑤因 ASO 患者多系高龄患者,且常伴有高血压、糖尿病等全身性疾病,故术前要常规完善心电图、空腹血糖、动脉血气分析、血黏度、凝血酶原时间、纤维蛋白原等检查项目,帮助需全麻患者锻炼咳嗽,教会患者使用坐便器,床上排尿。

(2)术后护理

①术后出血情况监测:由于血管手术术中、术后多用低分子肝素抗凝,容易出现术后出血。另外术中可能大量输库存血而未加用血小板,可引起稀释性血小板减少症,导致凝血障碍、出血增加。故术后需严密观察切口渗出及引流管中引流液的颜色、性质和量。对于引流量大、色深、伴有心率加快、血压下降,血细胞比容进行性下降的患者,应及时报告医师,以便早期诊断,早期治疗。

②肺、心、肾功能的监测和护理:一般 ASO 患者年龄较大,术前往往伴有心、肺功能不全。术中由于全麻对呼吸道的刺激,及血管阻断(尤其阻断主动脉)引起的缺血再灌注损伤,可加重患者重要脏器的功能障碍。对手术创伤大、合并症多的患者术后行心电血压监护,监测血氧饱和度,定期复查动脉血气、血电解质、肝肾功能。对于心功能不良的患者,严格控制补液量和速度,并做深静脉置管,监测中心静脉压,根据中心静脉压调节补液速度;对于呼吸衰竭的患者,当术后血氧饱和度<90%时,给予高流量氧 7~8L/min,若血氧饱和度>90%时,则可持续低流量吸氧 3 L/min,以防持续高浓度给氧对呼吸的抑制作用;肺部听诊有干啰音的患者,可加用平喘药如氨茶碱,同时予常规雾化吸入。进一步指导患者做深呼吸,有效咳嗽排痰。术后 24~48h,至少每隔 4 小时帮助患者翻身拍背、咳嗽排痰。若患者因虚弱无力咳嗽,或并发肺炎、肺不张等,可采用深部吸痰法或纤维支气管镜吸痰。常规记录 24h 出入量,当 24h 尿量<500ml 时,需及时向医师报告。

③手术侧肢体的监测:术后认真观察患肢皮温、脉搏、颜色,测试皮肤感觉,并与术前相比较。特别要注意患肢有无进行性加重的胀痛、肿胀和压痛,以警惕严重缺血再灌注损伤的发生。术后每天都用 Doppler 听诊器检测患肢动脉血流,对怀疑有动脉阻塞的患者应及早诊断处理。

④体位治疗:加强对患者各种术式术后正确卧位的指导,教会患者如何进行床上运动。如对于股-动脉(膝下)人工血管转流术后的患者,应采用小腿抬高加屈膝位。患侧小腿抬高 15°~20°,有利于下肢静脉回流,可在术侧膝下垫一软垫,避免腘窝受压。患肢的覆盖物应轻、软,保暖性能好,患肢不宜热敷以免局部皮温增高而增加耗氧量。鼓励患者早期在床上行肌肉收缩和舒张交替运动,通过肌肉的挤压运动,促进静脉血液的回流和组织间液重吸收,有利于减轻患肢肿胀,防止下肢深静脉血栓形成。

⑤术后抗凝疗法的监测:在药物治疗上,术后常规运用低分子肝素和华法林。用药期间要严密观察有无出血,随时观察切口和引流情况,还要注意牙龈、鼻腔、皮肤、切口、针眼及消化道等,一旦发现上述部位有出血,要及时提醒医生,减量或停用华法林,必要时可用维生素 K 对抗。

(马玉芬)

第 51 章

尿 路 结 石

尿路结石是泌尿外科的常见病之一,在泌尿外科住院患者所患疾病中占居首位。欧美国家的流行病学资料显示,5%~10%的人在其一生中至少发生一次泌尿系结石,欧洲尿路结石年新发病率为100~400/10万人。我国尿路结石发病率为1%~5%,南方高达5%~10%;年新发病率为150~200/10万人,其中25%的患者需住院治疗。近年来,我国尿路结石的发病率有增加趋势,是世界上三大结石高发区之一。

第一节　概　　述

尿路结石按部位可分为上尿路结石(即输尿管开口以上的尿路结石,包括肾、输尿管结石)和下尿路结石(包括膀胱结石、尿道结石);按病因分为代谢性结石、感染性结石、药物性结石和特发性结石;按结晶成分可分为含钙结石与不含钙结石。

【病因与发病机制】

尿路结石是一种人体病理矿化造成的疾病,它的病因和结石的形成过程极为复杂,影响结石形成的因素也很多,主要有以下三大方面。

1. 流行病学因素　包括年龄、性别、种族、遗传、环境、饮食习惯和药物等。

(1)性别:成年男性比女性更容易患结石病。从一些数据,包括住院患者、门诊患者和急诊患者等看,男性患病者是女性的2~3倍。可能是雌激素有防止结石形成的作用,可增加肾钙的吸收并减少骨钙再吸收。

(2)种族:结石病患病率存在人种/种族差异。Soucie(1994年)发现美国男性中结石患病率最高者为白种人,其次分别为西班牙人、亚洲人和美籍非洲人,患病率分别是白种人的70%、63%和44%。美国妇女中,白种人患病率最高,而亚洲妇女最低(约是白人的一半)。其他作者报道在美国白种人和亚洲人之间患病率有更大的差异(3~4倍)。

(3)年龄:20岁之前发生结石相对少见,但40~60岁高发。女性结石发病有2个年龄段,第2个发病高峰在60岁,正是绝经期的开始。

(4)环境:结石病地理分布趋势与环境危险因素有关。结石病高患病率见于炎热、干旱或干燥气候,如高山、沙漠或热带地区。回顾多个世界范围地理因素调查报告,发现结石患病率高的地区包括美国、大不列颠群岛、斯堪的纳维亚和地中海国家、印度、巴基斯坦北部、北澳大利亚、中欧、马来半岛的一些岛屿和中国。除外其他危险因素,学者们认为周围温度和日照时间与结石患病率相关。然而,遗传因素和饮食的影响可能要强于地理因素。

(5)气候:结石病的季节性变化很可能与温度有关,通过出汗导致体液丧失以及日照增加维生素D而影响结石形成。夏季7~9月份结石病高发。

(6)职业:暴露于热源和脱水同样是结石病的职业危险因素,结石形成比率最高。长期坐位的工作人员,例如从事管理或专职工作,结石形成危险性增加。

2. 代谢因素　例如甲状旁腺功能亢进(包括高血钙、低血磷、高尿钙、高尿磷)等。

3. 局部因素　包括梗阻(尿液排出不畅造成尿盐沉积);感染(细菌改变尿液酸碱度,菌落、脓块、坏死组织形成结石核心);异物(形成结石核心)等。

【病理生理】

病理变化的特点和程度取决于结石的性质、部位、大小、数量、形状、活动度及尿液引流的影响,有无感染和增大速度对肾的病理变化关系亦较密切。结石可造成尿路阻塞,并发感染,而梗阻和感染又易造成结石产生,同时又是损害肾的两个主要原因。梗阻引起积水,积水易引发感染,感染又可加重梗阻。如此反复恶化可使肾实质遭到破坏,最后导致肾衰竭。但结石的大小与梗阻程度不一定成正比。

此外,多发性结石在继发感染的基础上可发生癌变,且多为鳞状上皮癌。

第二节　上尿路结石

【临床表现】

1. 症状　临床表现与结石大小、活动度、有无梗阻和感染有关。

(1)疼痛:结石的主要症状。一般是结石侧的肾区和上腹部隐痛或钝痛,少数可发生在对侧。当结石引起肾盂输尿管交界处嵌顿或输尿管嵌顿时,会产生绞痛。绞痛常突然发生,并向背部、下腹、会阴放射,同时伴有恶心、呕吐。发作可持续几分钟至几小时不等。

(2)血尿:血尿因结石损伤黏膜造成。多在绞痛发作时或发作后出现,多数为镜下血尿,有时可出现肉眼血尿。有 20%～25% 患者在疼痛发作时可以无血尿。

(3)脓尿:合并感染时可出现脓尿。急性发作时可伴有寒战、发热、尿频、尿急、尿痛等。

(4)尿闭:双侧肾结石引起的双侧尿路梗阻可出现尿闭,或一侧结石梗阻而对侧发生反射性尿闭。

(5)排石史:在疼痛和血尿发作时尿内可见沙粒或小结石排出,结石通过尿道时有尿液阻塞及尿道刺痛感,结石排出后尿流立即恢复通畅,患者有轻松感。

(6)腰部包块:结石梗阻引发严重肾积水时,可在腰部或上腹部触及包块。

2. 体征

(1)全身检查。①肾功能不全:贫血、水肿、高血压、代谢性酸中毒等。②痛风:痛风结节、关节炎。③甲状旁腺亢进:颈部肿块。④佝偻病严重发育迟缓。

(2)局部检查。①肾绞痛:肌肉痉挛,保护性肌紧张,脊肋角压痛叩击痛;②肾积水:肾区触及包块;③输尿管末端结石:直肠(阴道)指检触及包块。

【辅助检查】

1. 实验室检查

(1)血液分析、尿液分析:①血液分析包括血清钙、甲状旁腺激素、血液及尿液 pH 等的检测(例如草酸钙容易在中性或弱酸性环境中形成;磷酸镁铵、碳酸磷灰石等磷酸盐结石易在碱性环境中形成;胱氨酸结石易在酸性环境中形成;尿酸结石易在酸性环境中形成,且属于 X 线片不显影的阴性结石)。②尿液分析包括尿量及尿液中的钙、草酸、枸橼酸、尿酸、镁、磷酸、肌酐等的检测。

(2)结石分析:包括定量分析和定性分析,常见结石成分有含钙结石,包括草酸钙类结石、磷酸钙类结石;感染性结石,包括磷酸镁铵类结石、尿酸类结石、胱氨酸类结石等。常见结石的鉴别,见表 51-1。

(3)24h 尿液分析:是间接诊断结石成分的常用方法,结合空腹血钙、磷、尿酸值可推断出结石的主要成分(表 51-2)。

表 51-1　常见结石的鉴别

成分	占尿石比例(%)	X线	外形	表面	硬度	颜色
草酸钙	80～84	不透光	圆或卵圆形	粗糙	坚硬	深褐
磷酸钙	6～9	不透光	不定型	粗糙	质脆	灰白
碳酸钙	6～9	不透光	圆形	略粗糙	较硬	微黄
尿酸	6～10	透光	圆形	光滑	坚硬	深黄
胱氨酸	1～2	透光	蜡样	光滑	脆	淡黄
黄嘌呤	<1	透光	圆形	光滑	坚硬	棕黄

表51-2 空腹血及24h尿正常值

空腹血及24h尿正常值	
血： 　钙 1.12～1.23mmol/L 　磷 0.87～1.45mmol/L 　尿酸　男 180～440μmol/L 　　　　女 155～357μmol/L	24h尿： 　pH 清晨空腹 5.3～6.8 　钙 2.5～7.5mmol/L 　磷 23～48mmol/L 　尿酸 2.38～5.95mmol/L 　草酸 20～50mg 　枸橼酸 70～460mg 　镁 2.0～8.0mmol/L 　胱氨酸 83～830μmol/L 　酸性黏多糖 20～40mg

2. 影像学检查

(1)B超：可发现2mm以上结石，并了解泌尿系统有无积水扩张，是常见检查方式。

(2)尿路X线片(KUB)：可发现90%左右的X线阳性结石，了解结石的大小、数目、形态、位置，并初步提示结石的化学性质。因此，可作为结石检查的常规方法。范围包括双肾、输尿管、膀胱、前列腺(女性尿道)，T_{11}上缘至耻骨联合。读片：骨骼(肋骨脊柱骨盆)，腰大肌阴影，致密影(结石<0.3cm难显影，>0.3cm可显影)。

(3)静脉肾盂造影检查(IVP)：应该在尿路X线平片基础上进行，其价值在于了解尿路的解剖，确定结石位置，发现尿路X线平片上不能显示的X线阴性结石，鉴别平片上可疑的钙化灶。还可以了解肾的功能，确定肾积水程度。

(4)CT扫描：可了解结石全貌及尿路形态。增强CT可显示肾积水的程度和肾实质的厚度，并反映肾功能状况。

(5)其他：磁共振水成像、放射性核素等。

【治疗要点】

1. 非手术治疗　适用于结石<1.0mm、无尿路梗阻和感染、肾功能正常、多发或复发性小结石。但>5.0mm的结石最好结合体外冲击波碎石(ESWL)或腔内技术取石。

(1)自行排石：①大量饮水可降低尿内形成结石无机盐的浓度，减少沉淀成石的机会，也利于感染的引流排出，保持每日尿量>2 000ml；②适当运动，促进小结石的排出。

(2)饮食和药物治疗：根据结石成分和生活习惯适当调节饮食。①含钙结石：少食牛奶、虾皮、猪脑等高钙食物。②草酸结石：少食菠菜、甜菜、核桃、芦笋、巧克力、咖啡、红茶、草莓等。③磷酸结石：少食蛋黄和肉类等。维生素C可酸化尿液，氢氧化铝可减少磷在肠道的吸收。④尿酸结石和黄嘌呤结石：应少食动物内脏、咖啡、茶叶、各种肉类。小苏打及枸橼酸合剂可碱化尿液。对痛风或血尿酸高的患者对症治疗可用别嘌醇等。⑤胱氨酸结石：应碱化尿液。⑥中药排石：常用排石冲剂等。

(3)肾绞痛治疗：阿托品、哌替啶、吲哚美辛(消炎痛)、黄体酮等均能解痉止痛。

(4)合并感染：应同时治疗尿路感染。

2. 外科治疗　包括体外冲击波碎石术(ESWL)，腔内泌尿外科手术及开放性手术。

(1)体外冲击波碎石(ESWL)：1980年应用ESWL治疗肾结石以来，随着技术设备改进和经验的积累，ESWL已较普遍用于尿路结石的治疗。

①适应证。a. 肾结石：单个结石≤2cm；结石2～3cm，碎石前可留置双J管；铸型或多发结石，综合治疗，即 PCNL＋ESWL＋URS；下盏结石≤1cm；难碎结石(胱氨酸、草酸钙结石)<1.5cm；孤立肾结石>1.5cm，术前放置双J管。b. 输尿管结石<1cm。c. 膀胱结石，病情不允许或拒绝手术者。d. 尿道结石：尿道结石不能推入膀胱或缺腔内碎石设备或拒绝手术者。

②禁忌证。a. 结石远端尿路梗阻；b. 肾盏憩室结石。

③相对禁忌证。a. 肾下盏结石>2cm。b. 肥胖者(体重超过标准体重一倍以上)；脊柱畸形或肢体挛缩不能按要求摆体位者。c. 结石嵌顿者。d. 伴有不能治愈的出血性疾病或心肺肝肾功能严重不全；传染性疾病活动期；糖尿病未控制者。e. 孕妇；未育女性输尿管下段结石，避免损伤卵巢；未育男性尿道结石，注意保护睾丸。

④并发症。a. 血尿；b. 肾绞痛；c. 发热；d. 石街形成：需要积极处理，解除梗阻，保护肾功能；e. 急性肾损伤：包括肾包膜下血肿、肾周血肿、肾挫裂

伤等;f. 其他:消化道出血、穿孔、咯血、皮肤瘀斑、尿潴留等。

（2）腔内泌尿外科手术:包括经皮肾镜及输尿管镜技术。

①经皮肾镜取石术（PCNL）:是一种确实安全有效的成熟术式。

适应证:a. 有不能排出的肾结石都是 PCNL 的适应证。由于体外冲击波碎石的广泛应用,目前 PCNL 主要用于 ESWL 不适合应用或疗效不好的结石;b. 铸型结石或多发结石,可以先行 PCNL,残余结石再行 ESWL;c. 开放手术取石术后残余结石;d. 孤立肾、蹄形铁肾和移植肾结石;e. 有症状的肾盏憩室内结石、基质结石和胱氨酸结石;f. 第四腰椎水平以上的输尿管结石,梗阻时间长合并肾积水,ESWL 和输尿管镜手术不成功,可以考虑行 PCNL;g. 肾结石合并肾盂输尿管连接部狭窄,可以碎石取石与肾盂输尿管连接部切开同时进行。

禁忌证:a. 全身性出血性疾病未控制、重要脏器严重疾病不适合手术和传染性疾病活动期的患者;b. 身体严重畸形,不能保持 PCNL 体位;c. 过度肥胖,皮肤到肾的距离超过穿刺扩张器的长度;d. 肾内或肾周围急性感染未能有效控制或合并肾结核;e. 脾或肝过度肿大,穿刺建立通道过程中有可能引起损伤的患者;f. 糖尿病或高血压未纠正。

并发症:术中出血、肾集合系统损伤、术中邻近脏器损伤,如胸膜、肝、脾和结肠损伤。

②输尿管镜碎石术:包括钬激光或气压弹道碎石,主要针对中下段输尿管结石治疗。

适应证:a. 中下段输尿管结石,非手术治疗无效。b. 上段输尿管结石,ESWL 无效,或停留时间比较长,可能有输尿管水肿结石嵌顿。尽量原位碎石取石,必要时将结石用灌注液冲回肾盂,留置输尿管支架管再行 ESWL 或 PCNL。

禁忌证:a. 全身性出血性疾病未控制、重要脏器严重疾病不适合手术和传染性疾病活动期的患者。b. 结石远端输尿管狭窄,无法用输尿管镜同时解决。c. 尿道狭窄尿道扩张不成功。d. 泌尿系统急性感染性疾病,需先行控制。e. 身体严重畸形,不能摆截石位;前列腺增生硬镜无法观察到输尿管口,可以考虑用软性输尿管镜。f. 女性月经期。

并发症:输尿管黏膜损伤、输尿管穿孔、输尿管黏膜撕脱或输尿管断裂、术后发热和感染、术后肾绞痛、输尿管狭窄或闭锁、膀胱输尿管反流。

（3）开放手术:适用于腔内手术治疗效果不佳或合并有严重尿路梗阻、感染、癌变的情况。包括肾盂切开取石术、肾实质切开取石术、肾切除术等。但由于腔内手术的开展,现已很少采取开放手术。

第三节 下尿路结石

【临床表现】

1. 膀胱刺激症状,如尿急、尿频、尿痛症状。

2. 排尿中断与变换体位排尿,由于结石活动阻塞尿道造成。

3. 血尿。

4. 癌变。

【辅助检查】

1. 实验室检查:血液分析、尿液分析、结石分析、24h 尿液分析。

2. 影像学检查:B 超、KUB X 线平片、CT 扫描、静脉肾盂造影检查等。

【治疗要点】

原则:取出结石,治疗病因。

1. 体外冲击波碎石术。

2. 膀胱镜碎石术。

3. 耻骨上膀胱切开取石术。

第四节 护 理

（一）心理护理

解除思想顾虑,注意了解患者的饮食、饮水习惯及特殊爱好等,以取得患者的信任。特别是年老体弱、反复发作者,容易对治疗失去信心,意志消沉,情绪低落,护士要经常与患者沟通,指导其正确对待疾病,增强信心,以愉快的心情接受治疗。

（二）手术治疗护理

1. 手术前护理 按术前常规护理,术前 1d 沐浴,常规备皮,抗生素皮试,做好肠道准备。指导患者进行手术体位练习,完善术前常规检查,术前拍摄 X 线定位片,以确定结石位置。

2. 手术后护理

(1)麻醉后护理常规：嘱患者去枕平卧6h,禁食水。

(2)生命体征的观察：定时测量体温、呼吸、脉搏、血压、血氧饱和度,并进行记录。

(3)肾实质切开取石患者：应遵医嘱绝对卧床,以减轻肾的损伤,防止再发出血。

(4)切口护理：观察切口或造口渗血、渗液情况,如有异常,及时通知医师。保持切口或造口清洁、干燥。

(5)引流管的护理：①尿管及引流管长度要适宜,保持通畅,避免牵拉、扭曲、打折,尿袋及引流袋应固定在低于引流口的位置,防止反流。②妥善固定肾造口管,严防脱落。③每日进行尿道口护理,保持尿管及会阴清洁,防止尿路逆行感染。④置管期间每日观察尿液及引流液的颜色、性质、量,如有异常及时通知医生。⑤置管期间应定时更换尿袋及引流袋,抗反流尿袋应每周更换1次,切口引流袋应每日更换。⑥尿管及引流管长度要适宜,保持通畅,避免牵拉、扭曲、打折,尿袋及引流袋应固定在低于引流口的位置,防止反流。

(6)疼痛护理：疼痛时可根据疼痛程度遵医嘱给予镇痛药物。

(7)饮食指导：非全麻及开放手术,可在麻醉期后恢复正常饮食；全麻及开放手术应在肠道排气后开始进食,先给予流食,逐步恢复为半流食、普食。

(8)其他护理：术后第1天拍KUB,了解结石取出情况,嘱患者晨起禁食。

(9)术后并发症的护理：①出血。定时观察患者术后病情变化及引流液的颜色、性质、量,如出现四肢湿冷、脉搏加快、血压下降、血性引流液增加等,应及时通知医师给予处理。②发热。术后常见并发症,应遵医嘱给予对症处理,并嘱患者多饮水,监测体温变化。③漏尿。注意观察患者主诉及临床症状,如腹痛、压痛、板状腹等急腹症症状。

(三)健康教育

1. 出院患者的指导　出院后遵医嘱定期复查,以便及时发现有无结石复发。如出现肾区胀痛(或绞痛)、尿频、尿急、尿痛、血尿、发热等症状应及时就诊。

2. 饮食指导　尿路结石以预防为主,所以应向患者讲解饮食结构与结石的相互关系。①高钙结石：不宜食用牛奶、奶制品、巧克力、坚果等；②草酸结石：不宜食用浓茶、番茄、菠菜、芦笋,多食用含纤维丰富的食物；③尿酸结石：不宜食用高嘌呤食物,如动物内脏,应进食碱性食品；④感染性结石：建议进食酸性食物,使尿酸化。

3. 讲解饮水、运动的意义　每日饮水2 500～3 000ml,适当运动,尿量保持2 000～3 000ml/d,使尿液稀释,促进尿中晶体物质排出,同时起到冲洗尿路、减少感染发生的作用。

4. 其他　术后留置双"J"管的患者,部分会出现尿痛、腰痛、尿频、血尿等情况,多为双"J"管刺激所致。应注意多休息,避免剧烈活动。多饮水,不憋尿,如出现排尿困难、发热、尿大量血块等及时就诊。

(丁炎明)

■ **参考文献**

[1] Biyani CS, Joyce AD. Urolithiasis in pregnancy: I. Pathophysiology, fetal considerations and diagnosis. BJU Int,2002,89:811-818; quiz i-ii.

[2] 那彦群,孙光.中国泌尿外科疾病诊断治疗指南手册.北京:人民卫生出版社,2009:123-134.

[3] 中华医学会.临床诊疗指南护理学分册.北京:人民卫生出版社,2008:273.

[4] 朱有华.泌尿外科诊疗手册.北京:人民卫生出版社,2007:238-249.

[5] Griffith DP,Osborne CA. Infection(urease)stones. Miner Electrolyte Metab,1987,13:278-285.

[6] Borghi L,Meschi T,Amato F,et al:Urinary volume,water and recurrences in idiopathic calcium nephrolithiasis: A 5-year randomized prospective study. J Urol,1996,155:839-843.

第52章

前列腺增生症

前列腺增生症（benign prostatic hyperplasia，BPH）也称良性前列腺增生症，是老年男性常见的良性疾病。组织学表现为前列腺细胞增生，不是细胞肥大，所以正确命名为前列腺增生症。人类前列腺在 35 岁开始有增生，多在 50 岁以上出现临床症状。

【病因】

迄今，BPH 发生原因尚不清楚，其发病基础是老龄和有功能的睾丸。组织病理上 BPH 通常被定义为前列腺尿道周围区上皮及间质细胞数目的增多。Walsh(1992 年)在探讨病因时曾明确指出了前列腺增生的两个特点：一是对雌激素敏感度增加；二是同时伴有细胞死亡率的减少，这实际上属于细胞凋亡学说。它是一个崭新的领域，有可能靠它揭开前列腺增生的病因之谜。

【病理生理】

前列腺增生的病理改变是缓慢、长期的变化过程，因此它对尿路的影响和危害是隐袭性的。在每次排尿期间，前列腺尿道的阻力不断增大以及膀胱内压的不断增高是前列腺增生的最基本的病理过程。

1. 机械梗阻　主要引起膀胱出口梗阻。

2. 动力性梗阻　系前列腺尿道、前列腺组织和前列腺包膜张力增高所致。

3. 逼尿肌损害　许多临床症状是由于梗阻造成膀胱功能的改变所致，而非单纯的流出道梗阻。

【临床表现】

1. 症状

(1)尿频：早期表现为尿频，尤其夜尿次数明显增多。随着梗阻加重，白天也出现尿频，导致男性下尿路症状明显。

(2)梗阻症状：排尿困难是前列腺增生最重要的症状，可表现为排尿踌躇、尿路中断、终末滴尿、

尿线细而无力、排尿时间延长、排尿不尽感、尿潴留和充盈性尿失禁等。

(3)血尿：前列腺黏膜表面毛细血管及小血管扩张，当膀胱收缩时可引起镜下血尿和肉眼血尿。

(4)其他症状：当并发尿路感染时，可有发热、腰痛等症状，合并有肾功能损害时，可出现食欲缺乏、贫血、血压增高、嗜睡和意识迟钝等症状。

2. 体征　直肠指检、局部神经系统检查。

【辅助检查】

1. 国际前列腺症状评分(Ⅰ-PSS)分类　轻度症状 0～7 分，中度症状 8～19 分，重度症状 20～35 分，按 0～6 评分度评估生活质量，0 分表示生活质量最好，6 分表示生活质量最差。

2. 残余尿测定　正常人排尿后膀胱内无或极少残留尿液，BPH 患者残余尿达 50m 以上，则提示膀胱逼尿肌已处于失代偿状态。

3. 尿动力学检查　包括尿流率、膀胱压及尿道压等诸项目检查。

4. 影像学检查　B 超检查、X 线检查、CT 及 MRI 检查。

5. 实验室检查　合并感染尿中可见红、白细胞，长期尿路梗阻肾功能受损，血尿素氮、肌酐增高，电解质紊乱。

6. 膀胱镜检查　其他检查不能明确诊断或伴有血尿需究其原因时才考虑该项检查。

【治疗要点】

目前对 BPH 的治疗方法很多，可依据梗阻程度、全身状况及经济条件等加以选择。

1. 药物治疗

(1)α受体阻滞药：适用于有下尿路症状的 BPH 患者。常见不良反应包括头晕、头痛、无力、困倦、直立性低血压、逆行射精等，直立性低血压更容易发生在老年及高血压患者中。

（2）5-α-还原酶抑制药：适用于治疗前列腺体积增大伴下尿路症状的 BPH 患者。最常见的不良反应包括勃起功能障碍、射精异常、性欲低下和其他如男性乳房女性化、乳腺痛等。

（3）植物制剂：植物制剂如普适泰等适用于 BPH 及相关下尿路症状的治疗。

（4）中药治疗。

（5）联合治疗：指联合应用 α 受体阻滞药和 5-α-还原酶抑制药治疗 BPH。适用于前列腺体积增大、有下尿路症状的 BPH 患者。

2. 外科手术治疗

（1）经尿道前列腺电切术（TURP）是 BPH 外科治疗的最佳方案。主要适用于治疗前列腺体积在 80ml 以下的 BPH 患者，根据术者技术熟练程度适当放宽对前列腺体积的限制。因冲洗液吸收过多导致的血容量扩张及稀释性低钠血症发生率约 2%，危险因素有术中出血多、手术时间长和前列腺体积大等。

（2）经尿道前列腺切开术：适用于前列腺体积 <30ml，且无中叶增生的患者。治疗后患者下尿路症状的改善程度与 TURP 相似。

（3）开放性前列腺摘除术：主要适用于前列腺体积 >80ml 的患者，特别是合并膀胱结石或合并膀胱憩室需一并手术者。

（4）等离子双极电切术：使用双极等离子电切系统，采用 0.9% 氯化钠溶液为术中冲洗液，以与单极电切相似的方式进行经尿道前列腺切除术。

（5）经尿道钬激光前列腺剜出术：利用钬激光剜除的前列腺组织需要在膀胱内进行组织粉碎完成治疗过程。

（6）经尿道前列腺激光气化术：利用激光能量气化前列腺组织，以达到外科治疗的目的。手术后不能提供病理组织。

（7）经尿道前列腺激光凝固术：通过激光对前列腺组织的凝固作用导致组织坏死、脱落，从而减轻梗阻。优点在于操作简单，出血风险以及水吸收率低。

（8）其他经尿道微波热疗、经尿道针刺消融术和前列腺支架置入术等，主要适用于不能接受以上外科手术的高危患者。

3.BPH 患者尿潴留的处理

（1）急性尿潴留：发生急性尿潴留时，首选置入导尿管引流尿液，置入失败者可行耻骨上膀胱造口。

（2）慢性尿潴留：BPH 所致慢性尿潴留可出现肾积水及肾功能损害。一般治疗原则是积极引流膀胱尿液，根据肾功能状态择期手术治疗。

【护理措施】

1. 心理护理　患者因长期排尿困难，反复尿潴留而迫切要求手术，但因患者高龄或伴有心、肺、肾功能障碍，对手术能否进行，手术效果如何心存恐惧，护士应针对老年人的特点，反复耐心解释手术的必要性，详细告知治疗方案，缓解患者对手术的恐惧心理，保持良好状态，积极配合做好术前准备。

2. 保持尿液引流通畅　并发尿潴留、尿路感染或肾功能不良者，术前应留置导尿管或行耻骨上膀胱造口，达到引流尿液、控制感染、改善肾功能的目的，提高对手术的耐受性及效果。

3. 手术治疗护理

（1）手术前护理：①长期尿潴留做膀胱造口或保留导尿管的患者，由于管道刺激和患者病程长、抵抗力下降，易发生泌尿系感染，术前应嘱患者多饮水，勤排尿。每日饮水 2 500～3 000ml，以增加尿量冲洗尿路，并应用抗生素预防感染。②加强营养，适当活动，增强手术耐受性；教会患者深呼吸，有效咳嗽、咳痰方法，常规做肺功能检查并进行相应的治疗。戒烟酒，防止便秘。

（2）手术后护理

①麻醉术后护理常规：按椎管内麻醉术后护理常规。

②生命体征的观察：定时监测患者意识状态、血压、脉搏、呼吸的变化。因患者多为高龄老年人，常合并心血管疾病，加之麻醉、手术的刺激，易引起血压下降或诱发心肺并发症，如发现异常应及时通知医师。定时测量患者的体温，若体温明显升高，立即通知医师，判断有无菌血症的发生。

③引流管及膀胱冲洗护理：妥善连接、固定各引流管及冲洗管，观察气囊导尿管固定及通畅情况。密切观察膀胱冲洗引流液的颜色、性质、量，根据引流液颜色变化调节冲洗速度，防止血凝块堵塞引流管。

④腹胀的观察：注意倾听患者的主诉，观察有无腹胀等不适感，判断有无冲洗液外渗征象。

⑤疼痛护理：膀胱痉挛的患者遵医嘱给予解痉镇痛药物。

⑥饮食活动指导：术后 6h 指导患者床上活动，次日协助下床活动，预防深静脉血栓的发生，停止膀胱冲洗后指导患者多饮水，每天 >2 000ml，多食

粗纤维、易消化的食物,忌饮酒及辛辣刺激性食物,预防便秘。

⑦其他:拔除尿管或造瘘管后注意观察患者排尿情况。指导尿失禁的患者进行盆底肌训练。

4.健康教育

(1)多饮水,每日＞2 000ml,进食粗纤维、易消化的食物,忌食辛辣刺激性食物,防止便秘。

(2)术后3个月内避免剧烈活动,禁止骑车,防止出血。

(3)出院时仍留置尿管者,教会患者正确护理尿管的方法。

(4)尿失禁的患者出院后继续进行盆底肌的锻炼。

(5)若有排尿异常等情况,应及时就诊。

(6)遵医嘱定期复查。

(丁炎明)

■参考文献

[1]　那彦群,孙光.中国泌尿外科疾病诊断治疗指南手册.北京:人民卫生出版社,2009:104-112.

[2]　顾沛.外科护理学(二).上海:上海科学技术出版社,2002:140-143.

第53章

肾 肿 瘤

肾肿瘤是泌尿系统中的常见肿瘤之一,发病率居第2位,仅次于膀胱肿瘤。按肿瘤的生物学特性分为良性肿瘤和恶性肿瘤两类。绝大多数肾肿瘤为恶性肿瘤。肾细胞癌(renal cell carcinoma,RCC)简称肾癌,是最常见的肾肿瘤,占肾肿瘤的75%～80%,占成人恶性肿瘤的2%～3%,发病高峰45～55岁,儿童少见,男性多于女性,约为2∶1。随着超声和CT检查技术提高、体检普遍,新增偶发肿瘤和局限肿瘤病例明显增多,同时,这些患者5年生存率也相应提高。

【病因】

肾癌的病因至今尚不清楚,肾癌的患病风险随年龄增长而升高,已知的危险因素包括:吸烟、家族遗传、肥胖、长期接受透析和接触某些化学物质等有关。

【病理】

1. 肾细胞癌组织学分类 ①透明细胞癌(70%～80%);②乳头状肾细胞癌(10%～15%):1型、2型;③嫌色细胞癌(3%～5%):1型、2型;④集合管癌(1%);⑤未分类癌肾细胞(1%)。

2. 组织学分级 推荐采用将肾癌分为高分化、中分化、低分化(未分化)的分级标准。

3. 分期 推荐采用2002年AJCC的TNM分期和分期组合(表53-1,表53-2)。

表 53-1　2002 年 AJCC 肾癌的 TNM 分期

分　期	标　准
原发肿瘤(T)	
T_X	原发肿瘤无法评估
T_0	无原发肿瘤
T_1	肿瘤最大径≤7cm,局限于肾
T_2	肿瘤最大径＞7cm,局限于肾
T_3	肿瘤侵及主要静脉或侵及肾上腺或侵及肾周围组织,但未超过肾周筋膜
T_4	肿瘤浸润超过肾周筋膜
区域淋巴结(N)	
N_X	区域淋巴结转移无法评估
N_0	无区域淋巴结转移
N_1	单个区域淋巴结转移
N_2	一个以上区域淋巴结转移
远处转移(M)	
M_X	远处转移无法评估
M_0	无远处转移
M_1	有远处转移

表 53-2 2002 年 AJCC 肾癌分期组合

分期	肿瘤情况		
Ⅰ期	T_1	N_0	M_0
Ⅱ期	T_2	N_0	M_0
Ⅲ期	T_1 或 T_2	N_1	M_0
	T_3	N_0 或 N_1	M_0
Ⅳ期	T_4	N_0 或 N_1	M_0
	任何 T	N_2	M_0
	任何 T	任何 N	M_1

【临床表现】

早期肾癌一般无症状,中晚期出现"肾癌三联征"(血尿、腰痛、腹部肿块)。目前,"肾癌三联征"的临床出现率不到 15%,无症状肾癌发病率逐年升高,国内文献报道其比例为 13.8%～48.9%,国外报道高达 50%,大多数为偶然(体检或做其他身体检查)诊断出来。10%～40%的患者出现副瘤综合征,表现为:高血压、贫血、疲劳、体重减轻、恶病质、发热、红细胞增多症、肝功能异常、高钙血症、高血糖、红细胞沉降率、神经肌肉变、淀粉样变性、溢乳症、凝血机制异常等改变。30%为转移性肾癌,可因肿瘤转移所致的骨痛、骨折、咳嗽、咯血等症状就诊。

【辅助检查】

1. 必须包括的实验室检查项目:尿素氮、肌酐、肝功能、全血细胞计数、血红蛋白、血钙、血糖、血沉、碱性磷酸酶和乳酸脱氢酶。

2. 必须包括的影像学检查项目:腹部 B 超或彩超,胸部 X 线片(正、侧位)、腹部 CT 平扫和增强扫描(碘过敏试验阴性、无相关禁忌证者)。

3. 可选择的影像学检查项目:腹部 X 线平片,腹部 MRI。

4. 对于不能手术的晚期肾肿瘤需要化疗或其他治疗的患者,为明确诊断,可行肾穿刺活检获取病理诊断;对需姑息性肾动脉栓塞治疗或保留肾单位手术前需了解肾血管分布及肿瘤血管情况者,可选择肾血管造影。但此两项检查不作为肾癌患者常规检查。

【治疗要点】

综合影像学检查结果进行临床分期,根据分期初步制订治疗原则。依据术后组织学确定的侵袭范围进行病理分期评价,按分期结果修订术后治疗方案。

1. 局限性肾癌的治疗 到目前为止,外科手术仍是局限性肾癌首选治疗方法。放疗可以使局部复发延迟,但不能改善存活率。化疗的效果不理想。生物免疫治疗目前发展很快,取得了一定效果。

(1)根治性肾切除手术。是得到公认可能治愈肾癌的方法,经典根治性肾切除范围包括:肾周筋膜、肾周脂肪、患肾、同侧肾上腺、从膈肌脚至腹主动脉分叉处腹主动脉或下腔静脉旁淋巴结及髂血管分叉以上输尿管。

(2)保留肾单位手术(nephron sparing surgery,NSS)。适应证:孤立肾肿瘤、对侧肾功能不全或无功能者以及双侧肾癌等;相对适应证:肾癌对侧肾存在某些良性疾病,如肾结石、慢性肾盂肾炎或其他可能导致肾功能恶化的疾病。对位于肾周边,单发,且<4cm 的肾癌,也可考虑采取 NSS 治疗。切除范围:距肿瘤边缘 0.5～1cm。

(3)腹腔镜手术,包括腹腔镜根治性肾切除术和肾部分切除术,切除范围标准同开放性手术,疗效与开放性手术相当。

(4)微创治疗。射频消融、冷冻消融、高精度聚焦超声,可用于不适合手术、肿瘤较小的肾癌患者的治疗。长期疗效尚不明确,因此不作为首选治疗方案。

(5)肾动脉栓塞。对不能接受手术治疗的患者可作为一种缓解症状的姑息性治疗方案。

2. 局部进展性肾癌的治疗 首选治疗方法为根治性肾切除,术后尚无标准辅助治疗方案。

(1)区域或扩大淋巴结清扫术:对术后淋巴结阴性患者只对判定肿瘤分期有实际意义;阳性者多伴有远处转移,手术后需联合内科治疗。

(2)肾静脉和腔静脉瘤栓的外科治疗:静脉瘤栓取出术。

(3)术后辅助治疗:不对瘤床区常规放疗,但对未能彻底切除干净的Ⅲ期肾癌可选择放疗。

3. 转移性肾癌的治疗 应采用以内科治疗为主的综合治疗。外科手术为辅助治疗手段。

(1)手术治疗。①肾原发病灶的手术治疗:对体能状态好,低危险因素的患者首选外科手术,切除原发灶,提高内科治疗疗效,缓解严重血尿、疼痛等症状,提高生存质量;②转移灶手术治疗:视患者身体情况与肾手术同时或分期进行。

(2)内科治疗:目前,索拉非尼,舒尼替尼等分子靶向治疗药物已成为转移性肾癌的一、二线治疗用药,此外,α-干扰素(α-IFN)亦可作为治疗转移性肾透明细胞癌的用药,可选用首次剂量为 3MU,之后每次 9MU,皮下注射,每周 3 次,共 12 周。

(3)放疗:对局部肿瘤床复发、区域或远处淋巴结转移、骨骼或肺转移患者,姑息放疗可达到缓解疼痛、改善生存质量的问题。

【并发症】

无论是开放性手术或腹腔镜手术治疗肾癌均有可能发生出血、感染、肾周脏器损伤、胸膜损伤、肺栓塞、肾衰竭、肝功能衰竭、漏尿等并发症,应注意预防和适当处理。

【护理措施】

1. 心理护理 早期肾癌多为体检发现,患者突然被诊断为癌症容易出现怀疑、愤怒、忧郁、悲观等心理问题;晚期肾癌患者可能出现紧张、恐惧、焦虑、抑郁等心理问题,护士应注意到患者的心理变化,根据患者不同需要给予心理护理。例如,对于处于怀疑期的患者,护士应给予耐心讲解,告知患者早期治疗手术成功率高;对于处于愤怒期的患者要给予更多的体谅,面对患者无理要求和指责,知道这是由于患者对自身疾病不能接受造成的;对于紧张焦虑的患者,多给予关心并指导患者用阅读书籍、与他人交流等方法进行缓解,使患者放松情绪。

总之,多与患者进行沟通,及时发现患者的住院期间不同阶段的心理问题和需要,给予相应的护理。

2. 生命体征的观察 肾癌患者多有高体温、高血压、高血糖等肾外表现,应根据医嘱监测生命体征和血糖变化。测体温,4/d;测血压,3/d;监测五点血糖,及时发现患者生命体征的异常,利于患者手术准备。

3. 手术前护理 按术前常规护理,术前一天沐浴、备皮、抗生素皮试及肠道准备。对巨大肿瘤需要开腹探查或可能术中伤及肠道的患者,遵医嘱给予特殊肠道准备:术前 3d 少渣半流食,开始口服肠道抗生素,术前 2d 流食,术前 1d 禁食,口服肠道营养液和泻药,术前晚及术晨清洁洗肠。术前 1 天 22:00 后禁食水,术晨除去身上饰物、义齿、衣袜,更换新病号服,准备迎接手术。

4. 手术后护理

(1)肾癌根治术后护理

①麻醉术后护理常规:术后去枕平卧 8h,恶心呕吐时头偏向一侧。给予双鼻导管吸氧、心电监护。

②生命体征的观察:6~8h 每 30 分钟至 1 小时测血压、心率、脉搏、呼吸、血氧饱和度,8h 后可床上侧身、半卧位活动,根据病情每 1~2 小时测量 1

次生命体征。注意患者有无憋气、呼吸困难主诉,及时发现手术伤及纵隔损伤肺部引起的呼吸困难。

③管路护理:保持各管路通畅,包括导尿管、切口引流管及静脉输液管。妥善固定各管路,定时巡视,防止打折、堵塞和脱出。准确记录尿量、切口引流量、颜色和性质,以观察肾功能和有无出血发生。

④饮食护理:患者未排气时禁食水,排气后遵医嘱进流食,逐渐过渡到普食。

⑤皮肤护理:手术后要立即观察患者骶尾部皮肤有无破损,麻醉期后鼓励患者侧卧位床上活动,防止压疮。过于消瘦或已经发生压红的患者,局部给予适当保护,做好交接班。

⑥活动指导:未过麻醉期时指导患者活动四肢,麻醉期后鼓励患者床上活动,术后第 2 日协助床旁活动。尽早的活动可促进胃肠功能恢复、防止下肢静脉血栓。

⑦预防肺部及泌尿系感染:留置尿管患者用 0.25‰碘伏清洁尿道口,2/d,抗反流尿袋更换每周 1 次,每日更换伤口引流袋,更换时注意无菌操作。术前吸烟、老年患者注意协助叩背咳痰,必要时给予雾化吸入。

(2)保留肾单位手术术后护理:保留肾单位手术术后护理基本上与肾癌根治术后护理相同,因手术保留了部分肾,有出血的危险,所以在术后活动时要特别注意。患者术后应保持平卧体位,可适当进行抬臀活动,但不能侧卧和半卧位,严格根据医生指导活动。此术式患者,护士应严格观察生命体征、尿量和切口引流量,观察尿液和引颜色流液、性质,及时发现出血。

5. 健康教育

(1)指导患者进食高蛋白、高营养、粗纤维易消化饮食,饮水 2 000ml/d 左右。

(2)对于需要后期进行干扰素治疗的患者,给予药物指导。

(3)指导术后出院患者养成观察自己排尿颜色、性质的习惯,定期门诊复查。

(4)指导患者如出现骨痛、干咳等症状,及时门诊复查。

(5)指导患者避免服用对肾有损伤的药物,注意保护健侧肾功能。

(6)指导保留肾单位手术患者,出院后注意保护术侧腹部,避免外伤。

(7)出院后保持心情愉快,提倡健康的生活方式。

(丁炎明)

■ 参考文献

[1] 吴阶平.吴阶平泌尿外科学.济南:山东科学技术出版社,2004:889-917.

[2] 坎贝尔-沃尔什泌尿外科学.郭应禄,周利群译.北京:北京大学医学出版社,2009:1649-1915.

[3] 那彦群,孙光.中国泌尿外科疾病诊断治疗指南手册.北京:人民卫生出版社,2009:8-22.

[4] 曹伟新.外科护理学.北京:人民卫生出版社,2002:479-485.

[5] 胡雁,陆箴琦.实用肿瘤护理.上海:上海科学技术出版社,2007:318-323.

第 54 章

肾 移 植

肾移植是治疗终末期肾疾病最主要的手段,至2003年年底,全世界已有60万人接受了肾移植手术,目前我国每年约有5 000人接受肾移植手术,术后大部分的患者能够恢复正常的工作和生活能力,可以提高终末期肾患者的生活质量。肾移植手术基本采用异位移植,以髂窝内移植多见,将供肾动脉与髂内(或髂外)动脉吻合,供肾静脉与髂内静脉吻合,供肾输尿管与膀胱吻合。

【护理措施】

1. 术前护理

(1)心理护理:根据患者的反应做好相应的心理护理,向患者讲解手术性质及术后注意事项,使患者对肾移植手术有初步的了解,较少对手术的恐惧,同时做好患者家属的心理护理。

(2)实验室检查:除完成入院常规检查、ABO血型相容试验、人类白细胞抗原配型及淋巴细胞毒交叉配合试验等免疫学检查外,还要有B超检查,以了解双侧髂血管情况。

(3)术前监测血压、透析后体重变化,术前24h增加血液透析1次。

2. 术后护理

(1)监测生命体征:术后每小时监测脉搏、血压、出入量及中心静脉压,连续监测3d,平稳后可逐渐延长监测间隔时间。

①血压监测:一般要求术后血压略高于术前,但不能过于降低血压,以保证足够的移植肾血流灌注。

②尿量及体重监测:尿量及体重是反应移植肾功能状况及体液平衡的重要指标。术后72h内宜每小时监测尿量,术后72h后可下床活动即开始监测体重,术后第1天尿量宜维持在300ml/h以上,多数患者术后早期宜发生多尿,即尿量达1 000ml/h以上,应注意患者电解质的变化;部分患者术后可出现少尿或无尿,注意是否由于血容量不足、血压偏低造成移植肾血流灌注不足,仔细分析原因,为合理补液提供依据。

③合理静脉输液:肾移植术后静脉输液应遵循"量出为入"的原则,根据尿量调整输液速度,当尿量少于500ml/h时,输液量为出量的全部;当尿量为500～1 000ml/h时,输液量为出量的80%;当尿量超过1 000ml/h时,输液量为出量的70%。一般24h出入总量差额不超过1 500ml。

④监测切口引流量:应随时观察记录引流情况,观察引流颜色及量的变化,查看切口敷料有无渗出,估算引流量,以指导补液。

(2)排异的观察及护理

①严密观察病情,及时发现排异反应:密切观察患者生命体征、尿量、肾功能及移植肾区变化。若患者出现发热、血压升高、尿量减少、血肌酐上升伴移植肾区疼痛,应及时通知医师,考虑患者是否发生急性排异反应。

②一旦发生排异反应,应遵医嘱进行相应的治疗,定期监测患者的血药浓度,每日监测患者空腹体重,根据体重调整免疫抑制药物用量。

③实验室检查:一旦发生排异反应,可选择B超检查,确定移植肾血流及移植肾大小情况,必要时行移植肾穿刺治疗以确定是否发生排异反应。

(3)感染的预防及护理

①环境:每日用消毒液擦拭病室地面及屋内物体表面,每日进行空气消毒,定期进行空气细菌培养,医护人员进入病室内应洗手、戴帽子、戴口罩,穿隔离衣、鞋。患者衣服、被子及床单须经过高温消毒后方可使用。

②防止交叉感染:禁止医务人员以外的人员进入移植病室,术后早期不宜外出,若须外出,注意防护,戴好帽子、口罩等。

③口腔护理:每日进行口腔护理,根据患者口腔情况选择合适的漱口液,预防口腔感染。

④病情观察:观察患者有无感染征象,常见并易发现的感染部位有皮肤、口腔、切口、尿道等。

(4)心理行为干预:心理干预能帮助肾移植患者减轻心理压抑,通过心理干预的手段来减轻患者的心理应激,改善患者情绪、提高应对能力,提高患者躯体健康、社会功能健康、心理健康和精神健康。

(5)家庭护理干预:家庭护理干预是帮助患者树立正确的生活方式,预防并发症的有效措施。护士通过详细了解患者的家庭成员特别是配偶的情况,从患者入院到出院期间,对患者及家属适时进行康复健康教育,并给予患者家属尽可能的健康教育,减轻家属的心理压力,使其积极配合患者的康复治疗,以此提高患者的支持力度。

3. 健康教育

(1)合理活动:①合理安排休息时间,根据身体情况选择适当的活动方式,注意保护移植肾不被硬物挤压或碰撞。②保持心情愉悦,避免不良情绪刺激,采取适当方式宣泄抑郁情绪,保持心理平衡。

(2)自我监测:①指导患者自我监测体温、血压、尿量、体重等。每日监测体温并记录,每日测晨起空腹体重并记录,监测 24h 尿量并记录。②指导患者自我检查移植肾区,移植肾是否有压痛及肿胀等。

(3)预防感染:①避免交叉感染,不到人多嘈杂的环境,外出时戴口罩,居室内保持通风。②注意保暖,预防感冒,注意个人卫生,勤更换内衣,保持被褥干燥清洁。③注意饮食卫生:不到饮食卫生不合格的餐厅就餐,不吃生、冷等不洁食物。

(4)正确服药:严格遵医嘱服用免疫抑制药,不自行增减药物。

(5)饮食指导:不食可使免疫力发生变化的食物及补品,如人参、灵芝等。

(6)定期复查:出院后第 1 个月每周 1 次;出院后第 2 个月每 2 周 1 次;出院后半年每月 1 次。若有病情变化,及时就诊。

(7)加强患者配偶的健康教育:适时恢复性生活,在对配偶实施同步健康教育的研究中发现对于肾移植患者的配偶同步实施健康教育后,患者的躯体功能、角色功能、情绪功能、社会功能等明显改善,这对于改善患者的性功能、婚姻及生活质量均有重要意义。

(杨艟舸　李晓丹　张海燕)

第55章

股骨颈骨折

股骨颈骨折是指由股骨头下至股骨颈基底部之间的骨折。多发生于老年人,女性多见,认为与骨质疏松导致的骨质量下降有关。因股骨颈骨折导致股骨头、颈血供受影响,容易发生骨折不愈合(占15%)和股骨头缺血性坏死(占20%～30%)。

【病因】

老年人发生骨折有两个基本因素,一是骨强度下降,二是老年人髋周肌群退变,不能有效地防御髋部有害应力,加之髋部受到应力较大(是体重的2～6倍),因而当遭受轻微外力,如平地滑倒或绊倒,由床上或座椅上跌伤,致下肢突然扭转等均可引起骨折。而青壮年股骨颈骨折,往往由于严重暴力损伤,如车祸或高处坠落等所致。

【分类】

1. 按骨折线的部位

(1)股骨头下骨折:骨折线位于股骨头与股骨颈的交界处。此类骨折股骨头的血液循环大部分中断,愈合困难,股骨头易发生缺血坏死。

(2)股骨颈头颈部骨折:骨折线的一部分在股骨头下,另一部分则经过股骨颈,由于遭受剪应力,复位后稳定性差,使骨折不易愈合和易造成股骨头坏死。

(3)经股骨颈骨折:骨折线通过股骨颈中部,此型临床甚为少见。

(4)股骨颈基底骨折:骨折线位于股骨颈与大转子之间,由于骨折两端的血液循环良好,骨折容易愈合。

2. 按X线表现

(1)股骨颈内收型骨折:骨折线的Pauwels角>50°,属不稳定骨折。

(2)股骨颈外展型骨折:骨折线的Pauwels角<30°,属稳定骨折。

3. 按移位程度(Garden) 分以下四型。

Ⅰ型:股骨颈不完全骨折,这种骨折容易愈合。

Ⅱ型:完全骨折无移位。股骨颈虽然完全断裂,但对位良好。如系股骨头下骨折,仍有可能愈合。但股骨头坏死变形常有发生,如为股骨颈中部或基底部骨折,骨折容易愈合,股骨头血供良好。

Ⅲ型:股骨颈为完全性部分移位性骨折,多属远折端向上移位或远折端的下角嵌插在近折端的断面内形成股骨头向内旋转移位,颈干角变小。

Ⅳ型:为完全性移位性骨折,骨折近端可以产生旋转移位,容易造成股骨头缺血性坏死。

【临床表现】

1. 疼痛 老年人跌倒后诉髋部疼痛,不敢站立和走路,应想到股骨颈骨折的可能。髋部除有自发疼痛外,移动患肢时疼痛更为明显。叩击足跟部或大粗隆部时髋部疼痛,在腹股沟韧带中点下方常有压痛。

2. 畸形 患肢多有轻度屈髋屈膝及45°～60°外旋畸形。

3. 肿胀 骨折后出血不多,又有关节囊和丰厚肌群的包围,外观上不易看到肿胀。

4. 功能障碍 移位骨折患者在伤后就不能站立或行走,但嵌插骨折的患者,在伤后仍能行走或骑自行车。易造成漏诊,使无移位的稳定骨折变成移位的不稳定骨折。

5. 患肢短缩 在移位骨折,远端受肌群牵引而向上移位,因而患肢变短。

【辅助检查】

髋部X线摄片可确定骨折的部位、类型和移位方向。

【治疗要点】

1. 非手术治疗 适用于稳定的嵌插型骨折。

卧床休息,"丁"字鞋外固定或短期皮肤牵引,保持患肢于外展、旋转中立位。

2. 手术治疗　对不稳定性嵌插型骨折及有移位者,均应早期复位与内固定术,有利于尽快纠正骨折后的血管扭曲、痉挛,尽可能保留股骨头的残存血供,以降低股骨颈骨折不愈合率和股骨头缺血坏死率。

(1)闭合复位空心螺钉内固定术:在 C 形臂电视 X 射线透视下进行,用空心螺钉 3 枚呈三角形立体固定,稳定性好,能有效防止股骨头旋转及下沉。

(2)复位内固定加带蒂骨瓣植骨术:适用于年轻病例和陈旧性骨折,以促进骨折愈合,增加股骨头部的血液供应,有利于坏死股骨头的再血管化。

(3)人工假体置换术:包括人工股骨头置换和全髋关节置换。

【护理措施】

1. 心理护理　老年人意外致伤,常常自责,顾虑手术效果,担忧骨折预后,易产生焦虑、恐惧心理。应给予耐心的开导,介绍骨折的特殊性及治疗方法,并给予悉心的照顾,以减轻或消除心理问题。

2. 手术前护理　按术前常规护理外,加强以下护理。

(1)体位管理:①卧硬板床休息,患肢制动,穿"丁"字鞋保持患肢于外展、旋转中立位,防外旋;不侧卧;在两大腿之间放一软枕,防止患肢内收。②尽量避免搬动髋部,如若搬动,需平托髋部与肢体。③在松开皮肤牵引套检查足跟及内外踝等部位有无压疮时,均应妥善牵拉以固定肢体;复查 X 线片尽量在床旁,以防骨折移位加重。

(2)加强观察:①由于创伤的刺激,可诱发或加重心脏病、高血压、糖尿病,发生脑血管意外,所以应多巡视,尤其是夜间。若患者出现头痛、头晕、四肢麻木、表情异常、健肢活动障碍、心前区疼痛、脉搏细速、血压下降等症状,及时报告医师紧急处理。②观察患肢血液循环的变化,包括患肢的颜色、温度、肿胀程度、感觉等,如发现患肢苍白、厥冷、发绀、疼痛、感觉减退及麻木,应通知医师及时处理。

3. 手术后护理　术后予心电监护,密切观察患者意识,监测血压、脉搏、呼吸、经皮血氧饱和度,防止窒息、失血性休克、心律失常的发生。

(1)引流管护理:术后保持引流管的通畅,防止扭曲、折叠和堵塞;密切观察引流液的色、质、量,每 30 分钟挤压并记录;注意观察腹股沟、髋部和大腿外侧有无肿胀,防止引流液积聚在创腔。

(2)体位管理:术后 6h 取仰卧位。患肢用软枕抬高 15～20cm,保持外展中立位,禁止患侧侧卧。必要时穿"丁"字鞋,防止髋关节外旋和内收。

(3)患肢观察:注意术后患肢感觉运动功能,有无下肢神经损伤、感觉障碍、肢体肿胀等情况。

(4)并发症护理:①切口感染。注意观察术后切口皮肤有无红、肿、热、痛等感染迹象,体温、血象、红细胞沉降率是否正常。②下肢深静脉血栓:详见第 57 章骨盆骨折的护理。③脱位:详见第 58 章第一节人工髋关节置换术的护理。

4. 健康教育

(1)功能锻炼:①闭合复位空心螺钉内固定术:术后第 1 天,患者可坐起,不主张患者在床上做直腿抬高运动,以免增加了股骨颈的剪力,是否负重取决于骨结构的稳定性,如复位内固定满意,可于术后 2 周扶双拐下地练习患肢负重行走;如对位较差,宜在 X 线显示骨折连接后才可负重。②复位内固定加带蒂骨瓣植骨术:术后 4 周内保持平卧位,禁止坐起和下床活动。4～6 周后,可逐渐坐起、下床扶拐站立、不负重行走,3 个月后可负重行走。③人工股骨头、髋关节置换术:详见第 58 章第一节人工髋关节置换术的护理。

(2)出院指导:①体位:保持患肢外展中立位,不侧卧、不盘腿,嘱患者 3 个月内不负重,以免影响骨折愈合。②饮食:宜清淡易消化,多食含钙丰富的食物,防止骨质疏松,促进骨折愈合。③功能锻炼:继续进行功能锻炼,做到循序渐进,活动范围由小到大、幅度和力量逐渐加大。④复查:遵医嘱每月复查 1 次,完全康复,每年复诊 1 次。

(汪四花)

■ 参考文献

[1]　童天华,卢世璧,等.髋关节外科学.郑州:郑州大学出版社,2005.

[2]　娄湘红,杨晓霞.实用骨科护理学.北
京:科学出版社,2006.

[3]　罗凯燕,喻姣花.骨科护理学.北京:中国协和医科大学出版社,2004.

[4]　侯筱魁.关节镜手术学.上海:上海科学技术出版社,2003.

[5]　吴立东、严世贵、杨泉森.临床关节外

科治疗学.北京:科学技术文献出版社,2008.

[6]　曹伟新、李乐之.外科护理学.4 版.北京:人民卫生出版社,2006.

[7]　任蔚虹、王惠琴.临床骨科护理学.北京:中国医药科技出版社,2007.

[8]　金爱东,叶国风.人工髋关节置换术治疗偏瘫侧股骨颈骨折的护理.护理与康复,2007,6(2):102.

[9]　程小禾,柯翠芬.股骨颈骨折人工髋关节置换患者的康复护理.护士进修杂志,2008,23(10):1804-1805.

[10]　邱贵兴.中国骨科大手术静脉血栓栓塞症预防指南.中华关节外科杂志,2009,3(6):380-383.

第 56 章

脊柱骨折与脊髓损伤

脊柱脊髓损伤是较为严重的创伤性疾病。在颈椎至腰骶关节 24 个活动脊椎节段中,脊椎损伤发生率差异很大。颈椎占 26.1%,胸$_{1\sim10}$ 占 8.65%,胸$_{11}$ 至腰$_1$ 占 42%,腰$_{2\sim5}$ 占 22.4%,以胸腰段发生率最高,其次为颈椎和腰椎,胸椎最少。60%~70% 的脊柱损伤合并脊髓损伤,脊柱脊髓损伤具有较高的致残率和致死率。

【病因】

脊髓损伤的原因有五类:挫伤、压迫、缺血、火器伤、锐器切割伤等。在脊柱骨折脱位时可同时存在几种损伤因素,严重者可将脊髓切断;一般的骨折脱位当时可挫伤脊髓,移位的骨折片可持续压迫脊髓,特别在下胸段可致脊髓血供障碍发生缺血性损伤。

【病理】

脊髓损伤的病理由重到轻可分为三级。

1. 完全性脊髓损伤　脊髓内的病变是进行性加重,从中心出血至全脊髓出血水肿、坏死,长度约为 2.3cm。对于这类损伤,只有在早期数小时内进行有效治疗,才有可能恢复部分脊髓功能。

2. 不完全性脊髓损伤　由于不完全性脊髓损伤的程度有轻重差别,重者可出现坏死软化灶,轻者仅中心小坏死灶,因此不完全性脊髓损伤可保留部分或大部分神经纤维,脊髓功能可获得部分或大部分恢复。

3. 脊髓轻微损伤或脊髓震荡　基本不发生神经细胞坏死或轴突退变,2~3d 后逐渐恢复,组织学上基本恢复正常,神经功能可完全恢复。

【脊柱损伤的分类】

1. 按损伤的受力机制　分屈曲压缩、屈曲分离损伤、垂直压缩、旋转及侧屈、伸展损伤。以屈曲压缩最常见。上诉损伤暴力亦可分为复合的,如屈曲并垂直压缩,屈曲旋转等。

2. 按骨折形态　为临床最常采用的分类。大体分压缩骨折、爆裂骨折、Chance 骨折、骨折脱位。在颈椎还有寰椎前后弓骨折、枢椎齿状突骨折、枢椎峡部骨折、棘突骨折。腰椎有横突骨折、峡部骨折等。

3. 按骨折稳定性　分稳定性骨折和不稳定性骨折。棘突骨折、横突骨折、单纯压缩骨折属于稳定骨折。Denis 将脊椎分为前、中、后三柱,椎体及椎间盘前 1/2 为前柱,后 1/2 加后纵韧带为中柱,椎弓根后结构为后柱。伴有后柱损伤的爆裂骨折为不稳定性骨折,无后方结构损伤的爆裂骨折为稳定性骨折。

【定义与分级】

1. 定义　脊髓损伤不提倡用四肢轻瘫、高位截瘫等名词。

(1)四肢瘫:指颈段脊髓损伤致四肢感觉及运动功能障碍或丧失,包括上肢、躯干、盆腔脏器及下肢的功能损害。

(2)截瘫:指胸、腰椎脊髓损伤,造成部分躯干、盆腔脏器及下肢的感觉与运动功能障碍或丧失,不涉及上肢功能,包括圆锥和马尾损伤。

(3)不完全损伤:指脊髓最低位即骶段的感觉运动功能部分保留。包括骶部感觉、肛管黏膜皮肤连接处的感觉和肛管外括约肌自主收缩功能部分保留。

(4)完全损伤:指骶段感觉和运动功能完全丧失。

2. 分级　按照 Frankel 分级分五级。

Ⅰ级:完全性损害。骶$_4$、骶$_5$ 无任何感觉、运动功能。

Ⅱ级:不完全性损害。损伤神经平面以下包括骶段,存在感觉功能、但无运动功能。

Ⅲ级:不完全性损害。损伤神经平面以下存在运动功能,大部分关键肌的肌力<3级。

Ⅳ级:不完全性损害。损伤神经平面以下存在运动功能,大部分关键肌的肌力≥3级。

Ⅴ级:正常。感觉和运动功能正常,包括盆腔脏器(直肠、膀胱)功能。

【临床表现】

1. 脊柱骨折局部表现:局部疼痛;压痛、叩击痛;椎旁肌紧张;腰椎活动受限,不能翻身起立;受损部位棘突后凸或出现成角畸形。颈部骨折患者可出现头部前倾,张口受限;颈部不稳用手托头。

2. 全身症状:如合并脊髓损伤,可出现以下情况

(1)损伤呼吸中枢,患者在损伤现场死亡。

(2)脊髓损伤平面以下的感觉、运动、反射、括约肌和自主神经功能均出现障碍。而脊髓损伤的部位与所造成的残障程度有着密切的关系。如第3颈椎和第4颈椎损伤后表现为四肢瘫痪,会影响到呼吸功能而导致死亡。腰骶椎的损伤可造成马尾神经的受压、挫伤或断裂,表现为下肢的迟缓性瘫痪、感觉丧失及会阴区括约肌功能障碍。

(3)损伤后一过性神经损伤,表现为短暂肢体瘫痪或肢体无力,但能迅速好转。

3. 胸腰椎骨折所致的后腹膜血肿刺激腹腔神经丛引起腹肌反射性紧张或痉挛,可出现腹胀、腹痛等腹膜刺激症状。

【辅助检查】

X线检查为脊柱骨折最基本的检查手段。CT检查可见有无椎板骨折下陷,关节突骨折,爆裂骨折骨块突入椎管的程度。脊髓损伤的检查方法较为复杂主要有以下几方面。

1. 临床神经学检查 神经系统检查是判断脊髓损伤部位和损伤程度可靠又可多次重复的方法。包括截瘫平面检查、感觉检查、运动检查、肛管括约肌及会阴感觉检查等。

2. 诱发电位检查 有体感诱发电位检查、运动诱发电位检查。目的是检查截瘫的程度,以区分是完全性还是非完全性脊髓损伤。

3. 磁共振成像(MRI)检查 可显示脊髓受压及内部损伤的情况,对于判断预后及指导治疗起重要作用。MRI能显示脊髓急性损伤的水肿及血肿情况,晚期脊髓囊性变情况,以次对于伴有脊髓损伤的脊柱骨折,MRI检查更具优势。

4. 其他 如脊髓造影在陈旧性病例可显示脊髓受压部位、完全梗阻或不全梗阻,但不能反映脊髓损伤程度。

【治疗要点】

1. 非手术治疗 适用于单纯压缩骨折,椎体高度<50%、单纯棘突或横突骨折、稳定性骨折无神经损伤者,可卧床8周或支具固定8周。

2. 手术治疗 目的是解除脊髓神经压迫,纠正畸形并恢复脊柱稳定性。对骨折脱位不稳定者需切开复位与固定。颈椎骨折脱位用颅骨牵引、枕颌带牵引或手术复位固定并植骨,术后颈围固定3个月。对骨折不稳定者应行前路内固定并植骨融合,后路枕颈融合或寰枢融合。胸椎骨折脱位可手术后路切开复位固定;胸$_{1\sim10}$段可不植骨,愈合后恢复稳定。胸$_{11}$~腰$_5$骨折脱位及不稳定骨折,行内固定后应行植骨融合脱位间隙。对合并有脊髓损伤者应行前方或侧前方减压手术。

3. 合并脊髓损伤的药物治疗 伤后6h内为药物治疗的黄金时间,24h内为急性期。

(1)皮质激素:损伤8h内应用可明显改善完全性和不完全性脊髓神经损伤的功能。临床上常大剂量应用甲基泼尼松龙,首次剂量可达30mg/kg,15min内静脉滴注完毕,隔45分钟后采用5.4mg/kg,静脉滴注,维持24h。

(2)渗透性利尿:可排除脊髓损伤后细胞外水肿。常用20%甘露醇或50%葡萄糖注射液。

(3)神经节苷脂:在脊髓损伤48~72h给予,100mg/d,持续3~4周。对中枢神经的发育和再生有重要作用。

【护理措施】

1. 心理护理 由于骨折部位特殊,病情复杂,手术风险大,患者对治疗效果期望较高,部分上颈椎骨折患者术前行颅骨牵引或Halo-Vest头-胸环牵引架固定,术后又丧失了寰枢关节的部分运动功能,导致患者头颈活动特别是旋转明显受限。患者及家属对手术安全性、治疗效果有不同程度的担忧。因此术前进行积极、有效的心理护理,帮助建立乐观向上的心态,对于治疗的顺利进行和术后的康复都非常重要。护士首先要注意与患者的沟通,取得信任。然后说明牵引和手术治疗的目的、注意事项取得配合。介绍同种病例的手术效果,给予信心。再请术后恢复期患者介绍对手术过程的体验,以及术后疗效的自我评估,并让患者家属观看牵引治疗和术后护理的实景,同时要帮助及时解决生活上的各种需求,打消顾虑。

2. 牵引治疗护理

(1)牵引前宣教:根据患者对疾病与治疗的认知程度,进行有的放矢地教育,消除顾虑取得配合,宣教内容包括:牵引的必要性和重要性,操作方法及有关配合、注意事项。

(2)保持有效牵引:护士每班检查牵引的体位、重量是否正确,牵引绳的松紧,是否在轴线上。了解患者四肢感觉、运动功能和反射情况;有无胸闷、吞咽困难、食欲、大小便等情况,如有异常及时通知医师处理。

(3)预防感染:颈椎骨折脱位行颅骨牵引者局部穿针处应用乙醇滴入或 PVP-Ⅰ 棉球涂擦,2/d;观察有无渗液、红肿,如有痂皮形成不可自行去除以免造成感染。

(4)皮肤护理:骶尾部和枕后部是主要着力点,也是牵引后易出现皮肤问题的部位。护理中要注意保持床单平整清洁;指导并协助患者抬臀,枕后可垫波浪形水枕,定时放松枕颌带牵引,对骶尾部、枕后及下颌皮肤进行按摩。并鼓励患者在床上主动活动四肢。对脊髓损伤合并瘫痪的患者,定时协助翻身和被动锻炼,保持皮肤的清洁完整,预防压疮的发生。

3. 手术前护理

除术前常规护理外,还应进行术前相关功能训练包括气管食管推移训练、呼吸功能训练、俯卧位等训练。

4. 手术后护理

(1)生命体征监测:术后入复苏室待完全清醒后回病室,持续心电监护 72h,每 15~30 分钟监测血压、心率、心律、呼吸和血氧饱和度,每小时观察呼吸频率、深浅度及呼吸的音调有无异常,有无憋气、呼吸困难、血氧饱和度下降等症状。对颈椎手术患者更应重视患者的主诉,夜间加强巡视,警惕呼吸睡眠暂停综合征,当呼吸≤10/min 时,及时唤醒患者。并要注意创面有无渗血、出血及引流量。记录尿量,评估出入量是否平衡,观察患者有无血容量不足的早期征象,如面色改变、烦躁、哈欠、头晕等。

(2)脊髓神经功能观察:术后要重视观察患者截瘫平面、四肢感觉、运动及肌力情况,评估手术减压效果。多数患者术后脊髓压迫症状有不同程度改善,也有患者术后四肢肌力、感觉、运动较术前有所减退,多与术后脊髓水肿有关。预防脊髓水肿,可于术后 3d 内预防性静脉使用 20% 甘露醇 250ml,2/d,或用甲泼尼龙 40mg 微量输液泵静推,

2/d。如发现有麻木加重、活动障碍及时通知医生,以免脊髓受压过久造成不可逆的损伤。

(3)切口与引流管的护理:脊柱术后为避免创面渗血对脊髓、气管造成压迫,常规放置引流管行负压引流。引流管一般放置 24~48h。应严密观察切口有无红肿、渗液、渗血等情况,检查切口周围皮肤张力有无增高。保持负压引流有效,防止堵管及逆行感染。记录引流物量、颜色和性状,如血性引流液每小时>100ml、连续 3h,提示有出血可能;如引流物颜色为淡血性或洗肉水样,24h 引流量超过 500ml,应考虑有脑脊液漏。

5. 并发症观察与护理

(1)中枢性高热的护理:颈椎骨折脱位造成高位截瘫时,可引起体温调节中枢障碍,且自主神经功能障碍影响出汗散热,故可发生中枢性高热,常在伤后 1 周内出现,体温高达 39℃ 以上。保持病室通风,调节室温 20~23℃,鼓励多饮水,补充足够的水、电解质。物理降温为主,注意观察病情变化及降温效果,注意观察是否有面色苍白,口唇发绀,四肢冰冷,皮肤发花,寒战等寒冷反应症状,如有应暂停物理降温。

(2)呼吸道梗阻和感染:是截瘫患者早期死亡的主要原因。颈髓损伤患者因呼吸肌麻痹,长期卧床,呼吸道分泌物不易排出而易发生肺部感染。需要保持室内空气新鲜、温湿度适宜。鼓励患者进行有效的深呼吸、咳嗽、咳痰,每 2 小时协助患者翻身拍背,以帮助排痰。对于气管切开患者应正确吸痰、湿化气道、清洁口腔等护理,用双层湿纱布覆盖气管口,雾化吸入,2/d。

(3)应激性溃疡:脊髓损伤后,胃肠道的交感和副交感神经支配失调,患者紧张及抑郁情绪的影响,以及医源性因素如大剂量激素的应用,易发生应激性溃疡。因此应重视患者主诉,密切观察有无腹痛、恶心、呕吐物及大便的颜色、量、性状的变化,及早发现出血症状,及时处理。

(4)低钠血症:颈髓损伤后出现低钠血症多尿原因:颈髓损伤后使视丘脑下部受到刺激或轻微损伤,自主神经调节发生障碍,迷走神经支配占优势,截瘫平面以下血管张力低下,有效循环血量减少,使抗利尿激素分泌增加;住院期间使用呋塞米、甘露醇脱水治疗发挥利尿作用;受伤后进食量减少导致钠的摄入量减少。低钠血症多于伤后 2~15d 发生。因此,颈髓损伤后患者入院后立即予血钠和尿钠的检测。尿的检查包括 24h 尿钠、尿密度的测定

（成人正常值 1.15～1.025），记 24h 尿量。发现患者有倦怠、淡漠、恶心呕吐，应疑为低钠。颈髓损伤出现低钠血症时，患者多表现为头晕、烦躁、易激惹，夜间重，白天轻，有时镇静药也难控制。血钠在 130mmol/L 以下时，还会出现脉搏细速、血压不稳定或下降、脉压变小等症状。补钠速度不宜过多过快，一般用 3% 氯化钠注射液速度为 5ml/min。

（5）深静脉血栓形成：脊髓损伤后，患者长期卧床静脉血液淤滞，血液处于高凝状态，以及外伤同时使静脉血管内膜损伤，血小板黏附发生聚集并释放生物活性物质，促进血栓形成。药物预防有：①间接凝血酶阻滞药如普通肝素或未分级肝素；②直接凝血酶阻滞剂如水蛭素、华法林及阿司匹林等；③其他如右旋糖酐-40。

机械性预防措施有早期运动，穿弹力袜，间歇气体加压装置，足底静脉泵等。要注意观察双下肢有无色泽皮温改变、水肿、浅静脉怒张，必要时测量比较两下肢周径，若相差 0.5cm 以上及时通知医师。一旦血栓形成，患肢应制动，禁止热敷、按摩、膝下不垫枕。饮食上宜进低脂，富纤维素食物，保持排便通畅。进行溶栓治疗的同时应监测生命体征，尤其注意呼吸，以防发生肺栓塞。应用抗凝药物期间，定时检查身体其他部位出血情况，患肢肿胀好转情况，定期复查凝血功能。

（6）泌尿系感染与结石：截瘫患者因神经系统受损，膀胱失去收缩功能，逼尿肌麻痹，内括约肌收缩，外括约肌松弛而发生尿潴留，需长期留置导尿管而易造成泌尿系感染与结石。鼓励患者多饮水，不输液的患者每日饮水达 3 000～4 000ml，集尿袋每周更换 1～2 次，每月更换导尿管并妥善固定，严格按无菌技术操作，选择粗细适宜的导尿管。定时开放导尿管，训练膀胱括约肌舒缩功能，开始间歇

时间可为 2～3h，逐渐延长至每 4～6 小时开放 1 次。观察记录尿液的性质、量、颜色，定期做尿常规检查，发现问题及时处理。

（7）压疮：截瘫患者由于全身抵抗力下降，皮肤弹性降低，局部组织长期受压缺血缺氧而易发生骨突出处皮肤压疮。翻身是预防压疮的根本措施。保持床单位干燥、平整无皱褶。每 2 小时翻身 1 次，避免拖、拉、拽而损伤皮肤，患者可卧特制翻身床、气垫床、明胶床等。慎用热水袋，勿取热水浸泡手脚以防烫伤。同时给予高蛋白、高热量、高维生素饮食，增加机体免疫力。

（8）手术相关并发症：主要有血肿形成、脊髓损伤加重和神经根损伤、脑脊液漏、内固定松动等。

6. 健康教育

（1）功能锻炼：主要针对有脊髓损伤患者功能重建及康复教育，主要为上肢和手的功能恢复。向患者与家属宣教早期功能锻炼的重要性。术后 24h 开始进行四肢各关节的主动运动，截瘫患者行双下肢被动运动。并进行肌肉按摩，由远端到近端，促进血液循环，预防关节僵硬、肌肉萎缩、深静脉血栓形成，并能通过消耗体能来促进食欲。每日 3～4 次，每次 20～30min，循序渐进，以能耐受为度。

（2）出院指导：颈椎骨折手术后患者应告知出院后 3 个月内起床活动时需佩戴颈托或穿戴支具，避免颈部前屈、左右旋转。平卧睡眠时头颈两侧仍需用 2kg 沙袋或米袋制动，以防内固定松动。为保证内固定的稳定性，胸腰椎手术患者 3 个月内起床下地活动时必须穿戴支具，站立行走时间不宜过长。均于术后 1 个、3 个、6 个、12 个月拍 X 线片复查随访，了解内固定效果和植骨融合程度。

（汪四花）

■ 参考文献

[1] 吴阶平，裘法祖.黄家驷外科学.北京：人民卫生出版社，2000：2011-2023.

[2] 贾连顺，李家顺.颈椎外科手术学.上海：上海远东出版社，2001：153-159.

[3] 赵定麟.临床骨科学诊断分析与治疗要领.北京：人民军医出版社，2003：279-288.

[4] 刘景发，尹庆水.临床颈椎外科学.北京：人民军医出版社，2005：321-327.

[5] 于长隆.常见运动创伤的护理和康复.北京：北京大学医学出版社，2006：261-262.

[6] 姚建华，胥少汀，季新民.颈椎前路减压并发脊髓损伤加重的原因分析.中国脊柱脊髓杂志，1999，9（5）：274-275.

[7] 陈雄生，贾连顺，曹师锋，等.颈椎前路手术的并发症.中华骨科杂志，2003，23（11）：644-649.

[8] 冯传汉，张铁良.临床骨科学（下册）.2 版.北京：人民卫生出版社，2004：1991-2052.

[9] 任蔚虹，王惠琴.临床骨科护理学.北京：中国医药科技出版社，2007.

第 57 章

骨 盆 骨 折

骨盆为一完整的闭合骨环,它由两侧髋及骶骨组成,前方由耻骨联合相连接,后方由髂骨与骶骨的关节面形成骶髂关节。骨盆结构坚固,损伤多因高能量外力所致。挤压、撞辗或高处坠落等损伤是骨盆骨折的主要原因,亦可因肌肉强烈收缩引起撕脱骨折;枪伤可引起开放性损伤。骨盆骨折常因出血量大而引起休克。以往对骨盆骨折多采取非手术治疗,如牵引、骨盆悬吊或石膏固定等方法,致残率较高,为 50%～60%。20 世纪 80 年代以来,对垂直不稳定骨盆骨折国内外广泛开展切开复位内固定治疗,取得了满意的疗效。

【病因】

1. 直接暴力 是引起骨盆骨折的主要原因,如交通事故、砸伤及高处坠落等。也可以因肌肉强力收缩引起髂前上棘、髂前下棘、坐骨结节等处骨折。

2. 应力暴力 应力暴力作用于骨盆侧方,先使其前环薄弱处耻骨上下肢发生骨折,应力继续,使髂骨翼向内(或内翻),在后环骶髂关节或其邻近发生骨折或脱位。侧方的应力使骨盆向对侧挤压并变形。

3. 当暴力作用于骨盆后方,使髂骨翼向外翻,先使前环耻、坐骨支骨折或耻骨联合分离,应力继续,髂骨更向外翻,使骶髂关节或其邻近发生损伤,骨盆环的变形是伤侧髂骨翼向内翻或扭转,使与对侧半骨盆分开。

【分型】

Tile 根据骨盆骨折后骨盆是否稳定提出以下分类方法。

1. A 型 为稳定骨折,即骨盆后环完整的骨盆前环、骨盆边缘或骶、尾骨骨折。可分为:

A_1 型:不影响骨盆环完整的撕脱性骨折及耻骨支或坐骨支骨折。

A_2 型:稳定的髂骨翼骨折或轻度移位的骨盆环骨折。

A_3 型:未累及骨盆环的骶骨或尾骨横断骨折。

2. B 型 为部分稳定性骨折,即骨盆的前后环均损伤,骨盆旋转不稳定、垂直稳定。可分为:

B_1 型:分离型骨折,外旋不稳开书型骨折。

B_2 型:侧方挤压型损伤,半侧骨盆内旋不稳定。

B_3 型:双侧 B 型损伤。

3. C 型 旋转及垂直均不稳定骨折(稳直剪力),同时累及前后环,其特点:整个骨盆底破裂(骶髂复合体的破裂)。可分为:

C_1:单侧损伤失稳。

C_2:双侧损伤失稳。

C_3:双侧 C 型损伤。

【临床表现】

1. 局部症状 患者有严重外伤史,尤其是骨盆受挤压的外伤史。损伤部位疼痛,肿胀、活动受限及骨擦音。骨盆分离、挤压试验阳性,骨盆两侧不对称,伤侧髂嵴升高,下肢缩短,"4"字试验阳性,骶髂关节完全脱位时脐棘距不等。

2. 全身症状 除稳定性骨折外,骨盆骨折除了骨折本身的局部表现的同时,由于有并发损伤而出现的全身症状,而且较骨折本身更为严重。患者可出现失血性休克、腹膜后血肿、腹腔内脏损伤、膀胱或后尿道损伤、直肠损伤、腰骶神经丛或坐骨神经损伤。

【诊断要点】

一般认为根据病史、体格检查和骨盆前后位 X 线所见即可确诊骨盆骨折。对于伴有骨盆骨折的多发伤,应全面体格检查,及时处理合并伤。

1. X 线检查 是诊断骨盆骨折的主要手段,可显示骨折类型及移位情况。

2.CT检查　具有以下优点:能发现X线平片不能显示的骨折;能清楚地立体显示半侧骨盆移位情况;对髋臼骨折特别适用;对需行内固定的骨盆骨折,CT能准确显示复位情况,内固定位置是否恰当及骨折愈合进展情况。

3.B超检查　以了解腹腔及盆腔内脏器及大血管的情况。

4.磁共振检查　可发现骨盆部位的肌肉、肌腱、韧带、神经等软组织损伤和隐匿的骨折。

【治疗要点】

应根据全身情况,首先处理休克及各种危及生命的并发症。患者常因腹膜后大量出血合并休克。应在严密观察下进行输血、输液,骨盆骨折的输血可达数千毫升,若经积极抢救大量输血后,血压仍继续下降,未能纠正休克,可考虑结扎一侧或两侧髂内动脉,或经导管行髂内动脉栓塞术。膀胱破裂可进行修补,同时做耻骨上膀胱造口术。对尿道断裂,宜先放置导管,防止尿外渗及感染,并留置导尿管直至尿道愈合。若导尿管插入有困难时,可进行耻骨上膀胱造口及尿道会师术。直肠损伤,应进行剖腹探查,做结肠造口术,使粪便暂改道,缝合直肠裂口,直肠内放置肛管排气。

骨盆骨折是否手术,其主要依据是骨盆环是否稳定和不稳定的程度。

1.非手术治疗

(1)适应证:①骨盆环稳定的骨折,如撕脱骨折和无明显移位的骨盆环一处骨折;②骨盆环两处损伤而失稳,但影像学上无或轻微移位者;③因早期救治需要经卧床、牵引治疗后,影像学证明复位满意者;④有手术禁忌或不宜手术治疗的多发伤。

(2)方法

①卧床休息:卧硬板床休息3～4周。肌肉撕脱骨折者应取放松肌肉的体位,髂前上棘骨折患者置于屈髋位;坐骨结节骨折置于伸膝位。

②骨盆兜带吊床牵引固定。悬吊重量以将臀部抬离床面为宜。5～6周后换用石膏短裤固定。

③手法复位:骶骨和尾骨骨折有移位者,可用手指从肛门内向后推挤,使其复位,然后卧床休息4～6周即可。在推挤时慎勿损伤直肠。一侧骶髂关节半脱位者,可用手法整复,用手压髂骨翼向前方,使向右旋转移位得到纠正,然后用布兜牵引或石膏裤固定2～3个月。

④患肢骨牵引:骨折段移位多,如耻骨联合分离、耻骨上下枝骨折合并骶髂关节脱位,还有耻骨

联合分离合并骶髂关节附近的髂骨骨折或骶骨骨折等。均可采用骨牵引法,可行单侧股骨下端或胫骨结节牵引,根据需要也可双侧牵引。

2.手术治疗

(1)外固定器固定:骨外固定器作为治疗骨折的又一手段,越来越广泛应用于临床,有其独到的作用和价值,适用于有明显移位的不稳定骨折,特别是并发循环不稳定者,以求收到固定骨盆和控制出血的效果,并有减轻疼痛和便于搬动伤员的作用;也适用旋转不稳定型骨折;开放性不稳定型骨折。

(2)开放复位内固定:适用于经非手术治疗后,骨折移位>1cm,耻骨联合分离>3cm,累及髋臼的移位骨折以及多发伤者。

【护理措施】

1.急救护理

(1)急救患者入院后迅速建立两条静脉通路,且输液通道应建立在上肢或颈部,不宜在下肢,以免液体不能有效进入血液循环。及时输血、输液,必要时应行静脉切开,快速、有效地补充液体。

(2)尽量减少搬动,如需搬动时,应由3～4个人将患者置于平板担架上,动作应协调一致、平缓,以免增加出血和加重休克。

(3)骨盆骨折患者并发休克时,均会出现不同程度的低氧血症,因此,应及时给予面罩吸氧,改善缺氧。

(4)加强生命体征、中心静脉压及尿量的监测,包括意识状态、皮肤黏膜、甲床毛细血管回流时间、皮肤弹性等,必要时监测中心静脉压、血红蛋白、红细胞计数及血细胞比容等各项指标,以确定是否有休克及其程度。导致血容量不足乃至休克的相关因素有:骨盆各骨主要为骨松质,骨折后本身出血较多;其邻近有较丰富的动脉及静脉丛,加之静脉丛多无静脉瓣阻挡回流,骨折后可引起广泛出血。出血量若达1 000ml以上,则可能合并有腹腔脏器损伤出血;如合并髂内、外动脉或股动脉损伤,可引起盆腔内更严重出血,甚至因失血过多而死亡。处理:迅速高流量给氧;快速补液输血;保暖;提高室温或用棉被和毛毯,忌用热水袋,以免增加微循环耗氧。

(5)迅速有效的止血、镇痛是抢救的关键。由于骨盆多为骨松质,其邻近有动脉和静脉丛,而静脉丛多无静脉瓣阻挡回流,所以骨盆骨折后,患者常出现失血性休克。应及时对骨折部位进行复位

固定,防止血管进一步损伤,减轻疼痛。

(6)合并伤的观察与护理

①腹膜后血肿护理:观察有无腹痛、腹胀、呕吐、肠鸣音和腹膜刺激征,并定时测量腹围,以判断是否合并有腹膜后血肿、腹腔脏器损伤及膀胱损伤。由于骨折出血沿腹膜后疏松结缔间隙蔓延到肾区或膈下,形成腹膜后血肿,不仅可造成失血性休克,还可引起麻痹性肠梗阻;严重创伤时可合并腹腔脏器损伤,出现腹腔内出血,表现为腹痛、腹肌紧张,腹腔穿刺抽出不凝血;膀胱充盈时易受直接打击或被骨折刺伤而致膀胱破裂,表现为腹痛明显,并有明显的腹肌紧张、压痛、反跳痛,腹腔可抽出血性尿液。如在病情稳定后,患者又出现腹胀、腹痛等症状,多为腹腔内血肿刺激而引起肠麻痹或神经紊乱所致,应给予禁食、肛管排气、胃肠减压等处理来缓解症状,同时还应密切观察病情变化。

②膀胱、尿道损伤护理:观察患者有无血尿、排尿困难或少尿、无尿,以判断其膀胱、尿道损伤情况。如膀胱颈部或后壁破裂,尿液流入腹膜腔,会有明显的腹膜刺激征,导尿时无尿液流出;如发生尿道断裂情况,患者常表现有尿道出血、排尿障碍、疼痛等。应妥善固定导尿管,以防脱落。导尿管及尿袋应低于身体,每日更换尿袋,每周更换尿管,防止感染。保持尿管引流通畅,每日用 0.9%氯化钠溶液 250～500ml 进行膀胱冲洗 1～2 次,预防血块及分泌物堵塞尿管。鼓励患者多饮水,以利于尿液的排出。尿道不完全撕裂时,留置导尿管 2 周并妥善固定;对于行膀胱造口的患者,需保持引流管通畅,防止扭曲或折叠。造口管一般留置 1～2 周,拔管前先夹管,观察能否自行排尿,如排尿困难或切口处有漏尿则延期拔管。

③会阴损伤护理:会阴部的清洁卫生,每日用温水擦洗会阴部,并用活力碘棉球消毒尿道外口,2/d。对于会阴部软组织开放性损伤的患者,在分泌物多时,可用 0.5%聚维酮(PVP-Ⅰ)冲洗擦干,及时更换敷料。

④直肠肛门损伤护理:检查肛门有无疼痛、触痛、出血,必要时做肛门指检,以确定直肠损伤的部位。护理:严格禁食,并遵医嘱应用抗生素预防感染。若行结肠造口术,保持造口周围皮肤清洁干燥,观察有无局部感染征象。

⑤神经损伤护理:注意有无会阴区、下肢麻木及运动障碍,以判断有无腰骶和坐骨神经损伤。护理:及早鼓励并指导患者做肌肉锻炼,定时按摩、理

疗,促进局部血液循环,防止失用性肌萎缩;对有足下垂者穿丁字鞋或应用衬垫支撑,保持踝关节功能位,防止跟腱挛缩畸形。同时,辅以神经营养药物以促进神经恢复。

2.术前护理

(1)体位护理:不影响骨盆环完整的骨折,可取仰卧与侧卧交替,侧卧时健侧在下,严禁坐立。影响骨盆环完整的骨折,伤后应平卧硬板床,且应减少搬动。必须搬动时则由多人平托,以免引起疼痛、增加出血。尽量使用气垫床,既可减少翻身次数,又能预防压疮,但床垫充气要足,以不影响骨折稳定为原则。

(2)心理护理:骨盆骨折多由较强大的暴力所致,常常引起严重的合并症,如休克,尿道、膀胱及直肠等损伤。患者伤势较重,易产生恐惧心理。应给予心理支持,并以娴熟的抢救技术控制病情发展,减少患者的恐惧。

(3)饮食护理:术前加强饮食营养,宜高蛋白、高维生素、高钙、高铁、粗纤维及果胶成分丰富的食物,以补充失血过多导致的营养失调。食物应易消化,且根据受伤程度决定膳食种类,若合并有直肠损伤或有腹胀腹痛,则应酌情禁食。必要时静脉高营养治疗。

(4)正确指导床上大小便:嘱患者使用便盆时不可随意抬高床头或取坐位,采用两人抬臀后在患者腰骶部垫以 5cm 厚软枕,再放置便盆,操作方便,患者乐于接受。

(5)几种不同治疗方法的护理

①骨盆悬吊牵引:吊带要保持平坦完整无皱,并要保持吊带宽度适宜,且不要向上、下移动位置;大小便时注意不要使之污染。

②下肢牵引:为了减轻疼痛和股骨头对髋臼挤压,一般都是双下肢同时牵引,因为如果只牵患侧一方,易使骨盆出现倾斜,容易造成肢体内收畸形,影响以后的走路功能,并可发生腰痛和髋部疼痛。

③皮牵引:重量 6～8kg,牵引时保持患肢外展15°～30°中立位,维持有效牵引,不随意增减牵引的重量,定时检查牵引带的松紧、位置,受压皮肤有无红肿、水疱,骨突出处垫以棉垫,定时按摩受压部位,观察肢端皮温、颜色和足背伸活动,防止牵引带下滑卡压膝部、踝部,影响患肢血液循环。

(6)常规准备:患者病情稳定后,根据骨盆损伤的部位,制订合适的手术方案。术前准备足够的血,会阴区备皮、常规禁食禁饮,术前晚给予 0.1%～0.2%肥

皂水 500ml 不保留灌肠,能清洁肠道,促进肠蠕动,有效预防术后便秘、肠梗阻的发生。手术日准备一张有牵引架的病床,以利于患者术后功能锻炼。床边备齐抢救物品,如监护仪、吸引器、氧气等。

3. 术后护理

(1)生命体征观察:术后 48h 内伤口用腹带加压包扎,严密观察生命体征变化,及时记录,床边多功能监护仪监护,每 30 分钟监测 1 次血压、脉搏、氧饱和度,正确记录引流量,及时观察伤口敷料有无渗血、渗液,如患者早期出现烦躁、打哈欠、出汗、脉搏快速、尿量减少等血容量不足症状或伤口大量渗血、每小时引流液＞100ml 等情况及时汇报医师,警惕低血容量性休克发生。

(2)伤口观察:观察伤口敷料情况,若有渗血、渗液情况,应及时更换,保持敷料清洁干燥,以防感染。观察患肢的血液循环情况。妥善固定引流管,防止扭曲、折叠、脱落,保持负压引流瓶适当负压,以便及时引流出伤口积血,密切观察引流液的颜色、量、性质,并做好记录。

(3)体位护理:患者返回病房后,取平卧位,双下肢抬高 30°,外展中立位,皮牵引制动,防止患肢外旋内收,小腿处垫一软枕,有利于患肢肿胀消退。尽量减少大幅度搬动患者,防止内固定断裂、脱落。

(4)预防腹胀:由于术中腹膜牵拉、腹股沟皮神经损伤、骨折后长时间卧床等原因,患者术后均有一定程度腹胀。术后当天给予禁食,第 2 天开始进半流质饮食,少量多餐,避免胀气和不消化食物,注意观察肛门排气及肠鸣音、有无腹胀加重情况,协助左、右侧卧位,每 2 小时更换 1 次,并予腹部顺时针按摩,每次 10min,2/d,促进肠蠕动。

(5)并发症的观察与处理

①压疮:骨盆骨折患者由于害怕疼痛或担心骨折移位,大多不肯配合翻身。为了预防长时间卧床可能带来的各种并发症,可予卧气垫床,以适当减少翻身次数,翻身前需向患者做好充分解释,动作轻、柔、稳,指导深呼吸放松肌肉,采用健侧卧位与平卧位交替卧位,避免患侧卧位,防止骨折处受压,每 2~3 小时更换 1 次。对于骨盆环不稳定患者,可以采用抬臀法,即在患者的髋部垫上 90cm×45cm 浴巾,护士各站病床两侧抓住浴巾四角,一致用力托起臀部,使身体略离床面后垫上 38cm×48cm 凉液垫,每 2~3 小时更换 1 次,按摩骶尾部皮肤,既可缓解局部皮肤受压,又避免了受压皮肤受温热潮湿的刺激。

②便秘:鼓励患者多饮水,2 000~3 000ml/d,多食含粗纤维丰富的蔬菜、水果;经常按摩腹部,促进肠蠕动,必要时服用缓泻药,利于排便。术前日必须排除肠道内淤积的大便,以利手术操作,减轻术后腹胀。

③神经损伤:术前损伤的原因多为脱位的骨折块挫伤,术后主要指医源性损伤。主要表现为不同程度足下垂,伸趾肌力下降,足背伸力减弱等。

术后需注意观察患肢有无麻木及足背伸活动情况。一旦损伤可给予穿丁字鞋固定,患肢摆放中立位,防止外旋造成腓总神经受压迫。膝部给予垫软枕,使膝关节屈曲＞60°,避免对损伤神经的过度牵拉。早期指导患者做足背伸、跖屈功能锻炼,口服或肌内注射甲钴胺营养神经。

④深静脉血栓形成:因骨盆骨折患者长时间卧床导致下肢静脉血流淤滞,创伤损伤血管壁,术中失血多可使血液呈高凝状态,使患者易发生下肢深静脉血栓。首发症状为患肢肿胀、疼痛。预防措施有:a. 抬高患肢 30°以利静脉血液回流。b. 每日须测量比较腿周长,观察患肢肿胀、疼痛程度、皮肤颜色、温度、感觉及肢端动脉搏动情况,术后早期指导患者做踝关节背伸和屈曲运动及股四头肌的静止性收缩锻炼,定时按摩小腿肌肉及足部。c. 使用充气式下肢静脉泵治疗,2/d,每次 30min,以清除静脉血的淤滞。d. 下肢静脉血栓形成高风险患者术前 3d 及术后 7d 内可予低分子肝素针 0.4ml 皮下注射,1/d,并加强出凝血时间、凝血酶原时间监测。观察有无突然呼吸困难、胸痛、咳嗽等症状,警惕肺栓塞的发生。e. 静脉血栓形成早期,予积极改善微循环、溶栓、活血治疗,症状可好转。

(6)功能锻炼

①早期(术后第 1 周):24h 开始指导患者进行股四头肌等长收缩锻炼、踝关节跖屈背伸锻炼,以促进患肢血循环,减轻肌肉萎缩,预防深静脉血栓形成。

②活动适应期(术后第 2 周):利用牵引架进行床上髋、膝关节屈伸活动锻炼,也可采用下肢功能锻炼器(CPM)进行持续被动关节活动,以利骨折的修复。护士要根据术中情况及个体差异指导患者适量进行锻炼,及时认真听取患者主诉,掌握患者的心理动态变化,说明功能锻炼的重要性,保证按期进行。同时配合股四头肌的等长收缩锻炼及抬臀练习。

③主动锻炼期(术后 6 周):说明出院后继续逐

步加强功能锻炼的重要性。X线复查,若骨折线模糊,嘱继续加大功能锻炼的强度,进行屈髋、外展肌群的锻炼,并逐渐加大外展活动度。协助患者坐卧,进行双髋、关节屈曲、膝关节屈伸锻炼。

④下床期(术后8～10周):X线复查示骨折线进一步模糊,可指导患者扶双拐行走,就遵循免负重—部分负重—全部负重循序渐进的原则。避免或减少发生骨关节炎和股骨头坏死等并发症。

4.健康教育

(1)加强交通事故预防的宣传,参加户外活动应注意安全。

(2)加强对高空作业及井下作业人员的宣教,注意施工的安全性和规范性操作,减少危险的发生。

(3)在现场抢救及搬运患者时,应注意对局部的保护,给予妥善固定,以免加重创伤。

(4)向患者宣教医疗常识,解释自我护理的意义,消除过分依赖的心理,极大程度的调动患者的主观能动性,恢复自理能力。给予患者详细而具体的自理指导,如吃饭、洗脸、刷牙等。

(5)出院指导:①遵医嘱继续合理用药;定期复诊,不适随诊。②合理安排饮食,补足营养,提高体质,促进骨折愈合。③继续功能锻炼,预防肌肉萎缩和关节僵硬。未影响骨盆环完整的骨折早期可在床上做上肢伸展运动及下肢肌肉收缩活动;1周后可进行半卧位及坐立练习,同时做髋关节、膝关节的伸屈运动;4～6周后下床站立并缓慢行走,逐日加大活动量,然后再练习正常行走及下蹲。影响骨盆环完整的骨折伤后无合并症者卧硬板床,同时进行上肢锻炼;2周后开始练习半卧位,并进行下肢肌肉收缩的锻炼,以保持肌力,预防关节僵硬;3周后在床上进行髋关节、膝关节的锻炼,由被动锻炼逐渐过渡到主动锻炼;6～8周后拆除牵引固定,扶拐行走;12周后逐渐弃拐行走。④出院后1个月、3个月复查,检查内固定有无移位及骨折愈合等情况。

(汪四花)

■ 参考文献

[1] 刘智鹏,张长青.骨科疾病诊断与治疗[M].北京:军事医学科学出版社,2006.

[2] 刘义兰,王桂兰.骨科护理学[M].北京:中国协和医科大学出版社,2005.

[3] 江观玉.急诊护理学[M].北京:人民卫生出版社,2004:10-17.

[4] 陈永强.高级创伤护理[J].中华护理杂志,2005,40(2):149-151.

[5] 张英泽,潘进社.临床创伤骨科学[J].石家庄:河北科学技术出版社,2003.

[6] 娄湘红,杨晓霞.实用骨科护理学[M].北京:科学出版社,2006.

[7] 贺爱兰,张明学.实用专科护士丛书骨科分册[M].长沙:湖南科学技术出版社,2004.

[8] 夏秋欣,陈建裕.多发伤的急救与护理[J].中华急诊医学志,2001,10(2):144.

[9] 贾连顺,李家顺.颈椎外科手术学[M].上海:上海远东出版社,2001.

[10] 任蔚虹,王惠琴.临床骨科护理学.北京:中国医药科技出版社,2007.

第 58 章

关节置换术

第一节　人工髋关节置换术的护理

人工全髋关节由人工髋臼和人工股骨头组成。人工髋关节置换术就是利用生物相容性与机械性能良好的人工材料,将病损的人体股骨头或股骨头和髋臼置换。现已成为治疗髋关节骨关节炎、类风湿关节炎、强直性脊柱炎、股骨头坏死等疾病的重要手段,并已成为临床的标准手术之一。其具有解除关节疼痛,保持关节活动度,维持关节稳定性,不影响或修复肢体长度的综合优点。

【适应证】

1. 老年移位明显的股骨颈骨折。

2. 股骨颈骨折有移位的头下型或经颈型,年龄>55 岁者。

3. 原发性或继发性骨关节炎。

4. 类风湿关节炎。

5. 强直性脊柱炎引起的髋关节强直。

6. 成人股骨头无菌性坏死。

7. 创伤性骨关节炎。

【护理措施】

1. *心理护理*　患者生活质量明显下降,容易产生沮丧、自卑、绝望心理;再加上对疾病知识的缺乏,对手术治疗的顾虑,容易出现焦虑、恐惧感。要根据患者的年龄、职业、文化程度针对性地做好患者的精神安慰和心理疏导,讲解关节置换的有关知识,介绍同种病例康复期的患者来现身说法,以增加患者对手术的认识和信心。同时倡导尊重和关爱护理,寻求社会支持系统的帮助,对于患者来说,家庭和社会的关心无疑是一副良药。护士要充分利用和发挥家庭及社会支持系统的功能,鼓励家属多陪伴患者,减少孤独感,争取社会、家人支持,做好家属的思想工作,使患者有充分的思想准备,密

切配合,顺利度过围术期,尽早康复。

2. *手术前护理*

(1)术前常规护理:按医嘱准备并清洁皮肤;术前晚灌肠;术前麻醉用药,避免患侧肌内注射。根据医嘱术前半小时使用抗生素 1 次。

(2)身体状况的准备:患有糖尿病、心脏病、高血压等患者经系统的内科治疗,达到病情稳定;类风湿关节炎的患者,血沉和 C 反应蛋白检测指标较好;停用非甾体药物,如阿司匹林、布洛芬(芬必得)、双氯芬酸(扶他林、戴芬)、双氯芬酸钠缓释胶囊(英太青)等,以防止出血或对肾功能的影响;全身隐匿性感染病灶,如龋齿、中耳炎、鼻窦炎等经治疗已控制。

(3)指导功能锻炼:a. 指导下肢肌锻炼。包括等长收缩训练、等张收缩训练。b. 关节活动度训练。患肢屈膝屈髋时,髋关节<90°,避免内收外旋。

(4)术前适应性训练:患者体位、深呼吸、有效咳痰、床上大小便练习,有助于避免术后髋关节脱位、坠积性肺炎、尿潴留、便秘等发生。

(5)指导正确使用拐杖或助行器。

(6)饮食指导:给予高蛋白、高热量、高维生素、易消化的饮食,以增强机体抵抗力,耐受手术。

3. *手术后护理*　给予心电监护,密切观察患者的体温、血压、脉搏、呼吸、血氧饱和度,注意患者意识状况。

(1)液体管理:保持输液管道的通畅,合理安排补液速度和顺序,合理使用抗生素;必要时监测中心静脉压,按医嘱记录24h尿量。

(2)切口引流管的护理:术后密切观察切口敷

料的渗血情况和引流液的色、质、量。保持引流管的通畅，防止扭曲、折叠和堵塞；术后24～48h后，当24h引流量＜50ml即给予拔管。注意观察腹股沟、髋部和大腿外侧有无肿胀，防止引流液积聚在创腔。

（3）体位护理：术后平卧6h，在双腿间放置三角形垫防止髋部内收及外旋，患肢保持外展15°～30°中立位，膝部垫一薄软枕，避免向患侧翻身以防止关节假体脱位。

（4）患肢肢端血液循环的观察：密切注意观察患肢感觉、活动和肢端皮温、肤色的情况，出现异常及时通知医师处理。

（5）疼痛管理：术后72h内因手术创伤所致的疼痛会严重影响患者休息和康复。评估患者疼痛的性质、时间、程度，观察患者面部表情、活动、睡眠，听取患者的主诉，分散患者注意力，适当应用镇痛药或术后使用镇痛泵。

（6）并发症护理

①脱位：注意观察双下肢是否等长、肢体有无内旋或外旋、局部有无疼痛和异物突出感，如有上述异常情况说明可能发生脱位，应及时报告医师，及时给予复位。搬运患者及使用便盆时注意，应将骨盆整个托起，切忌屈髋动作。指导患者翻身、取物、下床的动作应遵循一个原则——避免内收屈髋。

②深静脉血栓形成：详见第57章骨盆骨折护理相关内容。

③肺部感染：肺部并发症在老年患者围术期很常见，包括肺不张、肺水肿和肺炎，表现为一定程度的肺功能不全，如呼吸急促、发热、咳嗽和心动过速，而且年龄越高发生肺部并发症的危险性越高。术后6h可适当摇高床头（伴有心肺疾病的患者可给予半卧位或坐位）；鼓励并指导患者咳嗽咳痰，不易咳出分泌物时，应采取拍背、雾化吸入等方法协助排痰，保持呼吸通畅。

④血管和神经损伤：原因有手术的直接损伤、肢体延长时的牵拉伤、骨水泥的灼热伤和血肿的压迫伤等。术后要密切观察患者的肢体感觉、活动情况及切口引流管的引流量，一旦发现异常应及时通知医师给予营养神经治疗和对症处理，必要时给予手术探查。

⑤感染：感染是髋关节置换术后最严重的并发症，发生率为0.5%～1%。根据患者首发症状出现的时间和感染的临床原因分为3期。Ⅰ期感染发

生于术后急性期，包括典型的暴发性切口感染、深部血肿感染及表浅感染扩散形成的深部感染。Ⅱ期感染为深部迟发性感染，病情发展缓慢，手术后6～8个月症状逐渐明显。Ⅲ期感染为晚期感染，发生在术后2年以上，一般认为是血源性感染。术后要密切观察切口有无红、肿、热、痛等局部感染症状，保持切口敷料的清洁干燥，避免被大小便污染。如术后体温持续升高，3d后切口疼痛加剧，实验室检查提示血白细胞、中性粒细胞升高，胸部X线正常时，要考虑切口感染。预防术后感染要严格手术操作和手术室环境，围术期正规使用抗生素，尽量避免或缩短插导尿管时间；出院时要告知患者，要防止髋关节的远期感染，及时治疗牙周炎、扁桃体炎、呼吸道感染、泌尿生殖系和皮肤感染。术后感染的治疗措施包括：抗生素治疗、髋部切开引流、清创和改良关节切除成形术、一期或分期全髋关节翻修术。

4.健康教育

（1）功能锻炼：主要以肌力、关节活动度和步态训练为主，分3个阶段进行。

第一阶段（术后1～2d）：①踝关节主动背伸、跖屈运动；②股四头肌、腘绳肌训练；③臀肌收缩运动；④髌骨推移运动。

第二阶段（术后3～5d）：①屈髋、屈膝运动，屈髋＜90°；②髋关节伸直练习；③髋部外展练习；④抬臀运动；⑤直腿抬高运动。

第三阶段（术后6至3个月）：①从卧位到坐位的训练；②坐位到站位训练；③站位到行走训练；④上、下楼梯拐杖行走法：上楼梯时健肢先上，拐杖和患肢留在原阶；下楼梯时患肢和拐杖先下，健肢跟下，但不宜登高（屈髋＞90°）。

（2）出院指导

①休息：以平卧或半卧为主，3个月内避免患侧卧位，向健侧卧位时，用外展垫或两个普通枕头分隔双下肢；屈髋不宜＞90°，遵循"三不"原则：即不要交叉双腿，不要坐矮椅或沙发，不要屈膝而坐。

②功能活动指导：术后第1～2个月使用助行器或双拐，第3个月使用单拐，3个月后弃拐或使用手杖，负重的力量逐渐递增，从开始的20～30kg（不超过自身体重的50%）直到可以完全负重。

③日常活动指导：坐位时不要前倾，不要弯腰拾东西，不要穿需要系带的鞋；如厕用坐式而不用蹲式；避免增加关节负荷的运动，如爬梯、跑步、跳跃等。

④饮食指导:嘱患者加强营养,多进含蛋白质、维生素、钙、铁丰富的食物,增加自身抵抗力,但要控制体重的增加,以减少关节的负重。

⑤复查:术后 3 个月内,每个月复诊 1 次;此后 6 个月内,每 3 个月复诊 1 次,半年以后每 6 个月复诊 1 次。在做其他手术前(包括牙科治疗)均应告诉医生曾接受了关节置换术,以便预防用抗生素。有下列情况应及时就诊:患肢出现胀痛,肢体位置异常或感觉髋关节脱臼,局部切口出现红肿、热、痛。

第二节　人工膝关节置换术的护理

人工膝关节置换术主要用于严重的关节疼痛、畸形,日常生活受到严重障碍,经非手术治疗无效或效果不佳的膝关节疾病。可解除膝关节疼痛、改善膝关节功能、纠正膝关节畸形和获得长期稳定。

【适应证】

1. 退行性膝关节骨性关节炎患者。

2. 类风湿关节炎和强直性脊柱炎晚期膝关节病变患者。

3. 创伤性骨性关节炎患者。

4. 大面积的膝关节骨软骨坏死或其他病变不能通过常规手术方法修复的患者。

5. 静止期的感染性膝关节炎患者。

6. 感染性关节炎引起的膝关节病损伴有疼痛和功能障碍患者,如大骨节病、血友病性膝关节炎等。

7. 涉及膝关节面的肿瘤切除后需行膝关节重建的患者。

【护理措施】

1. 心理护理　大多数患者为老年人,由于对疾病知识的缺乏,担心手术的安全,容易出现焦虑、恐惧感。要耐心讲解有关疾病和专科知识,介绍同种病例康复期的患者来现身说法,以增加患者对手术的认识和信心。寻求社会支持系统的帮助,鼓励家属多陪伴患者;了解患者的精神状态,以往手术后精神反应情况,向患者提供有关手术及康复训练的资料,使患者了解手术的意义,自愿接受人工膝关节置换术。最大限度地消除患者的紧张情绪。

2. 手术治疗护理

(1)手术前护理

①术前常规护理,按医嘱准备并清洁皮肤;根据医嘱术前 1d 使用消炎镇痛药,术前 30min 使用抗生素 1 次;术前 1d 或术后使用抗凝药物。

②评估与准备:根据 X 线摄片了解膝关节病变情况及下肢力线;术前模板测量;估计应选的假体的大小;下肢血管超声检查,了解手术肢体有无血管病变;停用阿司匹林等非甾体消炎药,如曾服用过激素,了解用药时间及剂量;治疗体内的慢性感染、皮肤病,如龋齿、鼻窦炎、手足癣等;糖尿病、心脏病、高血压等经系统的内科治疗已控制。

③指导功能锻炼:讲解并示范术后功能锻炼的方法,包括膝关节屈伸锻炼、股四头肌肌力训练、直腿抬高运动及拐杖或助行器的使用方法。

④补充营养:给予患者高蛋白、高热量、高维生素、易消化的饮食,以增强机体抵抗力,耐受手术。

(2)手术后护理

①生命体征的观察:给予床边心电监护,监测血压、脉搏、呼吸、经皮血氧饱和度。24h 内应密切观察患者意识、面色、生命体征、尿量的变化,并详细记录,若有异常及时对症处理。

②切口引流管的护理:密切观察切口敷料的渗血情况和引流液的色、质、量。一般手术当天采用非负压引流,减少出血量。术后 1d 改为负压引流 24～48h,当引流量<50ml/24h 即给予拔管。在引流过程中要保持引流管的通畅,防止扭曲、折叠和堵塞,每 30 分钟挤压、记录 1 次,如发现引流液流速过快(>100ml/h)时,应通知主治医生,必要时给予夹管,30min 后放开,减少切口出血。

③体位护理:患肢膝后垫软枕予抬高,保持中立位,避免小腿腓肠肌和腓总神经过度受压,造成小腿腓肠肌静脉丛血栓的形成和腓总神经的损伤。

④患肢肢端血液循环的观察:密切注意观察患肢感觉和肢端皮温、肤色、足背动脉搏动及足背伸,患肢肿胀情况及有无异常感觉,有无被动牵拉足趾痛。一旦出现异常及时通知医师处理。

⑤疼痛护理:膝关节置换术后疼痛的处理比髋关节置换术后要求高,良好的疼痛处理不仅使患者感到舒适,而且有助于术后患肢功能的康复。评估患者疼痛的性质、时间、程度,观察患者面部表情、活动、睡眠,听取患者的主诉,分散患者注意力,适当应用镇痛药或术后使用镇痛泵。

⑥并发症的护理

a. 神经损伤:主要为腓总神经损伤,发生率为 1%～5%,多见于严重的膝外翻或屈膝挛缩畸形的矫形过程中。症状多出现在术后 1～3d，表现为胫前肌和姆长伸肌功能障碍，术后要密切观察患肢肢端感觉和活动情况，一旦出现腓总神经损伤症状，应通知医师及时处理，拆除加压外敷料或外固定石膏托，保持膝关节屈曲 20°～30°，以减少对神经的压迫和牵拉；使用踝足支架，保持踝关节中立位，防止足下垂；经常进行踝关节被动功能锻炼，防止继发性马蹄内翻；按医嘱正确使用营养神经药物；持续 3 个月以上无神经功能恢复者，可行腓总神经探查术。

b. 深静脉血栓形成：详见第 57 章骨盆骨折护理相关内容。

c. 感染：感染是膝关节置换术后具有灾难性的并发症，发生率为 1%～2%。根据累及范围分为浅层感染（未累及关节囊内）和深部感染（累及关节囊内）；根据起病及病程，分为早期感染和迟发性感染。在护理上术后要保持切口敷料的清洁干燥和引流管的通畅，一旦污染及时更换，密切观察切口有无红、肿、热、痛等局部感染症状，抬高患肢，指导早期行患肢肌肉的静力收缩运动，以促进患肢血液循环，有利于消肿和切口的愈合；如术后体温持续升高，3d 后切口疼痛加剧，实验室检查提示血白细胞、中性粒细胞升高，胸部 X 线正常时，要考虑切口感染。预防术后感染要严格手术操作和手术室环境，围术期正规使用抗生素，尽量避免或缩短留置导尿管时间；出院时要告知患者，要防止膝关节的远期感染，及时治疗牙周炎、扁桃体炎、呼吸道感染、泌尿生殖系和皮肤感染。术后感染的治疗措施包括：单纯抗生素治疗、切开清创引流、关节切除成形术、一期或二期行假体再置换术。

3. 健康教育

（1）功能锻炼：全膝关节术后功能锻炼主要以肌力、关节活动度和步态训练为主。

第一阶段：①股四头肌、腘绳肌的等长收缩训练；②踝关节的背伸、跖屈运动。

第二阶段：①直腿抬高锻炼。②膝关节持续被动运动（CPM）于引流管拔除后进行，每次 1h，2/d。根据患者对疼痛的耐受程度每天递增 5°～10°，尽量在 1 周内使膝关节的屈曲角度达到 90°或以上。③膝关节主动屈伸运动。

第三阶段：术后 6 天至 2 周，进行步态训练。开始扶助行器或拐杖行走，行走时健肢在前先行，患肢跟上，再移动助行器向前。

（2）出院指导

①功能锻炼指导：出院后进一步加强下肢平衡功能、本体感觉、肌力的训练，改善日常生活的自理能力。继续做好股四头肌、腘绳肌的肌力训练，如坐位、仰卧位时的伸腿、直腿抬高，俯卧位时的屈膝训练；同时加强膝关节屈伸活动的主动或抗阻力训练，如手拉扶手下蹲、踏车、上下楼梯等。进一步加强患肢的负重训练，负重力量逐渐递增，直到可以完全负重。

②自我保护：a. 不可蹲跪及过度扭曲膝关节；b. 避免剧烈运动；c. 选择比较适合的运动，如步行等；d. 有需要时（如长途步行等），应使用助行器，减少受伤机会；e. 避免负荷过重，加速关节软骨磨损，应注意控制体重和负托重物；f. 运动应避免做"下蹲站立"动作，或在半蹲姿势做"膝部旋转"；g. 建议患者最好终身使用手杖，特别在外出时，最大限度地延长膝关节的使用寿命。

③饮食指导：嘱患者加强营养，多进含蛋白质、维生素、钙、铁丰富的食物，预防骨质疏松，增加自身抵抗力，保持合适的体重。

④复查：6 个月内，每个月复诊 1 次。下列情况应及时就诊：患肢出现胀痛，局部切口出现红、肿、热、痛。要及时治疗全身性隐匿病灶，如呼吸道感染、泌尿系感染、扁桃体炎、牙痛等，防止膝关节远期感染。

（汪四花）

■ 参考文献

[1] 童天华，卢世璧，等. 髋关节外科学. 郑州：郑州大学出版社，2005.

[2] 娄湘红，杨晓霞. 实用骨科护理学. 北京：科学出版社，2006.

[3] 罗凯燕，喻姣花. 骨科护理学. 北京：中国协和医科大学出版社，2004.

[4] 侯筱魁. 关节镜手术学. 上海：上海科学技术出版社，2003.

[5] 吴立东、严世贵、杨泉森. 临床关节外科治疗学. 北京：科学技术文献出版社，2008.

[6] 曹伟新、李乐之. 外科护理学. 4 版. 北京：人民卫生出版社，2006.

[7] 童培建，肖鲁伟. 人工关节置换术并发症防治及术后康复. 北京：人民卫生出版社，2005.

[8] 金爱东，叶国风. 人工髋关节置换术治疗偏瘫侧股骨颈骨折的护理. 护理与康复，2007，6（2）：102.

[9] 程小禾，柯翠芬. 股骨颈骨折人工髋关节置换患者的康复护理. 护士进修杂志，2008，23（10）：1804-1805.

[10] 邱贵兴. 中国骨科大手术静脉血栓栓塞症预防指南. 中华关节外科杂志，2009，3（6）：380-383.

第 59 章

自 然 流 产

凡妊娠不足 28 周、胎儿体重不足 1 000g 而终止者,称为流产(abortion)。妊娠 12 周前终止者称为早期流产,妊娠 12 周至不足 28 周终止者称为晚期流产。流产又分为自然流产和人工流产。自然流产占妊娠总数的 10%～15%,其中早期流产占80%以上。

【病因】

1.胚胎因素 染色体异常为主要原因,尤其早期流产,其染色体异常的胚胎占 50%～60%。染色体异常包括数目异常和结构异常,数目异常多见。除遗传因素外,感染、药物等因素也可引起染色体异常。

2.母体因素

(1)全身性疾病:严重感染、高热可引起子宫收缩而流产;细菌毒素或病毒如巨细胞病毒、单纯疱疹病毒经胎盘进入胎儿血液循环,导致胎儿死亡而流产;严重贫血或心力衰竭可引发胎儿缺氧而流产;慢性肾炎或高血压可导致胎盘梗死而流产。

(2)生殖器官异常:子宫畸形(子宫发育不良、双子宫、子宫纵隔等)、子宫肌瘤,可影响胚胎着床发育而导致流产。宫颈重度裂伤、宫颈内口松弛可引发胎膜早破而发生晚期流产。

(3)内分泌异常:黄体功能不足、甲状腺功能减退、严重糖尿病血糖未能控制等可导致流产。

(4)免疫因素:孕妇对胎儿免疫耐受降低可导致流产,如母胎血型抗原不合(Rh 或 A、B、O 血型系统等)、抗精子抗体存在、母体抗磷脂抗体过多、封闭抗体不足等。

(5)强烈应激与不良习惯:严重的躯体(腹部手术、直接撞击、性交过频、劳累过度)或心理(过度紧张、焦虑、恐惧、忧伤等)不良刺激及孕妇过量吸烟、酗酒、饮咖啡、吸毒等,均有导致流产的报道。

3.胎盘异常 滋养细胞发育不良或功能不全是胚胎早期死亡的重要原因之一。

4.环境因素 过多接触化学物质(如镉、铅、汞、苯、DDT 及尼古丁、乙醇等)、物理因素(如放射性物质、噪声、振动及高温等)及生物因素(致病微生物所致的宫内感染)等可引起流产。

【病理】

孕 8 周前的早期流产胚胎多先死亡,继而底蜕膜出血并与胚胎绒毛分离,刺激子宫收缩而排出。妊娠物多能完全排出,此时胎盘绒毛发育尚不成熟,与子宫蜕膜联系不牢固,胚胎绒毛易与底蜕膜分离,故出血不多。早期流产时胚胎发育异常,一类是全胚发育异常,即生长结构障碍,包括无胚胎、结节状胚、圆柱状胚和发育阻滞胚;另一类是特殊发育缺陷,以神经管畸形、肢体发育缺陷等最常见。孕 8～12 周,胎盘虽未完全形成,但胎盘绒毛发育旺盛,与底蜕膜联系较牢固,妊娠产物往往不易完整地从子宫壁剥离而排出,部分组织残留于宫腔内影响子宫收缩,出血较多。孕 12 周后,胎盘完全形成,流产过程与足月分娩相似,流产时先有腹痛,然后排出胎儿及胎盘。胎儿在宫腔内死亡过久,被血块包围可形成血样胎块引起出血不止,也可因血样胎块的血红蛋白被吸收形成肉样胎块,或纤维化与子宫壁粘连。偶见胎儿因被挤压形成纸样胎儿,或发生钙化形成石胎。

【临床表现】

主要为停经后阴道出血和腹痛。

1.早期流产 开始时绒毛与蜕膜剥离,血窦开放,出现阴道出血,剥离的胚胎和血液刺激子宫收缩,排出胚胎或胎儿,产生阵发性下腹部疼痛。胚胎或胎儿及其附属物完全排除后,子宫收缩,血窦闭合,出血停止。

2.晚期流产 与足月产相似,流产时先有腹痛(阵发性子宫收缩),胎儿娩出后胎盘娩出,出血不多。

【临床类型】

1.先兆流产(threatened abortion) 妊娠 28 周前，出现少量阴道出血，暗红色或血性白带，无妊娠物排出，无腹痛或伴有阵发性下腹痛或腰背痛。妇科检查：宫颈口未开，胎膜未破，子宫大小与停经月份相符，妊娠试验阳性。症状消失后可继续妊娠。若阴道出血量增多或下腹痛加剧，可发展为难免流产。

2.难免流产(inevitable abortion) 流产已不可避免，多由先兆流产发展而来。表现为阴道出血量增多，阵发性腹痛加剧，可发生胎膜破裂，出现阴道流水。妇科检查：宫颈口已扩张，有时可见胚胎组织或胎囊堵塞于宫颈口，子宫大小与停经月份相符或略小。妊娠试验多为阴性。

3.不全流产(incomplete abortion) 难免流产继续发展，部分妊娠物排出宫腔，且部分残留于宫腔内或嵌顿于宫颈口处，或胎儿排出后胎盘滞留宫腔或嵌顿于宫颈口，影响子宫收缩，导致大量出血，甚至引起出血性休克。妇科检查：宫颈口已扩张，有大量血液自宫颈口内流出，有时可发现胎盘组织堵塞于子宫颈口，或部分妊娠物已排出于阴道内。通常子宫小于停经月份。

4.完全流产(complete abortion) 妊娠物已全部排出，阴道出血逐渐停止，腹痛逐渐消失。妇科检查：宫颈口已关闭，子宫接近正常大小。

此外，还有 3 种特殊流产情况。

5.稽留流产(missed abortion) 又称过期流产，指胚胎或胎儿已死亡，但仍滞留于子宫腔内未能自然排出。典型表现为早孕反应消失，有先兆流产症状或无任何症状，子宫不再增大反而缩小。若已到妊娠中期，孕妇腹部不见增大，胎动消失。妇科检查：宫颈口未开，子宫较停经月份小，质地不软，不能闻及胎心。

6.习惯性流产(habitual abortion) 指连续发生 3 次或 3 次以上的自然流产者。近年常用复发性流产(连续 2 次及 2 次以上的自然流产)取代习惯性流产。每次流产多发生于同一妊娠月份，其临床经过与一般流产相同。早期流产的常见原因为黄体功能不足、甲状腺功能低下、胚胎染色体异常等。晚期流产的常见原因为子宫畸形或发育不良、宫颈内口松弛、子宫肌瘤等。

7.流产合并感染(septic abortion) 流产过程中，若阴道出血时间过长、有组织残留于宫腔内或非法堕胎等，有可能引起宫腔内感染，常为厌氧菌及需氧菌混合感染，严重时感染可扩展到盆腔、腹腔乃至全身，并发盆腔炎、腹膜炎、败血症及感染性休克。

【诊断检查】

1.病史 询问有无停经史、反复流产史、早孕反应、阴道出血，有无阴道排液及排液的色、量、气味；有无妊娠物排出；有无腹痛及腹痛的部位、性质和程度等；有无全身性疾病、生殖器官疾病、内分泌功能失调及有无接触有害物质等以了解流产的原因。

2.体格检查 测量体温、脉搏、呼吸、血压及有无贫血和感染征象。妇科检查注意宫颈口是否已扩张，羊膜囊是否膨出，有无妊娠产物堵塞于宫颈口内，子宫大小与停经月份是否相符，有无压痛等。检查双侧附件有无肿块、增厚及压痛。

3.辅助检查

(1)B 超：疑为先兆流产者，根据有无胎囊及其形态、胎动、胎心等，以确定胚胎或胎儿是否存活。不全流产及稽留流产均可借助 B 超协助确诊。

(2)绒毛膜促性腺激素(hCG)测定：多采用放射免疫方法进行血 β-hCG 定量测定，正常妊娠 6～8 周时，其值每日应以 66% 的速度增长，若 48h 增长速度<66%，提示妊娠预后不良。

【治疗要点】

1.先兆流产 卧床休息，减少刺激，必要时给予对胎儿危害小的镇静药；禁止性生活；黄体功能不足者，肌内注射黄体酮 10～20mg，每日或隔日 1 次，也可口服维生素 E 保胎治疗；甲状腺功能减退者可口服小剂量甲状腺片；及时进行 B 超检查，了解胚胎发育情况；重视心理护理，稳定情绪，增强保胎信心。

2.难免流产 一旦确诊，应尽早使胚胎及胎盘组织完全排出，以防止出血和感染。早期流产应及时行刮宫术，对妊娠物应仔细检查，并送病理检查。晚期流产时，子宫较大，出血较多，可用缩宫素 10～20U 加于 5% 葡萄糖注射液 500ml 中静脉滴注，促进子宫收缩。当胎儿及胎盘排出后检查是否完全，必要时刮宫以清除宫腔内残留的妊娠物。应给予抗生素预防感染。

3.不全流产 一经确诊，应及早行刮宫术或钳刮术以清除宫腔内残留组织。

4.完全流产 流产症状消失，B 超检查证实宫腔内无残留物，若如无感染征象，不需要特殊处理。

5.稽留流产 处理较困难。应及时促使胎儿和胎盘排出。由于胎儿死亡,稽留时间过长,胎盘可释放凝血活酶进入血液循环,母体可发生凝血功能障碍,导致弥散性血管内凝血(disseminated intravascular coagulation,DIC),引起严重出血。所以处理前应做凝血功能检查,并做好输血,输液准备。

6.习惯性流产 染色体异常的夫妇应于孕前进行遗传咨询,确定是否可以妊娠。女方通过妇科检查、子宫输卵管造影及宫腔镜检查明确子宫有无畸形与病变,有无宫颈口松弛等。男女双方均应进行详细的必要检查,查出原因,对因治疗。有学者对不明原因的复发流产患者行主动免疫治疗,将丈夫的淋巴细胞在女方前臂内侧或臀部做多点皮内注射,妊娠前注射2～4次,妊娠早期加强免疫1～3次,妊娠成功率达86%以上。

7.流产合并感染 治疗原则为控制感染的同时尽快清除宫内残留物。若合并感染性休克,应积极进行抗休克治疗,病情稳定后再行彻底刮宫。若感染严重或盆腔脓肿形成,应行手术引流,必要时切除子宫。

【护理措施】

1.先兆流产孕妇的护理

(1)卧床休息,禁止性生活,禁用肥皂水灌肠等以减少刺激。

(2)遵医嘱给予孕妇对胎儿无害的适量镇静药、孕激素等。

(3)观察孕妇的病情变化,如腹痛是否加重、阴道出血量是否增多等。

(4)观察孕妇的情绪反应,加强心理护理,从而稳定孕妇情绪,增强其保胎信心。

2.流产孕妇的护理

(1)做好输血、输液及终止妊娠的准备,协助医师完成手术过程,使妊娠产物完全排出。

(2)严密监测孕妇的生命体征,并观察其面色、腹痛、阴道出血以及有无休克征象。有凝血功能障碍者应先予以纠正,然后再行引产或手术。

(3)给予心理支持,消除孕妇对手术的紧张和恐惧心理。

3.预防感染

(1)监测病人的体温、血常规及阴道出血的性质、颜色、气味等。

(2)严格执行无菌操作规程,加强会阴部护理。

(3)指导孕妇使用消毒会阴垫,保持会阴部清洁。

(4)一旦发现感染征象应及时报告医师,遵医嘱进行抗感染处理。

(5)嘱患者于流产后1个月返院复查,确定无禁忌证后,方可开始性生活。

4.协助病人度过悲伤期 病人由于失去胎儿,往往会出现伤心、悲哀等情绪。护士应给予同情和理解,帮助病人及家属接受现实,顺利度过悲伤期。此外,护士还应指导有习惯性流产史的孕妇在下一次妊娠确诊后应卧床休息,加强营养,禁止性生活,补充维生素B、维生素E、维生素C等,治疗期必须超过以往发生流产的妊娠月份。病因明确者,应积极接受对因治疗。如宫颈内口松弛者应在未妊娠前做宫颈内口松弛修补术;如已妊娠,则可在妊娠14～16周时行子宫内口缝合术。

(刘纯艳)

第 60 章

异 位 妊 娠

受精卵在子宫体腔外着床、发育,称为异位妊娠(ectopic pregnancy),习称宫外孕(extrauterine pregnancy)。根据发生的部位不同,可分为输卵管妊娠、卵巢妊娠、腹腔妊娠、阔韧带妊娠、宫颈妊娠及子宫残角妊娠等,其中输卵管妊娠最为常见,约占95%。输卵管妊娠因发生部位不同可分为间质部、峡部、壶腹部和伞部妊娠,其中壶腹部妊娠多见,约占78%,其次为峡部,伞部和间质部妊娠少见。

【病因】

1.慢性输卵管炎症　是异位妊娠的主要病因。慢性炎症可引起输卵管黏膜皱褶发生粘连,致使管腔变窄;纤毛的缺损影响了受精卵在输卵管内的正常运行;输卵管周围粘连,输卵管扭曲,管腔狭窄,管壁肌蠕动减弱等,妨碍了受精卵的顺利运行。

2.输卵管发育不良或功能异常　输卵管过长、黏膜纤毛缺乏、肌层发育差、双输卵管、有输卵管副伞等,均可造成输卵管妊娠。输卵管蠕动、纤毛活动及上皮细胞的分泌功能异常,也可影响受精卵正常运行。此外,精神因素也可引起输卵管痉挛和蠕动异常,干扰受精卵运送。

3.输卵管手术史　输卵管绝育史及手术史者,输卵管妊娠的发生率为10%～20%,尤其是腹腔镜下电凝输卵管及硅胶环套术绝育,可因输卵管瘘或再通导致输卵管妊娠。曾因不孕接受输卵管粘连分离术、输卵管成形术者,再妊娠时输卵管妊娠的可能性亦增加。

4.避孕失败　研究表明宫内节育器本身并不增加异位妊娠的发生率,但若宫内节育器避孕失败而受孕时,异位妊娠的机会较大。

5.其他　神经内分泌系统功能失调、受精卵游走、子宫肌瘤或卵巢肿瘤及子宫内膜异位症等均可增加受精卵着床于输卵管的可能性。

【病理】

1.输卵管妊娠的特点　输卵管管腔狭窄、管壁薄,妊娠时不能形成完好的蜕膜,不利于孕卵的生长发育,常发生以下结局。

(1)输卵管妊娠流产(tubal abortion):多见于妊娠8～12周输卵管壶腹部妊娠。由于输卵管妊娠时管壁形成的蜕膜不完整,发育中的囊胚常向管腔突出,最终突破包膜而出血,囊胚可与管壁分离,若整个囊胚剥离落入管腔并经输卵管逆蠕动排到腹腔,即完全流产,此时出血一般不多。若囊胚剥离不完整,有一部分仍残留于管腔,则为不完全流产,此时滋养细胞继续侵蚀输卵管壁,导致反复出血,形成输卵管血肿或周围血肿,血液不断流出并积聚在子宫直肠陷窝形成盆腔血肿。量多时甚至流入腹腔,出现腹膜刺激症状且发生休克。

(2)输卵管妊娠破裂(rupture of tubal pregnancy):多见于妊娠6周左右输卵管峡部妊娠。当囊胚生长时绒毛侵蚀输卵管壁的肌层及浆膜,最后穿破浆膜,形成输卵管妊娠破裂。输卵管肌层血管丰富,输卵管妊娠破裂所致的出血比输卵管妊娠流产更加严重,短时间内即发生腹腔内大量出血,孕妇随即发生休克。

(3)陈旧性宫外孕:输卵管妊娠流产或破裂,若长期反复内出血所形成的盆腔血肿可不消散而逐渐机化变硬,并与周围组织粘连,临床上称为陈旧性宫外孕。

(4)继发性腹腔妊娠:输卵管妊娠流产或破裂后,胚胎被排入腹腔或阔韧带内,偶尔有存活者,存活胚胎的绒毛继续从原部位或其他部位获得营养,生长发育形成继发性腹腔妊娠。

2.子宫的变化　与正常妊娠一样,合体滋养细胞产生的 hCG 维持黄体生长,使甾体激素分泌增加,致使月经停止来潮,子宫增大变软,子宫内膜出现蜕膜反应。若胚胎死亡,滋养细胞活力消失,蜕膜从子宫壁剥离而发生阴道出血。有时蜕膜可完整地剥离,随阴道出血排出三角形蜕膜管型;有时呈碎片排出。排出的组织见不到绒毛,组织学检查也无滋养细胞。

【临床表现】

与受精卵的着床部位、有无流产或破裂以及出血量的多少、出血时间的长短等有关。

1. 症状

(1)停经:多有 6～8 周的停经史,20%～30%的病人无停经史。将异位妊娠时出现的不规则阴道出血误认为月经,或因月经仅过期数日而不认为是停经。

(2)腹痛:输卵管妊娠患者的主要症状。输卵管妊娠在发生流产或破裂前,因胚胎的增大,常表现为一侧下腹部隐痛或酸胀感。输卵管妊娠流产或破裂时,突感一侧下腹部撕裂样疼痛,常伴有恶心、呕吐。若血液局限于病变区,则疼痛的部位主要在下腹部;若血液积聚于直肠子宫陷凹处,可出现肛门坠胀;如未得到及时处理,血液可由下腹部逐渐流向全腹,疼痛则向全腹扩散,当血液刺激膈肌时,可引起肩胛部及胸部放射性疼痛。

(3)阴道出血:胚胎死亡后,常出现不规则阴道出血,色暗红或深褐,量少,一般不超过月经量,少数患者阴道出血量较多,类似月经。阴道出血可伴有蜕膜管型或蜕膜碎片排出系子宫蜕膜剥离所致,在病灶去除后,阴道出血会自行停止。

(4)晕厥与休克:急性腹腔内大量出血以及剧烈腹痛可引起患者晕厥甚至休克。出血量越快、越多,症状出现越迅速越严重,但与阴道出血量不成比例。

(5)腹部包块:输卵管妊娠流产或破裂后所形成的血肿时间过长,可因血液凝固与周围器官(子宫、输卵管、卵巢、肠管等)发生粘连而形成包块。

2. 体征

(1)生命体征:腹腔内出血量较大时,患者呈贫血貌。可出现面色苍白、脉搏细弱、血压下降等休克表现。体温通常正常,休克时体温略低,腹腔内血液吸收时体温略升高,但不超过 38℃。

(2)腹部检查:下腹可出现明显压痛、反跳痛,患侧更甚。出血较多时,叩诊有移动性浊音。

(3)盆腔检查:阴道内可有少许来自宫腔的血液。未发生流产或破裂者,可发现子宫略大较软,输卵管轻度胀大及压痛。流产或破裂者,阴道后穹

饱满、有触痛、宫颈举痛明显,如将宫颈轻轻上抬或向左右摇动,可引起剧烈疼痛,这是输卵管妊娠的主要特征之一。

【诊断检查】

1. 血 β-hCG 测定　血 β-hCG 测定是早期诊断异位妊娠的重要方法。异位妊娠时,患者体内 hCG 水平较宫内妊娠低,需采用灵敏度高的放射免疫法测定血 β-hCG 并行定量测定,对非手术治疗的效果评价具有重要意义。

2. 超声诊断　B 超有助于诊断异位妊娠。阴道 B 超较腹部 B 超准确性高。异位妊娠的声像特点:宫腔内空虚,宫旁出现低回声区,其内探及胚芽及原始心管搏动,可确诊异位妊娠。但有时可见假妊娠囊(蜕膜管型与血液形成),有时被误诊为宫内妊娠。

3. 阴道后穹穿刺　是一种简单可靠的诊断方法,适用于疑有腹腔内出血的患者。腹腔内出血最易积聚于直肠子宫陷凹,即使血量不多,也能经阴道后穹从上述陷凹处抽出血液。抽出暗红色不凝固血液则为阳性,说明有血腹症存在;抽出不凝固的陈旧血液或小血块,为陈旧性宫外孕;抽不出血液可能无内出血、内出血量少、血肿位置较高或子宫直肠陷凹有粘连,因此穿刺阴性并不能排除输卵管妊娠。

4. 腹腔镜检查　目前腹腔镜检查视为异位妊娠诊断的金标准,可以在确诊的情况下起到治疗作用。适用于原因不明的急腹症鉴别及输卵管妊娠尚未破裂或流产的早期。腹腔内大量出血或伴有休克,禁做腹腔镜检查。

5. 子宫内膜病理检查　目前很少依靠诊断性刮宫协助诊断,诊刮仅适用于阴道出血量较多的患者,目的在于排除同时合并宫内妊娠流产。将宫腔排出物或刮出物送做病理检查,若切片中见到绒毛,可诊断为宫内妊娠;仅见蜕膜未见绒毛者有助于诊断异位妊娠。

【治疗要点】

1. 期待疗法　少数输卵管妊娠可能发生自然流产或被吸收,症状较轻无需手术或药物治疗。

2. 药物治疗

(1)化学药物治疗:适用于早期异位妊娠,要求保存生育能力的年轻患者。一般采用全身用药,亦可采用局部用药。全身用药常用甲氨蝶呤,治疗机制为抑制滋养细胞增生,破坏绒毛,使胚胎组织坏死、脱落、吸收。若病情无改善,甚至发生急性腹痛

或输卵管破裂症状,应及时进行手术治疗。

（2）中医治疗：中医认为本病属血瘀少腹、不通则痛的实证,以活血祛瘀、消症为治则,但应严格掌握指征。

3. 手术治疗　在积极纠正休克的同时,迅速开腹或经腹腔镜进行病变输卵管切除术。

【护理措施】

1. **手术治疗病人的护理**

（1）护士在严密监测病人生命体征的同时,积极纠正病人休克症状,做好术前准备。对于严重内出血并发休克的病人,护士应立即开放静脉,交叉配血,做好输血、输液的准备,以便配合医师积极纠正休克、补充血容量,并按急诊手术要求做好术前准备。

（2）加强心理护理。护士术前简洁明了地向病人及家属讲明手术的必要性,并以亲切的态度和切实的行动赢得病人及家属的信任,保持周围环境安静、有序,减少和消除病人的紧张、恐惧心理,协助病人接受手术治疗方案。护士应帮助病人以正常的心态接受此次妊娠失败的现实。

2. **非手术治疗病人的护理**

（1）护士需密切观察病人的一般情况、生命体征,并重视病人的主诉,尤应注意阴道出血量与腹腔内出血量不成比例。护士应协助病人正确留取血标本,以监测治疗效果。

（2）病人应卧床休息,避免腹部压力增大。护士需提供相应的生活护理,并指导病人摄取足够的营养,尤其是富含铁的食物,如动物肝、鱼肉、豆类、绿叶蔬菜以及黑木耳等。

3. **出院指导**　护士应做好妇女的健康保健工作,防止发生盆腔感染。教育病人保持良好的卫生习惯,勤洗浴、勤换衣,性伴侣稳定。发生盆腔炎后须立即彻底治疗。并告诫病人,下次妊娠要及时就医。

（刘纯艳）

第 61 章

妊娠期高血压疾病

妊娠期高血压疾病(hypertensive disorder complicating pregnancy)是妊娠期特有的疾病,以高血压、蛋白尿为主要特征。该病严重影响母婴健康,是孕产妇及围生儿死亡的重要原因之一。

【高危因素与病因】

1. 高危因素　初产妇、孕妇年龄过小或＞35岁、子宫张力过高(如羊水过多、双胎妊娠、糖尿病巨大儿等)者、妊娠高血压病史及家族史、慢性高血压、慢性肾炎、糖尿病、肥胖、营养不良、精神过度紧张或因受到刺激、寒冷季节等。

2. 病因

(1)异常滋养层细胞侵入子宫肌层:研究认为子痫前期患者胎盘有不完整的滋养层细胞侵入子宫动脉,蜕膜血管与血管内滋养母细胞并存,子宫螺旋动脉发生血管内皮损伤、组成血管壁的原生质不足、肌内膜细胞增殖及脂类聚集的变化,最终发展为动脉粥样硬化,进而导致动脉瘤性扩张和螺旋动脉腔狭窄、闭锁,引起胎盘血流量灌注减少,引发妊娠期高血压疾病一系列症状。

(2)神经内分泌机制:肾素-血管紧张素-前列腺素系统的平衡失调可能与本病的发生有一定关系。研究证实,妊娠期高血压疾病患者对肾素血管紧张素Ⅱ敏感性增高,从而使血管收缩,血压升高。近年又发现有两种前列腺素类似物,即前列环素(prostacyclin,PGI_2)和血栓素A_2(thromboxane,TXA_2)对妊娠期高血压的发病可能更具有重要意义。PGI_2具有抑制血小板凝集及增强血管扩张的作用;而TXA_2则具有诱发血小板凝集及增强血管收缩作用。正常妊娠时两者处于平衡状态。妊娠期高血压时,PGI_2明显下降,而TXA_2却增高,从而使血管收缩,血压升高,并可引起凝血功能障碍。

(3)免疫机制:妊娠是成功的自然同种异体移植。正常妊娠的维持有赖于母胎之间免疫平衡的

建立和稳定。免疫学观点认为:妊娠期高血压疾病的发生是由于胎盘某些抗原物质免疫反应的变态反应。

(4)遗传因素:研究发现血管紧张素原基因变异T_{235}的妇女妊娠期高血压疾病的发生率较高。也有发现妇女纯合子基因突变有异常滋养细胞浸润。遗传性血栓形成可能发生子痫前期。

(5)营养缺乏:已发现低清蛋白血症、钙、镁、锌、硒等缺乏与子痫前期发生发展有关。研究发现妊娠期高血压疾病患者细胞内钙离子升高,血清钙下降,导致血管平滑肌细胞收缩,血压上升。对有高危因素的孕妇自孕20周起每日补钙2g可降低妊娠期高血压疾病的发生率。若自孕16周开始每日补充维生素E 400U和维生素C 100mg可使妊娠期高血压疾病的发生率下降18％。

(6)胰岛素抵抗:研究发现妊娠期高血压疾病患者存在胰岛素抵抗,高胰岛素血症可导致氧化亚氮合成下降及脂质代谢紊乱,影响前列腺素E_2的合成,增加外周血管的阻力,升高血压。

【病理生理变化】

全身小血管痉挛是本病的基本病变。由于小血管痉挛,造成管腔狭窄,周围阻力增大,内皮细胞损伤,血管通透性增加,体液和蛋白质渗漏,临床表现为水肿、血压升高、蛋白尿等。因缺血、缺氧,全身各组织器官受到不同程度损害,严重时可导致抽搐、昏迷、脑水肿、脑出血,心、肾衰竭,肺水肿,肝细胞坏死、胎盘绒毛退行性变、出血和梗死,胎盘早剥以及凝血功能障碍等,病情危重者可导致母儿死亡。

【分类与临床表现】

1. 妊娠期高血压疾病分类及临床表现,见表61-1。

表 61-1　妊娠期高血压疾病分类及临床表现

分　类	临床表现
妊娠期高血压(gestational hypertension)	妊娠期首次出现血压≥140/90mmHg,并于产后 12 周恢复正常;尿蛋白(一);少数患者可伴有上腹不适或血小板减少;产后方可确诊
子痫前期(preeclampsia) 　轻度 　重度	妊娠 20 周以后出现血压≥140/90mmHg;尿蛋白≥300mg/24h 或随机尿蛋白(+);可伴有上腹不适、头痛等症状 血压≥160/110mmHg;尿蛋白≥2.0g/24h 或随机尿蛋白(++);血清肌酐＞106μmol/L,血小板＜100×10^9/L;血 LDH 升高;血清 ALT 或 AST 升高;持续头痛或其他脑神经或视觉障碍;持续性上腹不适
子痫(eclampsia)	子痫前期孕妇抽搐而不能用其他原因解释
慢性高血压并发子痫前期(preeclampsia superimposed upon chronic hypertension)	高血压孕妇妊娠 20 周以前无蛋白尿,若出现蛋白尿≥0.3g/24h;高血压孕妇妊娠 20 周以后突然蛋白尿增加或血压进一步升高或血小板＜100×10^9/L
妊娠合并慢性高血压(chronic hypertension complicating pregnancy)	妊娠前或妊娠 20 周前舒张压≥90mmHg(除外滋养细胞疾病),妊娠期无明显加重;或妊娠 20 周后首次诊断高血压并持续到产后 12 周后

通常正常妊娠、贫血及低蛋白血症均可发生水肿,妊娠期高血压疾病之水肿无特异性,因此不能作为其诊断标准及分类依据;血压较基础血压升高 30/15mmHg 时,然而＜140/90mmHg 时,不作为诊断依据,但必须严密观察;重度子痫前期是妊娠 20 周后出现高血压、蛋白尿且伴随以下至少一种临床症状或体征者

2.重度子痫前期的临床症状和体征

(1)收缩压≥160~180mmHg 或舒张压≥110mmHg。

(2)24h 尿蛋白＞5.0g 或随机尿蛋白(++++)以上;血小板＜100×10^9/L。

(3)中枢神经系统功能障碍。精神状态改变和严重头痛(频发,常规镇痛药不缓解);脑血管意外。

(4)视物模糊,眼底点状出血,极少数患者发生皮质性盲。

(5)肝细胞功能障碍,肝细胞损伤,血清转氨酶至少升高 2 倍。上腹部或右上象限痛等肝包膜肿胀症状,肝被膜下出血或肝破裂。

(6)少尿,24h 尿量＜500ml;肺水肿,心力衰竭。

(7)凝血功能障碍,微血管病性溶血(血 LDH 升高)。

(8)胎儿生长受限,羊水过少,胎盘早剥。

子痫前可有不断加重的重度子痫前期,但子痫也可发生于血压升高不显著、无蛋白尿或水肿的病例。通常产前子痫较多,约 25% 发生于产后 48h。

子痫抽搐进展迅速,前驱症状短暂,表现为抽搐、面部充血、口吐白沫、深昏迷;随之深部肌肉僵硬,很快发展成典型的全身高张阵挛惊厥、有节律的肌肉收缩和紧张,持续 1~1.5min,其间患者无呼吸动作;此后抽搐停止,呼吸恢复,但患者仍昏迷,最后意识恢复,但易激惹、烦躁。

【诊断检查】

1.病史　患者有本病的高危因素及上述临床表现者,特别应注意有无头痛、视力改变、上腹不适等。

2.高血压　高血压的定义是持续血压升高至收缩压≥140mmHg 或舒张压≥90mmHg。舒张压不随患者情绪变化而剧烈变化是妊娠期高血压诊断和评估预后的一个重要指标。若间隔 4h 或 4h 以上的两次舒张压≥90mmHg,可诊断为高血压。为确保准确性,袖带应环绕上臂周长至少 3/4,否则测量值偏高;若上臂直径超过 30cm,应用加宽袖带。

3.尿蛋白　尿蛋白的定义是指 24h 内尿液中蛋白含量≥300mg 或相隔 6h 的 2 次随机尿液蛋白浓度为 30mg/L(定性+)。蛋白尿在 24h 内有明显波动,应留取 24h 尿做定量检查。避免阴道分泌物或羊水污染尿液。

4.水肿　体重迅速增加是多数患者的首发症状,孕妇体重突然增加,每周≥0.9kg 或 4 周≥2.7kg 是子痫前期的信号。水肿特点是自踝部逐渐向上延伸的凹陷性水肿,经休息后不缓解。水肿局限于膝下为"+",延及大腿为"++",延及外阴及

腹壁为"卅",全身水肿或伴有腹水为"卌"。

5.辅助检查

(1)血液检查:包括全血细胞计数、血红蛋白含量、血细胞比容、血黏度、凝血功能,根据病情轻重可反复检查。

(2)肝、肾功能测定:肝细胞功能受损可致ALT、AST升高。患者可出现清蛋白缺乏为主的低蛋白血症,清/球蛋白比值倒置。肾功能受损时,血清肌酐、尿素氮、尿酸升高,肌酐升高与病情严重程度相平行。尿酸在慢性高血压患者中升高不明显,因此可用于本病与慢性高血压的鉴别诊断。重度子痫前期与子痫应测定电解质与二氧化碳结合力,以早期发现酸中毒并纠正。

(3)尿液检查:应测尿相对密度、尿常规,当尿相对密度≥1.020时说明尿液浓缩,尿蛋白(+)时尿蛋白含量300mg/24h,当尿蛋白(++++)时尿蛋白含量5g/24h。尿蛋白检查在重度子痫前期患者应每日1次。

(4)眼底检查:视网膜小动脉的痉挛程度反映全身小血管痉挛之程度,可反映本病的严重程度。通常眼底检查可见视网膜小动脉痉挛、视网膜水肿、絮状渗出或出血,严重时可发生视网膜剥离,出现视物模糊或失明。

(5)其他:根据病情变化,可行心电图、超声心动图、胎儿成熟度、胎盘功能等检查。

【治疗要点】

1.妊娠期高血压

(1)休息:保证充足睡眠,取左侧卧位,休息不少于10h。左侧卧位可减轻子宫对腹主动脉、下腔静脉的压迫,使回心血量增加,改善子宫胎盘的血供。有研究发现左侧卧位24h可使舒张压降低10mmHg。

(2)镇静:对于精神紧张、焦虑或睡眠欠佳者可给予镇静药。如地西泮2.5~5mg,3/d,或5mg睡前服用。

(3)密切监护母儿状态:应询问孕妇是否出现头痛、视力改变、上腹不适等症状。嘱患者每日监测体重及血压,每2日复查尿蛋白。定期监测血液、胎儿发育状况和胎盘功能。血压继续增高,按轻度子痫前期治疗。

(4)间断吸氧:可增加血氧含量,改善全身主要脏器和胎盘的氧供。

(5)饮食:应包括充足的蛋白质、热量,不限盐和液体,但对于全身水肿者适当限制盐的摄入。

2.子痫前期　需住院治疗,防止子痫及并发症的发生。治疗原则为休息、镇静、解痉、降压、合理扩容及必要时利尿、密切监测母胎状态、适时终止妊娠。

(1)休息:同妊娠期高血压。

(2)镇静:适当镇静可消除患者的焦虑和精神紧张,达到降低血压,缓解症状及预防子痫发作的作用。常用药物有地西泮、冬眠药物及苯巴比妥钠、异戊巴比妥钠、吗啡。

(3)解痉:首选药物为硫酸镁。①作用机制:此药能抑制运动神经末梢释放乙酰胆碱,使骨骼肌松弛;镁离子可以刺激血管内皮细胞合成前列环素,降低机体对血管紧张素Ⅱ的反应,预防并控制子痫发作;同时,镁离子可以提高孕妇和胎儿血红蛋白的亲和力,改善氧代谢。②用药指征:控制子痫抽搐及防止再抽搐;预防重度子痫前期发展成为子痫;子痫前期临产前用药预防抽搐。③用药方案:静脉给药结合肌内注射。静脉给药为首次负荷剂量25%硫酸镁20ml加于10%葡萄糖注射液20ml中,缓慢静脉注入,5~10min推完;继之25%硫酸镁60ml加于5%葡萄糖注射液500ml静脉滴注,滴速为1~2g/h。根据血压情况决定是否加用肌内注射,用法为25%硫酸镁20ml加2%利多卡因2ml,臀肌深部注射,每日1~2次。每日总量为25~30g,用药过程中可监测血清镁浓度。

(4)降压:降压的目的是为了延长孕周或改变围生期结局。对于血压≥160/110mmHg,或舒张压≥110mmHg或平均动脉压≥140mmHg者,以及原发性高血压、妊娠前高血压已用降压药者,须应用降压药物。降压药物选择的原则:对胎儿无不良反应,不影响心排血量、肾血浆流量及子宫胎盘灌注量,不致血压急剧下降或下降过低。常用药物有硝苯地平、肼屈嗪、拉贝洛尔、硝普钠、尼莫地平等。

(5)扩容:一般不主张应用,仅用于严重的低蛋白血症、贫血,可选用人血白蛋白、全血、血浆等。

(6)利尿药物:一般不主张应用,仅用于全身性水肿、急性心力衰竭、肺水肿、血容量过多且伴有潜在性肺水肿者。常用药物有呋塞米、甘露醇等。

(7)适时终止妊娠:终止妊娠是治疗妊娠期高血压疾病的有效措施。

①终止妊娠的指征:子痫前期患者经积极治疗24~48h仍无明显好转者;子痫前期患者孕周已超过34周;子痫前期患者孕龄不足34周,胎盘功能

减退,胎儿已成熟者;子痫前期患者,孕龄不足34周,胎盘功能减退,胎儿尚未成熟者,可用地塞米松促胎肺成熟后终止妊娠;子痫控制后2h可考虑终止妊娠。

②终止妊娠的方式:a. 引产。适用于病情控制后,宫颈条件成熟者。b. 剖宫产。适用于有产科指征者,宫颈条件不成熟,不能在短时间内经阴道分娩,引产失败,胎盘功能减退,或已有胎儿窘迫征象者。

③延长妊娠的指征:a. 孕龄不足32周经治疗症状好转,无器官功能障碍或胎儿情况恶化;b. 孕龄32~34周,24h尿蛋白定量<5g;轻度胎儿生长受限,胎儿监测指标良好;羊水轻度过少,彩色多普勒超声测量显示无舒张期脐动脉血反流;重度子痫前期经治疗后血压下降;无症状、仅有实验室检查提示胎儿缺氧经治疗后好转者。

产后子痫多发生于产后24h直至10d内,故产后不应放松子痫的预防。

3.子痫 子痫是妊娠期高血压疾病最严重的阶段,是妊娠期高血压疾病所致母儿死亡的最主要原因,应积极处理。立即左侧卧位减少误吸,开放呼吸道,建立静脉通道。处理原则为控制抽搐、纠正缺氧和酸中毒,控制血压,抽搐控制后终止妊娠。

(1)控制抽搐:25%硫酸镁20ml加于25%葡萄糖注射液20ml静脉推注(>5min),继之以2~3g/h静脉滴注,维持血药浓度,同时应用有效镇静药物,控制抽搐;20%甘露醇250ml快速静脉滴注降低颅压。

(2)血压过高时给予降压药。

(3)纠正缺氧和酸中毒:面罩和气囊吸氧,根据二氧化碳结合力及尿素氮值给予适量4%碳酸氢钠纠正酸中毒。

(4)终止妊娠:抽搐控制2h可考虑终止妊娠。对于早发性子痫前期治疗效果较好者,可适当延长孕周,但须严密监护孕妇和胎儿。

【护理措施】

1. 妊娠期高血压疾病的预防

(1)加强健康教育:使孕妇及家属了解妊娠期高血压疾病的知识及其对母儿的危害,从而自觉于妊娠早期开始做产前检查,并坚持定期检查。

(2)指导孕妇合理饮食:减少脂肪摄入,不过分限制盐和液体摄入,增加蛋白质、维生素以及富含铁、钙、锌等微量元素的摄入,多食新鲜蔬菜和水果。

(3)保证休息:孕妇应保证足够的休息和心情愉快,采取左侧卧位以增加胎盘血液供应。

2. 妊娠期高血压疾病患者的护理

(1)保证休息:轻度患者可在家休息,适当减轻工作,保证充足睡眠(8~10h/d)。休息和睡眠时左侧卧位以改善子宫、胎盘的血液循环。

(2)保持心情愉快:可阅读优美的文学作品、听轻音乐,从事一些力所能及的手工艺等活动,使孕妇既不紧张劳累,又不单调郁闷。

(3)调整饮食:与孕妇一起设计适宜的食谱,保证足够的蛋白质、水分、纤维素和适量盐的摄入。盐(全身水肿者除外)不必严格限制。

(4)加强产前保健:适当增加产前检查次数,加强母儿监测措施,防止发展为重症。同时向孕妇及家属讲解妊娠期高血压疾病相关知识,并督促孕妇每天数胎动,监测体重。

3. 子痫前期患者的护理

(1)一般护理

①做好心理护理,为孕妇提供与病情有关的信息,解释治疗及护理计划,可减轻孕妇及家属因不了解病情而产生的焦虑,并能在异常情况发生时及时得到处理。

②住院治疗,左侧卧位卧床休息。保持病室安静,避免各种刺激。护士应准备好呼叫器、床挡、急救车、吸引器、氧气、开口器、产包,以及急救药品,如硫酸镁、葡萄糖酸钙等。

③密切注意病情变化,需每天监测尿蛋白、血压、水肿状况,异常时及时与医师联系、尽快处理;注意患者的主诉,如出现头晕、头痛、目眩等自觉症状,则应提高警惕,防止子痫的发生。

④注意胎心变化,以及胎动有无改变。

⑤重度患者适当限制食盐入量,每天少于3g。监测体重,记出入量,监测24h尿蛋白定量及肝、肾功能变化。

(2)用药护理:硫酸镁是目前治疗中、重度妊娠期高血压疾病的首选解痉药物。硫酸镁的用药方法、毒性反应以及注意事项如下。

①用药方法:可采用肌内注射或静脉用药。a. 肌内注射,通常于用药2h后,血液浓度达高峰,且体内浓度下降缓慢,作用时间长,但局部刺激性强。注射时应注意使用长针头、深部肌内注射,也可加利多卡因于硫酸镁溶液中,以缓解疼痛刺激,必要时可行局部按摩或热敷,促进肌内组织对药物的吸收,注射后注意预防注射部位感染。b. 静脉滴注

或推注,可使血中浓度迅速达到有效水平,用药后约1h血浓度可达高峰,可避免肌内注射引起的不适。临床多采用两种方式互补长短,以维持体内有效浓度。

②毒性反应:硫酸镁的治疗浓度和中毒浓度相近。正常孕妇血清镁离子浓度为0.75～1mmol/L,治疗有效浓度为2～3.5mmol/L,若血清镁离子浓度超过5mmol/L即可发生镁中毒。首先表现为膝反射减弱或消失,随着血镁浓度的增加可出现全身肌张力减退、呼吸困难、复视、语言不清,严重者可出现呼吸肌麻痹,甚至呼吸停止、心跳停搏。

③注意事项:护士在用药前及用药过程中均应监测孕妇血压,同时还应检测膝腱反射必须存在、呼吸不少于16/min、尿量每小时不少于25ml或每24h不少于600ml,尿少提示肾排泄功能受到抑制,镁离子易积聚中毒;随时准备好10%的葡萄糖酸钙注射液10ml,1g葡萄糖酸钙静脉推注可以逆转轻至中度的呼吸抑制。肾功能不全时应减量或停用硫酸镁;产后24～48h停药。

4. 子痫患者的护理

(1)控制抽搐:遵医嘱采取药物控制抽搐,首选药物为硫酸镁,必要时加用镇静药、降压药等,注意在抽搐时切忌选用硫酸镁注射,因为疼痛刺激可能诱发抽搐。

(2)专人护理,防止受伤:发生子痫时,使患者取头低、左侧卧位,以防黏液吸入呼吸道,必要时,用吸引器吸出喉部黏液或呕吐物,以免窒息;立即给氧,用开口器或在患者上、下白齿之间放置一缠好纱布的压舌板,用舌钳固定舌头以防咬伤或舌后坠;拉起床挡,放置枕头于患者与床挡之间,以免患者受伤;在患者昏迷或未完全清醒时,禁止给予一切饮食和口服药,防止误入呼吸道而致吸入性肺炎。

(3)严密监护:监测生命体征的变化,密切观察尿量,可留置导尿,同时记录出入量,并按医嘱及时做尿常规、血液化学检查、心电图和眼底检查等。另需特别注意观察瞳孔变化、肺部呼吸音、四肢运动情况、腱反射等,以及早发现脑出血、肺水肿、肾功能不全及药物中毒的征兆,观察有无宫缩、胎儿的状况,并判定是否已临产。

(4)减少刺激,以免诱发抽搐:将患者安排于单人暗室,避免声、光刺激;限制探视以防干扰其休息;医护动作轻柔,避免因外部刺激而诱发抽搐。

(5)做好终止妊娠的准备:子痫发作者往往在发作后自然临产。如经治疗病情得以控制仍未临产者,应在孕妇清醒后24～48h引产,或子痫病人经药物控制后6～12h,需考虑终止妊娠。护士做好终止妊娠的准备。

5. 分娩期的护理　若经阴道分娩,在第一产程中,应密切监测病人的生命体征、尿量、胎心及宫缩情况以及有无自觉症状。尽量缩短第二产程,避免产妇用力。第三产程中须预防产后出血,在胎儿娩出前肩后立即静脉推注缩宫素(禁用麦角新碱),及时娩出胎盘并按摩宫底,观察血压变化,重视病人主诉。病情较重者于分娩开始即需开放静脉。胎儿娩出后测血压,病情稳定者2h后可送回病房。

6. 产褥期的护理　产后24h至5d内仍有发生子痫的可能,故产褥期仍需继续监测血压。产后48h内应至少每4小时测量血压1次,重症病人产后应继续硫酸镁治疗1～2d。使用大量硫酸镁的孕妇,产后易发生子宫收缩乏力,故应密切观察子宫复旧及恶露情况,严防产后出血。

妊娠期高血压疾病的患者很容易产生产后抑郁症,护士应鼓励产妇说出内心的感受,增加家属探视及与新生儿接触的机会,随时为其提供有效的支持。如果此次妊娠失败,要协助患者及其家庭度过哀伤期,增强其再次妊娠的信心。同时应使患者及家属了解其属于高危人群,在下次妊娠时应予以重视并随诊,尽早接受孕期保健指导。

(刘纯艳)

第 62 章

前 置 胎 盘

妊娠 28 周后,胎盘附着于子宫下段,甚至胎盘下缘达到或覆盖宫颈内口处,其位置低于胎儿的先露部,称为前置胎盘(placenta previa)。前置胎盘是妊娠晚期出血最常见原因,是妊娠期的严重并发症。国内报道其发生率为 0.24%～1.57%,国外报道为 0.5%。前置胎盘中 85%～90% 为经产妇,尤其是多产妇,其发生率可达 5%。

【病因】

目前尚不明确,高龄(>35 岁)初产妇、经产妇及多产妇、吸烟或吸毒妇女为高危人群。其病因可能与以下因素有关。

1.子宫内膜病变或损伤　多次刮宫、多产、产褥感染、剖宫产等,引起子宫内膜炎或子宫内膜损伤,使子宫蜕膜血管生长不良,当受精卵植入时,血液供应不足,胎盘为摄取足够的营养而扩大面积,延伸到子宫下段,形成前置胎盘。

2.胎盘异常　多胎妊娠时胎盘面积过大,前置胎盘发生率较单胎妊娠高 1 倍;胎盘位置正常而副胎盘延伸至子宫下段接近宫颈内口;膜状胎盘大而薄扩展到子宫下段,均可发生前置胎盘。

3.受精卵滋养层发育迟缓　受精卵到达子宫腔后,滋养层尚未发育到可以着床的阶段,继续下移到达子宫下段,并在此处着床而发育成前置胎盘。

【分类】

根据胎盘边缘与子宫颈内口的关系,将前置胎盘分为三类。

1.完全性前置胎盘(complete placenta previa) 又称中央性前置胎盘,胎盘组织完全覆盖宫颈内口。

2.部分性前置胎盘(partial placenta previa) 胎盘组织部分覆盖宫颈内口。

3.边缘性前置胎盘(marginal placenta previa) 胎盘附着于子宫下段,边缘到达宫颈内口,但未覆盖宫颈内口。

胎盘位于子宫下段,胎盘边缘极为接近但未达到宫颈内口,称为低置胎盘。胎盘下缘与宫颈内口的关系可因宫颈管消失、宫口扩张而改变。前置胎盘类型可因诊断时期不同而改变,如临产前为完全性前置胎盘,临产后因宫口扩张而成为部分性前置胎盘。目前临床上规定为依据处理前最后一次检查结果来决定其分类。

【临床表现】

1.症状　妊娠晚期或临产时,发生无诱因、无痛性的反复阴道出血是前置胎盘的典型症状。出血是由于妊娠晚期或临产后子宫下段逐渐伸展,宫颈管消失,宫颈扩张,但附着于子宫下段或宫颈内口的胎盘不能相应地伸展,从而导致前置部分的胎盘自其附着处剥离,血窦破裂出血。初次发生阴道出血的时间、出血量的多少、反复发作的次数与前置胎盘的类型有关。完全性前置胎盘,初次出血的时间早,在妊娠 28 周左右,称为"警戒性出血",反复出血的次数频繁,出血量较多,有时一次大量出血可使患者休克。边缘性前置胎盘者,初次出血时间较晚,多于妊娠 37～40 周或临产后,量较少。部分性前置胎盘的出血量和初次出血时间介于两者之间。

2.体征　患者情况与出血量有关,大量出血呈面色苍白、脉搏增快且微弱、血压下降等休克表现。腹部检查:子宫软,无压痛,大小与停经月份一致。由于子宫下段有胎盘占据,影响胎先露部入盆,故胎先露高浮,易并发胎位异常。前置胎盘位于子宫下段前壁时,可于耻骨联合上方听到胎盘血管杂音。若已临产,宫缩为阵发性,宫缩间歇期子宫肌肉可以完全放松。

【诊断要点】

1.病史及临床表现　详细询问有无多次人工

流产史、剖宫产史及子宫内膜炎等相关因素;妊娠过程中特别是孕28周后,是否出现过无诱因、无痛性、反复阴道出血,对前置胎盘的类型做出初步判断。

2.B型超声 B型超声断层显像可清楚地看到子宫壁、胎先露、宫颈和胎盘的位置,胎盘定位准确率达95%以上,但需注意妊娠周数。许多学者认为,妊娠中期B超检查发现胎盘前置者,不宜判断为前置胎盘,而应称为胎盘前置状态。

3.产后检查胎盘及胎膜 对产前出血患者,产后应仔细检查胎盘胎儿面边缘有无血管断裂,可提示有无副胎盘;若胎盘的前置部分母体面有黑紫色陈旧性血块附着,或胎膜破口处距胎盘边缘<7cm,则为部分性前置胎盘。

【治疗要点】

前置胎盘的治疗原则是制止出血、纠正贫血和预防感染。

1.期待疗法 在保证孕妇安全的前提下尽可能延长孕周,以提高围生儿存活率。适用于妊娠<34周、胎儿体重<2 000g、胎儿存活、阴道出血量不多,一般情况较好的孕妇。

2.终止妊娠 适用于:孕妇反复发生多量出血甚至休克者,胎龄达孕36周以上;胎儿肺成熟者;胎龄未达孕36周、出现胎儿窘迫征象或胎心异常者;出血量多危及胎儿;胎儿已死亡或出现难以存活的畸形者。剖宫产术能迅速结束分娩,既能提高胎儿存活率又能迅速减少或制止出血,是处理前置胎盘最有效最安全的方法,也是处理前置胎盘大出血的急救手段。阴道分娩仅适用于边缘性前置胎盘,胎先露为头位、临产后产程进展顺利并估计能

在短时间内结束分娩者。完全性前置胎盘必须以剖宫产结束分娩,部分性前置胎以及边缘性前置胎盘的初产妇,近年也倾向于行剖宫产。

【护理措施】

1.需立即终止妊娠者,立即安排孕妇去枕侧卧位,开放静脉,配血,做好输血准备。在抢救休克的同时,按腹部手术病人的护理进行术前准备,并做好母儿生命体征监护及抢救准备工作。

2.接受期待疗法孕妇的护理项目如下。

(1)保证休息,减少刺激:孕妇需绝对卧床休息,以左侧卧位为佳,定时间断吸氧。避免各种刺激。医护人员进行腹部检查时动作要轻柔,禁做阴道检查及肛查。

(2)纠正贫血:除口服硫酸亚铁、输血等措施外,还应加强饮食营养指导,建议孕妇多食高蛋白以及含铁丰富的食物,如动物肝、绿叶蔬菜以及豆类等。

(3)监测病情变化:严密观察并记录孕妇生命体征,阴道出血的量、色、时间及一般状况,监测胎儿宫内状态。

(4)预防产后出血和感染:严密观察产妇的生命体征及阴道出血情况;保持会阴部清洁、干燥;胎儿娩出后,及早使用缩宫药,对新生儿严格按照高危儿护理。

(5)加强管理和宣教:指导围孕期妇女避免吸烟、酗酒等不良行为,避免多次刮宫、引产或宫内感染,防止多产。对妊娠期出血,无论量多少均应就医,做到及时诊断,正确处理。

(刘纯艳)

第63章

胎 盘 早 剥

　　妊娠 20 周以后或分娩期,正常位置的胎盘在胎儿娩出前部分或全部从子宫壁剥离,称为胎盘早剥(placenta abruption)。胎盘早剥是妊娠晚期严重并发症,其特点为起病急、进展快,若处理不及时,可危及母儿生命。国内报道其发生率为 0.46%～2.1%,围生儿死亡率为 20%～35%,是无胎盘早剥者的 15 倍。国外为 1%～2%。

【病因】

　　1.孕妇血管病变　严重妊娠期高血压疾病、慢性高血压、慢性肾疾病或全身血管病变时易发生胎盘早剥。其原因为:底蜕膜螺旋小动脉痉挛或硬化,引起远端毛细血管缺血坏死甚至破裂出血,血液流至底蜕膜层形成血肿,导致胎盘从子宫壁剥离。

　　2.机械性因素　外伤尤其是腹部直接受到撞击或挤压;脐带过短(<30cm)或脐带因绕颈、绕体相对过短时,分娩过程中胎儿下降牵拉脐带造成胎盘剥离;羊膜穿刺时刺破前壁胎盘附着处,血管破裂出血引起胎盘剥离。

　　3.子宫静脉压突然升高　妊娠晚期或临产后,如果孕产妇长时间取仰卧位,可发生仰卧位低血压综合征。此时由于巨大的妊娠子宫压迫下腔静脉,回心血量减少,血压下降,而子宫静脉淤血,静脉压升高,导致蜕膜静脉床淤血或破裂,部分或全部胎盘因此而自子宫壁剥离。

　　4.宫腔内压力骤减　双胎妊娠分娩时,第一胎娩出过速;羊水过多时,人工破膜后羊水流出过快,均使宫腔内压力骤减,子宫骤然收缩,胎盘与子宫壁发生错位剥离。

　　5.其他　高龄孕妇、吸烟、可卡因滥用、孕妇代谢异常、孕妇有血栓形成倾向、子宫肌瘤、胎盘早剥史等均为胎盘早剥的高危因素。

【病理】

　　胎盘早剥的主要病理变化是底蜕膜出血并形成血肿,使胎盘自附着处剥离。如果剥离面小,血液很快凝固,临床可无明显症状;如果剥离面大,继续出血,形成胎盘后血肿。胎盘后血肿可使胎盘剥离面不断扩大,出血越来越多,当血液冲开了胎盘边缘及胎膜,沿胎膜与宫壁间经宫颈向外流出,即为显性出血或外出血。如果胎盘边缘仍附着于子宫壁上,或胎膜与子宫壁未剥离,血液不向外流而积聚在胎盘与子宫壁之间,为隐性出血或内出血。当内出血过多时,血液也可冲开胎盘边缘与胎膜,向宫颈口外流出,形成混合性出血。偶尔情况下,出血穿破羊膜流入羊水中,形成血性羊水。

　　大量内出血时,血液积聚于胎盘与子宫壁之间,局部压力不断增大,使血液向子宫肌层内浸润,引起肌纤维分离、断裂、变性,当血液浸入子宫浆膜层时,子宫表面出现紫蓝色瘀斑,在胎盘附着处更为明显,称为子宫胎盘卒中(uteroplacenta applexy),又称库佛莱尔子宫。

　　严重的胎盘早剥者,从剥离处的胎盘绒毛和蜕膜中释放大量的组织凝血活酶进入母体循环,激活凝血系统而发生弥散性血管内凝血(DIC),最终导致凝血功能障碍。

【临床表现】

　　胎盘早剥的临床表现主要为妊娠晚期突然发生的腹痛和阴道出血。根据胎盘剥离面的大小和出血量多少可分为三度。

　　1.Ⅰ度　多见于分娩期,胎盘剥离面通常不超过胎盘的 1/3。主要症状为阴道出血,出血量多,色暗红,无明显腹痛或伴轻微腹痛,贫血体征不显著。腹部检查:子宫软、大小与妊娠月份相符、宫缩有间歇、胎位清、胎心率多正常,若出血量多,胎心可异常。产后检查见胎盘母体面有凝血块及压迹。

　　2.Ⅱ度　胎盘剥离面为胎盘面积的 1/3 左右。临床表现为突然发生持续性腹痛、腰酸或腰背痛,疼痛程度与剥离面大小及胎盘后积血量成正比。无阴道出血或仅有少量阴道出血,贫血程度与阴道出血量不相符。腹部检查:子宫大于妊娠周数,宫底随胎盘后血肿的扩大而升高。有压痛,以胎盘附着处最为明显,但若胎盘附着于子宫后壁,则子宫压痛不明显,宫缩有间歇,胎位可扪及,胎儿存活。

3.Ⅲ度 胎盘剥离面超过胎盘面积的1/2,临床表现较Ⅱ度重。患者可出现恶心、呕吐,以及面色苍白、出汗、脉弱及血压下降等休克症状,且休克程度大多与阴道出血量不成正比。腹部检查见子宫硬如板状,子宫多处于高张状态,宫缩间歇期不能放松,胎位扪不清,胎心消失。若患者无凝血功能障碍属Ⅲa,有凝血功能障碍属Ⅲb。

【诊断检查】

1.B超 典型声像图显示胎盘与子宫壁之间出现边缘不清的液性低回声区,胎盘异常增厚或胎盘边缘"圆形"裂开。同时可见胎儿的宫内状况(有无胎动和胎心搏动),并可排除前置胎盘。需要注意的是,超声检查阴性结果不能完全排除胎盘早剥。

2.实验室检查 包括全血细胞计数及凝血功能检查。Ⅱ度及Ⅲ度患者应检测肾功能与二氧化碳结合力,并发DIC时应进行筛选试验(血小板计数、凝血酶原时间、纤维蛋白原测定和血浆硫酸鱼精蛋白副凝固试验),结果可疑者,进一步做纤溶确诊试验(FDP免疫试验、凝血酶时间、优球蛋白溶解

时间等)。血纤维蛋白原<250mg/L为异常,<150mg/L对凝血功能障碍者有诊断意义。情况紧急时,可抽取肘静脉血2ml于一干燥试管中,轻叩管壁,7min后若无血块形成或形成易碎的软凝结块,表明凝血功能障碍。

【治疗要点】

纠正休克、及时终止妊娠是处理胎盘早剥的原则。胎盘早剥患者病情危重,常处于休克状态,应在积极补充血容量的基础上及时终止妊娠。终止妊娠的方法应根据早剥的严重程度、胎儿宫内状况及宫口开大情况等决定。

【护理措施】

1.纠正休克。护士应迅速开放静脉,积极补充血容量。同时密切监测胎儿状态。

2.严密观察有无凝血功能障碍或急性肾衰竭等表现。

3.为终止妊娠做准备。

4.预防产后出血。分娩后及时给予缩宫药,并配合按摩子宫,必要时按医嘱做切除子宫的术前准备,同时预防晚期产后出血的发生。

5.在产褥期应注意加强营养,纠正贫血。更换消毒会阴垫,保持会阴清洁,防止感染。根据孕妇身体情况给予母乳喂养指导。死产者及时给予退乳措施。

(刘纯艳)

第64章

胎 儿 窘 迫

胎儿在子宫内因缺氧和酸中毒危及胎儿健康与生命者,称为胎儿窘迫。胎儿窘迫分为急性胎儿宫内窘迫和慢性胎儿宫内窘迫两种。慢性胎儿宫内窘迫多发生在妊娠后期,急性胎儿宫内窘迫多发生在分娩期,临产后往往表现为急性胎儿宫内窘迫。

【病因】

1. 母体因素 孕妇患有妊娠高血压综合征、重度贫血、心脏病、前置胎盘,胎盘早剥造成出血、急产、子宫收缩过强等。

2. 胎儿因素 胎儿畸形、先天性心血管疾病。

3. 胎儿附属物因素 脐带长度异常、缠绕胎体、打结、胎盘功能异常等。

【临床表现】

主要表现为胎动异常、胎心率改变及羊水胎粪污染。

【辅助检查】

胎儿心电监测、超声波检查。

【治疗要点】

嘱产妇左侧卧位,减少子宫对下腔静脉的压迫。吸氧,提高母亲与胎儿间氧气分压差,密切观察、监测胎心变化,宫口开全,胎先露在棘下3cm可阴道助产。如不具备阴道分娩的条件,立即剖宫产结束分娩。做好新生儿复苏的准备。

【护理措施】

1. 持续性胎心监护,严密观察胎心变化。吸氧、左侧卧位。

2. 做好阴道助产、剖宫产的准备。

3. 做好新生儿复苏的准备。

4. 做好产妇及家属的心理护理,减少其紧张情绪,配合治疗及抢救。

(王立新)

第65章

妊娠合并心脏病

妊娠合并心脏病是严重的妊娠合并症。妊娠期、分娩期和产褥期均可使心脏负担加重而诱发心力衰竭,在我国孕产妇死因中高居第2位,占非直接产科死因的第1位。

1. **妊娠、分娩对心脏病的影响**

(1)妊娠期:妊娠期母体循环血量自孕6周开始逐渐增加,至孕32~34周达到最高峰,较妊娠前增加30%~45%,导致心排血量增加、心率加快、心肌耗氧量加大、心脏负担显著加重。妊娠早期以心排血量增加为主,妊娠4~6个月时增加最多,平均较孕前增加30%~50%。心排血量受孕妇体位影响极大,约5%孕妇可因体位改变使心排血量减少出现不适,如"仰卧位低血压综合征"。妊娠中晚期需要增加心率以适应血容量增多,分娩前1~2个月心率每分钟平均增加10次。此外,妊娠晚期子宫增大,使膈肌上升,导致心脏向左向上移位,使出入心脏的大血管发生扭曲,机械性地增加心脏负担,更易使心脏病孕妇发生心力衰竭。

(2)分娩期:分娩期为心脏负担最重的时期。在第一产程,子宫收缩能增加周围循环阻力,使血压升高,另外,每次宫缩有250~500ml血液从子宫被挤出进入体循环,每次宫缩时心排血量约增加24%,同时有血压增高、脉压增宽及中心静脉压升高。第二产程时由于产妇用力屏气,腹壁肌及骨骼肌同时收缩,使周围循环阻力及肺循环阻力均增加,同时腹压增加又使内脏血液涌向心脏,所以,第二产程心脏负担最重。第三产程胎儿胎盘娩出后,子宫突然变小,胎盘循环停止,子宫血窦内大量血液突然进入体循环,另外,由于腹压骤降,血液向内脏灌注,造成血流动力学急剧变化。此时,患心脏病的孕妇易发生心力衰竭。

(3)产褥期:产后3d内仍是心脏负担较重的时期。除子宫收缩使一部分血液进入体循环以外,孕期组织间潴留的液体也开始回到体循环,使循环血量暂时性增加,应警惕心力衰竭的发生。

2. **妊娠合并心脏病的种类及其对妊娠的影响**

(1)先天性心脏病:占妊娠合并心脏病患者的35%~50%,位居第一。无发绀型心脏病如房间隔缺损、室间隔缺损、动脉导管未闭等,除个别症状严重外,一般均能安全度过妊娠、分娩和产褥期。发绀型心脏病如法洛四联症、艾森曼格综合征等,对妊娠期血流量增加和血流动力学改变的耐受性极差,妊娠时母亲和胎儿的死亡率可高达30%~50%,若发绀严重,自然流产率可高达80%,所以这类心脏病妇女不宜妊娠,如已妊娠应该尽早终止。经手术治疗后心功能为Ⅰ~Ⅱ级者,可在严密观察下继续妊娠。

(2)风湿性心脏病。①二尖瓣狭窄:最多见,占风湿性心脏病的2/3~3/4。由于血流从左心房流入左心室受阻,妊娠期血容量增加和心率加快,舒张期左心室充盈时间缩短,可发生肺淤血和肺水肿。无明显的血流动力学改变的轻症患者,可在严密的监护下妊娠。二尖瓣狭窄越严重,妊娠的危险性越大,能否妊娠应根据心功能情况慎重考虑。②二尖瓣关闭不全:由于妊娠期外周阻力下降,使二尖瓣反流程度减轻,故一般能较好耐受妊娠及分娩。③主动脉瓣狭窄及关闭不全:妊娠期外周阻力降低可使主动脉反流减轻,一般可以耐受妊娠。主动脉瓣狭窄增加左心射血阻力,严重者应手术矫正后再考虑妊娠。

(3)妊娠期高血压疾病性心脏病:既往无心脏病史和体征的妊娠期高血压疾病孕妇,突然发生以左侧心力衰竭为主的全心衰竭者称妊娠期高血压疾病性心脏病,系因冠状动脉痉挛、心肌缺血、周围小动脉阻力增加、水钠潴留及血黏稠度增加等因素加重了心脏负担而诱发急性心力衰竭。合并中、重度贫血时,更易发生心肌受累。这种心脏病在发生心力衰竭之前,常有干咳,夜间明显,易误认为上呼吸道感染或支气管炎而延误诊疗时机。若诊断及时,经积极治疗,大多数能度过妊娠和分娩,产后随着病因消除,病情会逐渐缓解。

(4)围生期心脏病:是发生于妊娠期后3个月至产后6个月的扩张型心肌病。确切病因不清,可能与病毒感染、免疫、高血压、肥胖、营养不良及遗传因素有关。发生于妊娠晚期占10%,产褥期及产后3个月最多,约占80%,产后3个月以后占10%。其特征为既往无心血管疾病史的孕妇,出现心肌收缩功能障碍和充血性心力衰竭。主要表现为呼吸困难、心悸、咯血、胸痛、肝大、水肿等心力衰竭的症状,结合胸部X线片、超声心动图、心电图,诊断并不困难。初次心力衰竭经早期治疗后,1/3~1/2患者可完全康复,再次妊娠可能复发。曾患围生期心脏病心力衰竭且遗留心脏扩大者,应避免再次妊娠。

(5)心肌炎:为心肌本身局灶性或弥漫性炎性病变。可发生于妊娠任何阶段,病因主要认为是病毒感染及细菌、真菌、原虫、药物、毒性反应或中毒引起。急、慢性心肌炎临床表现差异较大,诊断较困难。主要表现为既往无心瓣膜病、冠心病或先心病,在病毒感染后1~3周出现发热、咽痛、咳嗽、恶心、呕吐、乏力、心悸、呼吸困难和心前区不适。急性心肌炎病情控制良好者,可在密切监护下继续妊娠。

3. **妊娠合并心脏病对胎儿的影响** 不宜妊娠的心脏病患者一旦妊娠,或妊娠后心功能恶化者,流产、早产、死胎、胎儿宫内发育迟缓、胎儿窘迫及新生儿窒息的发生率均明显增高。围生儿死亡率是正常妊娠的2~3倍。某些治疗心脏病的药物对胎儿也存在潜在的毒性反应,如地高辛可以通过胎盘到达胎儿体内。多数先天性心脏病为多基因遗传,国外报道,双亲中任何一方患有先天性心脏病,其后代先心病及其他畸形的发生机会较对照组增加5倍,如室间隔缺损、肥厚型心肌病、马方综合征等均具有较高的遗传性。

4. **心脏病孕妇心功能分级** 纽约心脏病协会(NYHA)依据患者对体力活动的耐受情况将孕妇心功能分为4级。

Ⅰ级:一般体力活动不受限制。

Ⅱ级:一般体力活动稍受限制,活动后心悸、轻度气短,休息时无症状。

Ⅲ级:一般体力活动显著受限制,休息时无不适,轻微日常工作即感不适、心悸、呼吸困难,或既往有心力衰竭史。

Ⅳ级:不能进行任何活动,休息时仍有心悸、呼吸困难等心力衰竭表现。

心功能分级应动态进行,它与决定可否妊娠、分娩时机和分娩方式的选择及判断预后有关。

5. **妊娠期心力衰竭的临床表现**

(1)早期心力衰竭的临床表现:①轻微活动后即出现胸闷、心悸、气短;②休息时心率每分钟超过110次,呼吸每分钟超过20次;③夜间常因胸闷而坐起呼吸,或到窗口呼吸新鲜空气;④肺底部出现少量持续性湿啰音,咳嗽后不消失。

(2)典型心力衰竭的临床表现

①左侧心力衰竭。a. 症状:程度不同的呼吸困难(劳力性呼吸困难,夜间阵发性呼吸困难,端坐呼吸,急性肺水肿);咳嗽、咳痰、咯血;乏力、疲倦、心慌、头晕;少尿、肾功能损害症状。b. 体征:肺部湿啰音;心脏体征(除心脏病固有体征外,尚有心脏扩大、肺动脉瓣区第二心音亢进及舒张期奔马律)。

②右侧心力衰竭。以体循环淤血的表现为主。a. 症状:消化道症状(腹胀、食欲缺乏、上腹部胀痛、恶心、呕吐等);劳力性呼吸困难。b. 体征:颈静脉征,肝大,下肢水肿,心脏体征(可因右心室显著扩大而出现三尖瓣关闭不全的反流性杂音)。

6. **诊断**

(1)妊娠前有心悸、气短、心力衰竭史,或曾有风湿热病史,体检、X线、心电图检查曾被诊断有器质性心脏病。

(2)有劳力性呼吸困难,经常性夜间端坐呼吸、咯血,经常性胸闷、胸痛等临床症状。

(3)有发绀、杵状指、持续性颈静脉怒张。心脏听诊有舒张期2级以上或粗糙的全收缩期3级以上杂音。有心包摩擦音、舒张期奔马律和交替脉等。

(4)心电图有严重心律失常,如心房颤动、心房扑动、三度房室传导阻滞,ST段及T波异常改变等。

(5)X线检查显示心脏显著扩大。超声心动图检查心肌肥厚、瓣膜运动异常、心内结构畸形。

7. **治疗要点**

(1)非孕期:患有心脏病的育龄妇女,孕前应进行医学咨询,由医师根据心脏病的类型和程度,决定病人能否妊娠。对不能妊娠者,应指导病人避孕。

（2）妊娠期

①决定是否继续妊娠：凡不宜妊娠的心脏病孕妇应在孕 12 周前行人工流产。若妊娠已超过 12 周，终止妊娠需进行较复杂的手术，手术的危险性不亚于继续妊娠和分娩，所以应积极治疗心力衰竭，使之度过妊娠和分娩为宜。对顽固性心力衰竭病例，为减轻心脏负担，应与内科医师配合，在严密监护下行剖宫取胎术。

②定期产前检查：能及早发现心力衰竭的早期征象。对可以妊娠者，应加强孕期监护，定期产前检查，严密监护心功能状态和妊娠情况，积极预防、纠正各种妨碍心功能的因素，预防心力衰竭，适时终止妊娠。

③动态观察心功能：定期进行超声心动图检查，测定心射血分数、心排血量、心排血指数及室壁运动状态，判断随妊娠进展的心功能变化。

④心力衰竭的治疗：与未孕者基本相同。但应用强心药时应注意，孕妇血液稀释、血容量增加及肾小球滤过率增强，同样剂量的药物在孕妇血中浓度相对偏低。同时孕妇对洋地黄类药物耐受性较差，需注意其毒性反应。妊娠晚期发生心力衰竭，原则是待心力衰竭控制后再行产科处理，应放宽剖宫产指征。如为严重心力衰竭，经内科各种措施均未能奏效，继续发展将导致母儿死亡时，也可以边控制心力衰竭边紧急剖宫产，取出胎儿，减轻心脏负担，以挽救孕产妇及胎儿的生命。

（3）分娩期：对心功能Ⅰ～Ⅱ级，胎儿不大，胎位正常，宫颈条件良好者，可考虑在严密监护下经阴道分娩。在分娩过程中，注意各产程的处理，预防心力衰竭的发生。凡胎儿偏大，产道条件不佳及心功能Ⅲ～Ⅳ级者，均应择期行剖宫产结束妊娠。手术时以选择连续硬膜外阻滞麻醉为好，麻醉药中不应加肾上腺素，麻醉平面不宜过高，为防止仰卧位低血压综合征，可采取左侧卧位 15°，上半身抬高 30°。术中、术后应严格限制液体输入量。不宜再妊娠者，最好同时行输卵管结扎术。

（4）产褥期：产后 3d 尤其是产后 24h 内仍是发生心力衰竭的危险时期，产妇必须充分休息并密切监护。应用广谱抗生素预防感染，直至产后 1 周左右，无感染征象时停药。心功能Ⅲ级以上者不宜哺乳。不宜再妊娠者，可在产后 1 周行绝育术。

8. 护理措施

（1）非孕期：根据心脏病的种类、病情、心功能

及是否手术矫治等具体情况，决定是否适宜妊娠。对不宜妊娠者，指导病人采取有效措施严格避孕。

（2）妊娠期

①加强孕期保健，定期产前检查或家庭访视。重点评估心功能及胎儿宫内情况。若心功能在Ⅲ级或以上，有心力衰竭者，均应立即入院治疗。心功能Ⅰ～Ⅱ级者，应在妊娠 36～38 周入院待产。

②预防心力衰竭，保证孕妇每天至少 10h 的睡眠且中午宜休息 2h，休息时采取左侧卧位或半卧位。提供良好的支持系统。注意营养的摄取，指导孕妇应摄入高热量、高维生素、低盐低脂饮食且富含多种微量元素如铁、锌、钙等，少量多餐，多食蔬菜和水果。妊娠 16 周后，每日食盐量不超过 4～5g。

③预防及治疗诱发心力衰竭的各种因素，如贫血、心律失常、妊娠高血压综合征各种感染，尤其是上呼吸道感染等。

④指导孕妇及家属掌握妊娠合并心脏病的相关知识。及时为家人提供信息。

（3）急性心力衰竭的紧急处理：病人取坐位，双腿下垂；立即高流量加压吸氧，可用 50% 的乙醇湿化；按医嘱用药，如吗啡、快速利尿药、血管扩张药（硝普钠、硝酸甘油、酚妥拉明）、强心药、氨茶碱等。另外，一定情况下可用四肢轮流三肢结扎法。

（4）分娩期

①严密观察产程进展，防止心力衰竭的发生。左侧卧位，上半身抬高。观察子宫收缩，胎头下降及胎儿宫内情况，正确识别早期心力衰竭的症状及体征。第一产程，每 15 分钟测血压、脉搏、呼吸、心率各 1 次，每 30 分钟测胎心率 1 次。第二产程每10 分钟测 1 次上述指标，或持续监护。给予吸氧。观察用药后反应。严格无菌操作，给予抗生素治疗持续至产后 1 周。

②缩短第二产程，减少产妇体力消耗。

③预防产后出血。胎儿娩出后，立即在产妇腹部放置沙袋，持续 24h。为防止产后出血过多，可静脉或肌内注射缩宫素（禁用麦角新碱）。遵医嘱输血、输液，仔细调整滴速。

④给予生理及情感支持，降低产妇及家属焦虑。

（5）产褥期

①产后 72h 严密监测生命体征，产妇应半卧位或左侧卧位，保证充足休息，必要时镇静，在心功能允许时，鼓励早期下床适度活动。

②心功能Ⅰ～Ⅱ级的产妇可以母乳喂养；Ⅲ级或以上者，应及时回乳。指导摄取清淡饮食，防止便秘。保持外阴部清洁。产后预防性使用抗生素及协助恢复心功能的药物。

③促进亲子关系建立，避免产后抑郁发生。

④不宜再妊娠者在产后1周做绝育术，未做绝育术者应严格避孕。

⑤制订详细出院计划。

（刘纯艳）

第66章

异常分娩妇女的护理

第一节　产力异常

分娩能否顺利进行的 4 个主要因素是产力、产道、胎儿及产妇的精神心理状态。这些因素在分娩过程中相互影响,其中任何一个或一个以上的因素发生异常,或这些因素之间不能相互适应而使分娩过程受阻,称为异常分娩,俗称难产(dystocia)。产力包括子宫收缩力、腹肌和膈肌收缩力以及肛提肌收缩力,其中以子宫收缩力为主,子宫收缩力贯穿于分娩全过程。在分娩过程中,子宫收缩的节律性、对称性及极性不正常或强度、频率有改变,称为子宫收缩力异常。子宫收缩力异常临床上分为子宫收缩乏力和子宫收缩过强两类。每类又分为协调性子宫收缩和不协调性子宫收缩。

一、子宫收缩乏力

【病因】

子宫收缩乏力的原因是综合性的,常见有以下因素。

1.产道与胎儿因素　由于胎儿先露部下降受阻,不能紧贴子宫下段及子宫颈部,不能刺激子宫阴道神经丛引起有力的反射性子宫收缩,是导致继发性子宫收缩乏力的最常见原因。

2.精神因素　多见于初产妇,尤其是 35 岁以上的高龄初产妇,恐惧心理及精神过度紧张,干扰了中枢神经系统的正常功能而影响子宫收缩。

3.子宫因素　子宫肌纤维过度伸展(如双胎、羊水过多、巨大胎儿等)使子宫肌纤维失去正常收缩能力;经产妇子宫肌纤维变性、结缔组织增生影响子宫收缩;子宫肌瘤、子宫发育不良、子宫畸形(如双角子宫)等均能引起宫缩乏力。

4.内分泌失调　临产后,产妇体内雌激素、缩宫素、前列腺素、乙酰胆碱等分泌不足,孕激素下降缓慢,子宫对乙酰胆碱的敏感性降低等,均可影响子宫肌兴奋阈,致使子宫收缩乏力。电解质(钾、钠、钙、镁)异常,尤其子宫平滑肌细胞内钙离子浓度降低也影响子宫肌纤维收缩的能力。

5.药物影响　临产后使用大剂量镇静药与镇痛药,如吗啡、哌替啶、氯丙嗪、硫酸镁、巴比妥等可使宫缩受到抑制。

6.其他　营养不良、贫血和一些慢性疾病所致体质虚弱者、临产后进食与睡眠不足、过多的体力消耗、产妇过度疲劳、膀胱直肠充盈、前置胎盘影响先露下降等均可使宫缩乏力。

【临床表现】

1.协调性子宫收缩乏力　子宫收缩具有正常的节律性、对称性和极性,但收缩力弱,宫腔压力低,<15mmHg,持续时间短,间歇期长且不规律,宫缩每 10 分钟<2 次。在收缩的高峰期,子宫体不隆起和变硬,用手指压宫底部肌壁仍可出现凹陷,此种宫缩乏力多属继发性宫缩乏力,产程开始子宫收缩正常,于第一产程活跃期后期或第二产程时宫缩减弱,常见于中骨盆与骨盆出口平面狭窄,持续性枕横位或枕后位等。此种宫缩乏力对胎儿影响不大。

2.不协调性子宫收缩乏力　多见于初产妇,其特点为子宫收缩的极性倒置,宫缩的兴奋点不是起自两侧子宫角部,而是来自子宫下段的一处或多处冲动,子宫收缩波由下向上扩散,收缩波小而不规律,频率高,节律不协调。宫腔内压力达 20mmHg,宫缩时宫底部不强,而是中段或下段强,宫缩间歇期子宫壁不能完全松弛,这种宫缩不能使宫口如期扩张和先露部如期下降,属无效宫缩。此种宫缩乏力多属原发性宫缩乏力,故需与假临产鉴别。鉴别方法是给予强镇静药哌替啶 100mg 肌内注射。能使宫缩停止者为假临产,不能使宫缩停止者为原发性宫缩乏力。此种宫缩容易使产妇自觉宫缩强,持续腹痛,拒按,精神紧张,烦躁不安,体力消耗,产程延长或停滞,严重者出现脱水、电解质紊乱、肠胀气、尿潴留。由于胎儿-胎盘循环障碍,可出现胎儿宫内窘迫。

3. 产程曲线异常　产程进展的标志是宫口扩张和胎先露部下降。宫缩乏力导致产程曲线异常有以下 8 种。

(1)潜伏期延长:从临产规律宫缩开始至宫口开大 3cm 为潜伏期。初产妇潜伏期正常约需 8h,最大时限 16h,超过 16h 为潜伏期延长。

(2)活跃期延长:从宫口开大 3cm 开始至宫口开全为活跃期。初产妇活跃期正常约需 4h,最大时限 8h,超过 8h 为活跃期延长。

(3)活跃期停滞:进入活跃期后,宫口不再扩张达 2h 以上。

(4)第二产程延长:第二产程初产妇超过 2h,经产妇超过 1h 尚未分娩。

(5)第二产程停滞:第二产程达 1h 胎头下降无进展。

(6)胎头下降延缓:活跃期晚期至宫口扩张 9～10cm,胎头下降速度初产妇每小时<1cm,经产妇每小时<2cm。

(7)胎头下降停滞:活跃期晚期胎头停留在原处不下降达 1h 以上。

(8)滞产:总产程超过 24h。

【对母儿的影响】

1. 对产妇的影响

(1)体力损耗:由于产程延长,产妇休息不好、进食少,重者引起脱水、酸中毒、低钾血症;产妇精神疲惫及体力消耗可出现肠胀气、尿潴留等,加重子宫收缩乏力。

(2)产伤:由于第二产程延长,膀胱被压迫于胎先露部(特别是胎头)与耻骨联合之间,可导致组织缺血、水肿、坏死脱落,以至形成膀胱阴道瘘或尿道阴道瘘。

(3)产后出血:子宫收缩乏力影响胎盘剥离、娩出和子宫壁的血窦关闭,容易引起产后出血。

(4)产后感染:产程进展慢、滞产、多次肛查或阴道检查、胎膜早破、产后出血等均增加产后感染的机会。

2. 对胎儿的影响　由于产程延长、子宫收缩不协调而致胎盘血液循环受阻,供氧不足;或因胎膜早破脐带受压或脐带脱垂易发生胎儿窘迫,新生儿窒息或死亡;因产程延长,导致手术干预机会增多,产伤增加,新生儿颅内出血发病率和死亡率增加。

【治疗要点】

1. 协调性子宫收缩乏力　一旦出现协调性宫缩乏力,首先应寻找原因,检查有无头盆不称与胎位异常,阴道检查了解宫颈扩张和先露部下降情况。若发现有头盆不称,估计不能经阴道分娩者,应及时行剖宫产术。若判断无头盆不称和胎位异常,估计能经阴道分娩者,应采取加强宫缩的措施。

(1)第一产程

①一般处理。消除紧张恐惧心理,鼓励多进食,适当的休息与睡眠。不能进食者每日液体摄入量应不少于 2 500ml,可将维生素 C 1～2g 加入 5%～10% 的葡萄糖注射液 500～1 000ml 静脉滴注。对酸中毒者补充适量 5% 碳酸氢钠。低钾血症时应给予氯化钾注射液缓慢静脉滴注。补充钙剂可提高子宫肌球蛋白及腺苷酶活性,增加间隙连接蛋白数量,增强子宫收缩。自然排尿困难者,先行诱导法,无效时及时导尿。破膜 12h 以上应给予抗生素预防感染。

②加强子宫收缩。a. 人工破膜:宫颈扩张 3cm 或以上,无头盆不称,胎头已衔接者,可行人工破膜。破膜后先露下降紧贴子宫下段和宫颈内口,引起反射性宫缩,加速宫口扩张。现有学者主张胎头未衔接、无明显头盆不称者也可行人工破膜,认为破膜后可促进胎头下降入盆。破膜前必须检查有无脐带先露,破膜应在宫缩间歇、下次宫缩将开始时进行。破膜后术者手指应停留在阴道内,经过 1～2 次宫缩待胎头入盆后,术者再将手指取出。b. 缩宫素静脉滴注:适用于协调性宫缩乏力、宫口扩张 3cm、胎心良好、胎位正常、头盆相称者。先用 5% 葡萄糖溶液 500ml 静脉滴注,调节为每分钟8～10 滴,然后加入缩宫素 2.5～5U,摇匀,每隔 15 分钟观察 1 次子宫收缩、胎心、血压和脉搏,并予记录。如子宫收缩不强,可逐渐加快滴速,一般不宜超过每分钟 40 滴,以子宫收缩达到持续 40～60s,间隔 2～4min 为好。评估宫缩强度的方法有 3 种:触诊子宫;电子监护;压力导管测量。应用 Montevideo 单位(MU)表示,置羊水中压力导管测子宫收缩强度为:压力(mmHg)×10min 内宫缩次数,比

如 10min 有 3 次宫缩，每次压力为 50mmHg，就等于 150MU。一般临产时子宫收缩强度为 80～120MU，活跃期宫缩强度为 200～250MU，应用缩宫素促进宫缩时必须达到 250～300MU 时，才能引起有效宫缩。若 10min 内宫缩超过 5 次、宫缩持续 1min 以上或听胎心率有变化，应立即停止滴入。外源性缩宫素在母体血中的半衰期为 1～6min，故停药后能迅速好转，必要时加用镇静药。若发现血压升高，应减慢滴注速度。由于缩宫素有抗利尿作用，水的重吸收增加，可出现尿少，需警惕水中毒的发生。c. 地西泮静脉推注：地西泮能使宫颈平滑肌松弛，软化宫颈，促进宫口扩张，适用于宫口扩张缓慢及宫颈水肿时。常用剂量为 10mg，间隔 4～6h 可重复使用，与缩宫素联合应用效果更佳。

（2）第二产程：出现子宫收缩乏力时，在无头盆不称的前提下，也应加强子宫收缩，给予缩宫素静脉滴注，促进产程进展。若胎头双顶径已通过坐骨棘平面，等待自然分娩，或行会阴侧切后以胎头吸引术或产钳术助产；若胎头仍未衔接或伴有胎儿窘迫征象，应行剖宫产术。

（3）第三产程：为预防产后出血，于胎儿前肩娩出时静脉推注麦角新碱 0.2mg 或静脉推注缩宫素 10U，并同时给予缩宫素 10～20U 静脉滴注，使宫缩增强，促使胎盘剥离与娩出及子宫血窦关闭。凡破膜时间超过 12h，总产程超过 24h，肛查或阴道助产操作多者，应用抗生素预防感染。

2.不协调性子宫收缩乏力　原则是恢复子宫收缩的生理极性和对称性，给予适当的镇静药哌替啶 100mg 或吗啡 10～15mg 肌内注射或地西泮 10mg 静脉推注，确保产妇充分休息，醒后不协调性宫缩多能恢复为协调性宫缩，产程得以顺利进展。如经上述处理无效，有胎儿窘迫或头盆不称，均应行剖宫产术。若不协调性子宫收缩已被控制，而子宫收缩力仍弱，可按协调性子宫收缩乏力处理，但在子宫收缩恢复其协调性之前，严禁应用缩宫素。

【护理措施】

1.协调性子宫收缩乏力者　明显头盆不称不能从阴道分娩者，应积极做剖宫产的术前准备。估计可经阴道分娩者做好以下护理。

（1）第一产程的护理

①改善全身情况。a. 保证休息：关心和安慰产妇，消除精神紧张与恐惧心理。对产程时间长产妇过度疲劳或烦躁不安者遵医嘱可给予镇静药，使其休息后体力、子宫收缩力得以恢复。b. 补充营养、

水分、电解质，鼓励产妇多进易消化、高热量饮食，对入量不足者需补充液体。c. 保持膀胱和直肠的空虚状态。初产妇宫颈口开大不足 3cm、胎膜未破者，可给予温肥皂水灌肠，以促进肠蠕动，排除粪便与积气，刺激子宫收缩。自然排尿有困难者可先行诱导法，无效时应予导尿，因排空膀胱能增宽产道。经上述处理后，子宫收缩力可加强。

②加强子宫收缩：如经上述护理措施后仍子宫收缩乏力，且能排除头盆不称、胎位异常和骨盆狭窄，无胎儿窘迫，产妇无剖宫产史，则按医嘱加强子宫收缩。在用缩宫素静脉滴注时，必须专人监护，随时调节剂量、浓度和滴速，以免发生子宫破裂或胎儿窘迫。

③剖宫产术的准备：如经上述处理产程仍无进展，或出现胎儿宫内窘迫，产妇体力衰竭等，立即行剖宫产的术前准备。

（2）第二产程的护理：应做好阴道助产和抢救新生儿的准备，密切观察胎心、宫缩与胎先露下降情况。

（3）第三产程的护理：与医师继续合作，预防产后出血及感染。密切观察子宫收缩、阴道出血情况及生命体征的各项指标。注意产后及时保暖及饮用一些高热量饮品，利于产妇体力恢复。

2.不协调性宫缩乏力者　医护人员要关心病人，指导产妇宫缩时做深呼吸、腹部按摩及放松技巧，减轻疼痛。陪伴不协调性宫缩乏力的产妇，稳定其情绪。多数产妇均能恢复为协调性宫缩。若宫缩仍不协调或伴胎儿窘迫、头盆不称等，应及时通知医师，并做好剖宫产术和抢救新生儿的准备。

二、子宫收缩过强

【原因】

1.急产几乎都发生于经产妇，其主要原因是软产道阻力小。

2.缩宫素应用不当，如引产时剂量过大、误注子宫收缩药或个体对缩宫素过于敏感，分娩发生梗阻或胎盘早剥血液浸润肌层，均可导致强直性子宫收缩。

3.产妇的精神过度紧张、产程延长、极度疲劳、胎膜早破及粗暴地、多次宫腔内操作等，均可引起子宫壁某部肌肉呈痉挛性不协调性宫缩过强。

【临床表现】

子宫收缩过强有两种类型，临床表现也各异。

1.协调性子宫收缩过强　子宫收缩的节律性、

对称性和极性均正常,仅子宫收缩力过强(宫腔压力>50mmHg)、过频(10min 内有 5 次或以上的宫缩且持续达 60s 或更长),若产道无阻力,宫颈口在短时间内迅速开全,分娩在短时间内结束,宫口扩张速度>5cm/h(初产妇)或 10cm/h(经产妇),总产程<3h 结束分娩,称为急产,经产妇多见。急产产妇往往有痛苦面容,大声叫喊。若伴头盆不称、胎位异常或瘢痕子宫,有可能出现病理缩复环或发生子宫破裂。

2.不协调性子宫收缩过强 有以下两种表现。

(1)强直性子宫收缩:通常不是子宫肌组织功能异常,几乎均由外界因素异常造成,例如临产后由于不适当地应用缩宫素,或对缩宫素敏感,以及胎盘早剥血液浸润子宫肌层等,使子宫强力收缩,宫缩间歇期短或无间歇,均可引起宫颈口以上部分的子宫肌层出现强直性痉挛性收缩。产妇烦躁不安、持续腹痛、拒按。胎方位触诊不清,胎心音听不清。有时可在脐下或平脐处见一环状凹陷,即病理性缩复环。肉眼血尿等先兆子宫破裂的征象。

(2)子宫痉挛性狭窄环:子宫壁某部肌肉呈痉挛性不协调性子宫收缩所形成的环状狭窄,持续不放松,称子宫痉挛性狭窄环。狭窄环发生在宫颈、宫体的任何部位,多在子宫上下段交界处,也可在胎体某一狭窄部,以胎颈、胎腰处多见。产妇出现持续性腹痛、烦躁、宫颈扩张缓慢、胎先露下降停滞、胎心律不规则。此环特点是不随宫缩上升,阴道检查可触及狭窄环。

【对母儿的影响】

1.对母体的影响 子宫收缩过强、过频,产程过快,可致初产妇宫颈、阴道以及会阴撕裂伤,若有梗阻则可发生子宫破裂危及母体生命,接产时来不及消毒可致产褥感染。产后子宫肌纤维缩复不良易发生胎盘滞留或产后出血。子宫痉挛性狭窄环虽不是病理性缩复环,但因产程延长,产妇极度痛苦、疲劳无力也容易致产妇衰竭,手术产机会增多。

2.对胎儿的影响 宫缩过强、过频影响子宫胎盘的血液循环,胎儿在子宫内缺氧,易发生胎儿窘迫、新生儿窒息甚至胎死宫内。胎儿娩出过快,胎头在产道内受到的压力突然解除可致新生儿颅内出血。如果来不及消毒即分娩,新生儿易发生感染。若坠地可致骨折、外伤等。

【治疗要点】

1.凡有急产史的产妇,在预产期前 1~2 周不宜外出,宜提前住院待产。

2.产兆开始即应做好接生及抢救新生儿窒息的准备。胎儿娩出时嘱产妇勿向下屏气。产后仔细检查宫颈、阴道、外阴,如有撕裂应及时缝合,并给予抗生素预防感染。

3.如发生早产,新生儿应肌内注射维生素 K_1 10mg 预防颅内出血,并尽早肌内注射破伤风抗毒素1 500U 和抗生素预防感染。

4.强直性子宫收缩:应及时给予宫缩抑制药,如 25%硫酸镁 20ml 加入 5%葡萄糖注射液 20ml 缓慢静脉推注,或肾上腺素 1mg 加入 5%葡萄糖注射液 250ml 内静脉滴注。如属梗阻性原因,应立即行剖宫产术。

5.子宫痉挛性狭窄环:首先寻找原因,及时给予纠正。停止一切刺激,如禁止阴道内操作、停用缩宫素等。如无胎儿窘迫征象,可给予镇静药,如哌替啶 100mg 或吗啡 10mg 肌内注射,一般可消除异常宫缩。当子宫收缩恢复正常时,可行阴道助产或等待自然分娩。如经上述处理不能缓解,宫口未开全,胎先露部高,或伴有胎儿窘迫征象,均应行剖宫产术。

【护理措施】

1.预防宫缩过强对母儿的损伤 密切观察孕妇状况,嘱其勿远离病房,一旦发生产兆,卧床休息,最好左侧卧位;需解大小便时,先查宫口大小及胎先露的下降情况,以防分娩在厕所内造成意外伤害;有产兆后提供缓解疼痛、减轻焦虑的支持性措施;鼓励产妇做深呼吸,提供背部按摩,嘱其不要向下屏气,以减慢分娩过程;与产妇交谈分散其注意力,向其说明产程进展及胎儿状况,以减轻产妇的焦虑与紧张。

2.密切观察宫缩与产程进展 常规监测宫缩、胎心及母体生命体征变化;观察产程进展,发现异常及时通知医;对急产者,提早做好接生及抢救新生儿准备。

3.分娩期及新生儿的处理 分娩时尽可能做会阴侧切术,以防会阴撕裂,如有撕裂伤,应及时发现并予缝合。新生儿按医嘱给维生素 K_1 肌内注射,预防颅内出血。

4.做好产后护理 除观察宫体复旧、会阴伤口、阴道出血、生命体征等情况外,应向产妇进行健康教育及出院指导。新生儿如出现意外,需协助产妇及家属顺利度过哀伤期,并提供出院后的避孕指导。

第二节　产道异常

产道异常包括骨产道(骨盆腔)异常及软产道(子宫下段、宫颈、阴道、外阴)异常,产道异常可使胎儿娩出受阻,临床上以骨产道异常多见。

【骨产道异常】

骨盆径线过短或形态异常,致使骨盆腔小于胎先露可通过的限度,阻碍胎先露下降,影响产程顺利进展,称狭窄骨盆。狭窄骨盆可以为一个径线过短或多个径线过短,也可以一个平面狭窄或多个平面狭窄,当一个径线狭窄时,要观察同一平面其他径线的大小,再结合整个骨盆腔大小与形态进行综合分析,做出正确判断。狭窄骨盆的分类如下。

1.骨盆入口平面狭窄　分3级:Ⅰ级为临界性狭窄,骶耻外径18cm,入口前后径10cm,绝大多数可经阴道自然分娩;Ⅱ级为相对性狭窄,骶耻外径16.5～17.5cm,入口前后径8.5～9.5cm,须经试产后才能决定是否可以经阴道分娩;Ⅲ级为绝对性狭窄,骶耻外径≤16.0cm,入口前后径≤8cm,必须以剖宫产结束分娩。扁平骨盆常见有两种类型。

(1)单纯扁平骨盆(simple flat pelvis):骨盆入口呈横扁圆形,骶岬向前下突出,使骨盆入口前后径缩短而横径正常。

(2)佝偻病性扁平骨盆:骨盆入口呈横的肾形,骶岬向前突,骨盆入口前后径短。骶骨变直向后翘。尾骨呈钩状突向骨盆出口平面。

2.中骨盆及骨盆出口平面狭窄　分3级:Ⅰ级为临界性狭窄,坐骨棘间径10cm,坐骨结节间径7.5cm;Ⅱ级为相对性狭窄,坐骨棘间径8.5～9.5cm,坐骨结节间径6.0～7.0cm;Ⅲ级为绝对性狭窄,坐骨棘间径≤8.0cm,坐骨结节间径≤5.5cm。我国妇女常见以下两种类型。

(1)漏斗骨盆(funnel shaped pelvis):骨盆入口平面各径线正常,两侧骨盆壁向内倾斜,状似漏斗。其特点是中骨盆及出口平面明显狭窄,坐骨棘间径<10cm,坐骨结节间径<8cm,耻骨弓角度<90°。坐骨结节间径与出口后矢状径之和<15cm,常见于男型骨盆。

(2)横径狭窄骨盆(transversely contracted pelvis):与类人猿型骨盆类似。骨盆入口、中骨盆及骨盆出口的横径均缩短,前后径稍长,坐骨切迹宽。测量骶耻外径值正常,但髂棘间径及髂嵴间径均缩短。临产后先露入盆不困难,但胎头下降至中骨盆

和出口平面时,常不能顺利转为枕前位,形成持续性枕横位或枕后位,产程进入活跃晚期及第二产程后进展缓慢,甚至停滞。

3.骨盆3个平面狭窄　骨盆外形属女性骨盆,但骨盆每个平面的径线均小于正常值2cm或更多,称均小骨盆(generally contracted pelvis)。多见于身材矮小、体形匀称的妇女。

4.畸形骨盆　骨盆失去正常形态称畸形骨盆。仅介绍下列两种。

(1)骨软化症骨盆(osteomalacic pelvis):现已罕见。系因缺钙、磷、维生素D以及紫外线照射不足,使成人期骨质矿化障碍,被类骨组织代替,骨质脱钙、疏松、软化。由于受躯干重力及两股骨向内上方挤压,使骶岬突向前,耻骨联合向前突出,骨盆入口平面呈凹三角形,粗隆间径及坐骨结节间径明显缩短,严重者阴道不能容纳2指。一般不能经阴道分娩。

(2)偏斜骨盆(obliquely contracted pelvis):系一侧髂翼与髋骨发育不良所致骶髂关节固定,以及下肢和髋关节疾病引起骨盆一侧斜径缩短的偏斜骨盆。

【软产道异常】

软产道包括子宫下段、宫颈、阴道及外阴。软产道异常所致的难产少见,容易被忽视。应在妊娠早期了解软产道有无异常。

1.外阴异常

(1)会阴坚韧:多见于初产妇,尤其35岁以上高龄初产妇更多见。由于组织坚韧,缺乏弹性,会阴伸展性差,使阴道口狭窄,在第二产程常出现胎先露部下降受阻,且可于胎头娩出时造成会阴严重裂伤。分娩时,应预防性给予会阴侧切。

(2)外阴水肿:妊娠期高血压疾病、重度贫血、心脏病及慢性肾炎孕妇在全身水肿的同时,可有重度外阴水肿,分娩时妨碍胎先露部下降,造成组织损伤、感染和愈合不良等。在临产前,可局部应用50%硫酸镁液湿敷;临产后,仍有严重水肿者,可在严格消毒下进行多点针刺皮肤放液。分娩时,可做会阴侧切。若瘢痕过大,扩张困难者,应行剖宫产术。

2.阴道异常

(1)阴道横膈:横膈较坚韧,多位于阴道上、中

段。在横膈中央或稍偏一侧常有一小孔,易被误认为宫颈外口。若仔细检查,在小孔上方可触及逐渐开大的宫口边缘,而该小孔的直径并不变大。阴道横膈影响胎先露部下降,当横膈被撑薄,此时可在直视下自小孔处将膈做 X 形切开。带分娩结束再切除剩余的膈,用可吸收线间断或连续锁边缝合残端。若横膈高而坚厚,阻碍胎先露部下降,则需行剖宫产术结束分娩。

(2)阴道纵隔:阴道纵隔若伴有双子宫、双宫颈,位于一侧子宫内的胎儿下降,通过该侧阴道分娩时,纵隔被推向对侧,分娩多无阻碍。当阴道纵隔发生于单宫颈时,有时纵隔位于胎先露部的前方,胎先露部继续下降,若隔膜较薄可因先露扩张和压迫自行断裂,隔膜过厚可影响胎儿娩出。阴道瘢痕性狭窄轻者因妊娠后组织变软,不影响分娩。若瘢痕广泛、部位高者可影响先露下降。此外阴道尖锐湿疣于妊娠期生长迅速,患者于分娩时容易发生阴道裂伤、血肿及感染。

(3)阴道壁囊肿和肿瘤:阴道壁囊肿较大时,阻碍胎先露部下降,此时可行囊肿穿刺抽出其内容物,待产后再选择时机进行处理。阴道内肿瘤阻碍胎先露部下降而又不能经阴道切除者,均应行剖宫产术,原有病变待产后再行处理。

3.宫颈异常

(1)宫颈外口黏合:多在分娩受阻时发现。当宫颈管已消失而宫口却不扩张,仍为一很小的孔,通常用手指稍加压力分离黏合的小孔,宫口即可在短时间内开全。但有时为使宫口开大,需行宫颈切开术。

(2)宫颈水肿:多见于扁平骨盆、持续性枕后位或滞产,宫口未开全过早使用腹压,致使宫颈前唇长时间被压于胎头与耻骨联合之间,血液回流受阻引起水肿,影响宫颈扩张。轻者可抬高产妇臀部,减轻胎头对宫颈的压力,也可于宫颈两侧各注入 0.5%利多卡因 5～10ml 或地西泮 10mg 静脉推注,待宫口近开全,用手将水肿的宫颈前唇上推,使其逐渐越过胎头,即可经阴道分娩。若经上述处理无明显效果,宫口不继续扩张,可行剖宫产术。

(3)宫颈坚韧:常见于高龄初产妇,宫颈缺乏弹性或精神过度紧张使宫颈挛缩,宫颈不易扩张。此时可静脉推注地西泮 10mg。也可于宫颈两侧各注入 0.5%利多卡因 5～10ml,若不见缓解,应行剖宫产术。

(4)宫颈瘢痕:宫颈锥形切除术后、宫颈裂伤修补术后感染、宫颈深部电烙术后等所致的宫颈瘢痕,虽于妊娠后软化,若宫缩很强,宫口仍不扩张,不宜久等,应行剖宫产术。

(5)宫颈癌:此时宫颈硬而脆,缺乏伸展性,临产后影响宫口扩张,若经阴道分娩,有发生大出血、裂伤、感染及癌扩散等危险,不应经阴道分娩,应行剖宫产术,术后放疗。若为早期浸润癌,可先行剖宫产术,随即行广泛性子宫切除术及盆腔淋巴结清扫术。

(6)宫颈肌瘤:生长在子宫下段及宫颈部位的较大肌瘤,占据盆腔或阻塞于骨盆入口时,影响胎先露部进入骨盆入口,应行剖宫产术。若肌瘤在骨盆入口以上而胎头已入盆,肌瘤不阻塞产道则可经阴道分娩,肌瘤待产后再行处理。

(7)子宫下段异常:随着剖宫产率的增加,剖宫产术后并发症也随之升高,子宫下段切口感染,瘢痕较大,血管闭塞,血供障碍,子宫下段组织硬韧,遇到梗阻性难产可发生子宫下段破裂。分娩时要严密观察有无病理缩复环出现及血尿等,有异常及时处理。

【诊断检查】

1.病史　询问孕妇有无佝偻病、脊髓灰质炎、脊柱和髋关节结核以及外伤史。若为经产妇,应了解有无难产史及新生儿有无产伤等。

2.一般检查　观察产妇的体型、步态有无跛足,有无脊柱及髋关节畸形,米氏菱形窝是否对称,有无尖腹及悬垂腹等体征。身高<145cm 者,应警惕均小骨盆。

3.腹部检查

(1)腹部形态:注意观察腹型,尺测耻上子宫长度及腹围,B 型超声观察胎先露与骨盆的关系,还需测量胎头双顶径、胸径、腹径、股骨长度,预测胎儿体重,判断能否顺利通过骨产道。

(2)胎位异常:骨盆入口狭窄往往因头盆不称,胎头不易入盆导致胎位异常,如臀先露、肩先露。中骨盆狭窄影响已入盆的胎头内旋转,导致持续性枕横位、枕后位。

(3)估计头盆关系:正常情况下,部分初孕妇在预产期前 2 周,经产妇于临产后,胎头应入盆。若已临产,胎头仍未入盆,则应充分估计头盆关系。检查头盆是否相称的具体方法:孕妇排空膀胱,仰卧,两腿伸直。检查者将手放在耻骨联合上方,将浮动的胎头向骨盆腔方向推压。若胎头低于耻骨联合平面,表示胎头可以入盆,头盆相称,称为跨耻征阴性;若胎头与耻骨联合在同一平面,表示可疑头盆不称,称为跨耻征可疑阳性;若胎头高于耻骨联合平面,表示头盆明显不称,称为跨耻征阳性。对出现跨耻征阳性的孕妇,应让其取两腿屈曲半卧位,再次检查胎头跨耻征,若转为阴性,提示为骨盆倾斜度异常,而不是头盆不称。

4.骨盆测量

(1)骨盆外测量:骨盆外测量的结果,可以间接反映出真骨盆的大小。骨盆外测量各径线<正常值2cm或以上为均小骨盆;骶耻外径<18cm为扁平骨盆。坐骨结节间径<8cm,耻骨弓角度<90°,为漏斗形骨盆。骨盆两侧斜径(以一侧髂前上棘至对侧髂后上棘间的距离)及同侧直径(从髂前上棘至同侧髂后上棘间的距离),两者相差>1cm为偏斜骨盆。

(2)骨盆内测量:骨盆外测量发现异常,应进行骨盆内测量。对角径<11.5cm,骶岬突出为骨盆入口平面狭窄,属扁平骨盆。中骨盆平面狭窄及骨盆出口平面狭窄往往同时存在。应测量骶骨前面弯度、坐骨棘间径、坐骨切迹宽度(即骶棘韧带宽度)。若坐骨棘间径<10cm,坐骨切迹宽度<2横指,为中骨盆平面狭窄。若坐骨结节间径<8cm,应测量出口后矢状径及检查骶尾关节活动度,估计骨盆出口平面的狭窄程度。若坐骨结节间径与出口后矢状径之和<15cm,为骨盆出口平面狭窄。

5.B型超声检查　观察胎先露与骨盆的关系,测量胎头双顶径、胸径、腹径、股骨长度,预测胎儿体重,判断能否顺利通过骨产道。

【对母儿的影响】

1.对母体的影响　若为骨盆入口平面狭窄,影响胎先露部衔接,容易发生胎位异常,引起继发性子宫收缩乏力,导致产程延长或停滞。若中骨盆平面狭窄,影响胎头内旋转,容易发生持续性枕横位或枕后位。胎头长时间嵌顿于产道内,压迫软组织引起局部缺血、水肿、坏死、脱落,于产后形成生殖道瘘;胎膜早破及手术助产增加感染机会。严重梗阻性难产若不及时处理,可导致先兆子宫破裂,甚至子宫破裂,危及产妇生命。

2.对胎儿的影响　头盆不相称容易发生胎膜早破、脐带脱垂,导致胎儿窘迫,甚至胎儿死亡;产程延长,胎头受压,缺血、缺氧容易发生颅内出血;产道狭窄,手术助产机会增多,易发生新生儿产伤及感染。

【治疗要点】

1.骨产道异常　明确狭窄骨盆的类别和程度,了解胎位、胎儿大小、胎心、宫缩强弱、宫颈扩张程度、破膜与否,结合年龄、产次、既往分娩史,综合判断,选择合理的分娩方式。

(1)轻度头盆不称:在严密监护下可以试产,试产过程一般不用镇静、镇痛药,少肛查,禁灌肠。密切观察胎儿情况及产程进展。勤听胎心音,破膜后立即听胎心音,观察羊水性状,必要时行阴道检查,了解产程进展,有无脐带脱垂。若胎头未衔接,胎位异常已破膜的产妇应抬高床尾。试产2~4h,胎头仍未入盆,并伴胎儿窘迫者,则应停止试产,及时行剖宫产术结束分娩。

(2)中骨盆狭窄:主要影响胎头俯屈,使内旋转受阻,易发生持续性枕横位或枕后位。若宫口已开全,胎头双顶径达坐骨棘水平或更低,可用胎头吸引、产钳等阴道助产术,并做好抢救新生儿的准备;若胎头未达坐骨棘水平,或出现胎儿窘迫征象,应行剖宫产术结束分娩。

(3)骨盆出口狭窄:出口平面是产道最低部位,应在临产前对胎儿大小、头盆关系做充分估计,决定分娩方式,出口平面狭窄者不宜试产。若出口横径与后矢状径之和>15cm,多数可经阴道分娩;两者之和为13~15cm者,多数需阴道助产;两径之和<13cm,足月胎儿不易经阴道分娩,应行剖宫产术结束分娩。

(4)胎儿娩出后,及时注射缩宫药,使用抗生素预防产后出血和感染。

2.软产道异常　对软产道异常应根据局部组织的病变程度及对阴道分娩的影响,选择局部手术治疗处理,或行剖宫产术结束分娩。

【护理措施】

1.产程处理过程的护理

(1)有明显头盆不称、不能从阴道分娩者,按医嘱做好剖宫产术的术前准备与护理。

(2)对轻度头盆不称的试产者其护理要点为:

①专人守护,保证良好的产力。关心产妇饮食、营养、水分、休息。必要时按医嘱补充水、电解质、维生素C。

②密切观察胎心、羊水变换及产程进展情况,发现异常及时通知医师并做好剖宫产的术前准备。

③注意子宫破裂的先兆,用手放在孕妇腹部或用胎儿电子监护仪监测子宫收缩及胎心率变化,发现异常时,立即停止试产,及时通知医师及早处理,预防子宫破裂。

(3)中骨盆或骨盆出口狭窄者,护士必须配合医师做好阴道助产的术前准备或按医嘱做好剖宫产的术前准备。

2.心理护理 ①向产妇及家属讲清楚阴道分娩的可能性及优点,增强其自信心;②认真解答产妇及家属的疑问,使其了解目前产程进展的状况;③向产妇及家属讲明产道异常对母儿的影响,解除对未知的焦虑,建立对医护人员的信任感,以取得良好的合作。

3.预防产后出血和感染 按医嘱使用缩宫药、抗生素。保持外阴清洁,每日冲(擦)洗会阴2次,使用消毒会阴垫。胎先露长时间压迫阴道或出现血尿时,应及时留置导尿管8~12d,必须保证导尿管通畅,定期更换,防止感染。

4.新生儿护理 胎头在产道压迫时间过长或经手术助产的新生儿,应按产伤处理,严密观察颅内出血或其他损伤的症状。

第三节 胎位异常

胎位异常(abnormal fetal position)包括胎头位置异常、臀先露及肩先露,是造成难产的常见因素。

一、持续性枕后位、枕横位

在分娩过程中,胎头以枕后位或枕横位衔接。在下降过程中,胎头枕部因强有力宫缩绝大多数能向前转135°或90°,转成枕前位自然分娩。仅有5%~10%胎头枕骨持续不能转向前方,直至分娩后期仍位于母体骨盆后方或侧方,致使分娩发生困难者,称持续性枕后位。国外报道发病率均为5%左右。

【病因】

1.骨盆异常 常发生于男型骨盆或类人猿型骨盆。这两类骨盆的特点是骨盆入口平面前半部较狭窄,不适合胎头枕部衔接,后半部较宽,胎头容易以枕后位或枕横位衔接。这类骨盆常伴有中骨盆平面及骨盆出口平面狭窄,影响胎头在中骨盆平面向前旋转,为适应骨盆形态而成为持续性枕后位或持续性枕横位。由于扁平骨盆前后径短小,均小骨盆各径线均小,而骨盆入口横径最长,胎头常以枕横位入盆,由于骨盆偏小,胎头旋转困难,胎头便持续在枕横位。

2.胎头俯屈不良 若以枕后位衔接,胎儿脊柱与母体脊柱接近,不利于胎头俯屈,胎头前囟成为胎头下降的最低部位,而最低点又常转向骨盆前方,当前囟转至前方或侧方时,胎头枕部转至后方或侧方,形成持续性枕后位或持续性枕横位。

3.子宫收缩乏力 影响胎头下降、俯屈及内旋转,容易造成持续性枕后位或枕横位。

4.头盆不称 头盆不称使内旋转受阻,而呈持续性枕后位或枕横位。

5.其他 前壁胎盘、膀胱充盈、子宫下段宫颈肌瘤均可影响胎头内旋转,形成持续性枕横位或枕后位。

【诊断要点】

1.临床表现 临产后胎头衔接较晚及俯屈不良,由于枕后位的胎先露部不易紧贴子宫下段及宫颈内口,常导致协调性宫缩乏力及宫口扩张缓慢。因枕骨持续位于骨盆后方压迫直肠,产妇自觉肛门坠胀及排便感,致使宫口尚未开全时过早使用腹压,容易导致宫颈前唇水肿和产妇疲劳,影响产程进展。持续性枕后位常致活跃期晚期及第二产程延长。在阴道口虽已见到胎发,历经多次宫缩时屏气却不见胎头继续顺利下降时,可能是持续性枕后位。

2.腹部检查 在宫底部触及胎臀,胎背偏向母体后方或侧方,在对侧明显触及胎儿肢体。若胎头已衔接,有时可在胎儿肢体侧耻骨联合上方扪到胎儿颏部。胎心在脐下一侧偏外方听得最响亮,枕后位时因胎背伸直,前胸贴近母体腹壁,胎心在胎儿肢体侧的胎胸部位也能听到。

3.肛门检查或阴道检查 若为枕后位,感到盆腔后部空虚,查明胎头矢状缝位于骨盆斜径上。前囟在骨盆右前方,后囟(枕部)在骨盆左后方则为枕左后位,反之为枕右后位。查明胎头矢状缝位于骨盆横径上,后囟在骨盆左侧方,则为枕左横位,反之为枕右横位。当出现胎头水肿、颅骨重叠、囟门触不清时,需行阴道检查借助胎儿耳郭及耳屏位置及方向判定胎位,若耳郭朝向骨盆后方,诊断为枕后位;若耳郭朝向骨盆侧方,诊断为枕横位。

4.B型超声检查 根据胎头颜面及枕部位置,能准确探清胎头位置以明确诊断。

【分娩机制】

胎头多以枕横位或枕后位衔接,在分娩过程中,若不能转成枕前位时,其分娩机制有以下几方面。

1.枕左(右)后位　胎头枕部到达中骨盆向后行45°内旋转,使矢状缝与骨盆前后径一致。胎儿枕部朝向骶骨呈正枕后位。其分娩方式如下。

(1)胎头俯屈较好:胎头继续下降,前囟先露抵达耻骨联合下时,以前囟为支点,胎头继续俯屈使顶部及枕部自会阴前缘娩出。继之胎头仰伸,相继由耻骨联合下娩出额、鼻、口、颏。此种分娩方式为枕后位经阴道助娩最常见的方式。

(2)胎头俯屈不良:当鼻根出现在耻骨联合下缘时,以鼻根为支点,胎头先俯屈,从会阴前缘娩出前囟、顶部及枕部,然后胎头仰伸,鼻、口、颏部相继由耻骨联合下娩出。因胎头以较大的枕额周径旋转,胎儿娩出更加困难,多需手术助产。

2.枕横位　部分枕横位于下降过程中无内旋转动作,或枕后位的胎头枕部仅向前旋转45°。成为持续性枕横位。持续性枕横位虽能经阴道分娩,但多数需用手或行胎头吸引术将胎头转成枕前位娩出。

【对母儿影响】

1.对产妇的影响　胎位异常导致继发性宫缩乏力,使产程延长,常需手术助产,容易发生软产道损伤,增加产后出血及感染机会。若胎头长时间压迫软产道,可发生缺血坏死脱落,形成生殖道瘘。

2.对胎儿的影响　第二产程延长和手术助产机会增多,常出现胎儿窘迫和新生儿窒息,使围生儿死亡率增高。

【治疗要点】

持续性枕后位、枕横位在骨盆无异常、胎儿不大时,可以试产。试产时应严密观察产程,注意胎头下降、宫口扩张程度、宫缩强弱及胎心有无改变。

1.第一产程

(1)潜伏期:需保证产妇充分营养与休息。若有情绪紧张,睡眠不好可给予派替啶或地西泮。让产妇朝向胎背的对侧方向侧卧,以利胎头枕部转向前方。若宫缩欠佳,应尽早静脉滴注缩宫素。

(2)活跃期:宫口开大3~4cm产程停滞除外头盆不称可行人工破膜,若产力欠佳,静脉滴注缩宫素。若宫口开大每小时1cm以上,伴胎先露部下降,多能经阴道分娩。在试产过程中,出现胎儿窘迫征象,应行剖宫产术结束分娩。若经过上述处理效果不佳,每小时宫口开大<1cm或无进展时,则

应剖宫产结束分娩。宫口开全之前,嘱产妇不要过早屏气用力,以免引起宫颈前唇水肿,影响产程进展。

2.第二产程　若第二产程进展缓慢,初产妇已近2h,经产妇已近1h,应行阴道检查。当胎头双顶径已达坐骨棘平面或更低时,可先行徒手将胎头枕部转向前方,使矢状缝与骨盆出口前后径一致,或自然分娩,或阴道助产(低位产钳术或胎头吸引术)。若转成枕前位有困难时,也可向后转成正枕后位,再以产钳助产。若以枕后位娩出时,需做较大的会阴后-斜切开,以免造成会阴裂伤。若胎头位置较高,疑有头盆不称,需行剖宫产术,中位产钳禁止使用。

3.第三产程　因产程延长,容易发生产后宫缩乏力,胎盘娩出后应立即静脉注射或肌内注射子宫收缩药,以防发生产后出血。有软产道裂伤者,应及时修补。新生儿应重点监护。凡行手术助产及有软产道裂伤者,产后应给予抗生素预防感染。

二、胎头高直位

胎头以不屈不仰姿势衔接于骨盆入口,其矢状缝与骨盆入口前后径相一致,称胎头高直位。发病率国内文献报道为1.08%,国外资料报道为0.6%~1.6%。胎头枕骨向前靠近耻骨联合者称胎头高直前位,又称枕耻位;胎头枕骨向后靠近骶岬者称胎头高直后位,又称枕骶位。胎头高直位对母儿危害较大,应妥善处理。

【病因】

胎头高直位的病因尚不清楚,可能与下述因素有关:

1.头盆不称,骨盆入口平面狭窄,胎头大,腹壁松弛,胎膜早破,均可使胎头矢状缝有可能被固定在骨盆前后径上,形成胎头高直位。

2.腹壁松弛及腹直肌分离,胎背易朝母体前方,胎头高浮,当宫缩时易形成胎头高直位。

3.胎膜突然破裂,羊水迅速流出,宫缩时胎头矢状缝易固定于骨盆入口前后径上,形成胎头高直位。

【诊断要点】

1.临床表现　由于临产后胎头不俯屈,进入骨盆入口的胎头径线增大,胎头迟迟不衔接,使胎头不下降或下降缓慢,宫口扩张也缓慢,致使产程延长,常感耻骨联合部位疼痛。

2.腹部检查　胎头高直前位时,胎背靠近腹前

壁,不易触及胎儿肢体,胎心位置稍高,在近腹中线听得最清楚。胎头高直后位时,胎儿肢体靠近腹前壁,有时在耻骨联合上方可清楚触及胎儿下颏。

3.阴道检查　因胎头位置高,肛查不易查清,此时应做阴道检查。发现胎头矢状缝与骨盆入口前后径一致,后囟在耻骨联合后,前囟在骶骨前,为胎头高直前位,反之为胎头高直后位。

4.B超检查　可探清胎头双顶径与骨盆入口横径一致,胎头矢状缝与骨盆入口前后径一致。

【分娩机制】

胎头高直前位临产后,胎头极度俯屈,以胎头枕骨在耻骨联合后方为支点,使胎头顶部、额部及颏部沿骶岬下滑入盆衔接、下降,双顶径达坐骨棘平面以下时,以枕前位经阴道分娩。若胎头高直前位胎头无法入盆,需行剖宫产术结束分娩。高直后位临产后,胎背与母体腰骶部贴近,妨碍胎头俯屈及下降,使胎头处于高浮状态迟迟不能入盆,即使入盆下降至盆底也难以向前旋转180°,故以枕前位娩出的可能性极小。

【治疗要点】

胎头高直前位时,若骨盆正常、胎儿不大、产力强,应给予充分试产机会,加强宫缩促使胎头俯屈,胎头转为枕前位可经阴道分娩或阴道助产,若试产失败再行剖宫产术结束分娩。胎头高直后位因很难经阴道分娩,一经确诊应行剖宫产术。

三、面 先 露

胎头以面部为先露时称为面先露,多于临产后发现。面先露以颏骨为指示点,有颏左前、颏左横、颏左后、颏右前、颏右横、颏右后6种胎位,以颏左前及颏右后位较多见。我国15所医院统计发病率为0.80‰～2.70‰,国外资料为0.17‰～0.20‰。经产妇多于初产妇。

【病因】

1.骨盆狭窄　有可能阻碍胎头俯屈的因素均可能导致面先露。胎头衔接受阻,阻碍胎头俯屈,导致胎头极度仰伸。

2.头盆不称　临产后胎头衔接受阻,造成胎头极度仰伸。

3.腹壁松弛　经产妇悬垂腹时胎背向前反曲,胎儿颈椎及胸椎仰伸形成面先露。

4.脐带异常　脐带过短或脐带绕颈,使胎头俯屈困难。

5.畸形　无脑儿因无顶骨,可自然形成面先露。先天性甲状腺肿,胎头俯屈困难,也可导致面先露。

【诊断要点】

1.腹部检查　因胎头极度仰伸,入盆受阻,胎体伸直,宫底位置较高。颏前位时,在孕妇腹前壁容易扪及胎儿肢体,胎心由胸部传出,故在胎儿肢体侧的下腹部听得清楚。颏后位时,于耻骨联合上方可触及胎儿枕骨隆突与胎背之间有明显凹沟,胎心较遥远而弱。

2.肛门检查及阴道检查　可触到高低不平、软硬不均的颜面部,若宫口开大时可触及胎儿口、鼻、颧骨及眼眶,并依据颏部所在位置确定其胎位。

3.B超检查　可以明确面先露并能探清胎位。

【分娩机制】

面先露分娩机制包括:仰伸、下降、内旋转及外旋转。颏前位时,胎头以仰伸姿势衔接、下降,胎儿面部达骨盆底时,胎头极度仰伸,颏部为最低点,故转向前方,胎头继续下降并极度仰伸,颏部因位置最低而转向前方,当颏部自耻骨弓下娩出后,极度仰伸的胎颈前面处于产道小弯(耻骨联合),胎头俯屈时,胎头后部能够适应产道大弯,使口、鼻、眼、额、前囟及枕部自会阴前缘相继娩出,但产程明显延长。颏后位时,胎儿面部达骨盆底后,多数能经内旋转135°后以颏前位娩出。少数因内旋转受阻,成为持续性颏后位,胎颈已极度伸展,不能适应产道大弯,故足月活胎不能经阴道自然娩出,需行剖宫产结束分娩。

【对母儿的影响】

1.对产妇的影响　颏前位时,因胎儿颜面部不能紧贴子宫下段及宫颈内口,常引起宫缩乏力,致使产程延长;颜面部骨质不能变形,容易发生会阴裂伤。颏后位时,导致梗阻性难产,若不及时处理,造成子宫破裂,危及产妇生命。

2.对胎儿的影响　胎儿面部受压变形,颜面皮肤发绀、肿胀,尤以口唇为著,影响吸吮,严重时可发生会厌水肿影响吞咽。新生儿于生后保持仰伸姿势达数日之久,需加强护理。

【治疗要点】

颏前位时,若无头盆不称,产力良好,有可能自然分娩;若出现继发性宫缩乏力,第二产程延长,可用产钳助娩,但会阴后-斜切开要足够大。若有头盆不称或出现胎儿窘迫征象,应行剖宫产术。持续性颏后位时,难以经阴道分娩,应行剖宫产术结束分娩。若胎儿畸形,无论颏前位或颏后位,均应在宫口开全后行穿颅术结束分娩。

四、臀先露

臀先露是最常见的异常胎位,占妊娠足月分娩总数的3%～4%。多见于经产妇。因胎头比胎臀大,分娩时后出胎头无明显变形,往往娩出困难,加之脐带脱垂较多见,使围生儿死亡率增高,是枕先露的3～8倍。臀先露以骶骨为指示点,有骶左前、骶左横、骶左后、骶右前、骶右横、骶右后6种胎位。

【病因】

妊娠30周以前,臀先露较多见,妊娠30周以后多能自然转成头先露。临产后持续为臀先露的原因尚不十分明确,可能的因素有如下所述。

1.胎儿在宫腔内活动范围过大 羊水过多、经产妇腹壁松弛以及早产儿羊水相对偏多,胎儿易在宫腔内自由活动形成臀先露。

2.胎儿在宫腔内活动范围受限 子宫畸形(如单角子宫、双角子宫等)、胎儿畸形(如无脑儿、脑积水等)、双胎妊娠及羊水过少等,容易发生臀先露。胎盘附着在宫底宫角部易发生臀先露,占73%,而头先露仅占5%。

3.胎头衔接受阻 狭窄骨盆、前置胎盘、肿瘤阻塞骨盆腔及巨大胎儿等,也易发生臀先露。

【临床分类】

根据胎儿两下肢所取的姿势分为以下3类。

1.单臀先露或腿直臀先露 胎儿双髋关节屈曲,双膝关节直伸,以臀部为先露。最多见。

2.完全臀先露或混合臀先露 胎儿双髋关节及双膝关节均屈曲,有如盘膝坐,以臀部和双足为先露。较多见。

3.不完全臀先露 以一足或双足、一膝或双膝,或一足一膝为先露。膝先露是暂时的,产程开始后转为足先露。较少见。

【诊断要点】

1.临床表现 孕妇常感肋下有圆而硬的胎头。由于胎臀不能紧贴子宫下段及宫颈内口,常导致宫缩乏力,宫口扩张缓慢,致使产程延长。

2.腹部检查 子宫呈纵椭圆形,胎体纵轴与母体纵轴一致。在宫底部可触到圆而硬、按压时有浮球感的胎头;若未衔接,在耻骨联合上方触到不规则、软而宽的胎臀,胎心在脐左(或右)上方听得最清楚。衔接后,胎臀位于耻骨联合之下,胎心听诊以脐下最明显。

3.肛门检查及阴道检查 肛门检查时,触及软而不规则的胎臀或触到胎足、胎膝。若胎臀位置高,肛查不能确定时,需行阴道检查。阴道检查时,了解宫口扩张程度及有无脐带脱垂。若胎膜已破,能直接触到胎臀、外生殖器及肛门,此时应注意与颜面相鉴别。若为胎臀,可触及肛门与两坐骨结节连在一条直线上,手指放入肛门内有环状括约肌收缩感,取出手指可见有胎粪。若为颜面,口与两颧骨突出点呈三角形,手指放入口内可触及齿龈和弓状的下颌骨。若触及胎足时,应与胎手相鉴别。

4.B超检查 能准确探清臀先露类型以及胎儿大小、胎头姿势等。

【分娩机制】

以骶右前位为例加以阐述。

1.胎臀娩出 临产后,胎臀以粗隆间径衔接于骨盆入口右斜径,骶骨位于右前方。胎臀逐渐下降,前髋下降稍快故位置较低,抵达骨盆底遇到阻力后,前髋向母体右侧行45°内旋转,使前髋位于耻骨联合后方,此时粗隆间径与母体骨盆出口前后径一致。胎臀继续下降,胎体稍侧屈以适应产道弯曲度,后髋先从会阴前缘娩出,随即胎体稍伸直,使前髋从耻骨弓下娩出。继之双腿双足娩出。当胎臀及两下肢娩出后,胎体行外旋转,使胎背转向前方或右前方。

2.胎肩娩出 当胎体行外旋转的同时,胎儿双肩径衔接于骨盆入口右斜径或横径,并沿此径线逐渐下降,当双肩达骨盆底时,前肩向右旋转45°。转至耻骨弓下,使双肩径与骨盆出口前后径一致,同时胎体侧屈使后肩及后上肢从会阴前缘娩出,继之前肩及前上肢从耻骨弓下娩出。

3.胎头娩出 当胎肩通过会阴时,胎头矢状缝衔接于骨盆入口左斜径或横径,并沿此径线逐渐下降,同时胎头俯屈。当枕骨达骨盆底时,胎头向母体左前方旋转45°,使枕骨朝向耻骨联合。胎头继续下降,当枕骨下凹到达耻骨弓下时,以此处为支点,胎头继续俯屈,使颏、面及额部相继自会阴前缘娩出,随后枕部自耻骨弓下娩出。

【对母儿的影响】

1.对产妇的影响 胎臀形状不规则,不能紧贴子宫下段及宫颈内口,容易发生胎膜早破或继发性宫缩乏力,使产后出血与产褥感染的机会增多,若宫口未开全而强行牵拉,容易造成宫颈撕裂甚至延及子宫下段。

2.对胎儿及新生儿的影响 胎臀高低不平,对前羊膜囊压力不均匀,常致胎膜早破,发生脐带脱垂是头先露的 10 倍,脐带受压可致胎儿窘迫甚至死亡;胎膜早破,使早产儿及低体重儿增多。后出胎头牵出困难,常发生新生儿窒息、臂丛神经损伤及颅内出血,颅内出血的发病率是头先露的 10 倍。臀先露导致围生儿的发病率与死亡率均增高。

【治疗要点】

1.**妊娠期** 于妊娠 30 周前,臀先露多能自行转为头先露。若妊娠 30 周后仍为臀先露应予矫正。常用的矫正方法有以下几种。

(1)让孕妇排空膀胱,松解裤带,做胸膝卧位姿势,每日 2 次,每次 15min,连做 1 周后复查。这种姿势可使胎臀退出盆腔,借助胎儿重心改变,使胎头与胎背所形成的弧形顺着宫底弧面滑动而完成胎位矫正。

(2)激光照射或艾灸至阴穴,近年多用激光照射两侧至阴穴,也可用艾条灸,每日 1 次,每次 15～20min,5 次为 1 个疗程。

(3)应用上述矫正方法无效者,于妊娠 32～34 周时,可行外转胎位术,因有发生胎盘早剥、脐带缠绕等严重并发症的可能,应用时要慎重,术前 30min 口服沙丁胺醇 4.8mg。行外转胎位术时,最好在 B 超监测下进行。孕妇平卧,两下肢屈曲稍外展,露出腹壁。查清胎位,听胎心率。操作步骤包括松动胎先露部、转胎。动作应轻柔,间断进行。若术中或术后发现胎动频繁而剧烈或胎心率异常,应停止转动并退回原胎位观察 30min。

2.**分娩期** 应根据产妇年龄、胎产次、骨盆类型、胎儿大小、胎儿是否存活、臀先露类型以及有无合并症,于临产初期作出正确判断,决定分娩方式。

(1)择期剖宫产的指征:狭窄骨盆、软产道异常、胎儿体重大于 3500g、胎儿窘迫、高龄初产、有难产史、不完全臀先露等,均应行剖宫产术结束分娩。

(2)决定经阴道分娩的处理

第一产程:产妇应侧卧,不宜站立走动。少做肛查,不灌肠,尽量避免胎膜破裂。一旦破膜,应立即听胎心。若胎心变慢或变快,应行肛查,必要时行阴道检查,了解有无脐带脱垂。若有脐带脱垂,胎心尚好,宫口未开全,为抢救胎儿,需立即行剖宫产术。若无脐带脱垂,可严密观察胎心及产程进展。若出现协调性宫缩乏力,应设法加强宫缩。当宫口开大 4～5cm 时,胎足即可经宫口脱出至阴道。为了使宫颈和阴道充分扩张,消毒外阴之后,使用"堵"外阴方法。当宫缩时用无菌巾以手掌堵住阴道口,让胎臀下降,避免胎足先下降,待宫口及阴道

充分扩张后才让胎臀娩出。此法有利于后出胎头的顺利娩出。在"堵"的过程中,应每隔 10～15 分钟听胎心 1 次,并注意宫口是否开全。宫口已开全再堵易引起胎儿窘迫或子宫破裂。宫口近开全时,要做好接产和抢救新生儿窒息的准备。

第二产程:接产前,应导尿排空膀胱。初产妇应做会阴后-斜切开术,有 3 种分娩方式。①自然分娩:胎儿自然娩出,不做任何牵拉。极少见,仅见于经产妇、胎儿小、宫缩强、骨盆腔宽大者。②臀助产术:当胎臀自然娩出至脐部后,胎肩及后出胎头由接产者协助娩出。脐部娩出后,一般应在 2～3min 娩出胎头,最长不能超过 8min。后出胎头娩出有主张用单叶产钳,效果佳。③臀牵引术:胎儿全部由接产者牵拉娩出,此种手术对胎儿损伤大,一般情况下应禁止使用。

第三产程:产程延长易并发子宫收缩乏力性出血。胎盘娩出后,应肌内注射缩宫素或麦角新碱,防止产后出血。行手术操作及有软产道损伤者,应及时检查并缝合,给予抗生素预防感染。

五、肩 先 露

胎体纵轴与母体纵轴相垂直为横产式。胎体横卧于骨盆入口之上,先露部为肩,称肩先露,占妊娠足月分娩总数的 0.25%,是对母儿最不利的胎位。除死胎及早产儿胎体可折叠娩出外,足月活胎不可能经阴道娩出。若不及时处理,容易造成子宫破裂,威胁母儿生命。根据胎头在母体左或右侧和胎儿肩胛朝向母体前或后方,有肩左前、肩左后、肩右前、肩右后 4 种胎位。发生原因与臀先露类同。

【诊断要点】

1.**临床表现** 胎先露部胎肩不能紧贴子宫下段及宫颈内口,缺乏直接刺激,容易发生宫缩乏力。胎肩对宫颈压力不均,容易发生胎膜早破。破膜后羊水迅速外流,胎儿上肢或脐带容易脱出,导致胎儿窘迫甚至死亡。随着宫缩不断加强、胎肩及胸廓一部分被挤入盆腔内,胎体折叠弯曲,胎颈被拉长,上肢脱出于阴道口外,胎头和胎臀仍被阻于骨盆入口上方,形成忽略性肩先露。子宫收缩继续增强,子宫上段越来越厚,子宫下段被动扩张越来越薄,由于子宫上、下段肌壁厚薄相差悬殊,形成环状凹陷,并随宫缩逐渐升高,甚至可以高达脐上,形成病理缩复环,是子宫破裂的先兆,若不及时处理,将发生子宫破裂。

2.**腹部检查** 子宫呈横椭圆形,子宫长度低于

妊娠周数,子宫横径宽。宫底部及耻骨联合上方较空虚,在母体腹部一侧触到胎头,另一侧触到胎臀。肩前位时,胎背朝向母体腹壁,触之宽大平坦;肩后位时,胎儿肢体朝向母体腹壁,触及不规则的小肢体。胎心在脐周两侧最清楚。根据腹部检查多能确定胎位。

3.肛门检查或阴道检查 胎膜未破者,因胎先露部浮动于骨盆入口上方,肛查不易触及胎先露部。若胎膜已破、宫口已扩张者,阴道检查可触到肩胛骨或肩峰、肋骨及腋窝。腋窝尖端指向胎儿头端,据此可决定胎头在母体左或右侧。肩胛骨朝向母体前或后方,可决定肩前位或肩后位。例如胎头在母体右侧,肩胛骨朝向后方,则为肩右后位。胎手若已脱出于阴道口外,可用握手法鉴别是胎儿左手或右手,因检查者只能与胎儿同侧的手相握。例如肩右前位时左手脱出,检查者用左手与胎儿左手相握,余类推。

4.B超检查 能准确探清肩先露,并能确定具体胎位。

【治疗要点】

1.妊娠期 妊娠后期发现肩先露应及时矫正。可采用胸膝卧位、激光照射(或艾灸)至阴穴。上述矫正方法无效,应试行外转胎位术转成头先露,并包扎腹部以固定胎头。若行外转胎位术失败,应提前住院决定分娩方式。

2.分娩期 根据胎产次、胎儿大小、胎儿是否存活、宫口扩张程度、胎膜是否破裂、有无并发症等,决定分娩方式。

(1)足月活胎,伴有产科指征(如狭窄骨盆、前置胎盘、有难产史等),应于临产前行择期剖宫产术结束分娩。

(2)初产妇、足月活胎,临产后应行剖宫产术。

(3)经产妇、足月活胎,也可行剖宫产。若宫口开大5cm以上,破膜不久,羊水未流尽,可在乙醚深麻醉下行内转胎位术,转成臀先露,待宫口开全助产娩出。若双胎妊娠第二胎儿为肩先露,可行内转胎位术。

(4)出现先兆子宫破裂或子宫破裂征象,无论胎儿死活,均应立即行剖宫产术。术中若发现宫腔感染严重,应将子宫一并切除。

(5)胎儿已死,无先兆子宫破裂征象,若宫口近开全,在全麻下行断头术或碎胎术。术后应常规检查子宫下段、宫颈及阴道有无裂伤。若有裂伤应及时缝合。注意产后出血,给予抗生素预防感染。

六、复合先露

胎先露部伴有肢体同时进入骨盆入口,称复合先露。临床以一手或一前臂沿胎头脱出最常见,多发生于早产者,发病率为0.80‰~1.66‰。

【病因】

胎先露部不能完全充填骨盆入口或在胎先露部周围有空隙均可发生。以经产妇腹壁松弛者、临产后胎头高浮、骨盆狭窄、胎膜早破、早产、双胎妊娠及羊水过多等为常见原因。

【临床经过及对母儿的影响】

仅胎手露于胎头旁,或胎足露于胎臀旁者,多能顺利经阴道分娩。只有在破膜后,上臂完全脱出则能阻碍分娩。下肢和胎头同时入盆,直伸的下肢也能阻碍胎头下降,若不及时处理可致梗阻性难产,威胁母儿生命。胎儿可因脐带脱垂死亡,也可因产程延长、缺氧造成胎儿窘迫,甚至死亡等。

【诊断要点】

当产程进展缓慢时,行阴道检查发现胎先露部旁有肢体即可明确诊断。常见胎头与胎手同时入盆。诊断时应注意和臀先露及肩先露相鉴别。

【治疗要点】

发现复合先露,首先应查清有无头盆不称。若无头盆不称,让产妇向脱出肢体的对侧侧卧,肢体常可自然缩回。脱出肢体与胎头已入盆,待宫口近开全或开全后上推肢体,将其回纳,然后经腹部下压胎头,使胎头下降,以产钳助娩。若头盆不称明显或伴有胎儿窘迫征象,应尽早行剖宫产术。

七、胎位异常的护理措施

胎位异常应加强分娩期的监测与护理,减少母儿并发症。护理措施如下。

1.有明显头盆不称,胎位异常或确诊为巨大胎儿的产妇,按医嘱做好剖宫产术的术前准备。

2.选择阴道分娩的产妇应做好如下护理:

(1)鼓励待产妇进食,保持产妇良好的营养状况,必要时给予补液,维持电解质平衡;指导产妇合理用力,避免体力消耗。枕后位者,嘱产妇不要过早屏气用力,以防宫颈水肿及疲乏。

(2)防止胎膜早破:产妇在待产过程中应少活动,尽量少做肛查,禁灌肠。一旦胎膜早破,立即观察胎心,抬高床尾,如胎心有改变,及时报告医师,并立即行肛查或阴道检查,及早发现脐带脱垂情况。

（3）协助医师做好阴道助产及新生儿抢救的物品准备，必要时为缩短第二产程可行阴道助产。新生儿出生后应仔细检查有无受伤。第三产程应仔细检查胎盘，胎膜的完整性及母体产道的损伤情况。按医嘱及时应用缩宫药与抗生素，预防产后出血与感染。

3.心理护理：针对产妇及家属的疑问、焦虑与恐惧，护士在执行医嘱及护理照顾时，应给予充分的解释。将评估产妇及胎儿状况及时告诉产妇及家属。提供使产妇在分娩过程中有舒适感的措施，如松弛身心、抚摸腹部等持续的关照。鼓励产妇更好地与医护配合，以增强其对分娩的自信心，安全度过分娩。

（刘纯艳）

第 67 章

正常产褥期妇女的护理

从胎盘娩出至产妇全身各器官(除乳腺外)恢复至妊娠前状态,一般为6周,这一时期是产褥期。产褥期,产妇生殖系统发生较大的生理变化,心理和角色也发生了变化,需要一个适应的过程。

第一节　产褥期妇女的身心变化

1. 生殖系统变化

(1)子宫复旧:胎盘娩出后子宫逐步恢复到妊娠前大小和功能的过程称为子宫复旧。分娩结束时,子宫约重1 000g,产后6周以后恢复到50～60g;子宫高度在脐平以下,以后每天下降1～2cm,大约10d后在腹部触不到子宫。

(2)子宫内膜修复:胎盘剥离后,表层组织因为坏死而剥落,剥落部位的边缘及内膜底层便开始细胞的增生,胎盘剥离部位的修复需要42d形成新的子宫内膜。

(3)子宫颈:产后子宫颈松软、外口如袖管状、紫红色、水肿厚约1cm。之后宫口张力逐渐恢复,产后1周子宫内口关闭,宫颈管形成。产后4周宫颈形成恢复正常。初产后宫颈两侧不可避免的有轻度裂伤,故子宫颈外口呈横裂状,无法恢复到原来的椭圆形状。

(4)排卵和月经的重现:排卵和月经的再出现多发生于产后6～8周,纯母乳喂养婴儿的妇女,排卵和月经的重现时间可延后。

(5)阴道:由于受激素的影响及分娩过程中强力的伸展,阴道皱褶消失不见。产后阴道逐渐地恢复其形状和弹性,皱褶再度出现完全恢复致孕前需要6周。分娩过程中处女膜破碎撕裂,产后妇女的处女膜呈现不规则的形状,此称为处女膜痕。

(6)会阴:产后会阴有轻度水肿,2～3d消失。因产时会阴切开、裂伤,伤口水肿或痔疮而引起疼痛,大约1周后会阴不适才会渐渐消失。

(7)乳房:乳房的主要变化为分泌乳汁。婴儿出生后与母亲进行皮肤接触,吸吮乳房时,感觉冲动从乳头传到大脑。垂体反应性的分泌泌乳素。下丘脑合成神经垂体分泌催产素。泌乳素、催产素经血液循环到达乳房,泌乳素使泌乳细胞分泌乳汁。哺乳约30min后,缩宫素在血液中达到高峰,它使乳房为下次哺乳而产奶。缩宫素使腺泡周围的肌细胞收缩,使存在腺泡内的乳汁流到乳头处。

2. 循环系统　子宫胎盘循环结束后,大量血液从子宫进入产妇的体循环,加之妊娠期潴留在组织中的液体亦进入母体循环中。产后72h内,产妇血容量增加15%～25%,此时心脏负担明显加重,患有心脏病的产妇应注意预防心力衰竭的发生。一般产后2～6周血容量恢复到孕前水平。产褥早期血液仍处于高凝状态,可减少产后出血,容易形成血栓。

3. 泌尿系统　孕期潴留在体内的大量液体,在产褥早期主要通过肾脏排出。产后第1周,一般为多尿期。由于分娩过程中膀胱受压,黏膜充血、水肿,对膀胱充盈感性下降,不习惯卧床排尿以及外阴疼痛使产妇出现一过性尿潴留。

4. 消化系统　产后1～2周消化功能逐渐恢复正常。产褥早期胃肠肌张力仍较低,产妇食欲欠佳,喜进汤食。加之产妇活动少,肠蠕动减弱,容易发生便秘。

5. 产褥期的心理调适　妊娠和分娩对妇女是一种压力,产妇的生理、心理的改变及新生儿的出世对产妇是一种新的变化,需要调整及适应。

美国心理学家鲁宾于1977年针对产后妇女的

行为和态度将产妇的心理调适分为 3 期,即依赖期、依赖独立期和独立期。

(1)依赖期:产后 1～3d 是产妇的依赖期。产妇疲劳,对睡眠需求很强烈,兴奋、喜欢谈论妊娠及分娩的感受,需要医务人员、家人帮助,照顾新生儿及自身的生活护理。在依赖期,丈夫及家人的关心,医务人员的帮助指导极为重要。耐心倾听她们的感受,满足其心理需求。

(2)依赖独立期:产后 3～14d 是产妇的依赖独立期。表现出较为独立的行为,热衷于学习和护理新生儿,主动参与婴儿护理,能独立进行母乳喂养,对自身的产后康复十分关注。

(3)独立期:产后 2 周至 1 个月是产妇的独立期。这时新家庭形式已经建立,产妇开始适应哺育孩子、照顾家务及维持夫妻关系的各种角色。

第二节 产褥期妇女的护理

1. 产后 24h 内对自然分娩的产妇实施一级护理,卧床休息,24h 后二级护理,鼓励下床活动,促进血液循环、恶露排出、子宫复旧。

2. 生命体征监测:产后产妇血压一般无明显改变,妊娠合并高血压的产妇要严密观察血压的变化。大多数产妇体温在正常范围,如产程长、过度疲劳,产妇会有疲劳热,产后 24h 之内体温略升高,不超过 38℃。不需要任何处理,休息后恢复正常。产后 3d 左右,乳房肿胀,体温会有升高但不超过38℃,按摩乳房、将乳汁吸出,乳腺管通畅后体温恢复正常。

3. 严密观察子宫收缩及阴道出血情况。产后 4h 内每小时按摩子宫、观察阴道出血。24h 内是产后出血多发期,要严密观察及护理。

4. 产后恶露。胎盘娩出后,子宫蜕膜脱落,含有血液及坏死蜕膜等组织经阴道排出称为恶露。根据其颜色及内容物的不同分为血性恶露、浆液性恶露、白色恶露。

(1)血性恶露:其颜色鲜红,出现在产后最初3～4d,内容包含蜕膜碎片、上皮细胞、红细胞、白细胞及偶有的胎粪、胎脂和胎毛。血性恶露的时间过长,表示子宫复旧不良。

(2)浆性恶露:其颜色淡红,出现在产后 3～10d,内容包含蜕膜碎片、红细胞、白细胞、细菌、子宫颈黏液。以后逐渐变为白色恶露。

(3)白色恶露:其颜色淡乳黄色,出现在产后

10d 后,持续 3～4 周干净,成分包括白细胞、细菌、一些蜕膜细胞、上皮细胞、脂肪、子宫颈黏液和胆固醇。

正常恶露有血腥味,无臭味,总量可达 500ml。约 3/4 的恶露在产后 1 周内排出,但个体差异很大。日间恶露量较多,夜间较少。若有胎盘、胎膜残留或感染,可使恶露持续时间延长并有臭味需进一步检查其原因。

5. 外阴护理。保持外阴清洁,每天会阴清洗 2次,及时更换会阴垫。外阴肿胀者,用 50%硫酸镁溶液、95%乙醇溶液湿热敷。侧切伤口 3d 后拆线,一度、二度裂伤 2d 后拆线。

6. 保持排尿通畅。产后多饮水,督促产妇排尿,产后 6h 不能自解小便者,可热敷下腹部、温水冲洗外阴、按摩膀胱,扶产妇去厕所,肌内注射新斯的明帮助排尿,必要时行导尿术。

7. 饮食应进高蛋白、高维生素、易消化的食品,少食多餐,多食蔬菜水果防止便秘;食物要清淡。

8. 乳房护理及母乳喂养。产后预防乳房肿胀和乳头皲裂,生后立即母婴皮肤接触,婴儿早吸吮、早开奶,按需哺乳,可预防乳房肿胀。帮助母亲掌握正确喂奶体位、新生儿掌握正确含接姿势可预防乳头皲裂。

9. 做好健康指导及母乳喂养知识及技巧的宣教。产褥期卫生、新生儿护理知识及操作、母乳喂养的知识及技巧。

第三节 正常新生儿的护理

新生儿:胎龄≥37 周至<42 周,出生体重为2 500～3 999g,从出生至满 28d 的婴儿。

一、正常新生儿的生理特点

1. 呼吸系统 新生儿出生后,脐循环停止,血

中二氧化碳升高刺激呼吸中枢,同时新生儿受到冷、声、光的刺激,产生呼吸运动。新生儿代谢快,需要氧气量多,因此呼吸较快,在每分钟40次左右。新生儿呼吸中枢发育不健全,容易发生呼吸暂停,要注意观察。

2. 循环系统　新生儿出生后,动脉导管关闭,肺循环开始。心率120~160/min。

3. 消化系统　新生儿胃容量小,肠道容量相对较大,蠕动较快能适应较大量流质食物。出生时吞咽功能虽近完善,但因食管无蠕动,贲门括约肌不发达,故哺乳后容易发生溢乳。新生儿消化蛋白质的能力较好,母乳喂养是哺育新生儿的最佳选择。

新生儿出生后第1日排出的墨绿色黏稠的大便称为胎粪(meconium)。胎粪含黏液、胆汁、肠道分泌物、上皮细胞、胎儿吞咽的胎毛及胎脂等,但不含细菌。哺乳后,大便渐变为黄色,呈糊状。

4. 泌尿系统　新生儿出生时的肾发育尚不成熟,滤过能力差,排钠的能力也较低。记录第1次排尿的时间(正常在出生后12~24h),描述尿量、颜色。新生儿小便的次数是判断纯母乳喂养的婴儿是否吃饱的标准,每天有6次小便证实新生儿得到了充足的乳汁。

5. 免疫系统　新生儿对多种传染病有特异性免疫,从而在出生后6个月内对麻疹、风疹、白喉等有免疫力,但本身的主动免疫力尚未发育完善。所以在日常护理工作中应做好消毒隔离,以预防感染。出生后,母乳喂养、初乳能增强婴儿的免疫力。

二、新生儿生理现象及护理

新生儿在出生后会出现几种特殊的生理现象,这些是暂时。随着年龄的增长,他们都会逐渐消失,不需要治疗。

1. 生理性黄疸　大部分新生儿在出生后2~3d皮肤及黏膜出现黄染,全身情况良好,无其他不适,黄疸在1~2周或以后消退。

(1)新生儿生理性黄疸的发生与新生儿胆红素代谢的特点有关。新生儿胆红素产生相对过多,胆红素与白蛋白联结运送的能力不足,肝细胞摄取非结合胆红素的能力差,肝脏系统发育不成熟,肠肝循环增加导致黄疸发生。

(2)生理性黄疸临床表现:生理性黄疸大多在出生后2~3d出现,第4~5日最明显,多在出生后10~14d消退。早产儿黄疸程度较重,消退也较迟,可延迟至第3~4周消退。黄疸先见于面、颈,然后可遍及躯干及四肢,一般稍呈黄色,巩膜可有轻度黄染,但手心、足底不黄。除黄疸外,小儿全身健康情况良好,不伴有其他临床症状,无贫血,肝功能正常,不发生核黄疸,大小便颜色正常,血中未结合胆红素升高。

(3)实验室检查:正常新生儿脐血胆红素最高约51.3μmol/L(3mg/dl),在出生后4d左右达高峰,一般不超过171~205μmol/L(10~12mg/dl),早产儿不超过256.5μmol/L(15mg/dl),以后逐渐恢复。

(4)生理性黄疸的护理:每天哺乳次数较少的新生儿黄疸较重并消退得慢。我们应该鼓励母亲加强早期喂养,增加哺乳的次数。及早建立肠道正常菌群,促进胎便尽早排出,增加大小便次数,帮助胆红素的排出,减少肠壁再吸收胆红素,减少肠肝循环。加强婴儿皮肤的护理,着重是脐部和臀部的护理,防止感染。保持室内适应的温度与湿度,每日开窗进行有效通风,保持空气新鲜。

2. 生理性体重下降　新生儿在出生1周内往往有体重减轻的现象,这是正常的生理现象,是因为新生儿出生后吸吮能力比较弱,进食量少,再加上胎粪、尿液的排出、汗液的分泌,以及由呼吸和皮肤排出一些水分,造成新生儿暂时性的体重下降。一般出生后3~4d体重的减轻可累积达出生时体重的6%~9%,不能超过10%,出生后4~5d体重开始回升,7~10d恢复到出生时体重。如果下降太多、回升过慢应寻找原因并给予处理。体重下降程度及恢复速度,与新生儿开始喂奶时间及进入量有关。做到早开奶,按需哺乳。母婴同室的温度应在22~24℃,过热可造成新生儿液体丢失过多。如果生后10d新生儿仍未恢复到出生时体重,则要寻找原因,是否因为哺乳量不够充足,牛奶冲调浓度不符合标准,或有无疾病等。

正常情况下,婴儿前半年每月平均增长600~900g,后半年每月平均增长300~500g。4~5个月时体重增至出生时的2倍,1周岁时增至3倍。

3. 新生儿"月经"　有些女性新生儿生后1周内,可出现大阴唇轻度肿胀,阴道流出少量黏液及血性分泌物,称之为"新生儿月经"。"新生儿月经"是由于母亲体内雌性激素在孕期经胎盘进入胎儿体内,而生后突然中断导致,是新生儿早期的生理现象之一,一般2~3d即消失,不必做任何处理。

三、新生儿出生后护理

(一)新生儿保暖

1. 分娩时新生儿的保暖 分娩室的室温应该在 26～28℃。新生儿出生后放在辐射台上保暖。出生后将新生儿放在温暖、干净、干燥的布单上,用干毛巾擦干新生儿的全身和头发。拿掉身下湿布单。鼓励产妇和新生儿尽可能皮肤密切接触,将新生儿裸体放在妈妈胸腹部进行皮肤接触,给新生儿盖上柔软干净的被子。如果产妇有并发症,不能进行皮肤接触,给新生儿穿好衣服,用干净、温暖的被子包裹新生儿,放在婴儿床上,盖上毯子,如果室温低或新生儿小,将新生儿放在辐射台上。

2. 母婴同室新生儿的保暖 保持室温,母婴同室温度在 22～24℃为宜。母婴注意保暖,如果室温偏低,加盖被子或进行母婴皮肤密切接触。给产妇讲解新生儿保暖的重要性。医院为新生儿准备好清洁舒适的衣服、被子、毯子。皮肤接触后立即给新生儿穿上衣服,包裹被子,戴上帽子给新生儿保暖。实行 24h 母婴同室,没有合并症母婴不能分离。每 4h 检查 1 次新生儿,并评价保暖情况,如果新生儿冷,体温不能保持在正常范围(36.5～37.5℃)需加盖毯子,或让新生儿和产妇睡在一起,拥抱新生儿,0.5h 后再评价。应在出生 6h 后给新生儿洗澡,沐浴室温度在 26℃以上,沐浴的水温 39～41℃为宜。洗澡后立即擦干新生儿,继续保暖。不要给新生儿包裹太紧,使其手脚能自由活动。

(二)新生儿喂养

1. 母乳喂养

(1)母乳喂养的重要性:①母乳能够提供 6 个月婴儿的同时期生长发育的营养,易于消化、吸收,促进婴儿的生长发育。②初乳是孩子的第一次免疫,能减少孩子感染性疾病,特别是危及生命的呼吸系统及肠道系统疾病。母乳里有抗体:母亲体内已有的 IgG 及乳汁中特异的 SIgA、铁蛋白溶菌酶、白细胞及吞噬细胞、淋巴细胞等。③母乳促进婴儿胃肠道的发育,提高对母乳营养素的消化、吸收、利用。如生长因子、胃动素、胃泌素、乳糖、双歧因子(促进乳酸杆菌、双歧杆菌等益生菌在肠道的生存)。又如消化酶、乳糖酶、脂肪酶。④母乳促进婴儿神经系统发育。母乳含有必需营养素:热能营养素、矿物质、维生素、胆固醇、必需脂肪酸,如牛磺酸、DHA。喂养过程中良性神经系统刺激(如温度、气味、接触、语言、眼神)可促进婴儿嗅觉、味觉、温度觉、听觉、视觉、触觉的发育。末梢感觉神经传递良性刺激,促进中枢神经系统发育,形成反射弧,促进孩子对外环境的认识及适应。⑤母乳可减少成年后代谢性疾病:母乳喂养新生儿 1～2 年生长正常,减少成年后肥胖、高血压、高血脂、糖尿病、冠心病的发生概率。

(2)母乳喂养的方法:母亲要学会如何抱孩子,掌握抱奶体位的 4 个要点,是母乳喂养成功的重要技巧。①孩子的头及身体应呈一直线;②孩子的脸对着乳房,他的鼻子对着乳头;③母亲抱着孩子贴近她自己;④若是新生儿,母亲不只是托他的头及肩部,还应托着他的臀部。

母亲用"C"字形的方法托起乳房,用乳头刺激孩子的口周围,使孩子建立觅食反射,当孩子的口张到足够大时,将乳头及大部分乳晕含在新生儿口中。

(3)正确含接姿势的要点:①嘴张得很大;②下唇向外翻;③舌头呈勺状环绕乳晕;④面颊鼓起呈圆形;⑤婴儿口腔上方有更多的乳晕;⑥慢而深地吸吮,有时突然暂停;⑦能看到吞咽或听到吞咽声。

为了保证母亲有乳汁充足,护理人员要帮助母婴进行皮肤接触,早吸吮、早开奶,实行母婴同室,鼓励母亲按需哺乳,不给新生儿其他辅食及饮料,保证纯母乳喂养。

2. 人工喂养 母亲或新生儿因各种原因不能母乳喂养时,则需要选择母乳代用品喂养婴儿,称为人工喂养。

奶量的确定:世界卫生组织推荐正常新生儿出生当日给予 80ml/kg,以后每日增加 10～20ml/kg,每日分为 8 次哺喂。按体重推算每次喂奶量(每 3 小时哺喂 1 次),见表 67-1。

不同体重新生儿人工喂养的奶量存在个体差异,因此要监测小儿每日入量;根据小儿具体情况逐渐增加至上述推荐的喂乳量。每次喂乳后需要认真做好奶具的清洁、消毒工作。

(三)新生儿皮肤护理

1. 新生儿沐浴 沐浴的目的是清洁皮肤、避免感染、促进舒适。新生儿皮肤比较娇嫩,稍有轻微外力即易引起损伤与感染。而真皮内血管丰富,毛细血管网稠密,皮肤感染后又容易扩散,因此应重视新生儿的皮肤护理。沐浴可以保持皮肤清洁,促进血液循环,活动新生儿肢体,使其感到舒适;同时可观察全身皮肤,及时发现异常情况。

表 67-1　按体重推算每次喂奶量(ml)

喂奶量(ml) 体重(kg) 出生天数	0	1	2	3	4	5	6	7
1.5～1.9	15	17	19	21	23	25	27	27+
2.0～2.4	20	22	25	27	30	32	35	35+
>5	25	28	30	35	35	40+	45+	50+

【沐浴的准备】

(1)工作人员准备:着装整洁、洗手、做好解释工作。

(2)物品准备:大、小毛巾各1条、新生儿褓裤、婴儿专用皂(或婴儿沐浴液)、清洁衣裤、尿布、脐带布、无菌敷料、婴儿爽身粉、液状石蜡、5％鞣酸软膏、消毒植物油、抗生素眼液、棉球、棉签、海绵垫、软塑料布、婴儿磅秤、沐浴装置(盆浴者备消毒澡盆)。

(3)环境准备:温暖、舒适。调节室温到24～28℃,低温天气时关闭门窗。

【沐浴法操作步骤及要点】

(1)备齐用物,核对新生儿,向母亲解释沐浴的目的,调节水温至38～40℃,可以用手腕试水温。水温不可过高或过低,防止烫伤或着凉。

(2)打开包被,护士系上围裙、洗手、戴口罩,将新生儿置于沐浴台上,解开包被,检查婴儿手圈,核对床号、姓名、去掉尿布,测量体重,同时注意观察婴儿哭声、活力、皮肤颜色、脐带情况等。

(3)第1次沐浴的新生儿,用消毒棉签蘸消毒植物油擦去皮肤上的胎脂,注意擦颈、四肢皱褶、腋下、腹股沟、女婴阴唇间隙等处。胎脂结痂者,不要强行擦洗掉,可涂消毒植物油后次日再洗。

(4)清洗脸部,面部不宜涂婴儿香皂。

(5)洗头、洗身用浴水湿润头发及全身,用手将婴儿专用皂(或婴儿沐浴液)搓出泡沫,再抹在新生儿身上,依次洗头、颈、上肢、腋下、躯干、腹股沟、臀部及下肢,用浴水冲净。冲洗头部时,须用手掩住新生儿耳孔,防止浴水进入耳内,注意洗净皮肤皱褶处,尤其是男婴的阴囊。

(6)用大毛巾擦干新生儿全身,在颈部、腋下和腹股沟等处扑婴儿爽身粉,臀部涂上5％鞣酸软膏,在护理中注意观察耳、眼、鼻有无异常,如有分泌物,可用棉签轻轻拭去,同时预防红臀的发生。

(7)穿衣,兜好尿布,检查手圈字迹是否清晰,核对并别上胸卡,将新生儿抱送到母亲面前,告诉其婴儿情况。如寒冷时,可放在远红外线辐射台上穿衣整理。整理用物。

2.新生儿臀部护理

(1)正常儿臀部护理:①选用柔软吸水性良好、大小适中的尿布,每次喂奶前排便后及时更换,保持臀部皮肤清洁干燥;②大便后用温水洗净臀部,或用婴儿护肤湿巾从前向后擦拭干净,并涂护臀膏;③保持臀部干燥,尿布必须兜住整个臀部和外阴,经常查看尿布有无污湿,做到及时发现及时更换;④尿布包兜不可过紧、过松,不宜垫橡胶单或塑料布。

(2)新生儿轻度红臀的护理:重要的是采取预防措施,保持臀部清洁、干燥。不可用肥皂清洁臀部,并轻兜尿布。在温暖的季节或室温条件允许时,可仅垫尿布于臀下,使臀部暴露于空气中。患儿臀部暴露在阳光下,每日2～3次,每次10～20min,注意保暖。发生红臀后可以用红外线灯照射,有加速渗出物吸收和抗炎抑菌的作用。

(四)脐带护理

1.出生时的脐带护理

(1)用2％～3％碘酒消毒脐带根部周围皮肤,消毒范围为以脐轮为中心呈放射状向外周消毒,直径5cm。以脐轮为中心向上消毒脐带,长度约为5cm。

(2)再用75％乙醇脱碘2遍,脱碘的范围不超过碘酒消毒的范围,注意要将碘脱干净,以免损伤新生儿皮肤。

(3)在距脐根部1cm处用止血钳夹住,并在止血钳上方剪断脐带,将气门芯或脐带夹套在或夹在距脐带根部0.5cm处。

(4)用2％～3％碘酒消毒脐带断端,注意药液不可触及新生儿皮肤以免灼伤。

(5)以无菌纱布包好,用弹性绷带或脐带纱布包扎固定。

2.沐浴后的脐部护理

(1)新生儿沐浴前,拿掉脐纱,脐部可以用清水洗。每天沐浴后,用消毒干棉签蘸干脐窝里的水及分泌物,再以棉签蘸乙醇溶液消毒脐带残端、脐轮和脐窝。

(2)保持脐带干燥,不要用脐纱包扎脐带。尿布的上端勿遮挡脐部,避免尿粪污染脐部。

(3)可用干净的衣物,轻轻盖住脐部。

3.脐带脱落后的护理　脐带脱落后应继续用乙醇溶液消毒脐部直到分泌物。

4.注意事项

(1)观察脐部有无异常分泌物,有无出血、渗血、红肿等异常情况。保持脐敷料干燥,如有潮湿应及时更换。

(2)勤换尿布,尿布的折叠勿盖住脐部,防止尿液污染脐部,尿布潮湿或污染时,应随时给予护理。每日进行脐部护理1次。

(3)脐带脱落前,勿试图将其剥脱。

(4)操作中动作轻柔,注意保暖。

(五)新生儿免疫接种

1.乙型肝炎疫苗接种

【接种目的】

通过人工自动免疫,使新生儿体内产生抗体,预防乙型肝炎(简称乙肝)病毒感染。

【物品准备】

治疗盘1个,内有75%乙醇、1.5%碘酒、棉签、1ml注射器、药物、乙肝疫苗接种卡片。

【操作步骤】

(1)将新生儿推至治疗室,严格三查七对。

(2)用1ml注射器抽取10μg乙肝疫苗。

(3)暴露新生儿右上臂外侧三角肌,常规消毒皮肤后进行肌内注射。

(4)整理用物,填写乙肝接种卡片。

【注意事项】

(1)出生后24h内注射乙肝疫苗。

(2)无论产妇是否感染乙肝病毒均注射10μg。

2.卡介苗接种

【接种目的】

通过人工自动免疫产生抗体,预防结核杆菌感染。

【物品准备】

治疗盘1个,内有75%乙醇、棉签、1ml注射器、卡介苗药及溶液、小铝盒、卡介苗接种卡片。

【操作步骤】

(1)将新生儿推至治疗室,严格三查七对。

(2)将卡介苗溶液充分混合,用1ml注射器抽取0.1ml药液。

(3)暴露新生儿左臂三角肌下缘,用75%乙醇消毒皮肤,待干后皮内注射0.1ml药液。

(4)将接种后的用物如注射器、安瓿、棉签放入小铝盒中,写上时间,送供应室高压消毒后再弃之。

(5)填写卡介苗接种卡。

【注意事项】

(1)卡介苗是活菌苗,应保存在冰箱内(2~8℃),使用前核对卡介苗品名、剂量、批号和有效期,接种前需先振荡菌苗使之均匀,吸入注射器内也应随时摇匀,如发现有不可摇散的颗粒、药瓶有破漏、瓶签不清楚以及菌苗过期等情况都应废弃。接种时注意记录批号。

(2)安瓿打开后应在1h内用完,不可在阳光下接种,否则影响效果。

(3)严格掌握操作规程,接种用具均需经高压消毒,注射时要用消毒的干针筒及针头,做到一人一针一筒,用毕后先消毒后清洁处理。

(4)卡介苗为低毒性活结核杆菌,多余菌苗应先用75%的乙醇灭活再送高压灭菌,不可乱丢。

(5)不可与其他预防接种同时进行,应尽可能间隔1个月,不可在同一胳膊上接种。

(六)婴儿抚触

婴儿抚触是经过科学指导的、有技巧的对婴儿的抚摸和按触,通过抚触者的双手对被抚触者的皮肤各部位进行有次序的,有手法技巧的抚摸。

【婴儿抚触的作用】

(1)婴儿抚触是肌肤的接触,促进母婴情感交流,纯母乳喂养率提高。

(2)婴儿抚触不仅能促进婴儿的健康成长,更能增加家人与婴儿的亲情交流。

(3)促进新生儿神经系统的发育,增加小儿应激能力和情商,促进睡眠。

(4)能加快婴儿免疫系统的完善,提高免疫力。促进婴儿生长发育。

(5)抚触可以促进食物吸收、激素分泌(促胃液素、胰岛素),使奶量摄入增加,从而促进体重增长。

(6)接受抚触的婴儿体重增长是没有接受抚触婴儿的1.47倍,并且抚触后的婴儿觉醒、睡眠节律更好,反应也更灵敏。

(7)抚触应用于产科使剖宫产率下降;硬膜外

麻醉的应用降低;缩宫素应用减少;产钳应用减少。

【抚触要点】

(1)出生 24h 后的新生儿可开始皮肤抚触。一般建议在沐浴后,两次哺乳间进行。每次抚触时间一般为 10~15min,每天 2 次为佳。室温:婴儿抚触时应注意室内温度最好在 28℃ 以上,全裸时,应在可调温的操作台上进行,台面温度 36~37℃。

(2)可播放一些柔和的轻音乐,使婴儿保持愉快的心情。

【注意事项】

(1)根据小儿状态决定抚触时间,一般时间为 10~15min,饥饿时或进食后 1h 内不宜进行婴儿抚触。每天 1~2 次为佳,建议最好在沐浴后进行。

(2)抚触者应洗净双手再把润肤露倒在手中,揉搓双手温暖后,再进行抚触。

(3)婴儿抚触进行到任何阶段,如出现以下反应:哭闹、肌张力提高,神经质活动、兴奋性增加,肤色出现变化等,应暂缓抚触,如持续 1min 以上应完全停止抚触。

(4)抚触全身使小儿皮肤微红,抚触者和小儿需进行语言和情感交流。

(5)住院期间,护士教会母亲抚触,便于母亲回家后继续进行。

(6)注意婴儿个体差异,如健康情况,行为反应,发育阶段等。

【操作步骤】

抚触顺序由头部→胸部→腹部→上肢→下肢→背部→臀部,要求动作要到位,抚触要适当用力,太轻柔的按抚会使婴儿发痒,引起其反感和不适。整套动作要连贯熟练。动作要求:每个部位的动作重复 4~6 次。

(1)头面部

①两拇指指腹从眉间向两侧推(图 67-1)。

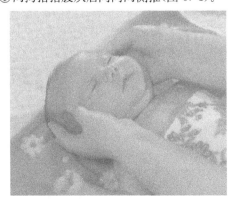

图 67-1　面部抚触

②两拇指从下颌部中央向两侧以上滑行,让上下唇形成微笑状(图 67-2)。

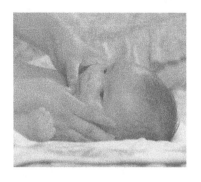

图 67-2　面部抚触

③一手托头,用另一手的指腹从前额发际抚向脑后,停在耳后乳突部;换手,同法抚触另半部(图 67-3)。

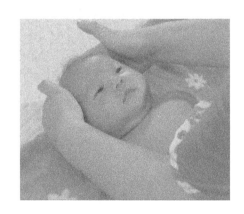

图 67-3　头部抚触

(2)胸部:两手分别从胸部的外下方(两侧肋下缘)向对侧上方交叉推进,至两侧肩部,在胸部划一个大的交叉,避开婴儿的乳腺(图 67-4)。

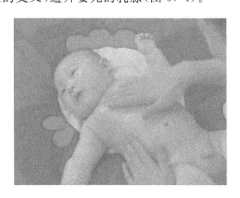

图 67-4　胸部抚触

(3)腹部:示、中指依次从婴儿的右下腹至上腹向左下腹移动,呈顺时针方向划半圆,避开婴儿的脐部和膀胱(图 67-5)。

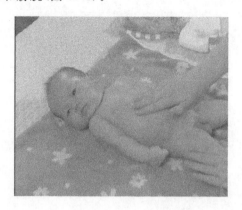

图 67-5 腹部抚触

(4)四肢:①两手交替抓住婴儿的一侧上肢从上臂至手腕轻轻滑行;②然后在滑行的过程中从近段向远端分段挤捏;③对侧及双下肢做法相同(图 67-6,图 67-7)。

(5)背部:用脊椎为中分线,双手与脊椎成直角,往相反方向重复移动双手,从背部上端开始移向臀部,最后由头顶沿脊椎抚摸至骶部(图 67-8,图 67-9)。

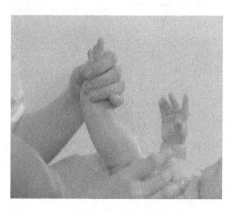

图 67-6 上肢抚触

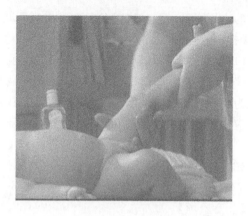

图 67-7 下肢抚触

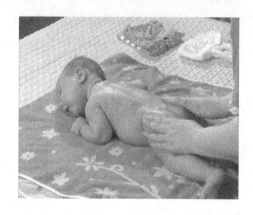

图 67-8 背部抚触

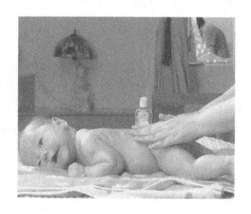

图 67-9 背部抚触

(王立新)

第 68 章

产 后 出 血

产后出血是指胎儿娩出后的 24h 内阴道出血量超过 500ml。一般多发生在产后 2h 内。产后出血的发病率占分娩总数的 2％～3％,严重危及产妇的健康及生命,应重视产后出血的防治与护理工作,以降低产后出血的发病率及孕产妇的死亡率。

【病因】

1. 子宫收缩乏力 是产后出血最常见的原因。产妇精神极度紧张,对分娩过度恐惧,临产后过多使用镇静药、麻醉药或子宫收缩抑制药,合并慢性全身性疾病,体质虚弱;产程延长、难产、产时宫缩乏力等全身因素;多胎妊娠、羊水过多、前置胎盘、胎盘早剥、子宫肌瘤等局部因素。

2. 胎盘因素 胎盘滞留,胎盘粘连或植入,胎盘、胎膜残留。

3. 软产道损伤 外阴、阴道及宫颈裂伤,产道血肿。

4. 凝血机制障碍 羊水栓塞、胎盘早剥及死胎均可并发 DIC。妊娠合并血液系统疾病。

【临床表现】

1. 阴道出血量过多,宫缩乏力出血表现为间歇性,宫缩差时出血增多,宫缩好时出血减少,有时阴道出血量不多,但按压宫底有大量血液和血块自阴道流出。若出血量多、出血速度快,产妇可迅速出现休克症状。

2. 软产道损伤出血表现为阴道持续性出血,色鲜红,可自凝。

3. 凝血机制障碍出血表现为胎盘娩出后子宫大量出血或少量持续不断出血,血液不凝,伴有伤口处和全身不同部位的出血。

【辅助检查】

血常规及凝血功能检查。

【治疗要点】

产后出血的处理原则为针对原因,迅速止血,补充血容量,纠正休克及防治感染。开放静脉、输液、备血,监测生命体征。迅速寻找原因对症处理。

1. 子宫收缩乏力 加强宫缩是最迅速有效的止血方法。

(1)药物:促使子宫收缩的药物,缩宫素、麦角新碱、卡孕栓 1mg 直肠或阴道内给药、米索前列醇 $400～600\mu g$ 含服或直肠、阴道给药、15-甲基前列腺素 F2α(欣母沛)$250\mu g$ 直接行子宫体、宫颈肌内注射。

(2)按摩子宫或压迫法:经腹壁按摩子宫、双手压迫子宫。

(3)手术止血:经上述治疗无效,可考虑手术止血,按具体情况选用下列手术止血的方法:①宫腔大纱布条填塞,此纱布条于术后 24～48h 取出;②结扎子宫动脉上行支,必要时结扎双侧髂内动脉及卵巢动脉子宫支;③有条件行髂内动脉栓塞术;④子宫次全或全切除术。

(4)应注意纠正血容量及补充凝血物质。

2. 胎盘滞留或残留

(1)胎盘滞留:应迅速在消毒情况下将剥离胎盘取出。

(2)胎盘残留:如用手剥离有困难时,可用有齿卵圆钳及大号钝刮匙,如能在 B 超指引下钳刮,则效果更好,取出物应做病理检查。

(3)植入性胎盘:应及时做好子宫切除的准备。

3. 软产道损伤 及时进行出血点的缝扎止血及裂伤的缝合。

4. 凝血功能障碍 首先排除子宫收缩乏力、胎盘因素、软产道损伤引起的出血,明确诊断后积极输血。

【护理措施】

根据出血程度,临床上对产后出血有预防性处理和治疗性处理。

1.预防产后出血

(1)妊娠期

①加强孕期保健,定期接受产前检查,及时治疗高危妊娠或早孕时终止妊娠。产前检查应做好血液检验,了解每一位孕妇的血型及凝血功能,贫血的孕妇较易发生产后出血,故产前贫血应及时治疗。孕妇若发生胎盘早剥与胎死宫内时应检查血中的纤维蛋白原,备好新鲜血液、凝血酶原复合物或浓缩血浆,以备急需。

②对高危妊娠者,如妊娠期高血压疾病、肝炎、贫血、血液病、多胎妊娠、羊水过多等高危孕妇应提前入院。

(2)分娩期

①第一产程密切观察产程进展,防止产程延长,保证产妇基本需要,避免产妇衰竭状态,鼓励丈夫及其他家人陪伴,必要时给予镇静药以保证产妇的休息。

②第二产程严格执行无菌技术;指导产妇正确使用腹压;适时适度做会阴侧切;胎头、胎肩娩出要慢;胎肩娩出后立即肌内注射或静脉滴注缩宫素,以加强子宫收缩,减少出血。

③第三产程及时娩出胎盘和测量出血量。妥善处理第三产程:胎盘未剥离前不可过早牵拉脐带或按摩、挤压子宫,待胎盘剥离征象出现后,及时协助胎盘娩出,并仔细检查胎盘、胎膜是否完整,并进行测量。若不完整,采取手取胎盘或产后刮宫清理干净。若发生产道裂伤,及时缝合;需要纱布压迫止血时,应使用尾纱(纱布一端带有一段布条),避免遗漏在阴道内,取出尾纱时应注意观察阴道出血情况。

(3)产后期

①产后 2h 内,产妇仍需留在产房观察,因为80%的产后出血是发生在这一时间。要密切观察产妇的子宫收缩、阴道出血及会阴切口情况。定时测量产妇的血压、脉搏、体温、呼吸。

②督促产妇 4~6h 内排空膀胱,以免影响子宫收缩致产后出血。

③早期哺乳,可刺激子宫收缩,减少阴道出血量。

④对可能发生产后出血的高危产妇,注意保持静脉通道通畅,充分做好输血和急救的准备,并做好产妇的保暖。

2.针对原因止血,纠正失血性休克,控制感染。

(1)产后子宫收缩乏力所致大出血,可以通过使用缩宫药、按摩子宫、宫腔内填塞纱布条或结扎血管等方法达到止血的目的。

①按摩子宫。第一种方法:用一手置于产妇腹部,触摸子宫底部,拇指在子宫前壁,其余 4 指在子宫后壁,均匀而有节律地按摩子宫,促使子宫收缩,是最常用的方法(图 68-1);第二种方法:一手在产妇耻骨联合上缘按压下腹中部,将子宫向上托起,另一手握住宫体,使其高出盆腔,在子宫底部进行有节律地按摩子宫,同时间断地用力挤压子宫,使积存在子宫腔内的血块及时排出(图 68-2);第三种方法是:一手在子宫体部按摩子宫体后壁,另一手握拳置于阴道前穹挤压子宫前壁,两手相对紧压子宫并做按摩,不仅可刺激子宫收缩,还可压迫子宫内血窦,减少出血(图 68-3)。

②应用缩宫药:可根据产妇情况采用肌内注射缩宫素 10U 或麦角新碱 0.2~0.4mg,或静脉滴注缩宫药,也可宫体直接注射麦角新碱 0.2mg,以促进宫缩,减少出血(心脏病、高血压患者禁用麦角新

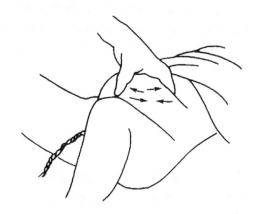

图 68-1　单手按摩子宫法

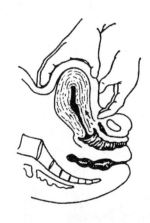

图 68-2　双手按摩子宫法

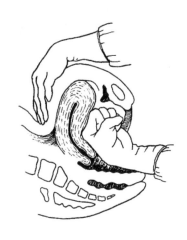

图 68-3　腹部-阴道双手按摩子宫法

碱）。应用后效果不佳者,按医嘱可采用地诺前列酮 0.5～1mg 经腹壁直接注入子宫肌层,使子宫发生收缩而止血。

　　③填塞宫腔:应用无菌纱布条填塞宫腔,有明显局部止血作用。适用于子宫全部松弛无力,虽经按摩及缩宫药等治疗仍无效者。方法为助手在腹部固定宫底,术者手持卵圆钳将无菌脱脂纱布条送入宫腔内,自宫底由内向外紧填于宫腔内。24h 后取出纱布条,取出前应先肌内注射缩宫药。宫腔填塞纱布条后应密切观察生命体征及宫底高度和大小,警惕因纱布条填塞不紧,宫腔内继续出血、积血,而阴道不出血的止血假象。由于宫腔内填塞纱布条可增加感染机会,只有在缺乏输血条件,病情危急时考虑使用。

　　④结扎盆腔血管止血:主要用于子宫收缩乏力、前置胎盘等所致的严重产后出血的产妇,可采用结扎子宫动脉或结扎髂内动脉的方法,必要时行子宫次全切除术。

　　(2)胎盘因素导致的大出血:要及时将胎盘取出,并做好必要的刮宫准备。若为胎盘碎片残留,则以手探查宫腔,取出凝血块及胎盘、胎膜碎片。

如胎盘粘连面积过大或胎盘植入,无法自然剥离,应手术切除子宫,以控制出血。一般胎盘剥离后,血绒毛促性腺激素(hCG)值会下降,若还可测得 hCG,则表示胎盘剥离不全。

　　(3)软产道撕裂伤造成的大出血:止血的有效措施是及时准确地修复缝合。若为阴道血肿,如果面积不大,触痛症状较轻可以局部冷敷止血,24h 后用热敷帮助消除血块;若面积较大,触痛明显,应切开引流,把血块清除干净,结扎出血点,重新缝合。

　　(4)失血性休克的护理:持续监测产妇的生命体征,特别是血压和脉搏,观察皮肤、黏膜、口唇、指甲是否苍白,若血红蛋白≤50g/L,会有发绀现象。产后 2h 内,每 15 分钟观察子宫收缩、阴道出血 1 次,有条件者可应用心电监护仪持续监测生命体征。若急产、胎儿过大、伤口缝合不全、子宫过度膨大(如双胎、羊水过多),产后应密切观察病人的全身情况,监测血压、脉搏、宫缩强度、宫底高度、恶露量及颜色、气味等。

　　(5)留置导尿管并监测尿量,监测每小时尿量、尿比重,尿量每小时<30ml 为休克症状。

　　(6)密切观察阴道出血量、颜色、气味。产后 2h,宫底高度在脐下二指,产后 12h 宫底可上升。产后 2h 内,若子宫底位置在脐上,表示子宫收缩差。

　　(7)督促产妇翻身、活动:产后尽早下床活动,以促进恶露排出,保持子宫收缩良好。

　　(8)产后排尿:膀胱充盈时,影响子宫收缩,产后胎儿娩出,腹压改变,若膀胱充盈麻痹,造成产妇尿潴留,宫底升高引起产后出血。因此必须督促产妇产后 4～6h 排尿,必要时导尿。

（王立新）

第 69 章

阴 道 炎 症

一、滴虫性阴道炎

滴虫性阴道炎是由阴道毛滴虫引起的常见的阴道炎症。

【病因及发病机制】

引起此病的病原体为阴道毛滴虫,它是一种生长在阴道、尿道或尿道旁腺、膀胱、肾盂及男性包皮皱褶、尿道或前列腺中的厌氧性寄生虫。它在不同的环境中都具有较强的生存能力。滴虫适宜在 pH 为 5.2～6.6,温度在 25～40℃的潮湿环境中生长繁殖,在 3～5℃中存活 2h,在 46℃时生存 20～60min,在半干燥的环境中能存活 10h。它具有嗜血及耐碱性。当月经前后、妊娠期或产后等造成阴道环境改变时滴虫得以生长繁殖,而引起阴道炎症的发生。

【传染方式】

1. 通过性交直接传播。

2. 经公共浴池、浴盆、毛巾、衣物、游泳池、坐式便器等间接传播。

3. 医源性传播:通过污染的器械及敷料传播。

【临床表现】

1. 潜伏期　为 4～28d。25%～50%患者感染初期无症状,其中 1/3 将在 6 个月内出现症状。

2. 症状　稀薄的泡沫状白带增多及外阴瘙痒,可伴有烧灼感,疼痛和性交痛,如伴尿道感染时,有尿频、尿急、尿痛或血尿。

3. 体征　阴道黏膜充血;严重者有散状出血斑点;白带呈灰白色、黄白色或黄绿色脓性泡沫状。

【辅助检查】

1. 0.9%氯化钠溶液悬滴法　低倍显微镜下找寻滴虫,阳性率可达 80%～90%。

2. 培养法　可疑者但悬滴法多次未找到滴虫时,可送培养,阳性率可达 98%左右。

3. 聚合酶链反应(PCR)　该方法较培养法简单,且敏感性、特异性与培养法相似。

【治疗要点】

1. 全身用药　口服甲硝唑,治愈率为 90%～95%。

2. 局部用药　甲硝唑泡腾片阴道放药,单独局部用药疗效较差,其治愈率≤50%。

3. 性伴侣治疗　性伴侣需要同时治疗,治疗期间禁止性交。

【护理措施】

1. 一般护理

(1)保持外阴阴道卫生,避免不洁的性生活。

(2)饮食指导:避免进食辛辣等刺激性的食物。

(3)教会病人自我护理的方法,保持外阴清洁干燥,避免交叉感染。

2. 疾病护理

(1)治疗期间勤换内裤,避免性生活。

(2)指导患者注意局部用药前、后手的卫生,减少感染的机会。

(3)指导阴道用药的患者在放药前,用酸性溶液灌洗阴道后再采取下蹲位将药片送入阴道后穹部。

(4)指导患者配偶同时进行治疗,如甲硝唑或替硝唑 2g 顿服,并告知患者口服上述药后需 24h 或 72h 禁酒。

(5)因甲硝唑可透过胎盘到达胎儿体内,故孕 20 周前禁用此药。

(6)哺乳期全身用药,因甲硝唑可通过乳汁排泄,服药期间及服药后 12h 内不宜哺乳。

(7)及时发现用药后的不良反应,并报告医师停药。

3. 健康教育

(1)指导病人配合检查,讲解滴虫的特性,提高滴虫检出率。

（2）告之病人治愈的标准及随访要求。滴虫性阴道炎易于月经期后复发，应在月经干净后复查，连续 3 次滴虫检查阴性者为治愈。

（3）教育病人养成良好的卫生习惯，避免无保护性交，减少疾病的发生。

二、外阴阴道假丝酵母菌病

外阴阴道假丝酵母菌病（VVC）是假丝酵母菌在一定条件下侵犯人体组织引起阴道、外阴的炎症。

【病因及发病机制】

引起外阴阴道假丝酵母菌病的病原体 80％～90％为假丝酵母菌，10％～20％为光滑假丝酵母菌、近平滑假丝酵母菌或热带念珠菌等。假丝酵母菌是一种寄生于阴道、口腔、肠道的条件致病菌。它适宜在温度为 25～40℃、酸性（pH 多在 4.0～4.7）、潮湿环境中生长。当机体抵抗力下降，阴道内糖原增加，阴道 pH 下降或性激素水平增高时，均可引起假丝酵母菌的生长繁殖。常见于妊娠、糖尿病患者及大量接受雌激素或大量应用免疫抑制药治疗者。

【传染途径】

1. 内源性传染：VVC 外阴阴道假丝酵母菌主要通过自身传染。

2. 性交传染：少部分患者可通过性交直接传染。

3. 接触被污染的衣物间接传染。

【临床表现】

1. 症状　外阴瘙痒、灼痛，白带呈豆渣样。

2. 体征　外阴有抓痕，黏膜有白色膜状物，急性期可见糜烂及浅表溃疡。

【辅助检查】

1. 悬滴法　将阴道分泌物涂片滴入 10％氢氧化钾镜下找芽孢和假菌丝，阳性率为 70％～80％。

2. 革兰染色法　阳性率为 80％。

3. 培养法　阳性率很高，多用于难治性 VVC 或复发性 VVC 患者的检查。

【治疗要点】

1. 消除诱因　积极治疗糖尿病，及时停用广谱抗生素、雌激素、皮质类固醇激素。

2. 局部用药　2％～4％碳酸氢钠溶液坐浴或冲洗阴道，并阴道局部上药。

3. 全身用药　适用于未婚无性生活女性；外

出不方便局部用药或月经来潮者。

4. 性伴侣的治疗　对于难治性 VVC、复发性 VVC 患者或性伴侣有真菌性龟头炎者应给予该项治疗。

【护理措施】

1. 一般护理

（1）温水清洗外阴，避免使用刺激性洗液。

（2）保持外阴清洁干燥，非月经期不使用卫生护垫，选择使用棉制且通透性好的内裤。

（3）饮食指导：患病期间避免进食辛辣等刺激性的食物。

2. 疾病护理

（1）基本同滴虫性阴道炎，强调坚持用药，按时复查。

（2）妊娠期合并感染者，为避免胎儿感染，应坚持局部治疗。

（3）患者治疗的同时性伴侣也应进行念珠菌的检查和治疗，以免重复感染。

（4）注意糖尿病患者的血糖变化，消除病因减少刺激。

3. 健康教育

（1）向病人讲解引起外阴阴道假丝酵母菌病发生的因素及疾病治疗护理的相关知识。

（2）为妊娠患病妇女讲解坚持治疗的意义，消除顾虑配合治疗。

（3）教育患者养成良好的卫生习惯，平日切勿进行阴道冲洗。

（4）教育患者避免长期使用或滥用抗生素。

（5）告之患者随访要求是：外阴阴道假丝酵母菌病容易在月经前复发，经过治疗后应在月经前复查阴道分泌物。

三、细菌性阴道病

细菌性阴道病（BV）是生育年龄妇女最常见的阴道感染，它的自然病史表现为自愈性或复发性。未予治疗，部分 BV 患者可自愈，BV 不是性传播疾病，无性经历女性也可发生 BV。

【病因及发病机制】

细菌性阴道病为阴道内菌群失调所致的一种混合感染，当阴道内的优势菌乳酸杆菌减少，其他细菌如加德纳菌、各种厌氧菌等大量繁殖，破坏了正常阴道菌群之间的相互平衡时将引起阴道疾病。

【临床表现】

1. 症状　10％～40％患者无任何症状，有症状者主诉白带增多并有难闻的臭味或鱼腥味。可有轻度外阴瘙痒或烧灼感。

2. 体征　白带为均匀一致的量较多的稀薄白带,阴道黏膜无红肿或充血等炎症表现。

【辅助检查】

1. 氨试验　将阴道分泌物涂抹在玻片上,滴1～2滴氢氧化钾产生烂鱼样腥臭味即为阳性。

2. 线索细胞检查　将阴道分泌物涂抹在玻片上,滴1滴0.9%氯化钠溶液混合后,高倍显微镜下寻找线索细胞,当线索细胞>20%时为阳性。

3. 阴道pH检查　pH在4.7～5.7。

【治疗要点】

无症状者可不予治疗。

1. 全身用药　口服甲硝唑连续服药7d。

2. 局部用药　甲硝唑置于阴道内,连续7d。

3. 性伴侣治疗　对于反复发作或难治性BV患者方给予性伴侣治疗。

4. 妊娠妇女的治疗　因本病在妊娠期有合并上生殖道感染的可能,故对于有无症状的孕妇都应给予治疗。口服甲硝唑连续服药7d。

【护理措施】

1. 一般护理

(1)注意性卫生,避免过频或无保护的性生活。

(2)孕期注意个人卫生,保持外阴阴道卫生。

(3)教会病人自我护理的方法,保持外阴清洁干燥,避免交叉感染。

2. 疾病护理　同滴虫性阴道炎。

3. 健康教育

(1)向病人讲解BV发生的原因及疾病治疗护理的相关知识。

(2)为妊娠患病妇女讲解治疗的必要性,消除其顾虑,使其配合治疗。

(3)教育患者养成良好的卫生习惯,平日切勿进行阴道冲洗。

(4)教育患者洁身自好,避免不洁的性行为。

四、老年性阴道炎

老年性阴道炎常见于自然绝经及卵巢去势后妇女。

【病因及发病机制】

绝经后妇女卵巢功能减退,雌激素水平降低,阴道黏膜萎缩变薄,乳酸杆菌减少,阴道pH上升,局部抵抗力下降,引起致病菌的侵入和繁殖,而引发阴道炎症。

【临床表现】

1. 症状　阴道分泌物增多,白带呈稀薄淡黄色或血性白带,外阴瘙痒、灼热感。

2. 体征　检查见阴道呈老年性改变;上皮萎缩;皱襞消失;上皮平滑;菲薄;阴道黏膜充血;常有小出血点。

【辅助检查】

1. 阴道分泌物检查　显微镜下可见大量白细胞及基底层细胞,无滴虫及念珠菌。

2. 宫颈防癌涂片检查　与子宫恶性肿瘤相鉴别。

3. 局部活组织检查　阴道溃疡者与阴道癌相鉴别。

【治疗要点】

原则:增加阴道抵抗力,抑制细菌的生长繁殖。

1. 增加阴道酸度　1%乳酸或0.1%～0.5%醋酸液冲洗阴道,1/d。

2. 局部用药　甲硝唑200mg,阴道内放药,共用7～10d。

3. 雌激素替代疗法　乳腺癌及子宫内膜癌者禁用。

【护理措施】

1. 一般护理　①注意个人卫生,常换内裤,保持会阴部清洁干燥;②加强锻炼,增强机体抵抗力;③不用过热或有刺激性的清洗液清洗外阴。

2. 疾病护理　基本同滴虫性阴道炎护理常规,由于老年人阴道放药有一些困难,应将放药的方法告之家属或护士按医嘱给药。

3. 健康教育

(1)教育患者养成良好的卫生习惯,尽量避免使用盆浴,必要时专人专盆。

(2)指导患者便后擦拭应遵循从前到后的顺序,防止粪便污染外阴。

(3)教育患者注意性生活卫生,必要时可用润滑剂以减少对阴道的损伤。

五、婴幼儿外阴阴道炎

婴幼儿阴道炎是由大肠埃希菌及葡萄球菌、链球菌、淋菌、滴虫等病原体通过患病母亲或保育员的手、衣物、浴盆、毛巾等引起的炎症,多与外阴炎同时存在。常见于5岁以下幼女。

【病因及发病机制】

婴幼儿外阴未发育,不能遮盖尿道口及阴道前庭,加之缺乏雌激素,阴道上皮较薄,细菌极易侵入;阴道 pH 呈中性适合病原菌的生长和繁殖;婴幼儿卫生习惯不良,大便污染、外阴不洁、外阴损伤或蛲虫感染,阴道异物等都会引起炎症。

【临床表现】

1. 外阴痛痒,患儿烦躁不安、哭闹不止或手抓外阴部。

2. 分泌物增多,外阴、阴蒂、尿道口、阴道口黏膜充血、水肿,有脓性分泌物自阴道口流出。

【辅助检查】

1. 阴道分泌物检查:找滴虫或假丝酵母菌。

2. 阴道分泌物涂片染色做病原学检查。

3. 阴道分泌物做细菌培养。

【治疗要点】

1. 针对病原体选择相应的口服抗生素治疗。

2. 局部用 0.5%～1%乳酸液通过小号导尿管做阴道冲洗。

3. 如有异物,可在麻醉下取出。

【护理措施】

1. 一般护理

(1)保持外阴清洁、干燥,减少摩擦。

(2)避免穿开裆裤,减少污染机会。

(3)养成良好的卫生习惯,便后清洗外阴。

(4)防止交叉感染,专盆专用。

2. 疾病护理　①指导家长对患儿外阴护理;②指导家长用药的方法。

3. 健康教育

(1)教育家长及时治疗所患疾病,防止将病原体传染给孩子。

(2)教会家长对所用物品及双手进行消毒。

（苏世萍　刘春华）

第 70 章

子宫颈炎

宫颈炎症包括宫颈阴道部及宫颈管黏膜炎症，是妇科最常见的疾病，约有50%的已婚妇女患过此病，临床有急性和慢性两种，急性子宫颈炎症常与急性子宫内膜炎或急性阴道炎同时发生，临床上以慢性宫颈炎为常见。

【病因及发病机制】

1. 急性宫颈炎病因及发病机制　常见病因是由淋菌、沙眼衣原体引起的感染。它们均感染宫颈柱状上皮，可累及宫颈黏膜的腺体，并沿着黏膜表面扩散或致浅层感染。以宫颈病变最为明显，淋菌同时还会侵袭尿道上皮、尿道旁腺及前庭大腺；其他病原体如链球菌、葡萄球菌和肠球菌等可直接侵入宫颈间质深部，通过宫颈淋巴管引起急性盆腔结缔组织炎，常见于感染性流产和产褥感染。

2. 慢性宫颈炎病因及发病机制　此病的病原体主要为葡萄球菌、链球菌、大肠埃希菌及厌氧菌，近年来淋菌及沙眼衣原体也已成为常见的病原体。慢性宫颈炎是最常见的妇科疾病，多由急性宫颈炎治疗不彻底转变而来，多见于流产、分娩或手术损伤宫颈后，病原体侵入而引起的感染。此外局部卫生不良或雌激素缺乏以及局部抵抗力差，也会引起慢性宫颈炎。

【临床表现】

1. 急性宫颈炎临床表现　大量脓性白带、腰酸、下腹坠痛、尿频、尿急、体温升高。检查见：宫颈充血、肿大、有脓性白带从宫口流出。

2. 慢性宫颈炎临床表现

(1)症状：白带增多、腰骶部疼痛、盆腔部下坠痛或者不孕、尿路刺激症状。

(2)体征：妇科检查可见宫颈糜烂、肥大，有时质较硬，有时可见息肉、裂伤，外翻及宫颈腺囊肿。

3. 宫颈糜烂分度和分型　根据糜烂面积大小分为3度。

(1)轻度：糜烂面积小于整个宫颈面积的1/3。

(2)中度：糜烂面积占整个宫颈面积的1/3～2/3。

(3)重度：糜烂面积占整个宫颈面积2/3以上。

根据宫颈糜烂的深浅程度分为：单纯型、颗粒型和乳突型。

【辅助检查】

1. 阴道分泌物悬滴法　显微镜下找滴虫及多形核白细胞。

2. 宫颈分泌物涂片检查　行革兰染色查找淋球菌，此法女性患者的检出率低。

3. 培养法　阳性率较高，同时可做药敏试验。

4. 聚合酶链反应(PCR)　此方法灵敏性高，特异性强，是检测和确诊淋病奈瑟菌感染的主要方法。

5. 宫颈脱落细胞学检查　①已婚妇女每年1次宫颈癌筛查；②宫颈及宫颈管炎症需除外恶变者。

【治疗要点】

1. 急性宫颈炎的治疗　针对病原给予全身抗生素治疗，同时禁止性生活。

2. 慢性宫颈炎的治疗　以局部治疗为主。①物理治疗：激光、冷冻、微波；②药物治疗：局部上药；③手术治疗：宫颈锥切术。

【护理问题】

1. 舒适的改变　与腰骶部疼痛及下坠感有关。

2. 焦虑　与月经间期和接触性出血有关。

3. 排尿形态改变　与炎症刺激有关。

4. 知识缺乏　与缺乏相关知识有关。

【护理措施】

1. 急性宫颈炎的护理措施

(1)一般护理：①做好生活护理，保证患者充分休息；②及时更换衣物，保持外阴及阴道清洁；③给予高蛋白、高维生素饮食;④密切观察病情变化,及时给予心理上的关怀。

(2)疾病护理:①积极治疗急性宫颈炎、预防慢性宫颈炎;②遵医嘱针对病原给予全身抗生素治疗,不用局部治疗避免因炎症扩散而引起急性盆腔炎;③注意观察病情变化及用药后反应;④对症护理:体温增高者给予物理降温。

2. 慢性宫颈炎的护理措施

(1)一般护理:①注意个人卫生,保持局部清洁干燥;②指导育龄妇女如何采取避孕措施,减少人工流产的发生。

(2)疾病护理

①药物治疗:a. 指导患者注意局部用药前、后手的卫生,减少感染发生;b. 教会患者正确的放药方法,使药物送达位置准确。

②手术及物理治疗的术前和术后护理。a. 术前:月经干净3~7d,无同房史,无急性生殖器炎症,宫颈防癌涂片正常者方可治疗;做好心理疏导消除患者恐惧心理。b. 术后:保持外阴清洁,每日清洗外阴 2 次;嘱患者于手术后次日晨将阴道内尾纱取出;术后 10d 左右为局部脱痂期,应避免剧烈活动及搬运重物,以免引起出血量过多;禁同房和盆浴 2 个月,并于术后 2 周、4 周、2 个月复查。

3. 健康教育

(1)教育患者养成良好的卫生习惯,避免不洁的及无保护性生活。

(2)评估患者对宫颈炎病因、注意事项的了解程度。

(3)有针对性地对患者进行健康指导。

(4)指导患者局部用药,提高慢性宫颈炎的治疗效果。

(5)指导妇女定期体检,及时发现宫颈病变并给予治疗。

(6)采取预防措施避免分娩时或器械损伤宫颈。

(苏世萍 刘春华)

第71章

盆 腔 炎 症

盆腔炎是女性内生殖器及其周围结缔组织、盆腔腹膜发生的炎症。盆腔炎多发生在性活跃期及未绝经的妇女。炎症可局限一个部位也可累及多个部位。分为急性和慢性两类。急性盆腔炎治疗不及时可引起弥漫性腹膜炎、败血症、感染性休克。甚至危及生命。慢性盆腔炎可反复发作，久治不愈，导致不孕、异位妊娠、慢性盆腔痛，严重影响患者的身心健康和生活质量。

【病因及发病机制】

导致盆腔炎的病原体有两个来源，一个是来自原寄生在阴道的菌群，另一个是来自外界的病原体。当机体抵抗力下降、内分泌失调或组织损伤，性交等外来因素，破坏了阴道正常的生态平衡时，寄生在阴道的菌群上行，成为致病菌引起感染。

急性盆腔炎常见于产后感染、宫腔内手术操作后感染、性生活不洁或过频、经期不注意卫生、邻近器官炎症蔓延等。慢性盆腔炎常见于急性盆腔炎治疗不彻底或机体抵抗力低下病程迁延不愈。以及慢性输卵管、卵巢、盆腔组织的炎症而形成的瘢痕粘连、盆腔充血。

【感染途径】

1. 沿着生殖道黏膜上行蔓延 是非妊娠期和非产褥期盆腔炎的主要感染途径，淋菌及葡萄球菌常沿此途径扩散。

2. 经淋巴系统蔓延 是产褥感染，产后感染及宫内节育器放置后感染的主要途径，厌氧菌、大肠埃希菌、链球菌多沿此途径蔓延。

3. 经血传播 病原体首先侵入身体其他系统后再经血液循环感染生殖器官，为结核菌的主要感染途径。

4. 直接蔓延 腹腔内的其他脏器感染后，直接蔓延到内生殖器，如阑尾炎可直接感染右输卵管引起输卵管炎。

【临床表现】

1. 急性盆腔炎临床表现

(1)症状：下腹痛伴发热，严重者可出现高热、寒战等，消化系统症状(腹膜炎时)，膀胱刺激症状或直肠刺激症状。

(2)体征：患者呈急性病容，体温升高，心率加快。下腹有压痛、反跳痛，宫颈充血有举痛，子宫体增大，有压痛，活动受限，双侧附件压痛明显。

2. 慢性盆腔炎临床表现

(1)症状：下腹坠痛、腰骶部酸痛，月经前后加重；月经量增多，可伴有不孕。

(2)体征：子宫及双侧附件有轻度压痛，子宫一侧或双侧有增厚、压痛，宫骶韧带增粗、变硬、有触痛。

【辅助检查】

1. 宫颈或阴道分泌物检查 有淋菌和(或)结核菌感染。

2. 血液检查 血沉增快，白细胞增高，C反应蛋白增高。

3. 影像学检查 有盆腔或输卵管积液、输卵管卵巢肿物。

【治疗要点】

1. 支持疗法 卧床休息、取半坐卧位以利于脓液积聚于直肠子宫陷凹，给予高热量、高蛋白、高维生素流食，高热者给予物理降温。

2. 抗生素治疗 及时正确的抗生素治疗可清除病原菌，改善症状和体征，减少后遗症。

3. 手术治疗 主要用于治疗抗生素控制不满意的卵巢囊肿或盆腔脓肿。手术方式可选择开腹手术或腹腔镜手术。手术范围，原则上以切除病灶为主，但应根据病变范围、患者年龄、一般情况等全面考虑。

4. 中药治疗 以清热利湿，活血化瘀为主。

5. 物理治疗　改善局部血液循环,促进炎症的吸收和消退。

【护理问题】

1. 高热　与脓肿形成有关。

2. 舒适的改变　与腰骶部疼痛及下坠感有关。

3. 焦虑　与病程长、治疗效果不明显有关。

【护理措施】

1. 急性宫颈炎的护理措施

(1)一般护理:①做好生活护理,保证患者充分休息;②给予高蛋白、高热量、高维生素、易消化的饮食;③及时更换衣裤,保持内衣清洁干燥,避免着凉;④注意患者病情变化,积极给予心理支持;⑤禁止经期性生活;⑥严格执行无菌操作,防止医源性感染。

(2)疾病护理:①协助患者保持半坐卧位,以促进浓液局限,减少炎症扩散。②遵医嘱静脉给予足量抗生素,注意观察输液反应,及时发现电解质紊乱及酸碱平衡失调状况。③对高热患者给予物理降温,注意观察体温变化及不适。④观察病人疼痛的改变,及早发现病情恶化给予积极处理。⑤对腹胀严重的患者给予胃肠减压,注意保持减压管通畅。⑥预防炎症扩散,禁止阴道冲洗,尽量避免阴道检查。⑦为需要手术的患者做好术前准备、术后护理。

2. 慢性盆腔炎的护理措施

(1)一般护理:①为患者提供心理支持,减轻患者心理压力,增强战胜疾病的信心;②指导患者积极锻炼身体,养成良好的卫生习惯,减少疾病的发生。

(2)疾病护理:①指导患者遵医嘱用药,不中途停药,确保疗效;②减轻患者不适,遵医嘱给予镇静、镇痛药,注意观察用药后反应;③为需手术治疗的患者提供术前和术后护理。

3. 健康教育

(1)指导患者保持良好的卫生习惯,注意劳逸结合,增强机体抵抗力,预防慢性盆腔炎急性发作。

(2)做好经期、孕期、产褥期的卫生教育及性卫生指导,避免不洁的性生活,减少性传播疾病,禁止经期性行为。

(3)为患者讲解盆腔炎发病原因及预防复发的相关知识。

(4)做好心理疏导减轻患者心理压力,并取得患者的配合。

(5)指导病人连续彻底用药,防止转为慢性盆腔炎。

(苏世萍　刘春华)

第 72 章

功能失调性子宫出血

功能失调性子宫出血(dysfunctional uterine bleeding,DUB)简称功血,是由于下丘脑-垂体-卵巢轴功能失调而并非器质性病变引起的异常子宫出血。按发病机制可分为无排卵性功血和排卵性功血两大类。前者占70%~80%,多见于青春期及绝经过渡期妇女。后者占20%~30%,多见于育龄妇女。

【病因与发病机制】

1. 无排卵性功能失调性子宫出血 无排卵性功能失调性子宫出血是由于机体受到内部和外部各种异常因素,诸如精神过度紧张、情绪变化、环境气候改变、营养不良、贫血、代谢紊乱、甲状腺、肾上腺功能变异等疾病影响时,通过中枢神经系统引起下丘脑-垂体-卵巢轴功能调节异常,从而导致月经失调。无排卵性功血主要包括青春期功血和绝经过渡期功血,育龄期少见。其发病机制各不相同。

(1)青春期:青春期无排卵功血的主要原因是下丘脑-垂体对雌激素的正反馈反应异常。同时青春期功血患者下丘脑-垂体-卵巢轴尚未成熟,未能建立稳定的周期性调控机制,如果此时受到机体内部和外界等诸多因素的应激刺激或肥胖等遗传因素的影响,就可能引起功血。

(2)绝经过渡期:绝经过渡期无排卵功血的主要原因是,卵巢功能逐渐减退,卵泡逐渐耗尽,剩余卵泡对垂体促性腺激素的反应性减低,雌激素分泌量波动不能形成排卵前高峰,排卵停止。

(3)育龄期:可因某种内外环境刺激,如劳累、应激、流产、手术或疾病等引起短暂阶段的无排卵功血。亦可因肥胖、多囊卵巢综合征、高催乳素血症等长期存在的因素引起持续无排卵性功血。

(4)其他因素:无排卵性功血还与子宫内膜出血的自限性机制缺陷有关,如子宫内膜组织脆性增加、子宫内膜脱落不全、血管结构与功能异常、凝血与纤溶异常、血管舒缩因子异常等。

2. 排卵性功能失调性子宫出血 排卵性功能失调性子宫出血较无排卵性功能失调性子宫出血少见,多发生于生育期妇女,患者有排卵,但黄体功能异常。常见两种类型。

(1)黄体功能不足(luteal phase defect,LPD):黄体功能健全发育的前提是足够水平的FSH和LH,LH/FSH比值以及卵巢对LH的良好反应。而黄体功能不全的因素主要有卵泡发育不良,LH排卵高峰分泌不足,LH排卵峰后低脉冲缺陷。

(2)子宫内膜不规则脱落(irregular shedding of endometrium):又称黄体萎缩不良,是由于下丘脑-垂体-卵巢轴调节功能紊乱或溶黄体机制异常引起黄体萎缩不全,内膜持续受孕激素影响,使子宫内膜不能如期完全脱落。

【临床表现】

1. 无排卵性功能失调性子宫出血 临床上最主要的症状是子宫不规则出血。出血间隔长短不一,短者几日,长者数月,常误诊为闭经;出血量多少不一,出血量少者只是点滴出血,多者大量出血,不能自止,导致贫血或休克。出血期间一般无腹痛或其他不适。体征:贫血貌,盆腔检查子宫大小正常。

2. 排卵性功能失调性子宫出血

(1)黄体功能不足者表现为月经周期缩短,月经频发。有时月经周期虽在正常范围内,但是卵泡期延长,黄体期缩短,故不孕或早孕期流产发生率高。

(2)子宫内膜不规则脱落者,表现为月经周期正常,但经期延长,多达9~10d,且出血量多,后几日常常表现为少量淋漓不断出血。

【辅助检查】

1. 诊断性刮宫 诊断性刮宫简称诊刮,其一方面能刮取内膜组织送病理检查,以明确诊断;另一方面将内膜全部刮净后达到止血的目的,有治疗的作用。为了确定排卵或黄体功能,应在经前期或月经来潮6h内刮宫;若怀疑子宫内膜脱落不全,则应在月经来潮第5～6日刮宫;不规则出血者可随时刮宫。

2. **基础体温测定** 基础体温测定是观察排卵的最简易方法。基础体温呈单项型,提示无排卵。基础体温呈双相型,排卵后体温上升缓慢且幅度低,升高时间短,提示黄体功能不全。基础体温呈双相型,但下降缓慢,提示子宫内膜不规则脱落。

3. **超声检查** 可了解子宫大小、形态,宫腔内有无赘生物,子宫内膜厚度等。

4. **阴道脱落细胞涂片检查** 月经前见底层细胞增生,表层细胞出现角化,整个上皮的厚度增加,提示无排卵性功血。如见到脱落的阴道上皮细胞为中层或角化前细胞,但缺乏典型的细胞堆集和皱褶,提示黄体功能不足。

5. **激素测定** 可通过血、尿标本测定体内的性激素和神经内分泌激素,了解下丘脑-垂体-卵巢轴的功能。

6. **宫腔镜检查** 宫腔镜下可见到子宫内膜情况,在直视下选择病变区域进行活检,比盲目地刮取内膜的诊断方法价值更高。

7. **宫颈黏液结晶检查** 经前检查出现羊齿植物叶状结晶提示无排卵。

【治疗要点】

1. 无排卵性功能失调性子宫出血

(1)一般治疗:轻度贫血者补充铁剂、维生素C和蛋白质,严重贫血者需输血。流血时间长者给予抗生素预防感染。同时加强营养,避免过度劳累和剧烈活动。

(2)药物治疗:青春期及生育期无排卵性功血以止血、调整周期、促排卵为主;绝经过渡期功血以止血、调整周期、减少经量、防止子宫内膜病变为治疗原则。

(3)手术治疗:①刮宫术:适用于急性大出血或存在子宫内膜癌高危因素的功血患者。②子宫内膜切除术(endometrial ablation):适用于经量多的绝经过渡期功血和经激素治疗无效且无生育要求的生育期功血,或对实施子宫切除术有禁忌证的患者。③子宫切除术:适用于药物治疗效果不佳,年龄40岁以上,病理诊断为子宫内膜复杂性增生甚至伴有不典型增生者,由患者和家属知情选择。

2. 排卵性功能失调性子宫出血

(1)黄体功能不足:治疗原则为促进卵泡发育,刺激黄体功能及黄体功能替代。分别应用CC、hCG和黄体酮。CC可促进卵泡发育,诱发排卵,促使正常黄体形成。hCG以促进及支持黄体功能。黄体酮补充黄体分泌黄体酮的不足,用药后使月经周期正常,出血量减少。

(2)子宫内膜不规则脱落:治疗原则为调节下丘脑-垂体-卵巢轴的反馈功能,使黄体及时萎缩,常用药物有孕激素和hCG。孕激素作用是调节下丘脑-垂体-卵巢轴的反馈功能,使黄体及时萎缩,内膜及时完整脱落。hCG有促进黄体功能的作用。

【护理问题】

1. **知识缺乏** 缺乏疾病相关知识。

2. **有体液不足的危险** 与长期月经紊乱有关。

3. **有感染的危险** 与未修复的子宫内膜过久地暴露于环境的机会增加有关。

【护理措施】

1. 一般护理

(1)一般资料评估:询问病史、了解年龄、月经史、婚育史、避孕措施、精神创伤史等。

(2)身体评估:了解功血病人的临床表现。

(3)心理社会评估:评估病人的心理顾虑、焦虑程度等。

(4)心理护理:患者因月经过多或合并经期延长,导致头晕、心慌、全身无力等一系列重度贫血的症状,甚至出现失血性休克,影响了病人正常生活,使之出现恐惧不安的心理状态,从而影响了患者的工作、学习和正常生长发育。护士可通过心理支持,帮助其消除恐惧心理,树立战胜疾病的信心,使其能较好地配合治疗。

2. 疾病护理

(1)对症护理。①维持正常血容量:观察记录生命体征、出血量,遵医嘱执行治疗方案(配血、输血、止血),注意输血反应。②补充营养,注意休息。纠正贫血,补充铁剂、维生素C、蛋白质等。

(2)专科护理。①指导病人严格遵医嘱使用性激素:治疗一般分止血、调整周期、诱发排卵3个阶段。由于应用性激素治疗时,要求严格、疗程较长,服药时间要准确,因此护士要做好药物指导,督促患者按时按量,不停服、漏服,按规定减量。维持量服用时间,按停药后发生撤退性出血的时间,与病人上一次行经时间相应考虑,注意服药期间的不良反应,治疗期间出现阴道出血要及时就诊。②预防感染:监测感染征象,观察体温、脉搏、腹痛及血常规结果等,及时发现并报告医师处理。做好会阴护理,合理使用抗生素。③介绍疾病知识:使患者及家属了解疾病知识,积极配合治疗。④观察阴道出血量、出血持续时间、颜色,腰痛的部位、性质。保留会阴垫以备检查。重度贫血患者或出血增多者,遵医嘱及时测量出血量,监护生命体征变化,观察全身情况的变化,有异常情况及时处理。

3. 健康教育

(1)术前、术后指导:急性大出血的患者可行刮宫术,术前对患者讲解手术的安全性与必要性,以提高患者对手术的认知。术后嘱患者卧床休息,观察阴道出血,记录病人的生命体征。

(2)饮食指导:给予健康补血的食物,高蛋白、高维生素、高热量及含矿物质铁和钙的饮食,如奶制品、蛋、禽类、动物肝、菠菜、豆类食物等,以纠正贫血,改善体质。

(3)个人卫生指导:注意经期卫生,防止上行感染,指导患者勤换内裤及月经垫,每日用温水冲洗外阴部,严禁坐浴,保持外阴清洁,防止感染。

(4)活动指导:保证患者充分休息,体位变换时注意防止发生直立性低血压;出血较多的患者要绝对卧床休息,以减少盆腔充血。

(5)出院指导:指导患者出院后遵医嘱服药,注意个人卫生,并告之复诊时间。

(汪京萍　刘春华)

第73章

痛　经

痛经（dysmenorrhea）是指月经期发生在下腹部的一种痉挛性疼痛，为妇科最常见的症状之一，可在行经前后或月经期出现下腹疼痛坠胀、腰酸或合并头痛、乏力、头晕、恶心等其他不适，影响生活和工作。常发生在年轻女性，其发生率约为50%，其中15%的严重痛经限制了患者的日常活动。痛经分原发性和继发性两类，原发性痛经是无盆腔器质性病变的痛经，前者又称功能性痛经，多发生于初潮的几年内；继发性痛经通常是器质性盆腔疾病的后果，又称器质性痛经，如子宫内膜异位症、生殖道畸形、盆腔炎或宫颈狭窄等引起的痛经。本节只讨论原发性痛经。

【病因及发病机制】

原发性痛经多见于青少年期，病因和病理生理并未完全明了，其疼痛与子宫肌肉活动增强所导致的子宫张力增加和过度痉挛性收缩有关。主要有以下几种解释。

1. 前列腺素合成与释放异常　许多研究表明，子宫合成和释放前列腺素增加是原发性痛经的主要原因。其中PGF2α使子宫肌层及小血管过强收缩，甚至痉挛而出现痛经，因此原发性痛经仅发生在有排卵的月经期。PGF2α进入血循环引起胃肠道、泌尿道等处的平滑肌收缩，从而引发相应的全身症状。

2. 子宫收缩异常　正常月经周期子宫的基础张力小，收缩协调。痛经时，子宫平滑肌不协调收缩，子宫张力升高，造成子宫血流量减少，供血不足，导致厌氧代谢物积蓄，刺激C类疼痛神经元，发生痛经。

3. 血管升压素及缩宫素的作用　月经期妇女体内血管加压素的水平升高造成子宫过度收缩及缺血，引发痛经。

4. 精神、神经因素　内在或外来的应激可使机体痛阈降低，精神紧张、焦虑、恐惧、寒冷刺激、经期剧烈运动以及生化代谢产物均可通过中枢神经系统刺激盆腔疼痛纤维。

5. 遗传因素　女儿与母亲发生痛经有相关关系。

6. 其他因素　白介素被认为会增加子宫纤维对疼痛的敏感性；垂体后叶加压素可能导致子宫肌层的高敏感性，减少子宫血流，引发痛经。

【临床表现】

原发性痛经经常发生在年轻女性，初潮后6～12个月开始，30岁后发生率下降。患者于月经来潮前数小时即感疼痛，经期疼痛逐步或迅速加剧，持续数小时，甚至2～3d。疼痛多数位于下腹中线或放射至腰骶部、外阴与肛门，少数人，甚的疼痛可放射至大腿内侧。疼痛的性质以胀坠痛为主，重者呈痉挛性。可伴随恶心、呕吐、腹泻、头晕、乏力等症状，严重时面色发白、四肢厥冷、出冷汗。妇科检查无异常发现，偶有触及子宫过度的前倾前屈或过度的后倾后屈位。

【治疗要点】

主要目的是缓解疼痛及其伴随症状。

1. 一般治疗　应重视精神心理治疗，阐明月经期轻度不适是生理反应。必要时给予镇痛、镇静、解痉治疗。低脂的素食和鱼油可以减少一些妇女的痛经。

2. 药物治疗

（1）抑制排卵药物：适用于要求避孕的患者，其原理可能是通过抑制下丘脑-垂体-卵巢轴，抑制排卵，从而预防痛经。约有50%的原发性痛经可完全缓解，90%明显减轻。

（2）前列腺素合成酶抑制药：适用于不要求避孕或对口服避孕药效果不好的原发性痛经患者。其原理是通过阻断还氧化酶通路抑制PG合成，达到治疗痛经的效果。有效率为 60%～90%。

(3)钙拮抗药:可干扰钙离子通过细胞膜,并阻止钙离子由细胞释放,从而抑制子宫收缩。

3.手术治疗

(1)宫颈管扩张术:适用于已婚宫颈管狭窄的患者。

(2)骶前神经切断术:对于顽固性痛经患者,最后可选骶前神经切断术,33%的痛经可减轻。

【护理评估】

1.一般资料评估 了解病人的年龄、月经史与婚育史,询问与诱发痛经相关的因素,疼痛与月经的关系,疼痛发生的时间、部位、性质及程度,是否服用镇痛药缓解疼痛,用药量及持续时间,疼痛时伴随的症状以及自觉最能缓解疼痛的方法和体位。

2.身心评估 一般妇女对痛经不适都能耐受,但对此不适的反应因人而异,个性不同的人对事物的看法不同,痛阈和耐痛阈也有差异,而且对痛的表达方式或行为反应也不相同。情绪不稳定与精神质的人,对事物可能有过强的、偏激的反应,对月经期出现的轻微下腹部不适应强烈,缺乏足够的认识,夸大疼痛,紧张、焦虑和抑郁。较长时间的焦虑和身体上的不适,刺激内分泌轴,通过肾上腺皮质释放皮质激素,垂体后叶分泌升压素、缩宫素增多,引起子宫过度收缩,局部缺血,疼痛加重。痛经患者不仅收缩压力高于正常妇女,而且收缩后不能完全松弛,造成痛经-消极情绪反应的恶性循环。

【护理问题】

1.疼痛 与痛经有关。

2.恐惧 与长期痛经造成的精神紧张有关。

【护理措施】

1.心理护理 关心并理解病人的不适和恐惧心理,阐明月经期可能有一些生理反应如小腹坠胀和轻度腰酸,讲解有关痛经的生理知识,疼痛不能忍受时提供非麻醉性镇痛治疗。

2.疾病护理

(1)对症护理:①腹部局部热敷和进食热的饮料,如热汤或热茶;②遵医嘱给予镇痛药物,必要时

还可配合中医中药治疗。

(2)专科护理

①进行心理疏导和耐心的心理卫生指导,以解除患者的心理压力和缓解情绪紧张。

②应用生物反馈法:增加病人的自我控制感,使身体放松,以解除痛经。

③纠正不良的饮食习惯,按时吃早餐,不吃冷饮、零食,少吃有刺激性的食物特别是经期尤为重要。

④保暖:患者在经期应保持身体暖和,可以多喝热水,也可在腹部放置热水袋。这样会加速体内的血液循环并松弛肌肉,尤其是可使痉挛、充血的骨盆部位得到放松,从而收到缓解痛经的效果。

⑤可服用镇痛药,痛经患者在疼痛发作时可对症处理,可服用阿司匹林及对乙酰氨基酚(扑热息痛)来缓解疼痛。

⑥适当进行体育锻炼:女性在月经期间可进行适宜的运动,同时应注意缩短运动的时间,在运动时应放慢速度、减少运动量,一般以不感到特别劳累为宜。

3.健康教育

(1)饮食指导:注意经期的营养应以清淡、易消化的食物为主,应尽量少食多餐,多吃蔬菜、水果、鸡肉、鱼肉等食物,避免食用辣椒、生葱、生蒜、胡椒、烈性酒等生冷、刺激性食物。

(2)避免摄入咖啡因:咖啡因可使女性神经紧张、加重痛经的症状。患有痛经的女性应尽量少食含有咖啡因的食物,如咖啡、茶、巧克力等。

(3)避免参加过重体力劳动和剧烈的体育活动。

(4)注意经期卫生,保持外阴部清洁,预防感染。

(5)注意保暖,避免受凉。

(6)保证足够的睡眠,生活有规律,可消除恐惧焦虑和各种心理负担。

(7)加强体育锻炼,提高自身素质。

(汪京萍 刘春华)

第74章

经前期综合征

经前期综合征(premenstrual syndrome，PMS)是指在月经前周期性发生的影响妇女日常生活和工作、涉及躯体精神及行为的症候群，月经来潮后，症状自然消失。伴有严重情绪不稳定的经前期综合征称为经前焦虑性障碍。80%的PMS发生在生育年龄的妇女，发病率为2.5%～5%。

【病因及发病机制】

PMS的病因尚不清楚，推测与环境压力、个人的精神心理特征、中枢神经递质与卵巢类固醇激素的相互作用以及前列腺素水平的变化有关。

1. 脑神经递质学说 研究发现一些与应激反应及控制情感有关的神经递质如5-羟色胺、阿片肽、单胺类等在月经周期中对性激素的变化敏感。

2. 卵巢激素学说 PMS症状与月经周期黄体期黄体酮的撤退变化相平行，因而认为中、晚黄体期黄体酮水平的下降或雌/孕激素比值的改变可能诱发PMS。但近年的研究并未发现PMS患者卵巢激素的产生与代谢存在异常。

3. 精神社会因素 临床上PMS患者对安慰剂的治愈反应高达30%～50%，接受精神心理治疗者也有较好疗效，表明患者精神心理因素与PMS的发生有关。

4. 前列腺素作用 前列腺素可影响钠潴留、精神行为、体温调节及许多PMS的有关症状，前列腺素合成抑制药能改善PMS躯体症状，但对精神症状的影响尚不肯定。

5. 维生素B_6缺乏 维生素B_6是合成多巴胺和5-羟色胺的辅酶，对减轻抑郁症状有效。

【临床表现】

典型PMS症状出现于经前1～2周，逐渐加重，至月经前2～3d最为严重，月经来潮后迅速减轻直至消失，有周期性和自止性的特点。多见于25～45岁妇女，主要表现为周期性出现的易怒、抑郁和疲劳，伴有腹部胀满、四肢水肿、乳房触痛。主要症状归纳为3个方面。

1. 精神症状 可有焦虑型和抑郁型两种类型，表现为：易怒、焦虑、抑郁、情绪不稳定、疲乏以及饮食、睡眠、性欲改变。

2. 生理症状 主要表现为：头痛、乳房胀痛、腹部胀满、肢体水肿、体重增加、运动协调功能减退。

3. 行为改变 主要表现为：思想不集中，工作效率低，意外事故倾向，易有犯罪行为或自杀意图。

【治疗要点】

先采用心理疏导及饮食治疗，若无效可给予药物治疗。

1. 心理疏导 帮助患者调整心理状态，保持良好的精神状态，认识疾病并建立勇气及自信心，可以缓解一部分患者的病情。

2. 饮食治疗 选择高糖类低蛋白饮食，限制盐及咖啡的摄入量，补充维生素E、维生素B_6和微量元素镁。

3. 药物治疗 以解除症状为主，如利尿、镇静、镇痛等。常用药物有镇静药(艾司唑仑)、抗抑郁药(氟西汀)、利尿药(螺内酯)、激素(孕激素)和溴隐亭及维生素B_6。

【护理评估】

1. 一般资料评估 询问患者既往生理、心理方面的疾病史，既往妇科、产科等病史，排除精神病及心、肝、肾等疾病引起的水肿。

2. 身体评估 了解患者经前是否有乳房胀痛不适、水肿、体重增加、腹胀、疲劳、腰背疼痛、头痛等经前期综合征的症状。

3. 心理社会评估 PMS的发生、发展与心理社会因素有着密切联系，经历较多负性心理应激和较少的社会支持，PMS妇女心理健康状况较差，并存在着一定的人格缺陷，即情绪不稳定、不良个性和适应不良性应付方式。

【护理问题】

1. 焦虑　与对疾病的担心有关。

2. 体液过多　与体内激素失调有关。

【护理措施】

1. 心理护理　月经期的疼痛或羞耻感使得一些妇女对月经出血异常反感,由此产生的恐惧、担心、害怕心理,又增加了她们对经前主诉和适应不良性逃避习性的易感性。这是由于这些妇女把月经看成是一种持久的反复发作的不良事件有关。实际上,PMS患者的多数症状是其固有心理特征的表现,是她们不能有效地适应环境和控制自我的表现。

2. 疾病护理

(1)配合医生指导患者进行应付技巧训练、生物反馈、放松训练及合理化情绪疗法等。采取积极的社会心理干预措施,有效开展 PMS 妇女心理咨询及其干预,提高 PMS 妇女生活及其生存质量,心理健康。

(2)饮食指导:减少盐、糖、乙醇和咖啡因的摄入,增加糖类的摄入。在黄体后期给予高糖类与低蛋白质饮食,可改善抑郁、紧张、易怒、悲伤、全身乏力、敏感及迟钝症状。

(3)活动指导:进行有氧运动,例如舞蹈、慢跑、游泳等。有氧运动可致内啡肽增高,可能改善情绪症状。

(4)药物指导:遵医嘱指导病人正确使用药物。

3. 健康教育　向病人和家属讲解可能造成经前期综合征的原因、识别诱发因素和目前处理措施,指导病人记录月经周期,帮助病人获得家人的支持,增加女性自我控制的能力。

(汪京萍　刘春华)

第 75 章

围绝经期综合征

围绝经期(perimenopausal period)是指妇女自生殖年龄过渡到无生殖年龄的生命阶段,包括从出现与绝经有关的内分泌、生物学和临床特征起,至最后 1 次月经后 1 年。绝经综合征(menopausal syndeome,MPS)是指妇女绝经前后出现性激素波动或减少所致的一系列躯体及心理症状。是每一个妇女生命进程中必然发生的生理过程。

绝经可分为自然绝经(natural menopause)和人工绝经(induced menopause)两种。自然绝经是由于卵巢卵泡活动的丧失引起月经永久停止,无明显病理或其他生理原因。实践中将 40 岁或以后自然绝经归为生理性,40 岁以前月经自动停止为过早绝经,视为病理性。人工绝经是指手术切除双卵巢(切除或保留子宫)或因其他方法停止卵巢功能(如化学治疗或放射治疗)。单独切除子宫而保留一侧或双侧卵巢者,不作为人工绝经,判断绝经,主要根据临床表现和激素的测定。人工绝经较自然绝经更易发生围绝经期综合征。

【病因及发病机制】

绝经年龄的早晚与卵泡的储备数量、卵泡消耗量、营养、地区、环境、吸烟等因素有关,而与教育程度、体形、初潮年龄、妊娠次数、末次妊娠年龄、长期服用避孕药等因素无关。

1. 内分泌因素 卵巢功能减退,血中雌-孕激素水平降低,使正常的下丘脑-垂体-卵巢轴之间平衡失调,影响了自主神经中枢及其支配下的各脏器功能,从而出现一系列自主神经功能失调的症状。在卵巢切除或放疗后雌激素急剧下降,症状更为明显,而雌激素补充后可迅速改善。

2. 神经递质 血 β-内啡肽及其自身抗体含量明显降低,引起神经内分泌调节功能紊乱。神经递质 5-羟色胺(5-HT)水平异常,与情绪变化密切相关。

3. 种族、遗传因素 个体人格特征、神经类型,以及职业、文化水平均与绝经期综合征的发病及症状严重程度可能有关。围绝经期综合征病人大多神经类型不稳定,且有精神压抑或精神上受过较强烈刺激的病史。另外,经常从事体力劳动的人发生围绝经期综合征的较少,即使发生症状也较轻,消退较快。

【临床表现】

约 2/3 的围绝经期妇女出现临床症状。

1. 月经改变 月经周期改变是围绝经期出现最早的临床症状,多数妇女经历不同类型和时期的月经改变后,逐渐进入闭经,而少数妇女可能突然绝经。月经改变的形式取决于卵巢功能的变化。

2. 血管舒缩症状 主要表现为潮热、出汗,是围绝经期最常见且典型的症状。约 3/4 的自然绝经或人工绝经妇女可出现。病人感到起自胸部向颈及面部扩散的阵阵上涌的热浪,同时上述部位皮肤有弥散性或片状发红,伴有出汗,汗后又有畏寒。持续时间短者 30s,长则 5min,一般潮红与潮热同时出现,多在凌晨乍醒时、黄昏或夜间,活动进食、穿衣、盖被过多等热量增加的情况下或情绪激动时容易发作,影响情绪、工作、睡眠,病人感到异常痛苦。此种血管舒缩症状可历时 1 年,有时长达 5 年或更长。自然绝经者潮热发生率超过 50%,人工绝经者发生率更高。

3. 精神神经症状 焦虑、抑郁、多疑、缺乏自信、注意力难以集中、烦躁易怒、恐怖感均可发生于围绝经期女性。围绝经期是抑郁症高发的时期,卵巢激素低落是造成这一现象的主要原因,社会经济状况、家庭生活和自身健康状况也对这些心理症状产生了重要影响。

4. 心血管症状 一些绝经后妇女血压升高或血压波动;心悸时心率不快、心律失常,常为期前收缩,心电图表现为房性期前收缩,或伴有轻度供血不足的表现。绝经后妇女冠心病发生率及心肌梗死的病死率也随年龄增长而增加。

5. 泌尿生殖道症状 主要表现为泌尿生殖道萎缩,外阴瘙痒、阴道干燥疼痛、性交困难、子宫脱垂;膀胱、直肠膨出;排尿困难,尿急,压力性尿失禁,反复发作的尿路感染。

6. 骨质疏松 妇女从围绝经期开始,骨质吸收速度大于骨质生成,促使骨质丢失而骨质疏松。骨质疏松出现在绝经后 9～13 年,约 1/4 的绝经后妇女患有骨质疏松。患者主诉为不同程度、不同部位的骨骼和关节疼痛,常伴有腰腿乏力、下肢痉挛,翻身、行走、弯腰、下蹲等活动受到限制或困难。骨质疏松严重时,反复发生骨折,甚至轻微外力即可导致骨折,出现剧烈骨痛和肢体活动受限。

7. 皮肤和毛发的变化 皮肤皱纹增多,毛发脱落,面部和手臂色素沉着;上皮菲薄,皮肤干燥、瘙痒,易受损伤。

8. 视力下降 绝经后视力下降,眼睛干、红、反复出现干性眼炎。

9. 老年性痴呆 一种神经退行性疾病,表现在脑功能逐渐衰退,造成记忆力受损并严重影响日常生活。

【辅助检查】

1. 激素测定 绝经过渡期 FSH>10U/L,提示卵巢储备功能下降,FSH>40U/L 提示卵巢功能衰竭。

2. B超检查 排除子宫、卵巢肿瘤,了解子宫内膜厚度。

3. 影像学检查 测定骨密度等,确诊有无骨质疏松。

4. 子宫内膜病理检查 除外子宫内膜肿瘤。

【治疗要点】

2/3 的围绝经期妇女出现综合征,但由于精神状态、生活环境各不相同,其轻重差异很大,有些妇女不需任何治疗,有些只需要一般性治疗,就能使症状消失,少数妇女需要激素替代治疗才能控制症状。

1. 一般治疗 围绝经期精神症状可因神经类型不稳定或精神状态不健全而加剧,故应进行心理治疗。心理治疗是围绝经期治疗的重要组成部分,它使围绝经期妇女了解围绝经期是自然的生理过程,以积极的心态适应这一变化。必要时可辅助使用适量的镇静药以助睡眠,谷维素可调节自主神经

功能,治疗潮热症状。为预防骨质疏松,应坚持体育锻炼,增加日晒时间,饮食注意摄取足量蛋白质及含钙丰富食物,并补充钙剂。

2. 激素替代治疗(hormone replacement therapy,HRT) 绝经综合征主要是卵巢功能衰退,雌激素减少引起,HRT 是为解决这一问题而采取的临床医疗措施。在有适应证、无禁忌证的情况下,科学、合理、规范地用药并定期监测。

(1)适应证:①绝经相关症状;②泌尿生殖萎缩的问题;③低骨量及绝经后骨质疏松症。

(2)禁忌证:①已知或怀疑妊娠;②原因不明的阴道出血或子宫内膜增生;③已知或怀疑患有乳腺癌;④已知或怀疑患有与性激素相关的恶性肿瘤;⑤6 个月内患有活动性静脉或动脉血栓栓塞性疾病;⑥严重肝、肾功能障碍;⑦血卟啉症、耳硬化症、系统性红斑狼疮;⑧与孕激素相关的脑膜瘤。

(3)用药时机:在卵巢功能开始减退及出现相关症状后即可应用。

(4)药物种类:①雌激素,如雌二醇、戊酸雌二醇、雌三醇等;②孕激素,如炔诺酮、甲羟孕酮等;③雌、孕、雄激素复方药物,如利维爱等。

(5)用药途径:有经肠道和非肠道两种,各有优缺点,可根据病情及病人意愿选用。

【护理评估】

1. 一般资料评估 详细询问并记录病史,包括月经史、生育史、肝病、高血压、其他内分泌腺体疾病等。了解患者的年龄职业和文化程度等;了解患者的家庭状况,如患者在家庭中的地位、家庭成员关系及经济收入等。

2. 身体评估 进行全身状况的体格检查,包括精神状态、贫血程度、出血倾向、高血压程度及症状、肺部及泌尿系统检查,皮肤、毛发改变,乳房萎缩、下垂等。

3. 心理评估 患者的心态千差万别,复杂多变,通过观察了解患者病情,掌握患者的心理需要,满足其合理部分,对不合理部分给予正确引导。

【护理措施】

1. 心理护理 提供精神心理支持,解除病人的思想顾虑。向病人讲解清楚更年期是一个生理现象,更年期综合征是一过性的病理现象,经过一段时期,通过神经内分泌的自我调节,达到新的平衡,症状就会消失。应与病人建立良好的护患关系,倾听她们的诉说,并给予充分的理解和支持。同时,向周围人特别是家属讲解更年期综合征的有关知

识,对病人出现的不良情绪应予谅解,避免冲突,帮助患者安全度过更年期。

2. 疾病护理

(1)对症护理

①血管舒缩失调症状的护理:鼓励患者参加有益身心健康的活动,以转移注意力、消除心理症状。提醒患者衣被冷暖要适度,发热、出汗时不可过度地减少衣服,适当进食冷饮,症状消失后要立即增加衣被。病室宜清静,空气要新鲜,光线勿过强。饮食在避免辛辣油腻刺激、不易消化的前提下,提倡增加食物的花样品种,强调食物的色、香、味,以增进患者食欲,顺从患者的心意。

②泌尿生殖系统症状的护理:注意个人卫生,保持皮肤、阴部清洁,温水洗浴,内裤勤换洗并于阳光下暴晒。鼓励患者多饮水以冲洗尿道,减轻炎症反应,症状严重者应卧床休息。此外,应保持和谐的性生活,注意避孕。饮食应富于营养易于消化,勿食生冷、隔餐饭菜及辛辣刺激食物。

③心血管系统症状的护理:要合理安排工作,劳逸结合;清淡饮食,少食高脂、高糖食物,绝对禁烟忌酒,以保护心血管的功能。

④皮肤症状的护理:避免皮肤冻伤、烧伤;外出行动小心谨慎,以免造成创伤难愈合;常食新鲜易消化的蔬菜、瓜果,多进含钙、蛋白质、维生素丰富的食物。

⑤保证充足睡眠:指导患者注意安排好工作、生活与休息,睡眠时间要充足。对于心悸、失眠者应保持周围环境的安静舒适,光线柔和,避免声、光、寒冷等刺激,睡前避免喝浓茶、咖啡,看紧张、刺激的小说或电视等。

(2)专科护理

①指导正确用药:近年来国内外多项研究成果表明补充雌激素类药物治疗是针对病因的预防性措施。因此,应让患者了解雌激素替补治疗的机制、药物剂量、用药途径及不良反应,告诫患者严格按医嘱用药。并定期随访指导用药。调整用药量以适合个体的最佳用药量,防止不良反应的发生。

②补充营养:饮食上注意荤素搭配、粗细搭配,多食蔬菜和水果。由于更年期妇女易发生骨质疏松,应给予蛋白质饮食,如豆类、鱼、牛奶、瘦肉等,必要时补充钙剂,应让其到户外活动、晒太阳等,以补充骨钙的丢失。

③积极参加体育活动:保持心情舒畅,指导病人参加适当的体育活动,如:跑步、打太极拳、羽毛球、散步等,并选择适合自己的运动方式。研究表明:适度的运动可减轻思想压力,消除紧张情绪。也可以听音乐,跳舞等分散注意力,以缓解身体的不适。

④情绪疗法:可培养患者做各种适合自己的工作,从而取得心理平衡。

(汪京萍 刘春华)

参考文献

[1] 丰有吉.妇产科学.2版.北京:人民卫生出版社,2006:2098-3098.

[2] 董悦,魏丽惠.妇产科学.北京:北京大学医学出版社,2003:355-380.

[3] 郑修霞.妇产科护理学.北京:北京医科大学出版社,2000:174-182.

[4] 王艳荣.青春期功血患者的健康教育及效果观察.实用全科医学,2008,6(4):386.

[5] 李风云,祁桂杰,朱玉梅.为绝经期功能失调性子宫出血的护理.现代护理,2007,4(29).

[6] 毛亚明.11例功血患者的护理体会.中国现代药物应用,2010,4(3):217-218.

[7] 韩蓁,金辉,李芬,等.青春期原发性痛经与情绪、个性关系的研究.中国行为医学科学,2000,9(5):343-345.

[8] 劳金美,谭晓燕,刘小宁,等.青春期女性心理健康状况2 523例调查分析.中国妇幼保健,2004,19:85-86.

[9] 秦朋爱,王维燕.妇女更年期综合征的心理特点及护理.哈尔滨医药,2004,24(3):77.

[10] 李和平.更年期综合征的饮食调护.现代中西医结合杂志,2003,12(9):2106-2107.

[11] 叶伟贞.女性更年期综合征的健康宣传教育指导.中国性科学,2006,15(7):42.

[12] 沈犁.围绝经期妇女的现存问题及护理对策.解放军护理杂志,2007,24(8A):53-55.

第76章

葡 萄 胎

葡萄胎是因妊娠后胎盘绒毛滋养细胞增生、间质水肿，而形成大小不一的水疱，水疱相互间有细蒂相连成串，形似葡萄而得名。葡萄胎可分为完全性葡萄胎和部分性葡萄胎。

葡萄胎可发生在生育期任何年龄的妇女，其病变局限于子宫腔内，不侵入肌层，也不发生远处转移，是一种良性滋养细胞疾病。其病理特点为滋养细胞呈不同程度的增生，同时绒毛间质水肿；间质内血管消失，但部分性葡萄胎的绒毛血管不一定完全消失。病变的绒毛失去吸收营养的作用，致使胚胎早期死亡。由于部分性葡萄胎患者尚存部分正常绒毛，胚胎可能存活。

【病因】

葡萄胎的发病原因尚不完全清楚。目前认为可能与种族、营养状况、社会经济因素、病毒感染、卵巢功能失调、细胞遗传异常及免疫功能等有关。

【临床表现】

1. 病史　100%的患者有停经史，停经时间4~37周，平均为12周。

2. 症状

(1)停经后阴道出血：是最常见的症状。多数患者在停经8~12周发生不规则阴道出血，开始量少，呈咖啡色黏液状或暗红色血样，以后出血量逐渐增多，时出时停。若葡萄胎组织从脱膜剥离，可发生阴道大量出血，导致休克，甚至死亡。阴道出血时间长未及时有效治疗的患者可导致贫血及继发感染。

(2)子宫异常增大、变软：由于葡萄胎的迅速增长以及宫腔内出血，子宫体积一般增长较快，约有50%以上的患者子宫大于相应月份的正常妊娠子宫且质地极软。1/3的患者子宫大小与停经月份相符。少数患者子宫小于停经月份，其原因可能与水疱退行性变、停止发育有关。

(3)卵巢黄素化囊肿：由于大量 hCG 刺激卵巢，卵泡内膜细胞发生黄素化而形成囊肿，称卵巢黄素化囊肿。常为双侧，也可是单侧，囊肿大小不等，表面光滑，活动度好，切面为多房，囊壁薄，囊液清。其一般不产生症状，偶因急性扭转而致急腹症。黄素化囊肿在葡萄胎清除后，随着 hCG 水平下降，于2~4个月自然消失。

(4)妊娠呕吐及妊娠高血压综合征：由于增生的滋养细胞产生大量 hCG，因此患者呕吐往往比正常妊娠严重且持续时间长。发生严重呕吐且未能及时纠正时可导致水、电解质平衡紊乱。又因患者子宫增长速度较快，子宫内张力大，患者在妊娠早、中期即可出现妊娠高血压综合征，葡萄胎患者在孕24周前即可出现高血压、水肿、蛋白尿，而且症状严重，容易发展为先兆子痫。

(5)腹痛：由于子宫急速扩张而引起下腹阵发性疼痛，其常发生在阴道出血前，疼痛一般不剧烈，可耐受。但如是黄素化囊肿急性扭转则为急腹痛。

【辅助检查】

1. 绒毛膜促性腺激素(hCG)测定　葡萄胎患者由于滋养细胞增生，产生大量 hCG，血清中 hCG 滴度高于相应孕周的正常值，而且在停经8~10周或以后，随着子宫增大仍继续持续上升。但少数葡萄胎患者，特别是部分性葡萄胎患者血清中 hCG 水平升高不明显。常用的 hCG 测定方法是血 β-hCG 放射免疫测定。葡萄胎时血 β-hCG 在100kU/L 以上，常超过 1 000kU/L，且持续下降。

2. 超声检查　B 型超声是诊断葡萄胎的重要辅助手段。完全性葡萄胎典型的超声影像学表现为子宫明显大于相应孕周，无妊娠囊或胎心搏动，宫腔内充满不均质密集状或短条状回声，呈"落雪状"，若有较大的水疱则形成大小不等的回声区，呈"蜂窝状"。常可见两侧或一侧卵巢囊肿。部分性葡萄胎宫腔内可见由水疱状胎块所引起的超声图像的改变及胎儿或羊膜腔,胎儿常合并畸形。

【治疗方法】

1. 清除宫腔内容物 葡萄胎的诊断一经确定后,应立即给予清除。清宫前应做好全身检查,注意有无休克、子痫前期、甲状腺功能亢进、水和电解质紊乱及贫血等。必要时要先对症处理,稳定病情后再行清宫术。清除葡萄胎时应注意预防出血过多、穿孔及感染,并应尽可能减少以后恶变的机会。

2. 预防性化疗 葡萄胎患者是否进行预防性化疗尚存在争议,建议对有高危因素的患者给予预防性化疗,其余的患者则进行严密的随诊。高危因素包括:①年龄>40 岁;②葡萄胎排出前 β-hCG 值异常升高(>100 000U/L);③葡萄胎清除后,hCG 下降曲线不呈进行性下降,而是降至一定水平后即持续不降或始终处于较高值;④子宫明显大于停经月份;⑤黄素化囊肿直径>6cm;⑥第二次清宫仍有滋养细胞高度增生;⑦无条件随访者。预防性化疗一般选用单药化疗,如氟尿嘧啶(5-FU)、放线菌素 D(KSM)、甲氨蝶呤(MTX)等。

3. 卵巢黄素化囊肿的处理 因黄素化囊肿在葡萄胎排出后可自行消退,一般不需处理。若发生急性扭转,可在 B 超下或腹腔镜下进行穿刺吸出囊液,如囊肿发生坏死,则需做患侧附件切除术。

4. 子宫切除术 单纯切除子宫只能去除病变侵入局部组织的危险,不能防止转移的发生。对于年龄超过 40 岁,无生育要求的患者可行全子宫切除术,保留附件;子宫小于妊娠 14 周可直接进行子宫切除术,若子宫超过孕 14 周大小,应考虑吸出葡萄胎组织后再行子宫切除术。

【护理评估】

1. 病史 采集个人既往史、家族病史,特别是有无滋养细胞疾病史。个人的月经史、生育史。

2. 身心状况 此次妊娠的反应情况,有无恶心、呕吐,呕吐的程度。有无阴道出血,阴道出血量、质、时间,是否有水疱状物排出。患者有无妊娠高血压综合征症状。有无腹部的不适感或阵发性隐痛。评估患者及家属的心理状况,有无焦虑或恐惧等情绪表现。

【护理问题】

1. 潜在的并发症——出血 与葡萄胎清宫前后随时有可能大出血有关。

2. 自理能力缺陷 与长期的阴道出血、化疗及手术。

3. 有感染的危险 与长期的阴道出血、化疗或手术,机体抵抗力降低有关。

4. 知识缺乏 缺乏疾病及其防护知识。

5. 恐惧 与不了解病情及将要接受清宫手术有关。

6. 自尊紊乱 与对分娩的期望得不到满足及对将来妊娠担心有关。

【护理措施】

1. 心理护理 详细评估患者对疾病的心理冲突程度及对接受治疗的心理准备,鼓励其表达不良情绪,并认真倾听。向患者讲解有关疾病的知识及清宫手术的过程,以解除顾虑和恐惧,增强信心。

2. 病情观察 密切观察腹痛及阴道出血情况,检查阴道排出物内有无水疱状组织并保留会阴纸垫,以评估出血量及出血性质。出血过多时,密切观察血压、脉搏、呼吸等。

3. 预防感染 患者阴道出血期间,保持局部的清洁干燥,每日冲洗会阴 1 次,监测体温,及时发现感染征兆。

4. 生活护理 患者卧床期间,护士应经常巡视,做好生活护理,满足患者的基本生活需要。

5. 清宫术的护理 葡萄胎一经诊断应立即行清宫术,为防止术中大出血,术前建立有效的静脉通路,备血,准备好抢救措施。术前协助患者排空膀胱,术中严密观察患者一般情况,注意有无面色苍白、出冷汗、口唇发绀的表现,及时测量血压、脉搏,防止出血性休克发生。术后注意观察阴道出血及腹痛情况。

6. 预防性化疗的护理 部分患者需要进行预防性化疗,按妇科肿瘤化疗患者护理。

7. 健康及随访指导

(1)避孕:葡萄胎后应避孕 1 年,至少 6 个月,以免再次妊娠与恶变鉴别困难并且患者机体的康复也需要时间。避孕方法宜选用阴茎套及阴道隔膜。

(2)随诊:葡萄胎患者随访非常重要,定期随访可以早期发现滋养细胞肿瘤并及时处理。随访内容包括:①血 hCG 的变化,葡萄胎清宫后应每周 1 次,直至连续 3 次正常,然后每月 1 次,至少 6 次。此后每 6 个月 1 次,共 2 年。②月经情况,应注意有无不规则阴道出血,有无咳嗽、咯血及其他转移症状,并做妇科检查,必要时进行 B 型超声和影像学检查。

(刘绍金)

第77章

外 阴 癌

外阴癌(也称外阴恶性肿瘤)多见于60岁以上的妇女,其发病率约占女性生殖道恶性肿瘤的3%～5%。外阴恶性肿瘤有各种类型,以鳞状上皮癌最为多见,占外阴恶性肿瘤的80%～90%,其他还有恶性黑色素瘤,基底细胞癌及前庭大腺癌等。

【病因】

外阴癌的病因目前尚不清楚,可能与以下因素有关:

1. 人乳头瘤病毒(HPV)与外阴癌及其癌前病变具有密切关系,其中以HPV-16、HPV-18、HPV-31等感染较多见。

2. 单纯疱疹病毒Ⅱ型和巨细胞病毒等与外阴癌的发生有关。

慢性外阴营养不良是外阴癌的高危因素,其发展为外阴癌的危险性为5%～10%。

性病包括淋巴结肉芽肿、湿疣及梅毒等与外阴癌的发病有关。

【临床表现】

1. 症状　外阴瘙痒是最常见症状,且持续时间较长,或同时患有外阴硬化性萎缩性苔藓或外阴增生性营养障碍。外阴癌还常伴有不同形态的肿物,如结节状、菜花状、溃疡状,如伴有感染则分泌物增多有臭味,并有疼痛或出血。

2. 体征　癌灶可生长在外阴任何部位,大阴唇最多见,其次是小阴唇、阴蒂、会阴、尿道口、肛周等。早期局部表现为丘疹、结节或小溃疡;晚期可见不规则肿块,若病灶已转移,可在双侧或一侧腹股沟处扪及增大、质硬、固定的淋巴结。

【临床分期】

外阴癌的临床分期,目前采用的是2000年国际妇产科联盟(FIGO)的临床分期法(表77-1)。

【转移途径】

外阴癌的转移途径多见直接浸润和淋巴转移,晚期可经血行转移。

1. 直接浸润　肿瘤可以沿阴道黏膜蔓延累及阴道、尿道、肛门,进一步发展可以累及尿道上段及膀胱,甚至直肠黏膜。

2. 淋巴转移　外阴淋巴管丰富,早期多沿同侧淋巴管转移,然后到达腹股沟浅淋巴结,再通过腹股沟深淋巴结扩散到盆腔淋巴结,最后通过腹主动脉旁淋巴结扩散出去。

3. 血行转移　晚期经血行播散,多见肺、骨等。

表77-1　外阴癌临床分期

分期	内容
0期	原位癌(上皮内癌,浸润前癌)
Ⅰ期	病灶≤2cm,肿瘤局限于外阴和(或)会阴
ⅠA	病灶≤2cm伴间质浸润≤1cm
ⅠB	病灶≤2cm伴间质浸润>1cm
Ⅱ期	肿瘤局限于外阴和(或)会阴,肿瘤直径>2cm
Ⅲ期	肿瘤浸润尿道下段和(或)阴道,或肛门和(或)单侧区域淋巴结转移
ⅣA	肿瘤浸润膀胱黏膜和(或)直肠黏膜,或尿道上段黏膜,或固定于骨盆
ⅣB	任何远处转移,包括盆腔淋巴结转移

【辅助检查】

1. 细胞学检查 病灶部位做细胞学涂片或印片。

2. 病理组织学检查 外阴肿物进行活体组织的检查。

3. 其他 B型超声检查、CT、MRI、膀胱镜、直肠镜检有助诊断。

【治疗方法】

外阴癌以手术治疗为主。对于早期的外阴癌患者应进行个体化治疗,即在不影响预后的前提下,尽量缩小手术范围,减少手术创伤和并发症,尽量保留外阴的生理结构,提高患者的生活质量。对于晚期患者应采用综合治疗的方法,手术治疗的同时辅以放疗、化疗,利用各种治疗的优势,最大限度地减少患者的痛苦,提高治疗效果,改善生活质量。

1. 手术治疗

0期:采用单纯浅表外阴切除术。

Ⅰa期:外阴局部或单侧广泛切除术。

Ⅰb期:外阴广泛切除术及病灶同侧或双侧腹股沟淋巴结清扫术。

Ⅱ期:外阴广泛切除术及双侧腹股沟淋巴结清扫和(或)盆腔淋巴结清扫术。

Ⅲ期:同Ⅱ期或并做部分下尿道、阴道与肛门皮肤切除。

Ⅳ期:除外阴广泛切除、双侧腹股沟及盆腔淋巴结清扫术外,分别根据膀胱、上尿道或直肠受累情况做相应切除。

2. 放射治疗 外阴鳞癌对放射治疗较敏感,但外阴组织对放射线耐受性极差,易发生放射反应。外阴癌放射治疗常用于:①配合手术治疗进行术前局部照射,缩小癌灶;②外阴广泛切除术后进行盆腔淋巴结照射;③用于术后局部残存病灶或复发癌治疗。

3. 化学治疗 多用于晚期治疗或复发治疗,配合手术或放射治疗,可缩小手术范围或提高放射治疗效果。常用的药物有平阳霉素、多柔比星、氟尿嘧啶等。

【护理评估】

1. 年龄 外阴癌主要是老年人的疾病,多发生于绝经后,发病年龄高峰在60~80岁。近年来由于患者和医务人员均对外阴病毒感染等性传播疾病警惕性提高,加之外阴病变易于采取活检,外阴癌逐渐获得早期发现及早期诊断,因而现在亦有一些年轻患者,近年来国内外病例报道均有17%~

18%患者年龄在40岁以下。

2. 病史 外阴癌患者多数为老年人,多发生于绝经后。了解患者是否有长期外阴瘙痒、外阴营养不良或溃疡、白色病变等。了解患者分泌物的量、性状及有无臭味,了解患者溃疡出血、感染的情况,对大小便是否有影响。由于患者年龄较大,可能会合并慢性高血压、冠心病、糖尿病等内科疾病。

3. 心理社会问题 外阴癌患者一般都有外阴慢性疾病史,病程较长,早期患者由于忽视而延误治疗,外阴瘙痒久治不愈,给生活和工作都带来不便;中、晚期患者对恶性肿瘤感到恐惧和绝望,对手术充满期待,又担心手术后外阴形态的改变,影响正常的生理功能,特别是年轻患者担心影响正常的性功能,她们往往自我谴责,自我贬低,丧失自信心,担心社会的歧视,减少日常的生活社交活动。

【护理问题】

1. 恐惧 与外阴癌对生命的威胁以及不了解治疗方法和预后有关。

2. 有感染的危险 与手术切口靠近肛门易污染有关。

3. 自我形象紊乱 与外阴手术切口外阴形态改变,放、化疗后脱发有关。

4. 性功能障碍 与外阴手术后阴道狭窄造成性交困难疼痛有关。

5. 知识缺乏 缺乏疾病及其预防保健知识。

【护理措施】

1. 心理护理 外阴癌患者手术前,护士要做好健康宣教,让患者了解手术的相关知识,讲解手术后应注意的问题,鼓励其表达出焦虑恐惧的心理,表达出对目前生殖器官丧失的感受,帮助其正确认识现在的身体状况,以良好的身体和心理状态迎接手术。手术后帮助患者与配偶交流情感,寻找适宜的性表达方式,获得性满足,提高生活质量;帮助患者参与有关的社会团体活动,完成角色转变,树立正确的人生观和价值观,回归家庭和社会。

2. 术前护理

(1)手术前进行全面的身体检查和评估,积极治疗各种内科疾病,完善各项实验室检查。特别是糖尿病患者,维持血糖正常水平,防止影响术后切口愈合。

(2)皮肤准备:多数外阴癌患者局部病灶都有溃疡,脓性分泌物亦较多,常伴有不同程度的继发感染,术前3~5d给予1:5 000高锰酸钾溶液坐浴,每日2次,保持外阴清洁;术前1日,外阴及双侧腹股沟备皮,备皮动作轻柔,防止损伤局部病变组织。

(3)肠道准备:术前 3 日开始,每日口服 50％硫酸镁 40ml;术前第 3 日少渣半流食,术前第 2 日流食,术前 1 日禁食补液。

(4)阴道准备:术前 1 日阴道冲洗 2 次。

(5)尿道准备:不需安放导尿管,去手术室前排尿,将导尿管带至手术室。

3. 术后护理

(1)按硬膜外麻醉或全麻护理常规,保持患者平卧位。严密观察生命体征,严格记录出入量及护理记录。

(2)切口护理:手术后外阴及腹股沟切口加压包扎 24h,压沙袋 4～8h,注意观察切口敷料有无渗血。外阴及腹股沟切口拆除敷料后,要保持局部清洁,每日用 1:40 双季铵磺(络合碘)溶液擦洗 2 次,患者大便后及时擦洗外阴部。

(3)尿管护理:保持尿管通畅、无污染,保留尿管期间鼓励患者多饮水,观察尿的颜色、性质及量。一般 5～7d 后拔除尿管,拔尿管前 2 日训练膀胱功能,拔除尿管后注意观察患者排尿情况。

(4)保持局部干燥,手术后第 2 日即用支架支起盖被,以利通风;外阴擦洗后用冷风吹伤口,每次 20min,同时观察切口愈合情况。

(5)手术切口愈合不良时,用 1:5 000 高锰酸钾溶液坐浴,每日 2 次。

(6)饮食:外阴癌术后第 1 日进流食,术后第 2日进半流食,以后根据病情改为普食。

4. 健康教育

(1)对妇女加强卫生宣传,使其了解外阴癌是可以预防及早期发现的。

(2)保持外阴清洁干燥,养成良好的卫生习惯。不滥用药物,内裤和卫生用品要干净舒适。

(3)注意外阴部的各种不适,如瘙痒、疼痛、破溃、出血等,有症状及时就诊。

(4)注意外阴部的颜色改变,发白、局部黑斑、痣点、紫蓝结节等。

(5)注意外阴部的硬结、肿物,在沐浴时,或用小镜子,或请丈夫帮助查看,任何的异常要及时就诊,不要随意抠抓。

(6)外阴癌手术后遵医嘱坚持放、化疗,按时随诊,观察治疗效果及有无复发征象。

(7)加强锻炼,劳逸结合。

(8)鼓励患者高热量,高蛋白,高维生素饮食,加强营养,促进机体康复。

(9)预后:外阴癌的预后与癌灶大小、部位、临床分期、组织学分化、有无淋巴结转移及治疗措施有关,其中以淋巴结转移的因素最为明显。

(10)随访:治疗后应定期随访,术后第 1 年内每 1～2 个月 1 次,第 2 年每 3 个月 1 次,3～5 年可每 6 个月随访 1 次。

(刘绍金)

第78章

子 宫 颈 癌

子宫颈癌在女性生殖器官癌瘤中占首位,是女性各种恶性肿瘤中最多见的恶性肿瘤。我国发病年龄以40~50岁为最多,60~70岁又有一高峰出现。

【病因】

宫颈癌病因目前尚不完全清楚。相关流行病学和病因学的研究认为其发病原因主要与以下几个方面有关。

1. 初次性交年龄过早　初次性交年龄16岁者其相对危险性为20岁以上的2倍。这与青春期宫颈发育尚未成熟,对致癌物较敏感有关。

2. 分娩次数　随着分娩次数的增加,患宫颈癌的危险亦增加。这可能与分娩对宫颈的创伤及妊娠对内分泌及营养的改变有关。

3. 病毒感染　人乳头瘤病毒(HPV)感染是宫颈癌的主要危险因素,以HPV-16及HPV 18型最常见。此外单纯疱疹病毒Ⅱ型及人巨细胞病毒等也可能与宫颈癌的发生有一定关系。

4. 其他因素　吸烟可抑制机体免疫功能,增加感染效应。与高危男子接触的妇女易患宫颈癌,高危男子包括患有阴茎癌、前列腺癌或其前妻曾患宫颈癌的男子。另外,应用屏障避孕法(子宫帽,避孕套)者宫颈癌的危险性很低,这可能是由于减少了接触感染的机会。

【临床表现】

1. 症状　早期宫颈癌常无症状,也无明显体征,与慢性宫颈炎无明显区别。患者一旦出现症状,主要表现如下。

(1)阴道出血:早期患者常表现为接触性出血,出血发生在性生活或妇科检查后,后期则为不规则阴道出血。晚期病灶侵蚀大血管可引起大出血。

(2)阴道排液:患者常主诉阴道排液增多,白色或血性,稀薄如水样或米泔状,有腥臭。晚期因癌组织破溃、坏死,继发感染时则有大量脓性或米汤样恶臭白带。

(3)晚期癌的症状:根据病灶侵犯的范围而出现的继发性症状。病灶侵及盆腔结缔组织、骨盆壁、压迫输尿管或直肠、坐骨神经等时,患者主诉尿频、尿急、肛门坠胀、大便秘结、里急后重、下肢肿痛等。严重时导致输尿管梗阻、肾盂积水,最后引起尿毒症。晚期患者表现消瘦、发热、全身衰竭、恶病质等。

2. 体征　早期宫颈局部无明显病灶,宫颈光滑或轻度糜烂如一般宫颈炎的表现,随着宫颈浸润癌的生长、发展,根据不同的类型,局部体征亦不同。外生型见宫颈上有赘生物向外生长,呈息肉状或乳头状突起,继而向阴道突起形成菜花样赘生物,表面不规则,合并感染时表面盖有灰白色渗出物,触之易出血。内生型则见宫颈肥大、质硬,宫颈管膨大如桶状,宫颈表面光滑或有浅表溃疡。晚期由于癌组织坏死脱落,形成凹陷性溃疡,整个宫颈有时被空洞替代,并盖有灰褐色坏死组织,有恶臭。妇科检查扪及两侧增厚,结节状,质地与癌组织相似,有时浸润达盆壁,形成冰冻骨盆。

【临床分期】

宫颈癌临床分期采用的是2000年国际妇产科联盟(FIGO)的分期标准(表78-1)。分期应在治疗前进行,治疗后分期不再更改。

【转移途径】

主要为直接蔓延及淋巴转移,血行转移较少见。

1. 直接蔓延　最常见。癌组织局部浸润,向邻近器官及组织扩散。

2. 淋巴转移　癌灶局部浸润后累及淋巴管形成瘤栓,并随淋巴液引流进入局部淋巴结经淋巴引流扩散。

表 78-1　宫颈癌 FIGO 的临床分期

分期	内容
0 期	原位癌(浸润前癌)
I 期	癌灶局限于宫颈(包括累及宫体)
I$_{a}$	肉眼未见癌灶,仅在显微镜下可见浸润癌
I$_{a1}$	间质浸润深度≤3.0mm,宽度≤7.0mm
I$_{a2}$	间质浸润深度在 3.0～5.0mm,宽度≤7.0mm
I$_{b}$	肉眼可见癌灶局限于宫颈,或镜下可见癌灶＞I$_{a2}$
I$_{b1}$	肉眼可见癌灶最大直径≤4cm
I$_{b2}$	肉眼可见癌灶最大直径＞4cm
II 期	癌灶超出子宫颈,但未达盆壁。癌累及阴道,但未达到阴道下 1/3
II$_{a}$	无宫旁浸润
II$_{b}$	有宫旁浸润
III 期	肿瘤扩展至盆壁和(或)阴道下 1/3,导致肾盂积水或无功能肾
III$_{a}$	肿瘤扩展至阴道下 1/3,但未达盆腔
III$_{b}$	肿瘤扩展至盆壁,和(或)肾盂积水或无功能肾
IV$_{a}$	肿瘤播散超过真骨盆或浸润膀胱或直肠黏膜
IV$_{b}$	远处转移

3.血行转移　极少见。晚期可转移至肺、肝或骨骼等。

【辅助检查】

根据病史和临床表现,尤其有接触性出血者,应考虑宫颈癌,需做详细的全身检查及妇科三合诊检查,并采用以下各项辅助检查。

1.宫颈刮片细胞学检查　是宫颈癌筛查的主要方法。必须在宫颈移行带处刮片检查,采用巴氏染色分级法。巴氏III级及以上,TBS 分类中有上皮细胞异常病变时,均应重复刮片检查并行阴道镜下宫颈活组织检查。

2.碘试验　正常宫颈阴道部鳞状上皮含丰富的糖原,碘溶液涂染后应呈棕色或深褐色,不着色的区域说明该处上皮缺乏糖原,可为炎症或其他病变。因此,在不着色的区域取材行活检,可提高诊断率。

3.阴道镜检查　凡是宫颈刮片细胞学检查III级或III级以上者,应在阴道镜下检查,观察宫颈表面有无异型上皮或早期病变,并选择病变部位进行活检。

4.宫颈及宫颈管活组织检查　是确诊宫颈癌及癌前病变最可靠和不可缺少的方法。宫颈无明显癌变可疑区域时,可在鳞-柱交接部的 3、6、9、12 点处取材或行碘试验、阴道镜观察可疑病变区取材。宫颈刮片阳性、宫颈活检阴性时,应用小刮匙搔刮宫颈管,刮出物送病理检查。

5.宫颈锥切术　宫颈刮片检查多次阳性,而宫颈活检阴性,或活检为原位癌需确诊的患者,需要做宫颈锥切术送病理组织学检查以确定诊断。

6.其他检查　当宫颈癌确诊后,根据具体情况,进行胸部 X 线片、淋巴造影、膀胱镜、直肠镜检查等以确定临床分期。

【治疗原则】

宫颈癌应根据临床分期、年龄、全身情况制订治疗方案。主要的治疗方法包括手术治疗、放疗及化疗。

1.手术治疗　主要用于 I$_{a1}$～II$_{a}$ 的患者。年轻患者可保留卵巢和阴道功能。①I$_{a1}$ 期:行全子宫切除术,对于要求保留生育功能的患者可行宫颈锥切术。②I$_{a2}$～II$_{a}$ 期:可行广泛子宫切除术及盆腔淋巴结清扫术,年轻患者可保留卵巢。

2.放射治疗　适用 II$_{b}$ 期晚期、III 和 IV 期的患者,或无法进行手术治疗的患者。可进行腔内照射和体外照射。早期患者以局部腔内照射为主,体外照射为辅;晚期则以体外照射为主,腔内为辅。

3.化学治疗　主要用于晚期或复发转移的患者、也可作为手术和放疗的辅助治疗方法。常用的化疗药物主要有顺铂、卡铂、平阳霉素、丝裂霉素、异环磷酰胺等。

4.手术及放疗联合治疗　对于局部病灶较大,可先做放疗,待癌灶缩小后再进行手术。手术治疗后有盆腔淋巴结转移,宫旁转移或阴道有残留病灶者,可术后进行放疗,防止复发。

【护理评估】

1. 病史 宫颈癌的早期症状不明显,一旦出现症状已属中晚期。护士要了解患者的主要症状,如阴道不规则出血情况、异常阴道分泌物的性质及感染症状,是否有压迫症状,是否引起大小便的改变。了解患者的饮食情况,以及观察有无贫血和恶病质情况。了解患者的月经史、婚育史、性生活史、避孕方式等。

2. 心理社会问题 由于年轻宫颈癌患者有上升趋势,更多的患者害怕手术带来的疼痛、器官的丧失和生殖能力的丧失;担心放化疗带来的自我形象的改变和严重的毒性反应,不能坚持治疗;担心失去家庭和孩子;担心疾病的预后。她们大多能积极应对手术治疗,但放、化疗所带来的痛苦是她们难以想象和难以坚持面对的。

【护理问题】

1. 焦虑 与担心疾病的恶性诊断、担心预后、害怕丧失生殖器官和生殖能力有关。

2. 知识缺乏 缺乏疾病的相关的治疗和护理知识。

3. 排尿异常 与宫颈癌根治术后膀胱功能损伤有关。

4. 有受伤的危险 与宫颈癌放、化疗的不良反应有关。

5. 疲乏 与宫颈癌阴道出血、贫血、晚期出现恶病质有关。

6. 自我形象紊乱 与宫颈癌治疗生殖器官的丧失、脱发等不良反应有关。

7. 疼痛 与手术组织损伤有关。

【护理措施】

1. 术前护理

(1)手术前评估患者的身心状况以及控制焦虑的应对能力,向患者讲解有关疾病的治疗和预防知识,讲解手术前后的注意事项,减轻患者的不安情绪。

(2)阴道准备:术前 1d 用 1:40 的双季铵碘行阴道冲洗 2 次,冲洗时动作轻柔,防止病变组织的破溃出血。对于菜花形宫颈癌,应做好阴道大出血的抢救准备工作,备齐止血药物和填塞包,备好抢救车。需要行全子宫切除的患者,两次冲洗后宫颈处涂甲紫,起到消毒和标记的作用。

(3)肠道准备:视手术范围大小,若行宫颈癌根治术则需 3d 的肠道准备,内容同外阴癌的肠道准备;若行简单的全子宫切除术,术前 1d 上午口服 50% 磷酸镁 40ml 或晚上行 110ml 甘油剂灌肠 1 次,起到清洁肠道的作用。

(4)皮肤准备:术前 1d 备皮,剃除手术部位汗毛和阴毛,范围自剑突下至会阴部,两侧至腋前线,彻底清洁脐部。

2. 术后护理

(1)根据手术情况按硬膜外麻醉或全麻术后护理常规,观察患者的意识、神志,保持呼吸道的通畅,防止患者躁动发生意外。

(2)严密监测患者的生命体征,观察阴道出血情况,保持腹部和阴道引流管的通畅,观察引流液的性状和量,及时发现腹腔内出血情况。

(3)术后导尿管要保留 7~10d,加强尿管的护理,拔除前 2 日开始训练膀胱功能,夹闭尿管定时开放,拔除尿管当天,观察患者排尿情况,并于下午测量残余尿,若残余尿量超过 100ml,则需继续保留尿管,继续定时夹闭尿管,训练膀胱功能。

(4)手术后 7~10d 即开始化疗或放疗,由于化疗或放疗会影响腹部切口愈合,因此切口拆线要延迟,注意观察切口愈合情况,先部分拆线,保留张力线,待完全愈合再全部拆除。

(5)化疗一般采用以顺铂为主的化疗方案,如顺铂加氟尿嘧啶的 PF 方案,或采用放疗加单纯顺铂增敏的方案。患者按化疗护理常规护理。

3. 放疗护理 放疗是女性生殖器官恶性肿瘤的主要治疗方法之一。放射线可直接作用于细胞的蛋白质分子,使之电离,产生凝结现象,改变其原有的形态和生理功能,造成细胞死亡,放射线也可使组织产生不正常的氧化过程,破坏细胞的主要生理功能。放射线在抑制和破坏肿瘤细胞的同时,也对正常组织产生不良影响。人体各器官对放射线的敏感度不一样,卵巢属于高度敏感,阴道和子宫属于中度敏感。常用的放射源有放射性^{60}钴、^{192}铱、^{226}镭,放射性核素,X 射线等。常用的照射方式有体外照射、腔内照射。

(1)放疗前护理:①心理支持。多数患者对放疗缺乏正确的认识,治疗前应简明扼要的向患者和家属介绍有关放疗的知识、治疗中可能出现的不良反应及需要配合的事项。②放疗前,要做肝、肾功能及血常规检查,排空小便,减少膀胱反应,会阴部备皮,1:5 000 高锰酸钾溶液冲洗阴道 1 次,预防阴道、盆腔感染及粘连,增强放疗效果。准备好窥器、宫颈钳、阴道盒、宫腔管、纱布等。患者取膀胱截石位,护士协助医师放置阴道盒与宫腔管,将患者推入治疗间,连接好阴道盒与宫腔管和后装治疗机。

(2)治疗中护理:通过电视机和对讲机与患者联系,观察患者情况,如出现心慌、憋气、腹痛等症状,立即停机,进入机房内及时处理。

(3)放疗后护理:①治疗结束后取出填塞纱布并核对数目,防止纱布留置在阴道内,观察阴道有无渗血和出血,如有出血应用无菌纱布填塞止血。如无出血可做阴道冲洗,每日 1 次,防止阴道狭窄、粘连。②观察膀胱功能,注意患者排尿情况,如有排尿困难超过 4h 需导尿。应鼓励患者每日多饮水,最好>3 000ml,注意补充维生素 C、维生素 K,可使用消炎、利尿药物预防感染。③注意血常规变化,放疗可引起骨髓抑制,使血常规值降低,常以白细胞及血小板减少为常见。因此要注意预防感染和出血情况,嘱患者注意个人卫生及有无皮下出血倾向。如白细胞减少至 $4 \times 10^9/L$ 以下,血小板降至 $10 \times 10^9/L$ 以下,应暂停放疗,遵医嘱给予升血白细胞、血小板药物治疗,必要时少量输血,采取保护性隔离。④盆腹腔放疗会造成胃、肠功能紊乱,肠黏膜水肿及渗出,常表现为食欲缺乏、恶心、呕吐、腹痛、腹胀、腹泻等,严重者亦会造成肠穿孔或大出血。反应轻者对症给予流食或半流食,口服维生素 B_6、10% 复方樟脑合剂等,严禁粗纤维食物,防止对直肠的刺激与损伤;严重者暂停放疗,及时输液,纠正水、电解质紊乱,注意观察大便的性状,及时送检。⑤外照射时主要是皮肤护理。被照射皮肤经放射线对组织细胞的侵袭可出现皮肤反应,多在照射后 8~10d 出现。放射性皮肤反应一般分为干性和湿性两种。干性反应表现为皮肤瘙痒、色素沉着及脱皮,但无渗出物,不会造成感染,但能产生永久性浅褐色斑。此时应给予保护性措施,用无刺激性软膏如维生素 AD 软膏或羊毛脂涂搽。湿性皮肤反应表现为照射区皮肤有湿疹、水疱,严重时可造成糜烂、破溃,因此要注意放疗区域皮肤的清洁、干燥、避免衣物摩擦,如有水疱出现可涂 2% 甲紫,如已经破溃,可停止放疗局部敷以抗生素药物,促使痊愈。护士要随时观察患者皮肤颜色、结构和皮肤完整性,嘱患者勿搔抓皮肤,注意皮肤的清洁、干燥,内衣及用物应柔软,吸湿性好,避免日晒、摩擦、热敷、粘贴胶布及使用含刺激性的肥皂和化妆品。

4. 心理社会支持 护士要了解患者在治疗前后的心理变化。选择适合的时间,用恰当的语言向患者讲解病情,同时讲解治愈的希望,让患者尽早摆脱焦虑和恐惧,以良好的心态积极配合治疗。护士还应耐心做好手术前后的健康宣教工作。同时护士还要鼓励患者正确积极面对放化疗的不良反应,树立战胜疾病的信心,坚持治疗。

5. 健康教育

(1)宫颈癌治疗后,应注意休息合理锻炼,保持愉快的心情。

(2)随诊:宫颈癌治疗后 50% 复发有在第 1 年内,因此,治疗后 2 年内每 3 个月随访 1 次,3~5 年内每 6 个月随访 1 次,第 6 年开始每年随访 1 次。随访内容包括:盆腔检查、阴道涂片细胞学检查、胸部 X 线片及血常规等。

(刘绍金)

第 79 章

子 宫 肌 瘤

子宫肌瘤是女性生殖系统中最常见的一种良性肿瘤,由平滑肌和结缔组织组成,好发年龄为30~50岁。由于许多肌瘤的妇女无症状而未就诊,因此,肌瘤的实际发生率远比报道的高。

【病因】

子宫肌瘤发生的原因尚不清楚。因肌瘤多发生于生育年龄的妇女,青春期前少见,绝经后逐渐萎缩,提示其发生可能与女性雌激素有关。另有研究表明子宫肌瘤的发生与孕激素的过度刺激关系密切,如以孕激素为主的妊娠期肌瘤生长迅速;肌瘤细胞有丝分裂在黄体期明显增高;肌瘤患者服用孕激素后,其肌瘤的有丝分裂明显增高。因此子宫肌瘤的发生可能与雌、孕激素均有关系。

【分类】

1. 按肌瘤生长部位分为宫颈肌瘤(10%)和宫体肌瘤(90%),以宫体肌瘤最常见。

2. 按肌瘤与子宫肌壁的关系分为3类　①肌壁间肌瘤:占60%~70%,肌瘤位于子宫肌壁间,周围均被肌层包围。②浆膜下肌瘤:占20%左右,肌瘤向子宫浆膜面生长,并突出于子宫表面,肌瘤表面仅由子宫浆膜覆盖。③黏膜下肌瘤:占10%~15%,肌瘤向宫腔方向生长,突出于宫腔,仅为黏膜覆盖。子宫肌瘤常为多个,各种类型的肌瘤可发生在同一子宫,称多发性子宫肌瘤。

【临床表现】

1. 症状　多无明显症状,仅在体检时偶然发现。症状与肌瘤部位、有无变性相关,而与肌瘤数目、大小关系不大。常见的症状有以下几方面。

(1)异常子宫出血:为最常见的症状,表现为月经增多、经期延长。多见于黏膜下肌瘤及肌壁间肌瘤。浆膜下肌瘤月经多正常。肌瘤引起月经异常的原因有:宫腔增大、子宫内膜面积增加;肌瘤影响子宫收缩或血供,造成盆腔慢性充血;肌瘤合并内膜增生或息肉形成;肌瘤合并感染等。

(2)下腹部包块:肌瘤早期腹部摸不到肿块,当肌瘤柱节增大使子宫超过3个月妊娠大小较易从腹部触及。肿块位于腹正中部位,实性、活动、无压痛、生长缓慢。

(3)白带增多:肌壁间肌瘤使宫腔面积增大,内膜腺体分泌增多,并伴有盆腔充血使白带增多;悬吊于阴道内的黏膜下肌瘤,其表面易感染、坏死,产生大量脓血性排液,有恶臭的阴道排液。

(4)压迫症状:大肌瘤可压迫邻近器官引起尿频、间歇性溢尿、肾盂积水、盆腔静脉淤血、下肢水肿或便秘。

(5)不育或自然流产:肌瘤引起的不育占2%~10%。肌瘤引起的自然流产机会是正常妊娠时的2倍。

(6)疼痛:常见下腹部坠胀、腰酸背痛,经期加重。肌瘤红色变性时有急性下腹痛,伴呕吐、发热及肿瘤局部压痛;浆膜下肌瘤扭转可有急性腹痛;子宫黏膜下肌瘤由宫腔向外排出时也可引起腹痛。

(7)继发贫血:患者由于出血过多可导致继发贫血。严重者有全身乏力、面色苍白、气短、心慌等症状。

2. 体征　与肌瘤的大小、位置、数目以及有无变性有关。肌瘤增大超过12周时,下腹部可摸到包块。子宫增大质硬,表面不平。浆膜下肌瘤有时有蒂与子宫相连,而黏膜下肌瘤有时脱出阴道口,较大的肌瘤可有变性,检查时子宫变软。

【肌瘤变性】

肌瘤变性是肌瘤失去了原有的典型结构。常见的变性有以下几种。

1. 玻璃变性　又称透明变性,最常见。

2. 囊性变　子宫肌瘤玻璃变性继续发展,肌细胞坏死液化即可发生囊性变,此时肌瘤变软,很难与妊娠子宫或卵巢囊肿区别。

3. 红色样变　多见于妊娠期或产褥期,为肌瘤的一种特殊类型坏死。患者可有剧烈的腹痛伴恶心呕吐、发热、白细胞计数升高,检查发现肌瘤迅速增大,有压痛。

4. 肉瘤样变　肌瘤恶变为肉瘤较少见,仅为0.4%~0.8%,多见于年龄较大的患者。

5. 钙化　多见于蒂部细小血供不足的浆膜下肌瘤以及绝经后妇女。

【辅助检查】

肌瘤的诊断主要根据症状及盆腔检查,结合辅助检查,如 B 型超声检查宫腔镜、腹腔镜检查等协助诊断。

【治疗方法】

子宫肌瘤的治疗方法应根据患者的年龄、症状、肌瘤的大小和部位以及是否有生育要求等因素来决定。

1. 随访观察　肌瘤小,无症状,一般不需治疗,特别是近绝经期的妇女。每 3~6 个月随访 1 次,若肌瘤明显增大或出现症状可考虑进一步治疗。

2. 药物治疗　在近绝经期患者,肌瘤小于 2 个月妊娠子宫大小、症状轻或全身情况不宜手术者,可给予要求对症治疗。常用的药物有促性腺激素释放素类似物(GnRH-a)、雄激素、米非司酮等。

3. 手术治疗　当子宫肌瘤患者的子宫大于 10 周妊娠大小;月经过多继发贫血;有膀胱、直肠压迫症状或肌瘤生长较快;保守治疗失败;不孕或反复流产排除其他原因时可行手术治疗。手术途径可经腹、经阴道或宫腔镜及腹腔镜下切除。术式包括子宫肌瘤切除术和子宫切除术。

【护理评估】

1. 病史　了解患者的年龄、月经史、生育史、是否长期使用雌激素如避孕药等,及由于肌瘤压迫所伴随的其他症状。

2. 心理状况　了解患者对子宫肌瘤的认识,对自身疾病的心理反应及有无不良情绪等。

【护理问题】

1. 知识缺乏　缺乏有关疾病和手术的相关知识。

2. 疼痛　与手术创伤有关。

3. 自理能力缺陷　与手术后切口疼痛、输液影响患者自理活动有关。

4. 活动无耐力　与手术创伤和贫血有关。

5. 自我形象紊乱　与手术切除子宫、卵巢有关。

【护理目标】

1. 患者能说出疾病的相关知识及手术前后的注意事项。

2. 患者主诉疼痛减轻或消失,呈现舒适感。

3. 患者能适应无法自理的状态,基本生理需要得到满足。

4. 患者能完成日常活动,活动后不出现缺氧症状,呼吸、血压、脉搏正常。

5. 患者能正确面对自我形象的改变,恢复女性良好心态。

【护理措施】

1. 术前指导　护士要了解患者手术前焦虑的原因及所承受的心理压力,向他们讲解手术的方式、术前的各项准备工作的方法和目的,讲解子宫的切除不会影响性生活或改变女性特征。必要时提供一些科普书籍供患者阅读。让患者有良好的心态积极地面对手术。

2. 术前准备及术后护理　同《妇产科护理学高级教程》中“妇科腹部手术”护理。

3. 健康教育

(1)出院以后,家里休养环境要安静舒适、温度和湿度适宜,注意通风,保持空气新鲜。

(2)根据自身情况适当的活动、锻炼,要注意劳逸结合,逐步恢复自理能力。

(3)在恢复期要多食用富含维生素、蛋白质、高纤维的食物,如瘦肉、蛋类和新鲜的水果、蔬菜等,以尽快恢复身体功能。

(4)注意个人卫生。切口拆线 1 周后可洗淋浴,1 周内用温水擦身。每日用流动的温水冲洗外阴,并更换内衣裤。3 个月内禁止性生活及盆浴。

(5)腹部切口拆线后 2~3d 可将覆盖切口的敷料或纱布揭去,以便观察切口的情况。若切口出现疼痛、红肿、硬结、渗血、渗液,且伴有体温升高,应及时到医院诊治。

(6)手术后 1~2 周,阴道可有少量粉红色分泌物,此为阴道残端肠线溶化所致,为正常现象。若为血性分泌物,量如月经,并伴有发热,应及时到医院就诊。

(7)不具有手术指征的患者,应遵医嘱严格随诊。

(刘绍金)

第 80 章

子 宫 脱 垂

子宫从正常位置沿阴道下降或脱出，当宫颈外口达坐骨棘水平以下，甚至子宫全部脱出阴道口以外，称子宫脱垂。

【病因】

1. 分娩损伤 是发生子宫脱垂的解剖学基础。分娩过程中软产道及其周围盆底组织极度扩张，肌纤维拉长或断裂，特别是第二产程延长和助产手术分娩所导致的损伤。产后过早从事重体力劳动，也会影响盆底组织张力的恢复，导致尚未复旧的子宫有不同程度的下移。常伴有阴道前后壁膨出。

2. 支持子宫组织疏松薄弱 ①绝经后雌激素水平的降低，使盆底组织萎缩退化而薄弱；②营养不良导致的子宫支持组织薄弱；③盆底组织先天发育不良；④多产妇、多次分娩影响盆腔支持组织的恢复。

3. 腹腔内压力增加 长期慢性咳嗽、长期站立工作、长期重负荷体力劳动、久蹲、便秘、腹水或盆腹腔巨大肿瘤等造成长期腹压增加，可加重或加快发生子宫脱垂。

【临床分度】

1. 子宫脱垂分度 子宫脱垂是以患者平卧用力向下屏气时子宫下降的最低点为分度标准，将子宫脱垂分为 3 度。

Ⅰ度：子宫颈下垂距处女膜<4cm，但未脱出阴道口外。

轻型：宫颈外口距处女膜缘<4cm，未达处女膜缘。

重型：宫颈已达处女膜缘，阴道口可见子宫颈。

Ⅱ度：子宫颈及部分子宫体已脱出阴道口外。

轻型：宫颈脱出阴道口，宫体仍在阴道内。

重型：部分宫体脱出阴道口。

Ⅲ度：子宫颈及子宫体全部脱出阴道口外。

2. POP-Q 分类法（表 80-1） 目前国际上多采用国际节制协会 1996 年公布的 POP-Q 评估系统。此系统是分别利用阴道前壁、阴道顶端、阴道后壁上的 2 个解剖指示点与处女膜的关系来界定盆腔器官的脱垂程度。与处女膜平行以"0"表示，位于处女膜以上用负数表示，处女膜以下用正数表示。阴道前壁上的 2 个点分别为 Aa 和 Ba。阴道顶端的 2 个点分别为 C 点和 D 点。阴道后壁上的 2 个点分别与阴道前壁的 2 个点是对应的，分别是 Ap 和 Bp。另外包括阴裂（gh）的长度，会阴体（pb）的长度，以及阴道的总长度（TVL）。测量值均以厘米表示。

阴裂（gh）的长度为尿道外口正中线到处女膜后缘的中线距离。

会阴体（pb）的长度为阴裂的后端边缘到肛门中点距离。

阴道的总长度（TVL）为总阴道长度。

表 80-1 POP-Q 分类法

分度	内容
0	无脱垂 Aa、Ap、Ba、Bp 均在−3cm 处，C、D 两点在阴道总长度和阴道总长度−2cm 之间，即 C 点或 D 点量化值<(TVL-2)cm
Ⅰ	脱垂最远端在处女膜平面上>1cm，即量化值<−1cm
Ⅱ	脱垂最远端在处女膜平面上<1cm，即量化值>−1cm，但<+1cm
Ⅲ	脱垂最远端超过处女膜平面>1cm，但<阴道总长度−2cm，即量化值>+1cm，但<(TVL-2)cm
Ⅳ	下生殖道呈全长外翻，脱垂最远端即宫颈或阴道残端脱垂超过或阴道总长−2cm，即量化值>(TVL−2)cm

【临床表现】

轻度患者一般无自觉症状。Ⅱ、Ⅲ度子宫脱垂对子宫韧带有牵拉，患者会出现盆腔充血，有不同程度的腰骶部酸痛或下坠感，站立过久或重体力劳动后症状明显，卧床休息后会减轻。重度患者常伴有直肠、膀胱膨出，出现排便、排尿困难，易发生尿路感染。患者外阴"肿物"脱出，行动不便，轻者卧床后"肿物消失"，重者"肿物"一直存在，不可还纳。暴露在外的宫颈由于长期受到摩擦，组织增厚、角化、出现溃疡、分泌物增多或因感染导致脓性分泌物。子宫脱垂很少影响月经，也不影响受孕、妊娠、分娩，但子宫脱垂不可还纳者，可因子宫颈水肿而宫颈扩张困难导致难产。

【辅助检查】

1. 检查时嘱患者平卧，并向下屏气或加腹压，判断子宫脱垂的程度，并予分度，同时观察有无溃疡及溃疡的大小、部位、深浅等情况。在患者膀胱充盈时嘱其咳嗽，观察有无溢尿。

2. 宫颈细胞学检查。

3. 做双合诊检查子宫两侧有无包块。

【治疗原则】

治疗方法应根据患者的情况进行选择，但要以安全、简单和有效为原则。

1. 支持治疗 加强营养，适当安排休息和工作，避免重体力劳动，保持大便通畅，积极治疗使腹压增高的咳嗽、便秘等慢性疾病。加强盆底肌肉和筋膜张力，促进盆底功能恢复。

2. 非手术治疗

(1) 子宫托(pessary)：子宫托是一种支持子宫和阴道壁并使其维持在阴道内而不脱出的工具。适用于不同程度的子宫脱垂和阴道前后壁脱垂的患者，但不能应用于重度子宫脱垂伴盆腔明显萎缩以及宫颈或阴道壁有炎症和溃疡的患者，经期和妊娠期停用。目前以环形、喇叭花形和球形的子宫托最为常用。使用时要选用大小合适的子宫托，第1次使用要在医生的指导下进行安置。白天使用，晚上取出洗净备用，使用后每3个月复查1次。

(2) 盆底肌肉(肛提肌)锻炼：适用于轻度子宫脱垂者。可配合服用中药补中益气汤同时进行。

(3) 改善全身情况：治疗使腹压增高的慢性疾病；绝经者在妇科内分泌医师指导下适量补充雌激素；注意劳逸结合。

3. 手术治疗 适用于保守治疗无效、子宫脱垂Ⅱ度及以上或POP-Q分期Ⅲ度以上的患者。手术

治疗原则为恢复正常子宫解剖位置或切除子宫及阴道壁多余黏膜，缝合修补盆底肌肉，特别是肛提肌，重建会阴体，合并中度以上压力性尿失禁应同时行膀胱颈悬吊术。手术方式根据患者年龄、生育要求及全身健康情况选择。常用的手术方法有曼式手术、经阴道子宫全切术及阴道前后壁修补术、阴道封闭术、子宫悬吊术。

【护理评估】

1. 病史 评估患者的饮食习惯，了解月经史、孕产史及产后是否过早重体力劳动等情况。了解其有无慢性病，如便秘、慢性咳嗽、盆腔和腹腔巨大包块等。

2. 身心状况 子宫脱垂的分度，脱出物是否可回纳，若不可回纳，有无糜烂、破溃，患者的排尿、排便情况。若有这些症状，可给患者带来极大的生理、心理上的痛苦。

【护理问题】

1. 组织完整性受损 与子宫脱垂后子宫颈、体及阴道前后壁摩擦所致的糜烂、溃疡有关。

2. 有感染的危险 与摩擦所致的溃疡有关。

3. 自我形象紊乱 与子宫脱垂及切除子宫有关。

4. 知识缺乏 缺乏相关知识。

【护理措施】

1. 心理护理 子宫脱垂病程较长，护士应亲切地对待患者、理解患者；鼓励患者说出自己的疾苦；讲解疾病知识和预后，协助患者早日康复。

2. 日常护理 指导患者：①重度脱垂者如子宫脱出后应及时回纳，避免过久的摩擦。病情重，不能回纳者需卧床休息，减少下地活动次数、时间。②保持外阴部的清洁、干燥，每日使用流动的清水进行外阴冲洗，禁止使用酸性或碱性等刺激性药液。若出现溃疡须遵医嘱于冲洗后涂抹溃疡油；有感染时，需遵医嘱使用抗生素。③冲洗后嘱患者更换干净的棉制紧内裤，或用清洁的卫生带、丁字带，它们可有效地支托下垂的子宫，避免或减少摩擦。④使用纸垫时需选择吸水性、透气性均佳的用品。⑤进食高蛋白、高维生素的饮食，促进溃疡面愈合，增加机体抵抗力。

3. 子宫托的使用 使用子宫托的患者需注意：选择合适的型号、详细学会放置的方法、保持子宫托及阴道的清洁，防止感染发生。另外，子宫托应每天早上放入阴道，睡前取出消毒后备用，避免放置过久压迫生殖道而致糜烂、溃疡，甚至坏死造成

生殖道瘘。上托后,分别于第 1 个月、3 个月、6 个月时到医院检查 1 次,以后每 3～4 个月到医院检查 1 次。

4. 术前护理 术前 5d 开始阴道准备,根据患者子宫脱垂的程度可进行坐浴或阴道冲洗,有溃疡的患者冲洗后局部涂抹抗生素软膏。因子宫颈无感觉,冲洗时要注意冲洗液的温度,一般在 41～43℃为宜。其他护理同外阴阴道道手术护理。

5. 术后护理 术后除按一般外阴阴道手术护理外,应注意子宫脱垂患者术后应卧床休息 7～10d。留置尿管 10～14d,保持尿管通畅。避免增加腹压的动作;术后要保持大便通畅,并每天进行外阴冲洗 2 次。

6. 术后宣教 子宫脱垂术后存在复发的可能,因此患者术后仍需注意休息。不能从事重体力劳动、举重物、长时间站立、行走,预防咳嗽及便秘等使腹压增加的活动及慢性病。术后要坚持做肛提肌的锻炼,使松弛的盆底组织逐渐恢复张力并起到进一步的预防作用。术后一般休息 3 个月,出院后 1 个月、3 个月时进行复查。

7. 预防措施 ①实行计划生育,避免多孕、多胎。②医护人员提高助产技术。③进行产后体操锻炼,帮助机体恢复。④产后避免重体力劳动,以免影响盆底支持组织的恢复。⑤盆底肌肉组织的锻炼:每日做收缩肛门运动 2、3 次,每次 10～15min。⑥积极治疗使腹压增加的慢性疾病,如咳嗽、便秘等。⑦避免长时间的站立、行走、久蹲。⑧更年期及绝经期的妇女在妇科内分泌医师的指导下使用激素替代疗法,并定期复查。⑨注意饮食结构,保证营养物质及粗纤维的摄入,防止便秘。⑩注意体育锻炼,提高身体素质。

(刘绍金)

第 81 章

计 划 生 育

第一节 避 孕

避孕是指用科学的方法在不妨碍正常生活和身心健康的条件下,通过破坏受孕的基本条件,阻断生殖过程的某个环节,使妇女不受孕。随着科学技术的发展,可选则的避孕方法有多种,如宫内节育器、药物避孕、外用避孕药具、自然避孕法、生物技术避孕及免疫避孕法等。

一、宫内节育器

宫内节育器俗称节育环,是放置于子宫腔内的一类的避孕器具。宫内节育器是我国育龄妇女的主要避孕措施。多年的应用证明它是一种安全、有效、简便、经济、不影响性生活的可逆性节育方法,深受广大妇女的欢迎。我国是使用宫内节育器最多的国家。

【宫内节育器的种类】

宫内节育器按其材料性能可分为两大类:惰性节育器和活性节育器。惰性宫内节育器是用惰性材料制成的,如不锈钢、塑料尼龙类或硅胶类等。其理化性稳定,本身不释放任何活性物质,常用的有金属环、混合环、宫形环、蛇形环等。由于惰性宫内节育器的避孕效果差,国内外已渐趋淘汰,我国从1993年开始惰性宫内节育器已不再使用。活性宫内节育器是指利用节育器为载体,带有铜或锌等金属、孕激素、止血药物及磁性材料的节育器,放置宫腔后,能缓慢释放活性物质,增加避孕效果,降低不良反应。活性环的优点包括:高效、长效、安全、可逆、简便等。

【宫内节育器的避孕原理】

宫内节育器不是通过全身而发挥作用,而是局部组织对异物的组织反应所致,而且随着宫内节育器材料的不同,其引发的组织反应也不相同。目前国内应用的惰性支架(金属或聚塑乙烯)和附加活性材料(铜或孕激素)两种宫内节育器,后者抗生育作用更强。宫内节育器的避孕原理包括以下几点。

1. 杀精毒胚 宫内节育器诱发局部炎症反应主要是由机械性压迫、子宫收缩时的摩擦及放置操作损伤子宫内膜所致。载铜宫内节育器释放的铜离子也具有杀精的作用。

2. 干扰着床 宫内节育器可使子宫内膜细胞质雌激素受体转位胞核速度延缓,使大量的雌激素受体停留在细胞质中,导致内膜生物学的变化,从而阻碍了受精卵着床。载铜宫内节育器释放铜离子可进入细胞核和线粒体,干扰细胞正常代谢。含孕激素的宫内节育器是通过孕激素抑制子宫内膜增生,并使内膜超前转化,及改变细胞的许多重要生理功能等机制发挥作用。总之,子宫内膜的所有改变都干扰受精卵着床。

【宫内节育器的放置】

1. 适应证 凡已婚育龄妇女无禁忌证自愿放置者。

2. 禁忌证

(1)可疑妊娠或已经妊娠。

(2)生殖器官炎症:如急、慢性盆腔炎、阴道炎、宫颈急性炎症和宫颈重度糜烂及性传播性疾病。

(3)月经频发、经血过多或有不规则阴道出血者。

(4)生殖器官畸形:如双子宫、子宫纵隔等。

(5)生殖器官肿瘤:如子宫肌瘤、卵巢肿瘤等慎用。

(6)子宫颈内口松弛、重度狭窄及严重的子宫脱垂。

(7)宫腔<5.5cm或>9cm者。

(8)患盆腔结核者。

(9)患较严重的全身急、慢性疾病者:如心力衰竭、心瓣膜疾病、中重度贫血、血液疾病和各种疾病的急性期。

(10)人工流产术中出血过多,或可疑胎盘组织残留者。

(11)铜过敏者或可疑铜过敏者不宜放置带铜节育器。

3. 放置时间 宫内节育器常规的放置时间包括:

(1)月经干净后3~7d。

(2)哺乳期闭经,或可疑妊娠者,应除外早孕后再放置。

(3)正常产后42d恶露已经干净,或转经后子宫恢复正常后。

(4)人工流产术后(子宫收缩不良、出血过多有感染可能或组织残留者暂不放)。

(5)自然流产正常转经后或中期妊娠引产转经后子宫恢复正常。

(6)剖宫产术后6个月。

4. 护理要点

(1)放置节育器的术前准备:①了解病史和避孕史;②配合做妇科检查、血常规检查、阴道清洁度检查,如有炎症应先进行治疗后再放置宫内节育器;③嘱受术者术前3d禁性生活;④术前测体温(2次超过37.5℃应暂停手术);⑤术前排空膀胱,冲洗外阴及阴道;⑥配合选择好合适的宫内节育器。

(2)术后注意事项:①少量阴道出血和下腹痛等为正常现象,如出血多、腹痛明显、出现发热、白带异常,应及时就诊。②术后休息2d,1周内避免重体力劳动。③2周内禁止性生活和盆浴。④遵医嘱定期随访,宫内节育器失败以1年内最多,以后逐渐稳定,因此,应于放置后1个月、3个月、6个月各随访1次,以后每年随访1次,若发现以下情况应随时就诊:月经异常、尾丝消失、尾丝变长或变短或节育器脱出;白带增多并有异味。⑤术后3个月内经期与大便时注意宫内节育器是否脱落。

5. 宫内节育器的不良反应及并发症

(1)宫内节育器的不良反应:包括月经异常、下腹部或腰骶部疼痛及白带增多。前两种情况须明确诊断后进行处理。白带增多一般不需要治疗,多在数月后可自行减少。

(2)宫内节育器的并发症:包括术中出血、子宫穿孔,术后感染,铜过敏,节育器异位、嵌顿、脱落及带器妊娠。

【宫内节育器的取出】

1. 适应证

(1)放置期限已到需要更换。

(2)因不良反应或并发症治疗无效。

(3)带器妊娠(包括宫内孕或宫外孕)。

(4)改换避孕措施或绝育。

(5)无需避孕,如要求生育,丧偶或离异,已绝经后6个月。

(6)出现月经紊乱。

2. 禁忌证

(1)生殖器官炎症或盆腔急性炎症。

(2)各种严重的全身性疾病不能耐受手术。

3. 取出时间

(1)一般以月经干净后3~7d为宜。

(2)如因子宫出血需要取出者,随时可取。

(3)带器妊娠则于人工流产同时取出。

(4)带器异位妊娠原则上宜同时取出,如病情危重可以后再取。

4. 护理要点

(1)术前准备:了解放置节育器的种类及放置时间;检查子宫位置,注意节育器是否有尾丝,必要时检查阴道分泌物;确定节育器是否在宫腔内;45岁以上取环者术前应测血压、脉搏;绝经1年以上的妇女宫颈防癌刮片正常。

(2)术后注意:2周内禁性生活及盆浴;如有血、腹痛、发热及时就诊。

二、外用避孕药具

常用的有阴茎套和女用避孕套及阴道杀精剂。

1. 阴茎套 阴茎套(condom)又称男用避孕套,使用相当普遍。阴茎套是一种薄形乳胶或其他材料制成的圆形袋状物,筒径有29mm、31mm、33mm、35mm 4种型号,顶端呈小囊状,排精时精液潴留于小囊内,阻止精子进入阴道到达宫腔从而起到避孕的目的。

阴茎套是目前世界上最常用、最无害的男用避孕法。使用方法简单,适用于各种类型的育龄夫妇,不仅辅助治疗某些男子性功能障碍,而且可防止性传播疾病的感染。

避孕套使用方法虽然简单,但是使用不当也可造成避孕失败。正确的使用方法为:

（1）避孕套的选择，要注意选择合适的型号，过大易滑脱，过小会感到不舒服。

（2）使用前用吹气法检查避孕套有无破损，如有漏气不能使用。

（3）在阴茎勃起后，插入阴道前应将避孕套戴好，不要等射精前才使用，因为射精前常会有少量的精子随分泌物排出，从而影响避孕效果。

（4）戴前将顶端小囊内的空气排空，顺卷边往上推直至阴茎根部。

（5）射精后阴茎尚处于勃起状态时，捏紧根部，小心将阴茎套连同阴茎从阴道一起抽出，以免精子外溢或套滑落。

2. 女用避孕套　又称阴道套，是一种由聚氨酯制成的袋状女用避孕工具。其除具有避孕的作用外，还能预防性传播疾病。女用避孕套除阴道过紧、生殖道畸形、子宫中度以上脱垂、生殖道急性炎症及过敏者外，均可使用。

3. 阴道杀精剂　阴道杀精剂是性交前置入女性阴道内，具有杀精作用的一类避孕制剂。目前常用的有避孕栓、胶胨、泡腾片和避孕药膜。使用方法是在性交前 5～10min 将药物放入阴道深处，待其溶解后即可性交。一般情况对女性阴道无不良刺激反应。

4. 安全期避孕法　卵子自卵巢排出后约可存活 1～2d，而受精能力最强的时候为排卵后 24h 内，精子进入女子阴道内可存活 2～3d。因此，排卵前后 4～5d 为易孕期，其余时间不易受孕，故称为安全期。采用安全期内进行性生活而达到避孕目的的称为安全期避孕法，也可称为自然避孕法。

使用安全期避孕法应首先确定排卵日期，可根据基础体温测定、宫颈黏液检查或通过月经周期规律来推算。由于妇女的排卵受情绪、健康状况的影响推迟或提前，还可能发生额外排卵，因此，安全期避孕法并不可靠，失败率达 20%。月经周期不规律及夫妇分居的妇女不宜使用。

三、药物避孕

目前临床应用的主要是甾体激素避孕药，常用的大致有 4 类：①睾酮衍生物；②黄体酮衍生物；③螺内酯类；④雌激素衍生物。

【避孕药的作用机制】

1. 抑制排卵　对下丘脑-垂体-性腺轴系统的抑制作用，可抑制卵巢内卵泡发育及黄体的形成，从而抑制排卵功能。

2. 改变子宫内膜的形态与功能　药物中的孕激素抑制内膜腺体的增生，使内膜不利于受精卵的着床。

3. 改变宫颈黏液性状　受孕激素作用，宫颈黏液量减少而黏稠度增加，不利于精子的穿透。

4. 抑制输卵管蠕动速度　使受精卵的发育与子宫内膜变化不同步。

5. 抑制精子的获能和受精能力　在孕激素增加时，精子获能受限。

【常用的避孕药】

甾体激素避孕药分为口服避孕药、注射避孕药、缓释系统避孕药及避孕贴剂。

1. 口服避孕药　口服避孕药包括口服短效避孕药和探亲避孕药。这类避孕药在国内外应用较早，也比较成熟。大多由雌激素和孕激素配合组成，其优点是避孕效率高，不良反应小。育龄妇女无禁忌证者均可服用。

（1）口服短效避孕药。服用方法：①单相片。从月经开始的第 5 天起，每晚服用 1 片，连服 22d，中间不能忘服，在停药 1～3d 下一次月经开始来潮，此次月经来潮的第 5 天起再开始服下一周期的药物。如停药 7d 后仍无月经来潮，仍可于第 8 日开始服药。在服药过程中如漏服可于第 2 天晨补服 1 片。②双相片：药物中孕激素在整个周期中的含量不同，雌激素含量变化不大。其服用方法与单相片相同。③三相片：雌激素与孕激素的含量在整个周期中是变化的。第一相，雌、孕激素的含量均较低；第二相，雌、孕激素含量均增加；第三相，孕激素含量再次增加，而雌激素含量降至开始水平。三相片配方合理，避孕效果可靠，不良反应小。服用方法，第一相每日 1 片共 6 片；第二相每日 1 片共 5 片；第三相每日 1 片共 10 片。

（2）探亲避孕药。探亲避孕药是一种速效避孕药，它不受月经周期的限制，适合夫妻两地分居，短期探亲时应用。分为孕激素制剂、雌孕激素复合制剂和非孕激素制剂。前两种药物服用方法是在探亲前 1d 或当天中午开始服用，以后每晚服 1 片，至少连服 10～14d。后一种药物的服用方法是在第 1 次房事后立即服用 1 片，次日清晨加服 1 片，以后每次房事后即服 1 片。

2. 缓释系统避孕药　缓释系统避孕药是一次给药，药物缓慢释放，可在一段时间内维持血药浓度，而达到避孕的目的。目前临床常用的是皮下埋置、缓释阴道避孕环、微球或微囊避孕针及避孕贴片等。

【激素避孕禁忌证】

1. 严重心血管疾病不宜服用,避孕药中孕激素对血脂蛋白代谢有影响,可加速冠状动脉粥样硬化发展;雌激素作用使凝血作用亢进,故冠状动脉硬化者易并发心肌梗死。雌激素还可增加血浆肾素活性,使血压升高,高血压患者脑出血发生率较未服药者高2倍。

2. 患急、慢性肝炎或肾炎者。

3. 血液病或血栓性疾病。

4. 内分泌性疾病如糖尿病需用胰岛素控制者、甲状腺功能亢进者。

5. 恶性肿瘤、癌前期病变、子宫或乳房肿块者。

6. 哺乳期不宜服用,因避孕药抑制乳汁分泌,并使乳汁蛋白及脂肪含量下降。

7. 产后未满6个月或月经未来潮者。

8. 月经稀少或年龄>45岁者。

9. 年龄>35岁的吸烟妇女不宜长期服用,以免卵巢功能早衰。

10. 精神病患者生活不能自理者。

11. 患癫痫病的妇女,在用抗癫痫药物治疗期间,不宜采用口服避孕药。

【药物不良反应】

1. 类早孕反应 有的人服药初期可出现食欲缺乏、恶心、呕吐、嗜睡、乏力等,这是由于雌激素刺激胃肠黏膜引起。症状轻者不需要处理,可自行消失;症状严重者考虑更换制剂。

2. 对月经的影响 一般服药后月经变规律,经期缩短,经量减少,痛经减少或消失。若服药后出现闭经,反映药物对下丘脑-垂体轴抑制过度,如连续停经2个月,应停药改用其他避孕方法。

3. 突破性出血 服药期间发生不规则少量阴道出血,多因漏服药引起,少数人虽未漏服也可发生。此种情况因雌激素不足引起月经前半周期出血,如因孕激素不足,出血多发生在月经后半周期,如出血如月经量,应停药,按月经来潮处理,至第5天开始服药。

4. 体重增加 可能由于避孕药中的孕激素成分的弱雄激素活性促进体内合成代谢引起,也可因雌激素成分使水、钠潴留所导致。

5. 色素沉着 少数妇女的面部皮肤出现淡褐色色素沉着,停药后可自然消失,极少数妇女色素脱失缓慢。

【激素避孕药对健康的影响】

国内外大量资料表明长期服用甾体激素避孕药并不增加生殖器官恶性肿瘤发生率,不影响生育功能及子代发育;对人体三大代谢中的某些影响是暂时性的,停药后可恢复;长期服用甾体激素避孕药不仅是安全有效的,而且对子宫内膜癌和卵巢癌具有保护作用。但为确保安全,服用避孕药的妇女应定期的医院检查。

【健康指导】

1. 短效口服避孕药宜在晚上服用,可减轻药物引起的不良反应。若漏服应在12h内补服。

2. 如是糖衣片,则药物主要在糖衣上,要检查糖衣是否完整,受潮、变形、破损的药片不可服用,否则药量不足,可能造成失败。

3. 哺乳期妇女不宜口服避孕药,药物不仅影响乳汁的分泌,还可通过乳汁传给婴儿。

4. 产后妇女未行经者可任选一天开始服药,连服22d,停药2~4d月经即来潮,以后可于月经的第5天服药。

5. 如需生育,应提前6个月停药,改用其他避孕措施。

6. 服用避孕药期间不宜服用以下几种药物:利福平因其除作用于雌激素成分外,亦影响孕激素的成分,明显改变这两类药的代谢;苯巴比妥类加速避孕药的代谢率,降低血浆游离孕激素浓度;新霉素等抗生素干扰肠、肝循环,以炔雌醇为重;抗抑郁类药物,避孕药可增加其毒性;口服避孕药可降低抗凝血药物和皮质激素类药物的作用。

四、紧急避孕

紧急避孕是指在无保护性生活,或避孕失败或特殊情况性交后3d内,妇女为防止非意愿妊娠所采取的避孕方法。

【避孕机制】

1. 阻止或延迟排卵。

2. 干扰受精或阻止受精卵着床。

【常用方法】

紧急避孕药有以下几种。

1. 米非司酮 米非司酮在无保护性生活后120h内服用。

2. 左炔诺孕酮片 是一种较新的紧急避孕药,通过抑制卵泡发育、抑制或延迟排卵、影响子宫内膜发育、干扰着床等不同环节,达到避免妊娠的目的。用法是在房事后72h内服用第1片(0.75mg),隔12h后服第 2 片(0.75mg),总量为 2 片。

3. 速效探亲片 在无保护性生活后 72h 内服用 1 次,12h 后再重复服用 1 次。

4. 宫内节育器 紧急放置宫内节育器可以用作紧急避孕的方法,特别适合希望长期避孕且符合无禁忌证的妇女。一般在无保护性交后 120h 内放入宫内节育器,其避孕效果可达到 99%。

第二节 各种终止妊娠方法

人工终止妊娠是没有避孕或避孕措施失败的补救方法,其主要用于避孕失败后妊娠及妇女由于各种原因不能继续妊娠或检查发现胚胎异常需终止妊娠。常用的人工终止妊娠的方法有人工流产、药物流产。

一、人 工 流 产

人工流产分为早期人工流产和中期妊娠引产。凡妊娠在 3 个月以内采用人工或药物方法终止妊娠称为早期妊娠终止。早期妊娠终止的方法可选用手术或药物流产。手术流产又分为负压吸引术和钳刮术。人工流产仅作避孕失败的补救措施,不能作为常用的节育方法。

(一)负压吸宫术

负压吸宫术是用负压将子宫内的妊娠产物吸出,而达到终止妊娠的目的。

【适应证】

1. 妊娠在 10 周以内要求终止妊娠而无禁忌证者。

2. 因某种疾病或遗传疾病不宜继续妊娠者。

【禁忌证】

1. 各种疾病的急性期或慢性疾病的急性发作期。

2. 严重的全身疾病如心力衰竭、症状明显的高血压、严重贫血等不能承受手术者。

3. 生殖器炎症,如阴道炎、重度宫颈糜烂、盆腔炎等。

4. 术前间隔 4h 有 2 次体温在 37.5℃以上者。

【手术步骤】

1. 体 位 受术者应先排空膀胱,采取膀胱截石位。常规消毒外阴及阴道,铺无菌巾,做双合诊检查,用阴道窥器暴露宫颈并消毒。

2. 探测宫腔 了解子宫屈向及深度。

3. 扩张宫颈 应用宫颈扩张器扩张宫颈管,一般扩张至比准备用吸管的号码大半号或 1 号。

4. 负压吸引 选择适宜号码的吸管吸出宫腔内容物,负压不宜超过 500mmHg。

5. 检查宫腔是否吸净 检查宫腔是否吸干净,并检查吸出物是否有绒毛、胚胎或胎儿组织,是否有水疱状物。如肉眼发现异常者需留取标本送病理检查。

【并发症】

1. 子宫穿孔 多见于哺乳期子宫、瘢痕子宫、畸形子宫,术者技术不熟练所致。术前应查清子宫大小及位置,严格按操作规程认真执行手术,切忌用力粗暴。对子宫软者,术前用缩宫素。当器械进入宫腔感觉深度明显超过检查时子宫大小,即应诊断"子宫穿孔"。此时需立即停止手术,给予缩宫素和抗生素,并严密观察受术者的生命体征,有无腹痛、阴道出血及腹腔内出血征象。子宫穿孔后,若情况稳定,胚胎组织尚未吸净者,可在 B 超或腹腔镜监护下清宫;尚未进行吸宫操作者,应立即剖腹探查。

2. 人工流产综合征 由于子宫体、宫颈受机械性刺激导致迷走神经兴奋冠状动脉痉挛、心脏传导功能障碍所致。其发生与孕妇精神紧张,不能耐受子宫扩张牵拉和过高的负压有关,受术者在术时或术后出现心动过缓、心律失常、血压下降、面色苍白、出汗、胸闷甚至发生昏厥和抽搐,发生率一般为 12%～13%。术前做好受术者的精神、心理护理,吸宫时负压适度、进出宫颈口时关闭负压、吸净后勿反复吸刮宫壁;术前充分扩张宫颈,操作轻柔等均有利于预防人工流产综合征。受术者一旦出现心律缓慢,静脉注射阿托品 0.5～1mg,即可缓解症状。

3. 吸宫不全 是人工流产后常见的并发症,指部分胎儿或胎盘组织残留宫腔。多见于子宫体过度屈曲、术者技术不熟练。表现为术后阴道出血超过 10d,血量过多,或流血暂停后又有多量出血者。经 B 超确诊后需服用抗生素 3d 再行清宫术。刮出物送病理检查,术后继续抗感染治疗。

4. 漏吸 指已确诊为宫内妊娠,但术时未吸到胎盘或胎盘绒毛。常与孕周过小、子宫过度屈曲、子宫畸形(双子宫)及术者操作技术不熟练等有关。

因此,术后检查吸出物未发现胎囊等妊娠物时,应复查子宫及位置,重新探测宫腔后行吸引术,如仍未见胚胎组织,应将吸出物送病理检查以排除异位妊娠。

5. 术中出血　多见钳刮术中,因妊娠月份较大,妊娠组织不能迅速排出而影响子宫收缩所致。术中扩张宫颈后,可注射缩宫素促使子宫收缩,同时尽快钳取或吸出妊娠物。

6. 术后感染　临床表现体温升高、下腹疼痛、白带浑浊或不规则阴道出血。妇科检查发现子宫或附件区有压痛。多数因吸宫不全或流产后过早恢复性生活;器械、敷料消毒不严或操作无菌观念不强所致。开始感染为子宫内膜炎,以后可以扩散至子宫肌层、子宫附件、腹膜,严重时可导致败血症。病人需要卧床休息,采用全身性支持疗法,积极抗感染。宫腔内有妊娠物残留者,应按感染性流产处理。

7. 栓塞　目前极少见。行人工流产钳刮术时,由扩宫引起宫颈裂伤,胎盘剥离血窦开放,羊水进入母体,其有形成分在肺内形成栓子,此时应用缩宫素可促使羊水栓塞发生。临床表现为肺动脉高压致心力衰竭,循环、呼吸衰竭及休克、出血。孕早、中期羊水中有形成分少,即使发生栓塞,症状及严重性均不及晚期妊娠者凶险,死亡率较低。

【护理评估】

1. 健康史　了解受术者的初潮年龄、月经史、婚育史,末次月经时间。详细了解近 1 年内有无人工流产或药物流产史、末次妊娠时间、分娩方式、妊娠反应情况。

2. 病史　了解有无慢性疾病、出血疾病史,有无生殖器畸形或受伤史。

3. 心理社会评估　了解受术者此次进行手术时的心理状态,是否有家人陪伴等。

【护理问题】

1. 知识缺乏　缺乏人工流产的相关知识及术后避孕知识。

2. 有感染的危险　与手术操作有关。

3. 担心　与担心手术疼痛及术后是否能够再次妊娠有关。

【护理措施】

1. 术前护理

(1)心理护理:行人工流产的原因复杂与之相应的是受术者复杂的心理反应。多数妇女会有紧张、担心的心理。护理人员要耐心安慰,细心倾听,

详细介绍手术过程及术后注意事项,通过交流减轻其紧张不安的情绪,能够主动配合手术。

(2)术前禁进食一餐。

(3)测量体温,如术前间隔 4h 有 2 次体温超过 37.5℃,暂缓手术。

(4)有特殊疾患的受术者应做好相应的辅助检查。

2. 术中及术后护理

(1)进手术室前,嘱其排空膀胱。

(2)手术过程中应注意观察受术者的脉搏、面色,如出现面色苍白、出冷汗,立即报告医师,暂停操作,立即给予吸氧、测量血压,异常情况排除后方可继续手术。

(3)护士应协助医师准确找出绒毛或胎儿组织并确认是否完整。

(4)手术完成后护士应护送受术者返回病床休息,并加强巡视,了解其术后腹痛、阴道出血情况及有无人工流产后并发症的发生。

3. 健康教育

(1)术后注意保持外阴清洁、干燥,每日用温开水清洗会阴并更换内裤,防止感染。

(2)术后 1 个月禁性生活及盆浴。

(3)负压吸宫后休息 2 周,钳刮术后休息 2～4 周,休息期间避免重体力劳动及剧烈运动。

(4)2 周后随诊,如出血多于月经量并伴有腹痛应及时就诊。

(5)指导夫妇双方采用安全的避孕措施。

(二)钳刮术

【适应证】

钳刮术适用于妊娠 10～14 周,要求终止妊娠或因疾病等特殊情况不宜继续妊娠者,其他方法流产失败并不禁忌证者。

【禁忌证】

禁忌证同负压吸引术。

【护理措施】

1. 扩张宫颈管　妊娠超过 12 周者需要住院手术。为保证钳刮术的顺利进行,术前 12h 需先扩张宫颈。扩张宫颈管的方法有:①用导尿管扩张宫颈管,于术前 12h 将 16 号或 18 号导尿管缓慢插入宫颈,次日行钳刮术前取出导尿管;②术前口服、肌内注射或阴道放置前列腺素制剂使宫颈软化、扩张;③用宫颈扩张棒扩张宫颈管。

2. 宫颈管扩张后护理

(1)宫腔内插管期间应绝对卧床休息,防止导

管的脱出。

(2)加强巡视,做好生活护理。

(3)观察受术者有无腹痛、阴道出血及阴道排液增多的情况,如发现上述情况及时向医生报告。

(4)预防感染,保持会阴部清洁,同时注意体温的变化,插管当日应测 3 次体温,疑有感染的可遵医嘱给予抗生素。

其他护理内容同负压吸宫术。

二、药物流产

药物流产是用非手术措施终止早期妊娠的一种方法,其优点是简便,对孕妇无创伤。药物流产常用方案是以米非司酮和米索前列醇配伍使用。米非司酮是一种合成类固醇,具有抗黄体酮、糖皮质醇和轻度抗雄激素特性。米非司酮对子宫内膜孕激素受体的亲和力比孕酮高 5 倍,因而能和孕酮竞争而与脱膜孕激素受体结合,从而阻断孕酮活性而终止妊娠。同时妊娠脱膜坏死,释放内源性前列腺素,促进子宫收缩及宫颈软化。米索前列醇对妊娠子宫有明显的收缩作用,近年研究发现其与米非司酮合用抗早孕有良好作用。

【适应证】

1.年龄在 18～40 岁,自愿要求药物流产,身体健康,无烟酒嗜好的妇女。

2.确定为正常宫内妊娠,停经天数≤49d(从末次月经来潮的第 1 天到 49d)。

3.高危人工流产对象。

4.对手术流产有顾虑或恐惧心理者。

【禁忌证】

1.曾患过严重的心血管、呼吸、消化、肝肾、血液、内分泌、泌尿生殖系统或神经系统疾病者。

2.使用米非司酮有禁忌者,如肾上腺疾病、与内分泌有关的肿瘤、糖尿病及其他内分泌疾患肝功能异常。

3.使用前列腺素禁忌证者,如心脏病、青光眼、胃肠功能紊乱、贫血、高血压、哮喘及血栓病史者等。

4.过敏体质者,妊娠剧吐者。

5.放置宫内节育器确认妊娠或怀疑宫外孕者。

6.吸烟超过每日 10 支或嗜酒者。

7.各种原因不能及时就诊者。

【不良反应】

药物流产的不良反应有轻度下腹痛、乏力、恶心、呕吐;用药后应严密随访,出血量多时需急诊刮宫。药物流产最主要的不良反应是流产后出血时间长和出血量多,应用抗生素及缩宫药疗效不显著。此外,必须警惕异位妊娠误行药物流产可导致休克,危及生命。因此,药物流产必须在正规、有抢救条件的医疗机构内进行。

【护理要点】

1.严密观察血压、脉搏、腹泻、腹痛、阴道出血和有无胎囊排出及不良反应,注意排除宫外孕,个别不良反应重的应对症处理。

2.胎囊排出后,医务人员要认真检查并注意出血情况,出血多的要及时处理。

3.留院观察期间未见胎囊排出者,用药后第 8 日应到医院检查,经检查证实流产失败者必须行人工流产术。

4.留院观察期间胎囊排出者,用药第 15 日如出血多于月经量也应到医院检查,经检查证实不全流产时要进行清宫术,并送病理检查。

5.出院指导

(1)阴道出血增多,随时去医院。

(2)流产后 2 周内适当休息,吃有营养的食物,不做重体力劳动。

(3)注意保持会阴清洁,阴道出血未干净时禁盆浴及性生活。

(4)流产后可能很快恢复排卵,应采取避孕措施,以免再次妊娠。

三、中期引产术

妊娠中期即孕 14～27 周。在妊娠中期因某种原因需终止妊娠者行中期引产术。目前常用的方法有药物引产及手术引产。

药物引产是将药物注入宫腔、静脉、肌肉或阴道内,在一定的时间里引起宫缩而达到引产的目的。常用的药物主要有依沙吖啶(利凡诺)、天花粉、黄芜花、缩宫素、前列腺素、高渗氯化钠溶液等。目前临床最常用的药物是依沙吖啶,其具有较强的杀菌作用,能刺激子宫平滑肌收缩,胎儿可因药物中毒而死亡。依沙吖啶可经腹羊膜腔内注射也可经阴道羊膜腔外注射。

【适应证】

妊娠中期即孕 14～27 周,因某种原因不能继续妊娠而又无禁忌者。

【禁忌证】

1.生殖道炎症如阴道炎、宫颈炎、盆腔炎,子宫有瘢痕。

2. 妊娠期阴道反复出血。

3. 各种疾病的急性阶段,严重的高血压、心脏病、血液病。

【辅助检查】

1. 实验室检查 如血、尿常规,肝、肾功能,血型等。

2. 阴道清洁度检查 阴拭子培养。

3. 其他检查 如有心血管疾患应做心电图检查等。

【并发症】

1. 产后出血 胎儿娩出后出血量达400ml以上,称之为中期引产后出血。如果短时间内大量出血,患者会发生休克而危及生命。分娩后子宫收缩乏力是引起产后出血最常见的原因,胎盘剥离不全,也会影响子宫收缩,而引起产后出血。

2. 产道损伤 阴道后穹、宫颈口裂伤,阴道裂伤,还有一种严重的损伤即子宫破裂。

3. 羊水栓塞 这是中期引产术中比较凶险的一种并发症。患者会有呼吸困难、咳嗽、颜面发绀、烦躁不安、出冷汗、胸闷、抽搐等,如抢救不及时,进而危及生命。

4. 感染 在引产过程中或引产2周内,产妇发热,体温高达38℃以上,尤其在引产后持续高热24h以上不下降,很可能是并发感染,要做细菌培养,并使用大剂量的抗生素以控制感染。

【护理要点】

1. 术前准备

(1)心理护理:中期引产的受术者一般因某种疾病或某些社会、家庭原因而不能继续妊娠,因而心情比较复杂,加之对手术的恐惧和担心,易产生焦虑等不良情绪。护士要了解其心理状态,有针对的进行心理护理,多给予安慰,详细讲解中期引产的方法及可能出现的问题,消除其思想顾虑。

(2)预防感染:术前3天开始每天冲洗阴道1次。由于妊娠期宫颈软并充血,冲洗时动作要轻柔,防止损伤宫颈。同时每天测3次体温。

(3)软化宫颈:术前3天口服己烯雌酚,以增加子宫的敏感性,软化宫颈。

2. 注射依沙吖啶后的护理

(1)严格无菌操作。

(2)注药后需卧床休息10min,此时测量血压和脉搏,如无异常即可送回病室。

(3)随时注意观察受术者有无宫缩,如72h无宫缩发动说明引产失败。有宫缩出现要准确记录宫缩开始时间、频率、强度及每次宫缩持续时间,随时了解产程进展情况,定时测量血压及脉搏。

(4)生产过程中要尽量安慰受术者,若其精神过度紧张,宫缩时喊叫不停,指导其做深呼吸或用双手轻柔下腹部,以减轻疼痛,缓解紧张情绪,使产程顺利进行。

3. 产后护理

(1)观察宫缩及阴道出血情况。若子宫收缩不好阴道出血多可遵医嘱给予缩宫素治疗。

(2)由于生产过程中产妇消耗大量体力,此时要应充分休息,并保持外阴的清洁,每日冲洗会阴2次,防止感染发生。

(3)督促产妇饮水,产后4~6h协助排尿,防止尿潴留。

(4)产后乳汁开始分泌。为防止泌乳,每日肌内注射己烯雌酚4mg,连续3d。在此期间若出现泌乳,指导产妇不要挤压,保持局部清洁,防止乳腺炎发生,数日后乳胀会逐渐消退。

4. 出院指导 引产后6周内禁止性生活及盆浴。引产后1个月应来院随诊,在此期间如出现阴道出血多,持续腹痛、发热等异常情况要随时就诊。指导夫妇选择适宜的避孕措施。

第三节 女性绝育方法

绝育是利用人工的方法阻断受精途径,而达到永久性不生育的目的。目前主要采用是输卵管绝育术。这是一种安全、创伤小、永久性的节育措施,而且是可逆的,如绝育后的妇女需要再次妊娠,可行输卵管吻合术,成功率达80%以上。

输卵管绝育术按手术途径可分为开腹输卵管绝育术、经腹腔镜输卵管绝育术和经阴道输卵管绝育术。目前临床上常用的是开腹和经腹腔镜的绝育术,而经阴道绝育术极少施行。

一、开腹输卵管绝育术

【适应证】

经夫妇双方同意,自愿要求绝育,无禁忌证者;患有全身性疾病、遗传性疾病,不宜生育者。

【禁忌证】

1. 腹壁有感染病灶,急、慢性盆腔炎等,应在感染治愈后再行手术。

2. 全身情况不良不能耐受手术者,如产后出血性休克、贫血、心力衰竭等。

3. 有严重的神经症者。

4. 24h 内有两次间隔 4h 的体温超过 37.5℃者。

【手术时间】

1. 非妊娠期妇女在月经干净后 3～7d。

2. 人工流产、中期妊娠终止后即可进行手术。

3. 足月顺产后和剖宫产同时即可实施手术。

4. 自然流产正常转经后,药物流产后两次正常月经后可实施手术。

5. 哺乳期或闭经妇女应排除妊娠后再行手术。

6. 取出宫内节育器后,带器宫外孕手术同时。

【辅助检查】

1. 全身体格检查及妇科检查。

2. 化验检查:血、尿常规化验,出、凝血时间,肝、功能检查。

3. 白带常规检查。

【护理评估】

1. 健康史 询问病人的年龄、初潮年龄、月经周期、生育史、末次月经时间、末次妊娠时间、分娩方式,是否行有人工流产史或药物流产史。

2. 心理社会评估 多数夫妻双方虽然自愿选择绝育手术,但不免对手术是否会影响健康及性生活等问题有所担心。

【护理问题】

1. 担心 与手术是否会影响健康及性生活等问题有关。

2. 感染 与手术切口有关。

【护理措施】

1. 术前准备

(1)术前进行健康宣教,使接受手术的妇女了解手术过程,使其主动配合手术。

(2)术前 1 天口服缓泻剂或灌肠 1 次。

(3)手术当日禁食,术前排空膀胱。

(4)有宫内节育器或早孕者须先取节育器或行

人工流产。

(5)术前应测量体温,如超过 37.5℃应暂停手术。

2. 术后护理

(1)绝育术后 6h 鼓励受术者尽早下床活动,以加快术后恢复。

(2)术后 4～6h 排尿,避免尿潴留。

(3)由于手术采用局麻,术后 4h 可进食。

(4)术后连续 3d 监测体温,注意观察切口敷料情况,并保持清洁干净,防止感染。如术后出现体温升高及切口疼痛渗血应及时遵医嘱处理。

3. 健康教育

(1)术后 1 个月、3 个月随诊,以后可于每年妇科普查时进行随诊。

(2)术后休息 3～4 周,禁止性生活及盆浴 1 个月。休息期间避免重体力劳动或剧烈运动。

二、经腹腔镜输卵管绝育术

腹腔镜手术在临床上的应用越来越广泛。通过腹腔镜进行绝育术对受术者损伤小,恢复快,易于广大妇女所接受。

【适应证】

同开腹输卵管绝育术。

【禁忌证】

主要为有腹腔粘连、心肺功能不全、膈疝等,其他同开腹输卵管绝育术。

【手术时间】

同开腹输卵管绝育术。

【护理措施】

1. 术前准备 术前常规进行外阴、阴道冲洗;其他术前准备同腹部小切口绝育术。

2. 术后护理

(1)术后卧床休息 4～24h。

(2)注意观察生命体征。

(3)注意切口及敷料情况,观察有无渗血、渗液,如有立即报告医师。

(4)手术后 4～6h 督促排尿。

3. 健康教育 同开腹输卵管绝育术。

(刘绍金)

第82章

小儿体格生长常用指标

观察儿童体格生长,常选用具有特征的可测量项目作指标,如体重、身高(长)、头围、胸围、囟门、牙齿等,以体重与身长最重要。

【体重】

体重为各器官、组织、体液的总重量。是衡量儿童体格生长与营养状况的最灵敏指标,也常作为计算药量、静脉输液量等的依据。

新生儿出生体重平均3kg(2.5～4kg),出生后3～4个月体重约为出生时的2倍(6kg),1岁时体重约为出生时的3倍(9～10kg),2岁时体重约为出生时的4倍(12kg);2岁至青春前期体重增长减慢,年增长值约2kg。临床可用以下公式估计体重:

1～6个月:体重(kg)=出生体重(kg)+月龄×0.7(kg)

7～12个月:体重(kg)=6(kg)+月龄×0.25(kg)

2～12岁:体重(kg)=年龄×2+8(kg)

正常同年龄、同性别儿童的体重存在个体差异,一般在10%左右。

由于生后摄入不足、胎粪排出、体表水分丢失等原因,会出现暂时性生理性体重下降。出生后3～4d达最低点,下降为3%～9%,7～10d恢复至出生体重。

【身高(长)】

身高(长)是指头顶到足底的全身长度。是反映骨骼发育的重要指标。3岁以下小儿取仰卧位测量,称身长;3岁以后立位测量,称身高。

出生时身长平均为50cm,1岁时75cm,2岁时87cm。2岁后身高每年增长6～7cm。

2～12岁身高估计公式:身长(高)=年龄×7(cm)+75cm

身长包括头部、躯干(脊柱)和下肢的长度。三

部分发育速度并不相同,一般出生后第1年头部发育最快,躯干次之,而青春期身高增长则以下肢为主。有些疾病可造成身体各部分的比例失常,临床需要分别测量上部量(从头顶至耻骨联合上缘)和下部量(从耻骨联合上缘至足底)以帮助判断。出生时上部量>下部量(中点在脐上);随着下肢长骨的增长,中点下移,2岁时在脐下;6岁时在脐与耻骨联合上缘之间;12岁时中点位于耻骨联合上缘,即上、下部量相等。

【坐高】

是指由头顶到坐骨结节的长度,<3岁儿童取仰卧位测量,称顶臀长。坐高代表头颅与脊柱的发育,坐高占身高的百分数即随年龄增长而下降,由出生时的67%降到14岁时的53%。儿童患克汀病、软骨发育不良时,坐高占身高百分比明显增大。

【头围】

头围是经眉弓上方、枕后结节绕头1周的长度。反映脑和颅骨的生长。出生时头围33～34cm,1岁时约46cm,2岁时约48cm,5岁时约50cm,15岁时接近成人头围54～58cm。头围的测量以2岁以内最有价值。

头围较小($<\overline{X}$-2S)常提示有脑发育不良可能;头围增长过速提示脑积水。

【胸围】

胸围是平乳头下缘绕胸1周的长度。代表肺与胸廓的生长。出生时胸围32cm,略小于头围1～2cm;1岁左右胸围与头围大致相等;以后胸围超过头围(约为头围+年龄-1cm)。

【腹围】

是指平脐(小婴儿以剑突与脐之间的中点)水平绕腹1周的长度。2岁前腹围与胸围大致相等,2岁后腹围比胸围小。患腹水时需测量腹围。

【上臂围】

上臂围是沿肩峰与尺骨鹰嘴连线中点的水平绕上臂一周的长度,代表上臂肌肉、骨骼、皮下脂肪和皮肤的生长,反映小儿的营养状况。1岁以内上臂围增长迅速,1～5岁增长缓慢。在无条件测体重和身高的地方,可测量上臂围以筛查1～5岁小儿的营养状况:＞13.5cm为营养良好;12.5～13.5cm为营养中等;＜12.5cm为营养不良。

【囟门】

囟门分前囟和后囟。前囟为顶骨和额骨边缘交界处的菱形间隙,出生时为1.5～2cm(对边中点连线长度),至1～1.5岁闭合。后囟是顶骨和枕骨边缘交界处形成的三角形间隙,出生时很小或已闭合,最迟出生后6～8周闭合。小儿出生时颅骨未闭合形成的颅缝3～4个月闭合。

前囟早闭或过小见于小头畸形,迟闭或过大见于佝偻病、先天性甲状腺功能减退症。前囟饱满反映颅内压增高;而前囟凹陷见于脱水或极度消瘦。

【脊柱】

脊柱的增长反映脊椎骨的发育。出生后第1年脊柱增长快于四肢,1岁以后四肢增长快于脊柱。新生儿时脊柱无弯曲,仅呈轻微后凸,3个月左右随着抬头动作的发育出现颈椎前凸,6个月后能坐时出现胸椎后凸,1岁左右行走时出现腰椎前凸,至6～7岁时脊柱3个自然弯曲才为韧带所固定。

【牙齿】

人一生有乳牙和恒牙两副牙齿。乳牙共20颗,出生后4～10个月开始萌出,12个月尚未出牙视为出牙延迟,最晚2.5岁出齐。2岁以内乳牙数目为月龄减4～6。

6岁左右萌出第1恒磨牙(又称六龄齿),12岁左右萌出第2恒磨牙,18岁以后萌出第3恒磨牙(智齿),也有终生不出第3恒磨牙者,恒牙28～32颗。

(王丽霞)

第83章

传染病管理与计划免疫

一、传染病管理

传染病的护理管理应重点抓好控制传染源、切断传播途径、保护易感人群3个环节。

(一)控制传染源

对传染病病人管理必须做到5早：即早发现、早诊断、早报告、早隔离、早治疗。

1. 早发现、早诊断　建立健全城乡三级医疗卫生防疫网。

2. 早报告　疫情报告和登记制度是控制传染病流行的重要措施，必须严格遵守。《中华人民共和国传染病防治法》规定要报告的传染病分为甲、乙、丙三类。

甲类：为强制管理传染病，包括鼠疫、霍乱。要求一经发现立即报告，城镇6h内上报，农村不超过12h。

乙类：为严格管理传染病，要求城镇12h内上报，农村不超过24h。包括：传染性非典型肺炎、艾滋病、病毒性肝炎、脊髓灰质炎、人感染高致病性禽流感、麻疹、流行性出血热、狂犬病、流行性乙型脑炎、登革热、炭疽、细菌性和阿米巴性痢疾、肺结核、伤寒和副伤寒、流行性脑脊髓膜炎、百日咳、白喉、新生儿破伤风、猩红热、布鲁菌病、淋病、梅毒、钩端螺旋体病、血吸虫病、疟疾。2009年又将甲型 H_1N_1 流感列为乙类传染病，故乙类由原来的25种增加到26种。

丙类：为监测管理传染病，在监测点内按乙类传染病方法报告。包括：流行性感冒、流行性腮腺炎、风疹、急性出血性结膜炎、麻风病、流行性和地方性斑疹伤寒、黑热病、包虫病、丝虫病、除霍乱、细菌性和阿米巴性痢疾、伤寒和副伤寒以外的感染性腹泻病、手足口病11种。

对乙类传染病中传染性非典型肺炎、炭疽中的肺炭疽、人感染高致病性禽流感、甲型 H_1N_1 流感，采取甲类传染病的预防和控制措施。

3. 早隔离

(1)传染病患儿或疑似者的管理：将他们隔离于特定场所，与其他患儿及健康人分开，便于集中管理、消毒和治疗，以防传染病蔓延。

(2)接触者的管理：接触者采取的防疫措施称检疫。检疫期限是从最后接触之日算起，相当于该病的最长潜伏期。检疫期间根据情况可预防性服药或预防接种。

4. 早治疗　根据病情的轻重及传染病的种类安排患儿居家隔离、治疗或转入传染病院住院治疗。隔离或治疗期间应做好日常护理(休息、饮食、皮肤黏膜等)、对症护理和心理护理等。

(二)切断传播途径

1. 了解各种传染病的传播途径

(1)经呼吸道传播的传染病有：麻疹、水痘、腮腺炎、流脑、白喉、百日咳等，2003年流行的传染性非典型性肺炎也属于此类。

(2)经消化道传播的传染病有：细菌性痢疾、脊髓灰质炎、肝炎等。

(3)经虫媒传播的传染病有：流行性乙型脑炎等。

2. 采取相应预防措施

(1)呼吸道传染病采取房间通换气，必要时空气消毒，流行季节戴口罩。

(2)消化道传染病采取"三管两灭"(即管理水源、饮食、粪便，灭蚊蝇、蟑螂等)。

(三)保护易感人群

疫苗接种是控制传染病发生和流行的最有效措施。

1. 主动免疫　给易感儿特异性抗原，刺激机体产生特异性抗体，从而产生免疫力。这是预防接种的主要内容，产生抗体的保护作用持续1~5年。

为巩固免疫效果,还要适时加强免疫。

2. 被动免疫 给易感儿相应的抗体,而立即获得免疫力,但抗体的保护作用时间较短(约3周),故主要用于应急预防和治疗。

二、计划免疫

1. 基本概念 计划免疫是根据对传染病疫情监测和人群免疫水平分析,按照科学的免疫程序,有计划进行疫苗接种,以提高人群的免疫水平、达到控制和消灭传染病的目的。

2. 计划免疫程序 按照我国卫生部的规定,婴儿必须在1岁内完成的基础免疫有:卡介苗、乙型肝炎病毒疫苗、脊髓灰质炎三价混合疫苗、百白破混合制剂、麻疹减毒疫苗(表83-1)。根据流行季节和地区或家长的意愿还可进行乙脑疫苗、流行性脑脊髓膜炎疫苗、甲型肝炎病毒疫苗、水痘疫苗、腮腺炎疫苗、风疹疫苗、流感疫苗、流感嗜血杆菌疫苗、肺炎疫苗、轮状病毒疫苗等的接种。

表83-1 我国卫生部规定的儿童计划免疫程序

年龄	接种疫苗
出生	卡介苗、乙肝疫苗
1个月龄	乙肝疫苗
2个月龄	脊髓灰质炎三价混合疫苗
3个月龄	脊髓灰质炎三价混合疫苗、百白破混合制剂
4个月龄	脊髓灰质炎三价混合疫苗、百白破混合制剂
5个月龄	百白破混合制剂
6个月龄	乙肝疫苗
8个月龄	麻疹疫苗
1.5~2岁	百白破混合制剂复种
4岁	脊髓灰质炎三价混合疫苗复种
7岁	麻疹疫苗复种、百白破混合制剂复种

3. 预防接种的注意事项

(1)严格掌握禁忌证:免疫接种的禁忌证分为:一般禁忌证和特殊禁忌证。

特殊禁忌证包括:①患自身免疫性疾病、免疫缺陷病者;②有明确过敏史者禁接种白喉类毒素、破伤风类毒素、麻疹疫苗(特别是鸡蛋过敏者)、脊髓灰质炎糖丸疫苗(牛奶或奶制品过敏)、乙肝疫苗(酵母过敏或疫苗中任何成分过敏);③患有结核病、急性传染病、肾炎、心脏病、湿疹及其他皮肤病者不予接种卡介苗;④在接受免疫抑制药治疗期间、发热或1周内每日腹泻>4次和急性传染病期间忌服脊髓灰质炎糖丸;⑤因百日咳菌苗偶可造成

神经系统严重并发症,故本人及家庭成员患癫痫、神经系统疾病、有惊厥史者禁用百日咳疫苗。

(2)严格执行免疫程序:严格执行规定的接种剂量、途径和接种次数,并按使用说明完成全程和加强免疫。注意各种制品接种的间隔时间,一般接种活疫苗后需隔4周,接种死疫苗后需隔2周才可再接种其他疫苗。

(3)严格执行查对制度:仔细核对儿童姓名、年龄。核对疫苗名称、批号、有效期及生产单位,若发现药液异常(发霉、异物、凝块、变色或冻结等)停止使用。

(4)严格遵守无菌操作:做到每人1副无菌注射器、1个无菌针头;抽吸后安瓿内如有剩余药液,需用无菌干纱布覆盖安瓿口,在空气中放置不超过2h。接种时用2%碘酊及75%乙醇或0.5%碘伏消毒皮肤,待干后注射;接种活疫苗时,只用75%乙醇消毒,以免活疫苗被碘酊杀死,影响接种效果。接种后废弃剩余药液,活菌苗应烧毁。

4. 预防接种后的反应及处理

(1)一般反应

①局部反应:接种后数小时至24h,注射部位出现红、肿、热、痛,有时伴局部淋巴结肿大。红晕直径在2.5cm为弱反应,2.6~5cm为中等反应,>5cm为强反应。局部反应持续2~3d,接种活疫苗后局部反应出现较晚、持续时间长。

②全身反应:多在接种后24h内出现低、中度发热。体温37.5℃左右为弱反应,37.6~38.5℃为中等反应,38.6℃以上为强反应。同时,常伴头晕、恶心、呕吐、腹泻、全身不适等反应。

局部和(或)轻微全身反应者多饮水,适当休息即可。局部反应较重时,用干净毛巾热敷,若局部红肿继续扩大,高热持续不退,应到医院诊治。

(2)异常反应:发生于少数人,临床症状较重。

①过敏性休克:于注射后数秒或数分钟发生。表现烦躁不安、面色苍白、口周发绀、四肢湿冷、呼吸困难、脉细速、恶心呕吐、惊厥、大小便失禁以至昏迷。如不及时抢救,可在短期内危及生命。此时应使患儿平卧,头稍低,注意保暖,吸氧,立即皮下或静脉注射1:1 000肾上腺素0.5~1ml,必要时重复注射。

②晕针:个别小儿可因空腹、疲劳、室内闷热、紧张或恐惧等原因,在接种时或几分钟内,出现头晕、心慌、面色苍白、出冷汗、手足冰凉、心跳加快等症状,重者呼吸减慢、意识丧失。此时应置患儿平卧,头稍低,

保持安静,饮温开水或糖水,必要时可针刺人中、合谷穴,仍不恢复正常者,皮下注射 1:1 000 肾上腺素,每次 0.5~1ml。

③过敏性皮疹:荨麻疹最为多见,一般于接种后几小时至几天内出现,经服用抗组胺药物后即可痊愈。

④全身感染:有原发性免疫缺陷或继发性免疫功能受损者,接种活菌(疫)苗后可扩散为全身感染,应积极抗感染及对症处理。

(王丽霞)

第 84 章

小儿喂养与膳食安排

一、婴 儿 喂 养

婴儿喂养方式有母乳喂养、部分母乳喂养和人工喂养三种。

(一)母乳喂养

母乳是满足婴儿生理和心理发育的天然最好食物。

1. 母乳成分 按世界卫生组织的规定:产后4d以内的乳汁称为初乳;5～14d为过渡乳;14d至9个月为成熟乳;10个月以后为晚乳,其量和营养成分均较少。

2. 母乳喂养优点

(1)营养丰富、比例合适、满足生长需求:人乳中乳清蛋白与酪蛋白比例为4:1,遇胃酸所产生的凝块小,有利于消化;含有脂肪酶和较多的不饱和脂肪酸,前者易于消化吸收,后者为婴儿髓鞘形成和中枢神经系统的发育所必需;糖90%以上为乙型乳糖,不仅有利于脑的发育,还促进双歧杆菌和乳酸杆菌的生长,抑制大肠埃希菌的生长;人乳的钙磷比例为2:1,钙吸收率高;铁的吸收率(49%)高于牛乳(4%);锌的利用率亦高。

(2)增强免疫力:人乳与牛乳的最大区别是给婴儿提供较多的免疫因子,如分泌型IgA(SIgA)、乳铁蛋白、溶菌酶、补体、双歧因子及巨噬细胞等丰富的抗感染物质。因此,母乳喂养儿很少患腹泻、呼吸道感染等。

(3)良好的心理-社会反应:母乳能促进母子心灵沟通和情感交流,使婴儿获得一种安全感,有利于婴儿的情绪发育;哺乳时还能及时发现某些疾病的发生。

(4)喂哺方便易行:母乳温度适宜、不易污染、不易过敏,经济、方便且最安全。

(5)有利于母亲恢复:母乳哺乳时加快子宫复旧,对母亲产后身体恢复起促进作用;还可减少乳母患乳腺癌和卵巢肿瘤的可能性。

(6)其他:尽早母乳喂养能促使胎粪排出、降低胆红素的肝肠循环,有利于减轻新生儿黄疸的程度。

3. 母乳喂养的护理

(1)哺乳方法

①时间与次数:现主张尽早开奶(产后15min至2h内),可减轻生理性黄疸,同时减轻生理性体重下降和低血糖的发生。0～2个月小婴儿每日多次、按需哺乳,使乳头受到多次刺激,乳汁分泌增加。2个月后可根据睡眠规律,每2～3小时喂1次,以后随月龄的增加添加辅食并逐渐减少哺乳的次数。每次哺乳的时间15～20min。

②方法:哺乳前先给婴儿换尿布,清洗双手,清洁乳头、乳晕,随后轻轻按摩乳头。乳母一般采用坐位,一手怀抱婴儿,使其头、肩部枕于母亲哺乳侧肘弯部;另一手的拇指和其余四指分别放在乳房上、下方,掌托住乳房,使婴儿含住大部分乳晕及乳头且能用鼻呼吸。两侧乳房应交替进行哺乳,每次最好使一侧乳房吸空后再吸另一侧。哺乳结束后,为防止溢乳,应将婴儿竖抱起,用手掌轻拍背部,以帮助排出吞咽下的气体。然后将婴儿保持右侧卧位,以防呕吐造成窒息。

(2)注意事项:①保持乳头卫生,预防乳腺感染:若乳儿哺喂后能安静入睡,体重增加速度正常,而且吸吮时能听到咽奶的声音,则表示奶量充足,反之则不足。②掌握母乳喂养禁忌证:乳母患有严重心、肾疾病或感染HIV、急、慢性传染病和活动性肺结核时,不宜哺喂。③断乳时间:出生后4～6个月开始添加辅食,以补充不足,为完全断奶做准备。一般于12个月可完全断奶,如遇炎热季节、患病或母乳量仍多者也可延迟1.5至2岁。

（二）部分母乳喂养

指母乳与牛乳或其他代乳品混合使用的一种喂养方法。分补授法和代授法两种。

（三）人工喂养

4～6个月婴儿由于各种原因不能进行母乳喂养时，完全采用配方奶或其他乳品，如牛乳、羊乳、马乳等喂哺婴儿，称为人工喂养。

1. 乳品及代乳品

（1）牛乳：是最常用的代乳品，蛋白质含量较人乳为高，但以酪蛋白为主，入胃后形成较大的凝块不易消化；所含的不饱和脂肪酸（亚麻酸）少，脂肪球大，缺乏脂肪酶，故较难消化；乳糖含量较少，且以甲型乳糖为主，有利于大肠埃希菌的生长；矿物质较多，不利于消化，易加重肾的负荷；牛乳缺乏各种免疫因子是与人乳的最大区别，易为细菌污染，患感染性疾病的机会较多。

①牛奶配制：通过稀释、加糖（5～8g/100ml）、煮沸使牛乳更适合婴儿的营养需求与消化能力。

②奶量计算：按婴儿每日需能量110kcal/kg，需水量150ml/kg计算。

例：某婴儿体重为6kg，计算方法如下。

计算每日总能量：110kcal/kg（460kJ/kg）×6kg＝660kcal（2760kJ）。

每100ml牛乳中含能量约67kcal（280kJ），加8％糖所得能量：67＋4×8≈100kcal。

计算每日所需牛乳量（X）：100:100＝X:660

X＝100×660/100≈660ml

计算每日总需水量：150ml/kg×6kg＝900ml

计算牛乳以外需水量：900ml－660ml＝240ml

将全日牛乳量及水量平均分次喂哺。

（2）配方奶粉：是以牛奶为基础的改造奶制品。主要特点：调整牛奶中某些成分，如酪蛋白、无机盐等，使之适合婴儿的消化能力和肾功能；添加乳清蛋白、不饱和脂肪酸、乳糖、微量营养素和微量元素铁、锌等，使其营养成分尽量接近于"人乳"，故人工喂养和婴儿断母乳时应首选配方奶。一般按一平勺配方奶4.4g加温（即重量比为1:7）冲调成乳汁。

（3）全脂奶粉：是将鲜牛乳经高温灭菌、真空浓缩、喷雾干燥制成，加热使酪蛋白变性而易于消化，且干粉便于运输、储存。使用时加水冲调，配制比例按容积1:4（1容积奶粉＋4容积水）配成全乳。

（4）羊乳：其营养价值与牛乳相似。羊乳的蛋白质凝块较牛奶细而软，脂肪颗粒大小与人乳接近，更易消化，但含叶酸和维生素B$_{12}$较少，长期羊乳喂养儿易患营养性巨幼细胞性贫血。

（5）代乳品：如豆浆、豆浆粉等，其营养价值比一般谷类高，但不如乳类易消化，适用于奶制品获得困难的地区或过敏的婴儿。

2. 人工喂养的注意事项　除需要正确的哺喂姿势及方法外，更需注意以下几方面。

（1）及时调整乳量：婴儿食量按食欲、体重的增减以及粪便的性状随时增减，切忌过少、过稀，或过多、太浓，前者可引起营养不良，后者导致消化功能紊乱

（2）若无冷藏条件，最好分次配制以确保安全。

（3）加糖的目的是补充糖类和热能的不足，不仅仅为了增加甜味。

（4）乳液的温度应与体温相似，哺喂时先将乳汁滴在成人手腕进行测试，若无过热感表示温度适宜。

（四）辅助食品的添加

4个月以上的婴儿，单纯母乳喂养已不能满足其生长发育的需要。当每日乳量达1 000ml或每次哺乳量＞200ml时，即应添加辅助食品，以保障婴儿的健康生长。

1. 添加目的　①补充乳类营养素的不足；②有利于食物从流质、半流质向固体食物的转变，为断乳作好准备。

2. 添加原则　遵循由少到多、由稀到稠、由细到粗、由一种到多种、天热或患病期间减少或暂不添加辅食的原则。

3. 添加顺序　见表84-1

二、幼儿膳食安排

1岁以后由于生长减慢，对能量和营养素的需要量逐渐减少，对某些食物不感兴趣，此时不要强迫进食，以免造成情绪和行为偏离等。

每日能量和营养素需要应满足该年龄阶段的生理需要，保证蛋白质摄入在每日40g左右，饮食每日四餐（奶类2次，主食2次），另加2次点心。注意品种多样化和饮食碎、软、细、烂，保证蛋白质、脂肪和糖类产能比例在10％～15％:30％～35％:50％～60％。

三、学龄前小儿膳食安排

饮食与成人接近，每日3次正餐，下午加1餐点心，晚上加1次牛奶，餐间加适量水果。注意饮食粗细搭配、荤素搭配、干稀搭配、主副搭配。避免

表 84-1 添加辅食的顺序

月龄	食物性状	添加的辅食	供给的营养素
1～3个月	水状食物	鲜果汁 青菜汁 鱼肝油制剂	 维生素 A、维生素 C 和矿物质 维生素 A、维生素 D
4～6个月	泥状食物	米糊及含铁配方米粉 蛋黄、菜泥、果泥、鱼泥	补充热量、铁 铁、维生素 A、维生素 B、维生素 C、纤维素、动物和植物蛋白、矿物质等
7～9个月	末状食物	粥、烂面、馒头片、饼干、鱼、蛋、肝泥、肉末、动物血、豆腐、水果等	增加热能、训练咀嚼 动物蛋白、铁、锌、维生素 A、维生素 B、维生素 C
10～12个月	软碎食物	稠粥、软饭、挂面、馒头、面包 碎菜、碎肉、豆制品	热能,维生素 B 热能、蛋白质、维生素、矿物质、纤维素

进食过油、坚硬、辛辣的饮食;纠正挑食、偏食和多吃零食。

四、学龄儿和青春期少年膳食

学龄儿食物种类同成人,强调早餐能量和营养素要充足,提倡课间加餐。

青春期儿童体格发育进入第 2 个高峰时期,对蛋白质、维生素和总热量的需求量增加。女孩因月经来潮,饮食中应注意补充铁剂。青少年应避免节食或过多进食快餐。

（王丽霞）

第85章

足月新生儿的特点及护理

正常足月新生儿是指胎龄满 37～42 周出生，体重 2 500g 以上，身长 47cm 以上，无任何畸形和疾病的活产婴儿。

【正常足月儿的特点】

1. **外观特点**　哭声响亮，肌肉有一定的张力，四肢屈曲，皮肤红润，皮下脂肪丰满，胎毛少，头发分条清楚；耳郭软骨发育好、轮廓清楚；乳晕明显，乳房可摸到结节；指甲达到或超过指端；足底有较深的足纹；男婴睾丸已降入阴囊、女婴大阴唇覆盖小阴唇。

2. **生理特点**

(1)体温调节：体温中枢发育不完善，调节能力差。皮下脂肪较薄，体表面积相对较大，容易散热，产热主要靠棕色脂肪的代谢。体温易随外界温度而变化。

(2)呼吸系统：胎儿肺内充满液体，足月儿 30～35ml/kg，出生时经产道挤压，1/3 液体由口鼻排出，其余由肺间质毛细血管和淋巴管吸收，如吸收延迟，则出现湿肺。新生儿呼吸浅快，40～45/min。新生儿胸腔较小，肋间肌较弱，以腹式呼吸为主。

(3)循环系统：胎儿出生后血液循环发生变化，脐带结扎，肺血管阻力降低，卵圆孔和动脉导管出现功能性关闭。心率波动较大，100～150/min，平均 120～140/min，血压平均 70/50mmHg(9.3/6.7kPa)。

(4)消化系统：新生儿消化道面积相对较大，有利于吸收。胃呈水平位，贲门括约肌发育较差，幽门括约肌发育较好，易发生溢乳和呕吐。新生儿肠壁较薄，通透性高，有利于吸收母乳中的免疫球蛋白，也易使肠腔内毒素及消化不全产物通过肠壁而进入血循环，引起中毒症状。出生后 12h 开始排出黑绿色胎粪，3～4d 排完，粪便转为黄绿色。如 24h 未排胎粪者应检查是否有消化道畸形。

(5)血液系统：新生儿出生时血液中红细胞数和血红蛋白量较高，以后逐渐下降，血红蛋白中胎儿血红蛋白约占 70%，由于胎儿血红蛋白对氧有较强亲和力，所以新生儿缺氧时往往发绀不明显。白细胞总数较高，出生后第 3 天开始下降。

(6)泌尿系统：足月儿 24h 排尿，48h 未排尿者需检查原因。出生前前几天内尿色深、稍浑、放置后有红褐色沉淀，此为尿酸盐结晶，不需处理。新生儿尿液稀释功能尚可，但肾小球滤过率低，浓缩功能较差，不能迅速有效地处理过多的水和溶质，易发生水肿或脱水症状。新生儿需水量比成人多 2～3 倍。

(7)神经系统：新生儿脑相对较大，重 300～400g，占体重 10%～20%。出生后具有觅食反射、吸吮反射、握持反射、拥抱反射、交叉伸腿反射等原始反射。正常情况下，生后数月这些反射可自然消失。若在新生儿上述反射消失或数月后仍存在均说明神经系统有病变。

(8)免疫系统：新生儿的特异性和非特异性免疫功能均不够成熟。皮肤黏膜薄嫩，易被擦伤；脐部为开放性伤口，细菌容易繁殖并进入血液；血中补体含量低，缺乏趋化因子，白细胞吞噬能力差。新生儿通过胎盘从母体中获得免疫球蛋白 IgG，因此，不易感染一些传染性疾病，而免疫球蛋白 IgA 和 IgG 不能通过胎盘，易患呼吸道和消化道疾病。

(9)能量需要：新生儿热卡需要量取决于维持基础代谢和生长能量的消耗，在适中环境下，基础热能的消耗为 209kJ/kg(50kcal/kg)，加上活动、食物特殊动力作用、大便丢失和生长需要等，每日共需热能量 418～502kJ/kg(100～120kcal/kg)。

【常见的特殊生理状态】

1. **生理性体重下降**　新生儿在出生后数日内，因进食少、水分丢失、胎粪排出出现体重下降，但一般不超过 10%，出生后 10d 左右恢复到出生时体重。

2.生理性黄疸 黄疸一般在出生后 2～3d 出现，4～5d 最明显，10～14d 消退，早产儿可延迟至 3～4 周。患儿一般情况良好，食欲正常，无其他临床症状。

3.生理性乳腺肿大 由于来自母体的雌激素中断，男、女新生儿出生后 3～5d，乳腺可触到蚕豆或核桃大小的肿块，多于 2～3 周消退，切忌挤压，以免感染。

4.假月经 部分女婴在出生后 5～7d 可见阴道流出少许血性分泌物，持续 2～3d 后停止。是因母体雌激素在孕期进入胎儿体内，出生后雌激素影响突然中断引起，一般不必处理。

5.口腔内改变 新生儿上颚中线和牙龈切缘上常有黄白色小斑点，是上皮细胞堆积或黏液腺分泌物积留所致，分别俗称为"上皮珠"和"板牙"，于生后数周至数月自行消失，不需处理。新生儿面颊部的脂肪垫俗称"螳螂嘴"，对吸乳有利，不应挑割，以免发生感染。

【护理措施】

1.维持体温稳定

(1)新生儿室条件：阳光充足、空气流通、温度和湿度适宜，室内最好备有空调和空气净化设备，一般足月儿在穿衣、盖被的情况下，室温维持在 22～24℃，相对湿度 55%～65%。每张床位最好有 2.5m² 空间，床间距为 60cm 以上。

(2)保持体温稳定：新生儿出生后 30min 至 1h 体温下降 1.5～2℃。如环境温度适中，体温逐渐回升，并在 36～37℃波动。新生儿出生后立即擦干身体，用温暖的毛毯包裹，以减少辐射、对流及蒸发散热，可采取不同的保暖措施，如用婴儿暖箱、远红外辐射床、热水袋、头戴绒帽，棉被包裹，母亲怀抱或"袋鼠式"怀抱等。接触新生儿的手、仪器、物品等应预热，护理操作时不要过分暴露新生儿。定时监测体温变化。

2.保持呼吸道通畅

(1)新生儿出生后，应迅速清除口、鼻分泌物，防止吸入性肺炎或窒息。

(2)经常检查和清理鼻腔分泌物，避免物品放在新生儿口、鼻腔处或压迫其胸部，以保持呼吸道通畅。

(3)保持合适的体位，仰卧位时避免颈部前屈或过度后仰；俯卧时头侧向一侧，双上肢自然屈曲在头两侧(切不可将上肢固定在包被中)。专人看护，防止窒息。

3.预防感染

(1)建立消毒隔离制度，完善清洗设施。工作人员入室时应更换衣、鞋，接触新生儿前后均应洗手。室内湿式清洁，定时通风或空气予以净化，每月对空气、物品及工作人员的手等进行监测，每季度对工作人员做 1 次咽拭子培养，对患病或带菌者暂时调离新生儿室。

(2)皮肤护理：新生儿出生后，可用消毒的植物油拭去皮肤皱褶处的胎质，体温稳定后，每日沐浴 1 次。每次大便后用温水清洗会阴及臀部，以防发生臀红。

(3)保持脐部的清洁干燥，脐部结扎后，逐渐干燥脱落。注意观察脐部有无渗血、有无分泌物。每日用碘伏消毒，并保持局部干燥，防止感染致脐炎。

4.合理喂养 出生后 30min 内即可抱至母亲处给予吸吮，鼓励按需哺乳。不能母乳喂养者，先试喂 5%～10%葡萄糖水，吸吮及吞咽功能良好者，可给配方奶。人工喂养者，奶具专用并消毒。乳量根据婴儿耐受和所需热量计算，遵循从小量渐增的原则。按时、准确测量体重，为了解新生儿的营养状况提供依据。

5.预防接种 出生后 3d 接种卡介苗；出生 1d、1 个月、6 个月时，各注射乙肝疫苗 1 次。

6.健康教育

(1)促进母亲情感的建立：提倡母婴同室和母乳喂养，鼓励早吸吮、母婴早接触，以促进情感交流，使新生儿得到良好身心照顾。

(2)宣传有关育儿保健知识：向家长介绍喂养、保暖、皮肤护理、预防接种等知识。

(3)新生儿筛查：介绍新生儿进行筛查的意义及项目，对可疑者建议进行筛查，如先天性甲状腺功能减低症、苯丙酮尿症和半乳糖症等。

(马秀芝)

第86章

早产儿的特点及护理

早产儿又称未成熟儿,指胎龄满 28 周至未满 37 周,器官功能未成熟的活产婴儿,由于提前娩出,各器官功能均不成熟,生活能力及抵抗力均低,对外界适应能力差,故发病率及病死率高,由数字显示,我国早产儿的发生率为 5%～10%,其病死率为 12.7%～20.8%,且胎龄愈小,体重愈轻,病死率愈高。因此加强对早产儿的观察及护理,对降低新生儿病死率具有重要意义。

【早产儿的特点】

1. 外观特点　体重在 2 500g 以下,身长不到 47cm,哭声低弱,颈肌软弱,四肢肌张力低下呈伸直状,皮肤红嫩,皮下脂肪少,胎毛多,耳壳软、耳舟不清楚,指、趾甲未达指、趾端,乳晕不清、无结节或结节＜4mm,足底纹少,足跟光滑,男婴睾丸未降或未全降,女婴大阴唇不能盖住小阴唇。

2. 生理特点

(1)呼吸系统:早产儿呼吸中枢未成熟,呼吸不规则,可发生呼吸暂停。呼吸暂停是指呼吸停止超过 15～20s,或虽不到 15s,但伴有心率减慢(＜100/min),并出现发绀及肌张力减低。早产儿肺泡表面活性物质少,易发生肺透明膜病。在宫内有窘迫史的早产儿更易发生吸入性肺炎。

(2)循环系统:安静时,心率较足月儿快,平均 120～140/min,血压也较足月儿低。因毛细血管脆弱,缺氧时易致出血。

(3)消化系统:早产儿吸吮能力较弱,食物耐受力差,出生 1 周内热量供给低于足月儿。消化酶不足,胆酸分泌量少,对脂肪的消化和吸收差。胎粪排出延迟,生理性黄疸重,肝糖原储存少,且肝合成蛋白质的功能差,易发生低血糖、低蛋白血症。

(4)血液系统:早产儿由于红细胞生成素水平低下,先天储铁不足,血容量迅速增加,"生理性贫血"出现早,胎龄越小,贫血持续时间越长,程度越重。血小板数量较足月儿略低,维生素 K 储存不足,致凝血因子缺乏,而易出血,部分早产儿因缺乏维生素 E 而引起溶血。

(5)泌尿系统:早产儿的肾小管对醛固酮反应低下,肾排钠增多,易发生低钠血症。其血中的碳酸氢盐浓度极低,阴离子间隙较高,肾小管排酸能力受一定的限制,蛋白质入量增多时,易发生代谢性酸中毒。由于肾对糖的回吸收能力较低,当葡萄糖输入过多时,常有尿糖出现。

(6)神经系统:神经系统的功能和胎龄有密切关系,胎龄越小,各种反射越差,如吞咽、吸吮、觅食、对光反射等均不敏感。早产儿易发生缺氧,而导致缺氧缺血性脑病发生。早产儿脑室管膜下存在发达的胚胎生发层组织,因而易导致颅内出血。

(7)免疫系统:早产儿体内的特异性和非特异性免疫发育不够完善,免疫球蛋白含量较低,IgG 和补体缺乏,易患感染性疾病。

(8)体温调节:早产儿体温中枢调节功能差,体表面积相对较大,皮下脂肪薄,容易散热,加之棕色脂肪少,无寒战反应,产热不足,保暖性能差,汗腺发育不全,体温易随环境温度变化而改变。

【护理措施】

1. 发育支持性护理

(1)减少噪声的刺激,营造安静的环境:靠近早产儿时要降低音量,监护仪及电话声音设定于最小音量,及时回应监护仪的报警;不要用力摔碰暖箱门,避免敲击暖箱。

(2)减少光线的刺激:营造一个类似子宫内的幽暗环境,调节室内光线,避免太阳光照射,暖箱上使用遮光罩,以保证早产儿的睡眠。

(3)舒适护理:正确的保护性措施可减轻对患儿的伤害,提高其舒适度。用软布卷围成的"鸟巢"环绕早产儿,可使其获得安全、舒适感。

(4)建立 24h 照顾：根据极低出生体重儿（VL-BW）的活动规律、睡眠周期，进行有规律、有计划地护理照顾。

(5)鼓励父母参与护理：为他们提供与患儿皮肤接触的机会，指导她们进行婴儿抚触及袋鼠式的护理，增加其皮肤接触，利于身心的发育和疾病的恢复。

2.维持体温正常　室温一般在 24～26℃，相对湿度 55%～65%。体重<2 000g 者应住暖箱内，根据出生体重和日龄来调节箱温。体重>2 000g者在箱外保暖，可通过戴帽、母亲怀抱、热水袋等维持体温恒定。早产儿应置于中性温度中（中性温度又称适中温度，是指能保持早产儿正常体温，而新陈代谢率最低、耗氧量最少的一种最适宜的环境温度），体重越轻者，周围环境应越接近早产儿体温，见表 86-1。

3.合理喂养　尽早喂养，以防低血糖，最好母乳喂养，不能母乳喂养者，以早产儿配方乳为宜。根据吸吮、吞咽、消化、吸收功能，选择直接哺乳或滴管、胃管、乳瓶、静脉等不同的方式补充营养，见表 86-2。

4.维持有效呼吸　早产儿易发生缺氧和呼吸暂停。

(1)有缺氧症状者给予氧气吸入，一般采取间断低流量给氧，吸氧的浓度及时间根据缺氧程度及用氧的方法而定，一旦缺氧症状改善立即停用，避免引发视网膜病变。

(2)呼吸暂停时，帮助恢复自主呼吸，可拍打足底、托背、吸氧处理，也可放置水囊床垫，仰卧时在肩下置小软枕。必要时按医嘱给予氨茶碱或机械正压通气。

5.预防感染　因早产儿免疫功能差，对感染的抵抗力低，需严格控制各种可能发生的感染。室内空气最好净化，强化洗手意识，加强皮肤及脐部护理，防止交叉感染。

6.密切观察病情　早产儿异常情况多，病情变化快，除监测生命体征外，还应密切观察进食情况、精神反应、反射、大小便、面色等情况，定时巡回，并做好记录；如有异常及时报告医生，做好抢救准备。

7.健康教育

(1)帮助父母克服自责和沮丧的心理。

(2)在提供消毒隔离的措施下，鼓励父母探视和参与照顾早产儿，如拥抱、喂奶与早产儿语言交流等。

(3)示范并教会父母保暖、喂养、怀抱、穿衣、沐浴等日常护理方法。

(4)对住院期间给予吸氧的早产儿，分别于 3个月、6个月、12个月进行眼睛检查，以防视网膜疾病的发生。

(5)按期预防接种，定期进行生长发育监测。

表 86-1　早产儿暖箱适中温度参考数值

出生体重(g)	中性温度(℃)			
	35	34	33	32
1 000	初生 10d 内	10d 以后	3 周以后	5 周以后
1 500	-	初生 10d 内	10d 以后	4 周以后
2 000	-	初生 2d 内	2d 以后	3 周以后
>2 500	-	-	初生 2d 内	2d 以后

表 86-2　早产儿奶量与间隔时间

出生体重(g)	开始量	每天隔次增加量(ml)	哺乳间隔时间(h)
<1 000	1～2	1	1
1 000～1 499	3～4	2	2
1 500～1 999	5～10	5～10	2～3
2 000～2 499	10～15	10～15	3

（马秀芝）

第87章

新生儿黄疸

新生儿黄疸(neonatai jaundice)是由于新生儿时期体内胆红素(大多为未结合胆红素)的累积而引起皮肤巩膜等黄染的现象。可分为生理性黄疸和病理性黄疸。引起黄疸的病因复杂,病情轻重不一,重者可导致胆红素脑病(核黄疸),而引起死亡或严重后遗症。生理性黄疸详见第85章新生儿特殊生理状态,本章主要介绍病理性黄疸。

【新生儿胆红素代谢特点】

1. 胆红素生成较多　每日新生儿胆红素生成约为成人的2倍以上,其原因:①宫内胎儿处于氧分压偏低的环境,红细胞数量代偿性增多,出生后环境氧分压提高,使过多的红细胞破坏;②新生儿红细胞寿命为80~100d,比成人短20~40d,形成胆红素的周期亦缩短;③旁路胆红素来源多、血红素加氧酶在出生后7d内含量高,产生胆红素的潜力大。

2. 肝功能不成熟　①肝细胞内摄取胆红素所必需的Y、Z蛋白含量低,使肝细胞对胆红素摄取能力差;②新生儿肝细胞内尿苷二磷酸葡萄糖醛酸基转移酶含量极低,且活力不足,形成结合胆红素的功能差,此酶的活性一周后接近正常;③新生儿肝细胞对结合胆红素排泄到胆汁内有暂时性缺陷,易致胆汁淤积。

3. 肠-肝循环增加　新生儿刚出生时肠道内正常菌群尚未建立,不能将进入肠道的胆红素转化为尿胆原和粪胆原。且新生儿肠道内β-葡萄糖醛酸苷酶活性较高,能很快将进入肠道内的结合胆红素水解成未结合胆红素和葡萄糖醛酸,未结合胆红素又被肠壁重吸收经门静脉进入血循环到达肝,加重肝负担。

【病理性黄疸病因】

1. 感染性　①新生儿肝炎:大多由巨细胞病毒、乙型肝炎病毒通过胎盘垂直感染或胎儿通过产道被感染;②新生儿败血症及其他感染:由于细菌的毒素作用于红细胞,加速红细胞破坏及损伤肝细胞所致。

2. 非感染性　①新生儿溶血病,因母、子血型不合引起的免疫性溶血;②先天性胆管阻塞;③母乳性黄疸;④遗传性疾病,如红细胞6-磷酸葡萄糖脱氢酶缺陷等;⑤药物性黄疸,如维生素 K_3、磺胺等;⑥其他,如缺氧、低血糖、酸中毒等可导致病理性黄疸。

【临床表现】

1. 黄疸表现特点　①黄疸出现早,一般在生后24h内出现;②黄疸程度重,血清胆红素足月儿>221μmol/L(12.9mg/dl),早产儿>257μmol/L(15mg/dl);③黄疸进展快,血清胆红素每日上升>85μmol/L(5mg/dl);④黄疸持续不退或退而复现,足月儿>2周,早产儿>4周并进行性加重;⑤血清结合胆红素>26μmol/L(1.5mg/dl)。

2. 严重表现　当患儿血清胆红素>342μmol/L(20mg/dl)时,游离的间接胆红素可透过血-脑脊液屏障,造成基底核等处的神经细胞损害,出现中枢神经系统症状,发生胆红素脑病(核黄疸)。该病多于生后4~7d出现症状,临床将其分为4期。

警告期:嗜睡、反应低下、吸吮无力、肌张力减低,偶有尖叫和呕吐。持续12~24h。

痉挛期:出现双眼凝视、抽搐、角弓反张、呼吸节律不整,此期持续12~48h。

恢复期:吃奶及反应好转,抽搐次数减少,角弓反张逐渐消失,肌张力逐渐恢复。此期约持续2周。

后遗症期:出现核黄疸四联征。手足徐动;眼球运动障碍;听觉障碍;牙釉质发育不良。此外,也可留有脑瘫、智能落后、抽搐、抬头无力和流涎等后遗症。

3. 新生儿病理性黄疸常见疾病的临床特点

(1)新生儿溶血病:是指母、婴血型不合,母血中血型抗体通过胎盘进入胎儿血循环,发生同种免疫反应致使胎儿、新生儿红细胞破坏而引起的溶血。ABO系统和Rh系统血型不合引起者最多见。主要表现有:①黄疸。出生后24h内出现黄疸,并进行性加重,血清胆红素浓度迅速增加。②贫血。ABO溶血病贫血较轻,Rh溶血病贫血出现早且重。重度贫血常伴有水肿、皮肤苍白,易发生贫血性心脏病致心力衰竭。③肝、脾大。由于髓外造血引起肝、脾代偿性肿大,多见Rh溶血病患儿。④胆红素脑病。

(2)母乳性黄疸:由于母乳中β-葡萄糖醛酸苷酶的活性较牛奶明显增高,使肠道中未结合胆红素的产生及吸收增加所致。一般于母乳喂养后4～5d出现黄疸,持续升高,2～3周达高峰,4～12周后降至正常。患儿一般状态良好,停喂母乳1～3d黄疸即下降。

(3)先天性胆管闭锁:出生后2周出现黄疸并逐渐加重,皮肤呈黄绿色,肝进行性增大,质硬、光滑,粪便呈灰白色(陶土色)。以结合性胆红素增加为主,肝功能异常,多在3～4个月发展为胆汁性肝硬化。

(4)新生儿肝炎:大多因病毒通过胎盘使胎儿感染,或通过产道时被感染。以巨细胞病毒、乙型肝炎病毒最常见。一般于出生后2～3周出现黄疸,并逐渐加重,伴厌食、体重不增、大便色浅,尿色深黄,肝大。以结合胆红素增高为主,伴肝功能异常。

(5)新生儿败血症及其他感染:由于细菌毒素作用,加快红细胞破坏、损坏肝细胞所致。黄疸于1周内出现,或黄疸退而复现并进行性加重,并伴全身中毒症状,有感染病灶,以脐炎、皮肤脓疱疮引起最多见。早期以未结合胆红素增高为主,或两者均高;晚期则以结合胆红素增高为主。

【实验室检查】

1. 血常规 红细胞降低、血红蛋白降低,网织红细胞显著增加。

2. 胆红素测定 血清胆红素升高,以未结合胆红素升高为主。

3. 血型测定 母子血型不合。

4. 抗体检查 患儿红细胞直接抗人球蛋白试验阳性;红细胞抗体稀释试验阳性;血清游离抗体(抗A或抗B IgG)阳性。

【治疗要点】

1. 病因治疗:积极治疗原发疾病。

2. 降低血清胆红素:尽早喂养,诱导建立肠道正常菌群,减少肠肝循环,保持大便通畅,减少肠壁对胆红素的吸收。必要时采用蓝光疗法。

3. 保护肝:预防和控制病毒、细菌感染,避免使用对肝细胞有损害作用的药物。

4. 降低游离胆红素:根据病情,适当的输入人体血浆和人血白蛋白,降低游离胆红素。

5. 纠正缺氧、酸中毒、电解质紊乱,维持酸碱平衡。

【护理措施】

1. 基础护理

(1)保暖:置患儿于适中温度中,维持体温稳定,因低体温影响胆红素与白蛋白的结合。可使血清间接胆红素水平升高。

(2)尽早喂养:耐心喂养患儿,可刺激肠道蠕动,促进胎便排出,有利于肠道建立正常菌群,减少肠-肝循环。

(3)保持室内安静,减少不必要刺激,护理操作集中进行。

(4)皮肤护理:观察皮肤有无破损及感染灶,脐部如有脓性分泌物,可用3%过氧化氢溶液清洗局部后,涂以安尔碘,保持脐部清洁和干燥。

2. 疾病护理

(1)密切观察病情,预防胆红素脑病。①密切观察皮肤、巩膜的色泽变化和神经系统的表现,根据患儿皮肤黄染的部位和范围,估计血清胆红素增高的程度,判断进展情况。②观察生命体征:体温、脉搏、呼吸及有无出血倾向,观察患儿哭声、吸吮力、肌张力变化、精神反应等,有无抽搐,判断有无核黄疸发生。③观察排泄情况:大小便次数、量及性质,如有胎粪延迟排出,应给予灌肠处理。④观察贫血进展情况:严密监测溶血性贫血患儿的实验室检查结果,观察患儿呼吸、心率、尿量的变化及水肿,肝、脾大等情况,判断有无心力衰竭。

(2)光照疗法和换血疗法。按光照疗法及换血疗法护理。

(3)准确无误的执行医嘱,密切观察治疗效果。给予人血白蛋白和肝酶诱导药治疗,纠正酸中毒,以利于胆红素与白蛋白结合。有心力衰竭时给予利尿药和洋地黄类药物,注意用药后反应。切忌快速输入高渗性药物,以免胆红素通过血-脑脊液屏障进入脑组织。

3. 健康教育

(1)讲解黄疸病因及临床表现,使家长了解疾病的转归,取得家长的配合。

(2)既往有新生儿溶血症、流产或死胎的孕妇,应讲解产前检查和胎儿宫内治疗的重要性,防止新生儿出生时溶血症的发生。

(3)对可能留有后遗症者,指导家长早期进行功能锻炼,康复治疗。

(4)母乳性黄疸的患儿,母乳喂养可暂停 1~4d 或改为隔次母乳喂养,黄疸消退后再恢复母乳喂养。

(马秀芝)

第88章

维生素 D 缺乏性佝偻病

维生素 D 缺乏性佝偻病是由于体内维生素 D 缺乏导致钙、磷代谢紊乱，引起的一种以骨骼病变为特征的全身慢性营养性疾病。多见于 2 岁以下的婴幼儿。

【病因发病机制】

1. 病因　见表 88-1。

2. 发病机制　维生素 D 缺乏时，肠道吸收钙、磷减少，血钙降低。血钙降低刺激甲状旁腺分泌增加，加速骨钙释出，使血钙维持正常或接近正常。同时，因甲状旁腺素（PTH）抑制肾小管重吸收磷，亦使尿排磷增加，导致血磷下降、钙磷乘积降低，最终骨样组织钙化障碍，成骨细胞代偿性增生，骨样组织堆积，碱性磷酸酶分泌增多，从而形成骨骼病变和佝偻病的症状、体征以及血液生化改变。

【临床表现】

多见小婴儿，主要表现发育最快部位的骨骼改变，亦可影响肌肉发育和神经兴奋性改变。临床分期如下。

1. 初期（早期）　多在 3 个月左右起病，主要为神经兴奋性增高的表现，如易激惹、烦躁、睡眠不安、夜间啼哭。常伴多汗，与室温、季节无关，汗多刺激头皮导致婴儿常摇头擦枕，出现枕秃，此期常无骨骼改变。

2. 活动期（激期）　除有上述症状外，出现典型骨骼改变和运动功能及智力发育迟缓。

（1）骨骼改变。①头部：3～6 个月患儿可有颅骨软化，重者出现乒乓球样感觉；7～8 个月患儿有方颅或鞍形颅；前囟增宽及闭合延迟，出牙延迟、牙釉质缺乏易患龋齿。②胸部：胸廓畸形多见 1 岁左右小儿，会影响呼吸功能。表现肋骨串珠、郝氏沟（膈肌附着处的肋骨受膈肌牵拉而内陷形成的横沟）；鸡胸（胸骨和邻近软骨向前突起）或漏斗胸（胸骨剑突部凹陷）。③四肢：多见 6 个月以上小儿，表现手镯或脚镯（腕、踝部形成钝圆形环状隆起）；1 岁左右形成"O"形腿或"X"形腿；久坐者脊柱可后突或侧弯。

（2）运动功能发育迟缓：患儿韧带松弛，肌张力低下，表现头颈软弱无力，坐、立、行等运动功能落后，腹肌张力低致腹部膨隆，形如蛙腹。

（3）恢复期：经治疗和日照后，患儿症状和体征减轻或消失，精神活泼，肌张力恢复。

（4）后遗症期：多见 2 岁以后小儿，临床症状消失，仅遗留不同程度的骨骼畸形。

【实验室检查】

见表 88-2。

表 88-1　维生素 D 缺乏性佝偻病病因

病因	具体要点
围生期维生素 D 不足	母妊娠后期维生素 D 不足、早产、双胎
日光照射不足	户外活动少、大气污染、冬季日照短，紫外线弱
维生素 D 摄入不足	天然食物含维生素 D 少
维生素 D 需要增加	早产、双胎、婴儿早期生长发育快
疾病影响	胃肠、肝、胆、肾疾病致维生素 D 羟化障碍
药物影响	长期服用抗惊厥药物、糖皮质激素

表88-2　维生素 D 缺乏性佝偻病实验室检查

临床分期	血生化改变(诊断金标准)	骨骼 X 线改变(诊断金标准)
初期(早期)	25(OH)D₃↓、PTH↑、血钙↓、血磷↓、碱性磷酸酶正常或稍高	正常或钙化带稍模糊
活动期(激期)	25(OH)D₃↓↓、PTH↑↑、血磷↓↓、血钙↓、碱性磷酸酶↑↑	长骨钙化带消失,干骺端呈毛刷样、杯口状改变;骨质稀疏、骨皮质变薄、骨干弯曲
恢复期	血钙血磷恢复正常,碱性磷酸酶 1～2 个月恢复正常	出现不规则钙化线
后遗症期	血生化正常	干骺端病变消失

【治疗要点】

1. 治疗目的　控制活动期,防止骨骼畸形。

2. 治疗原则　口服维生素 D 为主,增加日照,补充富含维生素 D 和钙的食物。

3. 治疗剂量

(1)一般剂量:每日 50～100μg(2 000～4 000U)或 1,25-(OH)₂D₃0.5～2.0μg,1 个月后改预防量 400U/d。

(2)大剂量:适于重症佝偻病有并发症或无法口服者。维生素 D₃ 每次 20 万～30 万 U,肌内注射,3 个月后改预防量。

【护理措施】

1. 基础护理

(1)调整饮食:提倡母乳喂养,按时添加辅食,给予富含维生素 D 的食物,如肝、蛋、菌类及维生素 D 强化奶等。

(2)加强日常护理:①护理操作时要轻柔,如约束患儿不能用力过大、翻身或换尿布时抬腿不要过猛等,避免骨折。衣着柔软、宽松,床铺平展松软。②加强体格锻炼,可采取主动和被动运动。指导家长带小儿定期户外活动,尽量多暴露皮肤,冬季室内活动要开窗,让紫外线能够透过。

(3)预防感染:保持空气清新,温、湿度适宜,阳光充足,避免交叉感染。

2. 疾病护理

(1)按医嘱补充维生素 D 制剂:根据医嘱口服维生素 D,重症者一次性大剂量注射维生素 D,用前 2～3d 先服用钙剂,以防发生低钙血症。

(2)观察维生素 D 中毒表现:短期内给予大剂量维生素 D(数月内反复肌注或大剂量口服)或长期预防量过大,会导致维生素 D 中毒。早期患儿可出现厌食、恶心、呕吐、烦躁、倦怠、便秘等,体重不增或下降;严重者惊厥、尿频、夜尿多、烦渴、脱水、酸中毒等。护士应观察用药后反应,一旦出现维生素 D 过量表现,立即报告医师。

3. 健康教育

(1)向患儿家长讲述护理患儿的注意事项,如避免过早和过久地坐、站、走;勤换内衣,勤擦汗;避免重压和强力牵拉。

(2)对已有骨骼畸形的患儿,向家长示范矫正方法,如胸廓畸形可让小儿做俯卧位抬头展胸运动;下肢畸形可进行肌肉按摩:"O"形腿按摩外侧肌群,"X"形腿按摩内侧肌群,以增加肌张力。严重畸形行手术矫治者,指导家长正确使用矫形器具。

(3)介绍佝偻病预防措施。①加强孕期保健:孕母应多晒太阳,食用富含维生素 D、钙、磷和蛋白质的食物;妊娠后期补充维生素 D(800U/d)至分娩。②宣传母乳喂养,及时添加辅食。早产儿、低出生体重儿、双胎生后 1 周开始补充维生素 D 800U/d,3 个月后改预防量(400U/d);足月儿出生 2 周补充维生素 D 400U/d,均补充至 2 岁。③乳类摄入不足和营养欠佳时可适当补充微量营养素和钙剂。④指导户外活动:出生 1 个月后可让婴儿逐渐坚持户外活动,活动时间依年龄和季节而定。夏季阳光充足,可在 10:00 前及 16:00 后户外活动,暂停或减量服用维生素 D。其他季节可在中午前后,平均每日户外活动在 1h 以上。⑤指导维生素 D 的服用方法,告知如何观察过量表现。

(王丽霞)

第89章

维生素 D 缺乏性手足搐搦症

维生素 D 缺乏性手足搐搦症是由于维生素 D 缺乏导致血钙降低,而出现惊厥、喉痉挛或手足抽搐等神经肌肉兴奋性增高症状,多见 6 个月以内的小婴儿。

【病因与发病机制】

本病的直接原因是血清离子钙降低,当血钙为 1.75~1.88mmol/L(7~7.5mg/dl)或离子钙浓度 <1mmol/L(4mg/dl)时,可引起惊厥、喉痉挛、手足抽搐。

诱发血钙降低的主要原因:①维生素 D 缺乏时,血钙降低而甲状旁腺分泌不足或反应迟钝,骨钙不能及时游离入血和增加尿磷排泄,致血钙进一步下降;②春季接触日光突然增多,或开始用大量维生素 D 治疗时骨骼加速钙化,大量钙沉积于骨,致血钙降低;③发热、感染、饥饿时,组织细胞分解释放磷,使血磷增加,血钙下降。

【临床表现】

见表 89-1

【辅助检查】

血钙为 1.75~1.88mmol/L(7.0~7.5mg/dl)。

【治疗要点】

1. 急救处理

(1)保证呼吸道通畅:吸氧,喉痉挛者将舌头拉出口外,同时口对口呼吸或加压给氧;必要时气管插管。

(2)控制惊厥或喉痉挛:10% 水合氯醛,每次 40~50mg/kg,保留灌肠;或地西泮,每次 0.1~0.3mg/kg,肌内注射或静脉注射。

2. 钙剂治疗 10% 葡萄糖酸钙注射液(5~10ml)+10% 葡萄糖注射液(5~20ml),缓慢静脉注射,惊厥停止后口服钙剂。

3. 维生素 D 治疗 症状控制后按维生素 D 缺乏性佝偻病补充维生素 D,使钙、磷代谢恢复正常。

【护理措施】

1. 基础护理

(1)病室保持安静,避免噪声诱发抽搐。病房应备有氧气和吸痰器。

(2)调整饮食:同维生素缺乏性佝偻病。

(3)住院期间观察病情变化,如每日抽搐次数、

表 89-1 维生素 D 缺乏性手足搐搦症临床表现

分型		临床表现
典型发作	惊厥(最常见)	突发四肢抽动、两眼上窜、面肌抽动、神志不清,伴口周发绀;持续数秒至数分钟;可数日发作 1 次或 1 日数次;发作停止后意识恢复,精神委靡而入睡,醒后活泼如常;一般不发热
	手足抽搐	多见较大婴儿、幼儿;突发手足痉挛呈弓状,手腕屈曲,手指僵直,拇指内收掌心;踝关节伸直,足趾弯曲向下,发作停止后活动自如
	喉痉挛	婴儿多见,喉部肌肉、声门突发痉挛,呼吸困难,严重者窒息死亡
隐匿型	面神经征	指尖或叩诊锤轻击患儿颧弓与口角间面颊部,引起眼睑、口角抽动
	腓反射	叩诊锤骤击膝下外侧腓骨小头上腓神经,引起足向外侧收缩
	陶瑟征	血压计袖带包裹上臂,使血压维持在收缩压与舒张压之间,5min 之内该手出现痉挛症状

持续时间及特点,积极配合治疗,加强日常护理。

2. 疾病护理

(1)控制惊厥、喉痉挛:①遵医嘱立即使用镇静药,首选地西泮止惊。但要注意静脉注射时,速度不宜过快,以每分钟1mg为宜,以免过快抑制呼吸。亦可用10%水合氯醛。②防止窒息。喉痉挛者立即将舌头拉出口外,同时将患儿头偏向一侧,清除口、鼻分泌物,保持呼吸道通畅;按医嘱吸氧,备好气管插管用具,必要时协助医生插管。

(2)预防外伤:惊厥正在发作时应就地抢救。保持安静,避免家长大声呼叫、摇晃或抱起急跑就医,以免因抽搐时间过长造成机体缺氧,引起脑损伤。已出牙的患儿,应在上、下牙间放置牙垫,避免舌咬伤。

(3)按医嘱补充钙剂:钙剂不能肌内或皮下注射,静脉注射时应选择较大血管,避免使用头皮静脉,以防药液外渗造成局部坏死。静脉注射钙剂时速度要慢,注射时间要求在10min左右,以免因血钙骤升发生心搏骤停。

(4)定时户外活动,多晒太阳;补充维生素D。

(5)观察病情:密切观察患儿呼吸、脉搏、血压、神志的变化,在医师暂未赶到抢救现场或缺乏医疗条件下,可先按压人中、合谷、十宣等穴位进行止惊。

3. 健康教育

(1)指导合理喂养,合理安排儿童日常生活,坚持每天户外活动。

(2)向患儿家长介绍本病的病因和预后,以减轻家长心理压力。

(3)教会家长惊厥、喉痉挛发作时的处理方法,如就地抢救、平卧体位、松开衣领、颈部伸直、头后仰,以保持呼吸道通畅,同时呼叫医护人员。

(4)指导家长出院后遵医嘱补充维生素D和钙剂,多晒太阳,以预防复发。

(王丽霞)

第90章

小儿腹泻病

小儿腹泻病是由多病原、多因素引起的以排便次数增多和大便性状改变为特征的消化道综合征。是儿科常见病之一。多见6个月至2岁的婴幼儿，一年四季均可发病，但夏秋季发病率高。

婴幼儿易患腹泻病与以下易感因素有关。

1. 婴幼儿消化系统发育不完善　胃酸及消化酶分泌少，消化酶活性低，不能适应食物量及质的较大变化，消化道功能易紊乱。

2. 小儿生长发育快　对营养物质的需求相对多，且婴儿食物以液体为主，水的入量大，消化道负担重。

3. 胃肠道防御功能较差　①婴儿胃酸偏少，对进入胃内的细菌杀灭能力较弱；②婴儿血清免疫球蛋白(尤其IgM、IgA)和胃肠道SIgA均较低。

4. 肠道正常菌群失调　新生儿生后未建立正常肠道菌群，改变饮食使肠道内环境改变；或滥用广谱抗生素致肠道正常菌群失调，引起肠道感染。

5. 人工喂养　不能从母乳中获得抗感染成分(SIgA、乳铁蛋白、巨噬细胞和粒细胞、溶菌酶等)；牛乳加热过程中某些抗感染成分被破坏；人工喂养的食物和食具极易被污染。故人工喂养儿肠道感染概率明显高于母乳喂养儿。

【病因与发病机制】

1. 病因　分感染因素与非感染因素两类，以感染因素为主，见表90-1。

表90-1　小儿腹泻病的病因

分　类			病　因
感染因素	肠道内感染	病毒	轮状病毒：是秋冬季腹泻的主要病原体
			肠道病毒：包括柯萨奇病毒、艾柯病毒、肠道腺病毒
			诺沃克病毒：多侵犯年长儿童
		细菌	致腹泻大肠埃希菌：是夏季腹泻的主要病原体(除外法定传染病)，包括致病性、产毒性、侵袭性、出血性、黏附-集聚性5组菌株空肠弯曲菌
			耶尔森菌
			其他：沙门菌、金黄色葡萄球菌、难辨梭状芽孢杆菌、铜绿假单胞菌、变形杆菌等
		真菌	念珠菌、曲菌、毛霉菌等，婴儿以白色念珠菌为主
		寄生虫	蓝氏贾第鞭毛虫、阿米巴原虫等
	肠道外感染		发热、病原体毒素、抗生素应用、肠道激惹等作用而致的腹泻，常见中耳炎、上呼吸道感染、肺炎、泌尿系感染、皮肤感染
非感染因素	饮食因素		喂养不当：不定时定量、突然改变食物品种或过早添加辅食
			过敏因素：对牛奶或大豆等食物过敏
			原发性或继发性双糖酶缺乏或活性低下
	气候因素		气候变化致腹部受凉，天热消化酶分泌减少

2. 发病机制　导致腹泻的机制有：肠腔内存在大量不能吸收的具有渗透活性的物质（渗透性腹泻）、肠腔内电解质分泌过多（分泌性腹泻）、炎症致液体大量渗出（渗出性腹泻）和肠道功能异常（肠道功能异常性腹泻）。实际上，腹泻常是多种机制共同作用的结果。

(1)感染性腹泻

①病毒性肠炎：病毒使小肠绒毛细胞受损，导致小肠黏膜回收水、电解质减少，肠液大量积聚致腹泻；肠黏膜细胞分泌的双糖酶不足或活性下降，积聚在肠腔内的糖类被细菌分解后引起肠液渗透压升高；双糖分解不全造成微绒毛上皮转运钠功能障碍，大量水和电解质丧失，腹泻进一步加重。

②细菌性肠炎：a. 肠毒素性肠炎（如产肠毒素型大肠埃希菌、霍乱弧菌）。主要通过抑制小肠绒毛上皮细胞吸收钠离子、氯离子和水，使小肠液分泌增多，超过结肠吸收能力而导致腹泻。b. 侵袭性肠炎（如侵袭性大肠埃希菌、空肠弯曲菌、耶尔森菌、沙门菌属、金黄色葡萄球菌等）：主要引起肠黏膜充血、水肿、炎细胞浸润、溃疡和渗出等，从而排出含白细胞和红细胞的痢疾样大粪；因结肠炎症而不能充分吸收来自小肠的液体等，使之发生腹泻。

(2)非感染性腹泻：当摄入食物的量过多或食物质的改变，食物不能被充分消化吸收而堆积于小肠上部，使局部酸度减低，肠道下部细菌上移和繁殖，使食物腐败和发酵，造成肠蠕动亢进，引起腹泻、脱水、电解质紊乱。毒素的吸收会产生中毒症状。

【临床表现】

根据病程将病程长短在 2 周以内的称急性腹泻，2 周至 2 个月称迁延性腹泻，2 个月以上称慢性腹泻。根据病情将腹泻分为轻型（无脱水及中毒症状）、中型（轻、中度脱水或有轻度中毒症状）及重型（重度脱水或有明显中毒症状）腹泻。

1. 腹泻病共同的临床表现

(1)胃肠道症状。①轻型腹泻：多由肠道外感染、饮食、气候因素引起，以胃肠道症状为主，患儿有食欲缺乏，偶有呕吐，排便每日数次或 10 余次，呈黄色或黄绿色，稀薄或带水，有酸味，可有奶瓣或少量黏液；②中、重型腹泻：多由肠道内感染引起。患儿常有呕吐，严重者吐咖啡渣样液体，每日排便 10 余次至数 10 次，每次量较多，呈蛋花汤或水样，可有少量黏液。侵袭性肠炎引起者粪便呈脓血样。

(2)全身中毒症状：轻型腹泻患儿偶有低热；中、重型腹泻患儿有发热、精神委靡或烦躁不安、意识朦胧甚至昏迷等。

(3)水、电解质及酸、碱平衡紊乱

①脱水：主要表现眼窝及前囟凹陷、黏膜及皮肤干燥、皮肤弹性差、泪及尿量减少、口渴、烦躁、嗜睡，甚至昏迷、休克等。临床上将脱水分为轻、中、重三度。

由于腹泻患儿丢失的水和电解质比例不同，可造成等渗性、低渗性、高渗性脱水。等渗性脱水最常见，为一般脱水表现；低渗性脱水以周围循环衰竭为突出表现，如眼窝、前囟凹陷、皮肤黏膜干燥、皮肤弹性差、尿少，甚至血压下降、嗜睡、昏迷等，而口渴不明显、尿相对密度低；高渗性脱水较少见，以口渴、高热、烦躁、惊厥、肌张力增高为突出表现。

②代谢性酸中毒：腹泻丢失大量碱性物质；进食少和肠吸收不良，摄入热量不足导致脂肪分解增加，酮体生成增多；血容量减少，血液浓缩，循环缓慢，组织缺氧，乳酸堆积；肾血流不足，尿量减少，酸性代谢产物在体内堆积。故中、重度脱水都有不同程度的酸中毒，表现口唇樱桃红色或发绀、呼吸深大、呼出气体有烂苹果味等，精神委靡或烦躁不安、嗜睡甚至昏迷。

③低钾血症：呕吐、腹泻时大量丢失钾；进食少导致钾摄入不足；肾的保钾功能比保钠差。故腹泻病时多有不同程度的低钾，尤其多见腹泻时间长和营养不良的患儿。但在脱水未纠正前，由于血液浓缩、酸中毒时钾由细胞内向细胞外转移；尿少排钾也减少等原因，体内钾总量虽少，但血钾可维持正常。随着脱水的纠正、血钾被稀释、酸中毒被纠正和输入的葡萄糖合成糖原等，钾由细胞外向细胞内转移；利尿后钾排出增加；排便继续失钾等因素，使血钾下降，随即出现缺钾症状。主要表现有神经、肌肉兴奋性降低，精神委靡，腱反射减弱或消失，腹胀、肠鸣音减弱甚至肠麻痹，心音低钝，心律失常等。心电图示 T 波改变，ST 段下降，出现 U 波。

④低钙和低镁血症：腹泻患儿进食少，吸收不良，排便丢失钙、镁等原因，致体内钙、镁减少，在腹泻较久、活动性佝偻病和营养不良患儿中更常见。但在脱水和酸中毒时，因血液浓缩和离子钙增加，可不出现低钙表现，待脱水和酸中毒纠正后，离子钙减少，出现手足搐搦和惊厥等低钙血症表现。极少数患儿经补钙后症状仍不好转，应考虑为低镁血症，表现手足震颤、抽搐。

2. 几种常见类型肠炎的临床特点

(1)轮状病毒肠炎:是秋、冬季婴幼儿腹泻最常见的类型,好发于6~24个月婴幼儿。经粪-口传播,潜伏期1~3d,起病急,常伴发热、上呼吸道感染症状,无明显中毒症状。病初呕吐,随后腹泻,大便次数、量多、水分多,呈黄色水样或蛋花汤样,无腥臭味。常伴脱水、酸中毒。近年报道,轮状病毒可侵犯多个脏器,如心肌、神经系统。本病有自限性,病程3~8d。粪镜检偶见少量白细胞。

(2)产毒性细菌引起的肠炎:多发生夏季,以5~8月份为多。潜伏期1~2d,起病急。腹泻频繁、量多,呈蛋花汤样或水样,混有黏液,伴呕吐,镜检无白细胞。常合并水、电解质紊乱,酸中毒。属自限性疾病。

(3)侵袭性细菌(包括侵袭性大肠埃希菌、空肠弯曲菌、耶尔森菌、鼠伤寒杆菌等)引起的肠炎:多发生在夏季,症状与细菌性痢疾相似。发病急,高热、惊厥、呕吐、腹痛、里急后重,频繁腹泻,粪呈黏液样或脓血便,有腥臭。全身中毒症状重,甚至感染性休克。粪镜检可见大量白细胞和数量不等的红细胞。粪细菌培养可找到相应病原菌。

(4)出血性大肠埃希菌肠炎:排便次数增多,初为黄色水样便,后转为血水便,有特殊臭味,伴腹痛。粪镜检有大量红细胞,一般无白细胞。

(5)抗生素诱发的肠炎:多继发于使用大量抗生素后,免疫功能低下者、长期应用糖皮质激素者、营养不良者更易发病。病程和症状与耐药菌株的不同及菌群失调的程度有关。婴幼儿病情较重。①金黄色葡萄球菌肠炎:多继发使用大量抗生素后,表现发热、呕吐、腹泻,典型粪呈暗绿色,量多混有黏液,伴中毒症状、脱水和电解质紊乱,甚至休克。粪镜检有大量脓细胞和G$^+$球菌,培养有葡萄球菌生长,凝固酶阳性。停用抗生素后自然缓解。②假膜性肠炎:由难辨梭状芽孢杆菌引起,表现腹泻,粪呈黄绿色水样,有假膜排出,少数带血,易出现脱水、电解质紊乱和酸中毒,伴发热、腹胀和全身中毒症状。炎症指标升高,粪厌氧菌培养可阳性。③真菌性肠炎:多为白色念珠菌所致,常继发其他感染或菌群失调,常伴鹅口疮。排便次数增多,黄色稀便,泡沫多带黏液,有时见豆腐渣样(菌落)细块;粪镜检有真菌孢子体和菌丝。

3.生理性腹泻 多见6个月以内的婴儿,外观虚胖,常见湿疹。生后不久即腹泻,除排便次数增多外,小儿精神食欲好,体重增长正常,不影响生长发育。添加辅食后,排便逐渐转为正常。

【辅助检查】

1.血常规 白细胞总数及中性粒细胞增多提示细菌感染;降低提示病毒感染;过敏性肠炎或寄生虫引起的肠炎嗜酸性粒细胞增多。

2.粪检查 粪镜检有大量脂肪球,无或偶见白细胞者多为侵袭性肠炎以外的病因引起;反之,粪镜检有较多白细胞者多为各种侵袭性细菌引起,粪培养可检出致病菌。可疑病毒性肠炎者可做病毒学检查。

3.血生化检查 血钠测定有助于判断脱水性质;血钾、血钙浓度有助于判断有无低钾、低钙血症;血气分析帮助诊断有无酸碱失调及程度。

【治疗要点】

见表90-2。

【护理措施】

1.基础护理

(1)调整饮食:强调继续饮食,以满足生理需要,补充疾病消耗,以缩短康复时间。但严重呕吐者可暂禁食4~6h(不禁水),待好转后继续喂食,由少到多、由稀到稠。以母乳喂养的婴儿继续哺乳,暂停辅食;人工喂养者可喂以等量米汤或稀释的牛奶或其他代乳品,由米汤、粥、面条等过渡到正常饮食。病毒性肠炎者多有双糖酶(主要是乳糖酶)缺乏,可暂停乳类喂养,改为豆类、淀粉代乳品或发酵奶,或去乳糖配方奶粉以减轻腹泻。腹泻停止后继续给予富含热卡和营养价值高的饮食,并每日加餐1次,共2周。

(2)加强日常护理:①保持室内清洁、舒适、温湿度适宜。②对感染性腹泻患儿应做好消毒隔离,与其他小儿分室收治;食具、衣物、尿布应专用;医护人员及母亲喂奶前及换尿布后要洗手,并做好床边隔离;对粪和被污染的衣、被进行消毒处理,防止交互感染。③准确记录24h液体出入量。

2.疾病护理

(1)纠正水、电解质紊乱及酸碱失衡

①口服补液(ORS):适用于轻、中度脱水而无严重呕吐者。轻度脱水50~80ml/kg,中度脱水80~100ml/kg,于8~12h将累积损失量补足。脱水纠正后,可将ORS用等量水稀释按病情需要随意口服。服用ORS液时应注意:a.口服传统ORS液时让患儿照常饮水,防止高钠血症的发生;b.患儿如眼睑出现水肿,应停止服用ORS液,改用白开水;c.新生儿或心、肾功能不全、休克及明显呕吐腹胀者不宜应用ORS液。

表 90-2　腹泻病的治疗要点

治疗原则		具体方法
调整饮食		强调继续饮食,满足生理需要,补充疾病消耗,缩短康复时间
纠正水、电解质紊乱		口服补液:适于轻、中度脱水患儿
		静脉补液:适于中、重度脱水伴循环衰竭或呕吐频繁、腹胀的患儿
药物治疗	控制感染	水样便:一般不用抗生素,合理输液,选用微生态制剂和黏膜保护药
		黏液、脓血便:选用抗生素
		大肠埃希菌、空肠弯曲菌等感染性肠炎:选用抗革兰阴性杆菌抗生素
		抗生素诱发性肠炎:停用原抗生素,根据症状用药(如新青霉素、万古霉素、利血平、甲硝唑或抗真菌药物)
	微生态疗法	恢复肠道正常菌群,抑制病原菌定植和侵袭,控制腹泻。常用制剂:双歧杆菌、嗜乳酸杆菌、粪链球菌、蜡样芽胞杆菌等
	肠黏膜保护药	在胃肠黏膜上形成均匀保护膜,能吸附病原体及毒素,阻止病原微生物的攻击。常用蒙脱石粉(思密达)。
	补锌治疗	急性腹泻补锌可加快肠黏膜修复,缩短病程。WHO 建议腹泻儿童补锌 10～14d,患儿<6 个月补元素锌 10mg/d,>6 个月补元素锌 20mg/d
预防并发症		迁延性、慢性腹泻伴营养不良或其他并发症时,采取综合治疗

②静脉补液:适用于中度以上脱水、吐泻严重或腹胀的患儿。

第 1 天补液:a. 输液总量包括三部分,即补充累积损失量、生理需要量和继续丢失量。一般轻度脱水为 90～120ml/kg,中度脱水为 120～150ml/kg,重度脱水为 150～180ml/kg。b. 溶液种类:根据脱水性质选择不同张力的混合液,一般等渗性脱水用 1/2 张含钠液、低渗性脱水用 2/3 张含钠液、高渗性脱水用 1/3 张含钠液。若判断脱水性质有困难,先按等渗性脱水处理。c. 输液速度:对重度脱水有周围循环衰竭者,应先扩容,给予 2:1 等张含钠液,20ml/kg,30～60min 输完。累积损失量(扣除扩容液量)在 8～12h 补完,滴速 8～10ml/kg·h;继续丢失和生理需要量在 12～16h 补完,约每小时 5ml/kg。d. 纠正酸中毒、低钾血症、低钙血症、低镁血症。

第 2 天及以后补液:主要补充继续丢失量和生理需要量,可改为口服补液,输液量根据吐泻和进食情况估算。若口服量不足或口服困难者仍需静脉补液。继续补钾,供给能量。

静脉补液期间应注意:a. 速度过快易发生心力衰竭及肺水肿,速度过慢则脱水不能及时纠正。b. 补液中应观察患儿前囟、皮肤弹性、眼窝凹陷情况及尿量,若补液合理,3～4h 应排尿,表明血容量恢复。若 24h 患儿皮肤弹性及眼窝凹陷恢复,说明脱水已纠正。若尿量多而脱水未纠正,表明液体中葡萄糖液比例过高;若输液后出现眼睑水肿,说明电解质溶液比例过高。c. 及时观察静脉输液是否通畅,局部有无渗液、红肿。d. 准确记录第 1 次排尿时间、24h 出入量,根据患儿基本情况,调整液体入量及速度。

(2)加强臀部护理:选用清洁、柔软的布类尿布,避免使用塑料布或橡皮布包裹,及时更换;每次排便后用温水清洗臀部、蘸干,涂 5% 鞣酸软膏或 40% 氧化锌油,保持会阴部及肛周皮肤干燥;如局部有溃疡时,可按臀红的程度增加暴露部位或用灯泡照射、理疗等促使创面干燥愈合。

(3)对症处理:①眼部护理。重度脱水患儿泪液减少,结膜、角膜干燥,且眼睑不能闭合,角膜暴露容易受伤引起感染。可用 0.9% 氯化钠溶液浸润角膜,点眼药膏,眼罩覆盖。②发热的护理。体温过高者给予物理或药物降温,及时擦干汗液更衣,多饮水,做好口腔及皮肤护理。③腹痛的护理。腹痛时可按摩患儿腹部做好腹部保暖,转移注意力,严重者可遵医嘱应用解痉药物。④腹泻的护理。避免使用止泻药,如洛哌丁胺,因有抑制胃肠动力的使用,增加细菌繁殖和毒素的吸收,对感染性腹泻有时是很危险的。

(4)观察病情:①观察生命体征,应观察体温、脉搏、呼吸、血压、末梢循环、尿量等,并监测体重。

②观察排便情况,观察记录排便次数、量、颜色、性状、气味,有无黏液。按医嘱及时送检粪标本。③观察脱水情况,注意有无低钾血症、低钙血症、代谢性酸中毒的表现,遵医嘱及时采血做电解质和血气分析。

3. 健康教育

(1)向家长介绍腹泻病的病因、潜在并发症、转归和相关治疗措施;指导臀部护理、出入量监测和脱水表现的观察;宣教饮食、用药和输注中的护理要点,如服用微生态制剂时,指导家长不要与抗生素同服,应间隔至少2h以上。

(2)指导家长对不住院患儿的家庭护理,介绍预防脱水的方法,指导口服补液盐的配制、喂养方法和注意事项。

(3)指导家长患儿出院后注意饮食卫生、合理喂养、预防气候变化时患儿受凉或过热;避免长期滥用抗生素,以免造成肠道菌群失调而引起肠炎迁延不愈。

(4)如在流行地区和季节,可根据家长的意愿进行轮状病毒肠炎疫苗的接种。

(王丽霞)

第91章

小 儿 肺 炎

肺炎(pneumonia)是指不同病原体或其他因素所致的肺部炎症。以发热、咳嗽、气促、呼吸困难和肺部固定湿啰音为共同的临床表现。肺炎是婴幼儿时期的常见病,就全球而言,肺炎占 5 岁以下小儿死亡总数的 1/4～1/3。占我国住院小儿死亡的第 1 位,是我国儿童保健重点防治的"四病"之一。肺炎一年四季均可发病,以冬春季节多见。

【分类】

1. **按病理分类** 可分为大叶性肺炎、支气管肺炎、间质性肺炎等。

2. **按病因分类** ①感染性肺炎:如病毒性肺炎、细菌性肺炎、真菌性肺炎、支原体肺炎、衣原体肺炎、原虫性肺炎;②非感染性肺炎:如吸入性肺炎、过敏性肺炎等。

3. **按病程分类** ①急性肺炎:病程<1 个月;②迁延性肺炎:病程 1～3 个月;③慢性肺炎:病程>3 个月。

4. **按病情分类** ①轻症肺炎:主要是呼吸系统受累;②重症肺炎:除呼吸系统受累外,其他系统也受累,且全身中毒症状明显。

5. **按临床表现典型与否分类** ①典型性肺炎;②非典型性肺炎。

【病因与发病机制】

引起肺炎的病原体有病毒、细菌等。病毒中最常见的为呼吸道合胞病毒,其次为腺病毒、流感病毒等;细菌中以肺炎链球菌多见,其他有葡萄球菌、链球菌、革兰阴性杆菌等。低出生体重、营养不良、维生素 D 缺乏性佝偻病、先天性心脏病等患儿易患本病,且病情严重,易迁延不愈。

病原体多由呼吸道入侵,也可经血行入肺,引起支气管、肺泡、肺间质炎症。支气管因黏膜水肿而管腔变窄;肺泡壁因充血水肿而增厚,肺泡腔内充满炎性渗出物,从而造成通气和换气功能障碍,导致低氧血症与高碳酸血症。由于缺氧,患儿呼吸与心率加快,出现鼻翼扇动和三凹征。由于病原体毒素的作用,重症患儿常伴有毒血症,引起不同程度的感染中毒症状。缺氧、二氧化碳潴留及毒血症可导致循环系统、消化系统、神经系统的一系列症状及水、电解质与酸碱平衡紊乱,严重时可发生呼吸衰竭。

【临床表现】

1. **支气管肺炎** 为小儿最常见的肺炎,多见于 3 岁以下婴幼儿。

(1)轻症:仅表现为呼吸系统症状和相应的肺部体征。

①症状:大多起病急,主要表现为发热、咳嗽、气促和全身症状。a. 发热:热型不定,多为不规则热,新生儿和重度营养不良儿可不发热,甚至体温不升;b. 咳嗽:较频,初为刺激性干咳,以后有痰,新生儿则表现为口吐白沫;c. 气促:多发生在发热、咳嗽之后;d. 全身症状:精神不振、食欲减退、烦躁不安、轻度腹泻或呕吐。

②体征:呼吸加快,40～80/min,可有鼻翼扇动、点头呼吸、三凹征、唇周发绀。肺部可听到较固定的中、细湿啰音,病灶较大者可出现肺实变体征。

(2)重症:除呼吸系统症状和全身中毒症状外,常有循环、神经和消化系统受累的表现。

①循环系统:常见心肌炎、心力衰竭。心肌炎表现为面色苍白、心动过速、心音低钝、心律失常、心电图显示 ST 段下移、T 波低平或倒置。心力衰竭表现为呼吸突然加快,>60/min,极度烦躁不安、明显发绀、面色发灰,心率增快,>180/min,心音低钝、有奔马律,颈静脉怒张,肝迅速增大,尿少或无尿,颜面或下肢水肿等。

②神经系统:表现为烦躁或嗜睡,脑水肿时出现意识障碍、反复惊厥、前囟隆起、脑膜刺激征等。

③消化系统:常有食欲缺乏、腹胀、呕吐、腹泻等;重症可引起中毒性肠麻痹和消化道出血,表现为严重腹胀、肠鸣音消失、便血等。

2.几种不同病原体所致肺炎的特点

(1)呼吸道合胞病毒性肺炎:由呼吸道合胞病毒感染所致,多见于2岁以内,尤以2~6个月婴儿多见。喘憋为突出表现,2~3d后病情加重,出现呼吸困难和缺氧症。肺部听诊可闻及哮鸣音、呼气性喘鸣,肺基底部可听到细、湿啰音。临床表现两种类型:①毛细支气管炎:有上述临床表现,但中毒症状不严重。肺部X线片常显示肺气肿和支气管周围炎,有时可见小点片状阴影或肺不张。②间质性肺炎:全身中毒症状较重,呼吸困难明显,肺部体征出现较早,胸部X线片呈线条状或单条状阴影增深,或互相交叉成网状阴影,多伴有小点状致密阴影。

(2)腺病毒肺炎:以腺病毒3、7两型为主要病原体。①本病多见6个月至2岁幼儿;②起病急骤、全身中毒症状明显,呈稽留热,咳嗽较剧,可出现喘憋、呼吸困难、发绀等;③肺部体征出现较晚,常在发热4~5d后出现湿啰音,以后因病变融合而呈现肺实变体征;④胸部X线片改变出现较肺部体征为早,可见大小不等的片状阴影或融合成大病灶,肺气肿多见,病灶吸收需数周至数月。

(3)葡萄球菌肺炎:包括金黄色葡萄球菌及白色葡萄球菌所致的肺炎。多见于新生儿及婴幼儿。临床起病急、病情重、发展快。多呈弛张热,婴幼儿可呈稽留热。中毒症状明显,面色苍白、咳嗽、呻吟、呼吸困难。肺部体征出现早,双肺可闻及中、细湿啰音,易并发脓胸、脓气胸。常合并循环、神经及消化系统功能障碍。

(4)肺炎支原体肺炎:由肺炎支原体引起,多见于年长儿,婴幼儿发病率也较高。以刺激性咳嗽为突出的表现,有的酷似百日咳样咳嗽,咳黏痰,甚至带血丝,常有发热,热程1~3周。而肺部体征常不明显,仅有呼吸音粗糙,少数闻及干、湿啰音。婴幼儿起病急,呼吸困难、喘憋和双肺哮鸣音较突出。部分患儿出现全身多系统的临床表现,如心肌炎、心包炎、溶血性贫血、脑膜炎等。肺部X线片分为4种改变:①肺门阴影增粗;②支气管肺炎改变;③间质性肺炎改变;④均一的实变影。

(5)流感嗜血杆菌肺炎:由流感嗜血杆菌引起。近年来,该病有上升趋势。多见于小于4岁的小儿,常并发于流感病毒或葡萄球菌感染者。起病较缓,病情较重,全身中毒症状明显,有发热、痉挛性咳嗽、呼吸困难、鼻翼扇动、三凹征、发绀等,体检肺有湿啰音或肺实变体征。易并发脓胸、脑膜炎、败血症、心包炎、中耳炎等。胸部X线片表现多种多样。

(6)衣原体肺炎:①沙眼衣原体肺炎多见于6个月以下的婴儿,可于产时或产后感染,起病急,先有鼻塞、流涕,后出现气促、频繁咳嗽,有的酷似百日咳,但无回声,偶有呼吸暂停或呼气喘鸣,一般不发热。胸部X线片呈弥漫性间质性改变和过度充气。②肺炎衣原体肺炎多见于5岁以上小儿,发病隐匿,体温不高,咳嗽逐渐加重,两肺可闻及干、湿啰音。胸部X线片显示单侧肺下叶浸润,少数呈广泛单侧或双侧浸润。

【实验室检查】

1.外周血检查 ①血细胞检查:病毒性肺炎白细胞总数大多正常或降低;细菌性肺炎白细胞总数及中性粒细胞增高,并有核左移。②四唑氮蓝试验(NBT):细菌感染时NBT阳性细胞增多,正常为10%以下,若超过10%提示细菌感染,病毒感染时则不增加。③C反应蛋白(CRP):细菌感染时,血清CRP浓度增高,而非细菌感染时则升高不明显。

2.病原学检查 可做病毒分离或细菌培养,以明确病原体。血清冷凝集试验在50%~70%的支原体肺炎患儿中可呈阳性。

3.胸部X线检查 支气管肺炎早期肺纹理增粗,以后出现大小不等的斑片阴影,可融合成片,可伴有肺不张或肺气肿。

【治疗要点】

主要为控制感染,改善通气功能,对症治疗,防治并发症。

1.控制感染 根据不同病原体选用敏感抗生素控制感染;使用原则为早期、联合、足量、足疗程,重症患儿宜静脉给药;用药时间持续至体温正常后5~7d,临床症状消失后3d;抗病毒可选用利巴韦林等。

2.对症治疗 止咳、平喘、保持呼吸道通畅;纠正水、电解质与酸碱平衡紊乱,改善低氧血症。

3.肾上腺糖皮质激素的应用 中毒症状明显或严重喘憋、脑水肿、感染性休克、呼吸衰竭者,可应用肾上腺糖皮质激素,常用地塞米松,疗程3~5d。

4.防治并发症 发生感染性休克、心力衰竭、中毒性肠麻痹、脑水肿等,应及时处理。脓胸和脓气胸者应及时进行穿刺引流。

【护理措施】

1. 基础护理

(1)保持病室环境舒适,空气流通,温湿度适宜,定时开窗通风,避免直吹或对流风。尽量使患儿安静,避免哭闹,以减少氧消耗。不同病原体肺炎患儿应分室居住,以防交叉感染。

(2)饮食宜给予易消化、营养丰富的流质、半流质饮食,多喂水。少量多餐,避免过饱影响呼吸。喂哺时应耐心,哺母乳者应抱起喂,防止呛咳。重症不能进食时,给予静脉营养。保证液体的摄入量,以湿润呼吸道黏膜,防止分泌物干结,利于痰液排出;同时防止发热导致的脱水。

(3)置患儿于有利于肺扩张的体位并经常更换,或抱起患儿,以减少肺部淤血和防止肺不张。

(4)正确留取标本,以指导临床用药。

2. 疾病护理

(1)保持呼吸道通畅:①及时清除口鼻分泌物,分泌物黏稠者应用超声雾化或蒸汽吸入;分泌物过多影响呼吸时,应用吸引器吸痰。②帮助患儿转换体位,翻身拍背,其方法是五指并拢,稍向内合掌,由下向上、由外向内的轻拍背部,以帮助痰液排出,防止坠积性肺炎。根据病情或病变部位进行体位引流。③按医嘱给予去痰药,指导和鼓励患儿进行有效的咳嗽。

(2)改善呼吸功能:①凡有缺氧症状,如呼吸困难、口唇发绀、烦躁、面色灰白等情况时应立即给氧。一般采用鼻导管给氧。氧流量为 0.5～1L/min,氧浓度不超过 40%,氧气应湿化,以免损伤呼吸道黏膜。缺氧明显者可用面罩给氧,氧流量 2～4L/min,氧浓度 50%～60%。若出现呼吸衰竭,则使用机械通气正压给氧。②按医嘱使用抗生素治疗肺部炎症、改善通气,并注意观察药物的疗效及不良反应。

(3)维持体温正常:发热者应注意体温的监测,警惕高热惊厥的发生,并采取相应的降温措施。

(4)密切观察病情:①若患儿出现烦躁不安、面色苍白、呼吸加快(>60/min)、心率增快(>160～180/min)、出现心音低钝或奔马律、肝短期内迅速增大等心力衰竭的表现,应及时报告医师,立即给予吸氧、减慢输液速度。若患儿突然口吐粉红色泡沫痰,应考虑肺水肿,可给患儿吸入经 20%～30% 乙醇湿化的氧气,每次吸入时间不宜超过 20min。②密切观察意识、瞳孔等变化,若患儿出现烦躁、嗜睡、惊厥、昏迷、呼吸不规则等,提示颅内压增高,有脑水肿、中毒性脑病的可能,应立即报告医师并配合抢救。③若患儿病情突然加重,烦躁不安,体温持续不降或退而复升,咳嗽和呼吸困难加重,面色发绀,患侧呼吸运动受限等,提示并发了脓胸或脓气胸,及时配合医师进行胸穿或胸腔闭式引流。④密切观察有无腹胀、肠鸣音减弱或消失、呕吐、有无便血等。若腹胀明显伴低钾血症者,按医嘱补钾。有中毒性肠麻痹时给予腹部热敷、肛管排气、禁食、胃肠减压等,以促进肠蠕动,消除腹胀,缓解呼吸困难。

3. 健康教育

(1)向家长介绍患儿病情,讲解疾病的有关知识和护理要点。

(2)宣传肺炎预防的相关知识,如不随地吐痰、咳嗽时用手帕或纸巾捂嘴等良好个人卫生习惯,防止疾病传播。冬春季节注意室内通风,尽量避免带小儿到公共场所。

(3)指导家长给患儿合理营养,提倡母乳喂养;加强体质锻炼,多进行户外活动;注意气候变化,及时增减衣服,避免着凉;按时预防接种和健康检查,积极防治原发病。

(马秀芝)

第92章

营养性缺铁性贫血

缺铁性贫血是由于体内铁缺乏使血红蛋白合成减少而引起的一种小细胞低色素性贫血。6个月至3岁发病率最高,学龄前儿童患病率为23.35%,是我国重点防治的小儿疾病之一。

【病因与发病机制】

1. 铁缺乏常见病因

(1)先天性储铁不足:早产儿、双胎、胎儿失血、孕母患缺铁性贫血可致胎儿储存铁减少。

(2)铁摄入不足:食物中铁供应不足是导致小儿缺铁性贫血的主要原因。单纯牛乳、人乳、谷类等食物含铁量均低。未及时添加铁剂丰富食物喂养的婴儿和偏食儿常导致缺铁。

(3)生长发育快:婴儿期、青春期的儿童生长发育快,早产儿生长发育更快,其铁的需要量相对增多,易发生缺铁。

(4)丢失过多和(或)吸收减少:正常婴儿每日排铁量比成人多。用未经加热的鲜牛奶喂养婴儿、肠息肉、膈疝、钩虫病常因慢性小量肠出血,致铁丢失过多。慢性腹泻、反复感染可减少铁的吸收,增加铁消耗,影响铁利用。

2. 发病机制 铁是构成血红蛋白必需的原料,铁缺乏时,血红蛋白合成减少,而缺铁时对细胞的分裂、增殖影响较小,红细胞数量减少的程度不如血红蛋白减少的明显,而形成小细胞低色素性贫血。同时,缺铁可影响肌红蛋白的合成。可使某些酶(细胞色素C、过氧化酶、单胺氧化酶、腺苷脱氨酶等)的活性降低,这些酶与生物氧化、组织呼吸、神经介质的合成和分解有关。铁缺乏时,因酶活性下降,细胞功能发生紊乱,而导致一系列非血液系统症状,导致小儿神经精神行为、消化、免疫、肌肉运动等功能异常。

【临床表现】

任何年龄均可发病,以6个月至3岁多见。起病缓慢,皮肤黏膜逐渐苍白,以唇、口腔黏膜、甲床最明显。头发枯黄、倦怠乏力、异食癖(喜食泥土、煤渣等)。重者可出现口腔炎、舌乳头萎缩、吸收不良综合征、反甲、心扩大或心力衰竭等。贫血可使患儿行为及智力发生改变。如烦躁不安、精神不集中及记忆力减退,年长儿童可诉头晕、眼前发黑、耳鸣等。由于骨髓外造血反应,肝、脾可轻度增大,年龄越小,贫血越重,肝、脾大越明显。由于细胞免疫功能低下,易合并感染等。

【辅助检查】

血常规可见红细胞、血红蛋白低于正常。涂片可见红细胞大小不一,以小细胞为主,中央淡染区扩大,平均红细胞容积<80fl;平均红细胞血红蛋白含量<26pg;平均红细胞血红蛋白浓度<0.31;红细胞分布宽度>0.14。网织红细胞数正常或轻度减少,白细胞、血小板无特殊改变。

骨髓检查幼红细胞增生活跃,以中、晚幼红细胞为主。各期红细胞体积均较小,胞质少,边缘不规则,染色偏蓝,显示胞质成熟程度落后于胞核。骨髓铁染色细胞外铁减少或消失,铁粒幼细胞数<15%。

血清铁<10.7μmol/L,转铁蛋白饱和度<15%。

【治疗要点】

祛除病因,纠正不合理的饮食习惯,给予铁剂,尽快纠正贫血症状。

常用口服铁剂有硫酸亚铁、葡萄糖酸亚铁、富马酸亚铁。口服不能耐受者可肌内注射,常用药物有右旋糖酐铁等。

【护理措施】

1. 注意休息,适量活动,轻度贫血患儿可参加日常活动。对严重贫血者,应根据其活动耐力下降程度,制定规律的作息时间、活动强度及每次活动持续时间。

2.提倡母乳喂养,及时添加含铁丰富的食物,帮助纠正不良饮食习惯。合理搭配患儿的膳食,让家长了解动物血、黄豆、肉类含铁较丰富,是防治缺铁的理想食品;维生素 C、肉类、氨基酸、果糖、脂肪酸可促进铁吸收,茶、咖啡、牛奶等抑制铁吸收,应避免与含铁多的食物同时应用。

3.服用铁剂的护理:铁剂对胃肠道有刺激,可引起胃肠不适及疼痛、恶心、呕吐、便秘或腹泻,故口服铁剂从小剂量开始,在两餐之间服用。可与维生素 C 同服,以利吸收;服铁剂后,牙往往黑染,粪呈黑色,停药后恢复正常,应向家长说明其原因,消除顾虑。观察疗效。铁剂治疗有效者,于服药 3～4d 网织红细胞上升,1 周后可见血红蛋白逐渐上升。如服药 3～4 周无效,应查找原因。注射铁剂时应精确计算剂量,分次深部肌内注射,更换注射部位,以免引起组织坏死。

4.健康教育:讲解本病的病因、护理要点、预防知识。合理搭配饮食,纠正不良饮食习惯。介绍服用铁剂时注意事项。贫血纠正后,仍应坚持合理安排小儿膳食、培养良好饮食习惯。对早产儿、低体重儿 2 个月给予铁剂补充。

(陈建军)

第 93 章

急性肾小球肾炎

急性肾小球肾炎,简称急性肾炎,是一组不同病因所致的感染后免疫反应引起的急性弥漫性肾小球炎性病变,以急性起病,血尿(常伴蛋白尿)、水肿和高血压症状为主要临床表现。本病多见于 5～14 岁儿童,男女比例为 2:1。

【病因与发病机制】

肾小球肾炎最常见的是 A 组 β 溶血性链球菌引起的上呼吸道感染或皮肤感染后的一种免疫反应。

细菌感染后,多数通过抗原刺激机体产生相应的抗体,形成抗原抗体复合物,沉积在肾小球毛细血管并激活补体,释放出多种生物活性产物,引起免疫反应和炎症反应。使肾小球毛细血管丛产生病理和功能变化,导致肾小球毛细血管腔狭窄,甚至阻塞,使肾小球血流量减少,滤过率下降,体内水钠潴留,出现一系列临床表现。

【临床表现】

每年冬、秋季为急性肾炎发病高峰期,可呈局部流行。发病年龄以 5～10 岁多见,小于 2 岁少见。本病常有前驱感染史,呼吸道感染潜伏期 6～21d,平均 10d,皮肤感染者,则相对较长,一般为14～28d。临床表现,轻重不一,起病初期,可有乏力、厌食、恶心、呕吐、头晕及腰部钝痛等非特异性症状。

首先表现为水肿,由眼睑及面部开始,晨起明显,可波及全身,多为轻、中度水肿,指压凹陷不明显。少尿、血尿,30%～50%患儿表现为肉眼血尿;尿色多为洗肉水样或茶色,镜检可见大量红细胞,轻者仅为镜下血尿。肉眼血尿在 1～2 周消失,镜下血尿可持续 3～6 个月,个别更长。蛋白尿一般不重,持续时间较短。发病后第 1 周高血压比较多见,可有头晕、眼花、恶心等感觉,第 2 周随着尿量增多后降至正常。个别可持续 3～4 周。

少数患儿在起病 2 周内出现严重循环充血及心力衰竭,高血压脑病、急性肾衰竭、病情可急剧恶化甚至危及生命。

【辅助检查】

1.尿常规　尿蛋白阳性,多为＋～Ⅲ,为非选择性的蛋白尿。镜下可见大量红细胞,可见透明、颗粒、红细胞管型。尿常规一般在 6～8 周或以后转为正常。

2.血液检查　可见轻-中度贫血,红细胞沉降率轻度增快,多在 2～3 个月恢复正常。血清总补体及 C_3 均降低,多在 4～8 周恢复正常。其下降程度与病情的严重程度及预后无关。抗链球菌溶血素 O 大多数增高,可持续 6 个月左右。抗脱氧核糖核酸酶 B 低度亦可增高。一过性氮质血症,尿素氮及肌酐可轻度增高。低钠、高钾血症,高氯性代谢性酸中毒。

【治疗要点】

本病属于自限性疾病,目前治疗主要为彻底清除感染灶,对症治疗,防治急性期严重表现。

1.清除感染病灶、彻底消灭抗原　根据咽拭子培养＋药物敏感试验,选择有效的抗生素。一般应用青霉素 7～10d。

2.休息　早期绝对卧床休息,待病情好转后逐渐增加活动量。

3.饮食　给予低盐、高糖、高维生素,含适量蛋白质和脂肪的饮食。

4.对症治疗　利尿,常用噻嗪类、襻利尿药物,如氢氯噻嗪、呋塞米等;降血压,可用钙通道阻滞药或血管紧张素转化酶抑制药,如硝苯地平,卡托普利;严重循环充血时,可应用硝普钠静脉治疗,减轻心的前后负荷,也可通过血液滤过治疗,达到迅速脱水的目的。

【预后】

急性链球菌感染后肾炎,属自限性疾病,预后良好。通过 2 周内治疗,大部分患儿可消肿,血压恢复正常。肾功能异常者也多于 2 周内恢复。血尿消失可达数月或 1 年左右。少部分患儿留有高血压或肾功能受损,应定期随访。

【护理措施】

1.疾病护理

(1)休息:发病 2 周内卧床休息,增加肾血流量,原尿滤出增多,同时减轻心肌耗氧量,减轻心负荷;防止严重并发症发生。出现高血压和心力衰竭者,则要绝对卧床休息,护理人员应协助一切生活护理。水肿消退、血压正常、肉眼血尿消失,可在室内轻度活动;患病后 2～3 个月尿液检查高倍视野红细胞 10 个以下,红细胞沉降正常可以上学,但要避免体育活动;Addis 计数正常后,可恢复正常活动。

(2)饮食管理:给予高糖、高维生素、适量蛋白质和脂肪的低盐饮食。高糖饮食,可防止体内蛋白质分解,加重氮质血症。急性期 1～2 周,应控制食物中的氯化钠摄入量,每日 1～2g。水肿消退后每日 3～5g。水肿严重尿少、氮质血症者,应限制水及蛋白质的摄入。用简单易懂的语言向患儿及家长讲解饮食治疗的重要性,避免食用含钠食品。水肿消退、血压恢复正常后,逐渐由低盐饮食过渡到普通饮食。因小儿生长发育快,对盐及蛋白质的需要较高,不宜过久的限制。

(3)观察病情:①尿量。每周测体重 2 次,水肿严重者,每天测体重 1 次,观察水肿程度的变化。每周留晨尿 2 次,进行尿常规检查。准确记录 24h 的液体出入量。②血压。每 30～60 分钟巡视病房,观察患儿有无头痛、呕吐、眼花等症状,发现问题及时通知医生。

(4)预防并发症:密切观察患儿生命体征的变化,水肿严重者如出现烦躁不安、呼吸困难、心率增快、不能平卧、肺底闻及湿性啰音、肝大等,要及时报告医师,立即让患儿半卧位,给予吸氧、遵医嘱给予利尿药,还可静脉滴注硝普钠或酚妥拉明,降低循环血量,减轻心负荷,必要时给予洋地黄制剂,剂量宜偏小,症状好转后停药。

通过休息、利尿,血压仍不能控制者可给予降血压药,如钙通道阻滞药、肾素血管紧张素转化酶抑制药等进行治疗,如效果不好,可静脉输入硝普钠,其作用是使血管平滑肌舒展,迅速达到降血压效果,同时还可扩张肾血管,改善肾血流,并有减轻心前后负荷的作用,故对高血压脑病尤其是伴肺水肿者适宜。此药静脉滴注 0.5～1.0min 即起作用,临床应用需监测血压的变化,视血压情况调整速度。此药物滴注过程中应避光(常以黑纸包裹),配制后 12h 或液体变色,不能再用。应用降血压药物时,应定时测量血压,检查降血压效果,并防止药物不良反应的发生。

2.健康教育　医护人员要充满信心,态度和蔼、亲切地关心体贴患儿,消除患儿紧张心理。讲解有关肾炎知识,增强患儿和家长战胜疾病的信心。创造一个良好的休养环境,解除活动受限带来的紧张情绪。对恢复期患儿要组织一起讲故事、看电视、下棋、补习文化课学习等丰富住院生活,使患儿精神愉快地接受治疗。

(陈建军)

第94章

原发性肾病综合征

原发性肾病综合征是由多种病因引起肾小球滤过膜对血浆蛋白通透性增高，大量蛋白质自尿中丢失并引起一系列病理生理改变的临床综合征。以大量蛋白尿、低蛋白血症、全身性高度水肿和高脂血症为主要特征。原发性肾病综合征分为单纯性肾病、肾炎性肾病、先天性肾病。以单纯性肾病多见。

【病因与发病机制】

原发性肾病的病因尚不十分清楚，可能与机体 T 细胞免疫功能紊乱有关，原发性肾病综合征的患儿 T 淋巴细胞总数及 T 辅助细胞数降低，T 抑制细胞数升高；活动期有 IL-2 受体、CD_{69}、转铁蛋白受体表达增加等 T 淋巴细胞被激活的征象；患儿单核细胞经刀豆素刺激后，能产生血管通透因子，可增强血管通透性，另发现患儿的 T 淋巴细胞产生肾小球通透因子，导致大量尿蛋白丢失。同时，原发性肾病综合征有较高的变态反应伴发率，血清 IgE 增高，临床可见变态反应性疾病可引起本病复发。在同一家族中发病和单卵双胞胎同时发病，显示本病有遗传基础。

蛋白尿是由于肾小球毛细血管通透性增加，蛋白质滤过性增强，形成大量蛋白尿。大量蛋白质从尿中的漏出，导致血浆渗透压下降，水和电解质由血管内向组织间隙渗透，血容量下降，醛固酮分泌增加，抗利尿激素分泌增多，利钠因子减少等作用下，水肿进一步加重。

【临床表现】

1. 单纯性肾病　单纯性肾病是小儿肾病综合征最常见的类型。发病年龄 2～7 岁，男女性别比为 2:1。

多数起病缓慢，初起一般情况尚好，以后面色苍白、精神委靡、食欲减退。主要表现：高度水肿，全身水肿，水肿呈凹陷性，从眼睑、面部和踝部开始，逐渐加重，波及全身。水肿最显部位为颜面、下肢及阴囊，有时伴有胸腔积液、腹水，胸腔积液、腹水较多时可致呼吸困难，阴囊水肿致行走不便，阴囊皮紧张、变薄、透亮，甚至渗液，水肿严重时尿量减少。水肿可反复出现，迁延很久。

大量蛋白尿：尿中有大量蛋白质，以中分子量清蛋白为主，每日丢失蛋白质 ＞2g，尿蛋白常与水肿呈平行关系。

低蛋白血症：血浆蛋白显著降低，以清蛋白下降为主，造成清蛋白与球蛋白比例倒置。

高胆固醇血症：血胆固醇明显增加，三酰甘油和低密度脂蛋白亦增高。

2. 肾炎性肾病　患儿年龄常在 7 岁以上，无性别差异，水肿一般显著，但也可极轻，不易察觉，除有单纯性肾病的四大症状外，常伴有明显的持续性或发作性高血压、血尿、氮质血症及补体低下。

【辅助检查】

单纯性肾病：尿蛋白定性多为 ╫～╫，24h 定量 ＞50mg/kg，尿中无红细胞或仅含少量（离心尿 ＜10 个/高倍镜视野）。

肾炎性肾病：尿蛋白定性多为 ╂～╫，可有持续性镜下血尿或发作性肉眼血尿。血浆总蛋白明显降低，清蛋白 ＜30g/L，清蛋白/球蛋白比例倒置，血胆固醇增高，＞5.72mmol/L，有时超出正常值的 2～4 倍。血小板增加，红细胞沉降率明显增快，多在 100mm/h 以上。肾炎性肾病补体 C_3 下降，尿素氮 ＞10.7mmol/L。

【并发症】

1. 感染　患病时抗感染力的下降与 IgG 自尿中丢失、血中有免疫抑制因子、巨噬细胞功能障碍，此外，长期服用激素等药使免疫功能下降有关。常见的感染有呼吸道、皮肤、尿路及腹腔感染。

2. 电解质紊乱　由于长期忌盐或应用利尿药

过多以及感染、呕吐、腹泻等因素,可引起低钠血症,还可以产生低钾血症,尤其是在应用肾上腺皮质激素的利尿期,如不及时补充钾盐,则易发生。蛋白质结合钙随尿排出,而且使用肾上腺皮质激素治疗时,肠道钙吸收不良,可发生低钙惊厥或引起骨质疏松。

3.高凝状态及血栓形成　低蛋白血症时,肝合成凝血物质也增加;尿中丢失抗凝血酶Ⅲ;高脂血症的血小板聚集力增强;血容量减少,血流缓慢,易促使血栓形成。以肾静脉血栓形成多见。此时,患儿突发腰痛、血尿、少尿,甚至肾衰竭。

4.低血容量甚至休克　多见于起病或复发的患儿,或有呕吐、腹泻的患儿,由于利尿药的使用,加重了组织脱水的发生,表现为血压偏低,直立性低血压、皮肤发花等症状,重者可出现休克。

5.急性肾衰竭　是由血容量不足,导致肾前性肾衰竭,也可因肾小球滤过滤下降、伴发间质性肾炎、间质性水肿等原因,阻塞肾小管,使近端肾小管和肾小囊内静水压增高,导致肾小球有效滤过滤下降。

【治疗要点】

休息、应用肾上腺皮质激素、对症治疗、利尿、防治感染、免疫抑制药治疗、抗凝治疗。

激素疗法:常用泼尼松,根据病情的类型及患儿对药物的反应,分别采用8周短疗程、4~6个月中疗程、9~12个月长疗程的治疗方法。短疗程常用于初发的单纯性肾病;中、长疗法用于复发的、多发的单纯性肾炎或肾炎性肾病。

复发或反复治疗:延长激素、免疫抑制药治疗时间。

皮质激素耐药治疗继续诱导缓解,也可采用甲泼尼龙冲击疗法。

辅助治疗:抗凝、降脂治疗。

【预后】

原发性肾病综合征预后与病理类型和激素治疗效应密切相关。激素敏感者预后良好。激素耐药者预后较差,长期随访,10~15年后,40%~50%的患儿可发展为肾功能不全,并发症可影响预后,部分患儿可死于感染或栓塞并发症。

【护理措施】

1.疾病护理　保持床铺清洁、干燥、平整无渣屑,衣服应宽松以免损伤皮肤。卧床患儿每2小时翻身1次,骨隆突处,可用温水或30%红花乙醇擦浴,防止压疮发生。阴囊水肿者,可用丁字带将阴囊托起,局部保持干燥,有渗出者应垫上消毒敷料以防感染。除去皮肤胶布时,动作要轻柔,避免损伤皮肤。夏季应避免蚊虫叮咬,引起皮肤感染,同时剪短指甲避免抓破皮肤。护理操作时,应注意无菌操作,水肿严重者,避免肌内注射,以免引起注射部位感染及深部脓肿。与感染患儿分室居住,每日紫外线房间照射2次,减少探视,保证室内空气清新,温度适宜,预防呼吸道感染。做好会阴部清洁,每日用3%硼酸坐浴2次,预防尿路感染。护理人员要关心、体贴患儿,做好生活护理,解决患儿的需要。鼓励患儿表达自己的感受,主动听取患儿及家长的意见,了解其对有关治疗、预后的想法。讲解此病出现的临床表现、治疗的重要性、疾病用药知识。组织同室患儿讲故事、看书、做活动量小的游戏。创造良好的环境,使患儿愉快地接受治疗。

2.休息　重度水肿者卧床休息,一般患儿可在室内做轻微活动,病情缓解3~6个月(包括服用激素者),可逐渐恢复就近上学。避免体育活动。

3.饮食管理　保证热量的摄入,给予易消化的高热量、高维生素、优质蛋白质饮食。大量蛋白尿时,蛋白质摄入量不宜过多,每日2g/kg。水肿严重者,应短时间限制盐的摄入。服用激素食欲增加者,应适当限制热量的摄入,防止体重增加过快。补充钙和维生素D,以防骨质疏松。服用环磷酰胺后出现食欲减退,要调整饮食谱,增进食欲。

4.使用利尿药护理　注意观察病情,当患儿出现食欲减退、精神委靡、全身肌肉无力、腹胀、肠鸣音减弱、心音低钝等低钾表现时要报告医师。定期抽血查电解质,遵医嘱补钾。

5.肾上腺皮质激素治疗的护理　肾上腺皮质激素治疗时,其不良反应有库欣综合征、高血压、尿糖、骨质疏松、易感染等,一般无需治疗,停药后可消失,数月可恢复正常。用药物期间要密切观察病情变化,防止感染及自发性骨折。病情好转后,可改为隔日晨起顿服疗法。隔日顿服可大大减轻其对体内自身皮质醇分泌的抑制作用。

6.免疫抑制药治疗的护理　频繁复发或病情反复者、激素依赖者、激素耐药者、激素治疗有严重不良反应者,可联合使用免疫抑制药治疗。常用环磷酰胺,口服2~3mg/(kg·d),8~12周为1个疗程,总量不超过200~250mg/kg。静脉冲击疗法每次用量8~12mg/kg,连用2d,停2周再用,2~3个月后改为每月1次,总量100~120mg/kg。该药不良反应有骨髓抑制、肝功能损害、脱发、胃肠反应、出血性膀胱炎以及性腺损害等,所以药物冲击时,鼓励患儿多饮水,同时观察尿量、尿色的变化。每周复查白细胞和血小板 1～2 次,当白细胞＜4×10^9/L、血小板＜50×10^9/L 时应停止用药,待回升后在继续用药。

7.健康教育 介绍本病的病程、预后及护理要点,讲解激素对本病治疗的重要性,取得患儿及家长的配合。合理休息,有计划地安排作息时间。注意安全,避免摔伤或骨折。积极预防各种感染,预防变态反应性疾病。

(陈建军)

第 95 章

先天性心脏病

一、概　　述

先天性心脏病,是胎儿时期心脏血管发育异常而导致的畸形,是小儿最常见的心脏病。发病率为活产婴儿的 7‰～8‰,年龄越小,发病数越多。心脏在胚胎发育阶段,受到某些因素影响,导致心脏某个部位的发育停顿或异常,均可造成先天性心脏血管畸形。

致病因素可分为两类,遗传因素和环境因素。

遗传因素,单基因突变在先天性心血管畸形中,可伴有心外畸形,占 1%～2%。临床可见 Marfan 和 Noonan。染色体畸变,占 4%～5%。多伴有心外其他畸形。临床可见唐氏综合征(21-三体综合征)、13 三体综合征。多基因突变,多数为心血管畸形不伴有其他畸形。先天性代谢紊乱,体内某种酶的缺乏,如Ⅱ型糖原贮积症等。

环境因素:很多,重要的有宫内感染(风疹、流行性感冒、流行性腮腺炎和柯萨奇病毒感染等),孕母缺乏叶酸、与大剂量放射线接触、药物影响(抗癌药、甲糖宁等)、患有代谢性疾病(糖尿病、高钙血症)或能造成宫内缺氧的慢性疾病。所以,先天性心脏病可能是胎儿周围的环境和遗传因素相互作用的结果。

根据左右心腔或大血管间有无分流和临床有无发绀,可分为 3 类。

1.左向右分流型　在左、右心之间或与左心肺动脉之间具有异常通路,正常情况下,体循环的压力高于肺循环的压力,左心压力高于右心压力,血液从左向右侧分流,故平时不出现发绀。当剧烈哭闹或任何原因使肺动脉或右心室压力增高并超过左心室时,血液自右向左分流,可出现暂时性发绀。常见房、室间隔缺损或动脉导管未闭。

2.右向左分流型　多见复杂性先天性心脏病,因右心系统发育异常,静脉血流入右心后不能全部流入肺循环,达到氧合作用,有一部分或大部分自右心或肺动脉流入左心或主动脉,直接进入体循环。出现持续性发绀。根据肺血流量的多少,将右向左分流分为肺缺血性(法洛四联症、三尖瓣闭锁)和肺充血性(完全性大动脉转位、总动脉干等)。

3.无分流型　心左、右两侧或动、静脉之间无异常通路或分流。通常无发绀,只有在心力衰竭时才发生。梗阻型常见疾病如肺动脉口狭窄和主动脉缩窄等,反流型二尖瓣关闭不全、肺动脉瓣关闭不全等,其他类型的心脏病少见,如主动脉弓畸形、右位心等。

二、常见先天性心脏病

(一)动脉导管未闭

动脉导管未闭(patent ductus arteriosus, PDA)是指出生后动脉导管持续开放,血流从主动脉经导管分流至肺动脉,进入左心,并产生病理生理改变。动脉导管未闭占先天性心脏病发病总数的 9%～12%,男女之比为 1:3。

【临床表现】

临床症状的轻重,取决于导管管径粗细和分流量的大小。动脉导管较细,症状较轻或无症状。导管粗大者,分流量大,表现为气促、咳嗽、乏力、多汗、生长发育落后等。偶见扩大的肺动脉压迫喉返神经而引起声音嘶哑。严重肺动脉高压时,产生差异性发绀,下肢发绀明显,杵状趾。查体可见,胸骨左缘第 1～2 肋间有响亮的连续性机器样杂音,占据整个收缩期和舒张期,伴震颤,传导广泛。分流量大时心尖部可闻及高流量舒张期杂音。P_2增强或亢进。周围血管征阳性;脉压增大,≥40mmHg;可见甲床毛细血管搏动;触到水冲脉;可闻及股动脉枪击音等。常见并发症为充血性心力衰竭,感染性心内膜炎,严重肺动脉高压晚期艾森门格综合征。

【辅助检查】

1.X 线检查　分流量小者可正常;分流量大时左心房、左心室增大;肺动脉高压时,右心室也明显增大。

2.心电图　导管细者,心电图无改变,分流量大左心房、左心室大;双室增大;肺动脉高压者,以右心室肥厚为主。

3.超声心动图　对诊断极有帮助,二维超声心动图可以直接探查到未闭合的动脉导管,常选用胸骨旁肺动脉长轴观或胸骨上主动脉长轴观。脉冲多普勒在动脉导管开口处可探测到典型的收缩期与舒张期连续性湍流谱。彩色多普勒血流显像可直接见到分流的方向和大小。

【治疗要点】

1.内科治疗　强心、利尿、抗感染及对症治疗。

2.导管介入堵闭术

(1)适应证:不合并必须外科手术治疗的其他心脏畸形。年龄通常≥6 个月、体重≥4kg、动脉导管最窄直径≥2.5mm。可根据大小及形状选用不同的封堵器。

(2)禁忌证:依赖 PDA 生存的心脏畸形;严重肺动脉高压导致右向左分流;重症感染性疾病等。

3.外科手术结扎　手术适宜任何年龄,<1 岁婴儿反复发生呼吸道感染、心力衰竭等,合并其他心脏畸形者应手术治疗。

【预后】

动脉导管的介入治疗或手术治疗效果良好,手术死亡率<1%。

(二)房间隔缺损

房间隔缺损(atrial septal defect,ASD),占小儿先心病的 10% 左右。男女比例为 1:(2～3)。

【临床表现】

房间隔缺损的临床表现随缺损的大小而不同。缺损小者,仅在体检时发现胸骨左缘第 2～3 肋间有收缩期杂音,婴儿和儿童期多无症状。缺损大者,由于体循环血量减少,表现为气促、乏力和影响生长发育,当哭闹、患肺炎或心力衰竭时,右心房压力可超过左心房,出现暂时性发绀。查体可见生长发育落后、消瘦,心前区较饱满,心尖冲动弥散,心浊音界扩大,胸骨左缘第 2～3 肋间可闻及 Ⅱ～Ⅲ/Ⅵ级收缩期喷射性杂音,肺动脉瓣区第二心音增强或亢进,并呈固定分裂。

【辅助检查】

1.X 线检查　心外形呈现轻-中度扩大,以右心房、右心室增大为主,肺动脉段突出,肺门血管影增粗,可见肺部"舞蹈"征,肺野充血,主动脉影缩小。

2.心电图　电轴右偏＋90°～＋180°,不完全性右束支传导阻滞,部分患儿尚有右心房和右心室肥大。

3.超声心动图　M 型超声心电图可显示右心房和右心室内径增大和室间隔矛盾运动。二维超声心动图可见房间隔回声中断,并可显示缺损的位置和大小。多普勒彩色血流显像可观察到分流的位置、方向且能估测分流的大小。

【治疗要点】

1.内科治疗　强心、利尿、抗感染、扩张血管及对症治疗。

2.导管介入堵闭术

(1)适应证:年龄≥3 岁,直径≥4mm,不合并必须外科手术治疗的其他心脏畸形。

(2)禁忌证:静脉窦型房间隔缺损,活动性感染性心内膜炎,出血性疾病,重度肺动脉高压导致右向左分流,左心房发育差等。

3.外科治疗　原发孔型及静脉窦型房间隔缺损,一般外科手术治疗。

【预后】

小型房间隔缺损(直径＜3mm 甚至＜3～8mm),1 岁前有可能自然关闭。儿童时期大多数可保持正常生活,常因杂音不典型而延误诊断。缺损较大时,分流量较大,分流量占体循环血量的30% 以上,不经治疗活至成年时,有可能出现肺动脉高压,一旦出现艾森门格综合征即为手术和介入治疗禁忌证。

(三)室间隔缺损

室间隔缺损(ventricular septal defect,VSD)是最常见的先天性心脏病,占先天性心脏病的25%～40%,单独存在约占 25%,也可与其他心脏畸形同时存在。按缺损的部位、缺损边缘组织性质,最多见为膜周部缺损,占 60%～70%,位于主动脉下,由膜部与之接触的三个区域(流入道、流出道或小梁肌部)延伸而成。肌部缺损,占 20%～30%,又分为窦部肌肉缺损(肌部流入道)、漏斗隔肌肉缺损(嵴上型或干下型)及肌部小梁部缺损。其临床表现与缺损的大小有关。

【临床表现】

见表 95-1。

【辅助检查】

1. X 线检查　小至中型缺损者心影大致正常或轻度左心房、左心室增大。大型缺损者,肺纹理明显增粗增多,左心室、右心室均增大。重度肺动脉高压时,右心室大为主,肺动脉段明显凸出,肺门血管呈"残根状"。

2. 心电图　小型缺损心电图正常。分流量大者左心房大、左心室肥厚或双室肥厚,重度肺动脉高压时以右心室肥厚为主。流入部隔瓣下缺损者心电图改变常类似心内膜垫缺损,电轴左偏,aVF 导联主波向下及一度房室传导阻滞。

3. 超声心动图　二维超声心动图及彩色多普勒血流显像示:室间隔连续性中断;可判定室间隔缺损的部位和缺损的直径大小;心室水平由左向右分流束(晚期肺动脉高压可出现右向左分流);可探测跨隔压差并计算出分流量和肺动脉压力。

【治疗要点】

1. 内科治疗　强心、利尿、抗感染、扩张血管及对症治疗。用抗生素控制感染,强心苷、利尿药改善心功能。对合并肺动脉高压者,应用血管扩张药,合理应用抗生素,控制肺部感染,争取手术时机。

2. 导管介入性堵闭术

(1)适应证:膜部缺损,年龄≥3 岁,缺损距主动脉瓣≥3mm;肌部缺损≥5mm 或术后残余分流。

(2)禁忌证:活动性感染性心内膜炎;心内有赘生物、血栓;重度肺动脉高压伴双向分流者。

3. 外科治疗　小型室间隔缺损不需手术治疗,一般不影响寿命。中至大型室间隔缺损可手术治疗。

【预后】

30%～60%膜部室缺和肌部室缺可自行关闭,多在 5 岁以前,小型缺损关闭率高。中、重型缺损

者,婴儿期可反复出现呼吸道感染,形成重度肺动脉高压,逆向分流形成艾森门格综合征而危及生命。

(四)法洛四联症

法洛四联症(tetralogy of fallot)是一种常见的发绀型先天性心脏病。占先心病的 12%～14%。本病四种病理改变为肺动脉狭窄、室间隔缺损、主动脉骑跨和右心室肥厚,其中以肺动脉狭窄为主要畸形。

【临床表现】

1. 发绀　主要临床表现为发绀,其程度和出现早晚与肺动脉狭窄程度有关。多于出生后 3～6 个月逐渐出现发绀。见于毛细血管丰富的部位,如唇、指(趾)、甲床、球结膜等处。因患儿长期处于缺氧状态中,可使指(趾)端毛细血管扩张增生,局部软组织和骨组织也增生性肥大,出现杵状指(趾)。因血液中血氧含量降低,活动耐力差,稍一活动,即可出现气促、发绀加重。

2. 蹲踞症状　是法洛四联症活动后常见的症状。患儿活动后,常主动蹲踞片刻,蹲踞时下肢屈曲,体循环阻力增大,右向左分流减少。蹲踞时下腔静脉回心血量减少,体循环血氧饱和度增加,使缺氧症状暂时得到缓解。

3. 缺氧发作　婴儿期常有缺氧发作史,其机制可能为激动刺激右心室流出道的心肌使之发生痉挛和收缩,右心室流出道阻塞。临床可见患儿呼吸急促、烦躁不安、发绀加重,重者发生晕厥、抽搐、意识丧失,甚至死亡。发作可持续数分种或数小时。哭闹、排便、感染、贫血或睡眠苏醒后均可诱发。

查体:发育落后,口唇、面部、耳郭亦有发绀,舌色发暗,杵状指(趾)。心前区略隆起,胸骨左缘第 2～4 肋间有Ⅱ～Ⅲ/Ⅵ级收缩期喷射性杂音,杂音响度与狭窄程度成反比;肺动脉第二心音减弱。

表 95-1　室间隔缺损临床表现

缺损程度	缺损直径(cm)	临床表现	杂音程度
小型缺损	≤0.5	生长发育基本正常	胸骨左缘第 3～4 肋间响亮粗糙的全收缩期杂音,肺动脉第二心音稍增强
中型缺损	0.5～1.0	生长发育缓慢,可见乏力、气促、多汗	左缘第 3～4 肋间可闻Ⅲ～Ⅳ级粗糙的全收缩期杂音,肺动脉第二心音增强
大型缺损	>1.0	生长发育迟缓,喂养困难,可见呼吸急促,常出现心力衰竭	左缘第 3～4 肋间可闻Ⅲ～Ⅴ/Ⅵ级全收缩期反流性杂音,伴有收缩期震颤肺动脉高压者肺动脉第二心音亢进

常见并发症:脑血管意外(栓塞、出血);脑脓肿;感染性心内膜炎;红细胞增多症或相对性贫血。

【辅助检查】

1.外周血常规　血红蛋白、红细胞计数、血细胞比容均升高。

2.动脉血氧分压　降低,动脉血氧饱和度低于正常。

3.X线检查　心影呈靴形,肺血减少;25%病例合并右位主动脉弓;约5%病例合并永存左上腔静脉畸形。

4.心电图　典型表现为电轴右偏,右心室肥厚,右心房肥大。

5.超声心动图　二维超声心动图示左心室长轴切面可见主动脉内径增宽,骑跨在室间隔上,室间隔中断,可判断主动脉骑跨程度;大动脉短轴切面可见右心室流出道及肺动脉狭窄。右心室、右心房、内径增大,左心室内径缩小。彩色多普勒显示收缩期以蓝色为主的血流束从右室通过室间隔部位进入左心室及主动脉内。

【治疗要点】

对缺氧发作的处理:①立即予以膝胸体位;②吸氧、镇静;③吗啡 0.1～0.2mg/kg,皮下或肌内注射;④β受体阻滞药普萘洛尔每次 0.05～0.1mg/kg 加入 10%葡萄糖稀释后缓慢静脉注射,必要时 15min 后再重复 1 次;⑤纠正代谢性酸中毒,给予碳酸氢钠 1mmol/kg,缓慢静脉滴注,每 10～15 分钟可重复应用。

每天摄入足够水分。出现腹泻、发热时,及时补充液体。对缺氧发作频繁,应长期口服普萘洛尔预防发作,剂量为 2～6mg/(kg·d)。分 3～4 次口服。

【预后】

本病未经治疗者,平均存活年龄 15 岁。施行根治术治疗预后较好。术后长期随访,远期生存率 80%左右。患儿心功能达Ⅰ～Ⅱ级,能从事正常活动。

三、先天性心脏病患儿的护理

1.休息　是恢复心功能的重要条件。因休息可使组织耗氧量减少、心率减慢、心负荷变小、心收缩力增强、射血增多,临床表现有所缓解。

(1)学龄前患儿:在接受治疗和护理中,依从性较差,易出现烦躁、剧烈哭闹,导致病情加重。可遵医嘱给镇静药,避免哭闹、减轻心负荷,避免病情恶化。

(2)学龄儿童:能部分服从治疗和护理计划,自我控制能力差,活动量相对较大,不理解休息有利于疾病恢复的原理,护理人员须对患儿进行耐心讲解疾病知识,使其认识到休息的重要性,自觉遵守作息时间。

(3)青少年患儿:对疾病有部分了解,思想负担重,护理人员须做认真细致思想工作,使患儿树立战胜疾病的信心,积极配合医疗、护理。

(4)对心功能不全的重症患儿,如出现呼吸困难、心率加快、烦躁不安、肝大、水肿等症状,须立即报告医师,遵医嘱给予镇静药,须绝对卧床休息、密切观察尿量、严格记录出入量。

2.病室环境要求

(1)室内温度适宜,20～22℃,湿度 55%～60%,空气新鲜,环境安静。

(2)根据患儿病情程度,室内备有抢救设备,如急救车、吸痰器、吸氧设备、心电监护仪等。

3.体位要求　①无心力衰竭时,可采用舒适的任何体位,使身心处于放松环境中,利于疾病恢复;②发生心力衰竭时,可采用半坐位或坐位,使回心血量减少,减轻心负荷,减少心肌耗氧量,防止心力衰竭加重。

4.注意观察病情　防止并发症的发生:观察患儿情绪、精神、面色、呼吸、脉搏、血压等。患儿突然烦躁、哭闹、呼吸加快、拒奶、心律失常、期前收缩、心率加快,立即报告医师,遵医嘱对症处理,详细记录病情变化。

5.预防并发症

(1)注意观察、防止法洛四联症患儿因活动、哭闹、便秘引起缺氧发作,一旦发生应将小儿置于膝胸卧位,吸氧,并与医师配合给予吗啡及普萘洛尔抢救治疗。

(2)法洛四联症患儿血液黏稠度高,发热、出汗、吐泻时,体液量减少,加重血液浓缩易形成血栓,因此,要注意供给充足液体,必要时可静脉输液。

(3)观察有无心率增快、呼吸困难、端坐呼吸、吐泡沫样痰、水肿、肝大等心力衰竭的表现,如出现上述表现,立即置患儿于半卧位,给予吸氧,及时与医师取得联系并按心力衰竭护理。

6.饮食护理　心功能不全的患儿需准确记录出入量,饮食应是高蛋白、高维生素、清淡易消化的食物,对喂养困难的小儿要耐心喂养,以少量多餐为宜。注意控制水及钠盐摄入,摄入量学龄儿童按 60～70ml/(kg·d)、婴幼儿按 70～80ml/(kg·d),盐量 0.5～1g/d。每日保证热量摄入。

7. 对症护理

(1)呼吸困难的护理:呼吸频率增快,发绀明显或出现三凹征(胸骨上窝、锁骨上窝、肋间隙)时,让患儿卧床休息,抬高床头,呈半坐位或坐位,低流量氧气吸入,烦躁者遵医嘱给予镇静药。

(2)水肿的护理:①给予无盐或少盐易消化饮食;②尿少者,遵医嘱给予利尿药;③每周测量体重 2 次,严重水肿者,每日测体重 1 次;④定时翻身,预防压疮的发生,如皮肤有破损应及时处理。

(3)咳嗽的护理:抬高床头,备好吸痰器、痰瓶,必要时协助患儿排痰;详细记录痰量、性质,应送痰培养检查,咳嗽剧烈的,应遵医嘱给予止咳药物;严重肺水肿,痰稠不易咳出,超声雾化稀释痰液,协助痰液排出,保持呼吸道通畅;病情发生变化,立即配合医师抢救。

(4)注意排便通畅,防止便秘:多食含纤维素丰富的食物。患儿 3d 无排便,应立即报告医师处理,遵医嘱给予缓泻药,防止发生意外。

8. 药物治疗护理

(1)服用洋地黄药物前数脉搏 1min,儿童＜60/min 或＞100/min,婴儿＜80/min 或＞160/min 应停药,并通知医生。

(2)口服洋地黄药物时,剂量一定要准确。如为地高辛水剂药物,可用 1ml 针管抽取后,直接口服。应避免与其他药物同时服用,如服用维生素 C 药物时,应间隔 30min 以上,以免影响洋地黄药物的疗效。

(3)应用利尿药物时,应熟悉利尿药物的药理作用,注意水、电解质的平衡,防止低钾引起药物的毒性反应。

(4)用药后,应观察药物的作用,如心音有力、脉搏减慢、脉搏搏动增强、呼吸平稳,口唇、指甲发绀好转等。

(5)观察中毒反应,应注意观察以下几项指标的变化:①胃肠道反应:食欲缺乏、恶心、呕吐、腹泻;②神经反应:头晕、嗜睡、黄视、复视;③心血管反应:房室传导阻滞、房性及室性期前收缩、室性心动过速、心室颤动等心律失常。

9. 预防感染　注意天气变化,及时加减衣服,避免受凉引起呼吸系统感染。

10. 健康教育　指导家长掌握先天性心脏病患儿的日常护理,建立合理的生活习惯,合理用药,预防感染和其他并发症。

(陈建军)

第 96 章

细菌性脑膜炎

细菌性脑膜炎指细菌感染所致化脓性脑膜炎，简称化脑，是小儿时期常见的神经系统感染性疾病之一。其临床表现以发热、呕吐、头痛、烦躁、嗜睡、惊厥、脑膜刺激征及脑脊液改变为主要特征。随着以抗生素为主的综合治疗措施的临床应用，化脓性脑膜炎的预后已大为改观，但仍有较高的病死率，神经系统后遗症也较为常见。各种原因所致脑解剖缺陷和机体免疫功能异常者化脓性脑膜炎的发病率增加。

【病因和发病机制】

化脓性脑膜炎常见的致病菌有奈瑟脑膜炎双球菌、流感嗜血杆菌、大肠埃希菌、肺炎双球菌、葡萄球菌等，其中脑膜炎双球菌、流感嗜血杆菌最为多见。新生儿及出生小于 2 个月的患儿则以革兰阴性细菌为主，如大肠埃希菌、副大肠埃希菌等，阳性球菌可见金黄色葡萄球菌。出生 2 个月至儿童期时，以流感嗜血杆菌、奈瑟脑膜炎双球菌和肺炎双球菌为主。其传播途径主要是通过上呼吸道感染或皮肤等处的化脓性感染，致病菌由感染灶入血，致病菌经血液循环波及脑膜，并繁殖引起脑膜和脑组织的炎性改变。患儿脑组织表面特别在脑沟部位的蛛网膜下腔可见炎性病变，脊髓表面也可波及。浅表皮层肿胀，脑实质出现不同程度的受累，可见脑室炎性改变。血管受累十分常见，炎性细胞浸润、内皮细胞增加及广泛的血管痉挛，可引起血管管腔狭窄和闭塞，继发脑缺血或梗死。病理表现皮层神经元可见固缩病变，局部皮质及白质可见苍白区或伴有出血。脑膜炎症的刺激和血管炎均可引起脑实质的水肿、坏死，促使细胞因子释放和血管通透性增加，炎症病变可使脑脊液循环发生障碍，导致脑水肿和颅内压增高，甚至发生脑疝。

【临床表现】

任何年龄均可发病。90% 以上的病例可在出生后 1 个月至 5 岁发生。化脓性脑膜炎起病可分为两型。①急骤起病：患儿起病急，发热、头痛、呕吐、烦躁、抽搐等，皮肤可迅速出现出血点或瘀斑，意识障碍、血压下降和弥散性内出血等进行性休克的症状，脑膜刺激征阳性。若不及时治疗 24h 内则会出现死亡。病原菌常见于奈瑟脑膜炎双球菌。②急行起病：发病前数日可有上呼吸道或胃肠道感染的症状，年长儿可诉头痛、肌肉酸痛，婴幼儿则表现发热、呕吐、烦躁、易激惹、精神委靡、目光凝视、惊厥、昏迷。病原菌常见于流感嗜血杆菌或肺炎双球菌。查体可见脑膜刺激征（颈抵抗、布鲁津斯基征及凯尔尼格征阳性）和颅内压增高（婴幼儿可有前囟饱满、颅缝增宽、双侧瞳孔反射不对称）。常见并发症为硬脑膜下积液、脑室管膜炎、脑积水、抗利尿激素异常分泌综合征、失明或耳聋等。

【辅助检查】

1.外周血常规　①白细胞总数明显增高，可高达 $(20\sim40)\times10^9/L$；②分类以中性粒细胞增加为主，占 80% 以上，伴有明显核左移。

2.脑脊液　①压力升高，外观浑浊或呈脓性，白细胞数明显增多达 $(500\sim1\ 000)\times10^6/L$ 或以上，以中性粒细胞为主；蛋白质升高多 $>1g/L$，葡萄糖和氯化物下降；②涂片革兰染色找菌阳性率 70%~90%。

3.特异性细菌抗原测定　利用免疫学方法检查患儿的脑脊液、血、尿等标本中的细菌抗原，是快速确定致病菌的特异方法，常见有对流免疫电泳、乳胶凝剂试验、免疫荧光试验等。

【治疗原则】

早期用药、联合用药、坚持用药、对症处理。

1.抗生素治疗　及早采用敏感的，且脑脊液药物浓度能达到杀菌水平的抗生素。三代头孢菌素脑脊液透过率较高，常用药物有头孢噻肟、头孢曲松。病原菌明确后，治疗应参照细菌培养药物敏感试验的结果,选用敏感的抗生素。

2.抗生素的选择

(1)流感嗜血杆菌脑膜炎:氨苄西林、头孢呋辛、头孢曲松。

(2)肺炎链球菌脑膜炎:青霉素-G;对青霉素相对耐药者,常选用头孢曲松、头孢噻肟,高度耐药者,可选择万古霉素。

(3)脑膜炎双球菌脑膜炎:青霉素-G、三代头孢菌素。

(4)革兰阴性菌:头孢噻肟、阿米卡星。

(5)金黄色葡萄球菌:萘夫西林、氨基糖苷类、头孢噻肟、头孢呋辛、万古霉素。

(6)新生儿脑膜炎:氨苄西林、氨基糖苷类、头孢呋辛、阿米卡星、头孢曲松。

3.疗程　不少于2~3周,或治疗至临床症状消失,复查脑脊液,如正常时可按规定停止。

4.对症及支持治疗

(1)保持水、电解质的平衡。

(2)给予20%甘露醇降低颅内压,防止脑疝的发生。

(3)对症处理:降温、止痉及纠正休克。

(4)加强支持治疗。

5.并发症的治疗

(1)硬膜下积液:少量液体不必穿刺及处理,积液量大时,出现明显的颅内压增高或局部刺激症状,应穿刺放液,并根据病情需要注入对病原菌敏感的抗生素。

(2)脑室管膜炎:可做侧脑室引流,以减轻脑室压力,并局部注入抗生素。

(3)脑性低钠血症:适当限制液体入量,逐渐补充钠盐,纠正低钠血症。

【护理措施】

1.一般护理　协助患儿洗漱、进食、排便及个人卫生等生活护理。保持皮肤(尤其注意臀部)清洁、干燥,排便不能控制者应及时更换床单位并冲洗肛周,及时更换污染的衣服,保持臀部皮肤清洁干净,防止皮肤溃烂。每1~2小时翻身1次,并用人工皮粘贴骨隆突出,保护皮肤。翻身时避免拖、拉、抻等动作防止擦伤。减少探视的人员及探视次数,绝对卧床休息,治疗及护理工作应相对集中,减

少不必要的干扰。保持患儿肢体在功能位上,防止足下垂等并发症的发生。

2.高热的护理　保持病室的温度在18~22℃,湿度50%~60%。鼓励患儿多饮水,体温大于38℃时,应在30min内使体温降至正常水平。降温的方法可用物理降温(头枕冰袋、酒精擦浴、温水浴),药物降温(对乙酰氨基酚、阿司匹林等)每4小时测体温1次,并记录。降温后每30分钟测体温1次,并用降温曲线标明。

3.饮食护理　保证足够的热量摄入,根据患儿的热量需要制订饮食计划,给予高蛋白质、高热量、高维生素饮食,少量多餐,每日4~6次。以减轻胃的饱胀,防止胃反流。每次进餐前后,做好口腔护理。观察患儿进食和呕吐情况,必要时,给予静脉输液补充热量。

4.观察病情对症处理　每15~30分钟巡视病房1次,定时测量体温、心率、呼吸、血压并记录。嘱患儿侧卧位或头偏向一侧,防止窒息发生。密切观察患儿生命体征、意识、瞳孔的变化,如有异常(脉搏减慢、呼吸节律不规则、瞳孔不正大等圆、对光反射减弱或消失)立即报告医师并做好抢救准备。遵医嘱给予抗生素、镇静、脱水药。观察患儿皮肤弹性、黏膜湿润的程度,准确记录24h出入量,防止体液不足的发生。备好抢救药品及急救设备(氧气、吸痰器、人工呼吸机等)。

5.药物治疗的护理　了解各种药物的作用及不良反应,了解各种药物配伍禁忌及使用要求,保证药物发挥最大的治疗效果。如脱水药,应在30min输入体内,有利于迅速提高血浆渗透压,降低颅内压力,防止脑疝发生。抗生素应按血药浓度的周期给药,保持血浆中药物的浓度,减少细菌对药物产生耐药性。

6.心理护理　鼓励患儿及家长战胜疾病的信心,根据患儿及家长的情况,介绍病情、治疗和护理的目的,取得患儿及家长的配合及信任。

7.健康教育　预防化脓性脑膜炎,首先预防细菌引起的上呼吸道感染。对恢复期的患儿,应积极进行各种功能训练,减少或减轻后遗症。

(陈建军)

第 97 章

中枢神经系统病毒感染

中枢神经系统病毒感染是世界各国儿童神经系统感染和死亡的主要原因之一。虽然疫苗接种能够预防部分病毒引起的神经系统严重疾病，但仍有许多病毒对中枢神经系统的结构与功能造成严重危害。国外报道 70% 的病毒性脑炎和脑膜炎发生在 6～11 月份，儿童发病者约占 50%，男女比例 1.4:1。由于各种病毒对神经组织各部位具有不同的致病性，故临床特点不同，轻者可自行缓解，危重者可呈急进性过程，导致死亡及后遗症。

【病因和发病机制】

常见病毒有疱疹病毒、肠道病毒和呼吸道病毒，其次为虫媒体病毒（乙型脑炎病毒）、腮腺炎病毒。病毒感染人体大多通过皮肤、呼吸道、胃肠道，经过侵入部位的初期复制后释放入血，形成病毒血症，在扩散至远处器官，特别是网状内皮系统，产生全身症状如寒战、发热、腹痛、腹泻、皮疹或关节痛疼。多数侵犯神经系统的病毒再经血进入神经系统，病毒在神经细胞内复制，可引起相应的细胞功能受损并刺激机体的免疫反应。脑炎的典型的神经病理改变包括软脑膜炎、血管周围白细胞浸润及小胶质细胞增殖形成小胶质细胞小结。病理改变轻微，仅表现为脑水肿，重症者可发生严重的病理改变，如神经元死亡、组织坏死、胶质增生和囊性脑软化。

【脑炎与脑膜脑炎的临床表现】

患病前 1～3 周多有上呼吸道及胃肠道感染史。患儿呈急性或亚急性起病，主要症状为发热、恶心、呕吐，表情淡漠、嗜睡、意识障碍，重症者意识不清、谵妄、昏迷。神经系统的体征，可根据受累的部位出现不同的症状，常见有意识障碍、行为异常、持续或频繁惊厥、弥漫性或局灶性神经系统体征。

【辅助检查】

1. 脑脊液　早期患儿脑脊液压力增高，细胞增多，以淋巴细胞为主，蛋白质轻中度增高，葡萄糖和氯化物一般正常。

2. 脑电图　均有异常改变，主要为高波幅慢活动，呈弥漫性分布。疱疹病毒脑炎时，脑电图可记录到特征性异常改变，如周期性一侧痫样放电。

3. 神经影像学检查　对急性脑炎的诊断与评价具有重要的意义。

【治疗原则】

1. 抗病毒治疗，疑为疱疹病毒脑炎，应尽早给予阿昔洛韦。

2. 对症治疗（降温、止惊）、改善脑循环、抢救呼吸和循环衰竭。

3. 控制脑水肿和颅内压力，可限制液体入量，应用脱水药物。

【护理措施】

1. 一般护理　主动向患儿介绍病房的环境与设施，介绍与同病室的病友相识，减轻患儿的恐惧与焦虑心理。保持病室的清洁、整齐、干净、舒适，床单位干净、整齐、无渣屑。采用适当的保护措施，保护患儿安全。卧床期间，协助患儿洗漱、进食、排便及个人卫生等。定时翻身，每 2～4 小时 1 次，预防压疮。做各种护理操作时，动作要轻柔，尽量集中操作，减少不必要的刺激。鼻饲患儿，每日口腔护理 2～3 次。保持口腔清洁，防止感染。保持瘫痪肢体的功能位，病情稳定后，进行肢体的主动和被动锻炼，促进患儿及早康复。

2. 体温过高的护理　监测体温，观察体温热型及伴随的症状。每 2～4 小时测体温 1 次，体温 > 38℃ 时，给予物理或药物降温。降温 30～60min 时，再测体温，并记录。

3. 营养失调的护理　给予高热量、高蛋白质、高维生素易消化的饮食，保证机体对能量的需求。昏迷或吞咽困难者，应给予鼻饲。

4. 昏迷的护理　患儿上身可抬高 20°～30°,头偏向一侧,利于静脉血回流,降低脑静脉窦压力,减轻颅内压。每 2～4 小时观察患儿的面色、意识、瞳孔的变化,测体温、心率、呼吸、血压 1 次,并记录。保持呼吸道通畅,痰液黏稠不易咳出时,遵医嘱给予翻身、拍背、雾化吸入、吸痰,防止坠积性肺炎。

烦躁者,遵医嘱给予镇静药,防止加重脑缺氧。

5. 健康教育　向家长讲明病程,取得家长的配合。按时接种各种疫苗,进行被动免疫。对恢复期的患儿,应积极进行各种功能训练,减少或减轻后遗症。

（陈建军）

第98章

麻　疹

麻疹(measles)是麻疹病毒引起的一种急性出疹性呼吸道传染病。临床上以发热、上呼吸道感染(咳嗽、流涕)、结膜炎、口腔麻疹黏膜斑(又称柯氏斑 koplik spot)及全身斑丘疹为主要表现。本病传染性强,易并发肺炎。病后免疫力持久,大多终身免疫。随着麻疹减毒活疫苗的普遍接种,麻疹的流行已得到控制,目前我国的总发病率低于0.1‰。

【病因与发病机制】

麻疹病毒是一种副黏液病毒,仅有一个血清型。抗原性稳定。病毒不耐热,对日光和消毒剂均敏感,但在低温下能长期存活。

麻疹病毒侵入易感儿后出现2次病毒血症。麻疹病毒侵入呼吸道上皮细胞及局部淋巴结,在这些部位复制,同时有少量病毒侵入血液形成第1次病毒血症;此后病毒在全身单核-巨噬细胞系统内大量复制,大量病毒再次侵入血流,造成第2次病毒血症,引起全身广泛性损害而出现一系列临床表现如高热和出疹,此时传染性最强。

【临床表现】

1. 典型麻疹　临床经过可分为以下4期。

(1)潜伏期:平均10d左右。在潜伏期末可有轻度发热、精神差、全身不适。

(2)前驱期(出疹前期):发热开始至出疹,一般为3~4d。主要症有以下几种。

①发热:为首发症状,多为中度以上发热。

②上呼吸道感染:在发热同时出现咳嗽、喷嚏、流涕、咽部充血等卡他症状,结膜充血、流泪、畏光及眼睑水肿是本病特点。

③麻疹黏膜斑:见于90%以上患儿,具有早期诊断价值。在发疹前24~48h出现,在两侧颊黏膜上相对于下臼齿对应处,于出疹后1~2d迅速消失。

④其他:部分病例可有一些非特异性症状,如全身不适、精神不振、食欲缺乏、呕吐、腹泻等。

(3)出疹期:一般为3~5d。皮疹多在发热3~4d后按一定顺序出现,先见于耳后、发际、颈部到颜面部,然后从上而下延至躯干、四肢,最后到手掌、足底。皮疹为略高出皮肤的斑丘疹。出疹时全身毒血症状加重,体温升高、嗜睡或烦躁、厌食、呕吐、腹泻、肺部有少量啰音。易并发肺炎、喉炎等。

(4)恢复期:一般为3~5d。出疹3~4d或以后皮疹按出疹先后顺序逐渐隐退,1~2周或以后完全消失。

2. 非典型麻疹　少数病人,病程成非典型经过。体内尚有一定免疫力者呈轻型麻疹,常无黏膜斑,皮疹稀而色淡,疹退后无脱屑和色素沉着,无并发症。体弱、有严重继发感染者呈重型麻疹,持续高热、中毒症状重,皮疹密集融合,常有并发症或皮疹骤退、四肢冰冷、血压下降等循环衰竭表现。此外,注射过麻疹减毒活疫苗的患儿还可以出现皮疹不典型的异型麻疹(非典型麻疹综合征)和无典型黏膜斑、无皮疹的无疹型麻疹。

3. 常见并发症　在麻疹病程中患儿可并发肺炎、中耳炎、喉炎、气管及支气管炎、心肌炎、脑炎、营养不良和维生素A缺乏等,并可使原有的结核病恶化。

(1)肺炎:是麻疹最常见的并发症,多见于5岁以下患儿。继发细菌感染性肺炎时,肺炎症状加剧,体征明显,预后差。

(2)喉炎:麻疹患儿常有轻度喉炎表现,但继发细菌感染所致的喉炎,严重者可窒息死亡。

(3)心肌炎:轻者仅有心音低钝、心率增快、一过性心电图改变,重者可出现心力衰竭、心源性休克。

(4)脑炎:大多发生在出疹后2~6d,脑炎的轻重与麻疹轻重无关。

【辅助检查】

1. 一般检查 血白细胞总数减少,淋巴细胞相对增多。中性粒细胞增多提示继发细菌感染。

2. 病原学检查 从呼吸道分泌物中分离出麻疹病毒,或检测到麻疹病毒均可做出特异性诊断。

3. 血清学检查 皮疹出现1~2d即可用酶联免疫检测法从血中检出特异性IgM抗体,有早期诊断价值。

【治疗要点】

治疗原则:加强护理,对症治疗,预防感染。

1. 一般治疗 注意补充维生素,尤其是维生素A和维生素D。保持水、电解质及酸碱平衡,必要时静脉补液。

2. 对症治疗 体温超过40℃者酌情给予小量(常用量的1/3~1/2)解热药,伴有烦躁不安或惊厥者给予镇静药,咳嗽重者可服镇咳药并行超声雾化吸入。

3. 中药治疗 前驱期以辛凉透表为主,出疹期以清热解毒透疹为主,恢复期则以养阴清余热、调理脾胃为主。

4. 并发症治疗 有并发症者给予相应治疗。

【护理措施】

1. 基础护理

(1)卧床休息:卧床休息至皮疹消退、体温正常为止。室内温度维持在18~22℃,湿度50%~60%。衣被合适,勿捂汗。

(2)保证营养的供给:饮食以清淡、易消化、营养丰富的流食、半流食为宜,少量多餐。鼓励多饮水,必要时按医嘱补液。恢复期应添加高蛋白、高能量及富含多种维生素的食物。

2. 疾病护理

(1)对症护理

①监测体温,观察热型:处理麻疹高热时需兼顾透疹,不宜用药物及物理方法强行降温,尤其禁用冷敷及乙醇擦浴。如体温升至40℃以上时,可用小剂量解热药或温水擦浴。

②保持皮肤黏膜完整性。皮肤护理:保持皮肤清洁,勤换内衣;勤剪指甲,避免患儿抓伤皮肤引起继发感染。口、眼、耳、鼻部的护理:多喂白开水,常用0.9%氯化钠溶液或2%硼酸溶液洗漱,保持口腔清洁、舒适;眼部因炎性分泌物多而形成眼痂者,应用0.9%氯化钠溶液清洗双眼,再应用抗生素眼药水或眼膏,并加服鱼肝油预防干眼症;防止眼泪及呕吐物流入耳道,引起中耳炎;及时清除鼻痂,保持鼻腔通畅。

(2)专科护理

①观察病情变化:出疹期间出现高热不退、咳嗽加剧、呼吸困难及肺部细湿啰音等为并发肺炎的表现;出现声嘶、气促、吸气性呼吸困难、三凹征等为并发喉炎的表现;出现抽搐、嗜睡、脑膜刺激征等为脑炎的表现。

②预防感染的传播

管理传染源:隔离患儿至出疹后5d,并发肺炎者延长至出疹后10d,密切接触的易感儿,应隔离观察3周,若接触后接受过免疫制剂者则延至4周。

切断传播途径:每天用紫外线消毒患儿房间或通风30min,患儿衣物在阳光下暴晒。医护人员接触患儿前后应洗手、更换隔离衣或在空气流动处停留30min。

保护易感人群:流行期易感儿应尽量避免去公共场所。8个月以上未患过麻疹者均应接种麻疹减毒活疫苗,7岁时进行复种,流行期间可应急接种。体弱患儿接触麻疹后,应及早注射免疫血清球蛋白。

3. 健康教育 由于麻疹传染性较强,为控制疾病的流行,应向家长介绍麻疹的流行特点、隔离时间、早期症状等,使其有充分的心理准备,积极配合治疗。无并发症的患儿可在家中治疗护理。指导家长做好消毒隔离、皮肤护理及病情观察等,防止继发感染。

(陈京立)

■ 参考文献

[1] 崔焱.儿科护理学.4版.北京:人民卫生出版社,2009;278-282.

[2] 沈晓明,王卫平.儿科学.7版.北京:人民卫生出版社,2009;188-192.

第 99 章

流行性腮腺炎

流行性腮腺炎(mumps,epidemic parotitis)是由腮腺炎病毒引起的小儿时期常见的急性呼吸道传染病。以腮腺肿大、疼痛为特征,各种唾液腺体及其他器官均可受累,系非化脓性炎症。

【病因与发病机制】

腮腺炎病毒为 RNA 病毒,属副黏液病毒,仅一个血清型,存在于患者唾液、血液、尿液及脑脊液中。此病毒对理化因素抵抗力不强,加热至 56℃ 20min 或甲醛、紫外线等很容易使其灭活,但在低温条件下可存活较久。人是病毒的唯一宿主。

腮腺炎病毒经口、鼻侵入人体,在局部黏膜上皮细胞中复制,引起局部炎症反应,然后入血液产生病毒血症。病毒经血液至全身各器官,首先使腮腺、颌下腺、舌下腺、胰、性腺等发生炎性改变,也可侵犯神经系统。在这些器官中病毒再度复制,散布至第 1 次未曾侵入的其他器官,引起炎症,临床上呈现不同器官相继出现病变的症状。

【临床表现】

典型病例临床上以腮腺炎为主要表现。潜伏期 14~25d,平均 18d。

本病前驱期很短,可有发热、头痛、乏力、肌痛、厌食等。腮腺肿大常是疾病的首发体征。通常先起于一侧,2~3d 波及对侧,也有两侧同时肿大或始终局限于一侧者。肿胀以耳垂为中心,向前、后、下发展,局部不红,边缘不清,轻度压痛,咀嚼食物时压痛加重。在上颌第 2 磨牙旁的颊黏膜处,可见红肿的腮腺管口。腮腺肿大 3~5d 达高峰,1 周左右逐渐消退。颌下腺和舌下腺也可同时受累。不典型病例可无腮腺肿胀而以单纯睾丸炎或脑膜炎的症状出现。

腮腺炎病毒有嗜腺体和嗜神经性,故病毒常侵入中枢神经系统、其他腺体或器官而产生下列症状。

1. 脑膜脑炎 可在腮腺炎出现前、后或同时发生,也可发生在无腮腺炎时。表现为发热、头痛、呕吐、颈项强直,少见惊厥或昏迷。脑脊液呈无菌性脑膜炎样改变。大多数预后良好,但也偶见死亡及留有神经系统后遗症。

2. 睾丸炎 是男孩最常见的并发症,多为单侧受累,睾丸肿胀疼痛,约 5% 病例可发生萎缩,双侧萎缩者可导致不育症。

3. 急性胰腺炎 较少见。常发生于腮腺炎肿胀数日后。出现中、上腹剧痛,有压痛和肌紧张,伴发热、寒战、呕吐、腹胀、腹泻或便秘等。

4. 其他 可有心肌炎、肾炎、肝炎等。

【辅助检查】

1. 血常规 白细胞总数正常或稍低,淋巴细胞相对增多。有并发症时白细胞总数及中性粒细胞可增高。

2. 血清、尿淀粉酶测定 90% 的患儿血、尿淀粉酶增高,并与腮腺肿胀平行,第 1 周达高峰,第 2 周左右恢复正常。血脂肪酶增高,有助于胰腺炎的诊断。

3. 特异性抗体测定 血清特异性 IgM 抗体阳性提示近期感染。

4. 病毒分离 患者唾液、脑脊液、尿或血中可分离出病毒。

【治疗要点】

主要为对症处理及支持治疗。严重头痛和并发睾丸炎者可酌情应用镇痛药。也可采用中医中药内外兼治。并发睾丸炎者应局部冷敷并用阴囊托将睾丸抬高以减轻疼痛。重症脑膜脑炎、睾丸炎或心肌炎者必要时可用中等量激素治疗 3~7d。氦氖激光局部照射治疗腮腺炎,对镇痛、消肿有一定疗效。

【护理措施】

1. **基础护理** 保持口腔清洁,常用温水漱口,多饮水,以减少口腔内残余食物,防止继发感染。

2. **疾病护理**

(1)对症护理

①减轻疼痛:给予富有营养、易消化的半流质饮食或软食,忌酸、辣、干、硬食物,以免因唾液分泌及咀嚼使疼痛加剧;局部冷敷,以减轻炎症充血及疼痛,亦可用中药湿敷。

②降低体温,保证休息,防止过劳,减少并发症的发生。高热者给予物理或药物降温。鼓励患儿多饮水。发热伴有并发症者应卧床休息至热退。

(2)专科护理

①观察病情变化:注意有无脑膜炎、睾丸炎、急性胰腺炎等临床征象,并给予相应治疗及护理。发生睾丸炎时可用丁字带托起阴囊,局部间歇冷敷以减轻疼痛。

②预防感染传播:发现腮腺炎患儿后立即采取呼吸道隔离措施,直至腮腺肿大消退后3d。有接触史的易感儿应观察3周。流行期间应加强托幼机构的晨检。居室应空气对流,对患儿口、鼻分泌物及污染物应立即消毒。易感儿可接种减毒腮腺炎活疫苗。

3. **健康教育** 无并发症的患儿一般在家中隔离治疗,指导家长做好隔离、饮食、用药等护理,学会观察病情,若有并发症表现,应及时送医院就诊。做好患儿及家长的心理护理,介绍减轻疼痛的方法,使患儿配合治疗。

(陈京立)

■ 参考文献

[1] 崔焱. 儿科护理学. 4版. 北京:人民卫生出版社,2009:284-285.

[2] 陈京立. 儿科护理学. 北京:科学出版社,2000:212-214.

[3] 沈晓明,王卫平. 儿科学. 7版. 北京:人民卫生出版社,2009:199-200.

第 100 章

过敏性紫癜

过敏性紫癜(anaphylactoid purpura),又称舒-亨综合征(Schonlein-Henoch syndome)是小儿时期最常见的一种血管炎,以小血管炎为主要病变的血管炎综合征。临床特点除皮肤紫癜外,有关节肿痛、腹痛、粪血和血尿等。主要见于学龄儿,男孩多于女孩,四季均有发病,但冬、春季多见。

【病因与发病机制】

病因不清,目前认为与某种致敏因素引起的自身免疫反应有关。发病机制可能是以病原体(细菌、病毒、寄生虫等)、药物(抗生素、解热镇痛药等)、食物(鱼虾、蛋、牛奶等)及花粉、虫咬、疫苗注射等作为致敏因素,作用于具有遗传背景的个体,激发 B 细胞克隆扩增而导致 IgA 介导的系统性血管炎。

【临床表现】

多为急性起病,病前 1～3 周常有上呼吸道感染史。

1. 皮肤紫癜　常为首发症状,多见于下肢和臀部,分批出现,伸侧较多,对称分布,躯干和面部少见。典型紫癜变化规律为初起出现紫红色斑丘疹,高出皮肤,压不褪色,此后颜色加深呈暗紫色,最后呈棕褐色而消退。可伴有荨麻疹和血管神经性水肿。少数重症患儿紫癜可大片融合形成大疱伴出血性坏死。

2. 消化道症状　约有 2/3 患儿可出现消化道症状,常出现脐周或下腹部疼痛,伴恶心、呕吐或便血。偶可发生肠套叠、肠梗阻、肠穿孔及出血坏死性小肠炎。

3. 关节症状　约 1/3 患儿出现关节肿痛,多累及膝、踝、肘等关节,表现为关节肿胀、疼痛和活动受限,呈游走性,多在数日内消失而不遗留关节畸形。

4. 肾症状　30%～60% 患儿有肾损害的临床表现。多发生于起病 1 个月内,症状轻重不一。多数患儿出现血尿、蛋白尿及管型尿,伴血压增高及水肿,称为紫癜性肾炎。少数呈肾病综合征表现。一般患儿肾损害较轻,大多数都能完全恢复。少数发展为慢性肾炎,死于慢性肾衰竭。

5. 其他　偶因颅内出血导致失语、瘫痪、昏迷、惊厥。个别患儿有鼻出血、牙龈出血、咯血等。

【辅助检查】

1. 血常规　白细胞数正常或轻度增高,中性和嗜酸粒细胞可增高。血小板计数正常甚至升高,出血和凝血时间正常,血块退缩试验正常,部分患儿毛细血管脆性试验阳性。

2. 其他　肾受损可有血尿、蛋白尿、管型。血清 IgA 浓度往往升高,IgG、IgM 升高或正常。

【治疗要点】

本病无特效疗法,主要采取支持和对症治疗。有荨麻疹或血管神经性水肿时,用抗组胺药和钙剂;腹痛时用解痉药;消化道出血时禁食,静脉滴注西咪替丁,必要时输血。给予大剂量维生素 C 改善血管通透性;应用阿司匹林等抗凝;应用肾上腺皮质激素缓解腹痛和关节疼痛,重症可加用免疫抑制药。

【护理措施】

1. 对症护理

(1)恢复皮肤的正常形态和功能:①观察皮疹的形态、颜色、数量、分布,是否反复出现等,每日详细记录皮疹变化情况;②保持皮肤清洁,防擦伤和小儿抓伤,如有破溃及时处理,防止出血和感染;③患儿衣着宽松、柔软,保持清洁、干燥;④避免接触可能的各种致敏原,同时遵医嘱使用止血药、脱敏药等。

(2)减轻或消除关节肿痛与腹痛:观察患儿关节肿胀及疼痛情况,保持关节的功能位置。据病情选择合适的理疗方法,教会患儿利用放松、娱乐等方法减轻疼痛。患儿腹痛时应卧床休息,尽量在床边守护,并做好日常生活护理。按医嘱使用肾上腺皮质激素,以缓解关节痛和解除痉挛性腹痛。

2. 专科护理　主要做好病情观察。

(1)观察有无腹痛、便血等情况,同时注意腹部体征并及时报告和处理。有消化道出血时,应卧床休息,限制饮食,给予无渣流食,出血量多时要考虑输血并禁食,经静脉补充营养。

(2)观察尿色、尿量,定时做尿常规检查,若有血尿和蛋白尿,提示紫癜性肾炎,按肾炎护理。

3. 健康教育

(1)过敏性紫癜可反复发作和并发肾损害,给患儿和家长带来不安和痛苦,故应针对具体情况予以解释,帮助其树立战胜疾病的信心。

(2)做好出院指导,有肾及消化道症状者宜在症状消失后 3 个月复学。

(3)同时教会患儿和家长继续观察病情,合理调配饮食,定期来院复查,及早发现肾并发症。

(陈京立)

■ 参考文献

[1] 崔焱.儿科护理学.4 版.北京:人民卫生出版社,2009:258-259.

[2] 陈京立.儿科护理学.北京:科学出版社,2000:191-193.

学习培训及学分申请办法

一、《国家级继续医学教育项目教材》经国家卫生和计划生育委员会（现更名为国家卫生健康委员会）科教司、全国继续医学教育委员会批准，由全国继续医学教育委员会、中华医学会联合主办，中华医学电子音像出版社编辑出版，面向全国医学领域不同学科、不同专业的临床医生，专门用于继续医学教育培训。

二、学员学习教材后，在规定时间（自出版日期起1年）内可向本教材编委会申请继续医学教育Ⅱ类学分证书，具体办法如下：

方法一：PC 激活

1. 访问"中华医学教育在线"网站 cmeonline. cma-cmc. com. cn，注册、登录。
2. 点击首页右侧"图书答题"按钮，或个人中心"线下图书"按钮。
3. 刮开本书封底防伪标涂层，输入序号激活图书。
4. 在个人中心"我的课程"栏目下，找到本书，按步骤进行考核，成绩必须合格才能申请证书。
5. 在"我的课程"－"已经完成"，或"申请证书"栏目下，申请证书。

方法二：手机激活

1. 微信扫描二维码 关注"中华医学教育在线"官方微信并注册。
2. 点开个人中心"图书激活"，刮开本书封底防伪标涂层，输入序号激活图书。
3. 在个人中心"我的课程"栏目下，找到本书，按步骤进行考核，成绩必须合格才能申请证书。
4. 登录PC端网站，在"我的课程"－"已经完成"，或"申请证书"栏目下，申请证书。

三、证书查询

在PC端首页右上方帮助中心"查询证书"中输入姓名和课程名称进行查询。

《国家级继续医学教育项目教材》编委会